常用腧穴临床发挥

（第2版）

李世珍　李传岐　著

人民卫生出版社

图书在版编目(CIP)数据

常用腧穴临床发挥/李世珍，李传岐著. —2版.
—北京：人民卫生出版社，2018
ISBN 978-7-117-26687-1

Ⅰ. ①常… Ⅱ. ①李… ②李… Ⅲ. ①穴位－针灸疗法 ②俞穴(五腧)－针灸疗法 Ⅳ. ①R224.2

中国版本图书馆 CIP 数据核字(2018)第 101819 号

常用腧穴临床发挥

第 2 版

著　　者： 李世珍　李传岐
出版发行： 人民卫生出版社（中继线 010-59780011）
地　　址： 北京市朝阳区潘家园南里 19 号
邮　　编： 100021
E - mail： pmph @ pmph.com
购书热线： 010-59787592　010-59787584　010-65264830
印　　刷： 北京虎彩文化传播有限公司
经　　销： 新华书店
开　　本： 787 × 1092　1/16　**印张：** 32　**插页：** 2
字　　数： 779 千字
版　　次： 1985 年 11 月第 1 版　2018 年 8 月第 2 版
2024 年 10 月第 2 版第 5 次印刷（总第 10 次印刷）
标准书号： ISBN 978-7-117-26687-1
定　　价： 118.00 元

李世珍简介

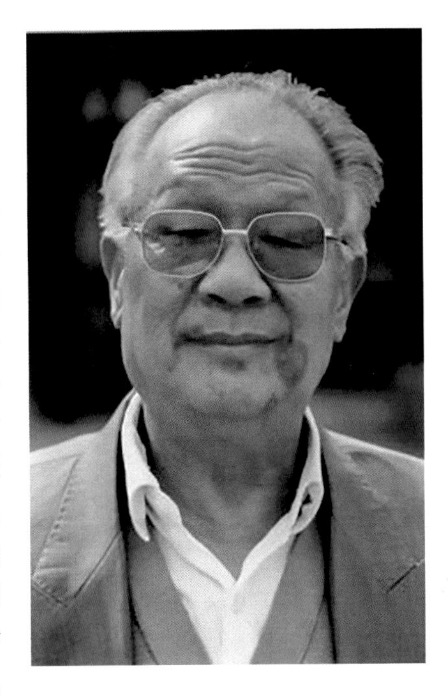

李世珍(1926—2005),教授、主任医师,第一批全国老中医药专家学术经验继承工作指导老师。河南南阳市安皋乡人。“李氏针灸”第四代传人。自幼随父习医,初中、高中假期间背诵药性赋、汤头歌诀、行针指要歌、刺灸心法要诀等,高中毕业后随父行医。1952年考入卫生部针灸师资班,1953年毕业后分配到南阳地区人民医院针灸科工作。1978年赴埃塞俄比亚参加国家援外医疗队。1980年晋升为副主任医师。先后担任中医科主任、针灸科主任、河南省中医学会常务理事、河南省针灸学会副理事长、南阳中医学会理事长、针灸学会理事长、张仲景研究会常务理事、张仲景研究院副院长。1985年调入张仲景国医大学。任门诊部主任,附属医院院长、专家委员会副主任、职称评审委员会副主任、全国针灸讲师团教授、南阳市政协常委。1987年晋升为教授。

李世珍教授在国内外杂志刊物上发表论文60余篇。主持完成科研成果两项,其学术见解收录在《中国针灸大全》《针灸临证指南》《中国当代针灸名家医案》《河南省名老中医经验集锦》《黄河医话》《淮河医药文萃》等书中。著有《常用腧穴临床发挥》《针灸临床辨证论治》《祖传针灸常用处方》,均由人民卫生出版社出版。先后被译为日文、韩文、英文于海外广泛传播。

针灸之学,理承《内》《难》,辨证论治,法出《伤寒》。李教授一生致力于腧穴功能及配伍应用研究。为弘扬针灸之学,集数代人之经验,于临床五十载之实践,以脏腑经络学说为基础,脏腑气化作用为指导,对腧穴功能及配伍、穴若药效、腧穴配伍法则、功效主治及其与中药汤方的关系等进行全面探讨,并与脏腑的生理、病理、临床证型、辨证法则等紧密地联系起来,整体治疗辨证取穴,进行系统的总结,从而形成了一套完整的脏腑经络辨证论治理论实践体系,自成一家之学说,为阐扬针灸辨证论治学术思想自辟一径。

李传岐简介

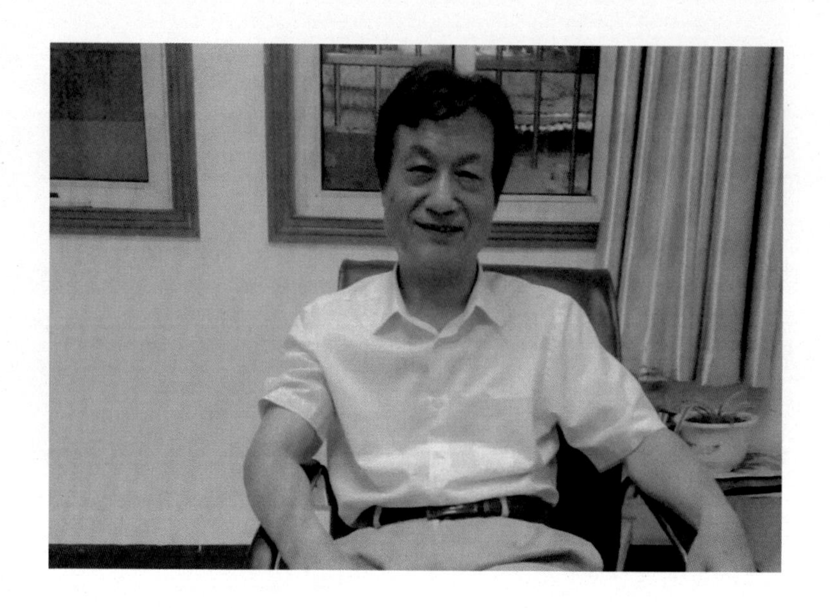

李传岐，南阳医学高等专科学校教授、主任医师，李氏针灸第五代传人、学科带头人，中国针灸学会器械委员会副主任委员、全国高职高专教材评审委员会委员、河南省针推学会副主任委员、南阳市针推学会副主任委员、南阳市政协委员、李氏针灸研究所所长，全国高职高专院校教材《针灸治疗学》(人民卫生出版社)、《经络腧穴学》(中国中医药出版社)副主编。致力于李氏针灸五代临床经验的发掘整理，主持《针灸临床辨证论治》(已再版)、《常用腧穴临床发挥》、《祖传针灸常用处方》的修订再版工作。先后在国内外杂志上发表论文 80 余篇，主持“烧山火、透天凉手法的改进应用”等科研课题 11 项，其中 2 项成果达到国内领先水平，获省科技成果一等奖 1 项、二等奖 2 项，多次到日本、韩国、美国讲学。研究方向：腧穴功能与临床配伍应用。

前　言

《常用腧穴临床发挥》一书自1985年出版至今已30余年了。其间曾多次印刷发行，先后被译成日文、韩文和英文出版发行，享誉国内外。由于该书已脱销多年，国内外针灸学者索求者络绎不绝，出版社亦多次敦促重修再版事宜。然而再版绝非为原书原貌的重现，必须要有新认识、新理论的充实，必须要对腧穴功能再验证、再完善、再提高。自该书出版后，家父就带领我们继续对腧穴进行临床研究，又积累了许多宝贵经验，并探索认识了一些新腧穴。这些经验及新认知的腧穴都有必要充实到该书中，对一些腧穴配伍及功能亦要作一些调整，特别是对不太符合临床或不适宜临床的处方必须要修正。经过数十年的不断努力，本书再版工作终于就绪，将以崭新的面貌呈现给广大读者。

此次重修在原版的基础上作了如下调整：删除了各经脉概论中的【经别的循行路线】【络脉的循行部位及病候】【经筋的分布部位及病候】；新增加了印堂和天柱两个腧穴；对于一些腧穴的功能主治作了部分修正；对个别腧穴在临床应用方面的不妥之处进行了修改纠正；补充和完善了一些腧穴的功效主治及配伍应用；增添了一些典型案例。

《常用腧穴临床发挥》一书是集李氏4代人的临床经验结晶，对腧穴的认识是通过临床不断积累完善的。该书自出版后的30多年里，家父带领我们(李氏针灸第5代传人)继续对腧穴功能、配伍组方、辨证论治进行临床探索研究和总结，又积累了许多宝贵经验，相继完成了《针灸临床辨证论治》《祖传针灸常用处方》两部作品。自此，“李氏针灸”的针灸临床辨证论治体系建设终告完成。同时，也为该书的再版修改提供了相互印证的理论支撑和统一规范的腧穴运用。

科学在发展，理论在进步。积累经验就会有新的认识，善于总结就能得到理论上的升华。该书在修订中原拟新增4个腧穴，后感到其中对阴谷、曲泉穴的认识还不十分成熟，故而仅增添了印堂、天柱两个腧穴。天柱穴的临床研究是从治疗颈椎病开始的，尔后又用于治疗脑瘫颈项不支的壮筋补虚和颈项强硬的息风止痉、柔筋缓急，对该腧穴功能新用的认识日趋成熟。而对印堂穴已有数十年的临床经验，此次经过整理，已将其上升到理论的高度来认识此穴。印堂穴本为经外奇穴，但其运用却远远超出了奇穴的主治范畴。随着对其认识的不断深入，印堂穴所处的位置正在督脉的循行路线上，其通督解痉、清脑安神、息风潜阳、醒脑开窍、疏风清热等功效亦当属督脉，故而本书要为印堂穴正名，使之归属于督脉。在该穴的【腧穴归类】中笔者提出了自己的见解，希望广大读者参与讨论。又，初版中某些名词术语现已废用，从纪念李世珍先生角度考虑，如不影响读者阅读，也予保留。

“李氏针灸”对腧穴功能的认识是一个不断发展完善的过程。例如关元、气海二穴补肾阳、益肾气为主要功能，常用于肾气、肾阳不足的诸多病证。在临床实践中发现二穴用泻法具有调冲任的功效，用于冲任失调的妇科病证收效显著，故而此次增添了二穴用泻法调理冲任的作用，完善了二穴的功能效用。实践是最好的验证，有的腧穴是通过正反两方面的经验教训来修正的。例如中脘穴，中脘是一个和胃化痰的腧穴，主要用于胃失和降和痰湿痰火的病证。用补法确有健胃补中之功，但在临床上应用极少，非大虚大亏、纯虚之证不得不用外，一般少补为宜。在原著【讨论】中已经阐述了中脘穴多用泻法之由，以及可代之的腧穴，等等。然而有些读者并没有完全理解其深层含义，来信反映中脘穴用补法操作后出现了中满不欲饮食的现象。此次修改删除了"用补法，健胃和中"的内容。一则是突出了腧穴的主要功能，二则也可避免读者的误解而带来不必要的误治。有鉴于此，对于其他部分腧穴也作了相应调整，力求腧穴的功效精专。家父生前对书中的86个腧穴一一进行了梳理、检验，提出了许多修改意见，为此次的再版作了大量的铺垫工作。家父一生治学严谨，一丝不苟，他所积累的经验是经得起检验的，是不掺任何水分的。比如他要观察腧穴功能、诊疗效果，必须是在病人停止其他疗法，单靠针灸治疗下进行的，不然失真的情况就太多太多了。记得2002年随家父一同到日本讲学，日本一患者（针灸医生）得了一种奇怪的病，口中发咸，吃什么东西感觉都是咸味的，原因是饮用深海水后出现的，第一次饮用深海水后即感口中发咸，第二次饮用后口中发咸加重，已持续一年多，多种方法治疗无效。家父仔细辨证后认为她的病证是由肾虚所致，经针补双复溜穴三次而收效。我们回国后该患者接由日本的医生继续治疗十二次而告痊愈。家父一直惦念着想索得一份完整病例资料，直到2005年我再次去日本讲学得到了这份完整病例时，家父已仙逝。日本学者纷纷遥祭恩师，出版界出专刊纪念他，认为他是鉴真东渡第二的中国针灸大师。

作为针灸界泰斗，国家级名老中医，家父一生为针灸医学的发展殚精竭力。他常给我们说，你奶奶吃斋念佛行善事，我们著书立说，把我们的经验传播出去是行最大的善事，不要保守，不要只把它看成家传的东西固守起来，我们要把这一家之言变成百家之言。如今他老人家的遗愿正在实现，三部著作在国内外传播，桃李满海内外，日本、韩国、美国的高徒在宣传着李氏之学，也望购得本书的学者加入弘扬针灸医学的队伍中，为针灸这个世界非物质文化遗产的传承发展共同努力。

李传岐
2011年8月于宛

初版前言

《常用腧穴临床发挥》始著于一九六二年，志将家传四代百余年的针灸实践经验撰著成书，传授于世。

在撰写成书的过程中，时刻未敢稍懈，挤暇时紧张而又静心地撰写，频于废寝忘食偷隙撰著，回旋崎岖，迟至今日终于面会于世了。

先父李心田，业医五十年，精究针灸医术。他根据临床实践和先祖之教诲，对腧穴功能、腧穴配伍、穴若药效、以针（灸）代药和针灸辨证施治进行了探讨，撰著《针药汇通》一书，独抒心得，义理昭然，发前人所未发，为古书所不载。草创成书（一九四五年）之后，宛境同道和学者们求取书稿，传阅转抄。临床应用，得心应手，众赞医术精湛。先父为启迪后学，益臻圭臬，不惜晚年体衰多病，又经十余年的静心增补，内容赅备，当欲脱稿之际，先父长逝，未能刊印，终成遗憾。

余承先父之遗志，以《针药汇通》为基础，集三十年来之临床经验（积累了几千份典型病例，随访万余人次），撰成尚未脱稿的一本《针灸医案集》（约三十万字），为本书奠定了实践和理论基础。

全书分十六章，共八十九节。是按十四经和经外奇穴选撰常用穴（八十六穴）的。除第一章总论三节外，其余按经序章，以穴列节。每经有一概论，从其经脉、络脉、经别、经筋的分布和病候以及该脏和该腑的生理、病理和腧穴的分布，概述该经腧穴的治疗范围及特点，然后分节论述所选的常用穴。

每个常用腧穴分十个部分，即：概说、治疗范围、功能、主治、临床应用、病案举例、腧穴功能鉴别、腧穴配伍、讨论、歌括等。其【概说】是概括地述说该穴的特点、主治范围及其他；【治疗范围】是以脏腑经络学说和腧穴特点为基础，论述其治疗范围及其他；【功能】就是列出使用补、泻、艾灸、放血等法所起的作用及相当于哪几味中药的功效；【主治】是列出该穴所治的病证；【临床应用】是从【主治】项中列举几个病、证，阐述它治疗哪些类型的病证，能起哪些作用，哪些方面需要禁忌，与某穴配治所发生的疗效等；【病案举例】是针对每个腧穴列举二至六个典型病例，以示疗效；【腧穴功能鉴别】是与某穴或某几个腧穴配伍相当哪个治则，或相当哪个中药汤方；【讨论】包括针感走向、经旨浅识、临床见闻、注意事项、历代医家经验等以及对有关问题的探讨和不同见解等等；【歌括】是用七言句编成四句、六句或八句一首有韵的歌诀，概述它的位置、所属经、所属穴、功能、主治范围、针刺深浅、补泻多少以及相当药物和注意事项等。

是书，以先父"精于针灸，熟读脏腑经络，渊博经典经旨，明晰腧穴功能，重视辨证取穴，用穴精少功专，诚如是则临床不致刻舟求剑，按图索骥和广络原野"的教诲为准绳，从脏腑经络的生理、病理和经络和脏腑之间的联系，腧穴的所在及其与脏腑、经络的关系，以及临床实践，分析腧穴，认识腧穴，应用于临床的。不是把腧穴教条地扣在某个病证中，使腧穴不能舒展其应有的作用。在治疗方面，注意掌握局部与整体、经络与脏腑、脏腑与脏腑、腧穴与脏腑经络、疾病与脏腑经络的关系，重视整体治疗辨证取穴和同病异治、异病同治，治病必求其本的治疗法则。

鉴于前述，爰名本书为《常用腧穴临床发挥》。其腧穴功能、治疗范围、穴若药效以针代药、整体治疗辨证取穴和对经旨、经文的探讨是该书的精髓。它给针灸学科丰富了内容。为针灸医疗、科研和教学提供一些参考资料。

是书，虽有四代百余年的实践经验为基础，但由于个人医学知识和临床经验有限，特别是撰著成书，尚为初步尝试，难免有谬误和不足之处。恳请同道们惠言赐教，以便今后修改提高。

本书在编写、修改、核对、抄写过程中，承蒙王晓风、李春生、吴林鹏、李传岐和本院针灸科全体同志的大力协助，并提出宝贵意见，特此敬致谢忱。

李世珍一九八三年中秋于豫宛

说　　明

1. 此书所用的补泻法，与明代陈会《神应经》中的捻转补泻法相同，其捻转补泻时间的长短、角度的大小、频率的快慢，根据病情和病人耐受程度而定。一般来说，泻法是：刺入欲刺的深度，出现针感后进行捻泻，每隔五至十分钟捻泻一次，每次捻泻半分钟至三分钟（患野取穴捻泻时间较短），捻泻二至三次，留针十五分至三十分钟拔针；患野取穴局部疗法，有时泻法与强刺激相配合。补法是：刺入欲刺的深度，出现针感后进行连续地捻补三至五分钟，甚至十分钟（严重虚亏或虚脱患者捻补时间较长），即拔针。有时补法与弱刺激相配合。

2. 书中的“烧山火”和“透天凉”手法，不像明代徐凤在《针灸大全·金针赋》中叙述的操作手法那样复杂。本书的烧山火手法是：刺入欲刺的深度，出现针感后，刺手拇、食二指向补的方向捻转后，紧捏针柄（使局部肌肉紧涩，以免深刺）向下适度地按压，使之逐渐产生热感；透天凉手法是：刺入欲刺的深度，出现针感后，刺手拇、食二指向泻的方向捻转后，紧捏针柄（使局部肌肉紧涩，以免将针拔出）向上适度地提针，使之逐渐产生凉感。这种操作方法比较简单，易于掌握。

3. 书中“用补法配烧山火”，是用捻转补泻法中的补法，捻补后再配烧山火手法，可收温补的作用；“用泻法配烧山火”，是用捻转补泻法中的泻法，捻泻后再配烧山火手法，可收温散的功效；“用泻法配透天凉”，是用捻转补泻法中的泻法，捻泻后再配透天凉手法，可收清散热邪的作用。

4. 书中腧穴的功能相当某些药物的作用，是指相当它（这些药物中的某一作用）与该穴功能有关的作用，不是相当它的所有作用。其【腧穴功能鉴别】是从其共性中相较其个性。至于各腧穴另有的特殊作用，不在其互相比较之内。

5. 书中提及一些腧穴的针感（感应通传）能走向较远之处。其方法是：进针后（多数是针尖略向意欲走达的方向进针），局部针感出现，术者拇、食二指向补（用补法时）或泻（用泻法时）的捻转方向紧捏针柄，使之针感循经（少数不循经）逐渐走达远处。不需配合《金针赋》中记载的：“按之在前，使气在后，按之在后，使气在前”的按压法。

6. 书中所配治的腧穴，除患野取穴和循经近刺用的是单侧腧穴外，凡循经取穴、辨证取穴，都是取用双侧腧穴。因此【临床应用】项中未提及所用腧穴是双侧或是单侧，而【病案举例】项中所用单侧腧穴写明了左或右侧，所用双侧腧穴未写双字。

7.【歌括】中记载的腧穴针刺深度，都是一般常规深度。根据病情和体质的差异，其深度亦有所不同。

8. 书中十四经经脉的病候，是依其各经特点、循行部位和临床实践，并参考《灵枢·经脉》篇中有关内容拟出的。

9. 具有整体作用的腧穴,之所以能治疗众多的病证,是指依其功能能治疗这些病证中的某个或某几个病理类型,或疾病中的某个或某几个方面的症状。

10.《灵枢·脏腑病形》篇中“荥输治外经,合治内腑”,是指阳经的腧穴而言。但有些荥输穴不限于仅治经病,有些合穴而无治疗腑病的功效。本书以临床实践为依据,不拘泥于这些经文。

11. 八会穴中的有些会穴,其疗效并非如其名,如脏会穴并非能治疗五脏病,腑会穴并非六腑病均可治疗。本书对此类穴加以说明。

12. 本书所选取的《伤寒论》条文,均按成都中医学院主编的《伤寒论讲义》(一九六四年版)的文字和号码。

13.《灵枢·寿夭刚柔》篇中“病在阴之阴者,刺阴之荥俞;病在阳之阳者,刺阳之合;病在阳之阴者,刺阴之经;病在阴之阳者,刺络脉”的选刺腧穴方法,其中有些腧穴的疗效不符合临床,就不依此引经据典。

14. 五输穴配五行属性用于临床,有些腧穴其生克关系较牵强附会。因此,本书对于不切合临床实际的腧穴属性,仅提及所属行性,未以此论及效用。

15.【主治】项中有些病、证名称下边加有“·”符号,以提示举例于【临床应用】,便于查阅。

16.《灵枢·顺气一日分为四时》篇中“病在脏者,取之井;病变于色者,取之荥;病时间时甚者,取之输;病变于音者,取之经;经满而血者,病在胃及以饮食不节得病者,取之合”和《难经·六十八难》中“井主心下满,荥主身热,输主体重节痛,经主喘咳寒热,合主逆气而泄”,有些腧穴疗效并不符合临床,本书尚未提及。

17. 书中十二经经筋的病候,是依其各经经筋特点、循行部位和临床实践,并参考《灵枢·经筋》篇中有关内容而拟出的。

18.【歌括】中的药物,是缩写【功能】项中具有代表性的几味或几十味药物。

目　　录

第一章

总　　论

第一节 | 经络与腧穴

针灸治病，同中医临床各科治病所依据的脏腑、经络、阴阳、五行、四诊、八纲等中医学理论完全一致，其中与经络学说更为密切。历代医家，以腧穴为基础发展了经络学说，又以经络学说为指导，不断地丰富了腧穴的内容。经络同腧穴有着密切的关系，经络是人体运行气血、联络脏腑、沟通内外、贯串上下的径路，腧穴是脏腑、经络之气输注交会于体表的部位。它们在生理、病理和治疗方面有着密切的联系，经络和腧穴是针灸治疗的基础。针灸腧穴治疗疾病，主要依赖于经络的作用产生疗效。

1. 经络的联系属络与腧穴的关系　人体是一个完整的有机体，各条经脉都有一定的分布部位，各个脏腑都与一定的经络相属络，各个组织、器官、脏腑之间，都有着紧密的联系，而经络则是人体内外、上下、左右、表里的主要联系者。经气的循行传注、转输营养、运行气血、传导反应、调节平衡等功能活动，均以经络的联系属络为基础。

在疾病发生、发展过程中，脏病会涉及到腑，腑病会影响到脏。例如肾阳不足，命门火衰，会影响膀胱气化功能，发生尿频、尿急、尿闭等；脾阳不振，失其健运，就会涉及到胃的受纳腐熟功能，发生反胃、呕吐、腹胀纳呆等，同时胃的功能失常也会影响脾的运化，发生腹胀、泄泻、消化不良等。再如六经的传变和并病、合病等，这都与经络的属络有密切关系。《伤寒论》运用的六经辨证法则，也是以经络的联系属络作用为基础的。太阳病的头痛、项强，少阳病的胁痛、耳聋，都是依据经络循行部位而确定的。

在治疗方面，取温补肾阳的腧穴，治愈膀胱气化功能失常的病证；取温补脾阳的腧穴，治愈胃腑受纳腐熟功能失常的病证；取泻太阳经的昆仑穴治愈太阳病的头痛、项强；取泻少阳经的丘墟穴治愈少阳病的胁痛、耳聋，以及循经取穴，上病取下、下病取上、左病取右、右病取左等取穴方法，都是借经络的联系属络通路发生疗效的。

2. 经络的转输营养与腧穴的关系　经络是运行气血的通路。健康人的阴平阳秘，气血旺盛，脏器濡养等，主要是由于经络能输送营养物质到全身各部，从而保证了全身组织器官的正常功能活动。例如手得血而能握，足得血而能步，肝受血而能视和五脏藏精，六腑传化以及皮肤的色泽、毛发的萎荣，等等，这都与经络的转输营养作用有密切关系。

在疾病的发生、发展过程中，任何原因致使经络痹阻，气血运行不畅，都会出现如肢体麻木、疼痛、无力或肌肉萎缩、毛发枯萎等病证。肝血不足，不能上荣于目出现的夜盲症，肾阴不足出现的眼干昏涩、咽干，血不养筋出现的肢节无力等，这些都与经络的转输障碍有密切关系。

在治疗方面，取通畅经络的有关腧穴，使转输营养的经络径路通畅，则肢体麻木、疼痛、无力和肌肉萎缩、毛发憔悴就可治愈。取补益肝血的腧穴(补)治愈夜盲症;取补益肾阴的腧穴(补)治愈咽干、眼干;取补益阴血的腧穴(补)治愈贫血;等等,这都是通过改善经络的转输营养作用而治愈疾病的。

3. 经络的传导反应与腧穴的关系 经络的相互维系,经气的功能活动与经络的传导作用有密切关系。在正常的情况下,体表感受外界刺激,通过经络的传导反应于内脏,内脏功能活动通过经络的传导反应于体表。机体能抵御外邪,保卫机体,适应自然界各种环境的变化,也都与经络的传导反应有密切关系。

在疾病的发生、发展过程中,脏腑有病,体表相应部位出现特殊感觉或反应物(如压痛点、敏感带、放射性疼痛,或结节状、条状反应物等)。如《素问·脏气法时论》篇说:"肝病者,两胁下痛引少腹,令人善怒""心病者,胸中痛,胁支满,胁下痛,膺背肩胛间痛,两臂内痛"和《灵枢·邪气脏腑病形》篇说:"小肠病者,小腹痛……当耳前热"。又如肝胆火旺循经上扰的耳鸣、耳聋或中耳炎;阑尾炎多在上巨虚处有明显的压痛反应;等等,这都是通过经络的传导反应于体表出现的征象。同样体表病变,能内传脏腑,如疔毒归心和"脉痹不已,复感于邪,内舍于心"等,则是通过经络由表及里地向内脏传导反应。

在治疗方面,上巨虚能治疗阑尾炎,神门穴能治疗疔毒归心,针刺肝经的太冲穴能治疗肝病,都是通过经络由表及里的传导作用发生疗效的。针泻丘墟穴,酸胀感觉循经上行走达于耳部,治愈了耳病;针泻内庭穴,酸胀感觉循经上行走至咽部、齿部,治愈了咽痛、齿痛,这是通过经络的由体表某部传导于体表的另一部位发生疗效的。气机不畅、气滞血瘀、气血失调等病证,是经络阻滞影响传导所出现的,而通过针灸有关腧穴通畅经络,改善经络功能,即可疏畅气机和调和气血。人中、涌泉、十宣等穴的开窍启闭作用,也是通过经络的传导功能发生疗效的。

4. 经络的调节平衡与腧穴的关系 经络的调节作用,可使脏腑组织之间保持相对平衡,内外协调,阴平阳秘;可使脏腑之间的生理功能活动相辅相成,互相制约。脏腑、肢体、五官等共同进行着有机的整体活动,使机体内外、上下、左右保持着统一而又协调的有机配合,主要与经络的调节平衡有密切关系。

在疾病发生、发展和转归的过程中,当某种因素导致某部经络失其正常的生理功能时,另一部分经络就给予调节。脏腑之间,由于经络失其调节,就会出现如心肾不交、脾虚及肺、心脾不足、肝乘脾土等病理变化,就会出现脏腑彼此之间的太过或不及和上下、升降失调的病理变化。例如肝主升发,升之太过,肝阳上亢,则头痛、眩晕、面赤、耳聋等;脾气主升,气虚升之不及,则头痛、眩晕;肺主肃降,降之不及,则咳嗽、喘促;肺气肃降太过,则气促、气虚下陷;胃腑主降,应降反升,则恶心、呕吐、纳呆食少,甚至呃逆;上不制下,气虚下陷,则子宫脱垂、脱肛、遗尿等;下不制上,肾不纳气,则呼多吸少,动则气喘。

在治疗方面,如泻足三里、公孙,和胃降逆;泻百会、太冲或行间,平肝潜阳;补气海、太溪,补肾纳气;补百会、合谷、足三里,升提下陷之气;补复溜、泻神门,交通心肾;等等。又如口眼㖞斜、半身不遂,针刺健侧腧穴而愈病。这都是通过改善经络的调节平衡作用而获得疗效的。针灸的补不足泻有余,"虚者补之,实者泻之"等,也都是调节平衡的具体用法。

总之,腧穴之所以具有众多的治疗作用(如补气、养血、补肾、平肝等),主要是以经络的联系属络作用为基础,通过通畅经络,增强经气,改善经络的转输、调节和传导功能而发生疗效的。腧穴具有的双重性调整作用,如神门有补心和清心、三阴交有养血和破血、足三里有通便和止泻的作用等，虽然与补泻手法有密切关系，但也必须在上述条件下才能产生。所谓阴难急复，阳当速固，顾阳为其急务，是因阴液是机体功能活动的源泉，其化生转输散布全身，要有一定的时间过程，而阳气（包括原气、宗气、营气、卫气和脏腑之气等）是机体功能活动的动力，运行快速。施用温补元阳或回阳固脱之法，通过经气（包括营卫以及对气血的运行起着主导作用的宗气和原气）的作用，能很快地挽回垂危之阳。

经络的生理功能，即是经络的气化作用。经络之所以有转输、传导、调节等功能，实际上是经气的作用。所以针灸腧穴治疗疾病是通过经气取得疗效的。经络是依其经气而营其正常生理活动的，经气又赖经络的通畅发挥作用，经气的运行失常，就会形成经络的病理变化，经络的阻滞反过来又会影响经气的功能活动。因此，针灸腧穴既要重视通畅经络，还应注意改善和调整经气，从而达到治愈疾病的目的。

经气就是经络之气，它源于脏腑之气，是经络营其正常生理活动的动力。经气的虚实，又决定于脏腑的盛衰。因此，经络与脏腑之间有着标与本的关系，两者是密切联系而又不可分割的。经络病变可以影响脏腑，脏腑病变又可反映到经络上来。因此，我们应该以脏腑经络学说为基础，分析疾病、诊断疾病，才能恰当地选配腧穴治愈疾病。

《灵枢·经别》篇说："夫十二经脉者，人之所以生，病之所以成，人之所以治，病之所以起"和《灵枢·经脉》篇所说的："经脉者，所以能决死生，处百病，调虚实，不可不通。"早已概括地说明了经络学说应用到生理、病理、诊断和防治等方面的重要性。经络学说是针灸学的理论核心，明辨经络是施用针灸选取腧穴的前提。

第二节 | 腧穴功能的探讨及应用

人们对腧穴功能的认识，是通过长期大量的医疗实践获得的，并在此基础上积累了丰富的经验，从而由感性认识逐渐上升为理性认识。目前，虽然对腧穴的功能及其治病机制有了一定认识，但仍处在探讨研究阶段，需要继续在实践中深入探讨，系统研究，使之更加完备。

1. 探讨腧穴功能的目的 腧穴具有三个特点：一是接受针灸的刺激；二是反应病痛（病候）；三是防治疾病。其中以防治疾病为腧穴所具有的基本功能。

病候的表现并不全在腧穴，反应于腧穴的异常现象，只能看作是全身证候的一个部分。腧穴作为接受针灸治疗的刺激点来说，从压痛点或自发病痛点来选定腧穴可算选取腧穴的一种方法，而这并不是针灸取穴的全部方式。离开腧穴的反应点只谈刺激点，或专门探索反应点来决定腧穴，都是片面的。如对每一病证都按压痛点（反应点）来取穴，就会使针灸治疗停留于阿是穴法的初级阶段。

根据过敏点（反应点）来取穴，其反应点也就作为刺激点，但当无特殊反应点时，仍可按照主治腧穴施行治疗，此时其刺激点并不兼有反应变化。例如肺结核在肺俞穴处出现反应点，可在肺俞穴加以针治，阑尾炎在上巨虚出现压痛反应点，可在上巨虚穴加以针治。而当其不出现反应过敏点时，也还是要按其证候取施肺俞、上巨虚进行治疗。可见针灸取穴，不能完全以痛点（反应点）的出现为依据，而必须从全身证候综合诊察，并进行整体治疗。

腧穴（刺激点）→经络→脏腑，脏腑→经络→腧穴（反应点），联结成为从内及外与从外达内的治疗反应通路。反应点，是腧穴在辨证阶段的运用；刺激点，是腧穴在施治阶段的运用，而防治疾病则是腧穴所具有的基本特性。探讨研究腧穴所具有的基本特性——腧穴功能，尚需针灸同道们共同努力。

腧穴是增强和改善脏腑、经络生理功能和病理变化的针灸体表刺激点。探讨腧穴功能的目的，就是通过探讨了解腧穴功能对疾病的疗效和对机体内在的影响，灵活地掌握运用腧穴，而不致受某穴治某病所局限，或墨守成方，呆板地选配腧穴。

历代医家对于腧穴的功能及临床应用积累了很多宝贵经验。如“病在阴之阴者，刺阴之荥输”“治脏者，治其俞”“腰背委中求”“肚腹三里留”，等等。这对指导我们临床是很有价值的。但是，如果我们不去研究腧穴功能，不掌握腧穴功能特性，只是机械地搬用古人经验，死记某穴治某病，某病取配某几个腧穴，孤立地认识疾病，机械地使用腧穴，教条地选穴配方，那就成了无源之水，无本之木。就会使我们在临床上受到限制，特别是遇到复杂病证或治疗无效的病证时，往往会束手无策。就是治疗，也是取穴不清，治证不明，病轻不知其因，病重不知其故。

以腰痛、头痛为例：针灸治疗腰背痛、头痛，同样是根据病因、病机、疼痛特点及其体征等，运用四诊八纲，进行辨证施治，选取腧穴的。如果仅根据“腰背委中求”“头项寻列缺”等，不分病理类型和辨证，凡是腰背疾患都取委中穴，凡是头痛、偏头痛都取列缺穴，就不够全面，效果也不能令人满意。

有人治疗急性肠梗阻这样取穴配方：常用穴：天枢、关元、上巨虚、下巨虚；备用穴：腹痛选加中脘、合谷、大肠俞、次髎、脾俞，呕吐加足三里、内关，便秘加大肠俞。本来大肠募穴、小肠募穴、大肠下合穴和小肠下合穴配伍，就有通肠开结、消导积滞的作用，取这些穴呕吐、腹痛、便秘等主要症状便可随之而愈，没有必要再加备用穴。如果为了防止服药后呕吐而取内关是必要的。本病主要矛盾是肠内容物通过障碍，肠腑气机不通，不通则痛，气滞则腹胀，气逆则呕吐，大肠闭结则便秘。此四大症状改善与否，主要看呕吐、腹痛、排气和排便的情况如何，不能把这一系列的证候分割开来。这种取穴配方，既违背了辨证取穴原则，又是取穴不明的具体表现。

以通利小便为例：通利小便的腧穴很多，取穴不当会起反作用。中极、关元、肾俞、阴陵泉都有通利小便的作用，但它们能使小便通利的机制各不相同。中极增气化、开水道以利小便；肾俞补肾气、益气化以利小便；阴陵泉助运化、行水湿以利小便；关元壮元阳、助气化以利小便。其因在于中极是膀胱之募穴，肾俞是肾经经气输注于背部之腧穴，阴陵泉是足太阴脾经之合水穴，关元是小肠募穴、壮阳要穴之故。如果属于肾阳不足，膀胱不能化气而小便不利，可取补关元或补灸肾俞，若取泻中极通利小便，反使小便更为不利；如属膀胱湿热壅结而小便不利，应取泻中极清利湿热，通利小便，若针补关元或中极，则湿热壅结更甚，小便更为不利。

2. 探讨腧穴功能的基础和条件 腧穴分布在一定的经脉循行通路上，是人体脏腑、经络之气输注之所在。腧穴由于经络的内外联系而与人体各个脏腑、组织、器官等息息相通。因此，探讨腧穴功能，必须以脏腑经络学说为理论基础，以腧穴部位和特定穴为根据，以针刺补泻、艾灸、放血等方法为条件，通过辨证施治，究其临床效果，则是对其腧穴功能正确性的最好验证。

以合谷为例：手阳明经脉、经别循行于头面，本穴针感沿本经走达口、鼻、面、齿等处，以上部位的病证又多因风热、风寒、热邪郁结所致。该穴是手阳明大肠经的原穴，肺与大肠相表里，因此，本穴具有祛风散邪、清散阳明经邪热、清泻头面诸窍热邪的功效。

以神门穴为例：要从神门穴的位置、所属经脉、五行所属、所用补泻法以及经脉的相互联系和心同他脏的关系入手，探讨该穴的功能。神门为手少阴心经的腧穴，是心经的原穴和子穴，五行属土。心主血脉又主神明，五行属火，本穴五行属土，火能生土，故为心之子穴。阴经输穴，输原合一，又为心之原穴。原穴能补能泻，故用补法有补心气、养心血、安心神的作用，实者泻其子，用泻法有清心火、宁心神、通心络的功效。基于手少阴、手太阳、足太阴、足少阴经脉和足阳明、手太阴、足厥阴、足太阴、足少阳经别的循行及其相互联系，心与肺、脾、肾、肝、胆、胃、小肠的关系密切。因此，同心有关的病证，如心脾两虚、心肾不交、心肝血虚、心胆气虚、心肺气虚以及胃不和则卧不安等病证，都可配取神门穴施治。针刺补泻法对于腧穴功能的改变起着决定作用。若以泻为补，或以补为泻，均可导致相反的效果。

以艾灸神阙穴为例：神阙穴之所以有温补下元、振奋中阳、回阳固脱、逐冷散结、温通血脉等功效，是与所在部位和艾灸等（包括其他灸法）的作用分不开的。神阙位居于脐，脐位大腹中央，是五脏六腑之本，元气归藏之根，介于中下焦之间，脐下肾间动气之处。艾叶生温熟热，纯阳之性，能通十二经，善于温中，逐冷，行血中之气、气中之滞等。神阙借助艾绒燃烧温热之力，渗透皮肤，深达内部而起到以上功效。

以曲泽放血为例：曲泽之所以有凉血解毒、开窍启闭、消散郁热、行血祛瘀等功效，是因该穴为心包络经的腧穴。心主血脉，又主神明，五行属火，心包卫护其外，代心受邪而为病，“故诸邪之在于心者，皆在于心之包络”。依据“宛陈则除之”“泄血开闭”“泄其血而散其郁热”的治疗原则和治病机制，通过在曲泽放血，对心、心包、血和血行有一定作用。如气滞血瘀的病证，放血即可行血散瘀，血瘀散，络脉通，疼痛自止。故曲泽有行血祛瘀、通络止痛的功效。“诸热瞀瘛，皆属于火”“诸躁狂越，皆属于火”，放血即可散热，散热即可清心火，心火得清，心神自宁，故曲泽放血有清心安神、散热除烦的功效。

3. 腧穴功能的临床应用 掌握腧穴功能方能使腧穴应用广泛，选配腧穴精专和辨证取穴恰当。

（1）掌握腧穴功能，腧穴应用广泛：药物和腧穴虽然治病途径不同，但都是通过解决机体内在矛盾而治愈疾病的。认识腧穴，分析腧穴，如同认识和分析药物一样，只有辨明腧穴功能和其对机体的联系及影响，才能更广泛地运用于临床。

以太冲穴为例：太冲穴有疏肝解郁、理气散滞的功能，临床上凡属肝气郁结、肝气横逆、肝乘脾土、肝气犯胃、肝胆失和、气滞血瘀等所导致的胃痛、胁痛、泄泻、痛经、月经不调等病，均可取泻本穴以治其本。太冲穴又有平肝泻火、息风潜阳的功能，临床上凡属于肝阳上亢、肝火上炎、肝风内动所导致的病证，均可取泻本穴以治其因。

再以复溜穴为例：用补法有滋阴补肾的功效，凡属肾阴不足，水不涵木，肝阳上亢；水不上承，心肾不交；子盗母气，肺阴耗伤所致的病变都可取补本穴以治其本。

又如三阴交有活血祛瘀的作用，凡因瘀血所导致的病变或伴有的症状，均可取泻本穴。本穴有养血的功效，凡因血虚所引起的病证或伴有的症状，均可取补本穴。所以说，只有掌握了腧穴功能，才能使其在临床应用上更为广泛。

(2)掌握腧穴功能，选配腧穴精专：用穴在精，不在多，只有明辨腧穴功能，才能少而精地选配腧穴。如针治一例肾阴不足，肝阳上亢之眩晕病人，症见头晕、目眩、头痛、耳鸣、腰部酸痛等，施用患野取穴的局部疗法，头晕头痛针风池、百会，耳鸣加听会，腰痛加肾俞、大肠俞，取穴虽多，但疗效并非满意。若用育阴息风潜阳之法，针补复溜，泻太冲，整体治疗，取穴虽少，疗效却好。

腧穴配伍是严谨的，只有掌握好腧穴功能，才能精巧地配穴组方。例如：泻神门有清心火的作用，补复溜有滋阴补肾之功，二穴配伍具有滋阴清火、交通心肾的功效，适用于阴虚火旺、心肾不交之证；补合谷有补气的作用，补三阴交有养血之功，二穴配伍具有补益气血之功效，适用于气血双亏之证；补神门有补心气的作用，配补三阴交有补脾益血的作用，二穴配伍适用于心脾不足之证；补关元能壮命门火，补肾俞能补肾壮腰，补太溪有补肾气作用，三穴配伍，温补肾阳，壮腰益髓；针泻通于阴维脉的内关穴有理气和胃作用，配泻通于冲脉的公孙穴有通肠和胃、降冲逆之效，二穴配伍具有理气降逆、和胃通肠、宣通上下的功效。

药物的组合，成为汤方剂型；腧穴的配伍，同样也成为精当的处方。穴有各自之特长，方有合群之妙用。腧穴处方，往往具有药物处方所不能发挥之效。针灸与其他各科治病都是一样的，属于某某证，用某某汤方；属于某某证，用某某腧穴(方)。如属中气不足，气虚下陷之证，针补合谷、足三里、百会补中气，类似补中益气汤之效；阳明气分热盛，针泻合谷、内庭清阳明之热，类似白虎汤之效；痰湿内阻，风痰上扰，针补阴陵泉，泻丰隆、百会，祛湿化痰息风，类似半夏白术天麻汤之效；阴虚火旺，心肾不交，泻神门补复溜，滋阴清火，交通心肾，类似黄连阿胶汤之效；肾阳虚衰，补关元、复溜、肾俞，温补肾阳，类似金匮肾气丸之效；等等。

(3)掌握腧穴功能，辨证取穴恰当：中医学的治病精髓就是辨证施治。对于一个病证，首先要通过四诊八纲，辨别其属何种类型的病证，然后根据其病理类型选穴配方。若辨证明确，而用穴不当，如不明腧穴功能，不能依证选穴，病必不能达到预期疗效，终将为糊涂之师。

如治疗一例患两年多慢性结膜炎的病人，使用温中散寒之法，针灸五次痊愈。是因急性结膜炎失治误治而转为慢性，久服寒凉药品，致使寒滞中焦，脾胃乃伤，真火不升，浮火不降，久久不愈。施用温中散寒之法，泻灸上脘、中脘，温散中焦寒邪，使寒邪消散，真火上升，浮火下降，故不仅眼病治愈，胃痛、腹泻、消化不良等脾胃虚寒之证也随之治愈。

又如热痹证：症见一处或多处关节肿痛，或红肿热痛，得凉则舒，痛不可近，伸屈不利，活动受限，伴有脘闷纳呆、溲黄、便秘或溏、口渴或渴不欲饮，舌苔黄腻，脉象濡数或滑数，或伴有恶寒发热、口渴口苦等症状。湿热留滞关节，痹阻经络，气血运行不畅，故关节红肿热痛，伸屈不利；湿热蕴郁中焦，则脘闷纳呆，便秘或溏；湿热下注，则溲黄，舌苔、脉象，均属湿热征象。伴有恶寒发热、口渴口苦等症状者，是病情加重的反应或夹有表证。整体治疗辨证取穴，取泻阴陵泉、合谷(或曲池)，清热利湿。胃肠症状明显者，加泻足三里和胃畅中；热胜于湿者，曲池配透天凉；伴有血分症状者，加泻三阴交活血通络；胃热症状明显，加泻内庭或解溪清降胃火；小便黄赤涩少明显者，加泻中极(或配透天凉)清利小便。如此辨证取穴要较患野取穴疗效好而易根除。

再如治疗一例流行性乙型脑炎后遗症患儿，症见神志昏迷，两目呆视，手足搐搦，语言不能，吞咽不利，颈软不支，头向后倾，溲清便溏，饮食极少，四肢厥冷，身瘦如柴，入睡露睛，唇淡鱼口，哭啼无泪，啼声低微，左侧手指手腕不能活动，口唇干燥，舌尖淡白，舌心灰黑，脉迟无力，病情重笃。以慢脾风治疗，用温阳救逆、培元固本之法，艾灸关元、神阙，每日两次，每次每穴艾灸10~15分钟，共灸治16天，基本痊愈，仅遗留左侧手腕发软而出院。

本病之所以取得如此良好的效果，是由于辨证明确，治法得当。此例之慢脾风属于脾肾阳气将绝之危候，关元为壮阳要穴，可回脾肾阳气之危，神阙能温运脾阳，长期施灸二穴，能回垂危之阳，固先后天之本。

总之，掌握腧穴功能是提高疗效的关键。探讨腧穴功能，必须以脏腑经络学说为基础，结合腧穴特点和临床实践进行。探讨腧穴功能的目的，在于掌握腧穴，更好地辨证取穴，应用于临床。

第三节　腧穴主治范围的一般规律

掌握腧穴主治范围的一般规律，是解决在“教”“学”“用”中感到腧穴主治病证是一项复杂而困难问题的一个很好的途径。

概括地说，全身腧穴的主治范围具有普遍性、特异性和定位性（特定性）。其普遍性是：所有腧穴都治疗穴位所在处的局部病变。其定位性是：肘膝以下腧穴除治疗所在处的病变外，其中阳经腧穴还主治本经经脉循行通路上的病证和器官病及本腑病（阳明经腧穴多主治本腑病）；阴经腧穴还主治本经病、本脏病、气化病和与本脏有关的脏腑器官病，特定穴各有其特定主治范围。特异性是：任脉、督脉和背腹一些腧穴，既主治所在处局部病，又主治全身性疾病，具有整体作用。现将主治范围的一般规律按经络、区域和特定穴分述如下。

1. 十二经腧穴　主要是指手足三阴三阳经肘膝以下腧穴。

（1）手三阴经：手太阴肺经腧穴，多治疗呼吸系统疾病，主治胸、喉、气管、鼻、肺、肺卫和同肺有关的病证。

手少阴心经腧穴，多治疗循环系统疾病和神志病，主治心、胸、舌及精神情志病和同心有关的病证。

手厥阴心包经腧穴，多治疗循环系统疾病和神志病，主治心包、心、胸、胁、胃及精神情志病。

（2）手三阳经：手阳明大肠经腧穴，主治头项、眼、耳、口、齿、鼻、喉及热性病和全身体表病。

手少阳三焦经腧穴，主治头颞、耳、眼、喉、腮、胸胁及热性病。

手太阳小肠经腧穴，主治头项、耳、眼、喉及热性病、神志病。

(3)足三阳经:足阳明胃经腧穴,多治疗消化系统疾病,主治头额、面颊、口齿、鼻、咽、胃、肠及热性病、精神疾患和同胃有关的病证。

足太阳膀胱经腧穴,主治头项、鼻、目、腰背、肛门及热性病和精神疾患。

足少阳胆经腧穴,主治侧头、耳、鼻、目、胆、胁肋及热性病。

(4)足三阴经:足太阴脾经腧穴,多治疗消化、生殖和泌尿系统疾病,主治脐腹、脾、胃、肠及血证和同脾有关的病证。

足少阴肾经腧穴,多治疗生殖、泌尿系统疾病和脑髓、骨骼疾患,主治腰、少腹、咽喉、耳、齿、眼目及精神疾患和同肾有关的病证。

足厥阴肝经腧穴,多治疗精神情志和一些神经系统疾病,主治侧腹、胁肋、少腹、肝、胆、阴器、头顶、眼目疾患和同肝有关的病证。

2. 任、督二脉和背、腹部腧穴

(1)任脉:脐下部腧穴主治泌尿、生殖、消化系统疾病及寒性病证和元阳、原气不足的病证;大腹部腧穴主治胃、肠、消化道疾患;胸项部腧穴主治心、肺、胸、咽喉和舌疾患。

(2)督脉:上部(头及颈部)腧穴主治头脑、项背及热性病和精神神志疾患;中部(胸椎部)腧穴主治心、肺、心包、肝胆脾胃和脊椎疾患,对脏腑病次于相应背俞穴的疗效;下部(腰、骶部)腧穴主治肾、膀胱、大小肠和肛门、腰、骶疾患,对肾、膀胱、大小肠病证次于相应背俞穴的疗效。

(3)背部腧穴:除均主治穴位所在处的局部病和穴位下相应脏腑器官的疾病外,还有以脏象和以脏腑之气输注之处命名的背部腧穴,如心俞、肺俞、肝俞、脾俞、肾俞、胆俞、大肠俞、胃俞、魂门、神堂、意舍、志室、阳纲、灵台、神道等,主治该脏腑病证。如心俞穴主治心的病证,肝俞穴主治肝的病证,肾俞穴主治肾的病证,魂门穴治疗肝的病证,神堂穴治疗心的病证,阳纲穴治疗胆的病证,灵台穴治疗心的病证。另外,大椎、陶道、命门、风门、大杼、膈俞等穴还有整体作用,如大椎退热、解表、截疟,命门穴壮真阳,风门穴祛风等。

(4)腹部腧穴:除均主治穴下相应脏腑病证外,腑病多取该腑募穴。腹部任脉腧穴,神阙(温阳健脾,回阳固脱)、气海(补元气)、关元(补元阳)、水分(温阳散寒、行水消肿)等穴还有整体作用。

3. 所在区(区域性)腧穴

(1)头部腧穴:除均主治穴位所在处的局部病变外,百会穴还有升举、息风、清脑的作用。

(2)面部腧穴:除均主治穴位所在处的局部病变外,人中穴还有开窍、醒志、通督的作用。

(3)眼区腧穴:主治眼及眼区病。

(4)耳区腧穴:主治耳及耳区病。

(5)颈项部腧穴:除分别主治所在处颈、项、咽、喉、舌等局部病变外,天突穴还有镇咳、定喘、降痰利气的作用,风府穴还有祛头脑之风的作用,风池穴还有息风清脑、明目的作用。

(6)胸、胁部腧穴:除均主治所在处的局部病变外,膻中穴还有定喘、通乳、调气的作用,期门穴还有疏肝理气、平肝解郁的作用,章门穴还有调肝脾、疏肝气的作用,中府穴还有调补肺气的作用。

(7)肩、髋部腧穴:多主治所在处的局部病和所在上、下肢经线上的病变。

(8)肱、股部腧穴:多主治穴位所在处的局部病,个别腧穴治疗上、下肢所在经线上的病变。

4. 特定穴

(1) 五输穴：根据五行学说补母泻子的原理选穴配方用于临床，主要用于内脏疾病。其用穴以阴经为多。

井穴：多用于发热、昏迷以及急性病。

荥、输穴：阴经荥、输穴多用于内脏病，尤其输穴临床应用更为广泛；阳经荥、输穴多用于经脉所过的头面躯干及五官等外经病。

六腑下合穴：多主治该腑病。

(2) 十二原穴：阴经原穴多治疗所属内脏病，阳经原穴多治疗该经经脉病。

(3) 十五络穴：各络穴主治各络脉病以及相表里两经的有关病证。

(4) 八脉交会穴：八脉交会各穴，不仅治疗所相通奇经的病证，还上下配合，如内关与公孙相配治疗胸、心、胃疾患；外关与足临泣相配治疗目外眦、耳后、肩、颈、颊部疾患；后溪与申脉相配治疗目内眦、颈、项、耳、肩部疾患；列缺与照海相配治疗肺系、咽喉、胸膈疾患。

(5) 八会穴：各会穴分别治疗所会的脏、腑、气、血、筋、脉、骨、髓病证。

(6) 交会穴：交会穴很多，并非所有交会穴都治疗所交会经的病证。一般来说区域性腧穴中的交会穴，如秉风、听宫、上关、悬厘、头维等，不如特定穴和具有整体作用中的交会穴治证广泛，收效显著。要从交会穴的所在部位和所交会的经脉分析认识它的主治范围。它不仅治疗所属经或所在部位的病证，还治疗所交会经脉的有关病证。如三阴交是足三阴经交会处，能主治足三阴经和肝、脾、肾三脏的有关病证，也就是说它不仅治疗所属经脾经的病证，还治疗相交会经肝、肾的有关病证。又如曲骨、中极、关元三穴都能治局部（少腹）内脏的生育疾患，是与它们所在部位和都是任脉、足三阴经的交会穴有关。

(7) 脏腑俞募穴：五脏病取五脏之背俞穴，对改善该脏功能，消除该脏功能失常所产生的病理证候，在整体疗法中收效较好，偏于治疗慢性病。五脏募穴则不及其效。六腑病取六腑募穴，对改善该腑功能和通畅该腑壅滞、浊气，收效较良，偏于治疗急性病。六腑之背俞穴则不及其效。

第二章

手太阴肺经

第一节 概 论

【经脉的循行路线及病候】

1. 循行路线 起于中焦(胃),向下联络大肠,从大肠回转过来,沿着胃的上口,上贯横膈,入属肺脏,再从肺脏走达喉咙,横出走到腋窝下面,向上沿着上臂内侧,行于手少阴心经和手厥阴心包经的前面,下达肘弯中,沿前臂内侧前缘经掌后桡骨茎突桡侧边,入寸口动脉处,走到鱼际,沿鱼际边缘走至拇指桡侧的末端。其分支,从掌后桡骨茎突的上方分出,向手背一直走到食指桡侧的末端,与手阳明经相接合。属肺,络大肠。本经腧穴治疗肺和同肺脏有关的大肠、肝、脾、心、肾的病证以及本经循行处的病变,都是通过它的内属脏腑,外络肢节经脉通路经气的作用而发挥疗效的。

2. 病候 本经病候多见咳嗽、哮、喘、肺痿、肺结核、肺气肿、肺脓肿、胸痛和肺卫、鼻、喉疾患,以及其循行处的上肢病变,是肺脏、肺经经气和有关部位受到致病因素的侵袭,在全身和体表出现的症状和体征。这些症状和体征,都是通过本经在它所联系的部位反映出来的,对于诊断和治疗起着重要的作用。这些病证的发生、发展、传变和痊愈过程,也都是通过本经实现的。它所反映的这些证候,都是本经腧穴的治疗范围,是通过本经经脉和改善本经经气而收效的。

【肺的生理病理】

肺位胸中,上连气管,通于喉咙。肺外合皮毛,开窍于鼻,与大肠相表里,肺气贯百脉而通他脏。它的主要生理功能是主气属卫,主肃降,司呼吸,为宗气出入之所,是气机升降之枢。凡致使肺脏功能失常,影响肺气出入肃降和肺卫所发生的病变,都是本经有关腧穴的治疗范围。从病理类型分,凡是肺气虚亏、阴虚肺燥、邪热乘肺、痰浊阻肺、风寒袭肺的病证,可分别取刺本经肘以下腧穴和中府、云门等穴施治。属于脾虚及肺(肺脾两虚)、肺肾阴虚、肺肾气虚、脾湿犯肺、肝火犯肺和心肺气虚等病理类型,以及肺气虚亏和肺气不降引起的脏腑病,分别与脾、肾、心、肝经有关腧穴及其背俞穴,以及大肠的俞募穴或下合穴配治。

肺之所以兼见大肠、心、肝、脾、肾的病证,是因为手太阴经脉"起于中焦,下络大肠……上膈属肺"(《灵枢·经脉》),其经别"入走肺,散之大肠"(《灵枢·经别》),手阳明经脉"络肺,下膈,属大肠"(《灵枢·经脉》),其经别"下走大肠,属于肺"(《灵枢·经别》);手少阴经脉"复从心系却上肺"(《灵枢·经脉》);足少阴经脉"从肾上贯肝膈,入肺中……从肺出络心,注胸中"(《灵枢·经脉》);足厥阴经脉"复从肝别贯膈,上注肺"(《灵枢·经脉》);足太阴经脉"复从胃,别上膈,注心中"(《灵枢·经脉》),其中经过肺。肺经与胃、大肠有密切联系,大肠、心、肝、脾、肾经与肺有直接联系,相互影响之故。由于手少阴经脉,"其直者,复从心系,却上肺”，因此，“温邪上受，首先犯肺”，可以“逆传心包”。

【所属腧穴的分布及治疗范围】

1. 本经腧穴　有中府（肺之募穴）、云门、天府、侠白、尺泽（合水穴、子穴）、孔最（郄穴）、列缺（络穴）、经渠（经金穴）、太渊（原穴、输土穴、母穴、脉会穴）、鱼际（荥火穴）、少商（井木穴）等11个。分布在胸膺、上臂内侧、肘弯桡侧、前臂桡侧、腕关节桡侧、鱼际、拇指桡侧甲角等处。其共同性是：都治疗所在处和邻近处的局部病证。其特异性则是：肘以下腧穴还治疗肺、肺卫、胸、气管、喉、鼻疾患；中府、云门还治疗穴位下肺脏的肺部疾患；鱼际还治疗小儿疳积；少商还有开窍醒志的作用。温病中的卫分证候，则是列缺、太渊、尺泽的治疗范围。

2. 他经交会于本经的腧穴　有足太阴经交会于本经的中府穴。列缺穴通于任脉。其中中府还治疗与脾有关的肺疾患，列缺还治疗任脉为病的咳嗽、吐血、咽肿、牙痛、胸膈满闷、乳痈等。

本章常用穴：中府、尺泽、列缺、太渊、少商。

第二节　中　府

中府，因是中气府聚之处而得名；又名膺中俞、膺俞、膺中、肺募、龙颔穴。

中府，是手太阴肺经的起始穴，手足太阴经的交会穴，位于胸前壁之外上方，穴下与肺脏接近，为肺之经气聚积之处，故称肺之募穴。肺脏病证，多在此募穴出现压痛或异常反应，检查该穴，有助于诊断。

依其穴位的所在、肺之募穴及肺之生理、病理，本穴是主治胸部，尤其是肺部疾患的常用穴。

【治疗范围】

1. 肺脏病证　寒邪犯肺、痰浊阻肺、痰热壅肺、邪热伤肺，以致肺失宣降，气机失常所表现的病证，属本穴的治疗范围。久病气虚，劳伤过度或久咳损伤肺气，致使肺气不足之肺虚证，取补肺之募穴、手足太阴经会穴中府，亦有一定的疗效。

2. 局部病证　采取患野取穴的局部疗法，治疗由心血瘀阻或外伤引起的胸痛，以及与肺有关的胸痛、胸膺痛、肩背痛等。由肺引起的胸痛，治肺则胸痛可解，治疗胸痛亦有益于肺，能发挥双重作用。

【功能】

1. 辨证取穴　用泻法，宣肺利气；用补法，补益肺气。

2. 局部取穴　用泻法，通畅胸络；用泻法配艾灸，有温肺散邪、温通经络之功。

【主治】

咳嗽、肺痨、喘证、哮证、肺炎、胸痛、胸膺痛、肩背痛、心绞痛、心肌梗死、胸痹。

【临床应用】

1. 咳嗽　取位于胸膺部外上方的中府穴，用以清肺宣肺、疏理肺气，并治疗咳引胸痛和穴位所在处有压痛者。

(1)风寒外束，肺失宣降：证见喉痒咳嗽，痰涎清薄，鼻塞流涕，语声重浊，或兼发热恶寒，头痛无汗，舌苔薄白，脉浮。取泻中府、风门、大椎，疏风散寒，宣肺止咳。

(2)风热犯肺，肺失宣畅：证见咳嗽不爽，咳痰黏稠，身热，咽痛口渴，或见恶风头痛，汗出，舌苔薄黄，脉象浮数。取泻中府、风池、合谷或曲池；或取泻中府、风门、尺泽，疏风清热，宣肺止咳。

(3)燥热伤肺，肺失清润：证见干咳无痰，或痰少不易咳出，或痰中带血，咳甚胸痛，鼻燥咽干，大便干燥，小便黄少，舌质红，舌苔薄黄少津，脉象数大。偏于阴虚者，取泻中府、内庭，补复溜，清热生津，润燥救肺；偏于肺热者，上方减复溜加泻尺泽，清肺镇咳。

(4)肝郁化火，木火刑金：证见气逆作咳，咳引胁痛，痰质稠浓，面红喉干，心烦口渴，舌边质红，舌苔薄黄少津，脉象弦数。取泻中府、行间、尺泽，平肝泻火，清肺降逆。

2. 喘证　取本穴宣肺以治实喘，补肺以治虚喘。

(1)风寒束肺，卫表被遏，肺气壅实，不得宣降而气逆的实喘。正如《灵枢·五邪》篇所说："邪在肺，则病皮肤痛，寒热，上气喘，汗出，咳动肩背。取之膺中外俞，背三节五脏之傍"。针泻大椎、肺俞、中府，宣肺解表，理气平喘；或泻灸肺俞、中府，泻列缺，疏卫解表，温肺平喘。

(2)痰浊壅肺，肺失宣降的实喘。针泻中府、丰隆、尺泽，降痰祛浊，宣利肺气；或针泻中府、天突、丰隆，降逆化痰，利气平喘。

(3)肺气虚弱，气无所主的虚喘。取补中府、太渊(或肺俞)、合谷，补益肺气，固表止喘。

下元虚亏，肾不纳气的虚喘，治宜纳气归肾，不可配补本穴。虚喘而见足冷头汗，如油如珠，喘急鼻煽，张口抬肩，胸前高起，面赤躁扰，脉象浮大无根者，是为下虚上盛，阴阳离决，孤阳浮越，冲气上逆之危脱证候。急补气海、关元、神门，回阳救逆，益气复脉。

3. 哮证

(1)寒痰渍肺，气道受阻：证见喘息频作，喉中哮鸣，咳痰清稀，呈泡沫状，胸膈满闷，闷塞如窒，口淡不渴，或喜热饮，面青肢冷，舌质淡白，舌苔白滑，脉象浮紧。泻灸中府、膻中(或肺俞)，泻丰隆或天突，温肺散寒，豁痰利气。

(2)痰热犯肺，气道不利：证见呼吸急促，气粗撷胸，咳呛阵作，喉中哮鸣，咳痰黄稠，胸膈烦闷，溲黄便秘，口渴喜饮，舌苔黄腻，脉象滑数。取泻中府、尺泽、丰隆或天突，清热宣肺，化痰降逆。

4. 胸痛、胸膺痛、肩背痛

(1)"肺病者，喘咳逆气，肩背痛"(《素问·脏气法时论》)。说明肺病能影响肺部周围的肩背部而发生疼痛。肺脏病变反映于胸廓体表，表现为胸、胸膺、肩背部疼痛，或咳引胸痛，胸痛连背，背痛连胸，咳引肩背作痛等症状。患野取泻本穴，可收通经活络、利气止痛之效。配泻肺俞，前后相应，对于胸、背疼痛收效更良。取泻中府、肺俞，俞募相配，辨证取穴，整体治疗，不仅肺疾患治愈，胸廓症状也相应得以缓解。

(2)因瘀血留着者，针泻中府、三阴交、阿是穴，行血祛瘀，通络止痛；因气滞血瘀者，取泻中府、间使、三阴交，行气活血，通络止痛；因肝气郁滞者，针泻中府、期门、阿是穴，疏肝理气，通络止痛。

5. 心绞痛、心肌梗死

《素问·脏气法时论》篇说："心病者，胸中痛，胁支满，胁下痛，膺背肩甲间痛，两臂内痛"。以反应点配穴，取泻近于心脏左侧的中府穴，用于治疗所出现的胸闷憋痛、胸闷不舒、心前区痛，或有压痛等症状，可收通络利气之效。根据不同病理类型，配取在有关治则处方中。

(1) 胸阳不振，心脉闭阻所致者，证见胸闷憋气，阵发性心痛，心悸，气短，夜寐不安，畏寒肢冷，倦怠无力，食欲不振，大便溏薄，小便清长，或自汗出，舌淡胖嫩，舌苔白腻或白润，脉象沉缓或结代等。泻灸中府、膻中，泻神门或内关，温心阳，通脉络。

(2) 气滞血瘀，气机不畅，心脉受阻所致者，证见阵发性心痛，胸部刺痛，痛引肩背，胸闷气短，舌质暗，舌边尖有瘀点，脉象沉涩或结等。取泻中府、内关、心俞，行气活血，化瘀通络。

6. 胸痹　取泻或泻灸中府，用以开胸利气、温通胸络、祛痰散结，多用于患野或邻近取穴。

(1)寒邪侵袭，阴寒内盛，痹阻胸络，气机不畅所致者，泻灸中府、膻中、阿是穴，温阳散寒，通络开痹。

(2) 痰湿内蕴，上犯胸间，气机失畅，胸络痹阻所致者，泻灸中府、丰隆、膻中或阿是穴，温化痰湿，利气通络。

胸阳不振，痰涎壅塞，气机不利，瓜蒌薤白半夏汤主之之胸痹。可泻灸中府、肺俞、膻中，针泻丰隆或列缺，通阳散结，祛痰逐饮。

(3)寒湿留着，阴乘阳位，胸络阻滞，气机不畅所致者，泻灸中府、膻中、阿是穴，温化寒湿，开胸利气。

(4)《金匮要略·胸痹心痛短气病脉证治》篇中说："胸痹心中痞，留气结在胸，胸满，胁下逆抢心，枳实薤白桂枝汤主之"，胸痹，喘息咳唾，胸背痛，短气，复见"心中痞……胸满，胁下逆抢心"之症。是因病势扩展到胃脘及两胁之间，胁下之气逆而上冲，故用枳实薤白桂枝汤治之。宜泻公孙，泻灸中府、膻中，通阳开结，泄满降逆。

【病案举例】

例一：王某，女，37 岁，住南阳县吴集公社。1970 年 5 月 20 日初诊。

主诉：胸膺痛已十五天，因劳伤而得。

刻下症：左侧胸膺、肩、肩胛疼痛，举臂、深呼吸、持物均痛剧，活动受限，患野不红肿，左侧中府、曲垣穴压痛明显，咳嗽。因内服七厘散及散气药过多，又出现气短不接续，倦怠乏力。舌质红，脉象沉弱。

辨证：劳伤筋脉，经络阻滞，气机不利之胸膺、肩胛疼痛之证。

治则：通畅经络气血。

取穴：压痛点取穴，一诊针泻左中府、曲垣；二诊上方加泻左谚譆穴。

效果：二诊治愈。

随访：1971 年 6 月 22 日针治左足跟痛，告知胸膺、肩胛痛经上两次针刺已愈。

例二：陈某，男，38 岁，住南阳县桥头公社桥头大队。1965 年 8 月 5 日初诊。

主诉：患哮喘已三十年。

现病史:幼时因患天花感受风寒而得。此后每年夏季复发,发作时嗓子发紧,呼吸困难,喉间痰鸣,喘促汗出,张口抬肩撷肚,咳嗽咳吐黄色黏痰,不能平卧入睡,动则气喘,语音断续。伴有溲黄、便秘等症状。面色淡红,舌质淡红,舌苔薄白,脉象滑数。欲解大便是哮证将止之先兆。近两个月哮证严重,用麻黄素、氨茶碱因抗药而无效。近几天用中药亦无效,特来针治。

辨证:夏季易发,咳吐黄痰,呼吸困难,喉间痰鸣,是因暑热之邪,触动肺中伏痰,痰气搏结,热痰交阻所致之热哮。痰浊阻肺,肺失宣降,则大肠传导失职而便秘;肺气宣降,大肠传导通畅,故欲解大便为哮证将止之先兆。

治则:清肺化痰平喘。

取穴:一、二、三、四、五、八至十三、十六诊,以针泻中府、肺俞、列缺、丰隆为主,少数诊次列缺、丰隆、风门交替加减施治;六、七诊针泻中府、云门、鱼际、丰隆;十四、十五、十七诊针补合谷、复溜,泻内关。

效果:一诊留针十五分钟,哮喘明显减轻,欲解大便,一诊后痰由黄变清,哮喘减轻;四诊后哮喘、咳嗽明显减轻;七诊后哮证停发;十诊后精神正常,哮证未复发;十一至十七诊巩固疗效;十七诊后返家劳动收秋。

【腧穴功能鉴别】

1. 中府与肺俞功能比较　二穴一是肺之募穴,一是肺之背俞穴,都治肺疾患,但各有其特点。中府穴治疗肺失宣降、胸络瘀滞,多用于患野取穴局部疗法,以治其标。多用泻法,少用补法。肺俞穴治疗肺气不足、肺失宣降,多用于辨证取穴整体疗法,以治其本。补泻均可,标本皆治。

2. 五脏俞募穴功能比较　俞募穴,都有调整脏腑功能的作用,其相对的差异是:五脏病,取背部的心、肝、脾、肺、肾俞穴,对改善该脏功能,消除该脏功能失常所产生的病理证候,在整体疗法中,较五脏之募穴效良,应用也广。

【腧穴配伍】

1. 中府与肺俞配伍　中府与肺俞配伍称"俞募配穴法"。中府和肺之背俞穴肺俞,都与肺脏有密切关系。二穴配补,具有补益肺气、增强肺脏功能的作用;二穴配泻,具有宣肺利气、平喘止咳的功效。它们不仅治疗肺脏病,还治疗在病理上与肺功能失常有关的疾病。《灵枢·五邪》篇所说的:"邪在肺,则病皮肤痛,寒热,上气喘,汗出,咳动肩背。取之膺中外俞,背三节五脏之傍",正是俞募同用的配穴法。

2. 针补中府　配补太渊、合谷,补肺益气固表;配补太渊(或肺俞)、阴陵泉(或脾俞)、足三里,补益肺脾;配补阴陵泉、足三里或太白,补脾益肺,培土生金。

3. 针泻中府　配泻丰隆、天突,开痰利气,宣肺止咳、平喘;配泻膻中、内关,开胸利气,宣肺平喘。

4. 泻灸中府　配泻灸膻中,泻天突,温肺散寒,降痰利气。

【讨论】

1. 经旨浅识　滑伯仁说:"阴阳经络,气相交贯,脏腑腹背,气相通应"。指出脏腑与背俞、腹募穴并相通应。当病邪侵袭脏腑,俞募穴则出现各种异常反应,可在其相应部位施行针灸治疗。肺脏病变,在其肺募穴出现压痛或异常反应,可在此募穴针灸施治。如《灵枢·五邪》篇说:"邪在肺,则病皮肤痛,寒热,上气喘,汗出,咳动肩背。取之膺中外俞,背三节五脏之傍，以手疾按之，快然，乃刺之”。这是邪在肺，用手疾按肺之俞募等穴，在出现舒快感觉的俞募等穴取刺之例。

2. 临床见闻　1963年春，著者针治一位心绞痛患者，其发作时胸闷憋痛，胸膺处痛，压按此穴则痛缓。用26号一寸五分长毫针，刺入本穴七分深，不慎棉衣袖压触针柄柄头，针体全部进入体内，速将针提至七分，留针数分钟拔针，观察两天患者未出现不良反应。

3. 针刺注意事项　《素问·刺禁论》篇指出：“刺膺中陷中肺，为喘逆仰息。”系指刺膺中穴，因刺伤肺脏使人发生喘息，气逆，呼吸困难，身体随呼吸而前后俯仰等症状，与外伤性气胸相符合。现代针具虽较以前针细数倍，亦应引起注意，防止深刺伤及肺脏发生气胸，甚至窒息。进针宜用指切押手法，针尖沿爪甲缓缓刺入，一则取穴准确，二则能掌握一定深度。

对皮肤坚实的患者，用24号毫针进针时，不易进针，施加针压，突透皮肤，因内无阻力，易于深刺刺伤脏器，临床应特别注意。

年老体弱的患者，肌肉瘦薄，皮肤松弛，进针时，防止由于施加指压，组织陷凹，刺道加深，超过欲刺的深度，伤及肺脏。“知为针者信其左，不知为针者信其右”就有此意所在。

肌肉瘦薄，皮肤松弛患者，用长针直刺，进针虽浅，但在留针时由于患者体位移动，呼吸幅度加大，咳嗽，针体往往会自行进入。所以，要用短针或斜刺，达到“候气为先，得气为度”即可。

1956年8月《中医杂志》曾登载一篇《金针疗法刺穿心脏死亡一例》的文章。死者9岁，因患肺结核与心脏病针灸治疗，某针灸医师由胸腹部隔衣扎针后，露出于衣外的针柄即一上一下的摆动，随即小孩大声喊痛，哭说受不住。将针退出后，患者呼吸困难，嘴唇发绀，两手握拳挛曲，人工呼吸急救无效死亡。剖尸检验，死亡原因：金针自胸腹部稍向左上方刺入右心壁后，由于心脏不断地自动收缩与舒张，致使心脏壁上的创口不断增大，而发生机械性的心脏破裂损伤，血液大量迅速地流入心包膜内，使心包之压力骤然增高，阻止心脏正常舒张，导致患者迅即死亡。这是隔衣扎针刺伤心脏的实例，值得注意。

4. 手太阴经的起始穴　《十四经发挥》《灵枢注证发微》《针灸大成》等书，均以中府穴为手太阴肺经的起始穴。而《针灸甲乙经》《外台秘要方》《标幽赋》《蠡海集》《锦囊秘录》等书，则均以云门穴为手太阴肺经的起始穴。如《经穴纂要》说：“诸书以为本经之穴始于中府，而《标幽赋》曰：‘穴出云门，抵期门而最后。’又《蠡海集》曰：‘人身经络始于云门，终于入期门。’《锦囊秘录》曰：‘人之气血周行无间，始于手太阴出云门穴，归于足厥阴肝经，入于期门穴。’今考其经行之循序，则以云门为始者近是。”近代针灸医书，有以中府穴，亦有以云门穴为手太阴经的起始穴。考其经脉的循序，应以中府为手太阴肺经的起始穴。因手太阴肺经“从肺系横出腋下”，这段循行经线，先经过中府穴，后经过云门穴而“下循臑内”的。

5. 历代医家经验　中府是治疗肺疾患的腧穴，被历代医家所公认。如《百症赋》云：“胸满更加噎塞，中府、意舍所行”；《千金翼方》云：“上气咳嗽，短气，气满食不下，灸肺募五十壮”；《针灸甲乙经》云：“肺系急，咳胸中痛，恶寒胸满……胸中热喘逆气，气相追逐……中府主之”；等等。

【歌括】

肺募中府膺胸前，通畅胸络温肺痊，
清肺宣肺益肺气，补泻均刺五分砭。

第三节 | 尺　泽

尺泽，前人依其是手太阴之脉所入为合的合水穴，自寸口上量盈尺而得名，又名鬼受、鬼堂，为手太阴肺经之子穴。

依尺泽穴位所在、肺经子穴及肺之生理、病理，本穴是主治肺之实证、热证常用穴。

【治疗范围】

1. 肺系病证　肺主气属卫，外合皮毛，外邪侵袭，肺卫首当其冲。取泻肺经的子穴，有清肺热、宣肺气等作用。因此，凡外邪袭肺、痰浊阻肺、痰热蕴肺、阴虚肺燥、邪热乘肺等致使肺气不利、气机失常所引起的病证，都属本穴的治疗范围。肺开窍于鼻，因肺热出现的鼻疾患，亦可配取本穴。

2. 经脉通路上的病证　位于肘横纹桡侧的尺泽穴，其针感沿手太阴经下行经鱼际至拇指，上行循臂上达肺系而通肺脏。依其手太阴经脉和经别的循行、针感的走向和穴位的所在，本穴还治疗本经经脉循行通路上的肘、臂、胸和喉咙疾患。

3. 经筋病　手太阴之筋，上循臂，结肘中，上臑内廉。本穴所在处经筋弛缓、拘急，如肘臂挛痛、肘窝经筋失常等，亦都属本穴的治疗范围。

【功能】

1. 辨证取穴　用泻法，清肺热，宣肺气。类似黄芩、桔梗、桑白皮、瓜蒌皮、桑叶、知母、枇杷叶、白前等药的功效；用三棱针点刺出血，有泄血散热之功。

2. 局部取穴　用泻法，舒筋活络、宣通气血；用补法，有壮筋补虚之功；用三棱针点刺出血，祛瘀通络。

【主治】

咯血、咳嗽、哮证、喘证、秋燥、肺炎、肺痨、百日咳、麻疹、胸膜炎、喉炎、鼻衄、扁桃体炎、癃闭、痿证、流行性脑脊髓膜炎、流行性乙型脑炎、消渴、肘窝经筋挛急。

亦治感冒、鼻渊、酒渣鼻、丹毒、咽炎等。

【临床应用】

1. 咯血　咯血之证，责之于肺，因肺络受伤所致。取泻肺经的子穴，用以泻肺热。

(1)风热伤肺，肺金燥热，热损肺络引起的风热伤肺型咯血。配泻肺俞、合谷（或曲池），疏风清热，清肺宁络；或配泻肺俞、膈俞，清肺宁络止血。

(2)热壅于肺，化火伤阴，肺络受伤引起的肺燥阴虚型咯血。针泻尺泽、补复溜，清金润肺。

(3)木火刑金，肺失肃降，咳伤肺络引起的肝火犯肺型咯血。配泻肺俞、行间，清肝肃肺。

针治咯血，是从调治病因、调理病机入手，以治其本，而收止血之效。若大量出血针灸难以控制时，应及时采用其他急救措施。

2. 咳嗽　本病为肺系疾患的主要证候之一。取泻肺经的子穴，治疗肝火犯肺、痰浊阻肺、痰热壅肺和阴虚肺燥型咳嗽。

(1) 肝火偏旺，上烁肺津，炼为胶痰，留恋肺中，肺失治节导致的肝火犯肺型咳嗽。配泻行间、肺俞，平肝泻火，清肺降逆。

(2) 脾虚停湿，湿聚生痰，痰浊水饮上渍于肺，肺气升降出纳失常导致的痰浊阻肺型咳嗽。证见咳嗽痰多，痰白略黏，易于咳出，胸脘痞满，口淡食少，舌苔白腻，脉象濡滑等。配泻阴陵泉、丰隆，有二陈汤加味之效；或配泻丰隆，取补阴陵泉，健脾祛湿，宣肺化痰。

若痰浊不化，蕴而化热，痰热壅肺，肺失清肃所致的痰热壅肺型咳嗽。取泻尺泽、丰隆、内庭，清热化痰，宣肺利气；或泻尺泽、丰隆（配透天凉）、天突，清热化痰，宣肺止咳，类似清气化痰丸之效。

(3) 燥热伤肺，津液被烁，肺气不利引起的肺燥阴伤型咳嗽。证见喉痒干咳，咳而无痰，或痰细如线粉，不易咳出，鼻燥咽干，咳甚胸痛，舌红少津，舌苔薄黄，脉象细数等。针泻尺泽，补复溜；或泻尺泽、肺俞，补复溜，养阴清肺。如燥邪消烁肺阴，干咳不愈，舌红少津，形体消瘦者，可泻尺泽、内庭，补复溜，清肺润燥。

3. 肺痨　在使用抗痨药物治疗的同时，配合针灸治疗，对于增强体质，改善症状有一定的辅佐作用。本病多见水涸金燥，取泻本穴，清肺、宣肺，用于阴虚肺燥型和肺金燥热型。前者配补复溜，养阴清肺；或配泻内庭，补复溜，清肺养阴润燥。后者配泻肺俞、鱼际，清泻肺热，利气止咳。

4. 百日咳　取泻本穴，用于痉咳期。因痰热互结，邪阻肺络所致，证见咳嗽阵作（痉挛性咳嗽），咳时发憋，面赤握拳，弯腰曲背，涕泪俱出，阵咳之后，深吸气时喉有哮鸣，咳甚则呕吐黏痰或食物，眼睑浮肿，甚则结膜充血或鼻衄，舌红，舌苔薄黄或黄腻，脉数或滑数，指纹红或深红等。配泻丰隆、内庭，清热化痰，宣肺降逆；或配泻丰隆化痰浊而降逆气，点刺少商清肺火而肃肺气，点刺四缝穴镇咳，共奏清肺化痰、止嗽降气之效。

5. 麻疹　疹前期，病在肺卫，取泻本穴，清肺疏卫有助于宣透。出疹期，病在气分，针泻尺泽、合谷，有助于清气宣透，若见阳明热盛者，针泻尺泽、内庭，清热宣透。

6. 扁桃体炎　本病属于中医学的乳蛾、喉蛾。取泻本穴，清泻肺热，治疗外感风热型、肺胃热盛型和肺阴不足型。

(1) 外感风热型：外感风热邪毒，或感冒风寒化火上炎，直达咽喉，搏结喉核所致。证见寒热头痛，体倦节痛，扁桃体深红高肿、灼热疼痛，吞咽困难，脉象浮数，舌边微红，舌苔白或兼黄等。配泻天容、曲池或合谷，或配泻廉泉（向患侧略斜刺）、合谷，点刺少商出血，疏散风热，清利咽喉。

(2) 肺胃热盛型：由肺胃积热，内蕴热毒，上熏咽喉而发病。证见突然高热，咽部疼痛，吞咽困难，扁桃体周围红肿或化脓起腐，伴有烦躁口渴、尿赤便秘、口臭等症状，舌质红，舌苔黄厚，脉象滑数等。配泻翳风（患侧）、内庭或解溪，清肺胃之热，消肿止痛。若复感风热而发病者，上方加泻合谷或曲池，疏风清热，清利咽喉。

(3) 阴虚火旺型：肺阴亏虚，津液不足，虚火上炎所致者，证见扁桃体微红微肿，疼痛不剧，或仅有哽哽不利感觉，晨轻晚重，伴有口干舌燥、低热、异物感、咳嗽等症状，脉象微弱或细数等。配补复溜，点刺少商出血，养阴清肺以利咽喉。若每因感受风热而发者，配泻曲池，补复溜，疏风清热，清肺养阴。

7. 癃闭　《素问·灵兰秘典论》篇说："膀胱者，州都之官，津液藏焉，气化则能出矣。"膀胱为贮溺之所，其气化之出，有赖于膀胱与三焦气化功能的健全，三焦气化功能失常，与肺、脾、肾三脏有关。取肺经的合水穴尺泽，主要治疗上焦肺热气壅，气逆不降，肺气失宣，不能通调水道，下输膀胱所致的癃闭。配泻肺经的鱼际或太渊清肺热、宣肺气和膀胱募穴中极通利水道，共奏清肺利尿之效。

8. 痿证　多见肺热伤津、肝肾亏虚、湿热浸淫、气血亏虚等类型。取本穴主治《素问·痿论》篇所说的"肺热叶焦，发为痿躄"之肺热伤津型痿证。肺之津气来自后天水谷之精微，经脾气散精，上输于肺，复经肺之输送，转注全身，濡养筋骨经脉，以维持机体的正常活动。肺金畏火，温邪犯肺，肺受热烁，则津液受伤，高源化绝，肺热叶焦，而筋脉失润，痿躄乃成。证见痿软不用，咳呛喉干，心烦口渴，小便短赤而兼热痛，舌红苔黄，脉象细数等。针泻尺泽、内庭，补复溜，清肺润燥，养阴荣筋。严重者，上方与取患野腧穴交替施治。病程短者，不配患野腧穴，收效亦佳。

9. 流行性脑脊髓膜炎　本病与中医学的春温、风温相似。取泻本穴，治疗病在卫气，即卫气同病型。证见发热恶寒，无汗，口干咽燥，头痛呕吐，颈项强直，嗜睡或烦躁，神志尚清，面色潮红，或皮肤有稀疏出血点，舌质红，舌苔薄白或淡黄，脉浮滑数等。配泻合谷、内庭或解溪，曲泽放血，以收清热疏表解毒之效。

10. 肘窝经筋挛急　手三阴经之经筋都结于肘窝部。此处经筋拘急（多见于中枢性瘫痪患者）所出现的屈而不伸或肘臂挛急，可针泻肺经的尺泽、手厥阴经的曲泽和手少阴经的少海，舒筋活络，祛邪散滞。

【病案举例】

例一：张某，男，3 岁，住本院小儿科。1975 年 8 月 4 日初诊。

主诉（代述）：四肢痿软已二十一天。

现病史：于二十一天前发烧三天，退烧三四天后，出现四肢不能活动，言语及哭啼声音低微等症，以"多发性神经炎"收住我院小儿科治疗。在治疗期间曾合并肺炎，现已治愈。

刻下症：四肢不能活动，不会端坐，颈项发软，饮食减少，口唇干燥，舌红少津，脉象细数。于今天由小儿科病房转针灸科治疗。

辨证：温热犯肺，肺热伤津，津液不布，筋脉失养之痿证。

治则：清肺养阴。

取穴：一诊至九诊针泻尺泽，取补复溜，十诊至十四诊上方加补环跳。

效果：四诊后四肢已能活动，且比针前有力；五诊后能端坐；九诊后两下肢活动有力；十二诊后能立起扶物行走，但下肢较软；十四诊治愈。

例二：王某，男，52 岁，住南阳县安皋公社安皋大队。1966 年 10 月 8 日初诊。

主诉：患哮证二十余年。

现病史：二十多年来，哮证每因内宿痰火，外感风寒即复发。此次发病十余天，呼吸困难，气道发紧，喉中痰鸣，抬肩撷肚，口鼻气热，咳吐黄稠痰，不易咳出，舌苔薄黄，脉象滑数。

既往史：有便秘病史数年。

辨证：痰热犯肺，气道不利之热哮。

治则：清热宣肺，化痰降逆。

取穴：针泻尺泽、丰隆。隔一至二日针治一次。

效果：一诊后哮喘减轻，仍吐黄痰，口鼻气热；三诊后哮喘停发，大便通利；四诊至七诊巩固疗效期间哮证未发，精神良好。

随访：1968 年 9 月 21 日告知两年来一直未复发。

例三：刘某，男，59 岁，住舞阳县平安公社杨楼大队。1981 年 11 月 14 日初诊。

主诉：左侧上肢沉困痛已二十多天。

现病史：二十多天前不明原因，左侧颈和肩部强硬困痛，十天后痛至前臂，继而整个上肢麻木不仁，呈倒血样憋胀痛，持物无力。伴有左侧腰腿酸痛，感受寒凉加重等症状。平素头痛头晕，口苦咽干。

辨证：气血阻滞，经脉不畅之上肢痛。

治则：通经活络止痛。

取穴：针泻左尺泽、肩髃、臂臑。

效果：二诊后麻痛减轻，三诊治愈。

随访：1982 年 3 月 15 日回信告知针愈，至今未发。

【腧穴配伍】

1. 针泻尺泽　配泻肺俞、合谷，清肺止咳，宣肺平喘；配泻肺俞、膈俞，清肺宁络止血；配补复溜，养阴清肺；配泻行间，清肝肃肺；配泻丰隆，清肺化痰，止咳平喘；配泻丰隆、阴陵泉，祛湿化痰，宣肺止咳；配泻合谷，清热宣肺；配泻丰隆（或中脘），补阴陵泉或脾俞，健脾祛湿，宣肺化痰；配泻丰隆（配透天凉）、天突，类似清气化痰丸之效；配泻丰隆、内庭，清热化痰，宣肺止咳降逆；配泻廉泉、合谷，疏风清热，清利咽喉；配泻迎香，清肺热宣鼻窍；配泻肺俞、风门、丰隆，清热化痰，宣肺平喘，类似定喘汤（张时彻方）之效。

2. 针泻尺泽、内庭，补复溜　清肺润燥，类似清燥救肺汤（《医门法律》方）之效。咳嗽、肺痿、秋燥、肺痨、咯血、失音、痿证等病，凡适用此法此汤者，都可取以上三穴或加减腧穴施治。

【讨论】

1. 经旨浅识

（1）《素问·刺禁论》篇指出：“刺肘中内陷，气归之，为不屈伸。”应理解为深刺肘部的尺泽或曲泽穴，因刺过穴下陷脉引起内出血，使邪气内陷而气结于内，以致肘臂不能屈伸。此情况多因针具较粗引起。

（2）《素问·刺禁论》篇指出：“刺臂太阴脉，出血多立死。”有用三棱针刺本穴，因刺之较深，出血过多，出现上肢无力，时久方能复常。至于出血多立死，可能前人针具较粗，穿透了桡动脉血管，出血过多，因无条件抢救而致死亡。

（3）《灵枢·顺气一日分为四时》篇中说：“经满而血者，病在胃及以饮食不节得病者，取之于合”和《难经·六十八难》所说的“合主逆气而泄”，仅作临床参考。有些合穴并没有以上所述的作用。再者，十二经各有不同的病证，各经合穴的主治各有其特点，不可拘泥。如手太阴肺经的合穴尺泽，具有清肺作用，主治肺系疾患，“饮食不节得病”和“逆气而泄”的病证，不属本穴的治疗范围。

2. 子母补泻法　《十二经子母穴补泻歌》说：“肺泻尺泽补太渊”。肺实病证，取泻本经的尺泽穴，是因肺属金，本穴五行属水，金能生水，水为金之子，尺泽是肺经的子穴。所以，实者泻其子，泻尺泽以泻其肺实。肺虚病证，取补本经的太渊穴，其机制详见太渊一节【讨论】。

3. 历代医家经验

(1)本穴是治疗肘和肘臂筋脉疾患的常用有效穴，为历代医家所公认。如《席弘赋》云："五般肘痛寻尺泽"；《玉龙歌》云："两手拘挛筋骨连，艰难动作欠安然，只将曲池针泻动，尺泽兼行见圣传……筋紧不开手难伸，尺泽从来要认真"；《通玄指要赋》云："尺泽去肘疼筋紧"；《胜玉歌》云："尺泽能医筋拘挛"；《肘后歌》云："更有手臂拘挛急，尺泽深刺去不仁"；《针灸甲乙经》云："手臂不得上头，尺泽主之；肘痛，尺泽主之"。《铜人腧穴针灸图经》云："尺泽治风痹肘挛，手臂不得举"；等等。

(2)尺泽穴处有动脉，前人根据此处动脉搏动的强弱有无，以判断生死。如《素问·至真要大论》篇说："少阴司天，热淫所胜……病本于肺。尺泽绝，死不治"。又说："少阳之复，大热将至……尺泽绝，死不治"。

【歌括】

肺子合水名尺泽，位于肘窝偏桡侧，
清泻肺热宣肺气，泻刺八分肺实克，
效如黄芩枇杷杏，还有苏蔞与桑白。

第四节　列　缺

列缺，又名童玄、腕劳。"列缺为手太阴之络穴，因肺为华盖，有垂天之象，其络自此穴别出，经气由此而至手阳明经，有裂出缺去的现象，故用会意法取用这个名词为名"(《中医杂志》1962年11期"概述腧穴的命名")。

列缺，是手太阴肺经的腧穴、络穴；通于任脉；具有疏卫解表、宣肺利气和宣畅经气的作用，为主治肺、喉、鼻、头项、面部疾患和肺经、大肠经体表循行通路上的病变的常用穴。

【治疗范围】

1. 肺卫和肺系疾患　肺，上连气管，主肃降，司呼吸，为宗气出入之所，气机出入升降之枢。外邪侵肺、痰浊阻肺、痰热蕴肺而使肺失清宣肃降，气机出入升降不利的病证，属本穴的治疗范围。肺属卫，外合皮毛，为娇脏，外邪侵袭，首当其冲。外感风邪如风寒、风热出现的肺卫和肺系证候，以及"温邪上受，首先犯肺"所出现的温病卫分证候，均属本穴的治疗范围。

"肺为水之上源"，肺主通调水道，下输膀胱。风邪外袭，肺气不降，不能通调水道下输膀胱所致的水肿,亦属本穴的治疗范围。

2. 经脉通路上的病证　肺开窍于鼻,喉司纳气内通于肺。肺与大肠相表里。肺脉从肺系横出腋下,循臂下行,入寸口,手阳明之脉,起于食指,循臂上行,过肩项,上走头面。“手太阴之别,名曰列缺。起于腕上分间,并太阴之经,直入掌中,散入于鱼际”(《灵枢·经脉》),“手太阴之正,别入渊腋少阴之前,入走肺,散之大肠,上出缺盆,循喉咙,复合阳明”(《灵枢·经别》)。依其针感的走向、穴位的所在和本经经脉、经筋的循行和分布,手太阴肺经的络穴治疗外邪侵袭肺卫,或肺气壅热,或经气失畅所致的头、面、口、鼻、喉疾患,可收辨证和循经取穴双重效果。列缺还治疗肺与大肠经循行通路上的腕、臂、肘、胸胁、肩、项、头面等处的病变。

【功能】

1. 辨证取穴　用泻法,疏卫解表、宣利肺气、宣通鼻窍。类似紫苏叶、荆芥、桑叶、桑白皮、菊花、牛蒡子、瓜蒌、杏仁、白前、桔梗、黄芩、苍耳子、辛夷、枇杷叶等药的功效;用补法,补肺益气。

2. 局部取穴　用泻法,祛邪散滞,舒筋活络;用补法,有壮筋补虚之功。

【主治】

头痛、咳嗽、感冒、哮证、喘证、急性鼻炎、鼻渊、慢性鼻炎、过敏性鼻炎、单纯性喉炎、荨麻疹、颈项强痛、狭窄性腱鞘炎、腕关节软组织损伤。

亦治面神经麻痹、水肿、落枕、腕下垂等。

【临床应用】

1. 头痛　取泻本穴,主治风寒、风热和痰浊头痛。

(1) 风寒头痛:头痛项强,发热恶寒,鼻塞流涕,口不作渴,舌苔薄白,脉象浮紧。配泻风池、大椎(或加灸)、阿是穴,疏风散寒,利窍止痛。

(2) 风热头痛:头目胀痛,发热恶寒或恶风,口渴咽痛,大便色黄,舌苔薄黄,脉象浮数。配泻风池、阿是穴、合谷或曲池,疏散风热,利窍止痛。

(3) 痰浊头痛:头痛昏蒙,呕恶痰涎,胸脘满闷,纳呆食少,舌苔白腻,脉象弦滑。配泻丰隆、阴陵泉,化痰降浊,类似二陈汤加味之效。

2. 咳嗽　取泻本穴,用以宣肺、止咳、解表。

(1) 风寒袭肺型:无表证者,配泻灸肺俞、风门,疏风散寒,温肺止咳。有表证者,配泻天突、大椎(加灸),疏风散寒,解表宣肺。

(2) 风热犯肺型:有表证者,配泻合谷、尺泽,可收疏风清热、宣肺止嗽之效。

(3) 痰浊阻肺型:配泻丰隆、阴陵泉,祛湿化痰,宣肺止嗽。脾失健运,聚湿生痰,痰湿壅肺所致者,配泻丰隆,补阴陵泉,健脾祛湿,化痰宣肺。

(4) 痰热蕴肺型:配泻内庭、丰隆,或配泻合谷、天突,清热化痰,宣肺止嗽。

3. 感冒　感冒是病邪犯肺,卫表闭塞;或肺与肺卫同时感受外邪,使肺卫和肺失清肃所致。

(1) 风寒感冒,取泻列缺,配泻大椎(加灸),散寒解表,类似麻黄汤之效。

(2) 风热感冒,取泻列缺,配泻曲池,退热解表兼宣肺气。

若感冒兼见头痛或咳嗽症状明显者,可参考头痛或咳嗽有关处方配穴。

4. 哮证　取泻本穴,治疗发作期之热哮和冷哮。

(1)痰热犯肺,气道不利,肺不宣降之热哮,配泻丰隆、内庭,宣肺清热,化痰利气。

(2)寒痰渍肺,气道受阻,肺不宣降之冷哮,配泻丰隆,泻灸风门、肺俞,温肺散寒,豁痰利气。如兼见风寒表邪者,配泻肺俞、大椎(加灸),类似麻黄汤加味之效。

以上处方,对于久哮肺脾气虚或肺肾两虚者禁用。特别是邪实正虚,发病哮急鼻煽,胸高气促,张口抬肩,汗出肢冷,面色青紫者,极易汗脱生变,更为禁用。

5. 鼻渊　此病以鼻流脓涕,鼻塞,甚者头痛脑涨为主症,故又有"脑漏"之称。"鼻孔为肺之窍,其上气通于脑,下行于肺"(《疮疡经验全书》)。鼻者,肺之候,又为肺窍,手阳明之脉挟鼻孔,故肺经的络穴列缺为其常用穴。

(1)外感风热或风寒化火,热熏清窍所致者,取泻列缺、曲池(或合谷)、迎香,疏风清热,宣通鼻窍。

(2)风寒侵袭,肺窍不通所致者,取泻列缺、迎香、大椎(加灸),类似麻黄汤加味之效。

(3)胆热上移,熏蒸鼻窍所致者,取泻列缺、风池、丘墟,清泻胆火,宣通鼻窍。

6. 慢性鼻炎　此病以鼻塞不通,嗅觉减退为特征。"肺气通于鼻,肺和则鼻能知香臭矣"(《灵枢·脉度》)。肺气不宣,则窒塞不通。取泻本穴,用以宣肺祛邪。

(1)风寒袭肺,壅塞肺窍:取泻列缺、上星(加灸)、迎香(或用食指指肚在该穴处沿鼻唇沟上下擦动,使之发热),或取泻列缺、迎香、大椎(加灸),共奏疏散风寒、宣肺通窍之效。

(2)肺胃蕴热,复感风热:取泻列缺、曲池、风池,祛风清热,宣肺通窍。

7. 单纯性喉炎　喉咙是足少阴、阴跷脉和手太阴之经脉、经别循行之处,喉连于肺,为肺之通道,又为气机呼吸之门户。取泻通于阴跷脉、肾经的照海穴和通于任脉、肺经的列缺穴,配泻局部的廉泉和点刺肺经的井穴少商出血,治疗因外感风寒,郁而化热,或风热袭肺,肺失清肃,热邪上壅所致的喉炎,可收清热宣肺降火,以利咽喉之效。伴有外感症状者,上方减照海,可收宣肺解表、清利咽喉之效。

8. 狭窄性腱鞘炎　此病是由外伤或劳损引起,中医学称"筋痹",又称"筋凝症"。取泻本穴,可治疗桡骨茎突部狭窄性腱鞘炎。因损伤性炎症引起腱鞘增厚而发病者,证见腕部疼痛逐渐加重,握拳、外展时桡骨茎突剧痛,并向手指或拇指与次指及前臂放射,拇指运动无力,活动时疼痛且有摩擦感或弹响。配泻阿是穴,舒筋活络。

9. 腕关节软组织损伤　取本穴主治桡侧副韧带损伤。因跌仆、劳动过度或直接暴力所致。局部肿痛,腕关节向尺偏时,桡侧患部痛重。取泻列缺、阿是穴,舒筋活血,消肿止痛。

【病案举例】

例一:马某,男,36岁,南阳县石桥木荆社职工。1965年4月10日初诊。

主诉:发烧、恶心呕吐已十多年,此次复发三天。

现病史:十多年来每年夏季恶心呕吐发作一次。每因发热恶寒,全身困倦、头痛,即出现恶心呕吐,服药无效,均用点刺金津、玉液出血而收效。此次因脱衣受凉而复发。证见心内烦热,发热头痛,身困倦怠,四肢无力,恶心呕吐,口渴欲饮。体温37.9℃,舌下两旁静脉粗紫,舌红,舌苔薄黄,脉象浮数。

辨证:胃火素盛,外感时邪,触动胃火上逆,则发生恶心呕吐。热盛伤阴,故口渴。脉象浮数,舌苔薄黄,发热头痛,均属内热夹表之象。

诊断:感冒(内热外感)。

治则:清热解表,泄血散热以止呕。

治疗：初诊针泻列缺、大椎，点刺金津、玉液出血，血色黑紫；二诊（12 日），上次诊后烧退，体温 37.2℃，恶心呕吐已止，舌下静脉粗紫无针前明显。点刺金津、玉液，泻内庭（配透天凉，凉感走达面部和口腔部）。

随访：1967 年夏季此病复发，前来针治，告知此病经上两次针愈，两年未发。

例二：贺某，女，60 岁，601 厂家属。1972 年 10 月 15 日初诊。

主诉：咽喉痛月余。

现病史：一个多月来，咽喉疼痛，吞咽不利，口渴不欲饮，口鼻气热，鼻干无涕，食少，微咳，扁桃体肿大，舌苔薄白，脉象虚数。

既往史：患子宫脱垂和小便失禁数年，至今未愈。

辨证：肺热上攻，热郁喉咙。

治则：清热宣肺。

取穴：一诊、二诊针泻列缺、廉泉，点刺少商出血；三诊至六诊，针泻列缺、人迎。

效果：二诊后咽喉干痛减轻，吞咽较舒；四诊后咽喉干痛、鼻干气热明显减轻；六诊治愈。

随访：1973 年 7 月患者针治小便失禁时告知此病未发。

例三：董某，男，40 岁，南阳县百货公司职工。1978 年元月 6 日初诊。

主诉：感冒已七天。

现病史：七天来，恶寒头痛，身痛，鼻塞，耳鸣，少寐，口苦口干而渴，咳嗽吐痰，脉象浮数，体温 39℃。素体阴虚火旺。因服中西药无效特来针治。

辨证：内热外感，风寒袭表，肺卫失宣之感冒。

治则：解表散寒，清热宣肺。

取穴：针泻列缺、合谷、丘墟。

效果：一诊针后即刻出汗，热退，头痛、耳鸣减轻，鼻气通，不恶寒，口不干不苦，痰少仍咳嗽；二诊治愈。

随访：五个月后随访，未再感冒。

【腧穴功能鉴别】

1. 列缺、合谷、外关、大椎、风门功能比较　它们都有解表的作用，但各有其特点，详见风门一节【腧穴功能鉴别】。

2. 列缺、鱼际、少商、太渊、尺泽功能比较　它们都治肺疾患，但各有异同。

列缺穴：疏卫解表，宣利肺气；鱼际穴：清泄肺热，清利咽喉；少商穴：清利咽喉，清宣肺气；太渊穴：补肺益气，清宣肺气；尺泽穴：清泄肺热，疏卫解表。

3. 列缺、风池、曲池、合谷功能比较　它们都有解表作用，但各有其特点，详见风池一节【腧穴功能鉴别】。

【腧穴配伍】

1. 列缺与合谷配伍　列缺与合谷配伍称“原络配穴法”，亦称“主客配穴法”。是根据脏腑经络的表里关系配合的。二穴配泻，常用于治疗外感表证，如风寒、风热侵袭于肺或肺卫的病证。

2. 列缺与照海配伍　八脉交会八穴，是指通于奇经八脉的八个腧穴。《八脉交会八穴歌》：“列缺任脉行肺系，阴跷照海膈喉咙”，《八法交会歌》：“列缺交经通照海”，《八穴配合歌》：“列缺能消照海疴”。通于任脉的列缺穴和通于阴跷脉的照海穴，通合于肺系、咽喉和胸膈,二穴配伍,主治咳嗽、胸满、咽喉不利等病证。

3. 针泻列缺 配泻天突、大椎(加灸),疏散风寒,解表宣肺;配泻大椎(加灸),解表发汗,宣肺平喘,类似麻黄汤(《伤寒论》方)之效;配泻肺俞、曲池或合谷,退热解表,清宣肺气;配泻丰隆,宣肺化痰,止嗽平喘;配泻丰隆,补阴陵泉,健脾祛湿,宣肺化痰;配泻合谷、天突,清热化痰,宣肺止咳;配泻丰隆、内庭,清热宣肺、化痰利气,清热化痰、平喘降逆;配泻迎香、大椎(加灸),疏散风寒,宣通鼻窍;配泻丰隆、天突,开痰利气,宣肺平喘、止咳;配泻曲池(或合谷)、迎香,疏风清热,宣通鼻窍。

【讨论】

1. 本穴针感 在不断地捻转运针的同时,其针感下行至拇指或次指,上行沿手太阴经或阳明经,循肘臂走至肩部、项部,少数病例走至颈项或胁肋部。

2. 经旨浅识 《素问·刺禁论》篇指出:“刺臂太阴脉,出血多,立死。”有用三棱针点刺本穴或太渊,因刺伤动脉,出血过多,出现手指持物无力,长久方能复常。至于出血过多立死之说,可能是针具较粗,穿透了桡动脉血管壁所致。

3. 针灸注意事项

(1)本穴所在处肌肉浅薄,穴下有桡动脉,一般不主张使用艾灸,更不宜用艾炷直接灸、化脓灸,以防艾火灼伤血管。《伤寒论·辨太阳病脉证并治》篇中说:“微数之脉,慎不可灸……火气虽微,内攻有力,焦骨伤筋,血难复也。”说明灸法若用之不当,会产生不良后果。

(2)由于本穴接近桡骨及桡动脉,宜用指切押手法进针,避开血管,针尖沿爪甲缓慢刺入,以免伤及血管及骨膜。在进针或捻针时,如有刺痛或剧痛感觉,则示刺伤血管壁或骨膜,宜缓慢提针向另一方向缓慢刺入。

4. 历代医家经验 列缺是主治头痛、咳嗽、哮喘等病的常用穴,被历代医家所公认。《玉龙歌》载:“寒痰咳嗽更兼风,列缺二穴最可攻”;《席弘赋》载:“列缺头痛及偏正”;《马丹阳天星十二穴治杂病歌》载:列缺善疗偏头患和痰涎壅上;《通玄指要赋》载:“咳嗽寒痰,列缺堪治”;《拦江赋》载:“头部须还寻列缺,痰涎壅塞及咽干”;《灵光赋》载:“偏正头疼泻列缺”;《杂病穴法歌》载:“喘急列缺、足三里”;《玉龙赋》载:“咳嗽风痰,太渊、列缺宜刺”;《十四经要穴主治歌》载:“列缺主治嗽寒痰,偏正头疼治自痊”;等等。

5. 代用穴 本穴所在处肌肉浅薄,接近桡骨及桡动脉,操作如进针、提插等较为不便。使用疏卫解表、宣肺之法,治疗感冒、咳嗽、哮、喘和鼻、喉病证,往往取刺合谷、尺泽等有关腧穴代之。

6. 八脉交会穴的治疗范围 详见公孙一节【讨论】。

7. 辨证取穴治头痛 头痛是患者的一个自觉症状,出现在多种疾病中。头为诸阳之会,五脏精华之血,六腑清阳之气,皆上会于头。外感诸邪,内伤诸疾,都能引起头痛。针灸治疗同样是以脏腑经络学说为基础,根据病因、病位、病机、疼痛特点以及体征,运用四诊八纲,进行辨证施治,选取腧穴。若只根据《四总穴歌》的“头项寻列缺”,《十四经要穴主治歌》的“列缺……偏正头痛治自痊”和《席弘赋》中的“列缺头痛及偏正”,等等,凡是头痛患者都取列缺穴,这种不分病理类型,不加辨证分析的治疗方法,失去了整体治疗辨证取穴原则,其效果往往是不能令人满意的。本穴虽是治疗头痛的常用穴、有效穴,但并不是对所有头痛都可治疗。例如对肝阳上亢、血虚、气血双亏、肾精亏虚型之头痛,收效不佳。因为列缺偏于治疗外感头痛，对于风寒、风热和痰浊头痛收效较好。

【歌括】

肺络列缺手交叉，食指尽处桡内查，
通于任脉行肺系，宣肺利气效堪夸，
疏卫解表咳喘哮，多泻少灸五分翁。

第五节 | 太　渊

太渊，由于脉气大会于此，博大且深而得名，又名鬼心、太泉穴。《备急千金要方》说："太泉主胸满噭呼，胸膺痛……"太泉即太渊也。因避唐高祖名讳，故唐时改称太泉。太渊，是手太阴之脉所注为输的输土穴，阴经以输代原，故而又是手太阴肺经的原穴，肺属金，土生金，因而为肺经母穴。是脉气聚会之处，又为脉会穴。

太渊主治肺之脏病、经病、气化病，以及与肺有关的脏腑器官疾病。对改善肺脏功能，消除肺脏功能失常所产生的病理证候，具有一定功效。本穴（原穴）能泻能补，虚实皆治。虚者补其母，故肺气不足时常取母穴太渊。

【治疗范围】

1. 肺、卫疾患　肺主肃降，司呼吸，为宗气出入之所，气机出入升降之枢。凡痰热蕴肺、痰浊阻肺、阴虚肺燥、邪热乘肺，致使肺失清宣肃降，气机升降出纳失常所表现的病证，以及久病气虚，劳伤过度或久咳损伤肺气，以致肺气虚弱的病变，都属本穴的治疗范围。

肺，主一身之表，外合皮毛，谓之娇脏，不耐寒热，外邪侵袭，首当其冲，因外感风寒、风热出现的体表、肺脏证候和"温邪上受，首先犯肺"出现的卫分证候，也属本穴的治疗范围。

2. 同肺有关的脏腑病　肺经分别和心、肝、脾、肾经的经脉、络脉和经别互相联系。因此，肺和他脏在生理上关系密切，在病理上相互影响。如肺气壅滞或不足，影响大肠排泄则便秘，影响膀胱束约则遗尿；肺失肃降，不能通调水道则水肿。再如肝火犯肺、脾虚及肺、肺肾两亏、阴虚肺燥、心肺气虚等病理类型，均可配取本穴。

3. 同肺气有关的心、血脉病　在全身具有代表性的八个特殊功能的会穴中，太渊是脉之会穴，为脉气会聚之处。《难经》云："脉会太渊"，徐灵胎说："太渊，属于太阴，在掌后陷中，即寸口也，肺朝百脉，故为脉会"。"脉气流经，经气归于肺，肺朝百脉"，肺为相傅之官，辅佐心脏主宰人体血液循行。血行脉中，周流不息，虽有心脏主宰，但还必须依赖肺气的推动和调节，才能维持其正常运行。脉会穴之所以治疗脉病，是与"肺主治节""肺朝百脉"有关。肺气虚弱或肺气壅滞，致使心气不足，无力推动血行所表现的血脉、心、心血管病，宜取本穴施治。

4. 经脉通路上的病证　用于患野和循经取穴，本穴还治疗穴位所在处的局部病和本经经脉循行通路上的肘、臂、胸、喉疾患。

【功能】

1. 辨证取穴　用补法，补肺益气。类似人参、五味子、百合、炙甘草、阿胶、沙参等药的功效；用泻法，清肺宣肺，疏理肺气。类似桑白皮、瓜蒌皮、桑叶、黄芩、枇杷叶、白前、知母、麦冬、桔梗、橘红等药的功效。

2. 局部取穴　用泻法，祛邪散滞，舒筋活络；用补法，有壮筋补虚之效。

【主治】

感冒、咳嗽、哮证、喘证、胸膜炎、虚劳、慢性鼻窦炎、咯血、肺痨、肺炎、百日咳、过敏性鼻炎、鼻衄、失音、喉炎、扁桃体炎、消渴、无脉症、心悸、自汗、盗汗、痿证、遗尿、脱肛、肢体麻木或疼痛或无力、手腕经筋失常、腕关节及周围软组织损伤、狭窄性腱鞘炎。

亦治心绞痛、心肌梗死、风湿性心脏病、中暑、便秘、癃闭等。

【临床应用】

1. 咳嗽　取本穴，随补泻手法不同，可有清肺、宣肺、补肺之别。

(1)风寒犯肺型：针泻太渊、大椎(加灸)、肺俞(加灸)，疏散风寒，温肺止咳。

(2)风热犯肺型：针泻太渊、合谷、天突，清热解表，宣肺止咳。

(3)痰热蕴肺型：针泻太渊、内庭、丰隆，清热化痰，宣肺止咳。

(4)痰浊阻肺型：针泻太渊、丰隆、阴陵泉，祛湿化痰，宣肺止咳，类似二陈汤加味之效；或针泻太渊、丰隆，补阴陵泉或脾俞，健脾祛湿，宣肺化痰。

(5)肺阴不足型：针补太渊、复溜，金水相生，滋阴养肺。

(6)肺气不足型：针补太渊、合谷，补益肺气，固本止咳。

(7)阴虚肺燥型：针泻太渊、肺俞(或尺泽)，补复溜，养阴清肺；或针泻太渊、内庭，补复溜，清燥润肺。

(8)肝火犯肺型：针泻太渊、行间、肺俞或尺泽，泻肝清肺以止咳嗽。

(9)肺脾两虚型：针补太渊、太白，或针补太渊、脾俞、太白，健脾益肺，培土生金。

2. 哮证　本病责之于肺、脾、肾三脏，主要在于内外合邪，痰气交阻，闭塞气道，肺失升降之职。在发作期，其病机主要在肺，治宜祛邪宣肺、豁痰利气为主，取泻本穴用以宣肺。缓解期，予以调补，从本图治，分别治宜补肺、健脾、益肾，取补本穴以补肺。针灸临床多见缓解期患者。

(1)肺脾两虚型：配补阴陵泉、脾俞，或配补肺俞、脾俞、太白或足三里，补益肺脾，培土生金。虚中夹实者，上方可与取泻天突、丰隆，开痰利气之法，交替施治。

(2)肺肾两虚型：配补太溪，或针补太渊、肺俞、肾俞、太溪，补益肺肾以培其本。虚中夹实者，上方可与取泻丰隆、阴陵泉，化痰祛湿之法，交替施治。

(3)肺气亏虚型：配补肺俞、气海，补肺固本。虚中夹实者，上方可与取泻肺俞、丰隆，宣肺化痰之法；或与取泻天突、列缺、丰隆，化痰利气之法；或与取泻阴陵泉，补足三里健脾祛湿之法，交替施治，标本兼顾，虚实并治。

3. 喘证　取补本穴用以补肺。

(1)肺气不足型：肺为气之主，肺虚则气无所主。《素问·玉机真脏论》篇所说的："秋脉……不及则令人喘，呼吸少气而咳"，是指肺虚发喘之脉证。宜取补太渊、肺俞、气海或合谷，益气定喘。

(2)肺脾两虚型：针补太渊、肺俞、脾俞，补益肺脾，若脾虚及肺者，针补太渊、太白、足三里，培土生金。

(3)肺肾气虚型：针补太渊、太溪、气海，补益肺肾，益气定喘。属于肺肾俱衰，心阳亦同时衰竭以致喘逆加剧、烦躁不安、肢冷汗出、脉象浮大无根，乃属孤阳欲脱的危候，宜急补关元、气海、太溪，扶元救脱，镇摄肾气；或急补气海、关元、神门，回阳救逆，益气复脉。

4. 过敏性鼻炎 多因肺气不足，卫外不固，微感风寒或风热而发。证见鼻塞不通，鼻流清涕，喷嚏时作，鼻腔发痒，并见鼻黏膜苍白和水肿，亦有兼见多汗等。取补太渊，泻曲池、上星（加灸）、迎香（或用食指肚在迎香处沿鼻唇沟上下擦动，使之发热），疏散风寒，佐以补肺；或在停发时，针补太渊、合谷，泻迎香，补肺固表，佐以宣通鼻窍。

5. 失音 取肺经的太渊穴，治疗失音中喉喑。《仁斋直指方论》说："肺为声音之门，肾为声音之根。"声音出于肺而根于肾，肺脉通会厌，肾脉挟舌本，"足少阴上系于舌，络于横骨，终于会厌"。所以，喉喑多与肺肾有关。叶天士说："金实则无声，金破亦无声"。针灸临床多见慢性失音。凡肺燥津伤、肺气亏虚、肺肾阴虚和肺肾气虚型的喉喑，均可配取本穴。

(1)肺燥津伤型：针泻太渊、内庭，补复溜，清肺养阴润燥。

(2)肺肾阴虚型：针补太渊、复溜，滋补肺肾，金水相生，则水源不竭，以达补声音之门、益声音之根的目的。

(3)肺肾气虚型：针补太渊、合谷、太溪，或补太渊、气海、太溪，补益肺肾之气，使肺肾之气充沛，则声音复常。

(4)肺气亏虚型：补太渊、合谷、肺俞，补益肺气，以固其本。

6. 消渴 根据程钟龄《医学心悟》指出的"治上消者，宜润其肺，兼清其胃；治中消者，宜清其胃，兼滋其肾；治下消者，宜滋其肾，兼补其肺"的治则，上消和下消均可配取本穴。前者，配补复溜，泻内庭，润肺清胃；后者，针补太渊、复溜、太溪，滋肾补肺。

7. 心悸 取补本穴，治疗肺气不足，无力推动血行，血行障碍，心络瘀阻或心失所养之心悸。前者，配补合谷补益肺气，以益行血，泻神门或内关通心络，共奏益气行血、祛瘀通络之效；后者，配补神门或心俞（补肺气，益心气），泻内关（通心络），共奏补心益气、通络行血之效，或配补神门、心俞，益气养心安神。

8. 痿证 取本穴治疗肺热熏灼型和肺肾两虚型之痿证。

(1)肺热熏灼型：因温邪犯肺，肺热伤津，水亏火旺，筋脉失养而成痿躄者，针泻太渊、内庭，补复溜，清热润肺，养阴柔筋。若患病时间短，不配取患野腧穴收效亦佳。

(2)肺肾两虚型：肾藏精，精血相生，精伤不能灌溉四末，血虚不能营养筋骨。肺主气，为高清之脏，肺虚则高源化绝，化绝则水涸，水涸则不能濡润筋骨而发为痿证者，针补太渊、合谷、太溪或复溜或肾俞，补益肺肾，以益筋骨。以上辨证处方，可与患野取穴的局部疗法同时或交替施治，标本兼顾。

9. 遗尿 多责之于肺、脾、肾三脏之气不足，膀胱之气不固所致。取本穴用于与肺有关的遗尿。

(1)脾肺气虚型：即尤在泾所说的："脾肺气虚，不能约束水道而病为不禁者。《金匮要略》所谓"上虚不能制下者也"。证见尿频量少，滴沥不禁，少腹坠胀，疲劳益甚，气短懒言，四肢倦怠，舌质淡红，脉象虚软无力，咳嗽、跳高时尿液排出等。此系肺脾气虚，下陷少腹，膀胱被下陷之气所迫，无力约束所致。针补太渊、阴陵泉、中极，益气止溺；或针补太渊、合谷、足三里，培补中气，益气升陷。

(2)肺肾气虚型：张景岳说："小水虽制于肾，而肾上连肺，若肺气无权，则肾水终不能摄。故治水必须治气，治肾者，必须治肺。"肺为水之上源，肾主化气行水，肺气虚弱，能影响于肾，肾水不足，亦能影响于肺。肺肾气虚，遗尿难愈。可针补太渊、太溪，补益肺肾；或针补太渊、太溪（或肾俞）、气海或合谷，补益肺肾之气，以约束膀胱而止遗尿。

10. 肢体麻木、疼痛、无力 是指四肢或肢体某部发生麻木、疼痛、无力而言。"肺朝百脉""脉会太渊"，人体血液循环，除由心脏主宰外，还要赖于肺气的推动和调节。肺气虚弱，无力推动血行，致使气虚血滞或气血亏虚所表现的以上症状，均可配取本穴。如气虚血滞者，针补太渊，泻三阴交，或加补合谷，益气行血。气血虚亏者，针补太渊、三阴交，或加补合谷，补益气血。

【病案举例】

例一：王某，男，17岁，南阳地区煤炭供应站家属。1976年9月14日初诊。

主诉：四肢痿软已月余。

现病史：开始两下肢发软，不能站立，两天以后两上肢亦不会动，手指不能握拳持物，咀嚼障碍，食欲不振，以"传染性多发性神经炎"于8月18日收住我院内一科治疗。住院治疗二十天后病情好转，从9月1日开始四肢能活动，于14日转我科协助治疗。病房曾给予维生素 B_1、维生素 B_{12}、维生素 B_6 等内服药。

刻下症：两上肢无力，左手发软，不能持物，两下肢酸软不能行走，左重于右，大便三天一次，尿少色黄，口干口渴，舌质红绛，舌苔黄厚，脉象细数。

辨证：肺肾两虚，筋脉失润，发为痿证。溲黄、口干及舌苔、脉象的改变，均属阴虚有热之象。

治则：补肺养阴，濡润筋脉。

取穴：针补太渊、复溜。二十五至三十诊加补肩井穴，益气升举。隔一至二日针治一次。

效果：三诊后手能端碗，下肢较前有力，能扶拐杖行走数步；六诊后左下肢走路基本正常；十诊后右上肢能上举，扶杖能行走，有时去杖也能行走，肩、肘、股、膝弯部之大筋发紧疼痛；十五诊后出院；二十四诊后能自己步行三里[1]路，右膝窝强硬已不明显，两上肢能举重但无力；二十七诊后痿证基本治愈；二十八诊至三十诊巩固疗效。在针治期间，病房配用内服维生素 B_1、维生素 B_{12}、维生素 B_6、地巴唑、山莨菪碱之类药物。

随访：三个月后其父告知治愈未发。

例二：黄某，男，28岁，住南阳县靳岗公社。1965年元月9日初诊。

主诉：咽喉干强已年余，冬夏两季复发。

现病史：一年多来，自觉咽喉部干强不适，声音低微，甚则失音，喝水湿润则舒，伴有潮热，时觉气短、腰部疼痛、咳痰等症状，脉象细数。

辨证：此系肺虚水亏之证。肺虚则不能生水，肾水不足，不能濡润咽喉，故出现上述肺虚水亏之证。

治则：补肺生水，滋肾养阴。

---

1 注：非法定计量单位，为维持李世珍先生记载原貌，特予保留。

取穴:针补太渊、复溜。

效果:一诊后咽喉干燥发强减轻,有精神;二诊后气短及腰部酸痛减轻,咽喉较前湿润,但黎明时仍干强;三诊后原有症状基本治愈,恐复发,巩固疗效再针治一次。

【腧穴配伍】

1. 太渊与肺俞配伍 太渊与肺俞穴配伍称"俞原配穴法"。太渊是肺经的原穴,又是肺经的母穴,肺俞是肺脏经气输注于背部之处。二穴都与肺脏有密切联系。两穴配补,具有补肺气、增强肺脏功能的功效;两穴配泻,具有清肺宣肺、镇咳平喘的功效。它们不仅直接治疗肺脏疾病,还治疗在病理上与肺脏功能失常有关的疾病,对改善肺脏功能有一定的作用。

2. 表里原穴配伍 手太阴肺经的原穴太渊与手阳明大肠经的原穴合谷配伍,属于表里原穴配穴法。二穴配补,具有补中气、益肺气、益肺固表的作用,增强补益肺气的功效;二穴配泻,具有清宣肺气、疏卫解表的功效。

3. 针补太渊 配补心俞,或加补神门,补益心肺;配泻间使或内关,理气宣肺;配补中府,补肺益气;配补太白、阴陵泉或脾俞,补益肺脾,培土生金;配补复溜,金水相生,滋阴养肺;配补太溪(或肾俞)、气海,补益肺肾之气。

4. 针泻太渊 配泻行间,清肝宣肺、泻肝理肺;配泻丰隆、天突,降痰宣肺,止咳平喘;配泻丰隆、内庭,清痰降火,宣肺止咳。

5. 太渊与肝、脾、肾经有关腧穴配伍 肺赖肾水滋养,津液濡润,才能发挥清肃治节之职,脾土为肺金之母,脾气虚弱,亦可导致肺气不足。因此,肺之虚证,多配补脾经有关腧穴补益脾气和肾经有关腧穴滋补肾阴。肺之实证,多由外邪侵肺、肝火犯肺和痰浊阻肺以及痰热蕴肺所致。宜配取本经和他经有关腧穴,祛逐外邪。如配泻肝经有关腧穴泻肝;配泻治痰腧穴化痰、降痰、开痰利气。

【讨论】

1. 经旨浅识 参见列缺一节"经旨浅识"。

2. 子母补泻法 《十二经子母穴补泻歌》说:"肺泻尺泽补太渊"。肺虚证,补本经的太渊穴,是因肺属金,本穴五行属土,土能生金,土为金之母,太渊是肺经的母穴。所以,虚者补其母,补太渊以补其肺虚证。亦可配补母经中的母穴,即脾经的土穴太白,使脾土健壮,母能饲子,也就可以补肺虚。同时,肺金亦由虚转实,即能发挥制木的作用。木既受制,则无犯于土,土亦不亏,肺金得其培本,五行得以平衡,即可收到疗效。肺实病证,取泻本经的尺泽穴,其机制详见尺泽一节【讨论】。

3. 刺灸注意事项 参见列缺一节【讨论】。

4. 代用穴 本穴位于肌肉浅薄之处,穴下有桡动脉,操作较为不便。使用补肺益气之法,可取补合谷穴代之;使用清肺热,泻肺实之法,可取泻尺泽穴代之。

5. 历代医家经验 本穴穴处有动脉,前人根据此处动脉搏动的强弱有无,以判断死生。如《素问·气交变大论》篇说:"岁火太过,炎暑流行,金肺受邪……太渊绝者,死不治。"

【歌括】

太渊掌桡横纹头,肺之病证可寻求,
输土原母脉会穴,清肺宣肺肺虚瘳,
肺之虚实补或泻,针刺四分不宜灸,
麦味参胶桑萎皮,百合苓橘前草有。

第六节 少　商

少商又名鬼信，是手太阴经的井木穴。其少商命名："乙年阴金，少商起初运，是肺经的井穴，属乙木，肺为阴金，故所出之井，以初运为名"（《中医杂志》1962年11期"概述腧穴的命名"）。

少商是主治肺卫、神志病和咽喉疾患的常用穴。

【治疗范围】

1. 喉咙病证　会厌连于气道，合声门称为喉咙。喉连气道，与肺相通，主宗气出入呼吸，为肺气之通道，肺系之所属。外感为患，咽喉常先遭其侵犯，肺脏内伤，也常影响咽喉。因此，凡外感或内伤引起的咽喉疾患，都可取施本穴。

2. 神志失常病证　少商是手太阴肺经的终止穴，位于拇指爪甲根部的内侧端，是最敏感之处。用毫针捻泻或用三棱针点刺出血，具有开窍苏厥、"泄血开闭""泻热出血"的作用，是治疗神志突变、意识昏迷、失神无知等阳实郁闭之证的急救穴。

【功能】

辨证取穴　用三棱针点刺出血豆许，开窍启闭，清利咽喉，清肺疏卫。类似梅苏丸、六神丸、通关散以及夏枯草、桔梗、连翘、郁金、山豆根、牛蒡子、板蓝根、桑叶等药的功效；用泻法或大幅度捻泻，有开窍醒志、通畅经气、清宣肺气之功。

【主治】

扁桃体炎、单纯性喉炎、咽炎、感冒、小儿肺炎、咳嗽、痄腮、昏迷、狂证、癫证、闭证、厥证、拇指麻木。

亦治鼻衄、酒渣鼻、癔病、急惊风、急喉风、百日咳等。

【临床应用】

1. 扁桃体炎　取本穴点刺出血，主治外感风热型和肺胃热盛型，可收疏卫清热、宣肺利咽之效。肺阴不足型，亦可配取本穴。

(1)外感风热型：配泻天容、合谷，或配泻翳风(患侧)、曲池，疏散风热，清利咽喉。

(2)肺胃热盛型：配泻尺泽、内庭(或解溪或陷谷)、翳风(患侧)，清肺胃之热，消肿止痛。若复感风热而发病者，上方易翳风为合谷，疏风清热，清利咽喉。

(3)阴虚火旺型：配泻尺泽，补复溜，养阴清肺，以利咽喉。若每因感受风热而发者，配泻曲池，补复溜，疏风清热，清肺养阴。

属于肾阴不足型者，一般不主张取刺本穴施治。

2. 单纯性喉炎　喉炎与中医学的"喉喑"相似，急性喉炎与暴喑相似，慢性喉炎与久喑相似。暴喑，多因邪气壅遏而致窍闭；久喑，多由肺肾精气耗损于内，内夺而喑。故张景岳说：“喑哑之病，当知虚实。实者其病在标，因窍闭而喑也；虚者其病在本，内夺而喑也。”取刺本穴出血，用以清肺热，利咽喉，疏卫解表。

(1)急性喉炎：多因外感风寒，郁而化热，或风热袭肺，肺失清肃所致。证见喉干发痒，阵咳无痰，或干咳少痰，喉部疼痛，声音嘶哑，甚至失音，初起有外感症状等。配泻廉泉、尺泽、外关，清热宣肺。伴有外感症状者，可收宣肺解表、清利咽喉之效。

因感受风热，夹痰交阻，壅塞气道，肺失宣畅，会厌受病，机窍不利而致声哑者，配泻丰隆、天突、合谷或曲池，清热祛痰，宣肺利窍。

(2)慢性喉炎：多由急性喉炎反复发作转为慢性，或由热郁化火，耗伤肺阴所致。证见喉内微痛，有异物感，声音嘶哑，喉干发痒，喉内黏痰，咳吐不爽，或干咳无痰，舌质红，脉象细滑或细数等。配泻尺泽，补复溜，清热养阴润肺；或配泻廉泉、内庭，补复溜，清肺润燥，清利咽喉。痰多者，上方减内庭，加泻丰隆，共奏养阴润肺化痰之效。慢性喉炎，如因久服寒凉之品，致使中阳受伤，真阳不足，虚火不降，久久不愈，并出现一系列阳气衰微证候者，不可取刺本穴，更不应施用以上之法。可泻灸中脘温胃散寒畅中，补关元壮命门补真阳，或灸神阙、关元、中脘，使真火旺盛，阴翳消散，虚火下降，则诸症消失，慢性喉炎则随之而愈。

3. 咽炎　咽炎有急性和慢性之分。急性咽炎与中医学的“喉痹”相似。喉痹，痹，不仁也，俗作闭，犹闭塞也。火主肿胀，故热客上焦，而咽喉肿胀也。取本穴点刺出血，用以清肺热、利咽喉、疏卫解表、消散郁热和通畅经络气血的凝滞，可收辨证取穴和循经取穴双重效果。多用于治疗急性咽炎。

(1)内蕴邪热，外感风热，上蒸咽喉所致者，证见发热恶风，头痛咳嗽，咽部红肿，灼热疼痛，吞咽不利，如物堵塞，舌苔薄黄，脉象浮数等。配泻廉泉、曲池或合谷，疏风清热利咽。

(2)肺胃积热，热邪上蒸，蒸灼咽喉所致者，证见咽部红肿，灼热疼痛，如物堵塞，吞咽不利，言语艰涩，甚至喑哑，痰黄黏稠，舌质红，舌苔薄黄，脉数或滑数等。配泻廉泉、内庭（或解溪或陷谷）、尺泽，泻热利咽。

若因误治或因挑刺充血，出现咽部肿胀疼痛，吞咽困难，汤水难下，强饮发呛者，用三棱针将肿胀之局部刺破出血，令咯出几口血，即能进食。然后再视具体病情，针刺少商配取有关腧穴施治。

4. 咳嗽　取刺本穴，主治风寒外束，肺失宣降，或风热犯肺，肺失清肃所致的咳嗽。前者，配刺商阳（出血），泻风门、肺俞，或配泻大椎、列缺，疏风解表，宣肺止咳；后者配泻合谷（或曲池）、尺泽，疏风清热，宣肺止咳。

5. 昏迷　本病是病理表现反映于外的一个征象。取刺本穴，用于治疗急性温热病中出现的昏迷，如各型脑炎、化脓性脑膜炎、中毒性脑部症状和温病中的热在卫分、热在营分以及其他原因或病证所出现的神志突变，失神无知的阳实闭郁证。取泻或点刺本穴出血，开窍启闭，醒脑苏厥。临床多与手十二井穴及其他腧穴如曲泽（出血）、神门、人中、内关、大陵、合谷等穴选配，分别可奏开窍醒志、清心安神、泄血散热、宣通气血等功效。

属于脱证中的昏迷，不适宜施用以上治法。

【病案举例】

例一：杨某，男，70岁，住南阳县程官营公社李河店大队。1969年2月26日初诊。

主诉：嗓子肿痛，吞咽困难已五天。

刻下症:右侧腮部发热肿痛,流质食物不能咽下,右耳及面颊微肿热痛,张口困难,咀嚼疼痛,口内发黏,脉数,舌苔白厚。

辨证:热邪上攻,气血壅闭。

治则:清热消肿止痛。

取穴:点刺右少商出血,针泻右翳风、天容、合谷。

随访:1969 年 2 月 28 日患者针治右膝关节痛,告知此病针治一次愈,针后两个小时即能吞咽流质食物,针后四个小时能食面条及馒头,十二个小时后腮部及耳颊部肿痛消失。

例二:廖某,男,26 岁,住新野县沙堰公社龙全王大队。1966 年 7 月 4 日初诊。

主诉:咽喉热痛已五天。

刻下症:咽喉发干热痛,吞咽痛甚,伴有口鼻气热、头痛烘热、耳鸣等症状,面赤,舌尖红,脉数。

辨证:热邪上攻,气血壅闭咽喉。

治则:清热开闭,清利咽喉。

取穴:点刺少商出血,针泻合谷、廉泉。

随访:次日针治右侧半身风湿痛,告知咽喉热痛昨天针治一次愈。

【腧穴功能鉴别】

1. 少商、商阳、中冲、关冲、少冲、少泽功能比较 以上穴位除有开窍苏厥的作用外,还各兼有其他不同作用,详见少泽一节【腧穴功能鉴别】。

2. 少商、鱼际、太渊、列缺、尺泽功能比较 它们都治肺疾患,但各有所长,详见列缺一节【腧穴功能鉴别】。

【腧穴配伍】

1. 少商与商阳、中冲、少冲、关冲、少泽配伍用三棱针点刺出血,具有开窍醒志、退热除烦、解表发汗、泄血散热、泄血开闭、镇肝止抽、清心安神和调节阴阳等功效。其具体运用详见少泽一节【腧穴配伍】。

2. 点刺少商出血:配泻尺泽或鱼际,清肺热宣肺气;配刺商阳出血,疏卫解表,清宣肺热;配泻尺泽、内庭或陷谷,清肺胃之热以利咽喉;配泻廉泉、尺泽、合谷,或配泻廉泉、鱼际、曲池,疏风宣肺,清利咽喉;配泻丰隆、内庭,清降痰火,利咽益喉。

【讨论】

1. 代用穴 本穴之处,肌肉浅薄,感觉异常灵敏,不便施用捻转补泻法和提插补泻法。对于肺疾患,可依《难经·七十三难》指出的:“诸井者,肌肉浅薄,气少,不足使也,刺之奈何?然:诸井者,木也;荥者,火也。火者,木之子,当刺井者,以荥泻之。”依照上述泻井当泻荥的变通方法,在临床上可酌情选取肺经的荥火穴鱼际代少商以清肺热、宣肺气。

2. 历代医家经验 本穴是主治喉疾患的常用穴,为历代医家所公认。如:《胜玉歌》说:“额肿喉闭少商前”;《十四经要穴主治歌》说:“少商惟针双蛾痹,血出喉开功最奇”;《玉龙歌》说:“乳蛾之证人少医,必用金针疾始除,如若少商出血后,即时安稳免灾危”;《类经图翼》说本穴:“主治项肿喉痹,小儿乳蛾”;《圣济总录》说:“唐刺史成君绰,忽颐额肿大,喉中闭塞,三日水粒不下。甄权以三棱针刺少商微出血,立愈,泻脏热也”;《针灸资生经》说:“咽中肿塞,谷粒不下,针此穴立愈”;《医说》说:“针急喉闭,于大指外边,指甲下根齐针之,不问男女左右,只用人家常使针针之,令血出即效”;等等。

3. 点刺出血方法　参见手十二井穴一节【讨论】。

4. 本穴位置　《针灸甲乙经》说:“在手大指端内侧,去爪甲如韭叶”;《外台秘要方》甄权云:“在手大拇指甲外畔,当角一韭叶白肉际,宛宛中是也”;《经穴汇解》说:“去爪甲如韭叶者,其肉形如韭叶耳,非谓离去爪甲尚有韭叶许也”;《灵枢》张志聪注:“上古如韭叶,今时如大米许”;《古今图书集成医部全录》说:“在爪甲角距肉三分许,与第一节横纹头相直”;《中华针灸学》说:“在大指内侧白肉际,去爪甲角如韭叶”;《针灸学》说:“在拇指桡侧距指甲角约0.1寸许”(上海中医学院编);《针灸学讲义》说:“在拇指桡侧距爪甲角后一分许取穴”(中医学院试用教材重订本)。本书依《针灸学》《针灸学讲义》和《针灸甲乙经》的取穴位置为准。

【歌括】

少商肺经井木穴,拇指桡侧爪甲角,
疏卫解表宣肺气,清肺益喉散热结,
宣闭开窍醒神志,泻刺一分点出血,
通关梅苏六神丸,桔蒡板蓝豆根叶。

第三章

手阳明大肠经

第一节 | 概　论

【经脉的循行路线及病候】

1. 循行路线　起于食指桡侧末端，沿食指桡侧上缘，走出第一和第二掌骨间，向上进入腕上两筋间，沿前臂桡侧上缘进入肘弯中的外侧面，再沿上臂外侧前缘，走向肩关节的前上方，在肩背部交会于手太阳经的秉风穴，向上与诸阳经交会于督脉的大椎穴，再向缺盆直入，向下联络肺脏，通过横膈，统属大肠本腑。其支脉，从缺盆向上走至颈部，通过面颊进入下齿床中，回转挟着口唇，经过足阳明经的地仓穴，左脉向右，右脉向左，交叉于人中沟中央的人中穴，又分别上挟鼻孔两旁，与足阳明经脉相衔接。属大肠，络肺。本经腧穴治疗其循行处的手、腕、肘、臂、肩、颈、齿、鼻、唇、面、颊疾患，都是通过它外络肢节经脉通路经气的作用而发挥疗效的。

2. 病候　本经经脉多见外经病候，它循行处的面、颊、齿、唇、鼻、颈、肩、肘、臂、腕、手指病变以及阳明经证。如《灵枢·经脉》篇所说："是动则病齿痛颈肿。是主津液所生病者，目黄口干，鼽衄，喉痹，肩前臑痛，大指次指痛不用。气有余则当脉所过者热肿，虚则寒栗不复。"这是当受到致病因素的侵袭，手阳明经经气和有关部位发生病变，在体表出现的症状和体征。这些症状和体征，都是在它循行的部位反映出来的，对于诊断和治疗起着重要的作用。这些病候的发生、发展、传变和痊愈的过程，也都是通过本经实现的。它所反映的这些病候，都是本经腧穴的治疗范围，是通过本经经脉和改善本经经气而收效的。

【大肠的生理病理】

大肠位于腹中，上连小肠，下通肛门，与肺相表里。它的主要生理功能是传导和排便。其病理变化主要表现在大便方面，如出现的腹泻、便秘、便血以及腹痛等。因脾、胃、肺、肾影响大肠，大肠本腑功能失常，均可引起大肠湿热、大肠津亏、大肠实热、大肠虚寒等病证。依其经脉、络脉的病候和手阳明经的合穴合于上巨虚治疗大肠腑病以及临床观察，本经腧穴多偏于主治本经经脉、经别和络脉循行处的体表疾患，以及阳明经病和肺脏、肺卫病。至于大肠腑病多取其下合穴及其大肠之俞募穴施治。大肠属脾胃系统，大肠腑病多与脾胃有关，故多选取脾、胃经有关腧穴施治。因肺、肾所致的大肠腑病，可配取肺、肾经有关腧穴施治。

【所属腧穴的分布及治疗范围】

1. 本经腧穴　有商阳（井金穴）、二间（荥水穴）、三间（输木穴）、合谷（原穴）、阳溪（经火穴）、偏历（络穴）、温溜（郄穴）、下廉、上廉、手三里、曲池（合土穴）、肘髎、五里、臂臑、肩髃、巨骨、天鼎、扶突、口禾髎、迎香等20个。分布在食指桡侧末端、食指桡侧、第二掌骨内缘、腕关节桡侧、前臂桡侧上缘、上臂外侧前缘、肩关节、侧颈部及鼻旁等处。其共同性是:都治疗所在处和邻近处的局部病。其特异性则是:肘以下腧穴还治疗头、面、齿、喉、鼻、唇、眼、肺脏、肺卫病和热性病及皮肤病;合谷还有补肺、益气、清肺、解表、开窍的作用;曲池还有退热、解表、祛风的作用,还治疗高血压、皮肤病和过敏性疾患;商阳还有开窍醒志、清热解表的作用;臂臑还治疗眼病;迎香还治疗胆道蛔虫症。

伤寒病中的阳明经证、温病中的卫分证候和气分证候,是合谷、曲池穴的治疗范围。

2. 本经交会于他经的腧穴　有交会于督脉的大椎、人中,足阳明经的地仓,手太阳经的秉风。

3. 他经交会于本经的腧穴　有阳跷脉交会于本经的肩髃、巨骨,足阳明经交会于本经的迎香。臂臑是手阳明络之会。其中,肩髃、巨骨还治疗阳跷为病的穴位所在处疾患,迎香还治疗足阳明为病的鼻唇疾患。

本章常用穴:合谷、曲池、肩髃、迎香。

第二节 | 合　谷

合谷,又名虎口。因位于第一、二掌骨之间,二骨相合,形如峡谷,又似虎口,故而得名。是手阳明经脉所过为原的原穴,为回阳九针穴之一。

本穴善治急性热病、外感表证、神志病,是治疗气虚病证的常用穴。从经络所通的作用上循经取穴,它治疗手阳明经循行通路上的体表病变,为治疗头、面、眼、口、鼻疾患要穴,故有"面口合谷收"之说。

【治疗范围】

1. 肺卫、气分证候　肺与大肠相表里。肺属卫外合皮毛,风邪外袭,肺卫首当其冲,手太阴经属里、属阴,手阳明经属表、属阳。合谷是手阳明大肠经的原穴,能贯通表里二经。施用泻法有清肺、疏卫、清宣阳明等功效。因此,外邪侵袭肺或肺卫所致的病证,可取施本穴。温病中的邪在卫分及热在气分的证候,伤寒病中的阳明经证,均属本穴的治疗范围。

2. 经脉通路上的病证　依据手阳明经脉、经别的循行,针感的走向和本穴祛风散邪,清宣阳明经邪热的功能,采用辨证取穴和循经取穴,合谷治疗本经经脉、经别循行处的指腕、肘臂、肩、颈项、喉咙、面颊、牙齿、鼻、口唇疾患。所以,前人把它列为四总穴之一和天星十二穴之一;《杂病穴法歌》说:"头面耳目口鼻病,曲池、合谷为之主";《玉龙歌》说:"头面纵有诸般证,一针合谷效通神";等等。

3. 气虚诸证　肺主气司呼吸,为气机出入升降之枢。肺与大肠相表里,取补大肠经的原穴合谷,有补益肺气的作用。因此,凡因肺气虚亏所致的病证,都可取施本穴。

本穴又有补气(宗气)的作用,凡因气虚所导致的病变都可配补本穴。

4. 脱证和阳实闭郁之证 补气可以固脱,益气可以回阳,行气可以散滞启闭,清热可以开窍醒志。具有补气、行气、清热的合谷穴,有补气固脱、益气回阳、行气散滞、开窍醒志的功效。可广泛用于脱证、闭证、厥证以及西医学中的一些精神、神经性疾患。所以,历代医家把它列为回阳九针穴之一,用于急救。

总之,凡因气虚、肺气不足、风寒、风热、气机阻滞、阳明热盛所导致的病证以及闭、厥之证,面口诸疾等都是本穴的主治范围。因此,本穴治病甚广。

【功能】

1. 辨证取穴 用泻法,疏风解表、清热宣肺、清气分热邪,类似葛根、荆芥、防风、黄芩、薄荷、竹叶、连翘、金银花、羌活、白芷、石膏、菊花、辛夷、牛蒡子、蝉蜕、蔓荆子等药的功效;用泻法或用强刺激,通关启闭、开窍醒志;用补法,能补气固表,益气固脱,益气升阳,益气摄血、行血、生血。类似黄芪、人参、党参、白术、炙甘草、百合、黄精等药的功效。

2. 循经取穴 用泻法配透天凉,清宣阳明经气。

3. 局部取穴 用泻法,舒筋活络;用补法,有壮筋补虚之效。

【主治】

头痛、眩晕、耳鸣、耳聋、感冒、哮证、喘证、咳嗽、肺痨、失音、齿痛、面神经麻痹、面肌痉挛、三叉神经痛、鼻衄、鼻炎、鼻渊、过敏性鼻炎、酒渣鼻、下颌关节炎、习惯性下颌关节脱位、口轮匝肌痉挛、急性结膜炎、眼睑下垂、泪囊炎、流泪症、睑缘炎、眼丹、夜盲症、电光性眼炎、青光眼、青盲(视神经萎缩)、目痒、眼轮振跳、痄腮、扁桃体炎、急性咽炎、急性喉炎、软腭麻痹、痉病、破伤风、急惊风、舞蹈病、手指震颤、脱肛、胃下垂、疝气、子宫脱垂、脑外伤后遗症、阳痿、泄泻、便秘、遗尿、癃闭、产后血晕、崩漏、乳汁缺乏、久疮、水肿、狂证、脱证、中暑、闭证、厥证、痫证、癔病、疟疾、虚劳、自汗、伤寒(白虎汤证)、中风后遗症、多发性神经炎、热痹、痿证、肠伤寒、流行性乙型脑炎、流行性脑脊髓膜炎、流行性出血热、冠状动脉粥样硬化性心脏病、扁平疣、寻常疣、疥疮、麻疹、荨麻疹、疔疮、日光性皮炎、滞产。

亦治斜视、眼球震颤、再生障碍性贫血、肾下垂、胃痛、呃逆、外伤性截瘫、身痛、心悸、风湿性心脏病等。

【临床应用】

1. 头痛 取本穴,主治外感头痛和与气虚有关的头痛。前者,取泻本穴,祛风解表、消散郁热,配取在有关治则处方中。后者,取补本穴补气。中气不足者,配补足三里,补中益气;气血两亏者,配补三阴交,补益气血;气虚兼肾虚者,配补复溜或太溪,益气补肾。

2. 哮证 本病责之于肺脾肾三脏。哮证日久不愈或不易治愈,是因发病期主治在肺,攻邪治标,缓解期没有扶正培本,致正虚邪盛之故。"肺外合皮毛""肺为贮痰之器",脾虚则运化失健,痰浊内积,是发病的内因;"肾为气之根",肾虚则摄纳无权而气逆;肾中命门火衰,火不生土,则脾阳更虚,脾虚易致肺虚,肺脾亏虚,卫外不固,外御低下,易为外邪侵入而发病。如此造成恶性病理循环,是日久不愈的根源。针灸所治之哮证,又多为药物久治不愈者,所以,取补本穴益气固表、补益肺气以治本。

(1)脾肺两虚型:配补太渊、阴陵泉,补益脾肺之气。

(2)肺肾两亏型:配补肺俞、肾俞,或配补太渊、太溪,补益肺肾。

上方对于增强体质,防止或减少本病的复发有良好的作用,长期治疗可以根治。

3. 齿痛、面神经麻痹、面肌痉挛、三叉神经痛、鼻衄、鼻炎、鼻渊、过敏性鼻炎、下颌关节炎、习惯性下颌关节脱位、口轮匝肌痉挛 治疗以上诸病是根据经脉的循行、本穴的针感走向和功能取刺本穴的。取本穴虚补实泻，或配患野腧穴，或配辨证取穴，应依各个病证的病因、病位、症状和病理类型而定。

(1) 下齿痛，配泻颊车、地仓。风热夹胃火型齿痛，配泻解溪，祛风热降胃火。

(2) 久治不愈，气血两亏型面神经麻痹，配补三阴交补益气血，或加补患野腧穴。久治不愈，中气不足型面神经麻痹，配补足三里，补益中气，或加补患野腧穴同时施治，标本兼顾。

(3) 面肌痉挛，配泻太冲和患野腧穴，疏风散邪，息风通络。

(4) 三叉神经痛，属于阳明热盛型者，配泻内庭和患野腧穴，清泄阳明郁热，通络止痛。

(5) 慢性鼻窦炎，属于外感风热型者，配泻尺泽，疏风清热，宣通鼻窍；属于肺虚感寒型者，配补太渊，泻灸上星，补益肺气，散寒通窍。

(6) 过敏性鼻炎，属于肺气不足，卫外不固者，治法同慢性鼻窦炎。

(7) 下颌关节炎，配泻下关舒筋活络，偏寒者，配泻下关加灸。

(8) 习惯性下颌关节脱位，属于风寒者，配泻下关加灸，属于筋脉松弛者，配补下关壮筋补虚。

4. 急性结膜炎、眼睑下垂、泪囊炎、流泪症、睑缘炎、眼丹、夜盲症、电光性眼炎、青光眼、青盲、目痒 以上各眼病，凡属风热型、风盛型、热盛型、气血两亏型、脾虚气陷型者，均可取刺本穴，虚补实泻，并应根据各个眼病的病因、症状和病理类型，配伍于有关治则处方中。如风热型青光眼，配泻风池，祛风清热；热盛型急性结膜炎，配泻睛明、太阳(或点刺出血)，清热散火；气血两亏型视神经萎缩、夜盲症、眼睑下垂，配补三阴交，气血双补；脾虚气陷型视神经萎缩、眼睑下垂，配补足三里，补脾益气，前者亦可加刺球后穴或补风池；眼睑下垂，由风热上攻，眼睑腠理疏豁而致上睑弛缓者，配泻风池、阳白、攒竹，祛风清热，通调脉络。

5. 软腭麻痹 本病以吞咽困难，食物从鼻孔流出，说话鼻音重为特征。临床所见，多伴有气虚和肾虚的症状，取补合谷、复溜或太溪，补气益肾。或加补百会，升阳举陷；或加补足三里，或加补廉泉，收效甚佳。属于中气不足，气虚下陷者，针补合谷、足三里，补中益气，或加补百会，补中益气，升阳举陷，类似补中益气汤之效。属于湿热上蒸或湿热内蕴型者，取泻合谷、阴陵泉、足三里、廉泉，或加用毫针点刺上腭近悬雍垂处三、五针，令其出血，其效甚良。

6. 痉病、破伤风、急惊风 凡出现角弓反张、颈项强急、四肢抽搐、口噤不开，或某处筋脉拘挛，施用疏风清热，平肝息风，或退热息风解痉之法者，均可取泻合谷、太冲，收效良好。亦可根据各个病证的具体情况，配加腧穴。

(1) 急惊风属于里热外感，热盛动风者，配刺人中，点刺手十二井出血，清热解表，平肝息风。针后立刻神志清醒，抽搐烦躁停止。复诊仅体温在38℃以下者，可继续取泻合谷、太冲，二诊或三诊即可痊愈。

(2) 痉病配泻大椎、人中，伴有阴液不足、筋脉失养者，配补复溜育阴柔筋。痉病，因亡血或产后血亏，筋脉失养，或汗下太过，导致阳气阴血两损者，不可施用通督解痉之法而取泻合谷、太冲、大椎、人中等穴，宜补三阴交、复溜，泻太冲，育阴柔筋佐以息风。久疮误用汗法，津液更伤，气无依附，致使筋脉失养而痉者，宜补合谷、三阴交，补益气血以益筋脉。

(3) 破伤风，因失血过多，或失治误治，或汗出太多，致使精血亏损，或阴液大伤，元气大虚欲脱者，急补合谷、三阴交、复溜，大补气血，益阴柔肝。

7. 脱肛、胃下垂、疝气、子宫脱垂 参见足三里一节【临床应用】。

8. 泄泻、便秘、遗尿、癃闭、产后血晕、崩漏、乳汁缺乏 以上诸病，凡属气虚类型或伴有气虚症状者，均可取补本穴补气。

(1)气虚肠滑的泄泻，配补天枢、上巨虚，补中益气，涩肠止泻。

(2)气虚肠痹的虚秘，配补天枢，足三里先泻后补，益气通便；真阴亏耗，肠道失其滋润而兼气虚不能推运的虚秘，配补复溜，泻支沟，益气育阴通便。

(3)脾肺气虚，不能约束水道的遗尿，配补阴陵泉、中极，益气摄胞，或配补足三里、中极，补中益气，约胞止溺。气虚下陷，肾不固摄，膀胱失约的遗尿，配补太溪、肾俞，益气补肾以约膀胱。

(4)中焦气虚，升运无力，陷于下焦，气化不足的癃闭，配补足三里、中极，益气行水。

(5)脾肺气虚，中气下陷，不能统摄的崩漏和气随血脱的产后血晕，配补足三里、三阴交，补中益气，摄血固脱。

(6)气血双亏不能化生乳汁的缺乳，配补三阴交，补益气血，类似八珍汤之效。

9. 久疮 脓汁为气血所化。久疮多因脓汁外溢，气血两伤，或患病日久，食纳不佳，加之脓汁外溢，气血大伤，正气虚衰所致。证见疮面肉芽生长缓慢，愈合迟缓者，针补合谷、三阴交，补益气血；证见疮面肉芽嫩白不鲜，向内塌陷，脓汁清稀或有腥臭，久不收口者，针补合谷、足三里、三阴交，气血双补，培补正气；或补合谷、神门、三阴交，益气养荣，填补精血，类似人参养荣汤之效。如属余毒未净者，与外科配治，配用托毒之法。

如属气血双亏，正气不足，阴寒内盛者，上方配灸关元，或上方配疮面用隔附子灸，每次五至七壮，灸至皮肤红晕，隔日艾灸一次。可收大补气血、温阳扶正之效，有益于疮面的愈合。

10. 脱证 本病类似西医学的休克，是急性周围性循环衰竭所产生的证候。多因严重的汗、吐、泻下，大量出血，温病正不胜邪，严重的外伤等原因所致。其病理变化为脏腑气血津液损伤，阴阳衰竭。久病元气衰亡或急病阳气暴脱所致的脱证，取补本穴，益气固脱。

(1)中风出现真气衰微，阳气暴脱者，配补关元、气海或足三里，益气回阳固脱。

(2)霍乱因吐泻过剧，耗伤津液，以致阳气衰微者，配灸神阙，温阳益气固脱。

(3)中暑出现阴损及阳，气虚欲脱者，配补复溜，灸神阙，复阴温阳，补气固脱。

(4)气随血脱的暴崩和产后血晕，配补足三里、三阴交，补益中气，摄血固脱。

(5)流行性脑脊髓膜炎失治、误治，而致气虚欲脱或元气衰亡者，配补气海，益气固脱，或配补关元、气海，益气回阳固脱。

(6)心肌梗死属于心阳虚脱型者，配补关元、神门，回阳救逆，益气复脉。

(7)元阳衰微之呃逆，配补气海、关元，或配补足三里，补灸关元、气海，扶持元气，培元固脱。

11. 伤寒(白虎汤证) 参见内庭一节【临床应用】。

12. 中风后遗症、多发性神经炎

(1)中风半身不遂，取补本穴补气。气血双亏者，配补三阴交补益气血，可与取补患野腧穴同时或交替施治，标本兼顾；气亏肾虚(伴有气虚和肾虚)者，配补太溪、复溜或肾俞，益气补肾，亦可与取补患野腧穴同时或交替施治。

脑血栓形成，补合谷十分钟，泻三阴交五分钟，补气活血，祛瘀通络，类似补阳还五汤之效；强直性瘫痪加泻太冲，或与取泻患野腧穴交替施治，弛缓性瘫痪，与取补患野腧穴交替施治；脑栓塞也可用治疗脑血栓形成之法施治，伴有心跳过缓症状者，取补合谷、神门，泻三阴交，补益心气，通络祛瘀。

(2) 多发性神经炎，在切开气管，输氧期间或前后，与病房医生配合治疗，针补合谷、复溜，或补合谷、足三里、太溪，痰多加泻丰隆，效果满意。若后遗症在十八至六十天内，属于湿热型者，针泻合谷、阴陵泉、三阴交；属于热盛肝风型者，针泻合谷、太冲；属于肺肾阴虚型者，取补合谷、太渊、复溜。以上三型，亦有不配患野腧穴而痊愈者。

13. 流行性乙型脑炎　流行性乙型脑炎属暑温范畴者，取泻本穴疏卫清热、清气分热。病在卫分者，配泻尺泽，清热疏卫透表；病在气分者，配泻内庭，点刺曲泽放血，清热解毒透邪，类似白虎汤加味之效。

热陷营血，证见高热不退，神昏谵语，颈项强硬，抽搐频繁，喘促痰鸣，甚至角弓反张，全身强直，两目上吊，手足逆冷，舌质红绛，苔黄燥，脉象弦数者，配泻神门、太冲，清营泄热，息风开窍。

若因失治、误治，致使气虚欲脱或元气衰亡者，急补合谷、气海，益气固脱；或补合谷、关元、气海，益气回阳固脱。

14. 流行性脑脊髓膜炎　本病类似中医学的春温、风温。取泻本穴，疏卫、清热、清气分之热。

(1) 卫气同病型：配泻内庭、尺泽，曲泽放血，清热疏表解毒。

(2) 气营两燔型：配泻神门、内庭，曲泽放血，清气凉营解毒。

(3) 热盛风动型：即脑膜脑炎型，属于热入心包，肝风内动者，配泻太冲、神门，曲泽放血，共奏清热解毒、清营息风之效。

15. 扁平疣、寻常疣　又称"枯筋箭""千日疮"，俗称"瘊子"。取泻本穴治疗生于面部者。配用三棱针刺到疣的基底部，挤出少量血液，疣可很快消退而痊愈。

【病案举例】

例一：魏某，女，62 岁，住镇平县高丘公社先锋大队崔岗村。1969 年 12 月 2 日初诊。

主诉：进食发呛，吞咽困难已数月。

现病史：数月前右侧咽喉肿痛化脓，治愈后出现吞咽困难，进食发呛，饮食从鼻孔流出，语言不清，发出鼻音，咽喉发紧，影响呼吸，咽干不渴，轻度咳嗽，咳痰白黏，大便干秘，气短倦怠，有时耳鸣，面色苍白，形体瘦弱，舌心微布白苔，脉细数。

五官科检查：咽喉壁有小颗粒，发"阿"声短低，悬雍垂和上腭色淡，无恶心呕吐反射。诊断为"软腭麻痹"，转针灸治疗。

辨证：咽干、便秘、耳鸣和脉象细数等属肾阴不足的表现；倦怠、气短属气虚的反映。依其脉证，系气虚不能上举，肾水不能上承之软腭麻痹症。

治则：补气升举，滋阴补肾，佐以充调局部气血。

取穴：一诊针补合谷、复溜、百会，用毫针点刺悬雍垂及上腭数针，使之局部充血；二诊、三诊针穴手法同上，去百会；四至十诊针补合谷、复溜，泻廉泉。

效果：三诊后进食不从鼻孔流出，喉音较大，鼻音变小，咳嗽减轻，痰涎减少；五诊后进食不呛；八诊后仅嗓子发紧，其他症状消失；九诊、十诊巩固疗效。

随访：1971 年 10 月 12 日回信告知在此针愈未发。

例二:张某,女,4 岁,住泌阳县陈庄公社东陈庄大队东陈庄村。1972 年 8 月 5 日初诊。

主诉(代述):右下肢发软已四天。

现病史:七天前发烧,咳嗽吐痰,恶心呕吐,食入即吐,腹胀食少,第三天即见右下肢发软,行走跛形,易于跌倒,舌苔白腻。

既往史:有气管炎病史。

诊断:小儿麻痹症(湿热浸淫型)。

治则:清利湿热。

取穴:针泻合谷、阴陵泉。隔日针治一次。

效果:一诊后明显减轻,三诊后治愈。

随访:1973 年 7 月 28 日回信告知在此针愈未发。

例三:段某,男,43 岁,南阳地区印刷厂职工。1971 年 8 月 30 日初诊。

主诉:肢体活动不灵,舌强语涩已六天。

现病史:六天前突然右侧上肢不能活动,手指不能持物并出现麻木,右侧下肢活动欠灵,行走跛形,右侧面部麻木,舌肌活动不灵,言语不清,气短,舌绛苔薄白,脉象沉弱。

辨证:正气不足,瘀阻脉络之中风病。

治则:补益正气,祛瘀通络。

取穴:一至六诊针补合谷十分钟,泻三阴交五分钟;七至九诊针补右曲池、合谷、阿是穴;十至十三诊取穴手法同一诊。

效果:三诊后右手能拿扇子,但握力差,右侧面颊及口角仍麻木,精神好,右下肢恢复正常;六诊后右手能持物扫地;七至九诊效果不佳;十二诊后右上肢活动正常,手指能用筷子,其他症状均愈。

随访:1971 年 11 月 24 日特来本科告知在此针愈,已上班。

例四:比雷·埃雷尔,男,18 岁,埃塞俄比亚人,住开夫 9 号。1978 年 12 月 2 日初诊。

主诉:自汗、盗汗已五年多。

现病史:五年多来,全身出汗,自汗与盗汗交织出现,伴有气短心悸、行走气喘、头晕眼花、听力减退、耳内蝉鸣、健忘、口干、精神不振、身困倦怠等症状,饥饿时以上症状加重已三年。畏寒,手足时热时凉,舌淡红,无苔少津,脉象沉细无力。

辨证:依其脉证,系气虚肾精不足之虚劳证。

治则:补气滋肾。

取穴:针补合谷、复溜。隔一至二日针治一次。

效果:二诊后自汗、盗汗、头晕眼花、气短、行走气喘和倦怠无力均明显减轻;四诊后除耳聋耳鸣效果不佳外,其余症状均愈;六诊后左耳听力也恢复正常,经耳鼻喉科检查,右耳听力明显好转,左耳听力尚好。

随访:二十三天后随访,告知针愈未发。

例五:王某,女,30 岁,南阳市冷冻厂职工。1972 年 9 月 26 日初诊。

主诉:失眠已半年。

现病史:半年来,失眠多梦,心烦心跳,头晕眼花,健忘,伴有食欲不振、饥不欲食、两颞疼痛、腰部困痛、气短、身困倦怠、四肢无力等症状,舌淡苔白,脉象沉细无力。血压 86/70mmHg。曾用中西药治疗,效果不佳。

辨证:气血两亏,血不养心之失眠症。

治则:气血双补。

取穴:针补合谷、三阴交。隔日针治一次,两次治愈。

随访:1973 年 11 月 12 日其爱人前来告知针愈。

例六:张某,女,24 岁,住南阳县陆营公社华庄大队满庄村。1972 年 12 月 10 日初诊。

主诉:乳汁缺少已三个月。

现病史:生第一个孩子乳汁充足。此次产后未满月,乳汁逐渐减少,甚至全无。原因不明。脉象沉弱。外观虚弱体质。

辨证:乳汁来源于气血的化生。此系气血不足,不能化生乳汁之乳汁缺乏。

治则:补气养血,佐以通畅乳汁。

取穴:取补合谷、三阴交,针泻乳根(以通畅乳络)。

随访:1973 年 2 月 28 日,告知针治一次愈,现乳汁充足。

【腧穴功能鉴别】

1. 合谷、大椎、列缺、外关、风门解表功能比较　它们都有解表的作用,但各有其特点,详见风门一节【腧穴功能鉴别】。

2. 合谷、风池、列缺、曲池解表功能比较　详见风池一节【腧穴功能鉴别】。

3. 合谷、大椎、风门、曲池、风府祛风功能比较　详见风门一节【腧穴功能鉴别】。

【腧穴配伍】

1. 针补合谷、足三里、百会　补中益气,升阳举陷,类似补中益气汤(《脾胃论》方)之效。凡属于中气不足,气虚下陷者,均可取此三穴或配加腧穴。如癃闭、遗尿,亦可加补中极,前者佐以化气行水,后者佐以约束膀胱;功能性子宫出血,亦可加补三阴交佐以统摄血液;胃下垂可与沈阳陆军总医院针治胃下垂之法(参见气海一节)同时或交替施治;子宫脱垂可与吉林医大一院针刺子宫穴法(参见气海一节)同时或交替施治;直肠脱垂可加补长强,或与取补长强、大肠俞、次髎等穴交替施治,标本兼顾。

2. 针补合谷　配泻三阴交,类似补阳还五汤(王清任方)之效;配补关元,类似参附汤(《妇人良方》方)之效;配泻阴陵泉,类似防己黄芪汤(张仲景方)之效;配补关元、神门,温阳救逆,益气复脉;配补天枢、上巨虚,涩肠益气止泻;配补大椎,益气固表;配补太溪、肾俞,益气补肾;配补神门或心俞,补益心气;配补足三里、关元、气海,益气回阳固脱;配补阴陵泉,健脾益气。

3. 针补合谷、三阴交　类似八珍汤(《正体类要》方)之效。凡属气血双亏或伴有气血亏虚症状者,均可取此二穴或配加腧穴。如属气血双亏之乳汁缺乏加刺少泽佐以通乳;先兆性流产加补血海,共奏益气养血、摄血安胎之效;痿证和外伤性截瘫,均可与配补患野腧穴交替施治,可收补益气血、健壮筋脉之效;痛经和经闭属于虚中夹实者,均可配泻归来,佐以调经行血;久疟加补足三里佐以培补正气,或加灸关元佐以温阳扶正;因气血亏虚,子宫收缩无力引起的滞产,配补三阴交,补益气血,健运胞宫,或补合谷,泻三阴交、太冲,可加快宫口完全张开。

4. 针泻合谷　配泻三阴交,清气凉血;配泻阴陵泉、内庭,类似越婢汤(张仲景方)之效;配泻三阴交、内庭,清热泻火,凉血止血;配泻阴陵泉、三阴交,清利湿热,活血通络;配刺人中、十宣或手十二井穴出血,通关开窍,清脑醒志。

5. 针泻合谷与内庭　类似白虎汤(《伤寒论》方)的功效。其具体运用详见内庭一节【腧穴配伍】。

6. 合谷与太冲配伍　其具体运用详见太冲一节【腧穴配伍】。

7. 合谷与列缺配伍　其具体运用详见列缺一节【腧穴配伍】。

8. 合谷与太渊配伍　其具体运用详见太渊一节【腧穴配伍】。

9. 取补合谷、三阴交、神门　类似人参养荣汤(《太平惠民和剂局方》)之效。其具体运用,详见神门一节【腧穴配伍】。

10. 针补合谷、足三里　针补以上两穴,有补中益气的作用。其具体运用,详见足三里一节【腧穴配伍】。

【讨论】

1. 本穴针感

(1)在不断捻转运针的同时,其针感沿手阳明经逐渐走至臂、肘、肩、颈项及面部;配透天凉手法,其凉感沿手阳明经逐渐走至面部。少数病例当针感走至面颊、鼻唇、口齿等处时,口腔发热和齿痛很快消失,或鼻塞很快消失。对颈项、口腔和面部手术,利用本穴针感走向针麻效良。

(2)本穴针感的迟敏,针下的松紧,有助于判断机体的盛衰、疾病的轻重和转归以及虚实寒热,参见足三里一节【讨论】。

2. 经旨浅识

(1)《伤寒论》85条:"咽喉干燥,不可发汗",86条:"淋家,不可发汗,汗出必便血",87条:"疮家,虽身疼痛,不可发汗,发汗则痓"和89条所说:"亡血家,不可发汗,发汗则寒栗而振",等等,指出阴液不足之人,应当注意汗法和误汗耗伤津液的变证。本穴有发汗作用,以上咽喉干燥、淋家、亡血和疮家诸证,亦不可取泻本穴发汗。

(2)《灵枢·五禁》篇指出:"热病脉静,汗已出,脉盛躁,是一逆也。"参见内庭一节"经旨浅识"。

3. 临床见闻

(1)气血双亏型病证,针补合谷、三阴交,常因峻补而气血涩滞,宜配泻间使或内关,佐以行气。虚劳病证,或胃痛、腹痛、泄泻、痢疾等病治愈,欲善其后,使用益气健脾之法,针补合谷、足三里,有因捻补时间过久,而致气滞中焦,发生腹胀纳呆,历经数天才能自行缓解。若同时配泻间使或内关疏利气机,或足三里改用先少泻后多补之法,则可避免。

(2)气虚患者取补本穴补气,若施泻误为补,气反更虚,若气脱病人,可危及生命。中气不足,或元气大伤,或气血亏虚患者,因施泻误补,或取他穴捻泻过多,伤于正气而致气不接续,喘息不止,大汗出等,应急补合谷、足三里,长时间的捻补,正气可复,有的多次针治才能挽回正气。

如著者叔父,1949年针治一位多年哮证患者,因捻泻天突穴时间过长,即刻出现气不接续,面色苍白,四肢发软,头晕眼花,神志恍惚。速拔针,急补合谷、足三里,各穴捻补三十分钟后,患者才神志渐清,呼吸平稳,又饮面汤后逐渐由危转安。嗣后又多次取补上穴,机体才渐复常。

(3)腧穴具有适应性,参见三阴交一节【讨论】。

4. 孕妇禁针　合谷、三阴交孕妇禁针,是针灸医家众所周知的。这种说法最早见于《宋书》和《铜人腧穴针灸图经》。如《宋书》载:“昔文伯见一妇人临产证危,视之,乃子死在腹中,刺三阴交二穴,又泻足太冲二穴,其子随手而下。”《铜人腧穴针灸图经》载:“昔有宋太子性善医术,出苑游,逢一怀娠妇人。太子诊之曰:‘是一女也。’令徐文伯亦诊之。文伯曰:‘是一男一女也。’太子性暴,欲剖腹视之。文伯止曰:‘臣请针之。’于是泻足三阴交,补手阳明合谷,其胎应针而落,果如文伯之言。故妊娠不可刺也。”因此,后世医书提出合谷、三阴交“孕妇禁针”。如《针灸大成》具体指出:“合谷,妊娠可泻不可补,补即坠胎”;《类经图翼》中说:“妇人妊娠,补合谷即坠胎;妊娠不可刺(指三阴交)”;《禁针穴歌》则曰:“孕妇不宜针合谷,三阴交穴亦通论”;等等。对于前人的实践经验,我们应历史地辩证地看,应具体问题具体分析,不能一概而论。只有既了解孕妇的体质和患病的病理类型,又详知合谷和三阴交穴的功效,才能掌其孕妇禁针与否。

受孕期间母体以血为用,脏腑经络之血,注于冲任以养胎,故全身处于血分不足,气分偏盛的状态。气旺血衰,是针补合谷(补气)、泻三阴交(行血祛瘀)易于流产、坠胎的内在因素。“妇人之生,有余于气,不足于血,以其数脱血也”(《灵枢·五音五味》)。孕妇更是处于有余于气,不足于血的状态,当然补合谷增有余之气,泻三阴交损不足之血,不利胎元。但泻合谷,补三阴交可以安胎。临床上对于体质素虚,气血不足,运行不畅,胞脉阻滞的妊娠腹痛,针补合谷、三阴交,泻间使或内关,补益气血佐以理气,效果满意;气滞血瘀,胞脉受阻的妊娠腹痛和跌仆挫闪,气血瘀滞,胎气受阻的胎动不安,针泻间使,三阴交先泻后补,行气活血,其效亦良;气血虚衰,冲任不固,不能摄血载胎而致的胎动不安和漏胎,针补合谷、三阴交则能安胎。以上诸证之所以配补合谷或配泻三阴交有一定的疗效,无其弊害。正如《素问·六元正纪大论》篇说:“妇人重身,毒之如何……有故无殒,亦无殒也。”道理也就在于此。日本摄都管周桂《针灸学纲要》“治孕妇两手麻木,用合谷穴治瘥,与胎无损”的记载,也是一个例证。

临床所见,体质虚弱或易于流产的孕妇,多因精神刺激,或嗅到异常的气味,或劳动过度,或跌仆闪挫等因而流产。体质健壮,或不易流产的孕妇,即是服打胎药,外用针刺敏感腧穴和孕妇禁针穴,仍不能流产。1956~1958年,我们曾针刺三十余例以图流产者,大多是内服药物无效,要求针刺流产者,取施合谷、三阴交、太冲、气海、关元、中极、八髎、昆仑、公孙、涌泉、照海等穴,每次选刺三、四穴,均用强刺激或捻转泻法配合通电刺激,隔日一次,连续针三、五次,流产者不多,多数孕妇仅小腹隐痛或刺痛而已。

5. 伤寒取合谷、复溜发汗与止汗　参见复溜一节【讨论】。

6. 透刺法

(1)合谷透劳宫之透刺法,取劳宫清心安神、急救等协同作用。

(2)合谷透后溪的透刺法,参见后溪一节【讨论】。

(3)合谷透三间之透刺法,属于逆经透刺,治疗牙痛、喉痛、鼻疾患等,可提高清泻阳明之火等功效。

7. 本穴作用机制

(1)血液之所以能循行脉中,周流不息,除与“心主血脉”有直接关系外,与气的功能也有密切关系,即所谓“气为血帅,血随气行”“血赖气生,又赖气行”。血病则气不能独化,气病则血不能畅行,血之虚实可涉及到气,气之盛衰亦可影响到血,损者多由于气,气伤则血无以存。合谷穴补之有补气作用,泻之有行气散滞作用。因此,气虚不能统摄的失血证,和“有形之血不能自生，生于无形之气”的血虚证，及气虚则血行不畅的病证，取补本穴补气，有益于摄血、生血、行血；暴怒气滞，血行瘀阻的病证，取泻本穴行气，有益于行血祛瘀。

(2)手阳明经脉、经别循行于面颊、口、齿、鼻、咽喉等处，合谷有祛风散邪，清宣阳明热邪和清泻头面诸窍邪热的功效，喉咙、面颊、口、齿、鼻、眼及头部疾患，又多因风热、风寒、热邪郁结所致。因此，合谷穴为历代医家公认的治疗头面、眼、目、口、齿、鼻疾患的常用有效穴。

8. 晕针救治 晕针严重的患者，多体质虚弱，取补合谷穴急救，较艾灸百会穴效速；针补合谷、关元或气海，较灸足三里、关元或气海效速。素体气虚或气血亏虚，因虚而晕针者，急补合谷、足三里补中益气，可很快救治晕针，使气相接续，又能改善真气亏虚。

9. 注意事项 阴阳二者是相互依存不可分割的。由于阴阳互根，它们在正常机体活动中处于平衡状态。汗出过多必耗伤阴液，阳气失其凭依，以至散越亡阳，造成阴阳不能平衡，阴阳离决的危险。不仅用药，针灸也同样需要警惕汗出亡阳，阴阳离决。本穴是汗穴，具有发汗作用，临床也应特别注意。

【歌括】

合谷原穴手阳明，食指节后一寸衡，
祛风发汗能解表，补气要穴气虚盈，
清宣阳明开窍闭，刺入七分补泻灵，
效如参芪荆防草，银翘膏芩竹葛红。

第三节 | 曲　池

曲池，因位于肘部屈曲凹陷处，其形状如池，又因位处肘部屈曲处，是手阳明脉气入合处，比喻池，故而得名。又名阳泽、鬼注。

“合治内腑”（《灵枢·邪气脏腑病形》）；“邪在腑取之合”（《灵枢·四时气》）。本穴是大肠经合穴，应治大肠腑病，然而长期临床实践证明：对于大肠腑病，取其下合穴巨虚上廉奏效较佳。因此，《灵枢·邪气脏腑病形》篇指出：“大肠合于巨虚上廉。”

大肠合于上巨虚的原因，参见上巨虚一节【讨论】。

曲池主治皮肤病、外感表证、头面咽喉病和手阳明经循行通路上的肘、臂、肩、颈项疾患以及西医学的某些过敏性疾病，是祛除周身之风的常用穴。

【治疗范围】

1. 风病、外感表证 “病在阳之阳者，刺阳之合”（《灵枢·寿夭刚柔》）。肺属卫主表，外合皮毛，风邪外袭首犯皮毛，肺卫首当其冲，阳明主肌肉，联系肌表皮肤。皮肤病变多由风邪夹寒、夹湿、夹热等客于肌表，闭遏经气，塞滞气血所致。本穴有祛邪透表和驱逐周身风邪的特殊作用，主治皮肤病、外感表热证。风邪夹寒、夹热、夹湿引起的皮肤病和风寒、风热、阳明热盛引起的病变或伴有风寒、风热、高热症状，以及病在卫、气的病证都属本穴的治疗范围。

2. 经脉通路上的病证 依其经脉循行、针感走向、穴位所在，用于患野和循经取穴，曲池治疗手阳明经脉循行所过处的指、腕、肘、臂、肩、颈项、面颊、鼻、齿疾患和穴位所在处的经筋病。对于上肢疾患，不仅有通经活络、宣通气血的作用，还有祛风散邪的功效；对于面颊、鼻、齿疾患，能收宣通经气和祛风散邪的双重功效。

【功能】

1. 辨证取穴 用泻法，祛风散邪、清热透表，类似荆芥、防风、地肤子、白芷、桑叶、葛根、菊花、苍耳子、黄芩、牛蒡子、白鲜皮、羌活、蝉蜕等药的功效。用泻法配艾灸或配烧山火，驱风散邪、温经散寒，类似羌活、独活、桂枝、秦艽、桑枝、忍冬藤、威灵仙、络石藤、千年健、海风藤等药的功效。

2. 局部取穴 用泻法，舒筋活络，宣通气血；配艾灸，散寒祛邪。用补法，壮筋补虚。

【主治】

痹证、麻疹、荨麻疹、神经性皮炎、日光性皮炎、牛皮癣、疥疮、丹毒、过敏性鼻炎、过敏性紫癜、皮肤瘙痒症、疖肿、中风、感冒、头痛、耳鸣、急性化脓性中耳炎、齿痛、慢性鼻炎、鼻渊、青光眼、急性结膜炎、痄腮、咳嗽、肺炎、痢疾、中暑、痉病、流行性乙型脑炎、流行性脑脊髓膜炎、急性胰腺炎、急性乳腺炎、急性扁桃体炎、水肿、破伤风、舞蹈病、高血压。

亦治湿疹、酒渣鼻、面瘫、肱骨外上髁炎、发际疮、流行性出血热等。

【临床应用】

1. 痹证 取本穴，用于患野取穴治疗肘关节痹证，用于辨证取穴治疗全身关节、肌肉痹证。

(1) 风寒湿痹：患野取穴，取泻本穴针上灸或配通电或烧山火，祛风散寒，除湿通络。多处关节风湿偏盛者，泻曲池、阴陵泉，阿是穴针上灸，共奏祛风除湿、散寒通络之效。多处关节风寒湿俱盛者，泻灸曲池、阴陵泉祛风散寒除湿，不配患野腧穴收效甚好。属于历节风偏于热盛型者，针泻曲池、内庭，祛风清热，通络散邪。

(2) 热痹：证见关节肿痛，或红肿热痛，或灼热肿痛，得凉则舒，痛不可近，伸屈不利，活动受限，伴有脘闷纳呆、溲黄、便秘或溏、口渴或渴不欲饮，舌苔白腻或黄腻或黄燥，脉象濡数或滑数，或伴有恶寒、发热、口渴等症状。湿热留滞关节，痹阻经络，气血运行不畅，故关节红肿热痛，伸屈不利；湿热蕴郁中焦，则脘闷纳呆，便溏或秘；湿热下注下焦，则溲黄；舌苔、脉象，均属湿热征象；伴有恶寒或微恶寒，发热口渴等症状，是病情严重的反映，或属夹有表证。整体治疗辨证取穴，取泻曲池(或配透天凉)、阴陵泉，清利湿热。胃肠症状明显者，加泻足三里，和胃畅中；热胜于湿者，曲池配透天凉，加泻内庭清热；伴有血分症状者，加泻三阴交活血通络；胃热症状明显者，加泻内庭清降胃火；小便黄赤涩少明显者，加泻中极（或配透天凉）清利小便。

上述辨证治本之法，较患野取穴效良。

《金匮要略·痉湿暍病脉证治》篇中说："病者一身尽疼，发热，日晡所剧者，名风湿。此病伤于汗出当风，或久伤取冷所致也。可与麻黄杏仁薏苡甘草汤。"一身尽疼，是风湿在表之候；发热，日晡所剧，属于阳明，是风湿势将化热之象。此病因汗出当风，感受风邪，着而为痹,或久伤取冷,贪凉受寒所致。针灸治疗,宜泻曲池、阴陵泉,祛风除湿,散邪通络。若久伤取冷,贪凉受寒所致者,上穴加艾灸。

《金匮要略·痰饮咳嗽病脉证并治》篇中说:"饮水流行,归于四肢,当汗出而不汗出,身体疼重,谓之溢饮。"饮邪渐侵肢体肌表,感受外邪,毛窍闭塞,不能从汗液排出,因而身体疼重,可取泻曲池、阴陵泉、列缺,解表宣肺化饮,或泻灸曲池、阴陵泉、大椎,温阳解表,行湿化饮。

2. 麻疹 麻疹发病,由内而外,由里达表,因而在治疗上以宣透为主。取泻本穴托邪透疹,用于发热期,疏风清热,解表透疹;用于出疹期,疹出不利,配服升麻葛根汤有助于宣透;用于风寒外束,疹出不畅,身热无汗,头痛,呕恶,疹色淡红而暗者,配泻列缺,发散风寒,宣达透疹。

3. 荨麻疹 本病属于中医学"瘾疹"的范畴,俗称"风疹块"。曲池是治疗与风邪有关的皮肤病的常用穴,取泻本穴,具有祛风和抗过敏的作用。

属于虾蟹、药物、肠寄生虫或其他原因引发本病者,取泻曲池、血海,或二穴加通电二十分钟。因血虚受风所致者,多见白色荨麻疹,取泻本穴,配补三阴交,养血祛风。因风寒束于肌表所致者,取泻曲池(加灸)、大椎(或加灸)、血海,疏风解表,调和营卫。因阳明热盛,风邪疏表,内不得疏泄,外不得透达,邪正相争而发病者,针泻曲池、足三里,病情严重者加泻天枢,共奏表里双解之效。

因外感风邪郁于肌表,致使毛窍阻闭,不得宣泄,久则郁结不解,化热化火,伤及阴血,血中火盛而发疹者,证见疹块发红,皮肤灼热,瘙痒不绝,受风尤甚,舌质红,苔薄白或薄黄,脉象弦滑或弦滑而数。针泻曲池、三阴交或血海,疏散风热,清热凉血。若血分热盛,下肢尤甚者,加刺委中血络出血,若伴有肠胃实热症状者,加泻足三里或下脘,清热畅中。

4. 神经性皮炎、日光性皮炎

(1)神经性皮炎:取泻本穴,治疗因风湿之邪蕴阻肌肤所致者。证见局部皮肤肥厚粗糙,阵发性痛痒,病程日久,缠绵不愈,皮损多为局限性、对称性。配泻阴陵泉,补三阴交,祛风利湿,养血润燥,或配加刺阿是穴,即沿病灶基底部皮下从四方向中心横刺数针。

(2)日光性皮炎:证见暴露部位潮红发痒、稍肿胀,日晒后加重,有散在红色疹块和小疱,以后逐渐糜烂、坏死、结痂,痂皮脱落露出淡红色的新皮。伴有溲黄、便干、心烦易怒、躁动不安、失眠等症状,舌质红,舌苔黄厚,脉数。针泻曲池、神门、三阴交,均配透天凉,可收祛风清热、凉血解毒之效。

5. 疥疮 因皮肤形如芥粒,溃烂成疮,故名疥疮。是由疥虫所致的传染性皮肤病。多由风、湿、热郁于肌肤,或接触疥虫传染而得。针泻曲池、阴陵泉、足三里,祛风除湿,理脾止痒;夹血热者,减足三里加泻血海或三阴交,祛风除湿,凉血止痒;夹血虚者,减足三里加补三阴交,除风祛湿,养血止痒。偏热者,针泻曲池、合谷、三阴交、阴陵泉,清热祛风,除湿止痒;偏寒者,泻灸曲池、阴陵泉、血海,祛风散寒,除湿止痒。以上诸方,针后可立即止痒,多次治疗能使疾病好转或痊愈。

6. 过敏性紫癜 取泻本穴治疗血热壅盛,兼感风邪所致者。证见突然发病,两下肢出现红色斑点,渐转紫暗,局部发痒,甚则延及臀部及上肢。有时兼有关节和腹部疼痛,重则有便血、呕血和尿血,舌苔薄白或淡黄,舌质淡红或略红,脉滑有力。配泻三阴交,点刺委中出血,共奏散风清热凉血之效。

7. 皮肤瘙痒症　取泻本穴治疗因血虚受风，风邪郁于肌肤，不得外泄所致的皮肤瘙痒。证见全身阵发性瘙痒，时间长短不定，搔痒过敏，皮肤可见抓痕、血痂、色素沉着。配补三阴交养血祛风。夏季多在燥热时发作，可加泻内庭或解溪以清热；冬季多在入睡前发作，可曲池加灸，祛风散寒；年老血虚，可三阴交、血海同补以养血，或加补太溪，补益精血。

8. 中风　局部取穴，取本穴治疗上肢不遂，用以舒筋、祛邪和壮筋补虚；辨证取穴，用以驱逐风邪。

(1)风邪引动痰湿，流窜经络，闭阻脉络所致的口眼㖞斜、舌强言謇、半身不遂，取泻曲池、丰隆、阴陵泉，祛风邪除痰湿，与患野取穴同时或交替施治。如口眼㖞斜，选泻患侧的太阳、颊车、下关、地仓等穴，通经活络；舌强言謇，配泻廉泉，宣通舌络；半身不遂，配取患侧腧穴，交替施治，标本兼顾。

(2)取本穴治疗上肢不遂，属于强直性瘫痪用泻法，弛缓性瘫痪用补法。多与患肢的肩髃、手三里、合谷等穴配治。

9. 感冒、头痛、耳鸣、急性化脓性中耳炎、齿痛、慢性鼻炎、鼻渊、青光眼、急性结膜炎、痄腮、咳嗽、肺炎、痢疾、中暑、痉病、流行性乙型脑炎、流行性脑脊髓膜炎、急性胰腺炎、急性乳腺炎、急性扁桃体炎　凡因风热引起或病在卫分、气分，或伴有高热症状，或属阳明热盛者，均可配泻本穴，分别可收疏风清热、退热解表、清泄阳明之效。常配取在以下处方中。

(1)风热犯表，肺卫失和之感冒，配泻尺泽，疏风清热，宣肺解表。

(2)风热夹胃火之齿痛，配泻内庭，祛风热降胃火。

(3)外感风热引发之慢性鼻窦炎，配泻尺泽或列缺，疏风清热，宣通鼻窍。

(4)热盛型急性结膜炎，配泻睛明、太阳(或点刺出血)，清热散火。

(5)风热头痛，配泻风池、阿是穴，疏风清热，利窍止痛。

(6)外感风热引起的耳鸣，配泻翳风、听会，疏风散热，聪耳利窍；风热感冒失治引起的耳鸣，仍应以感冒治疗，配泻合谷疏风清热解表。

(7)风热咳嗽，配泻尺泽，疏风清热，宣肺止咳。

(8)暑入阳明的中暑，配泻内庭，清泄阳明。

(9)湿热痢，配泻阴陵泉、天枢，清利湿热，通肠止痢。

(10)热盛生风的痉病，配泻太冲、神门，或配泻行间、大陵，清心平肝，退热息风；热盛伤津发痉的痉病，配泻内庭，补复溜，清热养阴救津。

(11)邪传阳明，胃热壅盛的流行性腮腺炎，配泻内庭、足三里，清泻阳明。

(12)病在气分的流行性乙型脑炎，配泻内庭，点刺曲泽出血，清热解毒。

(13)卫气同病的流行性脑脊髓膜炎，配泻内庭、尺泽，点刺曲泽出血，清热疏表解毒；病在气营的流行性脑脊髓膜炎，配泻内庭、神门，清气凉营解毒；热盛风动的流行性脑脊髓膜炎，配泻太冲、神门，点刺曲泽出血，清热解毒，凉营息风。

10. 水肿　取泻本穴祛风。

(1)风邪外袭，肺气不宣，不能通调水道，下输膀胱，以致风遏水阻，流溢肌肤而成的风水。配泻列缺、中极，祛风宣肺行水。

(2)《金匮要略·水气病脉证并治》篇中说："风水恶风，一身悉肿，脉浮不渴，续自汗出，无大热，越婢汤主之。"宜配泻阴陵泉、内庭，发越水气，兼清内热，类似越婢汤之效。

【病案举例】

例一：吕某，男，46岁，住南阳市七一公社岗王庄大队。1969年3月10日初诊。

主诉：腕踝及手指关节肿痛十一个月。

现病史：十一个月来，两侧手指、手腕、足踝关节肿痛，伸屈不利，触之发热，痛不可近。伴有脘闷食少、大便溏薄、口鼻气热、耳痛流血等症状。舌尖红，舌苔黄腻，脉数。

郑州某医院诊断为“类风湿关节炎”，久治无效。曾服羊、狗、牛肉汤多次，饮虎骨酒三瓶，吃活络丸三盒，服可的松百余粒，饮土骨蛇酒三斤，不仅无效，反而病情加重。

辨证：依其脉证系湿热之邪蕴结中宫，留滞关节，痹阻经络，郁遏气血，热胜于湿的热痹证。湿热留滞中宫则脘闷食少，大便溏薄。湿热痹阻经络，则关节肿痛发热。口鼻气热，耳痛流血，舌苔黄腻，脉数等，均属内热炽盛之象。久服热药热物，更助热邪，故而加重。

诊断：痹证（热痹）。

治则：清热利湿，通经活血。

取穴：针泻曲池、阴陵泉、三阴交，隔日针治一次。

效果：二诊后下肢关节肿痛明显减轻，能行走，仍耳痛流血，口鼻气热；四诊后下肢关节肿痛治愈，因昨天劳累而下肢微痛；五诊后耳痛流血及口鼻气热消失；九诊后热痹治愈，其兼证完全消失。

随访：1971年4月因肩背痛来诊，告知1969年春在此治愈热痹，至今未发。

例二：吴某，女，40岁，在方城县工作。1969年11月25日初诊。

主诉：患荨麻疹已十一年。

现病史：1958年冬天因涉水过河而得，此后每年冬至第一天复发，第二年春季自愈。荨麻疹多出现在手背、前臂、面部、足背等阳经循行部位及皮肤暴露之处，若复感风寒则臀部、背部等处亦出现疹子。患部皮肤瘙痒，呈扁平隆起状，皮色紫红，似甲错、癣状，不易消退。伴有口渴不欲饮、腹胀脘闷、食欲不振、溲黄、大便时稀时干、手足麻木、多梦少寐、口唇易于溃烂、心烦等症状。自1958年冬涉水后至今十一年来，月经色黑量多，十五至二十天来潮一次，痛经，白带多，阴部瘙痒。手指关节色淡，面色红，舌体胖，舌边齿印，舌苔薄黄，脉数。

辨证：素体内热，外感寒湿，湿与热结，侵袭肌肤，干扰营卫，流窜经络，蕴郁胃肠，每因感受风寒，致使湿热之邪内不得疏泄，外不得透达，故出现皮肤紫红、扁平隆起、瘙痒难忍以及溲黄、便干时溏、腹胀纳呆、渴不欲饮等症状。湿热流注下焦，故白带多、阴痒、月经不调。舌体、舌苔的改变，均属湿热征象。湿热上蒸，故口唇易溃烂。

诊断：瘾疹。

治则：疏风解表，清利湿热。

取穴：针泻曲池、合谷、阴陵泉、三阴交，隔一至二日针治一次。

效果：针治九次，荨麻疹治愈，其他症状消失，月经周期恢复正常。

随访：1970年元月12日患者针治两目流泪，告知荨麻疹、月经病、阴痒等病在此针愈一直未发。

例三：张某，男，6岁，住镇平县高丘公社乔沟大队十五生产队。1969年6月20日初诊。

主诉（代述）：患“耳源性脑炎”住五官科手术，后遗偏瘫、失语、神志痴呆已月余。

现病史：一个多月来，左侧上下肢不会活动，呈弛缓性瘫痪，不会说话，哭啼无泪，神志痴呆，面无笑容，身瘦如柴，脉象细数。

辨证：脑海创伤、经脉失调，故出现偏瘫、失语、神志痴呆。

治则：通调经脉。

取穴：一诊至三诊针泻曲池、合谷、足三里，四诊至十一诊针泻左曲池、手三里、合谷、足三里、三阴交、太冲，十二诊至十四诊针泻委中、昆仑。

效果：三诊后说话恢复正常，但声音低微，左侧上下肢活动较灵活；八诊后神志清楚；十一诊后下肢能站立，但足跟不能触地；十四诊后下肢可行走数步，其他症状均恢复正常。

随访：1971 年 7 月其父告知，除左下肢行走略有跛行外，其余均愈。

例四：许某，女，46 岁，地质队职工。1982 年 7 月 26 日初诊。

主诉：患全身关节风湿已四年之久。

现病史：四年前，因患疟疾高烧，睡卧凉地后即出现全身关节凉痛沉困，阴雨感寒加重，左侧手腕、手指凉痛，戴手表更甚，手指麻木。症状 1980 年减轻，1981 年加重，1982 年更为严重。每在发病时手足心发热，全身关节凉痛沉困增剧时，体温在 37.5~38.5℃。抗“O”：833U。

辨证：此系风寒湿邪，流注经络，络道不通，气血运行不畅之寒痹证。寒为阴邪，阴寒郁阻，营卫失调，故而凉痛愈甚，体温愈高。

诊断：痹证（风寒湿痹）。

治则：祛风散寒除湿。

取穴：一诊至四诊泻灸患野腧穴，虽然所针局部凉痛减轻，但全身关节凉痛及发烧不能控制。故五诊至十三诊改用针泻曲池、阴陵泉，均配针上艾条灸。

效果：七诊后发烧及全身关节凉痛消失，阴雨天未见复发；八诊至十三诊巩固疗效。

随访：1982 年 3 月 24 日患者前来告知诸病经针灸后，均已痊愈。

【腧穴功能鉴别】

1. 曲池、合谷、风门、风府、大椎功能比较　它们都有祛风的作用，但各有其特点，详见风门一节【腧穴功能鉴别】。

2. 曲池、列缺、合谷、风池功能比较　它们都有解表作用，但各有其特点，详见风池一节【腧穴功能鉴别】。

【腧穴配伍】

1. 取泻曲池　配泻尺泽，疏风清热宣肺；配泻内庭，祛风清热解肌；配泻阴陵泉，祛风除湿；配泻大椎，疏风清热解表，退热除蒸；配泻大椎、合谷，疏风发汗，退热解表；配泻阴陵泉、内庭，类似越婢汤（张仲景方）之效；配泻合谷、阴陵泉，疏风清热利湿。

2. 泻灸曲池　配泻大椎、三阴交或血海，疏风解表，调和营卫；配泻灸大椎、阴陵泉，温阳解表，行湿化饮；配泻灸阴陵泉，祛风散寒除湿；配泻灸足三里、阴陵泉，祛风燥湿调中。

3. 曲池与三阴交配伍　二穴配伍是治疗皮肤病的常用有效方，因曲池是祛风退热要穴，三阴交是血证要穴，并有行湿的作用。皮肤病多与风、湿、热、血有关，因此，此二穴常配伍治疗。二穴俱泻，祛风行血，除湿止痒；泻曲池，补三阴交，祛风养血。

【讨论】

1. 本穴针感　屈肘针直刺，针感多在局部；略向肘关节曲面斜刺，针感多达于指端；略向上斜刺，针感多达于肱、肩部；略向下斜刺，针感多达前臂或食指部。

2. 经旨浅识

（1）《灵枢·五禁》篇指出：“热病脉静，汗已出，脉盛躁，是一逆也”，热病之脉，本应洪大，反见沉静，是因邪盛正虚之故，热病汗出，邪从汗解，脉当平静，反见脉盛而躁烦，是因汗出伤津，邪气反盛之故。针治宜补复溜养阴，泻曲池、内庭清热。

(2)《金匮要略·血痹虚劳病脉证并治》篇中说："血痹病从何得之？师曰：夫尊荣人骨弱肌肤盛，重因疲劳汗出，卧不时动摇，加被微风，遂得之。但以脉自微涩，在寸口、关上小紧，宜针引阳气，令脉和紧去则愈。"脉微是阳气微，脉涩为血滞，关上小紧，是外感风邪，邪中较浅，故用针刺治疗，导引阳气，通调营卫，使阳气畅行，则邪气自去，邪去则脉紧自和。血痹之证，多为局部性肌肤麻木不仁，多用患野腧穴局部疗法。从其脉象，辨证取穴，整体治疗，宜泻曲池、三阴交，或配灸，或配泻灸患野腧穴，引导阳气，祛风行血，通调营卫，使阳气通畅，营卫调和，则脉紧自和，血痹自愈。

(3)《灵枢·五禁》篇指出："著痹不移，䐃肉破，身热，脉偏绝，是三逆也。"是指湿邪偏盛，留着经脉而不移的着痹，证见肌肉萎缩，而又身热，是湿邪化热，伤形成痿，其脉本应洪盛滑实或滑数，反见细弱或脉微欲绝，是形气败伤之故。若取泻曲池、阴陵泉清化湿热，待湿热稍祛，即补合谷、太白，健脾益气，交替施治，尚可向愈。

3. 注意事项　针治血压不稳定的脑血栓形成病人，或针曲池、足三里用于降血压时要特别注意，应每次针前测量血压，防止针刺巧合发生脑出血。例如一位患脑血栓形成的患者，董某，男，52 岁，干部，于 1982 年 6 月以"脑血栓"形成收住我院内二科治疗。后因左半身麻木，活动不便而求治针灸。针补左侧曲池、合谷、足三里等穴，针四次后患肢无明显好转，亦无任何不良反应。9 月 22 日下午 5 时许，第五次针治，取穴手法同前，拔针后一两分钟，患者表情异常，即刻询问，已不能讲话，只用手指指头。顷刻目光呆滞，气促痰鸣，头汗出，呕吐，即测血压，收缩压高达 300mmHg 以上，当即回病房抢救无效，约一小时后死亡。经会诊确定死于脑出血。脑出血之前因是：平时血压不稳定，当天早晨和早饭后活动量较大，血压尚高。下午五时，又是在血压过高及极度疲劳的情况下针治，加之补左曲池、足三里，巧合促使血压增高而发生脑出血。

【歌括】

曲池屈肘横纹头，周身风邪俱能瘳，
清宣经气解肌表，泻刺寸余肤病休，
功如荆防羌独芷，效似芩菊葛蝉牛。

第四节　肩　髃

肩髃，因位于肩上髃骨端而命名；又名中肩井、扁骨、肩头、偏骨、髃骨、肩尖、尚骨、肩骨；是手阳明经的肩部腧穴，也是手阳明经、阳跷脉的交会穴；为主治肩关节及肩臂病变的常用穴。

关节部位是气血聚会之处，阴阳气血内外出入之要道，邪气易于侵袭，外邪侵袭，阴阳失调，经络失畅，气血壅滞，则关节闭合，要道阻塞；阳郁则热，阴郁则寒，血瘀则痹，故关节部位易于发生痹阻。机体虚弱，气血亏虚或精血不足，则关节失养；劳动过度，损伤关节，则易于发生损伤性病变。取本穴虚补实泻，热配透天凉，寒配艾灸或烧山火或拔罐。肩关节病多实证和虚中夹实证，故取本穴多用泻法和先泻后补之法。非真正虚证，不可施用补法，补之易使要道阻塞，影响祛邪和经络气血的通畅。

肩髃、肩髎的功能、治疗范围、针刺注意事项和艾灸问题基本相同，因此，仅撰肩髃作为代表穴。

【治疗范围】

位于肩端两骨间陷中的肩髃穴，其针感能扩散至整个肩关节周围，或循手阳明经下走前臂。依其穴位所在、针感的走向、手阳明经的循行和经筋的分布，肩髃主治手阳明经循行处之肩、肩臂疾患。

《素问·五脏生成》篇说："人有大谷十二分……此皆卫气之所留止，邪气之所客也，针石缘而去之。"十二大谷之一的肩关节为邪气所客发生的肩关节疾患，针刺本穴直达病所，祛邪愈病，是不可少的腧穴。

《灵枢·刺节真邪》篇说："虚邪偏客于身半，其入深，内居荣卫，荣卫稍衰，则真气去，邪气独留，发为偏枯。其邪气浅者，脉偏痛。"属于营卫功能衰减，真气离去，邪气独留的偏枯和邪留浅表，血脉不和的偏痛，施用局部疗法。肩髃是治疗上肢偏枯、偏痛的常用腧穴。

【功能】

局部取穴　用补法，有壮筋补虚、强健关节之效；用泻法，舒筋活络、祛邪散滞。配透天凉，消散郁热；配艾灸或烧山火，有温散寒湿之功。

【主治】

上肢痿软、肩关节痛、肩臂痛、痹证、肩峰下滑囊炎、冈上肌肌腱炎、半身不遂。

【临床应用】

1. 上肢痿软　凡肺燥津伤、湿热浸淫、气血亏虚、肝肾不足、脾虚湿盛为因，以及流行性脑脊髓膜炎、流行性乙型脑炎、闭塞性脑动脉炎、病毒性脑炎、小儿麻痹后遗症等而见上肢痿软者，均可配取本穴。并多与患肢腧穴肩髎、曲池、合谷、外关、手三里选配，或与臂丛处（强刺激不留针）相配，同以下辨证取穴处方，同时或交替施治，标本兼顾。

(1)肺燥津伤型：与配补肺经原穴太渊和肾经的母穴复溜，补肺润燥，金水相生之法，交替施治，或与配泻尺泽、内庭，补复溜，清热养阴之法，交替施治。

(2)湿热浸淫型：与配泻脾经的合水穴阴陵泉和胃经的合土穴足三里清利湿热之法，交替施治。

(3)气血亏虚型：与配补具有补气的合谷和养血益阴的三阴交（或血海）补益气血之法，交替施治。

(4)肝肾不足型：与配补肝经的原穴太冲和肾经的母穴复溜，或与配补肝经的母穴曲泉和肾经的原穴太溪，补益肝肾以益筋骨之法，交替施治。

(5)脾虚湿盛型：与配泻具有利水行湿的阴陵泉和补益脾土的足三里（或太白穴）健脾祛湿之法，交替施治。

2. 肩关节痛、肩臂痛 取本穴,虚补实泻,寒配艾灸或拔罐或烧山火,分别可收温经散寒、通经活络、祛邪散滞、宣通气血、壮筋补虚、补益虚损等功效。患野取穴可与肩髎、臂臑或以痛为腧的阿是穴配治。

(1)属于气血郁滞型者,上方可与泻间使、三阴交行气活血之法,同时或交替施治。

(2)属于气血双亏型者,患野腧穴改用补法,或再与补合谷、三阴交补益气血之法,同时或交替施治;若恐局部施补滞塞,患野腧穴可改用泻法或先泻后补之法;若属本虚标实者,患野腧穴施用泻法,以治其标实,配补合谷、三阴交以补其本虚。

(3)属于风湿型者,患野腧穴施用泻法,配艾灸或配烧山火,或再与泻灸曲池、阴陵泉祛风除湿散邪之法,同时或交替施治。

无具体疼痛部位或痛点者,多属虚亏,不可以痛止痛。患野取穴应用补法或先泻后补之法,或根据不同的病理类型辨证取穴整体治疗。少数病例,局部剧痛(按之痛减或伴有体虚或以实治无效者),实属虚亏性痛,不可单纯地以剧痛属实,患野取穴施用泻法,以免造成虚虚之弊。

3. 痹证

(1)风寒湿痹:属于风寒湿邪,侵袭肩关节,痹阻经络,壅滞血脉,络道不通,血气不行的肩关节痹证,采取患野取穴直达病所的局部疗法,取泻肩髎、肩髃、阿是穴,配艾灸或烧山火、通电,以驱逐肩部的风寒湿邪,疏通经络气血的闭滞,使邪气无所留止而病愈。患野取穴亦可与不同类型的风痹、寒痹、湿痹的辨证取穴配治。其辨证取穴可参膝眼一节。

(2)热痹:因风寒湿邪郁而化热,或热蕴于内,复感湿邪,壅阻脉络所致的肩关节热痹,取泻肩髃、肩髎、阿是穴,或配透天凉,以收消散郁热,宣导气血,通络止痛之效。患野取穴可与辨证取穴交替施治、标本兼顾。如配泻曲池(或合谷)、内庭(或解溪),清热通络,散邪止痛;配泻曲池(或合谷)、三阴交,清热凉血,行血活络;或配泻曲池、足三里、阴陵泉,清利湿热,畅中通络。如属涉及多个关节热痹者,以上诸方不配患野腧穴,收效亦佳。

(3)痰瘀痹阻:病程较长,反复发作,关节疼痛,遇冷加重,活动不便,或有畸形,强直肿大,舌质紫,舌苔薄白或白腻,脉象弦涩等,取泻本穴针上灸,配泻丰隆、三阴交,祛痰行瘀,祛邪通络。

风寒湿痹或热痹,若病久气血虚衰,营卫枯涩;或肝肾两亏,筋骨枯槁;或痰瘀内著,经脉闭阻;或热痹又见热甚伤津,津液亏耗;或脾虚生湿,湿蕴化热者,在补益气血、补益肝肾、化痰祛瘀、养阴生津、清热养阴、健脾祛湿和清利湿热的辨证取穴治病求本的基础上,与以上的患野取穴(虚补实泻,或先泻后补,热痹不可施用补法)同时或交替施治。

4. 肩关节周围炎 本病属于中医学的“痹证”范畴,一般称为“漏肩风”“肩凝”“冻结肩”或“肩痹”。以五十岁左右为多见,故有“五十肩”“五十病”之称。多因扭伤、过劳和局部受寒或感受寒湿所引起。本病早期以肩部疼痛为主,呈弥散性,夜间痛重,甚至痛醒,晨起活动后减轻。晚期以功能障碍为主,抬肩、外旋、外展动作受限,随着病情的发展,组织产生粘连,功能障碍加重而形成“冻结肩”“肩凝”。取泻本穴,或配艾灸或通电或拔罐,治疗穴位所在处有明显压痛和外旋、外展、举臂疼痛,活动障碍者,可配泻肩髎、阳陵泉,或配刺臂丛(用强刺激,略向下刺,使针感走达臂部;略向前刺,使针感达于肩前部;略向后刺,使针感走达肩胛部)。外旋、外展疼痛,活动障碍者,配泻列缺或尺泽;举臂疼痛,活动障碍者,配泻臂臑或曲池或合谷,共奏舒筋活络,祛邪散滞之效。针刺本穴,亦可向肩前、肩髎和三角肌方向斜刺，使针感扩散至肩关节周围，或走向臂部。

5. 肩峰下滑囊炎　主要表现为上臂旋转及外展疼痛，功能障碍，肩外侧压痛，严重时可见肩轮廓扩大等。取泻本穴沿肩峰下水平面进针，进针后可向前后透刺，与阿是穴相配，或配泻肩髎、阳陵泉，共奏舒筋活络止痛之效。

6. 半身不遂　取本穴治疗半身不遂症状中的上肢不遂。

患野取穴治疗上肢不遂，多选取肩髎、曲池、合谷、手三里、外关和臂丛部（位于锁骨内1/3与外2/3交界处，上一寸。强直性瘫痪用中等刺激多留针，弛缓性瘫痪用弱刺激不留针）相配。属于强直性瘫痪，施用泻法，舒筋活络；属于弛缓性瘫痪，施用补法，壮筋补虚。患野取穴亦可与不同病因和病理类型的辨证取穴同时或交替施治，标本兼顾，因果并治。

在针灸治疗期间，因忽视配取肩部腧穴，或因长期卧床不能活动所形成的肩关节僵直、疼痛，可针泻肩髃、肩髎或臂臑，或配艾灸或拔罐或通电，共奏舒筋活络、通利关节之效。

针灸治疗半身不遂同药物治疗一样，下肢较上肢易于恢复。病程稍久，肩部肌肉多见萎缩或筋脉弛缓，肩关节形成半脱位，这是因在整个治疗过程中，忽视配取肩髃、肩髎穴之故。已出现肩部肌肉萎缩或半脱位者，应重视针补或补灸肩髃或肩髎穴，壮筋补虚，强健关节。

【病案举例】

例一：李某，女，7岁，住南阳县新店公社便庄村。1965年4月1日初诊。

主诉（代述）：半身不遂三个月（因脑外伤而得）。

现病史：三个月前因脑外伤住本院外科抢救，12月16日、28日先后作两次颅部缝合术。1965年1月7日又作扩创修补术。出院后遗留左侧上肢不能举臂，肘及手指不会伸屈，左下肢不会行走等症。外科诊断：颅脑外伤后遗症。

辨证：此系髓海损伤，筋脉失用之证。

治则：强壮筋脉。

取穴：一、二诊，针补左肩髃、曲池、合谷、足三里、三阴交、环跳；三、四诊，针补左肩髃、曲池、手三里、魄户、环跳、足三里、阴陵泉；五至九诊，针补左肩髃、膏肓俞、环跳、阳陵泉、足三里；十至十三诊，针补左膏肓俞、魄户、譩譆、肩髃，十三次治愈。

随访：1965年秋告知治愈未发。

例二：范某，男，45岁，住新野县王集公社背笼庄村。1966年7月2日初诊。

主诉：右肩关节痛年余。

刻下症：右侧肩关节困重酸痛，举臂、外展痛甚，活动受限，上举35°即痛。

辨证：气血瘀滞型肩关节周围炎。

治则：宣通气血，通经活络。

取穴：针泻右肩髃、阿是穴，隔日针治一次，四次治愈。

随访：治愈未发。

例三：杨某，男，13岁，住邓县穰东公社邹庄大队邹庄村。1971年2月27日初诊。

主诉：右上肢不会活动八天（因外伤而得）。

现病史：因马车撞伤右侧肩关节及肱骨部，其肱骨上1/3处肌肉损伤，伤口愈合后，发现右上肢不能活动，痿软无力，手指及前臂麻木。右肩肱部拍片：无骨折征象。外科诊断：神经撕裂，建议针灸治疗。

辨证:外伤筋脉,功能失调。

治则:补益筋脉。

取穴:一诊,针补右肩髃、曲池、合谷;二诊至四诊,上方去合谷加臂丛;五至九诊,针补右肩髃、臂丛;十至十二诊,上方加补右少海。

效果:三诊后右上肢能活动,麻木减轻;九诊后右上肢活动灵活,但伸肘时少海穴处稍有不舒;十二诊治愈。

随访:治愈未发。

例四:穆罕默德·艾哈麦德,男,22岁,埃塞俄比亚人。1979年6月12日初诊。

主诉:左上肢不能持物已年余(因被绳捆绑拷打而得)。

刻下症:左侧上肢疼痛,持物无力,肘不能伸,若持重物则腕、肘关节疼痛,肌肉轻度萎缩。

辨证:外伤经络,气血运行不畅,经筋失调。

治则:舒筋活络止痛。

取穴:针泻左肩髃、曲池、阳池、手三里,均用电针机通电。

效果:六诊后左上肢持物有力,关节疼痛减轻;十二诊后基本治愈;十三至十六诊巩固疗效。

【讨论】

1. 本穴针刺方向与针感 肩关节疾患,平举上肢,针宜直刺,针体直达关节腔内,使针感走达关节腔内;肩臂疾患,宜向下方斜刺或横刺,使针感走至上臂或前臂部;肩关节周围炎,宜向肩内、肩髎、三角肌方向斜刺,使针感达于肩关节周围或至肩臂部;冈上肌肌腱炎,宜向肩峰与肱骨大结节之间水平方向刺入,使针感透于患野。

2. 临床见闻 取本穴,针体直接刺入关节腔内,移动上肢易于弯针,甚至折针,应告诫患者注意。前人指出的"已针不可摇,恐伤针"的告诫,也正是为了防止弯针和折针。

1932年著者祖父针治一肩关节风湿患者,用钢丝自制的25号毫针,举臂(肘尖置于桌子上)直刺本穴二寸深,因针感过强,加之患者怕针,猛动上肢角度过大,将针折断(断入体内一寸)。1941年著者外表舅爷,针治一肩痛患者,用自制的24号钢针,举臂直刺该穴二寸深,因病人晕针跌倒在地,将针折断,断入体内一寸二分。这两例折针均未做任何处理,开始局部不能活动,此后,仅局部胀痛、酸痛,压按局部刺痛,活动上肢时局部刺痛、胀痛,时而剧痛,半年之后,仅每遇阴雨时局部微痛,剧烈运动如上肢上举、外展、内收活动较猛时,肩关节突然酸痛或剧痛一下即刻消失,余无异常。

3. 历代医家经验 本穴治证,前人有所阐述。如《玉龙赋》载:"风湿传于两肩,肩髃可疗";《胜玉歌》载:"两手酸疼难执物,曲池合谷并肩颙";《长桑君天星秘诀歌》载:"手臂挛痹取肩髃";《玉龙歌》载:"肩端红肿痛难当,寒湿相争气血狂,若向肩髃明补泻,管君多灸自安康";《百症赋》载:"肩髃、阳溪,消瘾风之热极";《十四经要穴主治歌》载:"肩髃主治瘫痪疾,手挛肩肿效非常";《针灸甲乙经》载:"肩中热,指臂痛,肩髃主之";《千金翼方》载:"颜色焦枯,劳气失精,肩臂痛不得上头,灸肩髃百壮"和《铜人腧穴针灸图经》载:"肩髃疗偏风半身不遂,热风瘾疹,手臂挛急,捉物不得,挽弓不开,臂细无力,筋骨酸疼,可灸七壮至二七壮,以差为度。"又说:"唐库狄钦若,患风痹手臂不得伸引,诸医莫能愈,甄权针肩髃二穴,令将弓箭向垛射之如故"等等,这对指导临床有一定参考价值。

4. 艾灸注意事项

(1) 肩关节或膝关节风湿，针体进入关节腔内，宜用针上灸，可使热力沿针体直接向内辐射和传导，较隔姜灸、温灸器灸效良。

(2) 针上艾炷灸，灸至患者知热即退，艾炷火炭，再换上新艾炷。如果退迟，患者热甚至痛时，术者宜急用拇食指指肚夹捏针体或近针体之针柄处，勿使继续传热，以免受灼痛。艾条针上灸较艾炷针上灸使用方便。

(3) 对热感迟钝患者，如将皮肤烧灸成紫红色甚至起疱，仍无热感者，术者宜视灸量为度，不可单依病人知热感度不足，而无限度地施灸或加大艾炷，或近距离施灸。

(4)艾灸本穴，《铜人腧穴针灸图经》说："若灸偏风不遂，七七壮止，不宜多灸，恐手臂细。若风病筋骨无力，久不差，当灸不畏细也。"《类经图翼》说："此穴若灸偏风不遂，自七壮至七七壮止，不可过多，恐致臂细。若风病筋骨无力，久不差，当多灸不畏细也。"艾灸本穴治疗偏风不遂，不宜多灸，恐致臂细，而治疗风病筋骨无力，不畏臂细。可能前者是属于脑出血或急性传染病引起的偏瘫，因艾灸助邪伤筋而致肩臂肌肉萎缩，后者可能是因外邪侵袭或血虚受风所致的肩臂筋骨无力，因艾灸能祛邪通络，又能补益虚损，故不致肩臂肌肉萎缩。强调了艾灸要选择适应证。

(5)《灵枢·刺节真邪》篇说："脉中之血，凝而留止，弗之火调，弗能取之"和《灵枢·禁服》篇说："陷下者，脉血结于中，中有著血，血寒，故宜灸之。"说明艾灸在血寒运行不畅、停留滞涩的情况下运用，有温经散寒，通利血脉的作用，可加强气血的运行，从而使血脉和利、肌肉解利。适用于寒痹证。

(6)《灵枢·背腧》篇记载的："气盛则泻之，虚则补之。以火补者，毋吹其火，须自灭也；以火泻者，疾吹其火，传其艾，须其火灭也。"艾灸的补法是燃艾令其自灭，不要用口吹，使火力缓缓透入；艾灸的泻法是，须频频吹火，使其快燃快灭，火力短而急速。其作用与艾条温和灸和雀啄灸法基本相同。

(7)《针灸资生经》指出："凡著艾得疮发，所患即瘥，若不发，其病不愈。"《针灸易学》说："灸疮必发，去病如把抓。"可见灸疮对机体治疗是有益的。引发灸疮之法，《针灸甲乙经》载："欲令灸发者，灸履鞴熨之，三日即发。"履鞴就是鞋底，虽经火灸，但总有感染危险，不可采用。

5. 重视辨证　本穴主治穴位所在处的局部病证。局部病证，既有虚实寒热之殊，又与整体功能状态密切关联。那种不辨虚实寒热，不分病理类型，不考虑内在因素，一律患野取穴，一概使用强刺激或中等刺激，机械地配艾灸或拔罐或通电等对症治疗之法，其结果往往是事与愿违的。临床应特别注意。

【歌括】

肩髃肩上偏骨端，肩臂疾患本穴担，
舒筋活络祛邪滞，壮筋补虚功能添，
虚补实泻二寸刺，或配艾灸火罐搬。

第五节 | 迎　香

迎香，又名冲阳，是手阳明大肠经的终止穴，有书将它列为足阳明经腧穴；为手足阳明经之会（足阳明经经别也循行于本穴）。迎者，接也；香者，气味也，因它能主治鼻塞不通，不闻香臭，有开通鼻窍、迎闻香臭的功效，故而命名“迎香”穴。

迎香是患野取穴，是治疗所在处和邻近处病变的常用穴。

引起鼻病的原因，多为内火、积热、湿热蕴蒸、痰浊上壅、风热上攻以及风、寒、燥、火和疫疠的侵袭。治以宣通鼻窍、宣散郁热为主。因此，取本穴多用泻法，很少施用补法。

【治疗范围】

1. 局部病　本穴位于鼻翼两旁五分之鼻唇沟中，使用患野取穴直达病所的局部疗法，它治疗穴位所在处的局部病变，如齿痛、鼻病、三叉神经痛等。

2. 经筋病　手阳明经筋“其支者，上颊，结于頄”。本穴所在处经筋弛缓，出现的面瘫，或经筋拘急出现的痉挛，亦属本穴的治疗范围。

【功能】

局部取穴　用泻法，宣通鼻窍、宣散郁热、舒筋活络；用补法，壮筋补虚。

【主治】

急性鼻炎、慢性鼻炎、过敏性鼻炎、鼻渊、鼻衄、萎缩性鼻炎、面神经麻痹、三叉神经痛、酒渣鼻、胆道蛔虫症。

亦治齿痛、面肌痉挛等。

【临床应用】

1. 慢性鼻炎　本病以鼻塞不通，嗅觉减退为特征。取泻本穴宣通鼻窍、疏散外邪。

⑴风寒袭肺，壅塞肺络，证见交替或间歇性鼻塞，常流清涕，甚则头痛、头胀，感受寒冷则症状加重，舌苔薄白，脉象濡细等。取泻本穴（或用食指指肚在本穴处沿鼻唇沟上下擦动，使之发热），配泻列缺，泻灸上星，共奏疏散风寒、宣肺通窍之效。

⑵肺胃蕴热，复感风热，证见时而鼻塞，鼻涕黄稠，不易擤出，鼻燥咽干，头胀不适，感热加重，舌苔薄黄，脉数等。配泻尺泽、曲池或风池，祛风清热，宣肺通窍；或配泻尺泽、合谷、内庭，清胃宣肺，宣通鼻窍。

2. 过敏性鼻炎　本病又称变态反应性鼻炎，常突然发病。多见于过敏性体质的人，有时与其他过敏性疾病，如哮喘、荨麻疹等同时并发。中医学称为“鼻鼽”。取泻本穴（或用食指肚在本穴处沿鼻唇沟上下擦动），配泻曲池，补太渊或肺俞，泻灸上星，共奏疏风散寒、补肺固表之效。或取泻迎香，泻灸百会、上星，疏散风寒，温通鼻窍，与补大椎、合谷，益气固表之法交替施治，标本兼顾。若兼见肺俞穴部位怕冷者，针泻迎香，艾灸肺俞，可收扶正祛邪、宣通鼻窍之效。

3. 鼻渊　本病以鼻流浊涕、鼻塞，甚则头痛脑涨为主症，故有“脑漏”之称。取泻本穴，宣通鼻窍、疏散外邪。

(1)因外感风热，或风寒化火，热熏鼻窍所致者，证见鼻塞不通，时流黄涕，甚则脓涕而有恶臭，嗅觉不灵，头痛，头昏脑涨，或伴有全身不适等症状。配泻列缺、曲池，或配泻尺泽、合谷，疏风清热，宣通鼻窍。

(2)因风寒侵袭，肺窍不通所致者，证见鼻塞不通，呈间歇性，时流浊涕或脓涕，有腥臭味，伴有头昏脑涨、记忆力减退、精神疲乏等症状。配泻列缺，灸上星，或配泻大椎(加灸)、列缺，疏散风寒，宣通鼻窍。

(3)因胆热上移，蒸熏鼻窍所致者，证见鼻塞不通，时流黄涕，甚则脓涕恶臭，嗅觉不灵，伴有头昏脑涨、偏侧头痛、口苦、胁痛等症状。配泻丘墟(或足临泣)、风池，清泻胆火，宣通鼻窍。

(4)患病日久，又属肺虚感寒者，可针补合谷、太渊补益肺气，艾灸或泻灸迎香、上星或神庭，散寒通窍。

4. 鼻衄　《灵枢·百病始生》篇说：“阳络伤则血外溢，血外溢则衄血。”衄血中的鼻衄，病因甚多，如外感病太阳失于表散，热郁于经；阳明失下，热郁于里；温病误用辛温，扰动经血；肝火犯肺，鼻络灼伤；胃火上攻，迫血妄行；阴虚火升，上损鼻络；肺热上壅，热伤鼻络；风热壅盛，伤及鼻络；等等，都可以引起本病。取泻位于鼻旁五分的迎香穴，具有清宣郁热之效，配取于有关辨证取穴的处方中，才能收到满意效果，单取本穴是临时治标之法。

5. 三叉神经痛　取泻本穴，治疗三叉神经中的上颌神经痛。局部疗法与下关、四白等穴配治，以收通经活络、散邪止痛之效，可配取于以下处方中。

(1)属于阳明热盛者，配泻合谷、内庭，或配泻曲池、解溪，清泄阳明郁热。

(2)属于痰火上扰者，配泻内庭、丰隆，清泻痰火。

(3)属于热盛风动者，配泻曲池、太冲或风池，清热息风。

(4)属于肝胃之火上攻者，配泻行间、内庭或解溪，清肝胃之火。

(5)属于风热外袭者，配泻曲池、外关，祛风清热解表。

(6)属于阴虚肝旺者，配泻行间，补曲泉或复溜，育阴清肝。

(7)属于胃火炽盛而伴有风动者，配泻太冲、内庭或解溪，清胃息风。

患病日久，上方收效不佳者，可作乙醇卵圆窝封闭，效果良好。

6. 酒渣鼻　本病多因肺胃积热，郁热熏蒸于鼻，血液瘀滞所致。取泻迎香、解溪(或内庭或陷谷以清胃热)、尺泽(以清肺热)，共奏清热凉血祛瘀之效，或素髎及鼻翼部小结节处点刺出血数豆许，针泻迎香、合谷、内庭，共奏活血化瘀、清热祛风通络之效。

【病案举例】

例一：尹某，男，15岁，住新野县沙堰公社李庄大队霞雾溪村。1966年6月7日初诊。

主诉：患鼻出血已三年，时出时止。

现病史：三年来鼻出血反复发病，时出时止。左侧鼻腔出血，阻塞鼻孔，血液流入口腔进入咽部，甚至进入胃部。近三天来鼻出血时多时少，伴有口鼻气热，咽干口渴、耳鸣、溲黄等症状，脉数。

辨证：阳明热炽，上冲鼻窍，迫血妄行之鼻衄。

治则：清热止血。

取穴：针泻迎香（左）、风池（左）、合谷，捻泻两分钟，留针五分钟后鼻衄即止。

随访：1966年6月29日告知在此针治一次愈，至今未发。

例二：陈某，男，13岁，住南阳市七一公社霍庄大队夏庄村。1981年12月25日初诊。

主诉：口眼㖞斜已十天。

现病史：于十天前不明原因突然右侧面瘫，口眼面肌向左侧㖞斜，右侧鼻唇沟变浅，右眼不能闭合，流泪，不能作皱眉、吹风活动，说话漏风，言语不清，咀嚼障碍，食物易于从口角流出。右侧耳后及侧头部无痛感。

诊断：面瘫（口眼㖞斜）。

治则：祛邪通经活络。

取穴：针泻右迎香、颊车、下关、太阳。

效果：二诊后面瘫减轻；五诊后，右眼能闭合，已不流泪。八诊痊愈。

【腧穴配伍】

1. 迎香与有关经腧穴配伍　鼻与肺的关系最为密切。风寒犯肺，肺气不宣，则鼻气不通，鼻流清涕；风热侵肺，肺失清肃，则鼻流浊涕，或鼻燥鼻衄；肺热壅盛，损伤鼻络，则鼻出血；热盛化风，则鼻翼煽动；肺热亢盛或肺燥津伤，则鼻流脓涕、黄涕，或鼻流脓血涕。心肝胆胃肠与鼻亦有关系，心、肝火旺或胃热炽盛，迫血妄行，则鼻衄；胆热上移，则鼻额疼痛或引起鼻渊。手足阳明、手太阳、足厥阴、督脉等经脉经过或起至鼻部及其附近，与鼻的联系密切。因此，鼻部的迎香穴，临床多与手足阳明、手太阳、足少阳、足厥阴和督脉经有关腧穴如合谷、曲池、列缺、尺泽、内庭、解溪、太冲、行间、上星、风池、丘墟、百会等配治。迎香配取于辨证取穴整体治疗的处方中，用于辅佐治疗；配取于标本兼顾，因果并治的处方中，用于治标治果。

2. 针泻迎香　配泻灸百会、上星，疏风散寒，温通鼻窍；配泻丘墟、风池，清泻胆火，宣通鼻窍；配泻行间、三阴交，清肝凉血止血；配泻合谷、尺泽，泄肺清热，开宣鼻窍；配泻灸风门、上星或百会，疏风散寒，通畅鼻窍；配泻尺泽，清肺热宣鼻窍；配泻大椎、列缺，疏风散寒，宣肺通窍；配泻曲池，疏风清热，宣通鼻窍；配泻合谷、三阴交，清热宁络，凉血止血；配泻列缺、上星（灸），疏散风寒，宣肺通窍；配泻尺泽、内庭，清肺胃之热以宣鼻窍。

【讨论】

1. 本穴针刺方向　针治鼻病，针尖宜沿鼻唇沟斜刺；针治胆道蛔虫症，针尖可向四白穴透刺。

2. 针刺注意事项　本穴所在部位肌肤浅薄，针感较为灵敏，刺之不当易于出血，临床应加注意。

3. 历代医家经验　迎香是治疗鼻病的常用穴，为历代医家所公认。如《玉龙歌》说："不闻香臭从何治，迎香两穴可堪攻"；《通玄指要赋》说："鼻窒无闻，迎香可引"；《灵光赋》说："鼻窒不闻迎香间"；《玉龙赋》说本穴："又攻鼻窒为最"；《铜人腧穴针灸图经》说："迎香治鼻有息肉，不闻香臭、衄血……"《十四经要穴主治歌》说："迎香主刺鼻失臭，兼刺面痒若虫行，先补后泻三分刺，此穴须知禁火攻"；《针灸甲乙经》说："鼻衄不利，窒洞气塞，㖞僻多洟，鼽衄有痈，迎香主之"；《医学纲目》说："鼻闭塞不闻香臭，刺迎香一分，沿皮向上，泻多补少，忌灸"；等等。这些实践经验，对于指导临床有一定的参考价值。

4. 艾灸问题 根据文献记载，本穴禁灸、不宜灸。依本穴所在的部位及其治证的病因和类型，一般不主张施用艾灸。属于寒邪所客的鼻疾患和鼻唇沟、上唇病变，只要不用直接灸、瘢痕灸，施用针上灸、艾条灸是可以的。

【歌括】

鼻旁五分是迎香，穴处诸疾收效良，
泻刺五分少补灸，祛邪散热免鼻伤，
健筋舒筋调鼻络，宣通鼻窍气息畅。

第四章

足阳明胃经

第一节 | 概　　论

【经脉的循行路线及病候】

1. 循行路线　起于鼻的两旁，上行交会于鼻根部，向旁交会于足太阳经的睛明穴，向下沿鼻外方进入上齿中，回转过来挟口角绕口唇，交会于督脉的人中穴，向下交会于任脉的承浆穴，退转过来沿下颔的后下方，浅出于大迎穴，沿下颌角前下方的颊车穴上行，散布于耳前的下关穴，经过耳前颧弓上缘交会于足少阳经的上关穴，沿着鬓发边缘交会于足少阳经的悬厘、颔厌穴，走至前额交会于督脉的神庭穴。其支脉，从大迎穴前向下走到颈部结喉旁的人迎穴，沿喉咙进入缺盆中，向后交会于督脉的大椎穴，向下内行，通过横膈，交会于任脉的上脘、中脘穴的深部，统属胃腑，联络脾脏。其直行之脉，从锁骨窝直下行至乳部内侧缘，再向下挟脐旁而行，直进气街部；其另一支脉，从胃的下口幽门部，沿腹腔深层下行至气街部，与前一直行之脉会合，由此下行至髀关穴，直达股前的伏兔穴，向下进入髌骨中，再向下沿胫骨外侧走向足背，进入足中趾内侧趾缝。其分支（上条支脉的分支）从膝下三寸处分出，向下进入足中趾外侧趾缝。又一分支，从足背分出，进入足大趾的趾缝，沿大趾前侧边缘出其端，与足太阴经脉相接合。属胃、络脾。本经腧穴治疗胃和同胃有关的他脏病证以及本经循行处的病变，都是通过它的内属脏腑，外络肢节经脉通路经气的作用而发挥疗效的。

2. 病候　本经病候多见胃痛、呕吐、呃逆、腹胀腹痛、消渴、善饥、高热、面赤、咽痛、齿痛、头痛、面瘫、狂、疟等，以及阳明经证、腑证和它循行处的下肢病变。是胃腑、胃经经气和有关部位受到致病因素的侵袭，在全身和体表出现的症状和体征。这些症状和体征，都是通过本经在它所联系的部位反映出来的，对于诊断和治疗起着重要的作用。这些病候的发生、发展、传变和痊愈过程，也都是通过本经实现的。它们所反映的这些病候，都是本经腧穴的治疗范围，是通过本经经脉和改善本经经气而收效的。

【胃的生理病理】

胃居膈下，上接食道，下通小肠，与脾相表里。它的主要生理功能是主受纳和腐熟水谷，与脾同司升清降浊。其病理变化主要表现在胃的受纳和腐熟水谷方面。凡饮食不节，饥饱失常，或冷热不适，影响胃腑生理功能引起的胃寒、胃热、胃虚、胃实的病证，都属本经有关腧穴的治疗范围。因脾代胃输送水谷之精微而主运化，脾胃共司升清降浊之职，故多与脾经腧穴配治。属于脾胃同病、肠胃同病、肝气犯胃、心胃同病以及肺脾气虚、脾肾阳虚引起的胃腑病证，分别与脾、肝、心、肺、肾经有关腧穴及其背俞穴和大肠的俞募穴、下合穴以及任脉的有关腧穴配治。

胃腑病之所以出现以上的兼见同病和肺脾气虚、脾肾阳虚引起的胃腑病证，是因为胃经与心、肝、脾、肺、肾、大肠、小肠经相互联系，互为影响之故。其经络之联系，如足阳明经脉，属胃，络脾，“起于胃口，下循腹里”，其中经过肠腑，其经别“入于腹里，属胃，散之脾，上通于心”；足太阴经脉“入脾，属脾，络胃”，其络脉“入络肠胃”；手太阳经脉“络心，抵胃，属小肠”；手阳明经脉“络肺，下膈，属大肠”，其中经过胃腑；足厥阴经脉“挟胃，属肝，络胆”；手太阴经脉“起于中焦，下络大肠，还循胃口，上膈属肺”；足少阴络脉经过肠胃，上走于心包之下。

【所属腧穴的分布及治疗范围】

1. 本经腧穴　有头维、下关、颊车、承泣、四白、巨髎、地仓、大迎、人迎、水突、气舍、缺盆、气户、库房、屋翳、膺窗、乳中、乳根、不容、承满、梁门、关门、太乙、滑肉门、天枢（大肠募穴）、外陵、大巨、水道、归来、气冲、髀关、伏兔、阴市、梁丘（郄穴）、犊鼻、足三里（合土穴）、上巨虚（大肠下合穴）、条口、下巨虚（小肠下合穴）、丰隆（络穴）、解溪（经火穴）、冲阳（原穴）、陷谷（输木穴）、内庭（荥水穴）、厉兑（井金穴）等45个穴。分布在额角、面颊、口旁、颈部、缺盆、胸腹第二侧线、股前、膝外、胫骨外前缘、足背、次趾外侧及其端等处。其共同性是：都治疗所在处和邻近处的局部病。其特异性则是：膝以下腧穴，还治疗头额、面颊、口、齿、鼻、胸、乳、腹、胃、肠、脾和热性病及精神方面疾病；腹部腧穴还治疗穴下脏器的胃、肠腑病和妇女病；丰隆还有祛痰的特殊作用；足三里还有降血压、祛痰和益气健脾作用；上巨虚是大肠下合穴，还治疗大肠腑病；下巨虚是小肠下合穴，还治疗小肠腑病；水道穴还有利水作用。因此，膝以下和腹部腧穴使用很广，治证颇多。

伤寒病中的阳明经证、腑证和太阴证、厥阴证（寒热错杂型），分别是内庭、解溪、足三里、上巨虚、天枢等穴的治疗范围。

温病中的气分证候，如热盛伤津型、湿热留恋型和热结肠道型，分别是天枢、足三里、上巨虚、内庭、陷谷、解溪、丰隆等穴的治疗范围。

2. 本经交会于他经的腧穴　有交会于督脉的人中、神庭、大椎，任脉的承浆、上脘、中脘，手阳明经的迎香，足太阳经的睛明，足少阳经的上关、悬厘、颔厌等。

3. 他经交会于本经的腧穴　有足少阳经交会于本经的下关；足少阳、阳维脉交会于本经的头维；手阳明、阳跷脉交会于本经的地仓；阳跷脉交会于本经的承泣、巨髎。气冲为冲脉所起，承泣又与任脉所会。其中，下关还治疗胆火上攻的耳前痛，头维还治疗足少阳为病的少阳头痛和阳维为病的头痛。气冲还治疗冲脉为病的少腹痛、瘕疝等。

本章常用穴：承泣、下关、颊车、梁门、天枢、归来、足三里、上巨虚、丰隆、解溪、内庭。

第二节　承　泣

承泣又名面窌、鼷穴、溪穴、溪穴。承者，承接也；泣者，眼泪也，泪泣也。因本穴位于目下七分，承接眼泪之处，故而命名为“承泣”穴。

承泣是足阳明胃经的起始穴，又是任脉、阳跷脉、足阳明经之交会穴。

位于眼眶下缘与眼球之间的承泣穴，是患野取穴，也是治疗眼病的常用穴。

【治疗范围】

眼睛之所以能视万物、辨五色、审长短，有赖于五脏六腑之精气上行灌输。气血风水肉五轮，分属心、肝、脾、肺、肾。其眼通五脏，气贯五轮。故《灵枢·大惑论》篇说：“目者，五脏六腑之精也”。

手阳明经，上挟鼻孔；手少阴经系目系；手少阳经，至目锐眦；阳跷脉，至目内眦；阳维脉，络于眉上；阴跷脉，属目内眦；督脉，循额至鼻；足阳明经，起于鼻，旁纳足太阳之脉；任脉，循面入目；足太阳经，起于目内眦；足少阳经，起于目锐眦；手太阳经，至目锐眦、目内眦；足厥明经，连目系，从目系颊里。故《素问·五脏生成》篇说：“诸脉者皆属于目”。

眼与脏腑、经络关系密切，外感诸邪，内伤诸疾均能导致眼病。对于脏腑、经络反映的眼疾患，均可配取本穴施治。眼病有虚有实，有寒有热。本穴对于属实、属热之眼病，收效迅速，对于属虚、属寒之眼病，收效缓慢。

治疗眶内疾患，针从眶下缘之中点与眼球之间，紧贴眶缘垂直刺入眼球下，使针感达于整个眼球；治疗下眼睑疾患，针从眼眶沿皮向外或向内侧（鼻侧）横刺，或从眼眶骨外缘向下（口角）斜刺或横刺。

【功能】

局部取穴 用泻法，有祛邪明目、舒筋活络之效；用补法，补虚明目。

用三棱针点刺眼睑局部出血，有泄血祛瘀、宣散郁热之功。

【主治】

胞睑肿胀、急性结膜炎、夜盲、角膜炎、面神经麻痹、面肌痉挛、眼轮匝肌痉挛、眼球震颤、视神经萎缩、视神经炎、近视、睑缘炎。

【临床应用】

1. 胞睑肿胀 因肺脾壅热，风热上攻，血分热盛，上冲胞睑所致。证见目先赤痛，眼胞肿胀，如杯如桃，珠痛连胞，痛连前额，热泪时出，怕热羞明等。取泻本穴宜沿皮向内（鼻侧）或向外（外眦）平刺，或用三棱针点刺局部近下眼睑处出血，消散下眼睑肿胀。配泻攒竹、丝竹空或上眼睑血络出血，泄血散热，消散壅肿；或配泻合谷、风池、阳白或点刺上胞睑血络出血，祛风清热，凉血解毒。

2. 面神经麻痹、面肌痉挛、眼轮匝肌痉挛 取施承泣穴，沿皮横刺，治疗牵及本穴所在处的病变，如眼轮匝肌痉挛中的下眼睑痉挛，面神经麻痹中的下眼睑拘急、弛缓，以及面肌痉挛中牵及下眼睑者。虚补实泻，以收舒筋活络，祛邪解痉和健筋补虚之效。以上病证，使用患野取穴的局部疗法，常与患野有关腧穴配治。

3. 近视 后天性近视，取刺本穴，使胀感达于整个眼球，具有调节眼部经气的作用，效果满意。多数病例拔针后即感眼球清凉、视物清楚。少数病例，视力较针前明显提高，亦有针治几次即获痊愈者。待视力基本恢复正常时，应针补肝俞、肾俞，或针补复溜、曲泉，补益肝肾，巩固疗效。针刺本穴无针感或效果较差者，多数属体质较差或伴有虚亏性疾病，应根据体质和兼证，配取有关腧穴施治或整体治疗。如伴有肺肾两虚症状者，配补合谷、复溜；伴有肝肾不足症状者，配补肝俞、肾俞，或复溜、曲泉；伴有气血双亏症状者，配补三阴交、合谷或足三里；伴有肝血不足症状者，配补肝俞、膈俞或三阴交。

4. 睑缘炎　此病属于中医学的“睑弦赤烂”和“眦帷赤烂”二证。取泻本穴，疏散风热止痒，可用于治疗下眼睑睑弦赤烂。常配取于以下治则处方中。

（1）风湿型：多因脾胃素有湿热，复感风邪，风与湿热郁结眼睑所致。证见睑缘潮红多泪，少眵或无眵，多痒少痛，虽有痂皮，但较轻薄。配泻攒竹（沿眉向鱼尾穴横刺）、曲池（或风池）、阴陵泉，祛风利湿。

（2）湿热型：多因湿热相结眼睑所致。证见睑缘赤烂，眵多或无，痛痒并重，结痂厚实，拭去痂块，则见局部糜烂胶黏等。配泻攒竹、合谷、阴陵泉，祛风清热渗湿。

【病案举例】

例一：内盖吐·艾力姆，男，9岁，埃塞俄比亚人。1979年元月11日初诊。

主诉：患口眼㖞斜已三个月（因感冒而致）。

刻下症：右侧口眼面肌向左侧㖞斜，右侧鼻唇沟变浅，右眼流泪，不能闭合，不能作皱眉、吹风动作，言语不清，吹风漏气，咀嚼障碍，右侧下眼睑呈阵发性痉挛。面部发紧。脉数。

辨证：感受外邪，邪客面部经络，筋脉失调之面瘫。

治则：散邪舒筋活络。

取穴：针泻右承泣、太阳、下关、颊车、迎香。

效果：十诊后面瘫明显减轻，二十二诊治愈。

随访：1979年7月10日患者前来告知治愈未发。

例二：崔某，男，75岁，住南阳县槐树湾公社蒲山大队李湾九队。1969年4月30日初诊。

主诉：左眼红肿热痛已十余天。

刻下症：左侧眼球充血，红肿热痛，痛痒交作，流泪，多眵，羞明怕热，视物不清。

辨证：天行赤眼热盛型。

治则：清热凉血解毒。

取穴：针泻左承泣，点刺左太阳穴出血。

效果：二诊后左眼红肿、灼热已愈，不流泪，痒轻眵少，四诊痊愈。

【腧穴配伍】

承泣是治疗眼病的常用穴，临床上多与眼区之睛明、攒竹、阳白、丝竹空、瞳子髎等有关腧穴配治，常配取于辨证取穴整体疗法的处方中，标本兼顾，因果并治。循经取穴，又多与患病所在处有关经脉如手足少阳、手足阳明、足厥阴、手少阴等经肘膝以下有关腧穴配治。

【讨论】

1. 本穴禁灸　《针灸甲乙经》说：“刺入三分，不可灸。”《外台秘要方》：“甄权云……禁不可灸，无问多少，三日以后眼下大如拳，息肉长桃许大，至三十日即定，百日都不见物，或如升大。”《西方子明堂灸经》说：“针四分半，不宜灸，灸后令人目下大如拳，息肉日加如桃，至三十日定不见物。”近代针灸医书记载，亦多言禁灸，或写古书禁灸。根据本穴治疗范围和所在部位，古书记载不宜灸、禁灸，是符合实际的。施用艾灸，不利病情，又易损伤眼球，会影响视力或加重眼病。至于《外台秘要方》所说的灸后出现的弊害，著者临床既没有见闻，其理亦费解。

2. 本穴针刺深浅　《圣济总录》说：“承泣穴，只可针三分，深即令人目陷，陷即不治。睑池上下四穴，针只可深一米许，过深令人血灌黑睛，视物不见，不可治也。”《针灸甲乙经》也说："刺入三分，不可灸。"近代针灸医书记载，有"针三分"；有"针五至八分，不作捻转"；有"沿眶下缘直刺三至四分，或直刺一至一寸五分"；有"直刺，嘱病人向上看，固定眼球，针尖沿眼眶下壁缓慢刺入，深一至一寸五分，横刺透睛明"；《铜人腧穴针灸图经》还说："灸三壮，禁针，针之令人目乌色"；等等。

取刺本穴，治疗眼外疾患，从眶下缘之中点与眼球之间，紧贴眼眶下壁缓慢刺入三至五分深；治疗眼睑疾患，从下眼睑沿皮向外侧或向内侧横刺五至六分；治疗眼底疾患，首先将眼球略向上推移，然后固定眼球，从眶下缘与眼球之中点刺入。由于眶缘稍高眼底稍低，针尖宜先稍向下缓慢刺入，越过眼球赤道后，可稍往上缓慢刺入，再紧贴眼球壁进入，深达一寸五分。出针后即刻用小棉球按压穴孔，以免出血。只要选穴定位准确，操作细心，缓慢进出针，是不会损伤眼球的。至于"针之令人目乌色"和"深即令人目陷，陷即不治"之说，可能是伤及眼球或眼内血管，致使眼球内陷或血灌黑睛所致。临床有因操作不慎，损伤眶内血管，拔针后局部皮肤及眼球下 1/3 呈半月形青紫，视力稍受影响。但无需作任何处理，五至十天后青紫可自行消失，视力也随之恢复正常。

3. 临床见闻　1970 年针治一近视患者，用 26 号毫针刺入一寸二分深，因操作不慎，进针较快，捻转角度较大，快速拔针后又未用棉球压按穴孔，即刻整个眼球发红，并因内出血而外凸，视物不清。眼科检查眼底无异常。眼部用毛巾冷敷十数分钟后，嘱患者回家热敷。半月后眼球及视力恢复正常。本穴易于出血，退针后可用小棉球压迫局部 2~3 分钟，以防出血。

【歌括】

目下七分是承泣，用于穴下睑目疾，
舒健眼睑筋脉络，疏散风热外邪祛，
多泻少补禁艾灸，勿伤眼络刺入七。

第三节｜颊　车

颊车，是前人依其所在部位的形态而命名的；又名机关、曲牙、鬼床；是足阳明经的颊部腧穴。

颊车是患野取穴，是主治穴位所在处和邻近病变的常用穴。

【治疗范围】

《灵枢·经脉》篇说："胃足阳明之脉，起于鼻之交頞中，旁纳太阳之脉，下循鼻外，入上齿中，还出挟口环唇，下交承浆，却循颐后下廉，出大迎，循颊车。"《灵枢·经筋》篇说："手阳明之筋……其支者，上颊，结于頄""手少阳之筋……其支者，上曲牙，循耳前，属目外眦""手太阳之筋……其支者，上曲牙，循耳前，属目内眦”“足阳明之筋……其支者，从颊结于耳前”。位于曲颊耳垂前的颊车穴，其针感扩散于局部，走向下齿槽。依其穴位的所在、针感的走向、经脉的循行和经筋的分布，本穴主治穴位所在处和邻近处病变，如面神经麻痹、三叉神经痛、齿痛、咬肌痉挛、牙关紧闭等。

【功能】

局部取穴　用泻法，祛邪散滞、舒筋活络；配艾灸或烧山火，散寒祛邪；配透天凉，有消散邪热之效；用补法，有壮筋补虚之功。

【主治】

齿痛、咬肌痉挛、习惯性下颌关节脱位、下颌关节炎、牙关紧闭、口噤不开、痄腮、三叉神经痛、面神经麻痹。

【临床应用】

1. 齿痛　取泻本穴或配透天凉，针沿下颌向大迎方向刺入，使针感走向下齿部，主治因胃火、风火、湿热之邪，循经上扰，致使阳明经气郁热壅闭的下齿痛，具有宣散下齿部郁热、通络止痛之效。患野取穴，视其疼痛部位而配穴，如痛窜耳后者，配泻翳风；痛向于耳者，配泻耳门或听会；痛窜颞部者，配泻太阳；下臼齿痛者，配泻下关。患野取穴与辨证取穴相配，因果并治，收效更良。

(1) 胃火牙痛：配泻内庭或解溪，清泻胃火，消散郁热。若上下齿痛者，上方加泻合谷、下关。

(2) 风火牙痛：配泻合谷、内庭，或配泻曲池、解溪或陷谷，疏风清热，兼清胃热。若上下齿痛者，上方加泻下关。

(3) 湿热牙痛：配泻阴陵泉、足三里或内庭，清热利湿，通络止痛。本型牙痛多见于龋齿，用上方临时止痛尚可，但不易根除。

(4) 肾虚牙痛：肾阴不足，虚火上炎引起的下齿痛，取泻本穴，清热通络以治其标，配补复溜、太溪，滋阴补肾以治其本。或取泻颊车、照海，补太溪，清热通络，滋阴降火。“肾主骨，齿为骨之余”。肾气不足，精血亏虚，牙齿不固之齿痛，一般不可取泻或配补本穴。因泻之伤正，补之易滞。

2. 咬肌痉挛　取泻本穴直达病所，祛邪散滞，舒筋活络，同下关穴（向下方斜刺）配治，共收缓解痉挛之效。二穴常与不同病因或病理类型的整体取穴配治，标本兼顾，因果并治。

3. 痄腮　外感时行瘟毒，壅遏少阳、阳明二经，致使气血受阻，经络失畅，而腮部肿胀疼痛。邻近取穴，取泻足阳明经曲颊部的颊车穴，治疗痄腮漫肿热痛，具有消散壅滞、清泻局部郁热的作用。与翳风、合谷配伍，共奏清热散肿之效。患野与循经取穴配治，配泻翳风、丘墟、外关或中渚，清热散肿，清泄少阳壅热；或配泻翳风、内庭、曲池，清热消肿，清泄阳明郁热。

4. 三叉神经痛　取泻本穴向地仓或大迎穴方向斜刺二寸，或配透天凉，使针感走向下齿槽处，主治三叉神经的下颌神经痛。局部疗法，配泻翳风、下关、地仓等穴，通经活络，祛邪止痛。临床上局部取穴又多与整体治疗辨证取穴同时或交替施治。其具体施治内容可参见下关一节“三叉神经痛”。

5. 面神经麻痹　《百症赋》说：“颊车地仓穴，正口㖞于片时。”《玉龙赋》说：“地仓颊车疗口㖞”。《玉龙歌》说：“口眼㖞斜最可嗟，地仓妙穴连颊车，㖞左泻右依师正，㖞右泻左莫令斜。”取本穴主治颊肌瘫痪，鼓颊困难，针向地仓或大迎穴方向刺入，务使针感走达颊部，虚补实泻，风寒配艾灸，可收舒筋活络、壮筋补虚、祛邪散滞之效。采取患野取穴的局部疗法，常规治疗，多与地仓、下关、太阳等穴配伍，若遗留不能皱眉活动者，加阳白；上下唇活动不便者，加人中、承浆；若出现耳后痛者，加泻翳风；伴见胆经火旺，循经上扰，足少阳经侧头痛，痛向颞区者，加泻风池；人中沟歪斜并见流涎者，加人中。筋脉弛缓者施用补法，筋脉拘紧或伴有轻度痉挛者，施用泻法。由拘急转为弛缓者，可用先泻后补之法，由弛缓趋于正常者，仍用补法。患病初期，虽然面部筋脉弛缓，患野取穴仍用泻法或先泻后补之法，先祛其邪后扶其正；患病日久，面部筋脉拘急，或患者自觉面部发紧者，患野取穴，仍须用泻法，以祛邪舒筋活络为主，然后扶正，否则邪闭而难愈。

关于患野取穴与辨证取穴相配，参见下关一节。

【病案举例】

例一：王某，男，23岁，住南阳县四棵树公社张才沟大队高化俏村。1970年4月21日初诊。

主诉：左侧面痛已一年，近五天加重。

现病史：1969年4月患病，近五天加重，左侧三叉神经第三支分部处呈阵发性跳痛和灼热痛，一日十数次，甚至数十次。

既往史：1967年患脑膜炎，后遗易忘和轻度痴呆。

诊断：三叉神经痛。

治则：宣散郁热，通络止痛。

取穴：针泻左颊车、翳风、合谷、地仓。

效果：一诊后痛止；二至四诊巩固疗效。

例二：麻某，男，39岁，南阳市百货公司职工。1969年11月7日初诊。

主诉：口眼㖞斜已四个多月（因夜卧露天而得）。

现病史：四个多月前因内热炽盛，夜卧露天之处，出现右侧口眼面肌向左侧㖞斜，右眼不能闭合，流泪，不能作皱眉、吹哨活动，咀嚼障碍，言语不清，右侧鼻唇沟变浅，自觉右侧面颊发紧，按之困痛，右耳闷塞，听力减退。体胖，血压正常。

曾在上海、长治、南京等地医院以面神经麻痹先后针治60多次，服中药90余剂，穴位注射维生素B_1、维生素B_{12}多次，并作过理疗，均无效。

辨证：依其病程、治疗经过和症状，系面部筋脉弛缓、肌肉失调之面瘫。

治则：首先祛邪扶正，然后壮筋补虚。

取穴：一至十二诊，针右颊车、下关、太阳、禾髎、大迎，用先少泻后多补之法，祛邪扶正；十三至二十三诊，针补右颊车、下关、太阳、阳白、禾髎、大迎，壮筋补虚。

效果：十二诊后面瘫减轻80%；十七诊后面瘫基本治愈；二十三诊痊愈。

随访：半年后告知治愈未发。

例三：王某，男，33岁，住南阳县安皋公社安皋大队。1965年4月6日初诊。

主诉：口眼㖞斜十天。

现病史：十天前突然左侧嘴角麻木，继而左侧口眼面颊向右侧㖞斜，左侧眼睑不能闭合，流泪，咀嚼障碍，语言不清，不能作皱眉和吹哨活动，左侧鼻唇沟变浅，舌质红苔白，脉象滑数。素体虚弱，有胃痛史。

诊断：面神经麻痹。

治则：祛邪活络，调补筋脉。

取穴：一诊，针泻左颊车、太阳、下关、地仓，祛邪活络；二诊至四诊，针取上穴用先泻后补之法，祛邪扶正。

效果：一诊后流泪轻，左侧面肌㖞斜明显减轻；三诊后基本治愈；四诊痊愈。

随访：1965年5月20日告知在此针治四次痊愈。追访二年未复发。

【腧穴功能鉴别】

颊车与下关功能比较　此二者功能基本相同，但所主治的病变部位则不相同。颊车穴偏于治疗曲颊、下颌及下颌神经部位的病变。下关穴偏于治疗下颌关节、上齿及上颌神经部位的病变。

【腧穴配伍】

颊车是治疗穴位所在处和邻近处病变的常用穴，临床上多与患野的下关、地仓、大迎、翳风等穴配治，患野取穴又常与整体疗法辨证取穴同时或交替施治，标本兼顾，因果并治。手足阳明之脉循行于面部，故循经取穴又多与手足阳明经肘膝以下有关腧穴如曲池、合谷、内庭、解溪、陷谷等配伍，患野与循经取穴配治。

【讨论】

1. 本穴针刺方向与针感　针直刺，针感在局部扩散，适用于治疗咬肌痉挛；向地仓或大迎方向横刺一寸五分，针感走向颊部及下齿部，用于治疗面神经麻痹、下齿痛、三叉神经下颌支痛；向上斜刺，针感走达局部或上齿部及下颌关节部，用于治疗上齿痛、咬肌痉挛、牙关紧闭、下颌关节疾患等。

2. 经旨浅识

(1)《类经图翼》记载本穴治疗“失音不语”，《铜人腧穴针灸图经》记载本穴治疗“口噤不语，失音”。根据临床实践，本穴所治之“失音不语”，是由于牙关紧闭或口噤不开所致。对于其他原因所致“失音不语”，是没有效果的。

(2)《玉龙歌》所说的：“口眼㖞斜最可嗟，地仓妙穴连颊车，㖞左泻右依师正，㖞右泻左莫令斜。”不可理解为左侧㖞斜取泻右侧颊车、地仓穴，右侧㖞斜取泻左侧颊车、地仓穴。再者，口眼㖞斜并不是取颊车、地仓穴都用泻法。应根据具体情况或施用泻法或施用补法，或施用先泻后补之法。

3. 颊车透地仓的透刺法　此法用于强刺激，刺激力强、刺激面广，适用于面颊部之实证，而不宜用捻转补泻法中的补法和泻法所发挥的作用。

4. 重视辨证　本穴主治穴位所在处的局部病证。局部病证，既有虚实寒热之殊，又与整体功能状态有密切关联。那种不分虚实寒热，不分病理类型，不考虑内在因素，一律患野取穴，一概使用强刺激或中等刺激，机械地配合艾灸或通电的对症治疗之法，往往事倍功半，临床应特别注意。

【歌括】

颊车曲颊耳垂前，舒筋活络郁热宣，
壮筋补虚祛邪滞，曲颊齿颌病疾痊，
虚补实泻寸半刺，斜刺寸半二寸间。

第四节　下　关

下关，是依其所在部位而命名的，亦是与上关相对而言。“关”，是指颧骨弓，位于“关”之上者，名曰“上关”；位于“关”之下者，名曰“下关”。它是足阳明经的面部腧穴，又是足阳明、足少阳经的交会穴。

下关是患野取穴，是主治穴位所在处和邻近处病变的常用穴。

【治疗范围】

足阳明之脉，循颊车，上耳前，过客主人；足少阳之脉，从耳后入耳中，出走耳前，至目锐眦后，此二脉交会于本穴。位于耳前颧骨弓的下关穴，其针感能扩散至耳区、颞颌关节、上下齿等处。依其穴位的所在、针感的走向和经脉的循行，它主治穴位所在处和邻近病变。

下关是手阳明、少阳、太阳经和足少阳经的经筋所过之处，又是足阳明经之筋所结之处，“宗筋主束骨而利机关也”（《素问·痿论》）。下关穴处的经筋拘急或弛缓所出现的下颌关节脱位、咬肌痉挛、牙关紧闭等，都可取刺本穴。

【功能】

局部取穴　用泻法，祛邪散滞，舒筋活络；配透天凉，消散郁热；配艾灸或烧山火，有温散风寒、舒筋活络之效；用补法，有壮筋补虚、强健关节之功。

【主治】

习惯性下颌关节脱位、牙关紧闭、口噤不开、下颌关节炎、咬肌痉挛、三叉神经痛、面神经麻痹、齿痛、中耳炎。

【临床应用】

1. 习惯性下颌关节脱位　此病多由下颌关节韧带松弛，偶因呵欠、大笑、喷嚏、叫号，或咀嚼硬食，或风寒外袭等诱因而脱位。如不及时治疗以固其本，易于形成习惯性脱位。复位后针灸，以治其本，预防复发。取施本穴，虚补实泻，寒配艾灸，以收强壮局部经筋、温散局部风寒、健固下颌关节之效。作为患野腧穴的下关，常配取于以下处方中，标本兼治。

⑴属于风寒外袭，经脉失畅者，针泻下关、颊车加灸，疏散风寒，温经活络；或灸下关、颊车，温散寒邪。

⑵属于单纯性韧带松弛而脱位者，针补下关、颊车、耳门或听会，壮筋补虚，健固关节；或针补下关，配补手阳明经的合谷穴和足阳明经的足三里，既收益气之效，又收健筋补虚之功。

⑶经筋赖于经络灌渗精津气血，以维持正常的活动。若属气血亏虚，经筋亏损者，针补下关、合谷、三阴交，补益气血，强壮经筋，坚固关节；属于精血不足，经筋失养者，针补下关、

三阴交、太溪，补益精血，强壮经筋，坚固关节。

2. 牙关紧闭、口噤不开　多出现于痉病、破伤风、中风闭证、厥证、癔病等病中，亦有因其他原因而单独出现者。取泻本穴直达病所，开关通络，常与颊车或翳风等穴配治，配取于以下治则处方中。

出现在破伤风病中，配泻合谷、太冲、大椎，息风解痉，开关通络；出现在中风闭证中，配泻合谷、人中，点刺手十二井穴出血，宣窍启闭，开关通络；出现在暴怒伤肝的气厥病中，配泻内关（或间使）、人中，理气开窍，开关通络。

3. 下颌关节炎　患野取穴直达病所，取泻本穴寒配艾灸，热配透天凉，具有祛邪散滞、活络止痛之效。张口痛窜于耳者，配泻耳门；痛窜于曲颊处者，配泻颊车。属于风寒湿邪，痹阻经络所致者，泻灸下关、颊车，温散寒湿，通络止痛。属于郁热蕴结，经脉不畅所致者，取泻下关、颊车、耳门或加泻合谷或曲池，清热散邪，通络止痛。

4. 三叉神经痛　取泻本穴，主治三叉神经的上颌支和下颌支痛。前者，痛点多在眶下窝点、颧骨点，间或在上唇、上唇槽及腭。取泻本穴，针直刺寸余深（或配透天凉，使针感走向耳前、颧骨区），配泻局部腧穴的颧髎、迎香或四白等穴，通经活络，祛邪止痛。后者，痛点在颐部、下颌部、颊黏膜、下齿槽突、舌、外耳部，病邪多侵犯下齿槽神经，取泻本穴，针略向前下方斜刺，使针感走向曲颊部或下齿槽部，配泻局部的颊车、翳风或阿是穴，通经活络，祛邪止痛。

属于阳明热盛、热盛风动、痰火上扰、肝胃之火上攻、风热外袭、肝胆火旺循经上扰、阴虚肝旺等类型者，其患野取穴分别与清泄阳明郁热（针泻合谷、内庭）、清热息风（针泻合谷、太冲或风池）、清降痰火（针泻丰隆、内庭）、清泻肝胃之火（针泻行间、内庭）、祛风清热解毒（针泻曲池、外关或风池）、清降胆火（针泻丘墟配透天凉）、育阴清肝（针泻行间补复溜）等辨证取穴配治。

5. 面神经麻痹　这里是指周围性面神经麻痹而言。本穴是主治耳前、颧骨及其下部经筋失灵不可少的腧穴，虚补实泻，风寒配艾灸，使针感走向面颊部，可收祛邪散滞、舒筋活络和壮筋补虚之效。采取患野取穴的局部疗法，常规治疗，多与太阳、颊车、地仓等配伍。若遗留皱眉活动失灵者，加阳白；上下唇活动失灵者，加人中、承浆；若出现耳后痛者，加泻翳风；伴见胆经火旺，循经上扰，足少阳经侧头痛，痛向颞侧者，加泻风池；人中沟歪斜并见流涎者，加人中。筋脉弛缓者施用补法；筋脉拘急或伴有轻度痉挛者，施用泻法；由拘急转向弛缓者，可用先泻后补之法；由弛缓趋于正常者，仍用补法。

（1）属于风热型者，针泻曲池（或合谷），配泻面部有关腧穴，同时或相间施治以收疏风清热、舒筋祛邪之效。

（2）属于风寒型者，针泻曲池、太阳、下关（加灸）、颊车（加灸），祛风散寒，舒筋活络。

（3）属于气血两亏型者，针补合谷、三阴交或血海，配补面部有关腧穴，同时或相间施治，以收补益气血、健壮筋脉之效。如果本虚标实者，面部腧穴施用泻法或先泻后补之法。

（4）属于阳明热盛型者，针泻合谷、内庭或解溪，配泻面部有关腧穴，同时或相间施治，以收清宣阳明、舒筋散邪之效。

（5）属于肝风内动型者，针泻太冲、丘墟、风池，配泻面部有关腧穴，二者相间施治，以收平肝息风、舒筋活络之效。

（6）属于血虚受风型者，针补三阴交、血海或膈俞，配泻或配补面部有关腧穴，以收补益营血、壮筋补虚和舒筋活络之效。

⑺属于胆经火旺，循经上扰者，针泻风池、丘墟，配泻面部有关腧穴，以收清胆泻火、舒筋祛邪之效。

⑻属于中耳炎继发者，患野取穴，针泻太阳、下关、颊车、地仓等穴，必须重视配泻翳风、耳门（或听会或听宫），或配泻丘墟、外关；因乳突炎而继发者，患野取穴，针泻下关、太阳、颊车、四白等穴，必须重视配泻风池、翳风或丘墟，否则收效缓慢或不良。

⑼属于中气不足型者，针补合谷、足三里，配补面部有关腧穴，同时或交替施治，以收补益中气、健壮筋脉之效。

另外，患病初期，虽然面部筋脉弛缓，但患野取穴，仍用泻法或先泻后补之法，先祛其邪，后扶其正；患病日久，面部经筋拘急，或患者自觉面部发紧者，患野取穴，仍须用泻法，以祛邪舒筋活络为主，然后扶正，否则易致邪闭而难愈。

针治本病，不可把"口眼㖞斜最可嗟，地仓妙穴连颊车，㖞左泻右依师正，㖞右泻左莫令斜"（《玉龙歌》），理解为左侧㖞斜取泻右侧的面部腧穴，右侧㖞斜取泻左侧的面部腧穴。应该理解为㖞向右侧取左侧的面部腧穴，㖞向左侧取右侧的面部腧穴。再者，口眼㖞斜并不是都用泻法，应根据具体情况施用泻法或补法，或先泻后补之法。

【病案举例】

例一：王某，男，68岁，住新野县尚庄公社王大桥大队王大桥村。1975年12月10日初诊。

主诉：左侧面部疼痛三个月，原因不明。

刻下症：左侧面部疼痛，自鼻翼部呈阵发性灼热跳痛，并向左侧颞部、眼眶部放射，一日痛作十至数十次，一次数分钟即可自行缓解。面红，脉数。

诊断：三叉神经痛。

治则：宣散邪热，通络止痛。

取穴：针泻左侧下关、太阳、颧髎。隔一至三日针治一次。

效果：二诊后阵发性疼痛减轻；五诊后疼痛不明显；六诊治愈。

随访：1976年10月随访治愈未发。

例二：韩某，男，33岁，南阳地区汽车制造厂职工。1970年2月13日初诊。

主诉：两侧下颌关节痛十六年。

刻下症：两侧下颌关节疼痛微肿，咀嚼张口、打呵欠时下颌关节发响，口不能张大，咀嚼困难，按压局部困痛，说话、嘻笑时口角向左侧轻度㖞斜，与气候变化无关。河南医学院和我院口腔科诊断为"风湿性下颌关节炎"。

诊断：下颌关节炎。

治则：祛邪活络止痛。

取穴：针泻下关、听宫，个别诊次听宫改为颊车。隔一至二日针治一次。

效果：五诊后下颌关节疼痛减轻，活动时关节无响声，口能张大；七诊后咀嚼活动正常；九诊后张口能容二指；十三诊治愈。

随访：治愈未复发。

例三：韩某，女，34岁，南阳市力车厂职工。1965年6月26日初诊。

主诉：九年来下颌关节经常脱位，近几年病情加重。

现病史：近几年来，下颌关节每因呵欠即易于脱臼，冬季一日脱臼十数次，夏季一日三至六次，左重于右。咀嚼无力，患野无压痛。每次脱臼后，患者均可自己用手复位。

辨证：此系寒邪所客，筋脉弛缓，关节不固之习惯性下颌关节脱位。

治则：温阳散寒，壮筋补虚。

治疗：初诊(26日)，针左下关、颊车，用先泻后补之法，针后用温灸器灸局部；二诊(28日)，一诊针后两天未脱臼，昨天晚上脱臼五次，治疗同上；三诊(7月1日)，左侧下颌关节咀嚼有力，针补左下关、颊车，针后温灸器灸；四诊(6日)，三诊后至今未脱位，咀嚼有力，打呵欠已不脱臼，治疗同上；五诊(26日)，巩固疗效，治疗同上。

随访：治愈未复发。

【腧穴功能鉴别】

下关与颊车功能比较　参见颊车一节【腧穴功能鉴别】。

【腧穴配伍】

下关是治疗穴位所在处和邻近处病变的常用穴，临床上多与患野的颊车、耳门、颧髎、太阳等穴配治。手足阳明之脉，循行于面部，故循经取穴又多与手足阳明经肘膝以下有关腧穴如曲池、合谷、内庭、解溪、陷谷等配伍，患野与循经取穴配治。

【讨论】

1. 本穴针刺方向与针感　针直刺或略向鼻尖及上唇斜刺一寸五分，针感走向耳前、上齿槽及颞部，用于治疗三叉神经痛、面神经麻痹及面肌痉挛、上齿痛等；略向前或后方斜刺，针感走向整个颞颌部及耳前部，用于治疗下颌关节炎、下颌关节脱位等；略向颊车方向斜刺一寸五分至二寸，针感走向颊部及下齿槽部，用于治疗咬肌痉挛、下齿痛等。

2. 本穴禁灸　有书记载，本穴"禁灸""不宜灸""不可灸"。临床上除不可用化脓灸、瘢痕灸，恐影响面容之外，凡因虚寒、风寒所致的病证，都可以施用艾灸，或艾条、艾炷针上灸。本穴艾灸与否，取决于病情。如《针灸甲乙经》的"灸三壮，耳中有干挺抵，不可灸。"《外台秘要》的"耳中有干底，聤耳有脓，不可灸之"和《千金翼方》的"治久风卒风，缓急诸风，次灸下关"也正是如此。

3. 取穴体位　《针灸甲乙经》说本穴："合口有孔，张口即闭"，《铜人腧穴针灸图经》说："下关……其穴侧卧闭口取之"，《灵枢·本输》篇说："刺上关者，呿不能欠；刺下关者，欠不能呿"，《灵枢·本输》篇张志聪注："欠，撮口出气也；呿，大张口貌，下关足阳明经穴，必合口乃得，故刺下关者，'欠不能呿'"，就是说针刺下关穴，合口有空，开口则闭，应合口取之。

4. 重视辨证　本穴主治穴位所在处的局部病证。局部病证既有虚实寒热之殊，又与整体功能状态密切关联。临床上应根据不同病因和病理类型辨证取穴，施用不同手法，方能收到良好的效果。

【歌括】

下关耳前颧弓下，舒筋活络病邪拔，
消散郁热祛邪滞，壮筋补虚效如拿，
虚补实泻寸余刺，善疗颌颊及齿牙。

第五节 | 梁 门

梁门，前人依其是足阳明胃经之气（经气流注的重要地方作“梁”）出入的重要门户而得名；是足阳明经的上腹部腧穴，位于脐上四寸，中脘穴旁开二寸；穴下内部是肝下缘和胃幽门部。

依其穴位所在、穴下脏器、针感走向、胃腑功能和胃与他脏的关系，本穴治疗胃和上腹病以及在病理上同胃有关的一些病证。

取本穴多用泻法或先泻后补之法，很少施用补法。

【治疗范围】

1. 胃腑病 胃为水谷之海，主受纳和腐熟水谷。胃腑功能正常与否，与脾、肠、肝的关系密切。凡胃与脾、肠、肝相互影响，互为因果的病证和寒凉伤胃、饮食停积、湿热蕴结、痰湿停胃等因所致的胃腑病证，都属本穴的治疗范围。

2. 同胃有关的病证 脾胃为后天之本，气血生化之源，五脏六腑、四肢百骸皆赖气血以滋养。《灵枢·五味》篇说：“胃者，五脏六腑之海也，水谷皆入于胃，五脏六腑皆禀气于胃。”胃腑功能失常，生化气血之源不足，以致气血亏虚引起的病证，取本穴治因治本，使胃腑受纳腐熟水谷的功能正常，气血旺盛，则病自愈。

3. 局部病 本穴还治疗穴位所在处的局部病变，如气滞血瘀、肝气郁结、阴寒内盛、寒邪内结引起的上腹疾患。足阳明之筋，从阴器循本经上腹而布，至缺盆而结，其经过本穴所在处经筋病证及其上下腹肌拘急、板硬、挛痛等，也属本穴的治疗范围。

【功能】

1. 辨证取穴 用泻法，和胃降逆，消导积滞，配艾灸温中和胃。

2. 局部取穴 用泻法，消积软坚，配艾灸或烧山火，温散寒积；用艾灸，有温阳逐冷之功。

【主治】

反胃、呃逆、胃痛、呕吐、幽门痉挛、疳证、积滞、腹痛、腹肌痉挛、积聚、腹胀。

亦治痰饮、郁证、传染性肝炎、经闭、月经不调、乳汁缺乏等。

【临床应用】

1. 呃逆 取本穴用以和胃、温胃、消导积滞。

（1）寒冷伤胃，胃阳被遏，失其通降引起的寒呃，取泻梁门、上脘（均配艾灸或烧山火）、足三里、公孙，温胃散寒，降逆平呃。

（2）痰浊内阻，气机不利，胃失和降引起的实呃，取泻梁门、上脘、丰隆，祛痰和胃，降逆平呃。

(3)宿食停滞，痰浊中阻，郁久化热，胃火上冲引起的热呃，取泻梁门、中脘、足三里(配透天凉)，或泻梁门、公孙、内庭，消积导滞，清胃降逆；或泻梁门、丰隆、内庭，祛痰导滞，清胃降逆。

(4)肝气郁滞，气郁化火，肝火犯胃，肝胃之火上冲引起的热呃，取泻梁门、行间、内庭，或泻梁门、太冲(配透天凉)、足三里(配透天凉)，平肝清胃，降逆平呃。

(5)情志失和，肝气犯胃，气机阻滞，胃气上逆引起的实呃，取泻梁门、内关、公孙，或取泻梁门、太冲、公孙，疏肝理气，和胃降逆。

(6)脾胃虚弱，中阳不振，胃失和降，虚气上逆引起的虚呃，取梁门(泻加灸)、关元(补加灸或烧山火)、神阙(灸)、公孙(泻)，温运脾阳，和胃降逆。

对于脾肾阳虚、元气衰败的虚呃，急于温补脾肾，扶持元气，一般不宜取刺本穴。

2. 胃痛

(1)肝气犯胃型：因忧思恼怒，气郁伤肝，肝失疏泄，横逆犯胃所致。证见胃脘胀痛，痛连两胁，或窜及后背，嗳气频作，时痛时减，脉象沉弦，舌苔薄白等。取泻梁门、上脘、内关，疏肝理气，和胃止痛。

(2)脾胃虚寒型：因脾胃虚寒，纳运无权，胃失和降所致。证见胃脘隐痛，按之痛减，泛吐清水，食少嘈杂，神疲懒言，面色苍白，甚则口吐冷涎，四肢不温，喜暖恶冷，脉象虚软，舌淡苔白等。针梁门(泻加灸或配烧山火)、足三里(先泻后补)、关元(补加灸或烧山火)，温运脾阳，调胃止痛；或艾灸梁门、上脘、神阙、关元，以收温阳益脾、暖胃止痛之效。

(3)饮食停滞型：因饮食所伤，食滞不化，壅塞胃脘，胃气不和所致。证见胃脘胀满，痛而拒按，脘闷恶食，吞酸嗳腐，痛时欲泻，泻后痛减，或伴有呕吐，脉象弦滑或沉滞有力，舌苔白厚或厚腻等。取泻梁门、上脘、足三里或点刺四缝穴，消食导滞，和胃止痛。胃腑发凉，喜暖畏冷者，上方梁门和上脘加灸，以温胃散寒。

(4)湿热蕴结型：因湿热内蕴，留滞中宫，损及脾胃，纳运失职所致。取泻梁门、中脘、阴陵泉(配透天凉)，清利湿热，和胃畅中。

胃气虚弱型胃痛，不可取补本穴。患野施补，会影响气机的通畅。

3. 幽门痉挛 梁门穴下内部是幽门部，施用泻法止痉和胃。因幽门痉挛，食谷下行阻滞不畅，以致胃失和降，气逆于上引起的胃脘满闷、嗳气泛酸、食欲不振、食谷不下、反胃呕吐等症，配泻公孙、中脘，止痉和胃，理气降逆。

4. 腹痛 取本穴治疗以上腹部疼痛为主要症状之腹痛。

(1)寒邪凝滞：《素问·举痛论》篇说："寒气客于肠胃之间，膜原之下，血不得散，小络急引故痛"和"经脉流行不止，环周不休，寒气入经则稽迟，泣而不行，客于脉外则血少，客于脉中则气不通，故卒然而痛。"由于寒邪入侵腹中，阳气不得通畅，脉络痹阻，气血不畅，中阳被遏，寒邪内积故腹痛。"脉中之血，凝而留止，弗之火调，弗能取之"(《灵枢·刺节真邪》)。故泻灸梁门、下脘，艾灸神阙，温散寒邪，通经止痛，可收"住痛移痛"之效。

(2)脾胃虚寒：《灵枢·五邪》篇说："邪在脾胃……阳气不足，阴气有余，则寒中肠鸣腹痛。"属于脾土虚寒，健运失职，可灸梁门、下脘、神阙、天枢，扶阳散寒，或泻灸梁门、天枢、下脘，艾灸神阙，温阳益脾，散寒止痛。

(3)肝气郁滞：因肝气郁结、气滞脉络所致之气滞腹痛，取泻梁门、间使和以痛为腧的阿是穴，理气散滞，通络止痛。属于气滞血瘀型者，上方加泻三阴交，共奏理气行血、通络止痛之效。

(4)饮食停滞:《素问·痹论》篇所说:“饮食自倍,肠胃乃伤”的食滞腹痛,针泻梁门、下脘、足三里,消食导滞。

5. 腹肌挛痛 《灵枢·经筋》篇说:“阳急则反折,阴急则俯不伸”和“寒则反折筋急,热则筋弛纵不收”是由于阴阳经脉失调所致。本穴所在处腹直肌经筋,因感受寒邪,呈阵发性拘急疼痛,俯而不伸,反折筋急,不能伸腰,不可当作腹部内脏病疼痛治之。可浅刺泻梁门、天枢、太乙或阿是穴,均用艾条针上灸,以温经散寒,舒筋活络。

6. 积聚 取泻本穴,治疗穴位所在处之积聚,以收行气散结、消积软坚之效。根据积块的大小,配取患野有关腧穴或阿是穴。属于血瘀者,加泻三阴交;属于气滞者,加泻内关;属于气滞血瘀者,加泻间使、三阴交;属于气滞痰结者,加泻间使、丰隆;属于食滞痰郁者,加泻中脘、丰隆。

【病案举例】

例一:高某,男,54岁,住南阳县王村公社王村大队。1964年6月11日初诊。

主诉:腹痛三天。

现病史:于三天前突然咳嗽引起左侧腹直肌阵发性拘急抽痛,右侧腹直肌、腰肌间断性抽痛,时而腹直肌拘挛抽痛牵引腰部,腰腹活动受限,一昼夜拘挛抽痛约二十次,咳嗽、仰卧和起立时易于出现。四天未解大便,经服用蓖麻油后解便如羊屎,食欲不振,口味不佳。舌苔白腻微黄,脉沉弦数。按压腰腹部无痛感。

辨证:腹直肌是足阳明经脉循行之处,突然咳嗽使阳明经气受阻,故出现以上症状。

治则:疏畅阳明经气,通便导滞。

治疗:初诊,针泻梁门、天枢、足三里、解溪;二诊,一诊后腹直肌拘急疼痛次数减少,时间缩短,针泻梁门、天枢、丰隆、内庭;三诊,二诊后腹直肌仅拘急两次,已不痛引腰部,但仍未解大便,舌苔白腻不黄,针泻梁门、天枢、足三里、照海;四诊,三诊后腹肌拘急疼痛仅一次,时间较短,舌苔和大便均恢复正常,饮食增加,心情舒畅,精神良好,针泻梁门、天枢、解溪。

随访:1964年6月16日其爱人特来告知在此针愈。

例二:邢某,男,26岁,住南阳市郊白河公社安庄大队。1964年11月6日初诊。

主诉:患胃痛已十年之久(因寒凉伤胃而得)。

现病史:十年前因吃甘蔗过多,寒凉伤胃所致,此后每因寒凉、郁怒或劳累过度即复发。其疼痛部位在中脘穴处及胁下、左上腹和脐周,时而剧痛、隐痛或胀痛,两胁痛甚时则窜及两上肢,得暖则舒。食欲不振,嗳气吞酸,胃脘嘈杂,嗳气频作,大便干秘,咳嗽则腹部及背部隐痛,语音低微,面色青黄,身体虚弱,脉象沉弦。中脘及左侧梁门、天枢和肝俞、脾俞、胃俞、肾俞、气海俞均有压痛。胃肠钡餐透视无异常发现。

辨证:因寒凉损伤脾胃,致使脾胃虚寒,纳运失职所致。脾胃虚寒,不耐邪侵,故嗣后胃痛每因寒凉、劳倦,或郁怒即出现脾失健运,胃不受纳,肝气犯胃,横逆走窜等上述一系列证候。

诊断:胃痛(肝气犯胃型)。

治则:疏肝理气,和胃调中。

治疗:初诊,针泻中脘和左梁门、天枢和间使、太冲,拔针后胃痛、腹痛、嗳气吞酸、太息以及咳嗽时腰背部隐痛等症状消失;二诊(9日)饮食增加,仅右胁下隐痛,针泻上脘、梁门、间使、太冲；三诊（11日），原有症状治愈，饮食增加，精神良好，最后针治一次巩固疗效，针穴手法同二诊。

例三：周某，女，23岁，住新野县王集公社曹集大队黄北香村。1977年5月16日初诊。

主诉：呃逆、太息月余。

现病史：因情志失和引起胃痛，内服中药一剂胃痛停止，但随即出现呃逆、太息交替频作，影响言语和饮食，白天严重，平卧减缓，夜间较轻，熟睡停发。伴有胃脘闷痛窜及胁肋、食欲不振、精神抑郁、腹直肌异常强直坚硬等症状，舌苔薄白。因患者不合作无法切脉。

辨证：肝气犯胃，胃失和降之呃逆、胃痛。

治则：理气和胃，降逆止痛。

取穴：一诊，针泻内关、足三里、公孙。二诊、三诊，针泻中脘和梁门。

效果：一诊后呈间断性发作，时而严重，腹直肌强直坚硬明显；二诊后时而发作，发作较缓，饮食正常，胃脘不痛；三诊后症状完全消失，仅胃脘按之作痛；四诊痊愈。

随访：1977年6月8日，回信告知治愈未发。

【讨论】

1. 本穴针感　略向肋部方向斜刺，其针感沿足阳明经循腹里逐渐走至不容穴处；略向天枢穴方向斜刺，其针感沿足阳明经循腹里逐渐走至天枢穴处；针直刺，其沉重发胀感在局部；略向内或向外侧斜刺，其针感走向同侧数寸远的范围。胃气上逆的病证，以使针感由上而下扩散为佳。

2. 临床见闻　参见上脘一节【讨论】。

3. 针刺注意事项

⑴取本穴针刺前应触诊肝脏或脾脏是否肿大，肿大的边缘如在本穴处或本穴以下，慎不可刺，以免刺伤肝脏，导致严重后果。如1945年，一位30多岁的肝炎（肝肿大）患者，被一医生按“久郁积块”治疗，针刺右侧梁门（用24号毫针针入二寸），因刺伤肝脏，造成内出血而死亡。

⑵素体虚弱或正气不足，复患胃脘疾病，或胃脘病证日久，服用破伤正气的药物较多，致使正虚邪实的患者。取刺上腹部的梁门、上脘、承满、中脘等穴，用24号毫针，刺入二寸深左右。若进针后影响呼吸，出现气闭或呼吸浅短、面色苍白、语言难出，甚至肢体发软等症状时，应将针提出数分或提至一寸深。若提针后仍不缓解者，可将针拔出，或急补合谷、足三里，益气固脱。

4. 孕妇禁针、禁灸　参见下脘一节【讨论】。

5. 本穴多用泻法之由　六腑以通为用，胃喜通降消导。患野取穴的病候多实证，胃腑多实证，他病及胃，胃病亦多实。“邪祛正自安”，因此，本穴多用泻法。胃之虚证多与脾虚有关，取补本穴直达病所易使胃脘滞满，影响气机的通畅。

6. 针刺过深的原因　腹部腧穴进针过深的原因，主要是由于施加指压，组织陷凹，刺道加深，超过欲刺的深度。尤其是对于皮肤粗糙坚实的患者，施用24号以上的毫针进针，因不易进针，施加针压，突透皮肤，易于深刺。

7. 梁门穴处的压痛和寒热反应　以上反应有助于判断胃脘疾病的虚实寒热。如拒按或按之痛剧，多属实证；喜按或按之痛减，多属虚证；畏凉、喜暖，得暖则舒或痛减，多属寒证；恶热喜冷，得凉则舒或痛减，多属热证。此异常反应，多随病情的减轻而减缓，或随疾病的治愈而消失。

腹痛、腹胀，取本穴捻泻或泻灸至腹部舒适、肠鸣、打嗝、矢气或穴下肌肉由涩滞转为松疏时，其效较佳。个别病例留针时，针体自动向内深入“吸针”，多属虚寒证；针体自动向穴外移动“顶针”，多属实热证。

8. 拔针后腹痛原因和处理 腹部腧穴，如梁门、上脘、中脘、下脘、天枢等穴，每次针刺两、三个穴，使用24号毫针，刺入一寸五分至二寸深，起针后五至十五分钟，个别病人腹部突然出现胀痛、结痛、窜痛、绞痛，甚至痛剧气闭无知者。是因用泻法留针时间短，拔针后患者突然起坐，影响腹内经气、气血的运行或胃肠气机的通行，以致经气被滞，气血结聚之故。穴下内部是肠腑的腧穴，亦有因此出现肠绞痛的。此时针泻足三里、内关或间使，行气畅中，解除症状。否则可持续数小时或数天，或使原来病情加重。

【歌括】

梁门中脘旁二寸，和胃散结积滞运，
温胃散邪降逆气，刺入寸半泻灸顺。

第六节 | 天 枢

天枢，是前人以天文方面假借星名而命名的；又名长溪、谷门、长谷、循际、循元、补元；为足阳明胃经的腹部腧穴，位于脐旁二寸，乃大肠经气聚集之处，为大肠募穴。大肠腑病多在此募穴出现压痛或异常反应，检查本穴有助于鉴别大肠腑病的虚实寒热等。

依其穴下脏器、大肠募穴、针感走向、大肠功能和大肠同他脏的关系，天枢主治肠腑，特别是大肠腑和脐腹病，以及在病理上与肠腑有关的病证。本穴对于改善肠腑功能，消除肠腑功能失常所产生的病理证候，具有一定的功效。

【治疗范围】

1. 肠腑病 “大肠者，传导之官，变化出焉”（《素问·灵兰秘典论》）。肠属于脾胃系统，肠腑功能的正常与否，同脾胃关系较为密切。治疗肠病，有益于脾胃，治疗脾胃，有利于肠。因此，它们互为因果的病证和其他原因引起的肠腑病，都属于本穴的治疗范围。

伤寒病中阳明腑证、太阴证和温病中气分证候的热结肠道型，也属本穴的治疗范围。

2. 与肠病有关的他病 气血来源于水谷精微的化生，因肠病或肠胃病，致使生化气血的水谷精微不足而致的乳汁缺乏、经闭、月经不调、头痛、眩晕等，都可取施本穴以治其本。

3. 局部病 本穴还治疗穴位所在处的局部病，如气滞血瘀、肝气郁结、阴寒内盛、寒邪内结引起的病证和“阴急则俯不伸”之腹肌挛痛等。由于针感能走达腰部，因此一些腰痛病证亦可配用本穴施治。

【功能】

1. 辨证取穴 用泻法，通肠导滞，配透天凉，可清热通便，类似枳实、枳壳、黄连、黄芩、胖大海、槟榔、大黄、番泻叶等药物的功效；用泻法配艾灸或烧山火，温通肠道，温散积滞，类似干姜、厚朴、丁香、枳壳、橘红、巴豆等药的功效；用补法，固涩肠道，配艾灸或烧山火，可温阳固肠，类似肉豆蔻、芡实、赤石脂、伏龙肝、五味子、诃子肉等药的功效；用艾条灸，每次艾灸五至二十分钟，能温阳逐邪。

2. 局部取穴 用泻法配艾灸，温散寒积。

【主治】

泄泻、痢疾、便秘、霍乱、肠伤寒、阑尾炎、便血、肠道蛔虫症、急性肠梗阻、寒疝型腹痛、腹满、腹痛、积聚、痰饮、荨麻疹、腹肌挛痛、狂证、伤寒(阳明腑证)、痞积。

亦治急性胰腺炎、腰痛、头痛、眩晕、经闭、月经不调、乳汁缺乏等。

【临床应用】

1. 泄泻 大肠募穴是治疗泄泻的常用穴，寒湿、湿热、食积、脾虚、气滞和肾虚泄泻，均可取施。其具体分型配治腧穴方法，参见足三里和上巨虚等节“泄泻”。

2. 痢疾

(1)寒湿痢：泻天枢、阴陵泉，艾灸神阙，或艾灸天枢、水分、神阙，泻上巨虚，温化寒湿，通肠止痢。若兼食滞者，泻灸足三里、阴陵泉，泻天枢，温化寒湿，消食导滞。

(2)湿热痢：针泻天枢、阴陵泉、上巨虚，清化湿热，通肠止痢。热胜于湿者，阴陵泉或天枢配透天凉；热伤气分者，加泻合谷；热伤血分者，加泻三阴交或血海。若兼食滞者，针泻天枢、阴陵泉、足三里，清利湿热，消导积滞，类似枳实导滞丸之效。

(3)虚寒痢：补灸天枢(或先少泻后多补)、关元，补上巨虚，温补下元，涩肠止痢；或补灸天枢，灸神阙，补足三里，补虚温中，涩肠固脱，类似真人养脏汤之效。如恐涩肠太过，天枢穴改用泻法或先泻后补之法。

(4)休息痢：针泻天枢，灸神阙，补阴陵泉或脾俞，温补脾土，佐以化滞通肠。发病时，针泻天枢、足三里、阴陵泉，或泻天枢、上巨虚，灸神阙，以治其标；休止期，补灸天枢，补足三里，灸神阙，以治其本。

(5)噤口痢：浊邪上干，胃气上逆所致者，针泻天枢、公孙、内关，和胃降逆，通肠祛浊。寒凉伤胃，胃气上逆所致者，泻灸天枢、中脘，泻公孙或足三里，温通肠腑，暖胃降逆。《伤寒论》372条说：“下利，欲饮水者，以有热故也，白头翁汤主之”和《金匮要略·呕吐哕下利病脉证治》篇所说的：“热利下重者，白头翁汤主之”，可针泻天枢、三阴交，均配透天凉，清热解毒，凉血止痢，类似白头翁汤之效。

3. 便秘 本病是大肠传导和排泄功能失常的病证，大肠募穴为其常用穴。

(1)气虚不运之虚秘，针泻天枢，补合谷、足三里，益气通便。

(2)血虚津少之虚秘，泻天枢补复溜、三阴交或血海，补益津血，润肠通便。

(3)阳虚内寒之冷秘，泻灸天枢、下脘、上巨虚，温通开秘。

(4)气阻不畅之气秘，针泻天枢、气海、太冲，理气通便。

(5)阳明热盛，肠胃热结之热秘，泻天枢、中脘、足三里，攻下热结，或泻天枢、合谷、内庭，清热通便。

(6)肠腑燥热之热秘，针泻天枢、支沟、上巨虚(配透天凉)，清肠腑通大便。

(7)食滞闭阻之食秘，针泻天枢、中脘、足三里，消食导滞，攻下通便。

(8)肺气不降之便秘，泻天枢、尺泽，降气通便，如效力不足者加泻上巨虚。

凡使用《伤寒论》大承气汤泄腑热攻燥结，急下存阴者，均可取泻天枢、中脘、足三里治之。

取本穴，虚秘误泻，实秘误补，最易造成虚虚实实之弊，临床应特别注意。

4. 霍乱

(1)寒湿秽浊，阻滞中焦：艾灸天枢、中脘、神阙，振奋中阳，温化寒湿；或泻灸天枢、中脘，艾灸关元、神阙，温阳散寒，祛湿化浊。兼表证者，加泻大椎以解表。

(2)湿热秽浊，郁遏中焦：针泻天枢、中脘、阴陵泉，点刺曲泽或委中放血，清化湿热，逐秽化浊。

(3)宿食停滞，肠胃不和：针泻天枢、中脘，点刺四缝穴，消食导滞，调和肠胃。

(4)暑湿秽浊，壅遏中焦。针泻天枢、中脘、公孙，曲泽或委中放血，畅中宣壅，开闭逐邪。

(5)中阳不振，脾胃虚寒：泻灸天枢、中脘，足三里和阴陵泉先少泻后多补，或泻灸天枢、中脘，针补脾俞、胃俞，温中散寒，补益脾胃。

《灵枢·五乱》篇所说的："乱于肠胃，则为霍乱……气在于肠胃者，取之足太阴、阳明，不下者，取之三里。"中焦气机逆乱，升降失常，清浊混淆，吐泻交作的霍乱，取泻足太阴经的阴陵泉或太白，和足阳明经的天枢穴。若无效者，可取泻足阳明经合土穴足三里，斡旋中焦，通肠和胃。

5. 急性肠梗阻　由于肠腑气机不通，通降失常，大肠不运则便闭，不通则腹痛，气滞则腹胀，气逆则呕吐，出现闭、痛、胀、呕四大特征。大肠募穴为其常用穴，施用泻法，疏通肠腑，可配取于以下不同病理类型的治则处方中。

(1)瘀阻气滞型：多见于粘连性不完全性肠梗阻。因手术后瘀血阻滞，肠道不通所致。配泻三阴交、气海或阿是穴，理气祛瘀，宽肠通降。

(2)食积阻滞型：因久饥过饱，或饱食后劳动过猛，或年老贪食不易消化食物所致。多见于早期肠扭转或单纯性肠梗阻。配泻足三里、中脘，消食导滞，攻下通便，类似大承气汤之效。

(3)腑气闭结型：因癔病或外伤、炎症、腹部手术后肠麻痹引起，多见于动力性肠梗阻。配泻公孙、下脘，开结通腑；偏于虚，配泻上巨虚，补合谷，益气通导；偏于寒，泻灸天枢、阿是穴，泻足三里或上巨虚；属于热，配泻公孙、内庭或解溪。癔病引起者配泻内关，并配合暗示疗法。

(4)虫积阻滞型：因蛔虫团、粪便团或成团的食物残渣阻塞肠道所致，多见于不完全性肠梗阻。配泻关元、太冲，点刺四缝穴，消导积滞，驱蛔通肠。或配泻下脘、公孙，导滞通便。

本病针灸治疗有一定的疗效，至少可缓解症状。同其他疗法配合治疗，效果更好。

6. 寒疝型腹痛、腹满　尤在泾指出："疝者痛也，不特睾丸肿痛为疝，即腹中攻击作痛，按引上下者，亦得名称疝。所以昔贤有腹中之疝与睾丸之疝之说。"此处之寒疝型腹痛和腹满，是指《金匮要略》中寒疝和腹满而言。取施位于脐旁二寸的天枢穴，用于患野和邻近取穴。

(1)《金匮要略·腹满寒疝宿食病脉证治》篇中的"腹中寒气，雷鸣切痛，胸胁逆满，呕吐，附子粳米汤主之"。属于脾胃阳虚的寒疝证治。可泻灸天枢、中脘，灸神阙，散寒止呕，温经止痛；或泻灸天枢、下脘或中脘，泻公孙，温中散寒，化饮降逆。

(2)《金匮要略·腹满寒疝宿食病脉证治》篇中的寒疝"绕脐痛,若发则白汗出,手足厥冷,其脉沉弦者,大乌头煎主之",属于发作性寒疝的证治。针灸宜泻灸天枢,灸神阙,祛寒止痛。

(3)《金匮要略·腹满寒疝宿食病脉证治》篇中的"夫瘦人绕脐痛,必有风冷,谷气不行,而反下之,其气必冲,不冲者,心下则痞",属于感受风冷引起的腹痛和误下后的变证。宜灸天枢、下脘(或水分)、神阙,温阳逐邪;或泻灸天枢、下脘(或水分),灸神阙,温阳散寒,逐邪通便。若误用苦寒攻下,风冷不去,阳气更伤,脾胃阳气更虚,而致寒气上逆而呕逆,或寒凝不散,聚于心下,心下痞者,宜取他穴施治。

(4)《金匮要略·腹满寒疝宿食病脉证治》篇中的"寒疝腹中痛,及胁痛里急者,当归生姜羊肉汤主之",属于血虚而寒的寒疝腹痛,多见于妇人产后血虚受寒引起。可灸天枢、神阙、气海或阿是穴,温阳散寒补虚。

(5)《金匮要略·腹满寒疝宿食病脉证治》篇中的"中寒,其人下利,以里虚也,欲嚏不能,此人肚中寒",属于中气虚弱,寒邪犯脾,里虚泄泻。中气虚弱之人,中寒之后,寒邪内犯太阴,里虚而泄泻。"此人肚中寒",下利更伤阳气,阴阳不和,不能逐邪外出,所以"欲嚏不能"。宜泻灸天枢,灸神阙,温阳益脾,散寒止泻。

(6)《金匮要略·腹满寒疝宿食病脉证治》篇中的"腹满时减,复如故,此为寒,当与温药",属于虚寒腹满的治则。虚证腹满是寒气为病,气聚则满,气散则减,聚散无定,故腹满时减。当用温药治疗虚寒腹满。针灸治疗,宜灸天枢、神阙、中脘或下脘,温腑扶阳。

(7)《金匮要略·腹满寒疝宿食病脉证治》篇中的"腹满不减,减不足言,当须下之,宜大承气汤",属于腹满里实急用攻下的证治。宜取泻天枢、足三里、中脘,攻下里实。

7. 痰饮　取刺大肠募穴,用于治疗饮留胃肠。

(1)因脾肾阳虚,运化失职,饮留胃肠所致者,泻灸天枢、下脘(或中脘),补关元,灸神阙,温肾益脾,化饮行水。

(2)《金匮要略·痰饮咳嗽病脉证并治》篇中"其人素盛今瘦,水走肠间,沥沥有声,谓之痰饮",属中阳不足,水饮内停,饮留胃肠之痰饮证。宜泻灸天枢、中脘,艾灸神阙、水分,温阳益脾,化饮逐水。

8. 荨麻疹　取本穴,主治肠胃实热,兼有腹痛,或便秘、泄泻者。证见疹块发红,皮肤灼热、瘙痒不绝,受风尤甚,伴有胃中嘈杂、肚腹疼痛,或烦热口干、大便秘结等症状,舌质红,舌苔薄白或薄黄,脉象弦滑或弦滑而数等。针泻天枢、中脘、合谷、三阴交,共奏祛风散邪、通腑泄热之效。属于阳明热盛,风邪束表者,针泻天枢、足三里、合谷或曲池,解表通里,表里双解。

9. 腹肌挛痛　参见梁门一节"腹肌挛痛"。

【病案举例】

例一:董某,男,37岁,南阳县王村公社,董营大队董营村社员。1969年3月29日初诊。

主诉:患痢疾已两年。

现病史:两年来痢疾反复发作,发作时腹部疼痛,里急后重,下痢赤白脓血,一日大便约五次,饮食减少,身体瘦弱,小便黄赤,口渴,舌绛苔薄白,脉象沉数。近几天夜间牙痛。

辨证:属厥阴热痢,白头翁汤证。

治则:清热利湿,行血散滞。

取穴:针泻天枢、三阴交,均配透天凉。隔日针刺一次,共针治三次痊愈。

随访：嗣后患者母亲针治郁证，告知其儿痢疾在此三次针愈。

按：《伤寒论》370条："热利下重者，白头翁汤主之。"而本例亦见"热利下重"和口渴、腹痛、舌绛等，应属厥阴热利证，亦当用白头翁汤治之。故针泻天枢配透天凉，以清大肠湿热，取泻血证要穴、足三阴经的交会穴三阴交，配透天凉，凉血行血散滞，二穴配伍，类似白头翁汤之效。

例二：姚某，女，10个月，南阳地区人民医院职工家属。1971年8月12日初诊。

主诉(代述)：泄泻已六天。

现病史：数月来，每因饮食所伤而泄泻。此次泄泻又因饮食所伤而复发。大便一日十数次，腹痛即泻，喷射而下，泻后痛减，便黄臭秽，粪便稀薄，夹杂奶瓣和黏液，腹胀肠鸣，噫奶不食，肛门红赤微肿，溲黄短少。舌尖红赤溃烂，指纹粗紫，体温38℃，呈脱水状，精神不振。

此次泄泻，曾服儿茶散和中药消积利湿剂数付，并输10%葡萄糖和葡萄糖氯化钠等液体，均无效果。

辨证：饮食所伤，食阻肠胃，传化失常之小儿泄泻。食滞肠胃，传化失常，则腹胀肠鸣，腹痛即泻，噫奶不食。宿食停滞，蕴结肠腑，则便黄稀薄，烙肛气秽，肛门赤痛。清浊不分，大便稀薄；内热炽盛，则溲黄短少。热邪内盛则发热。舌尖溃烂，舌质赤红，指纹粗紫，均属内热之象。

诊断：小儿泄泻(食滞型)。

治则：泻热消食导滞。

取穴：针泻天枢、足三里。

效果：一诊后泄泻和腹胀减轻，体温降至37℃。二诊治愈。

随访：针后两个月来泄泻未复发。

例三：李某，男，26岁，许昌汽车修配厂职工。1965年5月12日初诊。

主诉：患痢疾年余。

现病史：1964年始患痢疾，经中西药治疗无效。此后每日大便三至四次，腹部疼痛，里急后重，下痢脓血，以白色黏冻为多见，左侧下腹部经常疼痛，时轻时重。每在生气后耳鸣，右侧胁肋痛。肛门发痒，遗精每周一至两次。身体瘦弱，面色青黄，舌边嫩红，脉象沉数略弦。

曾在某医学院、某地区人民医院治疗，有所减轻，但停药则复原。曾诊断为：慢性肠炎，慢性肝炎？慢性痢疾。

辨证：湿热郁滞肠道，气血被阻，传导障碍，故出现腹部疼痛，里急后重；湿热蕴蒸，腑气阻滞，气血凝滞，化为脓血，故下痢赤白脓血；病毒损及降结肠和乙状结肠，故左侧下腹部经常疼痛，时轻时重；脉象沉数，属内热之象。

诊断：痢疾(湿热型)。

治则：清热化湿，宽肠导滞。

取穴：一、四、五诊，针泻天枢、大巨(左)、足三里，均配透天凉；二、三诊，上方加泻太冲，配透天凉，凉感达于胁部。其天枢、大巨穴凉感达于局部，足三里凉感沿本经上行，达于天枢穴处。

效果：一诊后，七天未腹痛，里急后重和下痢均未出现，大便一日两次；三诊后，因吃冰糕后腹痛，便次增多，便带黏液，里急后重；四诊后，腹痛、里急后重、大便黏液白冻均愈；五诊痊愈。

随访：1965年6月15日患者委托本单位同志前来转告痢疾针愈。

【腧穴功能鉴别】

1. 天枢与大肠俞功能比较　二者都是治疗肠腑病的要穴，其功能比较，详见大肠俞一节【腧穴功能鉴别】。

2. 天枢与上巨虚、大肠俞功能比较 肠腑虚寒或寒邪凝滞肠腑的病证，泻灸天枢穴，温肠散寒导滞，直达病所，较泻灸上巨虚、大肠俞效速效良。

【腧穴配伍】

1. 天枢与大肠俞配伍 详见大肠俞一节【腧穴配伍】。

2. 天枢与上巨虚配伍 称谓“合募配穴法”。详见上巨虚一节【腧穴配伍】。

3. 针泻天枢 配泻足三里、阴陵泉，类似枳实导滞丸（李东垣方）之效；配泻三阴交均配透天凉，类似白头翁汤（张仲景方）之效；配泻合谷、上巨虚，清热通便，止泻、止痢；配泻中脘、公孙，开结导滞，宽肠和胃；配泻下脘、中极、上巨虚，或配泻阴陵泉、上巨虚，清化湿热，通肠止痢、止泻；配泻气海、间使，理气散滞通便。

4. 泻灸天枢 配泻灸中脘，泻公孙，温通肠腑，暖胃降逆；配灸神阙，泻阴陵泉，或灸天枢、神阙、水分，温化寒湿，止泻止痢。

5. 补天枢 配补气海、合谷，益气通便、益气固肠；配补合谷、上巨虚或大肠俞，益气涩肠；配补合谷、足三里，补中益气，涩肠固脱，类似补中益气汤加减之效；配补阴陵泉、太溪，补益脾肾，涩肠止泻。

6. 补灸天枢 配灸神阙，补足三里，类似真人养脏汤（罗谦甫方）之效；配补灸关元，灸神阙，温补下元，涩肠止泻、止痢；配灸神阙，补上巨虚或大肠俞，补虚温中，涩肠固脱。

7. 针泻天枢、中脘、足三里 类似大承气汤（《伤寒论》方）之效。凡适用大承气汤及其加减治疗的病证，均可取此三穴或加减腧穴施治。如阳明热盛引起的狂证，而兼见大便秘结，舌苔黄糙，脉实大者，取此三穴荡涤秽浊，清泄肠胃实火；阳明腑实证所引起的痉病，减中脘加泻内庭，攻下泄热；厥证中的食厥，加刺四缝穴，通腑攻下，消导食滞；便秘中的冷秘，减中脘加灸神阙、天枢，温通开秘。

【讨论】

1. 本穴针感

(1)略向上方肋部方向斜刺，其针感沿足阳明经循腹里逐渐走至不容穴处；略向下方水道穴方向斜刺，其针感沿足阳明经循腹里逐渐走至水道、归来穴处；针直刺，则局部酸胀，针感可扩散至同侧腹部；略向内侧或外侧斜刺，其针感走向同侧数寸远处。其针刺的方向与针感的走向，根据不同部位和病证而定。如针治寒湿、气滞性腰痛，针直刺（前者配烧山火），使针感直达腰部，其效方良。

(2)针刺感觉的迟敏、针下肌肉的松紧、艾灸热感的迟速，有助于鉴别肠腑疾病的虚实寒热。

针感迟缓多虚寒，灵敏多实热；针下肌肉涩滞多属实，疏松多属虚；艾灸温热感迟缓多寒，灵敏多属热。

2. 经旨浅识

(1)《灵枢·玉版》篇指出：“其腹大胀，四末清，脱形，泄甚，是一逆也”，“腹鸣而满，四肢清，泄，其脉大，是二逆也。”其取穴治疗，参见关元一节“经旨浅识”。

(2)《标幽赋》载：“虚损天枢可取”。天枢是治疗肠病的要穴，因肠病引起的虚损，均可配取本穴，调理肠腑功能。肠腑功能正常，虚损证候相应治愈。

(3)《灵枢·厥病》篇中说：“肠中有虫瘕及蛟蛕……心肠痛，侬作痛肿聚，往来上下行，痛有休止，腹热喜渴涎出者，是蛟蛕也。以手聚按而坚持之，无令得移，以大针刺之，久持之，虫不动，乃出针也”。可见古人就有用针刺治疗虫病的方法。现在对于蛔虫性肠梗阻、肠道蛔虫症，针泻天枢、关元、太冲，或天枢、四缝穴、下脘或上巨虚、百虫窝等穴驱蛔止痛。

3. 临床见闻

(1)著者十八岁那年，与同岁表弟闲玩试针，用24号三寸毫针刺入左侧天枢穴二寸多深，捻泻几次，留针十五分钟。自进针至出针，表弟四肢舞动不让捻针和留针。拔针后，左侧天枢穴处隐疼两天，余无异常。

(2)腹痛、腹胀等肠腑实证，取本穴（或下脘）捻泻或泻灸至腹部舒适、肠鸣、矢气或穴下肌肉由涩滞转为疏松者，收效则佳。

(3)脏腑与背俞、腹募穴气相通应。当病邪侵袭脏腑，俞募穴则出现各种异常反应，可在相应部位施行针灸治疗。如肠腑病变，多在天枢穴出现压痛或异常反应，可在天枢穴针灸施治。天枢穴(或下脘)处的压痛和寒热反应，有助于鉴别肠腑疾病的虚实寒热，如拒按多属实；喜按多属虚；畏寒喜暖，得暖则舒多属寒；恶热喜凉，得凉则舒多属热。此异常反应，随病情的减轻、治愈而减缓、消失。

4. 孕妇禁针、禁灸　参见下脘一节【讨论】。

5. 五脏六腑俞募穴的临床应用　五脏病取背部俞穴施治，对改善该脏功能，消除该脏功能失常所产生的证候群，在整体疗法中收效较好，多用于慢性病，如阴性病证的脏证、虚证、寒证。六腑病取腹部的募穴施治，对改善该腑功能和通畅该腑壅滞、浊气，收效较良，多用于急性病，如阳性病的腑证、实证、热证。

6. 本穴多用泻法之由　大肠为传化之府，泻而不藏，以通降为顺，滞塞上逆为病。肠宜通降祛浊。肠病多实证或虚中夹实证；他病及肠，肠病亦多实；肠腑虚中夹实证，泻之“邪祛正自安”，施补易致涩滞，影响气机的通畅；患野取穴的病证亦多实，因此，取本穴多用泻法。肠腑虚证，多与脾阳不振或脾胃阳虚、运化失职有关，在温补脾阳、健脾益气的同时方可配补或补灸本穴，涩固肠道，温健肠腑。

【歌括】

天枢脐旁二寸平，大肠募穴医肠明，
通肠祛浊散壅滞，温通肠腑逐寒凝，
涩固肠道宜补灸，二寸针刺泻法灵，
芩连枳朴泻大海，芡诃豆蔻赤伏龙。

第七节 | 归　来

归来，又名溪穴、溪谷；为足阳明胃经的下腹部腧穴，位于脐下四寸，中极穴旁二寸；穴下内部是肠，接近膀胱。

归来主治少腹、肠和妇女生殖器病变。常用于患野和邻近取穴。临床应注意与治因、治本的腧穴配用。

本穴多用泻法和先泻后补之法。非真正虚证不可施补,否则易于涩滞。

【治疗范围】

依其穴位的所在、针感的走向、穴下脏器、本穴功能和临床实践,归来主治少腹、肠和妇科疾病。如因气血壅滞、瘀血凝聚、寒凉所伤所致穴位所在处的少腹病,和妇科经、带、胎、产中的有关病证以及大肠传导功能失常所出现的病变,都属本穴的治疗范围。

【功能】

1. 辨证取穴 用泻法,活血散滞,配艾灸,温经散寒;用补法,摄胞固脱。

2. 局部取穴 用泻法,消散瘀滞;配艾灸,温阳散寒。

【主治】

痛经、经闭、月经不调、带下、产后腹痛、小腹痛、子宫脱垂、便秘、疝气(附:睾丸炎)、积聚、产后恶露不止、癥瘕、不孕症、宫外孕。

亦治膀胱炎、奔豚气等。

【临床应用】

1. 痛经

(1)气滞血瘀型:因肝气不舒,气机不利,血行不畅,经行阻滞胞中而作痛。证见经前或经期小腹胀痛,经行量少,淋漓不畅,经色紫黑,夹有血块,乳房发胀,胸胁胀痛,呃逆易怒,舌质暗红或有瘀点,脉象沉弦或沉涩。针泻归来、间使、三阴交,行气活血,祛瘀止痛,或针泻归来、太冲、间使,疏肝理气,行血散滞。

(2)寒湿凝滞型:因经期淋雨,涉水感寒,过食生冷,寒湿伤于下焦,客于胞宫,经血凝滞,血行不畅而作痛。证见经前或经期小腹冷痛,按之痛甚,经血量少,色黑有块,大便溏薄,四肢发凉,舌质边紫,舌苔白腻,脉象沉紧。泻灸归来、水道(或阿是穴),泻三阴交,温化寒湿,通经行血。

(3)气血虚弱型:平素气血不足,或脾胃虚弱,运化失常,生化之源不足,或大病、久病气血亏虚,经血运行无力而致。证见经行时或经行后少腹空痛,喜温喜按,月经量少,色淡而质清稀,头晕心悸,面色苍白,舌淡,脉象虚弱无力。在取补合谷、三阴交补益气血的处方中,配泻本穴佐以调经行血。如经行之后,血海空虚,小腹冷痛,可艾灸归来、气海、关元,培元扶阳,散寒逐冷。

气血虚亏型和肝肾亏损型,行经之后,因血海空虚、胞脉失养而致的痛经,不可取补本穴。患野施补,会影响气血的通畅。

2. 经闭 取泻或泻灸本穴,祛瘀、行滞、温经、散寒,治疗寒凝、气郁、气滞血瘀、寒湿凝滞型经闭。

(1)因饮冷受寒,寒邪客于胞宫,结于冲任,壅塞胞脉,阻其经络的寒凝型经闭。泻灸归来、关元,泻血海,温经散寒,通经行血。

(2)因情志郁结,气机不畅,胞脉阻闭,经水不得下行的气滞型经闭。取泻归来、气海、太冲,疏肝解郁,通经行血。

(3)因肝气郁结,气滞血结,冲任不通,胞脉阻闭,经水不得下行的气滞血瘀型经闭。取泻归来、关元、太冲(或气海)、三阴交,行气逐瘀,通经行血。

⑷因寒湿之邪，客于冲任，血为寒凝，滞于血海，壅塞胞脉的寒湿凝滞型经闭。泻灸归来、阿是穴，泻三阴交，温化寒湿，通经行血。“陷下者，脉血结于中，中有著血，血寒，故宜灸之”（《灵枢·禁服》），故取泻归来、阿是穴，配加艾灸。

属于血枯经闭，不可取施本穴，泻之愈致其虚。也不可施补，患野施补，会影响气机的通畅。

3. 产后腹痛　产后腹痛俗称儿枕痛。取本穴用于患野和邻近取穴，治疗因寒邪乘虚入侵，气血为寒所滞的寒凝血瘀型腹痛。证见恶露过少或早完，少腹作痛，腹块坚硬，按之痛甚，面色紫黯，舌质略紫，脉象沉紧等。艾灸归来、关元，泻三阴交，温阳散寒，活血止痛。血虚体质可减三阴交。

4. 子宫脱垂　本病多因气虚下陷和肾气亏虚所致。

⑴因气虚下陷，不能固摄胞宫者，“陷者举之”，针补归来（双侧）、合谷、足三里，共奏益气升提、固摄胞宫之效。

⑵因肾气不足，不能系摄胞宫者，针补归来、气海、太溪、肾俞，共奏补益肾气、系摄胞宫之效。

5. 疝气（附：睾丸炎）　取本穴治疗疝气病中的气疝和狐疝。

⑴狐疝：证见阴囊忽大忽小，时上时下，似有物状，卧则入腹，立则入囊，如狐之出入上下往来无定，胀痛俱作。属于气虚下陷者，针补归来（患侧）、天枢（患侧）、气海、合谷，益气升提；或补归来（患侧）、合谷、足三里，泻太冲，益气升提，佐以疏肝。属于肝气郁滞者，针泻归来（患侧）、气海、太冲，疏肝理气。伴有寒滞肝脉者，上方太冲加灸；伴有阴寒内盛者，上方归来配灸，再加泻灸曲骨穴，共奏温经散寒、疏肝止痛之效。

⑵气疝：证见阴囊肿胀偏痛，少腹结滞不舒，缓急无时，舌淡苔薄，脉弦，因愤怒、嚎哭、过劳而发。偏于气滞不行者，针泻归来（患侧）、曲骨、太冲，理气止痛；偏于气虚下陷者，针补归来（痛甚者改用泻法）、合谷、足三里，灸大敦，益气升提，佐以疏肝理气。

睾丸炎和癞疝很相似。急性，针泻归来（患侧，使针感下行）、三阴交、行间，疏肝行血，消肿止痛；慢性，针泻归来（患侧），泻灸三阴交，灸大敦、曲骨，暖肝散寒，消肿散结。

6. 产后恶露不止　取泻本穴，治疗因新产之后，胞脉正虚，寒邪内侵，与血相搏，瘀血内阻，恶露不畅，淋漓不止。证见恶露量少，淋漓不止，其色时黑，夹有包块，少腹疼痛，按之痛甚，胸腹胀痛，舌质边紫，脉象沉涩或沉实有力。配泻三阴交活血祛瘀；小腹凉者，归来加针上灸。

7. 癥瘕　本病是气血瘀积，痰湿凝滞而形成肿块的一种疾病。生于胞宫者则称“石瘕”，相当于子宫肌瘤；生于胞脉者则称“肠覃”，与卵巢囊肿或输卵管积水相似。针灸治疗对本病轻型者有一定疗效。轻度的卵巢囊肿和小的子宫肌瘤，临床已有不少的治愈病例。

⑴瘀血凝聚型：因肝气郁结，气滞血瘀，瘀血凝结，久成癥块。证见子宫渐大，较为坚硬，触及肿块无压痛，经期规律，量多有块，伴有头痛、不孕或带下量多，舌质边紫，脉象细弦等。相当于子宫肌瘤。针泻归来、关元、阿是穴（向肿块中心刺入，大者可刺二针）、三阴交，活血化瘀，消坚散结。

⑵痰湿凝滞型：多因忧思过度，肝脾不和，痰湿凝滞，久成癥块。证见小腹偏侧肿块渐大，呈球形状，大小不一，质软不硬，按之移动，无压触痛，月经一般正常，舌润苔薄，脉象沉弦等。相当于卵巢囊肿或输卵管积水。针泻归来、阿是穴（向肿块中心刺入，大者可刺两三针）、足三里，化瘀软坚，祛痰利湿。

8. 不孕症　取本穴治疗胞宫寒冷型和肝郁气滞型。

(1) 胞宫寒冷型：证见月经不正常，经行腹痛，小腹冰冷或凉痛，面色㿠白，舌淡苔白，脉象细缓等。泻灸（针上灸）归来、石门或艾灸归来、关元、气海，温暖胞宫。

男子精液稀薄，精子活动率在50%以下的不育，不可施用上方。

(2) 肝郁气滞型：证见月经先后无定期，经行不畅，或痛经，经前乳房胀痛，胸胁胀满，精神抑郁，舌红苔白，脉弦等。取泻归来、太冲，三阴交先泻后补，共奏疏肝解郁、养血扶脾之效。

9. 宫外孕　取泻本穴活血祛瘀，通经止痛。

(1) 气滞血瘀型：配泻气海、阿是穴，理气活血，祛瘀止痛。

(2) 血瘀成癥型：配泻三阴交、阿是穴通经活血，祛瘀除癥；夹寒者，归来和阿是穴加灸。

若属于血脱气竭型者，先补合谷、关元、气海，待休克期过后，再辨证取穴以治其本。

【病案举例】

例一：温某，男，38岁，南阳市青年理发店职工。1973年3月20日初诊。

主诉：患疝气已十年之久。

现病史：十年来右侧少腹狐疝。咳嗽、站立、行走或受惊吓时小肠脱入阴囊，平卧、休息后复原。感受寒凉，进食较快，小肠亦易脱入阴囊。伴有气短、头晕、心跳、乏力、腹胀食少、吐酸等症状，面色萎黄，脉象沉弱。1969年曾做过一次手术，术后半年复发。

既往史：患十二指肠溃疡十二年之久，至今未愈；患肝炎已二年。

辨证：其脉证，系中气不足，气虚下陷，失其提摄之狐疝。

治则：益气固摄。

取穴：针补右归来和双合谷、三阴交。隔日针治一次。十次治愈。

随访：1973年6月25日告知在此针愈未发。

例二：陈某，女，28岁，住南阳市七里园公社。1982年6月30日初诊。

主诉：腹痛已七个月。

现病史：七个月来，月经量少，质稀有血块，经前带多色白，每次行经前两胁及小腹胀痛，矢气后减轻。经后左侧少腹呈阵发性剧痛，有时腰部酸痛，早晨较重，持续两周后缓解。大便一日一至二次，小便黄热，平时易怒，遇事易于激动生气，面部色素沉着，舌质红。

妇科检查：子宫大小正常，活动欠佳，后倾，左侧附件增厚呈条索状。右侧正常。结婚三年不孕。诊断为"附件炎"。曾服中西药治疗，效果不佳。

辨证：气滞血瘀型痛经。

治则：行气活血，通经止痛。

取穴：针泻归来、内关、三阴交。

效果：二诊后腹痛止；三诊治愈。

例三：埃尔库·台斯菲亚，男，32岁，教师，埃塞俄比亚人，住克白里214号。1979年8月24日初诊。

主诉：患便秘已十年。

刻下症：大便困难，努责方能排出，二十四小时排便一次，排出少量干粪块。饮食减少，精神不振，气短，身困乏力，说话、行走、工作都感到疲惫无力。自觉饭后无肠蠕动。脉象细数。当地医院曾以"胃炎"治疗无效，住院后确诊为"慢性直肠结肠炎"，久治无效，特来针灸治疗。

既往史：八岁时患阿米巴痢疾。十年前复发一次。

辨证：依其脉证、兼证、病程和病史，系初为热毒内淫，积滞肠中，大肠传导功能失职之痢疾。此后失治，肠胃积热未除，热耗津液，便秘乃成。热秘日久，胃肠乃伤，功能失职，故出现饮食减少、大便干秘、肠蠕动减弱等症状。气短、身困乏力、精神疲惫，均为患病日久、饮食减少、气血生化之源不足所致。

治则：通便开秘。

取穴：一诊至三诊，针泻左归来、天枢和曲骨；四诊、五诊针泻支沟、阳陵泉、丰隆；六诊至十诊，针泻左归来、天枢和曲骨。隔日针治一次。

效果：三诊后症状有所减轻；五诊后收效不佳，故改取原来腧穴；八诊后便秘明显好转；十诊痊愈。

随访：1979 年 10 月 18 日患者带领爱人前来针治头痛，告知便秘在此针治十次痊愈。

【讨论】

1. 本穴针感 针本穴，略向上方（天枢穴方向）斜刺，针感沿足阳明胃经循腹里走至天枢穴处；略向下方（气冲穴方向）斜刺，针感沿足阳明胃经循腹里走至气冲穴处；针直刺，针感多在局部，或向周围扩散；略向内或向外斜刺，针感走向同侧数寸远的范围；略向耻骨联合处横刺一寸五分至二寸，下腹部酸胀，个别向小腹及外生殖器放散。治疗疝气病，务使针感向气冲穴或阴囊处走达；治疗经闭、痛经、产后腹痛等病，务使针感达于患野。

2. 历代医家经验 《铜人腧穴针灸图经》载："归来，治少腹奔豚，卵缩茎中痛，妇女血脏积冷，可灸五壮，针入五分"；《针灸甲乙经》载："奔豚，卵上入痛引茎，归来主之；女子阴中寒，归来主之"；《胜玉歌》载："小肠气痛归来治"；《备急千金要方》载："妇人阴冷肿痛，灸归来三十壮"。上述经验，对于指导临床有一定的参考价值。针泻本穴具有行气祛瘀、平冲降逆和缓解少腹控睾而痛的作用。配艾灸尚可温通经气，散寒止痛。

3. 本穴位置 诸书不一，有在水道下一寸，去中行中极旁二寸；有在水道下二寸，去任脉曲骨二寸，去肾经横骨穴一寸五分。本书以位于脐下四寸，中极穴旁开二寸取刺。

4. 针刺过深的原因 参见梁门一节【讨论】。

5. 孕妇禁针、禁灸 参见中极一节【讨论】。

【歌括】

归来中极二寸平，温经散邪逐寒凝，
理气活血散瘀滞，刺入寸匕泻灸灵。

第八节 | 足 三 里

足三里，因能治理（古"里"与"理"通）腹部上中下三部诸证而得名；又名下陵、鬼邪、中俞髎；是足阳明之脉所入为合的合土穴，土经中之土穴；为回阳九针穴之一；是强壮要穴和肚腹疾病的常用穴。

“合治内府”（《灵枢·邪气脏腑病形》）。胃经合穴足三里，是主治胃之腑病、经病、气化病和同胃有关的脏腑器官病变的常用穴，对改善胃腑功能，消除胃功能失常所产生的病理证候，具有一定的功效。本穴具有补中气、健脾胃的作用，因此，还治疗与脾虚有关的肚腹病。

【治疗范围】

1. 肚腹病 胃与心、脾、肺、肝、胆、大肠、小肠、膈之间，有着经络上的密切联系，它们之间常互相影响，如胃病能影响肠、脾；脾病能影响胃、肠、肝、胆；肠病能影响脾、胃；肝病能影响脾、胃、胆；胆病能影响肝、胃。治胃有益于肠、脾；治脾有益于胃、肠、肝、胆；治肝可以安胃、益脾、利胆；治胆有益于肝、胃等。胃经之合土穴足三里，既有和胃、健胃和通肠导滞的作用，又有健脾益气的功效。因此，凡脾与胃、肝、胆、肠相互影响，互为因果的病证和同胃有关的脾、肝、胆、大小肠的肚腹病，都可取施本穴。所谓“肚腹三里留”之意就在于此。

与胃有关的心、肺、膈病证，伤寒病中的阳明腑证、太阴证和厥阴证的寒热错杂型，温病中气分证的热结肠道型和肠伤寒的湿热蕴阻型，都属本穴的治疗范围。

2. 同脾胃有关的虚证

(1) 脾胃为后天之本，气血生化之源。因脾胃纳运功能失常，生化气血之源不足，气血亏虚出现的脏腑、器官、肢体病证，取本穴调理脾胃以治其本。病后体虚，调养脾胃，亦常取本穴。

脾主统血，脾气虚弱，统摄无权所出现的一些出血性疾病，可取补本穴益脾摄血。

(2) “胃者，五脏六腑之海也，水谷皆入于胃，五脏六腑皆禀气于胃”（《灵枢·五味》）。金·李东垣也提出内伤脾胃，百病由生的病机学说，并指出：“脾胃之气既伤，元气也不能充，而诸病之由生也。”因此，临床应重视调理和健壮脾胃，凡使用调理和健壮脾胃之法者，均可配取本穴，脾胃健壮，诸病则不由脾胃虚衰而复生。

3. 虚脱证 本穴有补中气的作用，补气能回阳固脱，因此，前人把它列为回阳九针穴之一。凡久病元气衰亡，急病阳气暴脱和中气不足引起的病证，都属本穴的治疗范围。

4. 痰湿证 “或针痰，先针中脘、三里间”（《行针指要歌》）。水、饮、痰三者的产生，与脾、肺、肾三脏关系密切，痰湿生于脾者，取补本穴健脾祛湿以止痰；痰湿聚于胃者，取泻本穴和胃行湿而降痰。“土旺能制湿，土气坚凝，则水湿亦自澄清。”足三里有健脾祛湿和祛湿益脾的作用，有益于控制湿和痰的产生，因痰或痰湿引起的病证，如痰饮、痫证、狂证、癫证、哮证等，都可配取本穴。

5. 经脉通路上的病证 本穴还治疗本经循行处之足跗、膝胫、股、腹疾患和所在处之经筋病。

【功能】

1. 辨证取穴 用补法，健脾养胃、补中益气；配艾灸或烧山火，则可温补脾胃，类似党参、白术、山药、茯苓、黄精、扁豆、炙甘草、薏苡仁、伏龙肝、白豆蔻、肉蔻仁、红枣、益智仁等药的功效。用泻法，和胃通肠，祛痰导滞，类似枳实、枳壳、神曲、麦芽、山楂、莱菔子、厚朴、大黄、槟榔、木香、陈皮等药的功效。用泻法配艾灸或烧山火，温胃导滞、温化寒湿，类似干姜、生姜、吴茱萸、白蔻仁、草蔻仁、丁香等药的功效。艾条灸，隔日或五、七日艾灸一次，每次十至三十分钟。长期艾灸，能温运中焦、养益后天、防病抗疫、健体益寿。

2. 局部取穴 用泻法配艾灸，温经通络，祛邪散滞；用补法，强壮筋脉。

【主治】

泄泻、痢疾、便秘、急性肠梗阻、反胃、呕吐、胃痛、呃逆、噎膈、霍乱、急性胰腺炎、伤寒阳明腑证、阑尾炎、黄疸、传染性肝炎、单纯性肠道蛔虫症、腹痛、脱肛、胃下垂、子宫脱垂、疝气、疳积、痫证、狂证、癫证、厥证、脱证、虚劳、失眠、慢惊风、慢脾风、崩漏、产后血晕、经闭、月经不调、妊娠恶阻、暴盲、青盲、软腭麻痹、脑外伤后遗症、哮证、喘证、痰饮、肠伤寒、水肿、遗尿、阳痿、中风、外伤性截瘫、痿证、鹤膝风、下肢湿疹、臁疮、荨麻疹、疥疮、疟疾、久疮、多寐、脚气、乳汁缺乏。

亦治初期肝硬化、急性胆囊炎及胆石症、带下、产后恶露不止、头痛、眩晕、肺痨、面神经麻痹、夜盲症、眼睑下垂、癃闭、痹证。

【临床应用】

1. 泄泻

(1) 脾胃虚弱型：取足三里、阴陵泉先少泻后多补，健脾益气，渗湿止泻，类似参苓白术散之效。

(2) 肝木乘脾型：补足三里，泻太冲，抑肝扶脾。

(3) 寒湿型：泻灸足三里(或泻配烧山火)、阴陵泉、天枢；或泻足三里、天枢，灸水分、神阙，温化寒湿，畅中止泻；若湿困较重，兼见胸闷纳呆，肢体倦怠，舌苔白腻，脉象濡缓者，泻灸足三里、阴陵泉，温中分利，类似胃苓汤之效。

(4) 饮食所伤型：取泻足三里、中脘，点刺四缝穴，有保和丸之效；或泻足三里、天枢、阴陵泉，消积导滞，利湿止泻，类似枳实导滞丸之效。

(5) 湿热型：取泻足三里、阴陵泉(配透天凉)、天枢，清利湿热。

(6) 脾肾阳虚型：取补足三里、关元、太溪，温补脾肾，固肠止泻。

(7) 脾胃虚寒型：艾灸足三里、关元、神阙、天枢，温运脾阳，逐寒止泻；或补足三里、阴陵泉，泻灸天枢，温中散寒，健运脾胃。

泄泻日久，气虚下陷，脱肛不收者，取补足三里、合谷、天枢或大肠俞，补中益气，涩肠固脱；或补足三里、合谷、百会，补中益气，升阳举陷，类似补中益气汤之效。

《金匮要略·呕吐哕下利病脉证治》篇中说："下利，三部脉皆平，按之心下坚者，急下之，宜大承气汤。""下利，脉迟而滑者，实也，利未欲止，急下之，宜大承气汤"和"下利，脉反滑者，当有所去，下乃愈，宜大承气汤"。此三下利证，针灸治疗均可针泻天枢、中脘、足三里，通腑泄满，攻下食滞。

2. 便秘、急性肠梗阻 参见天枢一节【临床应用】。

3. 胃痛 其病位在胃。"合治内府"，胃经的合穴足三里为治疗胃痛的常用穴。

(1) 肝气犯胃型：取泻足三里、中脘、内关，行气和胃，或泻足三里、太冲、间使(或期门)，疏肝理气，和胃畅中。

(2) 脾胃虚寒型：泻足三里、中脘(加灸)，灸神阙、关元，温阳益脾，暖胃止痛；或补灸脾俞、胃俞，温脾健胃之法与泻灸足三里、中脘，暖胃散寒止痛之法，交替施治。

(3) 饮食所伤型：取泻足三里、中脘，点刺四缝穴，消食和胃，类似保和丸之效；或泻足三里、中脘(或上脘)、公孙，消食导滞，和胃畅中。

胃痛日久，或久服破气散滞药物，正气已衰，胃痛不已，饥饿即痛，食后痛减，气短懒言，神疲倦怠，面色苍白，脉象沉细或虚软，胃肠钡餐透视无器质性病变。针补足三里、合谷，益气健中，效果甚良。恐峻补滞塞或属虚中夹实者，上方加泻间使，或足三里改用先泻后补之法，亦可先补足三里、合谷，拔针后再针泻中脘。

4. 呃逆　取本穴，用以和胃降逆、益气健中。

（1）寒凉伤胃，胃阳被遏，失其通降所致者，泻灸足三里、中脘或上脘，温中散寒，和胃降逆，或加泻公孙以增强和胃降逆之力。

《金匮要略·呕吐哕下利病脉证治》篇中说："干呕，哕，若手足厥者，橘皮汤主之"。属于胃寒之呃逆，其取穴治法同上。

（2）宿食积滞，痰浊中阻，郁久化热，胃火上冲所致者，取泻足三里（配透天凉）、上脘、公孙，消导积滞，清胃降逆。

（3）肝气郁滞，气郁化火，肝火犯胃，肝胃之火上冲所致者，取泻足三里、太冲，均配透天凉，泻公孙，平肝和胃降逆。

（4）脾肾阳虚，气虚不固，虚气上逆所致者，针泻足三里，补命门、肾俞，温补脾肾，和胃降逆；或补足三里、太溪、关元，温补脾肾。若恐峻补不足以降逆，上方可加泻公孙，佐以和胃降逆。属于年老体衰，或病久体衰，脾肾阳虚，元气大伤，气不摄固所致者，取补足三里、关元、气海、太溪，温补脾肾，固摄元气。

（5）脾胃虚弱，胃失和降，虚气上逆所致者，取泻足三里，补脾俞，或补足三里、阴陵泉，泻公孙，补益脾胃，和胃降逆。

（6）《金匮要略·呕吐哕下利病脉证治》篇中说："哕而腹满，视其前后，知何部不利，利之即愈。"属大便不利，胃肠实热所致者，取泻足三里、天枢、中脘或上脘，通便泄满，和胃降逆。

5. 脱肛、胃下垂、子宫下垂、疝气　以上诸病凡使用补中益气之法者，均可取补足三里、合谷，或加补百会，补中益气，升阳举陷，类似补中益气汤之效。上方亦可根据病位不同配加腧穴。如脱肛加补长强，使肛门有收缩或提升感，以增强提约直肠之功。胃下垂，亦可与沈阳陆军总医院治疗胃下垂的方法（其操作方法见气海一节）同时或交替施治。胃下垂而见消化不良者，补合谷，泻足三里，而夹湿者，补足三里、合谷，泻阴陵泉，上方均与沈阳陆军总医院治疗胃下垂的方法交替施治。子宫脱垂可与针刺子宫穴（其操作方法见气海一节），或与取刺维胞（针向下横刺三至四寸，反复行针，使前阴有向上收缩感，再捻转一、二分钟出针）同时或交替施治；胞脉系于肾，亦可加补肾俞或太溪施治。属于气虚之气疝、狐疝，加泻太冲或大敦（灸），佐以疏肝理气。

6. 疳积　即疳证和积滞，为脾胃运化失常的证候。多由饮食失常，脾胃受伤，食滞中焦所致，故有"无积不成疳"之说。"内伤食积针三里"。二者均可取刺本穴。

（1）积滞：因乳食停滞，脾胃失调所致者，取泻足三里、中脘，点刺四缝穴，化食消积，调中和胃；积滞不除，滞生内热者，中脘易内庭，清热化滞。因脾胃虚弱，宿食内停所致者，取刺足三里（泻）、阴陵泉（补）、四缝穴（点刺），或取足三里（先泻后补）、阴陵泉（补），健运脾胃，消导积滞。

《金匮要略·腹满寒疝宿食病脉证治》篇中说："问曰：人病有宿食，何以别之？师曰：寸口脉浮而大，按之反涩，尺中亦微而涩，故知有宿食，大承气汤主之。脉数而滑者，实也，此有宿食，下之愈，宜大承气汤。下利不欲食者，有宿食也，当下之，宜大承气汤"。以上三节，均是宿食在下而用大承气汤的脉证。针灸可取泻足三里、天枢、中脘，通腑泄满，消导积滞，类似大承气汤之效。

⑵疳证：因久积食滞，内蕴湿热所致者，取泻足三里、阴陵泉，点刺四缝穴，消积和胃，清利湿热。因积滞日久，耗伤正气，脾胃虚弱所致者，取足三里（先少泻后多补），点刺四缝穴，补脾俞或阴陵泉，健脾益胃，消食化滞。

7. 失眠　足阳明经别"上通于心"，足阳明经脉亦与心有直接联系。取胃经的足三里治疗，《素问·逆调论》篇所说的："胃不和则卧不安"和《张氏医通》具体指出的"脉滑数有力不眠者，中有宿滞痰火，此为胃不和则卧不安"的失眠症。属于食滞胃腑者，针泻足三里、中脘，点刺四缝穴，消食导滞，兼见大便不爽者，减四缝穴加泻天枢，通便导滞。属于宿食痰火者，针泻足三里、丰隆（配透天凉），清热豁痰，和胃畅中，使痰热清化，胃腑安和，则能安卧。如兼心烦者，加泻神门或大陵，清心安神。

8. 慢惊风、慢脾风　参见关元一节【临床应用】。

9. 崩漏、产后血晕　取补本穴，补脾益气。因肺脾气虚，气不统摄之崩漏，配补合谷、三阴交，益气摄血；因心脾气虚，不能主宰、统摄之崩漏，配补神门、三阴交，补益心脾，益气摄血。因产妇气血素虚，复因产后失血过多，气无所依之产后血晕，急补足三里、合谷、三阴交，捻补时久，方收补气摄血固脱之效。

10. 经闭　取本穴调理脾胃，主治脾胃失健，气血生化之源不足，以致血海空虚引起的血枯经闭。根据具体病情，或取泻足三里、中脘、内关，理气和胃；或取泻足三里，补脾俞、胃俞，健脾养胃，和胃散滞；或取泻足三里、太冲、间使，疏肝理气，和胃畅中；或补足三里、太白（或阴陵泉），泻中脘、上脘，健脾和胃等，使脾胃纳运正常，气血旺盛，则经闭可愈。此类型不可使用破血通经之法。

11. 肠伤寒　参见阴陵泉一节【临床应用】。

12. 痿证　这里所述之痿证，具体指的是小儿麻痹。

⑴前驱期及瘫痪前期：因湿邪侵犯肺卫，湿热内蕴肠胃所致者。证见恶寒发热，咳嗽鼻涕，恶心呕吐，胃纳不佳，大便溏薄。瘫痪前期，可见肢体疼痛，项强，舌苔白腻，舌质淡红，脉象滑数或濡数等。取泻足三里、阴陵泉、合谷或曲池，解表和中，清热利湿。

⑵瘫痪早期：因湿热内著肠胃，外入经络，经脉受阻所致者。证见麻痹不久，肢体痿软无力（以下肢不对称麻痹为多），恶心呕吐，胃纳不佳，大便溏薄，舌苔白腻，舌质淡红，脉象细滑。取泻足三里、阴陵泉，清利湿热，通络和中，收效良好。

⑶瘫痪期及后遗症期：治疗下肢痿软，患野取穴，取补本穴，健筋补虚，多与三阴交、阳陵泉、环跳等患野腧穴配治，或上方与取补太溪、肾俞、曲泉，补益肝肾之处方交替施治。

⑷《素问·痿论》篇说："阳明（胃）者，五脏六腑之海，主润宗筋。"宗筋的生理功能，主要依靠胃的受纳、化生津液来维持。痿证兼见胃纳不佳者，可配取本穴调胃、养胃，以益宗筋，有助于麻痹早愈。

13. 疟疾　取补本穴，主治疟疾日久，脾胃大伤，气血俱虚，遇劳即发的劳疟。配补合谷，泻间使，补中益气，扶正祛邪；或配补合谷、三阴交，补益气血，扶正止疟。

14. 久疮　参见合谷一节【临床应用】。

15. 多寐　参见阴陵泉一节【临床应用】。

16. 脚气

⑴湿脚气：证见足胫肿大重着，软弱麻木无力，行动不便，小溲不利，舌苔白腻，脉象濡

缓等。因水湿外受，卫气不行，邪袭经络，壅遏气血，不得疏通所致。取泻足三里、阴陵泉，祛湿散滞。寒湿偏胜者加灸，以祛寒邪；湿热偏胜者，配用透天凉，清热利湿。上方可与取泻三阴交、阳陵泉、昆仑、照海，舒筋活络，行血散滞之法，同时或交替施治。

(2) 干脚气：证见足胫不肿，日渐枯瘦，麻木酸痛，干呕时作，饮食减少，小便热赤，大便秘结，舌红，脉象弦数等。因素体阴虚内热，复受风湿邪毒，邪壅经络气血，湿从燥化，更伤津血，筋脉失养所致。取泻足三里、阴陵泉(配透天凉)，清利湿热，和胃畅中，配泻三阴交、阳陵泉，通络散滞。若患病日久，以精血不足，筋脉失养为主证者，取泻足三里、阴陵泉(配透天凉)，与取补三阴交、复溜育阴生津，补益精血之法，同时或交替施治。

【病案举例】

例一：白某，女，28岁，住南阳县瓦店公社邓官营大队朱庄村。1974年3月30日初诊。

主诉：乳汁缺乏三个多月。

刻下症：产后乳汁逐渐减少，乳房胀痛。伴有腹胀食少、胃脘隐痛、气短、头晕、心悸、身困乏力等症状，舌苔薄白，脉象沉弦。曾用中药及单方，久治无效。

辨证：依其脉证，系肝气犯胃，纳运失职，以致气血不足，气机不畅，影响了乳汁的生化和运行。气滞胃脘，阻滞乳络，故出现胃脘隐痛、腹胀食少、乳房胀痛等症状。伴有气短、头晕、心悸、身困乏力等症状，是纳运失职，气血化源不足所致。

治则：行气和胃，佐以益气。

取穴：一诊针补合谷、三阴交；二至四诊针泻足三里、间使，补合谷。

效果：一诊施用气血双补之法效果不佳，二至四诊则改取泻足三里、间使，补合谷，收效甚好。如二诊后，饮食增加，乳汁亦增多；三诊后，腹胀、胃痛治愈，乳汁增多；四诊治愈。

例二：张某，男，53岁，住新野县沙垠公社李庄大队霞雾溪村。1968年6月1日初诊。

主诉：患腹痛已八年之久。

现病史：八年来反复出现脐周隐痛，痛甚时胃部亦痛，呈上顶样痛，呕吐酸水后痛减。每因饥饿时腹痛明显，食后仍痛。平时气短、间或发喘，身困乏力，精神不振，便溏一日两次，遇劳则气喘心跳。身瘦，舌淡，脉象沉弱。

辨证：此系脾胃虚弱，纳运不佳，兼气机阻滞之证候。

治则：补气健脾，调胃和中。

取穴：针足三里(先少泻后多补)、合谷(补)。

随访：1971年4月告知，针两次治愈后未发。

例三：杨某，男，8岁，住南阳市北关浴池。1971年5月13日初诊。

主诉(代述)：皮肤红疹发痒已四十多天。

现病史：开始左侧小腿肿痛，以后两膝关节肿痛，两下肢出现红色小疹，瘙痒难忍，腹痛纳差。注射青霉素后两膝关节肿痛治愈，但两下肢瘾疹严重，又注射青霉素、安乃近后，两下肢及会阴部瘾疹仍不消退。患儿4月9日至4月30日曾被疑为"过敏性紫癜"，收住我院内科治疗。住院期间输液及药物治疗效果不佳。

内科检查：咽峡充血，扁桃体Ⅱ度肿大，项软，心肺肝脾无异常，腹平软。患儿一月前曾用青霉素过敏。

辨证：湿热下注，流注关节，则膝关节肿痛；湿热流注下肢肌肤则皮肤出疹；湿热停留中焦则腹痛纳呆。

治则:清利湿热,和胃畅中。

取穴:针泻足三里、阴陵泉。隔日针治一次。

效果:二诊后皮肤红色小疹减少;三诊后下肢红色小疹完全消失;四诊后疹痒已止;五诊治愈。

随访:1971 年 6 月 16 日其母特告在此针愈后未发。

例四:惠某,男,50 岁,南阳市搬运公司北关站职工。1970 年 4 月 17 日初诊。

主诉:全身强困已十二年之久。

现病史:1958 年冬因拉车涉水而得。1960 年患浮肿病后全身强困严重,但与气候无关。四肢、后项及腰部强硬酸困,饥饿时尤甚。近五个月两上肢及手指困强严重,持物无力,伴有气短头晕、食欲不振、食量减少、腹部空竭、多汗、阴雨感寒则下肢跳痛麻木等症状,熬夜则耳鸣,饮服凉水或吃甜瓜后,则下肢强硬更甚,夏天易于伤热。面色萎黄,脉象沉弱。

曾在其他医院以"风湿病"用各种疗法多次治疗未愈。

辨证:依其脉证,系气血虚亏,不能灌溉四末,荣养筋脉所致。虽因涉水而得,但局部不凉,与气候变化无关。饮服凉水和阴雨感寒下肢强硬木痛,是阳气失布之故。

治则:补气血,益脾胃。

取穴:针补足三里、合谷、三阴交。隔日针治一次。

效果:二诊后症状减轻 80%,耳鸣未出现,饮食增加,风雨较大而下肢跳痛发木亦未出现;四诊后仅右侧大腿外廉麻木;五诊后能上班劳动;六诊痊愈。

随访:1971 年 10 月 20 日来信告知在此针愈后未发。

例五:胡某,男,57 岁,住南阳县杨官寺。1969 年 12 月 1 日初诊。

主诉:胃脘麻凉隐痛已一年。

现病史:一年来,胃脘麻凉隐痛,感受寒凉或饮食生冷症状加重。口流清涎,喜进热食,肠鸣,有时善饥,饥饿时出汗身抖,大便先干后溏。伴有耳鸣、眼昏、盗汗、气短、头项麻凉等症状。舌苔微黄而腻,脉象濡数。饮鸡汤后大便次数多,而口苦明显。

辨证:此系寒湿内停,伤于脾胃之证候。寒湿之邪内停胃肠,脾胃运化失职,故而胃凉隐痛,口流涎水,喜进热食,肠鸣便溏;感受寒凉或饮食生冷,伤胃助湿,故而胃凉隐痛加重。患病日久,纳运不佳,生化不足,故出现头晕、气短、眼昏、饥饿之时汗出全身擞抖等症状。本为寒湿之证,卒服温热之品,阳不化阴,阴阳格拒,阳热上浮则口苦、舌苔微黄而腻,脉濡数。

治则:祛湿和中。

取穴:针泻足三里、阴陵泉。

效果:一诊后未拔针即感胃腑麻凉感减轻,留针 15 分钟后腹部发热;二诊后胃部麻凉减轻,口流清涎减少;五诊后痊愈。

【腧穴功能鉴别】

1. 足三里、丰隆、天突功能比较　三穴都有祛痰作用,但各有其特点,详见丰隆一节【腧穴功能鉴别】。

2. 足三里与中脘、上脘功能比较　胃中虚寒和寒邪滞胃的病证,泻灸足三里,不如泻灸中脘、上脘直达病所之效良。

3. 足三里与内庭功能比较　二穴都是胃经腧穴,其功能比较,详见内庭一节【腧穴功能鉴别】。

【腧穴配伍】

1. 足三里与中脘配伍　详见中脘一节【腧穴配伍】。

2. 足三里与胃俞配伍　详见胃俞一节【腧穴配伍】。

3. 针补足三里、合谷、百会　补中益气，升阳举陷，类似补中益气汤(《脾胃论》方)之效。其具体运用，详见合谷一节【腧穴配伍】。

4. 针补足三里、合谷　有补中益气的作用。凡因中气不足或伴有中气不足症状者，均可取此二穴，或配加腧穴。如便秘加泻天枢，益气通便；泄泻加补天枢，补中益气，涩肠止泻；脾虚湿困型泄泻，加泻阴陵泉佐以渗湿益脾；胃痛和呃逆，加泻间使或内关，佐以理气，以免峻补滞塞，或加泻中脘佐以和胃；恶露不止和功能性子宫出血，配补三阴交或灸隐白，益气摄血；阳痿加补三阴交，濡养宗筋；头痛配泻患野腧穴以祛其邪，取其补中有散之功；遗尿加补中极佐以束约膀胱。

5. 针泻足三里、天枢、中脘　类似大承气汤(《伤寒论》方)之效。其具体运用，详见天枢一节【腧穴配伍】。

6. 针泻足三里、中脘，点刺四缝　类似保和丸(《丹溪心法》方)的功效。其具体运用，详见中脘一节【腧穴配伍】。

7. 足三里与阴陵泉配伍　均用先少泻后多补之法，类似参苓白术散(《和剂局方》方)之效。其具体运用，详见阴陵泉一节【腧穴配伍】。

8. 针泻足三里　配泻阴陵泉、天枢，类似枳实导滞丸(李东垣方)之效；配泻内关或间使，宽胸利气，和胃行滞；配泻内关(或间使)，泻灸中脘、上脘，温中和胃，理气散滞；配泻中脘、上脘、公孙，和胃降逆，止呕、止呃；配泻公孙，点刺四缝穴，消食导滞，和胃降逆；配泻阴陵泉，和胃理脾祛湿。

9. 针补足三里　配灸天枢(加补)、神阙，类似真人养脏汤(罗谦甫方)之效；配补合谷、神门、关元，益气复脉，回阳固脱；配补关元、气海、合谷，益气回阳固脱；配补阴陵泉，健脾强胃。

10. 泻灸足三里　配泻灸中脘，泻内关，类似厚朴温中汤(李东垣方)之效；配泻灸阴陵泉，类似胃苓汤(《证治准绳》方)之效。

【讨论】

1. 本穴针灸感应

(1)本穴针感的迟敏、针下肌肉的松紧、艾灸热感的迟速，有助于判断机体的盛衰、疾病的轻重和转归以及虚实寒热。

1)针感迟缓多虚、寒，灵敏多实、热；针感迟缓甚至全无，多属机体大虚或病情重笃，或属急剧疼痛的证候。针感多随体质、病情的好转而逐渐灵敏。

2)针下肌肉疏松多虚证，涩滞沉紧多实证；针刺或捻针肌肉如插豆腐者，俗称“不抱针”，病属大虚或重笃，随病情的好转而针下肌肉逐渐转入正常。针下肌肉的松紧，多随体质、病情的好转而复常。

3)年老体弱和体力劳动患者，针感多迟缓；年轻体壮和脑力劳动患者，针感多灵敏。

4)阳气亢盛之人，针感较灵敏，收效较快；阴盛阳衰之人，针感较迟缓，收效较慢；针刺如插豆腐，或针感迟缓甚至全无，病多虚衰或重笃，收效多缓慢或不良，使用补益之法，捻针时间较长才能收效。

5)阴盛阳衰，阴寒偏盛之人，艾灸热感多迟缓；阳气亢盛之人，艾灸热感多迅速。

6)留针时，针体自动向穴位深入移动(吸针)，多属寒证；针体自动向穴位的外部移动(顶针)，多属实热证。

7)《针灸大成》中的候气法："用针之法，候气为先……以得气为度，如此而终不至者，不可治也。若下针气至，当查其邪正，分其虚实。经言邪气来者紧而疾，谷气来者徐而和，但濡虚者即是虚，但牢实者即是实，此其诀也"，是有其临床价值的。

(2)针直刺，其针感沿足阳明经循胫骨下行走至足腕、足跗和第二、三足趾部。略向上斜刺，在不断地捻转运针的同时，其针感沿足阳明经逐渐循股走至髀关、归来、天枢穴处，少数病例走至胃腑、剑突处。配烧山火手法，其温热感走向同上，少数病例胃腑发热，或口内发热，或咽干发热，个别病例口燥咽干、胃腑发热可持续数天。对于胃腑寒冷、脾胃虚寒的病证，收效良佳。

自髀关至内庭穴之下肢足阳明经线疼痛或麻木的病证，能使针感上下通达者，收效良佳。《灵枢·九针十二原》篇中指出："刺之而气不至，无问其数；刺之而气至，乃去之，勿复针……气至而有效，效之信，若风之吹云，明乎若见苍天，刺之道毕矣"和《灵枢集注》所说的："行针者，贵在得神取气。"都说明了得气的重要性。

2. 经旨浅识

(1)临床若不欲艾灸灼伤皮肤，溃烂成疮，就应遵循《标幽赋》指出的："精其心而穷其法，无灸艾而坏其皮"的告诫。对热感迟钝的患者，将皮肤灸至紫红甚至起疱而仍无热感者，是屡见不鲜的，临床应特别注意。化脓灸使局部组织烫伤后产生无菌性炎症，其脓色淡白。感染细菌而化脓，其脓色转为黄绿色，可作鉴别诊断。

(2)《类经图翼》中说："小儿忌灸三里，三十外方可灸，不尔反生疾。"李东垣说："有人年少气弱，常于三里、气海灸之，节次约五七十壮，至年老热厥头痛，虽大寒犹喜风寒，痛愈恶暖处及烟火，皆灸之过也。"长期艾灸本穴，虽能健壮脾胃，培补元气，但三十岁以下之人，除必需艾灸治病外，一般不主张长期施灸。

(3)《伤寒论》8条指出："太阳病，头痛至七日以上自愈者，以行其经尽故也；若欲作再经者，针足阳明，使经不传则愈。"若不愈，欲作再经，是邪气欲向阳明传变，预先针足阳明经足三里，使正气旺盛，邪气消祛，则邪不再传，病自痊愈。足三里为足阳明经的合穴，善治足太阴、足阳明诸疾，主疗诸虚百损，尤其当邪气尚未进入阳明时针刺该穴，可防患于未然，扶正祛邪，使经不传则愈。

(4)《灵枢·五乱》篇指出："乱于肠胃，则为霍乱……气在于肠胃者，取之足太阴、阳明，不下者，取之三里。"中焦气机逆乱，升降失常，清浊混淆，吐泻交作之霍乱，取泻足太阴经的阴陵泉或太白和足阳明经天枢无效者，可取泻足阳明经的合土穴，斡旋中焦，通肠和胃。

(5)《灵枢·五邪》篇指出："邪在脾胃，则病肌肉痛。阳气有余，阴气不足，则热中善饥；阳气不足，阴气有余，则寒中肠鸣腹痛；阴阳俱有余，若俱不足，则有寒有热。皆调于三里。"《灵枢·邪气脏腑病形》篇说："胃病者，腹䐜胀，胃脘当心而痛，上支两胁，膈咽不通，食饮不下，取之三里也。"

这些论述都明确指出，凡脾胃之病，无问阴阳、寒热、虚实，皆可用足三里调治。

3. 临床见闻

(1)中气不足或元气大伤患者，误泻为补，或取易于伤气的腧穴捻泻过多，伤于真气而出现气不接续、喘息不止等，宜急补足三里、合谷，长时间的捻补，可使损伤之气复原，有的经多次针治才能挽回伤气之损。

⑵脾胃大虚，伴有纳呆症状者，针补足三里，补益脾胃，而未配和胃消导的腧穴，其结果是纳呆加重，中满出现。针补足三里、合谷过久，滞塞中焦而致的中满，数天才能自行消失。若同时配泻内关或间使疏利气机，或足三里使用先少泻后多补之法，则不易滞塞中焦。

上法还适用于恐峻补滞塞中焦和伴有气机不畅，或伴有中焦虚中夹实症状者。

⑶误补为泻，误泻为补，可造成虚虚实实之弊。

1）著者叔父，两次酒后针治两例气滞胃痛患者，取刺足三里、中脘等穴，捻针后胃痛加剧，稍时方知误补为泻，纠正捻针方向，剧痛转缓，至痛止起针。

2)1953年著者针治一例中气不足患者，取刺足三里、合谷穴，一学者误泻为补的捻针，两穴各捻约五分钟后，患者气短头痛、心跳，纠正捻转方向后，症状逐渐缓解。

此穴也多用于试探性治疗，以探索胃腑病证的虚实。

⑷腧穴具有适应性，参见三阴交一节【讨论】。

⑸针治血压不稳定的脑血栓形成患者，应每次针前测量血压，防止针治后巧合发生脑出血，其实例参见曲池穴一节【讨论】。

4. 晕针救治　《禁针穴歌》说："肩井深时亦晕倒，急补三里人还平。"深刺肺尖部的肩井穴，伤于肺气发生晕针，可急补足三里回阳益气以救急。晕针严重的患者，多体质虚弱，取补足三里，较灸百会穴救治晕针效速。因机体气虚或气血亏虚而晕针者，急补足三里、合谷，既可救治晕针，又能补中益气。

5. 足三里是强壮要穴之由　"邪之所凑，其气必虚"。脾胃纳运功能失常，能导致很多疾病，影响身体健康，以致未老先衰。"阳气固，虽有贼邪，弗能害也……阳气者，若天与日，失其所则折寿而不彰。故天运当以日光明，是故阳因而上，卫外者也"（《素问·生气通天论》）。说明人体阳气盛否不仅关乎寿命长短，同时阳气又有保卫机体，抗御病邪的功能。"陷下则灸之"（《灵枢·经脉》），艾灸有回阳、逐冷、益虚、祛邪、行血中之气和气中之滞等作用。长期艾灸本穴，能益后天而养先天之气，可使元气不衰，脾胃不败。所以，它有强身、壮体、防病、增寿的效益。针补或补灸本穴，又有温阳益气、健脾养胃的作用，因此，称它为强壮要穴。

孙思邈在《备急千金要方》中说："宦游吴蜀，体上常两三处灸之，勿令疮暂瘥，则瘴疠、温疟毒气不能着人也，故吴蜀多用艾灸。"《江间式心身锻炼法》中说："无病长寿法，每月必有十日灸其三里穴，寿至二百余岁。"《日本·文库名家漫笔》中说："三河之百姓满平，每二百四十余岁，一门长寿，其原为家传灸足三里穴所致也。"日本把单灸足三里叫做长生灸法，又把灸足三里作为健康灸法的主穴，配灸有关腧穴，如体质虚弱配灸膏肓等。可见足三里是防病、健体和增寿的要穴。

【歌括】

三里位于胫外边，膝下三寸两筋间，
阳明合土健脾胃，运化导滞腹病宣，
虚补实泻寸余刺，长灸健身益后天，
效如枳朴香黄枣，四君砂蔻焦三仙。

第九节 | 上 巨 虚

巨虚,大空隙也,因位于小腿外侧,大空隙之上端而得名;又名巨虚上廉、足之上廉、足上廉;是足阳明胃经的腧穴,也是大肠之气合入的腧穴;位于足三里穴下三寸;为主治肠、胃腑病和下肢足阳明经病的常用穴。

胃、肠病多实证。胃肠虚中夹实之证,多从实治之,胃肠之虚多与脾虚有关,多从脾虚论治。故本穴临床多用泻法,施用补法机会较少。

【治疗范围】

1. 肠胃病证 上巨虚是胃经的腧穴,又是大肠的下合穴,既能治胃病,又能治大肠腑病。因此,胃病及肠、肠病及胃和胃肠同病的病证,均可取施本穴。伤寒病中的阳明腑证和温病中的气分证热结肠道型,都属本穴的治疗范围。

2. 经脉通路上的病证 依其穴位的所在、针感的走向、经脉和经筋的循行及分布,用于循经和患野取穴,本穴还治疗穴位所在处的局部病变和足阳明经脉循行通路上的足跗、膝股、胃腹等处疾患。

3. 冲脉病 冲脉,起于胞中,前行之脉,出会阴过阴器,出于气街,沿足阳明胃经、足少阴肾经二脉间上行,散布胸中,循喉咙,络口唇,其输下出于足阳明胃经上下廉。冲脉之气失调上逆与阳明之气相并而上行,出现的呕吐、气逆、里急,亦可配泻本穴,和胃降逆。

【功能】

1. 辨证取穴 用泻法,通肠化滞,和胃畅中;配透天凉,可清肠胃之热,类似黄芩、枳实、枳壳、木香、大黄、番泻叶、胖大海、陈皮、神曲、山楂等药的功效;用补法,固肠养胃;配艾灸或烧山火,温补肠胃,类似诃子肉、乌梅、山药、焦白术、肉豆蔻、赤石脂、伏龙肝等药的功效;用泻法配艾灸或烧山火,温胃通肠,化滞畅中,类似厚朴、枳实、干姜、橘红、丁香、神曲、巴豆、山楂、莱菔子等药的功效。

2. 局部取穴 用泻法,舒筋活络,配艾灸,祛邪散滞;用补法,有健筋补虚之功。

【主治】

泄泻、痢疾、便秘、霍乱、急性肠梗阻、便血、阑尾炎、胃痛、腹痛、呕吐、肠道蛔虫症、肠伤寒、足下垂合并足内翻、下肢痿软、脚气、臁疮。

亦治脱肛、荨麻疹、胃下垂、狂证等。

【临床应用】

1. 泄泻 泄泻是肠胃消化传导功能失常所致的病证。上巨虚既治胃又治肠,因此,湿热、寒湿、食滞、脾虚、气滞和肾虚泄泻,均可取治。

（1）饮食停滞，食阻肠胃，传化功能失常所致的食滞泄泻。证见泻下粪便臭如败卵，肠鸣腹痛，泻后痛减，嗳气不食，脘腹痞满，舌苔垢浊，脉象滑数等。取泻上巨虚和大肠募穴天枢、胃之募穴中脘，或取泻上巨虚、中脘，点刺四缝穴，消食导滞。使食滞得化，肠胃调和，则泄泻可愈。

《金匮要略·呕吐哕下利病脉证治》篇中说："下利，脉迟而滑者，实也，利未欲止，急下之，宜大承气汤"和"下利，脉反滑者，当有所去，下乃愈，宜大承气汤。"此两条下利的脉证，一是内有宿食，一是食滞中焦。针灸治疗，均可针泻上巨虚、天枢、中脘，攻导食滞。

（2）湿热蕴结，伤及肠胃，传化功能失常所致的湿热泄泻。证见腹痛即泻，泻下气秽，粪便黄褐，肛门灼热，小便短赤，心烦口渴，苔黄厚腻，脉象濡数等。取泻上巨虚、天枢、阴陵泉，清利湿热。使湿热清化，肠胃调和，则泄泻可愈。热胜于湿者，上巨虚配透天凉。

（3）寒湿内侵，脾胃升降失职，清浊不分，混杂而下，并走大肠的寒湿泄泻。证见腹痛肠鸣，泄泻清稀，脘闷纳呆，舌苔白腻，脉象濡缓等。取泻上巨虚、天枢（加灸或配烧山火）、阴陵泉，或艾灸天枢、神阙、水分、上巨虚，温化寒湿。使寒湿得化，脾胃功能复常，则泄泻可愈。

（4）肾阳不足，命门火衰，火不生土，运化失职的脾肾阳虚泄泻。证见黎明之前脐下作痛，肠鸣欲泻，泻后则安，腹胀畏寒，下肢觉冷，舌淡苔白，脉象沉细。取补上巨虚、天枢（加艾灸或烧山火）、关元，温补命门，益脾止泻；或补上巨虚、命门、肾俞、脾俞，温阳补肾，健脾止泻。夹实者，针补关元、阴陵泉，泻上巨虚，壮阳健脾，佐以通肠散滞。

（5）脾胃虚弱，运化无权，水谷不化的脾虚泄泻。证见大便时溏时泻，泻下之物水谷不化，不思饮食，食后脘闷，神疲倦怠，面色萎黄，舌淡苔白，脉象濡弱或缓弱等。艾灸上巨虚、神阙、天枢、中脘，温健脾胃，益肠止泻；或泻天枢，补上巨虚、阴陵泉或脾俞，健运脾胃，佐以通肠止泻；或补上巨虚、大肠俞、脾俞，健运脾胃，益肠止泻。久泻肠滑者，取补上巨虚、天枢、大肠俞，涩肠止泻。

（6）暴怒伤肝，肝气横逆，乘脾犯胃，运化失常的气滞泄泻。取泻上巨虚、太冲，补阴陵泉或脾俞，抑肝扶脾，佐以通畅肠腑气机。使肝气条达，脾运正常，肠腑气机通畅，则泄泻可愈。

2. 痢疾

（1）湿热痢：针泻上巨虚、天枢、阴陵泉，清化湿热，通肠止痢。热胜于湿者，上巨虚或天枢穴配泻透天凉；热伤气分者，加泻合谷；热伤血分者，加泻三阴交或膈俞或血海。

（2）寒湿痢：针泻上巨虚、天枢（加灸或加烧山火），灸神阙；或泻上巨虚，艾灸神阙、天枢、水分，温化寒湿，通肠止痢。

（3）虚寒痢：补灸关元、天枢，补上巨虚，温补下元，涩肠止痢。如恐涩肠太过，或伴有虚中夹实者，上巨虚改用泻法或先泻后补之法。

（4）休息痢：针泻上巨虚，灸神阙，补阴陵泉或脾俞，温补脾土，佐以化滞通肠。发病时，针泻上巨虚、天枢、阴陵泉，或泻上巨虚、大肠俞，灸神阙，以治其标；休止期，针补上巨虚、大肠俞、脾俞，或针补上巨虚、阴陵泉（或脾俞），灸天枢、神阙，或补灸天枢，补上巨虚，灸神阙，以治其本。视具体症状选方。

（5）噤口痢：浊邪上干，胃气上逆所致者，针泻上巨虚、中脘（或上脘）、内关，或泻上巨虚、公孙、内关，和胃降逆，通肠祛浊。寒凉伤胃，胃气上逆所致者，针泻上巨虚、中脘（加灸）、公孙，通肠暖胃降逆。

3. 便秘 本病是大肠传导和排泄功能失常的病证，因此，大肠的下合穴为其常用穴。

(1)阳明热盛,肠胃热结型热秘:针泻上巨虚、中脘、天枢,攻下热结;或泻上巨虚、合谷、内庭,清热通便。《伤寒论》241条中说:"病人不大便五六日,绕脐痛,烦躁,发作有时者,此有燥屎,故不大便也。"是因热邪在里,肠内燥结阻滞,气不下行之故。针泻天枢、上巨虚均配透天凉,清热通便;或针泻上巨虚(配透天凉)、天枢、支沟,清肠腑通大便。

(2)气虚不运型虚秘:针补上巨虚、大肠俞、合谷,补气通便,增强大肠功能。

(3)气阻不畅型气秘:针泻上巨虚、天枢、太冲;或泻上巨虚、大肠俞、气海,理气通便。

(4)血虚津少型虚秘:针泻上巨虚,补复溜、三阴交或血海,补益津血,润肠通便。若夹气虚不运者,针补合谷、三阴交,泻上巨虚,益气养血,佐以通便。

(5)阳虚内寒型冷秘:泻灸上巨虚、天枢、下脘,温通开秘;或取泻上巨虚、天枢(加灸),艾灸关元、神阙,温阳开秘。

(6)肺气不降型便秘:配泻尺泽,宣肺通便,如效差者,加泻天枢穴。

4. 便血　取泻大肠之下合穴配透天凉。主治湿热蕴结,下注大肠,损伤阴络所致的便血,可收清泄胃肠热邪之效。配泻阴陵泉、天枢或大肠俞,清利大肠湿热;配泻解溪(或内庭)、三阴交,清热凉血;或配泻内庭、大肠俞,清热宽肠。

5. 阑尾炎　阑尾炎与中医学的"肠痈"相似。大肠的下合穴主治大肠腑病。肠痈是大肠腑病,又多在本穴右侧处出现压痛反应,因此,取泻本穴更为适宜,配透天凉通肠腑泻里热。因湿热积滞,肠腑不能传化糟粕,气血瘀滞而成者,配泻阑尾穴、三阴交,通肠泄热,祛瘀散结;或配泻阑尾穴(配透天凉)、天枢(患侧),清泄肠腑郁热。发热者,针泻合谷、内庭或解溪,与上方交替施治。本病属单纯性或初起未化脓者,疗效佳;已化脓而病势未恶化者,针治亦有一定疗效;唯脓液破溃后弥漫于腹腔者,应急转外科治疗。

6. 肠伤寒　本病属于中医学"湿温病"的范围。

(1)湿热蕴蒸,外不发泄,内郁气阻。证见身热不扬,午后热甚,头痛恶寒,身重疼痛,胸闷纳呆,口干不渴,面色淡黄,舌苔白腻,脉象濡缓。取泻上巨虚、合谷、阴陵泉,清利湿热,宣透和中。

(2)湿热郁阻,阻滞中焦,脾胃运化升降失常。证见身热口渴,脘腹痞满,烦闷呕恶,小便短赤,舌苔黄腻,脉象滑数。取泻上巨虚、阴陵泉、中脘,清利湿热,理气和中。

7. 臁疮　取泻本穴,用于局部取穴治疗外臁。

(1)疮面肉芽淡红,患肢轻度浮肿,分泌物不多或清稀,四周皮色暗红,下肢皮肤无光泽等。由于气血不足,瘀血阻滞,皮肉失养,以致溃而成疮,久不愈合者,配泻悬钟、阳陵泉,针后艾条灸灸至局部皮肤发红,由痒变痛为止,隔一二日针灸一次。上方亦可与取补足三里(或合谷)、三阴交补益气血之法交替施治,标本兼顾。

(2)患部肿痛明显,溃疡面脓汁较多,四周有皮疹作痒等,继发感染,夹湿热下注,瘀血阻滞,气血不畅所致者,配泻悬钟(或下巨虚)、阳陵泉,与取泻足三里、阴陵泉、三阴交,清利湿热,行血祛瘀之法,交替施治。若久病气血亏虚,脾虚有湿者,足三里、阴陵泉、三阴交改为先泻后补,健脾利湿,祛瘀生新之法与局部腧穴交替施治。

【病案举例】

例一:陈某,男,51岁,住南阳县茶庵公社谢营大队谢营村。1976年9月22日初诊。

主诉:患痢疾已七天。

现病史:9月15日吃柿子喝凉水后当夜出现腹痛腹泻,第二天开始里急后重,大便一日十多次，下痢脓血，肛门灼热而痛，小便短赤，舌苔薄黄略腻，脉象滑数。曾用土单方治疗数天无效，前来针治。

辨证：湿热积滞肠腑，气血被阻，以致传导失职，故腹痛，里急后重；湿热之毒熏灼，伤于气血，故下痢脓血；湿热下注则小便短赤，肛门灼热；舌苔、脉象均属湿热之象。

治则：清热宽肠，调气行血。

取穴：针泻上巨虚、天枢、三阴交。

效果：一诊治愈。

随访：1976 年 9 月 24 日告知痢疾针治一次痊愈。

例二：王某，男，59 岁，南阳防爆电机厂职工。1978 年 2 月 17 日初诊。

主诉：患呃逆已三十年。每因心情不舒畅而复发。

现病史：近十五天旧病复发，呃逆频作，呃声洪亮，时重时轻，食欲不振，胃脘闷痛，吐酸，影响饮食及睡眠。脉象沉实。

辨证：气机阻滞，胃失和降之呃逆。

治则：理气和胃，降逆平呃。

取穴：针上巨虚、中脘、上脘。

效果：一诊后呃止，仅时而打嗝；二诊后食欲增加，胃腹舒适；三诊巩固疗效。

随访：月余后随访告知针愈未发。

例三：包某，女，22 岁，南阳丝织厂职工。1965 年 7 月 27 日初诊。

主诉：腹痛四天。

现病史：患急性腹痛四天，原因不明。右侧小腹痛，呈阵发性跳痛，影响右下肢伸直活动。伴有发热(体温 38℃)、口渴、口苦、食少、头晕头痛、溲黄、气短等症状。我院外科诊断为“急性阑尾炎”转针灸治疗。患者表情痛苦，舌苔薄白，脉数有力。

辨证：热邪壅滞肠腑，气血瘀滞不畅之肠痈。

治则：清热通腑散结。

取穴：初诊针泻右侧上巨虚、阑尾穴，均配透天凉，其二穴的凉困感循足阳明经上行走达不容穴处，继而整个右下肢发凉、全身发凉，约 20 分钟后凉感消失。28 日二诊，右侧小腹已不痛，右下肢伸屈自如，体温 37.3℃。因进食过少，自觉气短、头晕乏力。针穴手法同上，其二穴凉困感沿足阳明经上行至天枢穴处，留针五十分钟凉感仍存在。凉感产生较初诊为快。

随访：半年后随访在此针愈未发。

【腧穴配伍】

1. 上巨虚与天枢配伍 称谓“合募配穴法”。上巨虚和大肠募穴天枢，都与大肠关系密切，是大肠疾病的常用穴。它们不仅直接治疗大肠腑病，而且还治疗在病理上与肠腑功能失常有关的疾病。二穴配泻，增强其通肠利气，消散积滞的作用；二穴配补，具有涩肠固本、改善大肠功能的作用。

2. 上巨虚与大肠俞配伍 详见大肠俞一节【腧穴配伍】。

3. 针泻上巨虚 配泻天枢、中脘，泄腑热攻燥结；配泻天枢、大肠俞，疏利大肠气机，通肠导滞以收止泻、止痢、通便之效；配泻中脘、内关或间使，理气和胃；配泻天枢(配透天凉)、支沟，清热通便；配泻天枢、合谷，清热通便，止泻、止痢；配泻天枢、气海或太冲，理气通便；配泻天枢、阴陵泉或中极，清化湿热，通肠止痢、止泻；配泻公孙、内关，理气和胃降逆；配泻天枢，艾灸神阙、水分，温化寒湿，通肠止泻、止痢。

4. 针补上巨虚 配补天枢、大肠俞，健固肠腑；配补脾俞、阴陵泉或太白，健脾益胃；配灸关元、神阙、天枢，温阳益脾，固肠止泻、止痢；配补灸关元、天枢，温补下元，涩肠止泻、止痢；配补中脘，养胃健中。

【讨论】

1. 本穴针感 略向下斜刺，其针感沿足阳明经下行走至足跗、足趾部；略向上斜刺，在不断地捻转运针的同时，其针感逐渐沿本经循膝股走至腹部，少数病例走至胃、胸部。

2. 临床见闻 患者杜某，男，45岁。患膝胻痹证八年。于1961~1964年，每因痹证复发或严重时即针灸。凡针刺上巨虚或下巨虚或足三里，均出现恶心呕吐，但针梁丘穴则无此现象。这可能是通过针刺影响胃腑的和降，致使胃气上逆之故。梁丘虽是胃经腧穴，但治疗胃腑病和对胃腑的影响不如以上三穴，所以反应也不明显。

3. 本穴多用泻法之由 胃喜通降消导，肠宜通畅祛浊。由于肠胃病多实证，冲脉之气失调上逆与阳明之气相并上行之病亦多实。肠胃虚中夹实证候，泻之“邪祛正自安”，施补易致涩滞，影响气机的通畅，故临床多用泻法，通肠化滞，和胃畅中。再者，六腑为传化之府，其功能泻而不藏，以通降下行为顺，滞塞上逆为病，因此，取本穴以用泻法为宜，非真正虚证不可施用补法。

4. 本穴与大肠存在的特有联系 《灵枢·邪气脏腑病形》篇中说：“大肠合入于巨虚上廉”，寓意着大肠腑与上巨虚存在着特有的联系，不仅表现在压痛反应方面，同时也表现在治疗方面。例如阑尾炎多在本穴出现压痛反应，取刺本穴能治愈阑尾炎和泄泻、痢疾、便秘等肠疾患。

5. 异常针感的处理 刺中经络，其感应走达速度颇慢，为患者所能描述。刺中感觉神经则是一种电击样感觉。针刺本穴，如出现触电样或灼热样的感觉突然从本穴循足阳明经下行走至足跗或足趾，或小腿足阳明经线发生抽筋时，宜将针拔出几分，向另一方向刺入。如继续捻刺，就会出现麻木、灼痛或运动障碍等。多数病例，在拔针后电击感逐渐消失，个别病例遗留数日后逐渐自行消失。亦有经用热熨、烤电、熏洗或内服中药治疗，方可消失的。针灸处理，针刺足三里少泻多留针，使舒适的针感循足阳明经走向足跗或足趾，即可很快缓解。若针刺足三里，因取穴不当出现以上情况，亦可取刺本穴以解之。

6. 大肠合于上巨虚 “六腑皆出足之三阳，上合于手者也”（《灵枢·本输》）。这是因为六腑居于腹部，与足三阳经的关系密切，所以在足三阳经上有其上合穴。“荥输治外经，合治内腑……胃合于三里，大肠合入于巨虚上廉，小肠合入于巨虚下廉”（《灵枢·邪气脏腑病形》），都属阳明胃经。“大肠、小肠皆属于胃”（《灵枢·本输》），在功能上胃与大肠具有上下相承的作用。因此，大肠的下合穴上巨虚，可代大肠经的合穴曲池，主治大肠腑病。如《灵枢·邪气脏腑病形》篇说：“大肠病者，肠中切痛而鸣濯濯，冬日重感于寒即泄，当脐而痛，不能久立，与胃同候，取巨虚上廉。”《针灸甲乙经》说：“大肠有热，肠鸣腹满，挟脐痛，食不化，喘不能久立，巨虚上廉主之。”又说：“飧泄，大肠痛，巨虚上廉主之。”

【歌括】

上巨虚穴胃肠合，三里之下三寸遏，
固肠通肠消积滞，养胃畅中胃气和，
多泻少补寸余刺，效如枳朴芩黄硕，
诃脂术薯香豆蔻，乌梅泻叶曲海草。

第十节 丰 隆

丰隆，是依其位于肌肉丰满隆起之处而命名的。

丰隆，是足阳明胃经的腧穴、络穴，具有祛痰、和胃降逆和健脾益胃的作用，主治胃腑病和痰浊流注心、肺、胃、肠、肌肤、关节等处引起的病证，以及足阳明经脉、络脉循行通路上的病变，为痰病要穴。

痰能引起咳嗽、哮、喘，祛痰多能止咳、平喘，因而本穴兼有止咳、平喘的作用。痰迷心窍引起的神志病，取本穴祛痰以开窍醒志。痰邪为患，临床多出现实证，故本穴多用泻法。

【治疗范围】

1. 胃、脾病 胃者脾之腑，脾与胃相表里。足阳明胃经的络脉联系着脾与胃表里二经的表里关系。胃经的腧穴、络穴丰隆是主治胃腑病以及脾胃肠互为因果病证的常用穴。

2. 痰病 痰，是水液代谢障碍所产生的病理产物，又是致病因素之一。痰的生成责之于肺脾肾三脏功能失常，而首要于脾。所以有“脾为生痰之源”“脾无留湿不生痰”之说。凡因脾阳不振，运化失职，聚湿成痰，或久嗜酒肉肥甘多湿之品，湿聚不化，成饮成痰；肾阳不足，水气不化，聚而上泛，演变成痰；阴虚生热，或肝郁化火，火热上炎灼津成痰；风寒犯肺，气机郁阻，或化热化燥，煎灼肺津而成痰，均可配泻本穴以祛痰。“百病皆由痰作祟”，凡与痰有关的病证，如痰湿犯胃之恶心呕吐；痰浊阻肺之咳嗽、哮喘；留滞中焦之胀满纳呆；溢于肌肤之肿；流注经络之肢体麻木、半身不遂；流注皮下经络之皮下肿块，如颈淋巴结核；蔽于清阳之头痛、眩晕；痰火上扰清窍之头痛；痰邪扰心之心悸、神昏、癫狂；痰阻舌络之舌喑；痰火阻肺之喉喑；痰阻胸络之胸痹；痰气搏结之梅核气以及与痰有关的疟疾等，都属本穴的治疗范围。

3. 络脉病 《灵枢·经脉》篇说：“足阳明之别，名曰丰隆。去踝八寸，别走太阴；其别者，循胫骨外廉，上络头项，合诸经之气，下络喉嗌。其病气逆则喉痹瘁喑。实则狂癫，虚则足不收，胫枯，取之所别也。”对于气逆喉痹，突然音哑，可循经取穴，取本穴降逆祛痰，宣窍通络；对于属实证的神志失常的癫、狂，可辨证取穴，取本穴祛痰醒志；对于属虚证之足缓不收，胫部肌肉枯萎，可患野取穴，取补本穴壮筋补虚。

4. 经脉通路上的病证 丰隆还治疗本经经脉、络脉循行处的头项、喉嗌、面齿、腹、股、膝、胫、足的病变。对于因痰所致的头项、喉嗌、胃肠病，能收循经取穴和辨证取穴双重效益。

【功能】

1. 辨证取穴 用泻法，祛痰、和胃、降浊，配透天凉，可清泄痰火，类似瓜蒌、贝母、天竺黄、竹茹、半夏、枳实、陈皮、苏子、茯苓、胆南星、莱菔子、枳壳等药的功效；用泻法配艾灸或烧山火，温化痰湿、温胃畅中，类似半夏、白芥子、橘红、款冬花、旋覆花等药的功效；用补法，有健脾养胃之功。

2. 局部取穴 用泻法配艾灸，祛邪散滞、通经活络；用补法，壮筋补虚。

【主治】

头痛、眩晕、反胃、呃逆、呕吐、胃痛、百日咳、肺痨、咳嗽、喘证、哮证、舌喑、喉喑、心悸、多寐、癔病、脏躁、厥证、便秘、痰饮、胸痹、癫证、狂证、肺炎、甲状腺功能亢进、单纯性甲状腺肿、梅核气、中风(闭证)。

亦治耳鸣、耳聋、高血压、心烦、失眠、胁痛、疟疾、肠伤寒、坐骨神经痛、下肢痿证、痹证等。

【临床应用】

1. 头痛、眩晕 取泻本穴，祛痰、清泄痰火。

(1)脾失健运，聚湿生痰，痰湿上扰，经络阻滞，清阳不得舒展的痰浊头痛和痰气交阻，阻遏清阳引起的眩晕，配泻阴陵泉，祛湿化痰，类似二陈汤之效；或上方加补脾俞，祛湿化痰，健脾开胃；上方亦可与患野取穴同时或交替施治，标本兼顾。眩晕，亦可取泻丰隆、百会，补阴陵泉，健脾祛湿，化痰息风，类似半夏白术天麻汤之效。

(2)痰郁化火，上扰清阳引起的眩晕和头痛，取泻丰隆配透天凉清泄痰火，配泻阿是穴通络止痛，治头痛；或配泻风池、百会清脑，治眩晕。伴有心火者，加泻神门或通里；伴有肝火者，加泻太冲或行间；伴有胃火者，加泻内庭或陷谷；伴有肝风者，加泻风池或百会。

(3)肝郁化火，肝风内动，夹痰上窜，扰及清窍的眩晕，泻丰隆、阴陵泉、行间、百会，祛湿降痰，清肝息风。

2. 呃逆、呕吐、胃痛 呃逆多由胃气上逆，呕吐多由胃失和降，胃痛多由胃络阻滞所致。取泻本穴和胃、降逆、祛痰。

(1)胃中寒冷型胃痛、呃逆：取泻丰隆，泻灸中脘、上脘，共奏温中散寒、和胃降逆、和胃畅中之效。

(2)痰饮内阻型呕吐：泻灸丰隆、中脘，温胃化痰；或泻丰隆、中脘(加灸)，灸关元、神阙，温化痰饮，和胃畅中；或泻丰隆、中脘(加灸)、阴陵泉，化痰祛湿，温中和胃。

(3)肝气犯胃型胃痛、呕吐：取泻丰隆、太冲、内关，理气和胃，或减太冲加泻中脘，理气和胃降逆。

(4)饮食停滞型胃痛、呕吐：取泻丰隆、上脘、中脘，消积和胃；或加泻内关理气、止呕；或加泻公孙降逆。

(5)脾胃虚寒型胃痛、呕吐、呃逆：取泻丰隆、中脘(加灸)，补关元(或灸)，灸神阙，温阳益胃，和胃降逆。属于脾胃虚弱型呃逆，取泻丰隆、公孙，补脾俞，健脾和胃，降逆止呃。

(6)胃火上逆型呃逆、呕吐：取泻丰隆、公孙、内庭，可收清胃降逆、止呕平呃之效。

3. 咳嗽、喘证 咳嗽、痰、喘三者关系密切，一般咳嗽有痰者居多，痰多易引起咳嗽，祛痰多能止咳。咳嗽与喘往往同时出现，因而止咳可以平喘，平喘也能止咳。祛痰的丰隆穴，也兼有止咳、平喘的作用，特别是对痰浊阻肺、痰火犯肺，致使肺失宣降和清肃的咳嗽和喘证，更为适宜。

(1)脾虚生湿，聚为痰浊，上壅于肺，肺失宣降而致的痰浊阻肺型咳嗽、喘证，取泻丰隆、阴陵泉，祛湿化痰，类似二陈汤之效。或加泻天突开痰利气；加泻肺俞，宣肺利气；加补脾俞，健脾燥湿，类似二陈汤加味之效；或泻丰隆，补阴陵泉，健脾祛湿，涤痰宣肺，以收止咳平喘之效。

⑵痰浊不化，蕴而化热，痰热壅肺，肺失清肃而致的痰火犯肺型咳嗽、喘证，取泻丰隆（配透天凉）、尺泽、天突，清降痰火，宣肺利气；或泻丰隆、内庭、尺泽，清降痰火，宣肺止咳平喘。

肺虚气无所主和肾虚气不摄纳的虚喘，均不宜取施本穴，泻之无痰可降，补之力不能及。

4. 哮证　其发病机制，主要在于内外合邪，痰气交阻，闭塞气道，肺失宣降，内伏之痰遇诱因而触发，因此常用本穴。

⑴痰热内郁于肺，随感辄发者，取泻丰隆（配透天凉）、尺泽、天突，清热化痰，宣肺利气，类似清气化痰丸之效；或取泻丰隆、尺泽，清热宣肺，化痰降逆；或泻丰隆、尺泽、风门、肺俞，清热化痰，宣肺平喘，类似定喘汤之效。

⑵寒痰内伏于肺，遇感即发者，取泻丰隆、天突，泻灸风门、肺俞，温肺化痰，宣肺利气，类似冷哮丸之效。

⑶脾虚生湿，聚湿生痰，留伏于肺，气道塞滞的哮证，取泻丰隆、阴陵泉、天突，祛湿降痰，宣肺利气；或泻丰隆，补阴陵泉，健脾祛湿，降痰平喘。

5. 舌喑、喉喑　取泻本穴，主治以痰为因的舌喑和喉喑。

⑴痰阻舌络，舌肌转运不灵的舌喑，配泻廉泉穴，祛痰浊通舌络。偏于痰火者，针泻丰隆（配透天凉）、廉泉，点刺金津、玉液出血，清降痰火，宣畅舌络。

⑵痰热交阻，肺气失宣，声音嘶哑或发不出声音的喉喑，配泻尺泽、廉泉，清降痰火，宣肺益喉；或配泻尺泽、天突，清气化痰，宣肺益音。

6. 心悸　取泻本穴，祛痰。因痰火内生，上扰神明，心神不安所致之心悸，取泻丰隆（配透天凉）、神门，清心降痰，痰热清而心自安宁。若属胃失和降，痰火上逆者，取泻丰隆，配泻公孙，清热化痰，和胃安神。

7. 痫证　本病多以痰为患。痰有聚有散，聚而痫证发作，散而痫证休止，因而本病发作无常。丰隆为祛痰要穴，故为其常用穴。

每因肝气失和，阳升风动，触及积痰，乘势上逆，内蔽心窍，外阻经络而发者，取泻丰隆、神门、太冲或行间，豁痰宣窍，息风定痫，类似定痫丸之效，长期治疗效果良好。每次发病前，突然自足趾循足阳明经上行至腹部或头部出现麻木或抽筋者，休止期治疗，取泻丰隆、陷谷、解溪或阴市，多泻或强刺激久留针，可获一定效果。亦可与辨证取穴同时或交替施治，长期治疗效果满意。

如属精神运动性发作，往往在工作时或睡眠中突然起立，意识迷糊，徘徊奔走，持续数分钟或数小时，发作后完全不知道发病时的情况。配泻神门、中脘，豁痰理气，安神醒志。

8. 癫证、狂证　癫与狂均以痰为因，因此，均可取泻本穴（或配透天凉）施治。痰火上扰型的狂证，配泻神门、大陵、行间，镇心祛痰，清肝泻火；或配泻神门，点刺曲泽出血，清心逐痰开窍；或配泻神门、内庭，清降痰火，镇心安神。痰气郁结型的癫证，配泻神门、太冲，疏肝理气，化痰开窍；或配泻间使、中脘、上脘，理气解郁，化痰开窍。狂证发作时，应先用较粗针先刺人中、合谷，均用强刺激手法，待患者狂劲消失，甚至体软无力时，再配丰隆等穴，辨证施治。

9. 胸痹　取泻本穴，主治与痰饮有关的胸痹证。

⑴《金匮要略·胸痹心痛短气病脉证治》篇说：“胸痹不得卧，心痛彻背者，瓜蒌薤白半

夏汤主之。”胸阳不振，痰涎壅塞，气机不利，痹阻胸阳而发的胸痹，针灸可泻丰隆，泻灸膻中、肺俞，通阳散结，祛痰逐饮。

(2)《金匮要略·胸痹心痛短气病脉证治》篇说：“胸痹心中痞，留气结在胸，胸满，胁下逆抢心，枳实薤白桂枝汤主之。”胸痹，喘息咳唾、胸背痛、短气，复见“心中痞气，胸满，胁下逆抢心”之证，是因病势扩展到胃脘及两胁之间，胁下之气逆而上冲所致，故用枳实薤白桂枝汤治之。宜泻丰隆、公孙，泻灸膻中，通阳开结，泄满降逆。

10. 肺炎

(1)属于痰热壅肺，肺失宣降者，取泻丰隆、内庭、尺泽，清热宣肺，化痰降逆。

(2)属痰热壅肺，内陷心包者，取泻丰隆、尺泽、神门，宣肺化痰，清心开窍。

11. 甲状腺功能亢进

(1)肝郁气滞，湿痰凝结：证见甲状腺肿大，精神忧郁，烦躁易怒，失眠多梦，胸闷不舒，或有胁痛，月经不调，舌质晦暗，脉象弦滑。取泻丰隆、太冲、阿是穴(向肿块核心针刺两、三针)，疏肝理气，消痰散结。

(2)痰火上扰，心阴虚损：证见甲状腺肿大，多食善饥，怕热多汗，情绪激动，心悸易惊，夜寐不安，时而烦躁，面赤形瘦，舌质红，脉细数。取泻丰隆、内庭，补神门，清降痰火，养心安神。

12. 梅核气　证见咽中哽阻，如有炙脔，咳之不出，咽之不下，脉象弦滑，舌苔薄白或苔白润腻。多为肝气抑郁，气郁夹痰，痰气内结而上逆所致。取泻丰隆、天突、廉泉、太冲或间使，疏肝解郁，理气祛痰；或取泻丰隆、天突，顺气降逆，化痰散结。《金匮要略·妇人杂病脉证并治》篇说：“妇人咽中如有炙脔，半夏厚朴汤主之。”取泻丰隆、天突，理气降逆，化痰散结，类似半夏厚朴汤之效。

【病案举例】

例一：陈某，男，44岁，南阳市齿轮厂设备科职工。1982年4月7日初诊。

主诉：患哮证已十余年。

现病史：十年前因赴内蒙古出差不适高寒气候而得，此后每因内宿痰火，外感风寒而复发。发病时气管发紧，呼吸困难，喉中痰鸣，张口抬肩撷肚，咳吐青色黏痰，每次复发用药方能缓解，舌红，舌苔薄白，脉象滑数。如因风寒感冒并发哮证时，则兼见恶寒发热、口鼻气热、咳吐黄痰、不易咳出等症。

辨证：依其脉证，系内宿痰浊，蕴郁发热，外感风寒，触动肺中伏痰所致。痰气相搏，痰热交阻，肺失清肃而气上逆，故出现呼吸困难，喉中哮鸣。哮证日久，肺气不足，肺卫不固，故易外感风寒而触发。

治则：发作期，治宜宣肺散邪，化痰降逆；休止期，治宜补肺健脾以固其本。

取穴：一诊针泻风门、肺俞；二诊、三诊针泻丰隆、尺泽；四诊至七诊针泻丰隆、列缺；八诊至十诊上方加补合谷；十一诊至十七诊针补合谷、阴陵泉。

效果：三诊后痰由黄变清；六诊后痰鸣音基本消失；七诊后鼻气不热，哮证减轻；八诊至十诊补气宣肺化痰，扶正祛邪期间哮证已愈；十一诊至十七诊在针补合谷、阴陵泉补肺健脾固本期间，精神好，能上班参加体力劳动。

随访：1982年6月25日针治落枕，告知本病治愈未发。

例二：唐某，男，11岁，住南阳县龙王庙公社龙王庙大队。1965年3月29日初诊。

主诉:后头痛已四天。

现病史:原因不明,近四天来后头部疼痛,局部肌肉高突而肿,压痛明显。食欲不振,脉象滑数。

辨证:依其脉证,系风热痰火头痛。

治则:祛风导痰。

取穴:针泻丰隆、风池、风府。

随访:1965年7月20日其母针治郁证,告知其儿患头痛针治一次愈。

例三:鲁某,男,35岁,南阳电影管理站职工。1965年8月3日初诊。

主诉:咽喉壅塞发紧,上腭溃烂疼痛已五天。

现病史:五天前,因天气炎热,性急生火,加之郁怒而得。初起嗓子壅塞抽紧,继而上腭溃烂疼痛,吞咽食物壅塞抽紧疼痛更甚。鼻音声浊,语言不清,伴有两颞跳痛、两耳蝉鸣、咽干不渴、口流清水、饥不欲食、心烦易怒、身困乏力、两手麻木、持物不牢、欲睡欲卧、寅晨咳嗽、咳痰白稠等症状。自觉脊背两侧自心俞至肝俞穴处如条状敷布,时紧时痛。面色稍黄,上腭近门齿处有溃烂点数个,悬雍垂淡红,咽喉略红,触摸甲状软骨则木痛,按压两侧膈俞穴则突然剧痛、困痛,舌苔薄白,脉象濡数。曾在地、市医院检查未确诊,县医院诊断为"伤暑、喑哑"。

辨证:依其脉证、病因,系湿邪内盛,肝气内郁,外伤暑热,湿热煎熬成痰,痰结咽喉,上扰清阳所致。

治则:祛湿降浊,化痰宣窍。

治疗:一诊(3日),针泻廉泉、人迎、阴陵泉、照海、膈俞(压痛点配穴法)。二诊(4日),一诊后咽喉紧胀及抽坠感减轻,针泻廉泉、阴陵泉、太冲。三诊(13日),近几天未针治,用西药无效。仍咽喉壅塞抽紧,痰液滞腻咽喉,头痛,全身沉困乏力,便溏一日二至三次,鼻音声浊,脉濡,舌苔薄白,有时胃凉微痛,嗜睡,膈俞穴压痛明显,属于脾虚为湿所困,聚湿生痰,湿痰上蒙清阳之象,胃凉微痛,是湿滞中脘之故。改为化痰利湿降浊之法,针泻丰隆、阴陵泉,三诊后以上症状明显减轻。四诊(15日),针穴手法同上而治愈。

随访:1968年告知此病在此针治后三年未复发。

例四:杨某,男,40岁,南阳地区棉烟麻公司职工。1973年5月10日初诊。

主诉:发作性肢体软瘫已二十八天。

现病史:二十八天前发现左侧肢体呈发作性软瘫。发病时突然头懵头晕,继而左侧面瘫,左侧上下肢发软,活动失灵,约数分钟或十数分钟自行缓解,有时一日发病数次,但神志清楚,发病后两下肢酸困无力。舌苔薄黄而滑,脉象沉细而弦。血压156/80~98mmHg,胆固醇240mg%。

南阳精神病院诊断为"癫痫,不能排除癔病",河南医学院和新乡精神病院排除脑瘤和癫痫,怀疑为"神经官能症、癔病"。脑电图无异常反应。

辨证:肝风内动,痰阻经脉。

治则:镇肝息风,豁痰通络。

取穴:针泻丰隆、风池、太冲,未配合药物,针治八次愈。

随访:1973年7月25日告知此病在此针愈未发,同年11月8日接信后特来告知针愈未发。

例五:王某,男,22岁,住镇平县杨营街公社李帮相大队高河头村。

主诉(代述):狂乱已十天(因生气而得)。

现病史:十天前,因生气后出现狂乱无知,曾在某医院以"精神分裂症"治疗,服药五天后病情反而加重。性情急躁,心烦易怒,头痛失眠,狂乱不知,语无伦次,乱说乱动,詈詈叫号,不避亲疏,不知饮食,口唇干燥,齿龈出血,大便干秘,面红目眵,舌质红绛,舌苔黄厚,脉象弦数有力。发病前有口苦、耳鸣、心烦易怒、遗精等症状。

辨证:此系痰火气结,扰乱神明,蒙闭心窍之狂证。

治则:镇心涤痰,泻肝清火。

取穴:一诊至四诊针泻丰隆、太冲、合谷;五诊至九诊针泻丰隆、神门、太冲;十诊至十四诊针泻丰隆、神门。

效果:二诊后头脑较前清醒,手指舞动已愈;五诊后头脑清楚,食增,烦躁、口干、齿龈出血、失眠均愈;七诊后问答正常,能准确叙述病情;九诊后仅觉头晕,胃部不舒;十二诊后遗精治愈;十三诊、十四诊巩固疗效。后患者告知治愈回家。

【腧穴功能鉴别】

丰隆、足三里、天突功能比较 三穴都有祛痰作用,但各有其特点。丰隆穴降痰,祛全身之痰;足三里祛痰,祛胃腑之痰;天突穴开痰利气、祛肺系之痰。

【腧穴配伍】

针泻丰隆、内庭 具有清降痰热的作用。凡使用清降痰热之法者,均可取此二穴或加配腧穴施治。如痰热犯肺,气道不利的哮证,加泻天突佐以开痰利气;痰热互结,邪阻肺络的百日咳,加泻尺泽,清热化痰,宣肺平逆;痰火扰心,心神不宁的心烦,加泻神门或心俞或大陵,清降痰火,安神除烦;痰火上升,壅阻耳窍的耳鸣、耳聋,加泻听会或听宫或耳门,清降痰火,宣畅耳窍;气郁化火,痰火上扰,清窍被蒙的癔病,属于精神型者,加泻内关或间使,清降痰火,理气安神。

(1)针泻丰隆:配泻阴陵泉,类似二陈汤(《和剂局方》方)之效;配泻百会,补阴陵泉,类似半夏白术天麻汤(《医学心悟》方)之效;配泻风门、肺俞、尺泽,类似定喘汤(张时彻方)之效;配泻列缺,宣肺化痰,止嗽平喘;配泻尺泽,清肺降痰,止咳平喘;配泻天突,泻灸风门、肺俞,类似冷哮丸(《张氏医通》方)之效;配泻尺泽、天突,类似清气化痰丸之效;配泻天突,类似半夏厚朴汤(张仲景方)之效;配泻列缺、天突,开痰利气,宣肺平喘、止咳;配泻神门、太冲或行间,类似定痫丸(《医学心悟》方)之效;配泻阴陵泉、神门,清热化湿,豁痰开窍;配泻阴陵泉,补关元,温阳益脾,祛湿化痰;配泻列缺,补阴陵泉,健脾祛湿,化痰宣肺;配泻太冲、内关,理气和胃降逆;配泻合谷、间使、人中或点刺手十二井穴出血,行气祛痰,开窍醒志。

(2)泻灸丰隆:配泻灸中脘,温胃化痰。

(3)针泻丰隆配透天凉:配泻神门,配透天凉,清心安神,逐痰泻火。

【讨论】

1. 本穴针刺方向与针感 针直刺,其针感易沿足阳明经至踝,甚至至足跗部、第二三足趾处,多用于小腿、足跗疾患;略向上,即膝的方向斜刺,不断捻转运针,其针感可循足阳明经逐渐走至髀关、归来、天枢穴处,少数病例走至胃腑,多用于腹部疾患。极少数病例走至缺盆、上项部、头维处。其感应路线完全与足阳明经一致。

2. 历代医家经验 《玉龙歌》载:"痰多宜向丰隆寻";《肘后方》载:"哮喘发来寐不得,丰隆刺入三分深”;《医学纲目》载:“风痰头痛,丰隆五分,灸亦得。诸痰为病,头风喘嗽,一切痰饮,取丰隆、中脘”;《备急千金要方》载:“丰隆主狂妄行,登高而歌,弃衣而走”;《玉龙赋》载:“丰隆、肺俞,痰饮称奇”;《百症赋》载:“强间、丰隆之际,头痛难禁”和《针灸甲乙经》说:“厥头痛,面浮肿,烦心狂见鬼,善笑不休,发于外有所大喜,喉痹不能言,丰隆主之”等,概述了丰隆是治痰和饮的要穴,是治疗因痰所致的癫、狂、咳嗽、哮、喘、头痛等病的腧穴。

3. 本穴多用泻法之由 胃腑病多实证,宜和宜降;痰病多实证,宜祛宜降,故本穴多用泻法,用以祛痰、和胃、通降。脾病及胃,胃病及脾的病证,脾虚而胃夹实病证,取补本穴,补脾不利于胃,故本穴亦多用泻法。

【歌括】

痰证要穴是丰隆,胃络踝上八寸平;
祛痰和胃能降气,针刺寸余泻效灵;
三子竹茹及星夏,贝蒌芩枳花橘红。

第十一节 | 解 溪

解溪,因位于内外踝前横纹中点,系解绑鞋带之处,又因其处凹陷如溪而得名。本穴是足阳明之脉所行为经的经火穴,火能生土,故又是足阳明胃经的母穴。

根据“虚者补其母”之配穴法,本穴应有补益胃虚的作用。但由于胃病多实多热,多失和降,胃之虚多与脾虚有关,爰施补的机会较少。临床多用以清降胃火,宣畅阳明经气,治疗足阳明经脉、经别循行处的病变。

【治疗范围】

1. 经脉通路上的病证 足阳明经脉、经别循行处的胃、咽喉、额颅、面颊、口齿和鼻疾患,都属本穴的治疗范围。特别是胃火炽盛、阳明热盛、邪热上攻循经上扰的病变,取泻本穴,可收辨证取穴和循经取穴双重效果。

2. 同胃热有关的病证 胃与肠、肺(肺胃脉气相通)、心(心胃脉气相通)关系密切,同胃热有关的肺胃、胃肠、心胃同病的病证,均可配泻本穴施治。

解溪还治疗穴位所在处的经脉和经筋病。

【功能】

1. 辨证取穴 用泻法(或配透天凉),清降胃火,清宣阳明经气,类似石膏、知母、竹叶、白芷、寒水石、大青叶、大黄(酒制)、芦根、葛根等药的功效;用补法,有扶脾、养胃之功。

2. 局部取穴 用泻法,舒筋活络,配艾灸,祛邪散滞;用补法,壮筋补虚;用三棱针点刺出血,宣通气血。

【主治】

头痛、齿痛、鼻衄、齿衄、咽炎、痄腮、急性扁桃体炎、鹅口疮、三叉神经痛、面神经麻痹、酒渣鼻、胃痛、吐血、消渴、痉病、积滞、甲状腺功能亢进、狂证、急性乳腺炎、血栓闭塞性脉管炎、血栓性静脉炎、腱鞘囊肿、足下垂、足下垂合并足内翻。

亦治热痹、疔疮、呕吐、呃逆、暑病、脚气、泄泻、痢疾、便秘、臁疮、痿证等。

【临床应用】

1. 头痛　本穴所治之头痛，除与内庭所治头痛类型相同外，其他各种原因引起的头部热痛或伴有热感者，均可取本穴，清降火邪。

2. 咽炎　取泻本穴，治疗与胃热有关的咽炎。

(1)急性咽炎：肺胃积热，热邪蒸灼所致。证见咽部红肿，灼热疼痛，如物堵塞，吞咽不利，声音嘶哑，舌质红，舌苔薄黄，脉数或滑数等。配泻尺泽、廉泉或点刺少商出血，泻热利咽。若复感风热所致，初起可兼见微恶风寒、头痛、咳嗽、痰多黏稠、舌质红、舌苔薄白、脉象浮数等。配泻曲池、廉泉或配泻合谷，点刺少商出血，疏风解表，清热利咽。若因肠胃积热，上攻咽喉所致，并伴有大便秘结、口渴引饮等症状者，配泻足三里、合谷，清热泻火，清利咽喉。

(2)慢性咽炎：热邪伤阴，肺胃阴虚所致。证见咽部干燥，疼痛不适，有异物感，恶心食少，声音嘶哑，咽部充血暗红，咽后壁可见淋巴滤泡，颧赤唇红，舌红少苔，脉象细数等。配泻尺泽，补复溜，滋阴降火。

3. 痄腮　取泻本穴(或配透天凉)，治疗痄腮夹有胃火者。

(1)外感时行温毒，壅遏少阳、阳明二经郁结而成者。配泻足少阳经的原穴丘墟清降少阳经热邪，和配泻患侧的翳风清热散结，共奏清热降火、消肿散结之效。

(2)因邪热郁结少阳，夹阳明胃火上攻，郁结而成者。配泻丘墟和手少阳经的中渚或外关，以收清热泻火、降火散结之效。

(3)邪传阳明，胃热壅盛，兼见高热烦躁、神昏谵语、便秘、舌苔黄厚、脉象滑数有力等，配泻合谷、翳风(患侧)，清泄阳明，消壅散结。

4. 急性扁桃体炎　取泻本穴治疗肺胃热盛型。因肺胃积热，外感风热，风火相搏，夹痰凝滞而成。配泻合谷(或曲池)、尺泽(或鱼际)，点刺少商、商阳出血，疏风解表，清热解毒。

5. 鹅口疮　取泻本穴，治疗脾胃湿热，熏蒸于上之鹅口疮。证见口起白膜，甚则遍及咽部，剥之不易脱落，胃纳减退，烦躁不宁，舌苔黄腻，脉滑等。配泻阴陵泉，清胃理脾行湿。

6. 三叉神经痛　本病的疼痛部位多在足阳明经脉循行之处。取泻足阳明经的解溪穴，治疗三叉神经各支的疼痛，循经取穴，可收通畅足阳明经气，清泻足阳明经郁热之效；辨证取穴，可收清泻胃火之效；属于阳明热盛者，配泻手阳明经的合谷，清泻阳明经郁热；属于肝胃之火上攻者，配泻行间，清泻肝胃之火；属于胃火炽盛，伴有风动者，配泻太冲或风池，清胃息风。上方与患野腧穴配治。第一支痛，配泻头维、攒竹，或阳白、阿是穴；第二支痛，配泻下关、四白等；第三支痛，配泻颊车、下关、阿是穴，共奏清热祛邪、通络止痛之效。

7. 面神经麻痹　足阳明经脉循行于面。循经取泻本穴，治疗伴有阳明热盛，上扰面颊，面红唇赤，面颊发热、发紧等症状者，配泻手阳明经的原穴合谷和患野腧穴的太阳、颊车、地仓等穴，以收清宣阳明热邪，通调面络之效。

8. 酒渣鼻　多由肺胃积热，上熏于鼻，血瘀凝滞引起。取泻本穴清泻胃热，配泻或点刺尺泽、素髎出血，清热凉血祛瘀。

9. 痉病　由于阳明实热，消烁阴液，筋脉失于滋养而发痉。证见发热自汗，口噤龂齿，项背强急，卧不着席，脚挛，腹满便秘，舌苔黄腻或黄燥，脉象弦实等。取泻本穴，配泻足三里、合谷或曲池，泻热救阴；或配泻合谷、大椎，退热泻火以救阴；或配泻合谷清泄阳明热邪，加补复溜，共奏泄热生津之效。

10. 积滞　取泻本穴治疗积滞不解，滞热内生者。证见食欲不振，腹部胀满，尿黄便干，口渴喜饮，两颧发红，午后热甚，手足心热，夜眠不实，盗汗，舌苔厚腻，脉象细滑而数。配泻足三里，点刺四缝穴，清热化滞，有保和丸加减之效。

11. 甲状腺功能亢进　属于中医学"中消""肉瘿""瘿气"等范畴。取泻本穴治疗因胃热化燥，肝胆郁结所致者。证见多食易饥，颜面消瘦，体重减轻，头晕眼花，心悸烦躁，口苦唇干，舌质红，舌苔薄黄，脉弦细数等。配泻丘墟，清胃益阴，疏肝利胆。

12. 狂证　证见素性急躁，突然狂乱无知，语言颠倒，叫骂不休，甚至毁坏物器，不食不眠，两目怒视，大便秘结，面红目赤，舌质红，舌苔黄腻，脉象弦滑或滑数或数大等，属于精神分裂症狂躁型。取泻解溪、丰隆、行间、神门或大陵，清肝泻火，镇心涤痰。

13. 急性乳腺炎　乳房是肝胃经脉所过之处，一般多从肝胃二经论治。取泻胃经的解溪穴，主治胃热壅盛型。证见发热恶寒，或寒热往来，乳部红肿，呈弥漫型，疼痛加剧，呕恶食少，骨节酸楚，舌苔黄厚，脉象弦数。配泻三阴交或膈俞，点刺少泽出血，清热解毒，通乳和营；或配泻合谷或曲池，点刺少泽出血，清胃泄热，通乳散结。若属肝郁胃热，复感外邪，乳络不通，乳汁被腐，热毒蕴结而成者，配泻曲池、太冲（或间使），疏肝理气，清胃散结，若配合药物治疗则相得益彰。

以上处方均配刺后背正对乳房处压痛点或红疹出血点。

14. 血栓闭塞性脉管炎　本病是大小动静脉的慢性闭塞性疾患。早期属于"脉痹"，晚期称为"脱疽""十指零落"。针灸治疗适用于早期。取本穴治疗病在足大、次、中趾者。

（1）寒阻经络型：艾灸解溪、三阴交、绝骨、阿是穴（患趾或患趾上部），温经散寒，活血通络。

（2）气滞血瘀型：针泻解溪、三阴交、阿是穴（患趾上部），活血祛瘀，理气通络。

（3）气血双亏型：在针补合谷、三阴交补益气血的同时，配泻解溪、阿是穴（患趾上部），佐以活血通络。

（4）气虚血瘀型：在针补合谷，泻三阴交益气行血的同时，配泻解溪、阿是穴（患趾上部），佐以活血通络。

（5）热盛毒聚型：针泻解溪、三阴交、阿是穴（患趾上部），均配透天凉，加冲阳放血，清热解毒，凉血通络。

15. 血栓性静脉炎　取泻本穴，治疗跗上浅层静脉炎，配泻冲阳或陷谷，活血通络散滞，外用清热解毒药热敷。若因静脉注射所致之炎症则收效良好。

16. 腱鞘囊肿　其特点是局部隆起、酸痛、乏力，触之呈饱胀感，可有波动。取刺本穴治疗囊肿位于穴位处。用三棱针从囊肿最高点刺入，刺破肿块，挤压出黄白色胶状黏液，即刻囊肿消失，复发时再针一次。或用26号毫针向囊肿中心刺入两、三针，用泻法，隔日一次。因囊肿易于复发，可多针数次。

17. 足下垂

（1）足阳明经筋、足少阳经筋、足厥阴经筋三经经筋弛缓而出现的足下垂，针补解溪、足下廉、丘墟、中封，健壮经筋，补益虚损。

(2)足太阳经筋、足少阴经筋二经经筋拘急而出现的足下垂，针泻承山、太溪、昆仑，舒畅经筋，通经活络。经筋的功能活动，有赖经络气血的濡润滋养，如属气血亏虚，患野取穴与针补合谷、三阴交补益气血以益经筋之法，交替施治。

【病案举例】

例一：吴某，女，34岁，南阳地区百货公司职工。1965年4月2日初诊。

主诉：头痛懵晕已十年之久。

现病史：初因产期生气和满月后劳累、用脑过度而得。此后每因用脑、生气、经前、少寐或见光感热等则易发头痛。前额及两颞部跳痛、刺痛，白天和感热痛重，恶见光和热，痛甚时头懵头晕。平时多梦少寐，心烦易怒，健忘，咽干不渴或渴不欲饮，饥不欲食，口味不佳。经期提前六七天，经血黑紫。面色黄白，舌质、舌苔无病态改变，脉象细数略弦。曾以“阴亏头痛、血虚肝热头痛”施治，内服知柏地黄丸、六味地黄丸等效果不佳，转本科针治。

辨证：依其脉证和治疗经过，系阳明头痛，故而白天、见光、感热痛重，并见口味不佳、饥不欲食等症状。月经提前，经前头痛，痛位不移，跳痛，刺痛等属于血分有热夹瘀血痹阻。

治则：清宣阳明郁热，活血。

取穴：针泻解溪(配透天凉)、三阴交。使解溪穴凉感循本经上行走达前额及两颞部。隔一至二日针治一次。

效果：三诊后头痛、多梦少寐已愈，两天来每天微觉小腹坠痛两三次，似月经来潮，每次约三五分钟则自行消失；六诊后头未痛，精神好，近两天又每天微觉小腹坠痛数次；八诊后月经已来，无小腹下坠及腰胀感，头不痛微觉懵晕；十诊后劳累熬夜十天头未痛，微觉头懵；十四诊痊愈。

例二：张某，男，17岁，住南阳市南关大街。1971年8月21日初诊。

主诉：患头痛三年之久。

现病史：三年来经常前额及两颞部困痛，夏天中午或感热时头痛更剧，午休后头晕，前额懵痛发昏，两眼昏花。口苦口臭，咽干口渴，鼻干鼻塞，溲黄，脉象沉数。

辨证：依其脉证，系阳明头痛。

治则：清宣阳明郁热，通络止痛。

取穴：针泻解溪、太阳。

效果：一诊后头痛明显减轻，仍头晕；三诊后头痛、头晕治愈。

随访：1973年9月24日因患精神病前来针治，其父告知头痛在此针愈，至今未发。

【腧穴配伍】

针泻解溪　配泻足三里，清泄胃火；配泻足三里，点刺四缝穴，清胃火化积滞；配泻丰隆、行间、神门或大陵，清泄肝火，镇心涤痰；配泻三阴交，清胃凉血；配泻大椎、合谷，清解阳明，祛热截疟；配泻外关、丘墟，和解少阳，清热止疟；配补复溜，清胃养阴；配泻合谷，补复溜，清热救阴。

【讨论】

1. 本穴针刺方向与针感　直刺可向关节腔刺入五分至七分；可向两侧透刺一寸至一寸五分；针直刺，在不断地捻转运针的同时，其针感逐渐沿足阳明经上行，走至胫、股、腹部，少数病例走至胃部，个别病例走至咽、前额及面部。配透天凉，其凉感的循行走向线路同上，走至前额时，前额热痛减轻或消失；走至咽部时，咽干、口渴很快消失；走至面齿时，面红发热、齿痛很快消失；极少数病例凉感走至胃腑。

2. 本穴位置　《针灸经穴图考》载："《甲乙》在冲阳后一寸五分，腕上陷者中；《素问·气穴论》王冰注作二寸半；《素问·刺疟》注作三寸半；《新校正》云素问二注不同，当从甲乙经之说；《折衷》于足腕约纹中央两筋间取之；《入门》足腕上系鞋带处之陷中，去内庭上六寸半；《图翼》一曰在足大趾次趾直上，跗上陷者宛宛中；《图考》在"冲阳直上一寸五分，足背腕中，当胫骨与距骨相接之凹陷中，以手按之内外有韧带，其中即解溪穴也"；《针灸学讲义》（上海中医学院针灸教研组编）：在"冲阳后一寸五分，腕上陷者中。从第二趾直上至足关节前面横纹，当两筋间隙凹中取之"；《针灸学》（上海中医学院编）：在"踝关节前横纹中点，两筋之间，与外踝尖平齐"；等等。其在冲阳后二寸半、三寸之说，是不能从的，而在"足腕约纹中央两筋取之"，在"足大趾次趾直上，跗上陷者宛宛中"等，都比较笼统。《针灸学讲义》和杨华亭《针灸图考》所述的取穴位置较为详细而准确。

【歌括】

解溪系带横纹中，经火母穴足阳明，
补益胃气选用少，清降阳明胃火平，
壮筋舒筋祛邪滞，知竹石根芷军灵。

第十二节　内　庭

内庭，因位于厉兑（"兑"《易经》为口，为门）之内，犹在门庭之内而得名；是足阳明之脉所溜为荥的荥水穴；具有清降胃火、清宣阳明经气的作用；是主治胃火炽盛所致病证的常用穴。对于胃火炽盛、阳明热炽循经上扰的头面、咽喉、口齿、鼻疾患，可收辨证取穴清降胃火和循经取穴清宣阳明经气的双重效果。

基于本穴的功能及主治，临床多用泻法，少用或不用艾灸。

【治疗范围】

1. 同胃热有关的脏腑病以及头面病　胃与肠、心、肺、肝、脾、胆、膈之间，有着经络的直接联系，因此，胃火炽盛引起的头、面、口、唇病证和同胃热有关的心、肺、胆、肠、膈的病证或伴有胃热的症状，都属本穴的主治范围。

温病中的气分证候，如热盛伤津型和伤寒邪热入里转属阳明经证者，都可取治本穴。

2. 经脉通路上的病证　《灵枢·邪气脏腑病形》篇说："荥输治外经，合治内府。"依其针感的走向、经脉的循行，内庭治疗足阳明经脉、经别循行处的头额、面颊、咽喉、口齿、鼻及下肢疾患。

【功能】

1. 辨证取穴　用泻法（或配透天凉），清胃火，泄里热。类似石膏、竹叶、知母、栀子、黄连、大黄(酒制)、寒水石、大青叶、黄芩、白芷、芦根、葛根等药的功效。

2. 循经取穴　用泻法,清宣阳明经气。

3. 局部取穴　用泻法,有祛邪散滞之功。

【主治】

头痛、三叉神经痛、齿痛、齿衄、鼻衄、吐血、口臭、咽炎、急性扁桃体炎、消渴、呃逆、呕吐、胃痛、痞证、便秘、泄泻、痢疾、咳嗽、痿证、肠伤寒、秋燥、流行性乙型脑炎、流行性脑脊髓膜炎、哮证、肺炎、百日咳、失眠、心烦、耳鸣、耳聋、狂证、癔病、甲状腺功能亢进、疟疾、伤寒(白虎汤证)、流行性出血热。

亦治失音、面神经麻痹、痄腮、急性乳腺炎、暑病、热痹、痉病、脚气等。

【临床应用】

1. 头痛　取泻本穴,清泄胃火和清降阳明经热邪。因胃热炽盛,循经上攻,热扰清空之阳明头痛,伴有口臭咽干、烦渴引饮、大便干秘,舌苔黄或薄黄,脉数或洪数。针泻本穴(配透天凉),清泄胃火和清降阳明经热邪,可收循经取穴和辨证取穴的双重效果,配泻解溪和患野腧穴或阿是穴,共奏清降胃火、通络止痛之效。

2. 齿痛

(1)因胃火炽盛,循经上攻的胃火齿痛,针泻本穴或配透天凉,清泻胃火以治其本,配泻患野腧穴或阿是穴,共奏清泄胃火、散热止痛之效。

(2)肾阴不足,伴有胃火上攻的齿痛,针补复溜,泻内庭,补肾阴,泻胃热,类似玉女煎之效。

(3)胃热炽盛之齿痛,兼见齿龈红肿溃烂或出血,口臭舌红,脉数等,针泻内庭、三阴交,清胃凉血,类似清胃散之效。

3. 齿衄　阳明热炽,循经上扰,热伤齿络,络损血溢所致。证见齿龈红肿,出血量多,口气臭秽,齿痛喜凉,口渴引饮,苔黄而干,脉象滑数者,针泻内庭、合谷,清胃泻火;或针泻内庭、三阴交,清胃凉血。

4. 消渴　取泻本穴,清胃以治上消和中消。

上消,由于胃火熏灼,肺燥津伤所致者,治宜润其肺兼清其胃,针泻内庭、鱼际,补复溜;中消,由于胃火炽盛,阴液不足所致者,治宜清其胃兼滋其肾,针泻内庭清其胃,补复溜以滋其肾。属于阳明燥热里实者,针泻内庭、足三里,清胃泻火。

《金匮要略·消渴小便不利淋病脉证并治》篇:"渴欲饮水,口干舌燥者,白虎加人参汤主之。"渴欲饮水,口干舌燥,是阳明热盛伤津之故,可泻内庭清阳明内热,补复溜养阴生津,共奏清热生津之效。

5. 呃逆、呕吐　取泻本穴,治疗胃火上逆型呃逆和胃火上炎型呕吐。

(1)胃火上逆型呃逆:证见呃声洪亮,冲逆而出,烦渴引饮,口臭舌燥,便难溲赤,舌苔黄,脉洪数或滑数。配泻公孙、中脘,清泄胃火,降逆平呃。若大便秘结者,加泻天枢通利大肠。

(2)胃火上炎型呕吐:证见食入即吐,吐势凶猛,吐出物酸苦热臭,口渴口臭,喜凉恶热,便秘溲赤,舌苔黄燥,脉洪数或滑数。配泻足三里、中脘,清泄胃火,降逆止呕。

6. 便秘　本病属于大肠传导和排泄功能失常的病证。取胃经的内庭穴,主治胃肠积热,耗伤津液,燥热内结的热秘。证见大便干秘,小便短赤,面赤身热,口臭唇疮,烦躁口渴,脘腹闷胀,舌苔黄燥,脉象滑实。配泻上巨虚、支沟,清热通便,或配泻天枢、支沟,清腑热通大便。

7. 咳嗽　针泻本穴，治疗燥热伤肺，肺失清润所致之咳嗽。配泻尺泽，补复溜，清肺润燥，类似清燥救肺汤之效。

8. 痿证　取泻本穴，治疗因温邪犯肺，肺受热烁，高源化绝，水亏火旺，筋脉失润之痿证。证见肢体痿软不用，呛咳喉干，心烦口渴，小便短赤热疼，舌红苔黄，脉象细数。配泻尺泽，补复溜，清肺润燥，养阴荣筋，类似清燥救肺汤之效。或上方与取刺患野腧穴交替施治。属于《素问·痿论》篇所说的："脾气热，则胃干而渴，肌肉不仁，发为肉痿"之痿证，针泻内庭、合谷、阿是穴，清热益胃，舒筋调络；或泻内庭，补复溜，清胃养阴，配补阿是穴，壮筋补虚。

9. 肠伤寒　气分湿盛，证见壮热汗出而黏，口臭口苦，渴不欲饮，脘闷呕恶，面赤垢腻，小便黄浊，便秘或溏，舌红，苔黄腻，脉象濡数。针泻内庭、合谷，清气分之热，配泻阴陵泉，以利湿。

10. 流行性乙型脑炎　针泻本穴，治疗暑热壅盛，邪入阳明者。证见高热或恶寒，烦躁口渴，头痛呕吐，谵语，便秘，抽搐，面赤气粗，舌质红，脉洪数。配泻合谷，点刺曲泽出血，清热解表透邪，类似白虎汤加味之效。若抽搐频作，加泻太冲。

11. 流行性脑脊髓膜炎

(1)病在卫气(卫气同病型)：配泻合谷、尺泽，曲泽放血，清热疏表解毒。

(2)病在气营(气营两燔型)：证见壮热不退，烦躁口渴，头疼呕吐，神昏谵语，或有抽搐，斑疹增多而显露，面色灰暗或紫红，舌质红绛，舌苔黄干，脉象滑数或洪大。配泻合谷以清气分热，加泻神门或大陵，曲泽放血，清营解毒，共奏清气凉营解毒之效。

12. 哮证、肺炎、百日咳、失眠、心烦、耳鸣、耳聋、狂证、癔病、甲状腺功能亢进　取泻本穴配泻丰隆，具有清降痰热的作用。

(1)痰热犯肺，气道不利之哮证，加泻尺泽宣肺清热，化痰降逆。

(2)痰热壅肺，肺失宣降型肺炎，加泻尺泽清热宣肺，化痰降逆；痰热壅肺，内陷心包型肺炎，加泻尺泽、神门，清热化痰，宣肺开窍。

(3)胃失和降，痰火上扰型失眠，加泻中脘清热化痰，和中安神。

(4)痰火上扰，心神不宁之心烦，加泻神门或心俞清降痰火，宁心安神除烦。

(5)肝火夹痰，上扰心神之狂证，加泻行间、神门清肝泻火，镇心涤痰。

(6)痰火上升，壅阻耳窍之耳鸣、耳聋，加泻听会、听宫或耳门清降痰火，宣畅耳窍。

(7)气郁化火，痰火上扰，清窍被蒙之癔病，属于精神型者，加泻内关或间使清降痰火，理气安神。

(8)痰火上扰型的甲状腺功能亢进，加泻神门清降痰火，宁心安神。

13. 伤寒(白虎汤证)

(1)伤寒阳明经证：身热，汗出，口渴引饮，脉象洪大，舌苔黄燥等，是外邪入里化热，热与燥合于胃中，消灼津液之故。阳明属胃及大肠，泻胃经的内庭和大肠经的合谷，清解里热，类似白虎汤之效。

(2)《伤寒论》224条，热邪充斥上下内外而见自汗，应独清阳明之热，可取泻内庭、合谷治之。

(3)《伤寒论》350条，是热深厥亦深之假象，无形之里热，宜清不宜下，里热清而厥逆自解，可取泻内庭、合谷治之。

14. 流行性出血热　属气营两燔型者，证见壮热，口渴引饮，烦躁不安，肌肤斑疹密布，成串成片，鼻衄或咯血，呕血或便血，舌红苔黄，脉数等。取泻内庭、合谷、神门，清热凉营；或加泻三阴交，均配透天凉，共奏清气分热、清营凉血之效。可配合清瘟败毒饮加减，以求速效。

【病案举例】

例一：沈某，男，68岁，住南阳县溧河公社王庄大队曲庄村。1973年10月3日初诊。

主诉：胃脘闷塞，食道及咽部发热，复发已四个月。

现病史：四个月前，因郁怒所伤而发病。胃脘痞塞，噫气不顺，食欲不振，食道灼热，咽部热痛，喉部干痛，胃内烦热嘈杂，甚则吐血，口苦口臭，口渴欲饮，溲黄便秘。胃脘闷塞，气逆上冲愈甚，则头晕热懵、前额头痛及下肢痿软沉困无力愈甚，中午天气愈闷或愈热，则头晕头懵也愈甚，左上腹及脐左侧跳动愈明显，病也愈重。面色潮红，舌绛苔黄，左脉数有力，右脉沉细数。患者1971年9月15日因患此病曾在本科针泻中脘、足三里、内庭，治疗两次痊愈。

辨证：肝气犯胃，胃失和降，则胃脘痞塞，气嗝不顺，食欲不振。肝郁化火，夹胃火上攻，故口苦口臭，咽喉热痛，食道灼热，面色潮红。气火上逆，上扰清阳，则头晕热懵、头痛。口渴欲饮，胃热嘈杂，溲黄便秘，舌绛苔黄等属于胃热炽盛之象。

治则：清胃畅中，理气降逆。

取穴与效果：初诊（3日）、二诊（5日），针泻内庭、足三里、中脘。二诊后头晕、胃内烦热嘈杂和口渴减轻，饮食增加。三诊（8日）取穴手法同上，配透天凉，其中脘穴凉感在局部，足三里和内庭穴凉困感循本经上行至腹部，在不断施用透天凉手法的同时，食道和咽部发凉，燥热消失，胃脘上下通畅。三诊后食道及咽部燥热感和口渴消失，胃腹上下通畅，左侧腹部跳动减轻。前一天始觉气短，心跳，时而头晕，脉象沉细，舌有瘀血点。四诊（10日）针补合谷，泻内庭配透天凉，其内庭穴凉困感循本经上行经腹部至中脘穴处，复从中脘上行至咽部，当时咽部及食道舒适，凉困感复从咽部达于舌部，最后头晕热懵消失，拔针后咽部仍有凉感。四诊后气短、头晕、心跳减轻，肠鸣，胃腑通畅，仅早晨咽及食道干燥发热，溲黄、口苦消失。五诊（12日）针泻内庭（配透天凉）、足三里，补合谷，其内庭穴凉感走向同三诊。

随访：1973年11月28日回信告知在此针愈未发。

例二：张某，男，2岁，住南阳市七一公社霍庄大队小王庄村。1968年元月3日初诊。

主诉（代述）：下肢发软两天。

现病史：三天来发烧咳嗽，腹胀食少，便秘溲黄，干呕。昨天发现两下肢痿躄。舌苔薄黄，唇红，脉象濡数。

检查：神志清楚，体温38.8℃，右肺似有管型音，腹软，肝脾不大，下肢肌张力差，腱反射阴性。胸部透视肺野清晰，心膈正常。

化验：白细胞 11.4×10^9/L，淋巴细胞百分比31%，单核细胞百分比1%，中性粒细胞百分比68%，血沉9mm/h。

内科诊断为“小儿麻痹”，转针灸治疗。

辨证：病邪夹湿热，侵入肺胃，壅遏经络之痿证。

治则：清利湿热。

取穴：针泻内庭、合谷、阴陵泉。隔日针治一次。

效果：二诊后下肢会触地行走数步；三诊后两下肢行走好转，兼有症状明显减轻；五诊痊愈。

例三：江某，男，3岁。1967年12月3日初诊。

主诉(代述):患小儿麻痹已两个多月。

现病史:始因发烧腹泻,腹胀食少,溲黄,治愈后出现两下肢痿软,不会站立和伸屈,左重于右。活动下肢无疼痛表情。近来食少腹胀,溲黄,面黄。曾用中西药及针灸治疗效果不佳。

治疗:开始本科以气血亏虚,肾精不足,筋脉失养施治。一诊、二诊针补足三里、复溜、环跳,补益脾肾,强壮筋脉;二诊、四诊针补足三里、阴陵泉、三阴交、大肠俞,补脾益血,强壮筋脉,均效果不好。详问病情,属湿热浸淫之痿证,采用先清利湿热,后壮筋补虚之法而治愈。

取穴:一诊至七诊针泻内庭、合谷、阴陵泉,清利湿热;八诊、十诊、十二诊针补足三里、三阴交,壮筋补虚;九诊、十一诊针补气海俞、大肠俞、关元俞,壮筋补虚。

效果:一诊后溲不黄,饮食增加,下肢会站;三诊后能扶物行走数步;六诊后能扶床行走十数步;十一诊后两下肢行走有力;十二诊痊愈。

例四:内得姆·埃尔叶台渥八德·莫尔克尔,女,37岁,法国驻埃塞俄比亚使馆职员。1979年5月21日初诊。

主诉:患头痛已半年。

现病史:去年12月开始出现持续性头痛,白重夜止,以前额及两颞部为主,伴有头晕眼花、身疲乏力、失眠健忘、心烦、耳鸣、下午手足心发热等症状,生气后头痛头晕加重。面色潮红,口渴。一年多来每因生气或劳累即心跳气短、手指震颤、失眠。心电图无异常改变。听诊心脏有期前收缩。

辨证:肝阳上亢合阳明热炽循经上扰之头痛证候。

治则:平肝潜阳,清宣阳明。

取穴:一诊、二诊、八诊至十一诊针泻内庭、太冲,三诊至七诊上方加泻太阳。

效果:五诊后头痛、烦渴、头晕均减轻,失眠明显减轻;七诊后头痛基本治愈;八诊至十一诊巩固疗效。

随访:1979年6月20日至7月4日在此针治气短心跳、头晕乏力、手指震颤期间,头痛未复发。

【腧穴功能鉴别】

内庭与足三里功能比较　荥穴内庭偏于治疗胃经病;合穴足三里偏于治疗胃腑病。

【腧穴配伍】

1. 针泻内庭、尺泽补复溜　类似清燥救肺汤(《医门法律》方)之功效。凡适用于此汤证者,均可取上穴或加减施治。如燥热化火,伤及肺阴之秋燥,肺金燥热型的肺结核,均可取施上方以治之。又如肺燥伤津型之失音,可上方加泻廉泉佐以开音;肺热熏灼型之痿证,亦可与患野取穴交替施治,标本兼顾。

2. 针泻内庭、合谷　类似白虎汤(《伤寒论》方)之功效。凡适用白虎汤及其加味者,均可取此二穴或配加腧穴施治。如热盛伤津发痉的痉病,加补复溜,清热养阴救津;热痹,加泻患野腧穴佐以祛风胜湿通络;属于热多寒少的温疟,加泻大椎,共奏清热疏表、达邪截疟之效;属于但热不寒的温疟,加刺委中放血佐以清热截疟;暑入阳明,气津两伤的中暑,取此二穴清泄阳明,加补复溜佐以生津;邪传阳明,胃热壅盛的流行性腮腺炎,加泻翳风清热泻火,消壅散肿。

3. 针泻内庭补复溜　养阴清热,类似玉女煎(《景岳全书》方)之功效。凡适用玉女煎及其加味治疗者，均可取泻二穴或配加腧穴施治。如胃火炽盛的鼻衄，加泻三阴交佐以凉血止血，或加泻足三里佐以清泻腑热；肠伤寒而见热邪内结，津液耗伤者，取此二穴清热养阴。

4. 针泻内庭 配泻三阴交，类似清胃散（李东恒方）之功效；配泻合谷、三阴交清热泻火，凉血止血；配泻丰隆、公孙，清泻胃火，降逆止呕平呃；配泻合谷（或曲池）、阴陵泉，发越水气，兼清内热，类似越婢汤（张仲景方）的功效。

5. 内庭与丰隆配伍 详见丰隆一节【腧穴配伍】。

【讨论】

1. 本穴针感 略向上方（陷谷方向）斜刺，在不断捻转运针的同时，其针感沿足阳明经逐渐上行，走至胫、股、腹部；少数病例，走至胃部；极少数病例走至咽、前额及面部。配透天凉，其凉感的循行走向同上，若走至前额，则前额热痛即刻消失或减轻；走至咽部，则咽干、口渴很快消失；走至面、齿，则面红发热、齿痛很快消失。

2. 经旨浅识

⑴《灵枢·五禁》篇："热病脉静，汗已出，脉盛躁，是一逆也"，热病之脉，本应洪大，反见沉静，是因邪盛正虚之故，热病汗出，病从汗解，脉应平静，反见脉盛而躁烦，是因汗出津伤，邪气反盛之故。前人虽有不宜针治之说，但若针泻内庭、合谷（或曲池）清热，补复溜养阴，可有向愈之机。

⑵《伤寒论》234 条，宣泄阳热之邪，疏畅经络之闭郁。该条未言针刺腧穴，根据三阳合病症状，宜刺泻内庭清阳明邪热、刺泻大椎宣泄太阳肌表、刺泻外关或丘墟清宣少阳邪热。

⑶《素问·痿论》篇指出"治痿独取阳明"，是指痿证一般以补益后天为治疗原则。后人有凡是治疗痿证，都以独取阳明为治疗大法，或以调理脾胃为主，或以针取阳明经腧穴为主等。但痿证类型颇多，有肺热熏灼、湿热浸淫、肝肾亏虚、气血双亏等类型，必须根据病机进行辨证施治，不可拘泥于"独取阳明"。否则，就不会收到预期的效果。

⑷《金匮要略·疟病脉证并治》篇所说的："温疟者，其脉如平，身无寒但热，骨节疼烦，时呕，白虎加桂枝汤主之"之温疟，可取泻合谷、内庭、大椎治之。脉如平而不甚弦，身无寒但热，时呕（邪热犯胃），应取泻合谷、内庭，类似白虎汤所主治；骨节疼烦为有表寒，可加泻大椎以解表寒而又截疟。

【歌括】

内庭荥穴次趾外，清泄胃火效实在，
清降阳明经气热，泻刺五分不灸艾，
大青芦葛竹膏石，芩连知栀芷军快。

第五章

足太阴脾经

第一节 概 论

【经脉的循行路线及病候】

1. 循行路线 起于足蹋趾内侧的末端，沿蹋趾内侧赤白肉际，经过第一趾跖关节突起（核骨）的后面，上行到内踝前边，分布到小腿后，沿胫骨的后缘交叉线出于足厥阴肝经的前面，走上膝内侧，上达股内侧的前面，向上深入腹部，交会于任脉的中极、关元、下脘等穴，统属脾脏，联络胃腑。再向上交会于足少阳经的日月穴，与足厥阴经相会于期门穴，通过横膈，挟食道上行，通过手太阴经的中府穴，通连舌根，散布于舌下。其分支，从胃部别行上过横膈，脉气输注于心脏中，与手少阴经脉相衔接。属脾、络胃。本经腧穴治疗脾和同脾有关的胃、肠、心、肺、肝、肾的病证以及本经循行处的病变，都是通过它内属脏腑，外络肢节经脉通路经气的作用而发挥疗效的。

2. 病候 本经病候多见腹胀、水肿、泄泻、肠鸣、黄疸、痞块、痞积、胃痛、食欲不振、消化不良、身重、舌强、舌痛等以及其他循行处的下肢病变，是脾脏、脾经经气和有关部位受到致病因素的侵袭，在全身和体表出现的症状和体征。这些症状和体征，都是通过本经在它所联系的部位反映出来的，对于诊断和治疗起着重要的作用。这些病候的发生、发展、传变和痊愈过程，也都是通过本经而实现的。它所反映的这些病候，都是本经腧穴的治疗范围，是通过本经经脉和改善本经经气而收效的。

【脾的生理病理】

脾位腹内，为后天之本，生化之源。脾在体为肉，开窍于口，与胃相表里。它的主要生理功能是运化输布水谷精微，升清降浊，益气，统血。凡致使脾脏功能失常，影响水谷的消化吸收，血液的统摄，脾气的摄固，或致使脾胃受纳、腐熟、转输、传导功能失常所发生的病变，都属本经有关腧穴的治疗范围。从病理类型来分，凡是中气不足、脾阳虚衰、寒湿困脾、脾不统血、脾蕴湿热的病证，可分别取刺本经膝以下腧穴施治。属于脾虚及肺、脾胃失和、脾肾阳虚、脾湿犯肺、肝脾不和、脾胃湿热、心脾两虚等病理类型者，分别与肺、胃、肾、心、肝经有关腧穴及其背俞穴或腹募穴以及任脉的关元、神阙等穴配治。肠腑属于脾胃系统，与脾有关的肠腑病，可与大肠之俞募穴、下合穴配治。脾之所以兼见胃、肠、心、肝、肺、肾的病证，是因为脾经与心、肺、肠、胃有密切联系，肾经经脉与心有直接联系，肝经经脉与肺有直接联系，互为影响之故。

【所属腧穴的分布及治疗范围】

1. 本经腧穴 有隐白（井木穴）、大都（荥火穴、母穴）、太白（原穴、输土穴）、公孙（络穴）、商丘（经金穴、子穴）、三阴交、漏谷、地机（郄穴）、阴陵泉（合水穴）、血海、箕门、冲门、府舍、腹结、大横、腹哀、食窦、天溪、胸乡、周荣、大包（脾之大络）等21个穴。分布在大趾内侧、第一趾关节后、内踝前、胫骨内侧、股内侧前缘、胸腹第三侧线、腋下胁部等处。其共同性是:都治疗所在处和邻近处的局部病。其特异性则是:膝以下腧穴还治疗脾、胃、肠和生殖、泌尿方面疾患;腹部腧穴还治疗穴下有关脏器的病证;大横还治疗蛔虫症;三阴交还治疗血分病、皮肤病、男女生殖系统病;血海还治疗血分病、皮肤病和皮肤过敏性疾病;阴陵泉还有利水祛湿的特殊作用。因此,膝以下腧穴治证很多,使用很广。

伤寒病中的太阴证是阴陵泉、太白等穴的治疗范围。温病中的营分证候和血分证候的实热型、虚热型,是三阴交、血海的治疗范围。温病中的气分证候,属于湿热留恋,或湿热内郁、里热夹湿型则是阴陵泉的治疗范围。

2. 本经交会于他经的腧穴　有交会于任脉的中极、关元、下脘,足少阳的日月,足厥阴经的期门,手太阴经的中府。

3. 他经交会于本经的腧穴　有足厥阴、少阴经交会于本经的三阴交;足厥阴经交会于本经的冲门;足厥阴、阴维脉交会于本经的府舍;阴维脉交会于本经的大横、腹哀。公孙穴通于冲脉。其中,三阴交还治疗肝、肾病;冲门还治疗足厥阴为病的阴器病;府舍还治疗足厥阴为病所在处的腹痛;公孙还治疗冲脉为病的逆气而里急、逆气上冲、少腹痛、瘕、疝、胃脘痛、胸脘满闷、结胸、反胃以及月经病。

本章常用穴:太白、公孙、三阴交、阴陵泉、血海。

第二节 | 太　白

太白,是前人借星名而命名的;为足太阴之脉所注为输的输土穴,土经中之土穴;阴经以输代原,故而又是足太阴经的原穴。

“病在阴之阴者,刺阴之荥俞”(《灵枢·寿夭刚柔》);“治脏者,治其俞”(《素问·咳论》)。太白主治脾之脏病、经病、气化病和与脾有关的脏腑器官疾病,对改善脾脏功能,消除脾脏功能失常所产生的病理证候,具有一定的功效。

脾证多虚,故临床多采用补法。

【治疗范围】

1. 同脾虚有关的病证　脾主运化水谷精微和水湿。脾虚则水湿不化,湿盛则脾土必困;脾虚则水谷不化,食滞则脾土必伤。因脾虚湿盛,湿困脾土,食滞伤脾,脾阳失健和湿聚生痰,痰湿为因的病证,都属本穴的主治范围。

脾同心、肝、肺、肾关系密切。脾肾阳虚、心脾不足、肺脾两虚、肝乘脾土的一些病证亦常配补本穴。

2. 脾虚生化之源不足引起的病证　脾为后天之本,气血生化之源。因脾失健运,生化气血之源不足，以致气血亏虚所出现的脏腑、肢体、器官的病证，都可取施本穴以治其本。

3.脾失统摄之失血证　脾主统血，脾气虚弱，统摄无权所出现的血证，取补本穴，益脾摄血。

【功能】

辨证取穴　用补法，健脾益胃、化湿、益气摄血，类似白术、山药、茯苓、薏苡仁、扁豆、炙甘草、黄土、伏龙肝、芡实、益智仁等药的功效；用补法配艾灸，温补脾土，类似白术、草蔻仁、肉蔻仁、大枣、益智仁等药的功效；用泻法，理脾行湿。

【主治】

泄泻、痢疾、胃痛、反胃、呕吐、呃逆、疳证、痰饮、腹胀、崩漏、便血、月经不调、经闭、带下、乳汁缺乏。

亦治脱肛、霍乱、咳嗽、虚劳等。

【临床应用】

1.泄泻　取补本穴，主治脾胃虚弱、脾阳不振、脾肾阳虚和肝木乘脾型之泄泻。

(1)脾胃虚弱型：配补脾俞、足三里或阴陵泉，健运脾胃以止泄泻；若属虚中夹实者，足三里改用泻法，或减足三里加泻天枢，通肠化滞；如属脾虚肠滑者，减脾俞或足三里，加补天枢涩肠止泻。

(2)脾阳不振型：配补关元，灸神阙，温补脾阳，益火生土；或补灸太白、脾俞，灸神阙，温运中阳，健脾止泻。

(3)脾肾阳虚型：配补关元(或命门)、太溪，温补脾肾，固肠止泻。肠腑虚滑者，加补天枢涩固肠腑。

(4)肝木乘脾型：正如张三锡《医学准绳》所说的："忿怒伤肝，木邪克土，皆令泄泻"，配补脾俞或阴陵泉，补益脾土，泻太冲疏肝理气，共奏抑肝扶脾之效；或补太白，泻天枢、太冲，抑肝扶脾，佐以通肠散滞，使肝气调达，脾运正常，肠腑气机通畅，则泄泻可愈。

2.痢疾　取补太白健脾，主治脾肾阳虚和脾阳虚弱型。

(1)脾肾阳虚，运化失常，关门不固的虚寒痢：配补关元、天枢，灸神阙，温阳益脾，涩肠止痢；或配补关元、太溪或肾俞，温补脾肾。若虚中夹实恐涩肠恋邪者，天枢改为先泻后补之法，或减天枢加泻足三里或上巨虚。

(2)脾阳虚弱，正虚邪恋的休息痢：补灸太白、脾俞，泻天枢，温补脾阳，祛邪通肠。或发病时，泻天枢、上巨虚、阴陵泉等以治其标；休止期，补太白、脾俞，灸神阙，温补脾阳以治其本。

3.疳证　本证由于饮食失节，积滞日久，耗伤正气，脾胃虚弱，运化失职，生化之源不足，故出现面色黄黯，肌膖羸瘦，毛发枯槁，倦怠嗜卧，目无光彩，乳食懒进，脘腹胀满，或食则呕吐，或午后发热，烦躁好哭，夜睡不安，大便失调，小便黄浊或如米泔，舌苔浊腻，脉象濡细而滑，指纹多淡滞等。偏于脾胃虚弱，运化失职者，补太白、胃俞，点刺四缝穴，健脾胃消疳积；属于虚中夹实者，补太白，泻足三里，点刺四缝穴，健脾和胃，消积导滞。有证以虚为主，但它是在积滞的基础上发展而来的，故多虚中夹实，在治疗上不能以纯虚对待，常需攻补兼施。

4.崩漏　脾司统摄血液之职。针补本穴，补脾益气，以助统摄。

(1)因肺脾气虚，中气下陷，不能固摄者，配补合谷、三阴交，益气摄血。

(2)因心脾气虚，不能主宰统摄者，配补神门、三阴交，补益心脾，益脾摄血。

暴崩者，应急补合谷、足三里、三阴交，补中益气，摄血止血，应长时间地捻补，每穴十分钟，待血止后，再行辨证取穴，整体治疗。

5. 便血

(1) 脾不统血:因脾气不足,不能摄血,血溢肠内,便后下血,证见先便后血,便血紫黯,甚则黑色,腹部隐痛,神疲懒言,面色无华,便溏,舌淡脉细。取补太白、脾俞、三阴交,补脾摄血。

(2) 虚寒下血:因脾气虚寒,不能统摄所致,如《金匮要略·惊悸吐衄下血胸满瘀血病脉证治》篇所说:"下血,先便后血,此远血也,黄土汤主之"之便血。证见大便下血量多,便血日久,腹部冷痛,怯寒肢冷,面色苍白,脉象沉弱而迟等。可灸太白、隐白、太溪,或灸脾俞、肾俞、太白,温养脾肾以止血。

6. 带下　取补本穴,治疗脾虚湿盛型。证见带下色白或淡黄,其质稀薄,无有气味,纳呆食少,头昏乏力,足部微肿,面色少华,舌淡苔薄,脉象细弱。配补脾俞,泻阴陵泉,健脾益气,除湿止带。

7. 乳汁缺乏

(1) 因脾胃虚弱,纳运失职,生化之源不足,不能化赤为血生成乳汁者,取补太白、脾俞、胃俞,健脾益胃,待脾胃纳运正常,再取补合谷、三阴交补益气血,促其生化。或两者交替施治,标本兼治。

(2) 因思虑劳倦伤于心脾,心伤则阴血暗耗,血行不周,脾伤则无以生化精微气血,以致气血两亏,不能化生乳汁,属于气血亏虚型者,取补太白、神门、三阴交,补益心脾,以益气血。

【病案举例】

例一:徐某,男,46岁,邓县五中教师。1981年9月1日初诊。

主诉:腹胀已二十年,近年来加重。

现病史:因幼时饮食生冷而胃酸腹胀,以后上学期间营养不足所致。患者每于饥饿时腹胀,下午尤甚,敲之如鼓,矢气后好转。伴有饮食时而减少,打嗝困难,畏寒肢冷(冬季肢冷过于肘膝,夏季天热时还穿两件上衣),神疲倦怠,大便溏薄,气短乏力等症状。舌淡苔白而润,脉象沉迟。

胃肠钡餐透视,胃肠积气多。胃镜检查诊断为"萎缩性胃炎"。曾住某医院,用攻下剂治疗一个疗程无效,前来针治。

辨证:依其脉证系脾阳不振,运化失职,胃失和降之腹胀。

治则:温阳健脾调胃。

取穴:一至六诊针补太白、关元,足三里先泻后补。

效果:二诊后腹胀如鼓好转,下午腹胀减轻,饮食增加,精神尚好;四诊后腹胀基本治愈,畏寒肢冷不明显;六诊后原有症状均治愈,仅感上腹满闷,余无异常,针泻上脘治疗数次,上腹满闷亦愈。

例二:蓝某,男,69岁,住南阳县王村公社余池屯大队。1976年6月18日初诊。

主诉:腹部肿胀已一年余(原因不明)。

现病史:一年多来,饮食不佳,食后腹胀、无力,腹部肿胀尤以小腹为甚,面部及下肢轻度浮肿,口淡不渴,四肢倦怠,大便正常。舌苔薄白,脉象沉缓。

辨证:脾虚不能胜湿之腹胀、浮肿证候。

治则:健脾祛湿和中。

取穴:针补太白,阴陵泉、足三里先泻三分钟,留针八分钟,后补八分钟。

效果:二诊后,腹胀腹肿减轻,饮食增加;三诊后腹肌发软变薄,食后稍感无力;六诊后腹胀、腹肿及面部、下肢浮肿治愈,饮食正常;七诊痊愈。

随访:1976年9月1日告知针愈未发。

【腧穴功能鉴别】

1. 太白、阴陵泉、三阴交功能比较　太白穴健脾补虚,治疗脾虚证。三阴交健脾摄血,治疗脾不统血证。阴陵泉健脾祛湿,治疗脾湿证。由于太白穴取之不便,针感较灵敏,因此,脾虚证可取阴陵泉代之。

2. 太白与公孙功能比较　脾经的原穴太白,治疗脾虚证,是脾之脏病、气化病的常用穴。脾经的络穴公孙,治疗脾胃病,是脾虚胃实证的常用穴。

【腧穴配伍】

1. 太白与脾俞配伍　其具体运用详见脾俞一节【腧穴配伍】。

2. 子母配穴法　亦称子母补泻法、五行俞配穴法。是按照脏腑腧穴行属和五行生克关系,结合"虚者补其母,实者泻其子"的原则配取腧穴的。

(1)在金虚的病理中,由于金不制木,木气有余,木实胜土,脾土必亏;土者金之母,母虚无饲于子,肺金愈虚,结果形成恶性病理循环。以虚者补其母之法,取补肺经的母穴太渊及脾经的土穴太白,土本亏,补之使其实,则子食母气而饱,肺虚得治,金不虚则木受制,而无犯于土,土亦不亏,生金不已,所以虚者补其母,五行得以平衡。

(2)在火实的病理中,土子得火母之余气,亦必因之而实,土者胜于水也;水受土克而虚,则火不受其制,因此,火无所畏而更盛,结果造成病理上的恶性循环,辗转不已,不能平衡。以实者泻其子之法,取火经的输土穴神门和脾经的输土穴太白泻之,泻子就是泻土,土受制则不克水,水无所畏于土,则能制火,火受水制,则不欲实,以打破病理上的恶性循环,相互制约,得以平衡。

3. 取补太白　配补关元,温补脾阳;配补脾俞、足三里或阴陵泉,培补脾土;配补关元,灸神阙,温补脾阳,益火生土;配补关元、太溪或肾俞,温补脾肾,化气行水,止泻止痢;配补天枢,灸神阙,温阳益脾,涩肠止泻、止痢;配泻太冲,抑肝扶脾;配泻太冲、天枢,抑肝扶脾,通肠导滞;配泻阴陵泉、丰隆,健脾祛湿,化湿降浊;配泻丰隆、肺俞或尺泽,健脾祛湿,化痰宣肺;配补太渊、阴陵泉,补脾益肺,培土生金;配补脾俞、三阴交,益气摄血、生血。

【讨论】

1. 经旨浅识　《灵枢·九针十二原》篇中说:"凡此十二原者,主治五脏六腑之有疾也"。《难经·六十六难》中说:"脐下肾间动气者,人之生命也,十二经之根本也,故名曰原。三焦者,原气之别使也,主通行三气,经历于五脏六腑。原者,三焦之尊号也,故所止辄为原。五脏六腑之有病者,皆取其原也"。这说明原穴在治疗上的重要性。原穴是人体原气作用表现的部位,故称原。本穴是脾经原穴,是脾脏真气输注所在,因此,它对脾之脏病、经病、气化病和改善脾脏功能,均有一定的疗效。

临床观察:六腑原穴,多治疗本经经病;五脏原穴,多治疗本脏的脏病、经病、气化病和同本脏有关的脏腑器官病,对改善本脏功能,消除在病理上与本脏有关的证候及在辨证取穴整体疗法中有一定的疗效,并对相表里经的腑病亦有一定的疗效,如脾经的原穴能治疗胃腑病,但胃经的原穴就不一定能治疗脾脏病。

2. 本穴多用补法之由　依其脾之生理、病理,脾易致虚,亦易失职,故脾病多虚证。脾之寒因于脾阳虚,脾之湿因于运化失职,食滞易伤于脾,湿邪易困脾土,劳倦易于伤脾,忧思可致脾伤,胃虚易致脾虚,肝木易乘脾土,肾水易于犯脾,火衰易致脾衰,胃肠病久脾气亦虚;脾气不足则血失统摄,脾不运湿则聚湿生痰;土不生金则致肺脾两虚,脾虚及心则使心脾两虚；脾虚不运，生化不足则致气血亏虚，他病丛生，或致未老先衰。因此，金·李东垣提出“内伤脾胃，百病由生”的病机学说。补脾则能制湿，健运，行湿祛痰，摄血，益肺，养胃，益肠，养心。因此，太白、脾俞多用补法。脾的运化功能有赖于脾阳，故常配艾灸温补脾阳。

【歌括】

太白脾经输土原，大趾节后内侧沿，
健脾益气能利湿，补脾益胃摄血拦，
少泻多补六分刺，苓术扁伏山仁莲。

第三节　公　孙

公孙穴的命名：“脾居中土，灌溉四旁，有中央黄帝，位临四方的意义，黄帝姓公孙，故以此为名”（《中医杂志》1962年第11期“概述腧穴的命名”）。

公孙，是足太阴脾经的腧穴、络穴，通于冲脉，具有通肠和胃、平冲降逆之功，为主治脾、胃、肠、腹、胸、膈疾患的常用穴。

本穴虽是脾经腧穴，有治脾的作用，但由于它是脾经络穴，脾经络脉进入腹内，入络肠胃，又通于冲脉，因此，临床多从脾经络穴和通于冲脉之八脉交会穴论治。它所主治的病证多实证，故临床多用泻法。

【治疗范围】

1. 脾、胃、肠病　足太阴脾经的络脉，从公孙穴别出，走入足阳明经，有一支别行入腹络于肠胃。足太阴经脉入腹，属脾，络胃，其经别，与足阳明胃经经别俱行，入于腹里，经过脾、胃，上通于心，上结于咽，贯舌中。经络所通，主治所在。足太阴经脉、经别、络脉循行处之肠胃、脾以及胸腹病变，都属本穴的治疗范围。

2. 冲脉病　公孙通于冲脉，“冲脉者，起于气街，并少阴之经，挟脐上行，至胸中而散……冲脉为病，逆气里急”（《素问·骨空论》）。冲脉之气失调，逆气而里急、冲逆攻痛的病变，和气冲胸中、胸膈、喉咙以及冲脉之气上逆同阳明之气相并而上行之病证，都属通于冲脉之公孙穴的治疗范围。

3. 局部病　足太阴经脉，起于大趾的内侧端，循大趾内侧赤白肉际，过核骨后，上内踝前廉，上腨内；足太阴之筋，起于大趾之内侧端，上结于内踝。依其经脉、经筋的循行和分布，本穴还治疗所在处经脉、经筋以及血络的病证。

【功能】

1. 辨证取穴　用泻法，通调肠胃，理气降逆；配艾灸，温阳降逆，类似枳实、枳壳、沉香、厚朴、代赭石、陈皮、砂仁、白蔻仁等药的功效。用补法，有健脾益胃之效。

2. 局部取穴　用泻法，舒筋活络，配艾灸，祛邪散滞；用补法，有壮筋补虚之功。

【主治】

呕吐、反胃、胃痛、霍乱、呃逆、奔豚气、泄泻、痢疾、便秘、腹胀、痞积、急性肠梗阻、足内翻、足下垂合并足内翻。

亦治积聚、月经不调、血栓闭塞性脉管炎、腹痛等。

【临床应用】

1. 呕吐　取泻本穴，和胃降逆。

（1）饮食停积型：因饮食过多，运化失常，中焦受阻，胃气上逆所致。证见呕吐酸腐，脘腹胀满，嗳气厌食，大便溏泻，舌苔白腻，脉象滑实等。配泻中脘、内关，消食化滞，调和胃气。便秘加泻天枢。

（2）痰饮内阻型：因脾不运化，痰饮内停，停积于胃，胃气不降所致。证见呕吐清水痰涎，胸闷纳呆，不思饮食，头眩心悸，舌苔白腻，脉滑等。配泻内关、丰隆，化痰降逆止呕；或配泻中脘（配艾灸或烧山火）、丰隆，温化痰饮，和胃降逆。如兼见口苦胸闷、舌苔黄腻等痰郁化热征象者，配泻内关、中脘（配透天凉），清热化痰，和胃降逆。

（3）肝气犯胃型：因情志失调，肝气郁滞，横逆犯胃，胃气不降所致。证见呕吐吞酸，嗳气频作，胸胁满痛，烦闷不舒，舌边红，舌苔薄腻，脉弦等。配泻内关、太冲，疏肝理气，和胃降逆。

（4）脾胃虚弱型：因脾胃虚弱，中阳不振，运化不健，水谷不纳所致。证见食多即吐，时吐时止，倦怠乏力，口干不渴，大便溏薄，面色㿠白，四肢不温，舌质淡，脉象濡弱等。配泻中脘（加灸或配烧山火），补关元（或加灸、烧山火），灸神阙，温阳益脾，和胃降逆。

（5）《伤寒论》245条："食谷欲呕，属阳明也，吴茱萸汤主之；得汤反剧者，属上焦也"；309条："少阴病，吐利，手足逆冷，烦躁欲死者，吴茱萸汤主之"；377条："干呕，吐涎沫，头痛者，吴茱萸汤主之"。此三条之证，症状虽不同，但肝胃虚寒、浊阴上逆的病机则是相同的。故均可艾灸中脘，泻公孙，温胃散寒，降逆止呕。

2. 胃痛　取泻本穴，理气和胃，降逆止痛。

（1）忧思恼怒，气郁伤肝，肝失疏泄，横逆犯胃所致者，配泻内关、中脘，疏肝理气，和胃止痛。

（2）饮食所伤，食滞不化，壅塞胃脘，胃失和降所致者，配泻中脘、上脘、足三里，消食导滞，和胃止痛。若属饮食生冷，胃阳受伤，出现胃腑发凉，喜暖畏冷者，上方中脘、上脘加灸，温胃散寒。

（3）湿热内蕴，留滞中宫，损及脾胃，纳运失职而作痛者，配泻中脘、阴陵泉，清利湿热，和胃畅中。

3. 霍乱　中医学的"霍乱"类似西医学传染性流行较广的霍乱和急性胃肠炎。本病多由病邪郁遏中焦乱于肠胃所致。因此，具有疏理中焦、通肠和胃的公孙，为其常用穴。

（1）吐泻骤作，泻下腐臭，脘腹绞痛，脘闷心烦，头痛，发热口渴，小便黄赤，舌苔黄腻，脉象濡数等。是湿热秽浊，郁遏中焦，气机不利，运化失职，乱于肠胃所致（热霍乱）。取泻公孙、足三里、阴陵泉（或配透天凉），或加曲泽或委中放血，清化湿热，逐秽泄浊。

（2）猝然发作，呕吐泄泻，下利清稀，或如米泔水，不甚臭秽，胸膈痞闷，四肢不温，舌苔白腻，脉象濡弱等。是寒湿秽浊，郁滞中焦，阳气受阻，气机不利，运化失常，乱于肠胃所致（寒霍乱）。泻灸公孙、天枢、中脘，艾灸神阙，温阳散寒，祛湿化浊。

（3）腹痛呕吐，肠鸣泄泻，粪便异臭，泻后痛减，嗳气厌食，脘腹痞满，舌苔垢浊，脉象沉弦而滑等。是饮食不节，宿食停滞，阻滞肠胃，浊气不降，传化失常所致。取泻公孙、天枢、中脘或点刺四缝穴，消食导滞，调和肠胃。

⑷发病猝然，腹中绞痛，欲吐不得吐，欲泻不得泻，烦躁闷乱，甚则面色青紫，四肢厥冷，头汗出，脉象沉伏等。是暑湿秽浊，阻遏中焦，气机窒塞，上下不通所致(干霍乱)。取泻公孙、天枢、中脘，点刺曲泽或委中放血，畅中宣壅，开闭逐邪；或泻公孙、内关、足三里，点刺曲泽或委中出血，通肠和胃，开闭逐邪。若吐泻通畅，病势已减者，可针泻内关、公孙以善其后。

若吐泻加剧，耗伤津液，以致阳气衰微者，不可取施本穴。可灸神阙，补灸关元，补合谷，温阳益气，以防虚脱；或补灸关元、气海，灸神阙，温阳益气，回阳固脱。

4. 呃逆　张景岳说："呃逆之由，总由气逆，气逆于下，则直冲于上。"在治疗上，以理气和胃、降逆平呃为主。因此，除元气大虚的虚呃外，各种病理类型之呃逆，都可取泻本穴，以和胃降逆。常与通于阴维脉的内关穴配伍，共奏理气和胃、降逆平呃之效，配取在以下治则处方中。

⑴实呃：因情志失和，肝气犯胃，气机阻滞，胃气上逆所致者，配泻太冲，疏肝理气，和胃降逆；或配泻中脘，理气和胃降逆。因饮食停滞，壅塞胃脘，气机不利，胃失和降所致者，配泻中脘、足三里，消食导滞，和胃降逆。因痰浊内阻，气机不利，胃失和降所致者，配泻丰隆，祛痰和胃，降逆平呃。

⑵热呃：因宿食痰浊，久蕴胃中，郁而化火，胃火上冲所致者，配泻内庭、中脘，消积导滞，清胃降逆。因肝气郁滞，气郁化火，肝火犯胃，肝胃之火上冲所致者，配泻行间、内庭，平肝清胃，降逆平呃。

⑶寒呃：因暴受冷气，或过食生冷，或寒凉药物所伤，寒气蕴蓄中焦，胃阳被遏，胃失通降所致者，配泻灸中脘、上脘，温中散寒，和胃降逆。

属于脾肾阳虚和年老体衰，元气衰败或病后体虚，气不固摄之呃逆，应温补脾肾，扶持和固摄元气，不可取施本穴通降。

5. 奔豚气　本病是患者自觉气从少腹上冲胸咽的一种疾病。《难经》说："肾之积，名曰奔豚。发于少腹，上至心下，若豚状，或上或下无时。"通于冲脉的公孙穴，对于气从少腹上冲胸咽的奔豚气，有降逆平冲的作用。

⑴水寒之气上逆，证见脐下悸动，逆气上冲，形体发寒，舌苔白腻，脉象弦紧等。配泻内关、中极(配灸或烧山火)，灸神阙，温阳行水，理气降逆。如下焦有寒，肝气夹寒上逆，发为奔豚者，取泻公孙、气海(加灸)，灸关元、神阙，共奏温阳理气、祛寒降逆之效。

⑵肝肾之气上逆，证见气从少腹上冲咽喉，发作欲死，惊悸不宁，恶闻人声，或腹痛、喘逆、呕吐、烦渴、乍寒乍热，气还则止，反复发作，脉象弦数，舌苔薄白或薄黄。取泻肝经的原穴太冲、肾经的照海穴和通于冲脉的公孙，共奏平肝理气降逆之效。

⑶《金匮要略·奔豚气病脉证治》篇说："发汗后，脐下悸者，欲作奔豚，茯苓桂枝甘草大枣汤主之。"汗后阳虚，水饮内动，致使脐下筑筑然动悸，欲发生奔豚者，用上方治之。针灸治疗，取泻公孙、中极(加灸)，灸神阙，通阳利水，益脾降逆。

⑷《金匮要略·奔豚气病脉证治》篇说："奔豚，气上冲胸，腹痛，往来寒热，奔豚汤主之。"奔豚，气上冲胸而腹痛，属于肝郁化热上冲所致，又见往来寒热之少阳证，是因肝经有邪，其气通于少阳之故，故用奔豚汤。针灸可泻公孙、太冲(配透天凉)，清肝理气，降逆止痛。

6. 急性肠梗阻

⑴瘀阻气滞型：取泻公孙、三阴交、气海、阿是穴，理气行瘀，疏肠通降。

(2)食积阻滞型:取泻公孙、天枢、中脘,消食导滞,宽肠通便。

(3)腑气闭传型:取泻公孙、下脘、足三里,开结通腑。偏虚者,在取泻公孙、天枢的同时,配补合谷,益气通导;偏寒者,针泻公孙,泻灸天枢、下脘;属热者,取泻公孙、内庭、天枢。如属癔病性者,取泻公孙、内关,配合暗示。

7. 足内翻、足下垂合并足内翻

(1)足内翻:属于患野足太阴、足少阴经经筋拘急者,取泻公孙、照海、太溪、三阴交,舒畅经筋。亦可取补足少阳、太阳经经筋弛缓处之绝骨、申脉、丘墟、昆仑,健壮经筋,与上方舒畅经筋之法交替施治,起到调节经筋功能的平衡及矫正畸形的作用。

(2)足下垂合并足内翻:多因患野足太阳、少阴、太阴经筋拘急所致,取泻公孙、照海、承山、太溪、昆仑,舒畅经筋。亦可与取补丘墟、申脉、绝骨、足下廉,健壮外侧经筋之法交替施治。

属于患野足少阳、太阳、阳明经经筋弛缓者,取补申脉、丘墟、绝骨、解溪、足下廉,健壮经筋。亦可与取泻公孙、照海、太溪、三阴交、承山舒畅经筋之法交替施治。

【病案举例】

例一:吕某,男,51岁,云阳工委职工。1976年10月12日初诊。

主诉:患呃逆八天。

现病史;10月5日因饮食所伤引起呃逆,在当地医院曾用中西药及针灸治疗五天,效果不佳,以"横膈肌痉挛"于10月11日收住我院内一科,12日转针灸治疗。现仍呃逆频作,影响饮食和睡眠,伴有腹胀、脘闷纳呆等,脉象沉弦,舌苔薄白。

辨证:饮食所伤,胃失和降之呃逆。

治则:畅中和胃降逆。

取穴:针泻公孙、足三里、中脘。针后呃逆即轻,晚饭后回病房能睡眠四个小时,醒后呃逆发作,但较前明显减轻。二诊后病愈。

随访:1976年10月26日告知在此针愈未发。

例二:葛某,男,40岁,住新野县沙堰公社李庄大队霞雾溪村。1969年5月3日初诊。

主诉:小腹痛五天。

现病史:五天来小腹呈阵发性刺痛、跳痛,并向上冲至中脘穴处,痛不可忍,大汗淋漓,每隔五至十分钟剧痛一次,每次剧痛二至五分钟后自行缓解。饮食及二便正常。胃肠钡餐透视无异常发现。曾用中西药治疗无效。

辨证:气机阻滞,气逆上冲之腹痛。

治则:降逆和中止痛。

取穴:针泻公孙、足三里,每日针治一次。

效果:一诊后,每隔一小时隐痛一次,每次一两分钟;二诊后腹痛治愈;三诊巩固疗效。

随访:1969年9月和1971年3月均告知在此针愈未发。

【腧穴功能鉴别】

公孙与太白功能比较 详见太白一节【腧穴功能鉴别】。

【腧穴配伍】

1. 内关与公孙配伍 阴维脉起于足内踝上五寸筑宾穴,沿下肢内侧上行,过腹至胁肋,止于颈部廉泉穴。冲脉起于胞中,前行之脉,出会阴过阴器,出于气街,沿足阳明胃经、足少阴肾经二脉之间上行，散布胸中，循喉咙，络口唇。《难经·二十九难》云："冲之为病，逆气而里急"，又说："阴维为病苦心痛"。通于冲脉的公孙和通于阴维脉的内关穴，通合于心、胃、胸，对于气机不利，气逆上冲的心胃胸腑的疾患，具有理气降逆、通肠和胃、宣通上下的功效。呕吐、呃逆、胃痛、反胃、噤口痢、干霍乱等，凡适用于上法者，均可取此二穴或配加腧穴施治。

2. 针泻公孙　配泻足三里，点刺四缝穴，消食化滞，和胃降逆；配泻内关、太冲，疏肝理气，和胃降逆；配泻丰隆，祛痰和胃，降逆平呃止呕；配泻中脘（加灸或烧山火）、丰隆，温化痰饮，和胃降逆；配泻天枢、中脘，开结导滞，宽肠和胃；配泻下脘、足三里，开结通腑，通肠和胃；配灸中脘，温胃散寒，降逆止呕平呃。

3. 泻灸公孙　配泻灸太冲、气海、阿是穴，暖肝行滞，散寒止痛；配泻灸中脘，灸关元、神阙，温阳益脾，暖胃降冲；配泻灸中脘、天枢，温通肠腑，暖胃降逆；配泻灸下脘、气海，灸神阙，温阳理气，降逆止痛。

【讨论】

1. 本穴针感　在不断地捻转运针的同时，其针感沿足太阴经逐渐上行，走至腹股沟、小腹部，个别病例走至胃腑。极个别走至胸部，其感应传导路线，与足太阴经相一致。治疗胃腑疾病，若其针感走至腹部，且出现肠鸣者，其效尤佳。

2. 经旨浅识　《伤寒论》166条："伤寒发汗，若吐，若下，解后，心下痞鞕，噫气不除者，旋复代赭汤主之。"伤寒发汗，或吐，或下后，表解而中阳气虚，痰饮内停，以致心下痞鞕，胃气上逆而噫气不除。针灸治疗，可补脾俞或阴陵泉，泻公孙、丰隆，健脾除痰，和胃降逆。

3. 八脉交会穴的治疗范围　窦汉卿在《标幽赋》中总结了通于八脉的八个腧穴的治疗经验说："阳跷、阳维并督、带，主肩背腰腿在表之病；阴跷、阴维、任、冲脉，去心腹胁肋在里之疑。"阴跷是指通于阴跷脉的照海穴，阴维是指通于阴维脉的内关穴，任是指通于任脉的列缺穴，冲是指通于冲脉的公孙穴，它们分别治疗在里的胸、腹、胁肋等处的病变。其中通于阴维脉的内关穴，偏于治疗在里的胃、心、胸疾患；通于任脉的列缺穴，偏于治疗在里的胸肺疾患和任脉为病的咳嗽、咯血、咽肿、胸膈满闷等；通于冲脉的公孙穴，偏于治疗在里的胃、胸疾患和冲脉为病的腹痛、奔豚等。

4. 历代医家经验　公孙是治疗胃、肠、腹部疾病的常用穴，被历代医家所公认。《席弘赋》载："肚疼须是公孙妙"；《标幽赋》载："脾冷胃疼，泻公孙而立愈"；《杂病穴法歌》载："腹痛公孙、内关尔"；《八脉交会八穴主治歌》载："九种心疼延闷，结胸翻胃难停，酒食积聚胃肠鸣，水食气疾膈病，脐痛腹疼胁胀……泄泻公孙立应"；《胜玉歌》载："脾心痛急寻公孙"；《拦江赋》载："脐下公孙用法拦"；《针灸经穴图考》载："《千金》公孙主腹中胀食不化，主肠鸣"；《神农经》："治腹胀心痛，可灸七壮"；《针灸甲乙经》载："霍乱，公孙主之"；等等，这都是前人实践经验的概括。

5. 公孙透涌泉　本法可扩大刺激面，增强刺激量，适用于急性腹痛、呕吐等。

【歌括】

公孙太白穴后寻，通于冲脉络穴云，
通肠和胃健脾胃，逆气里急效如神，
多泻少补六分刺，枳朴沉陈赭蔻仁。

第四节　三　阴　交

三阴交,因是足三阴经之会穴而得名;又名太阴、下三里、承命;是足太阴脾经的小腿部腧穴。

因本穴是足太阴脾经的腧穴,肝、脾、肾三经的交会穴,故为主治男女生殖泌尿系病、血证和妇科病的常用穴。对肝、脾、肾三脏的气化功能失常所产生的病理证候,具有一定的功效。本穴治疗范围较广,涉及诸科疾病,尤其适应于妇科病中的胎、产、经、带等肝、脾、肾和心及胞宫等脏腑经络的综合病变。但临床必须详辨其证,恰配其穴,方收良效。

【治疗范围】

1. 妇科病　妇科病中的经、带、胎、产诸疾,与冲、任、带脉关系密切。冲为血海,任主胞胎,带脉约束诸脉,此三脉与肝、脾、肾关系密切。脾胃化源不足,肝肾精血亏少,则冲、任、带脉无以充盈,经无生成之源,胎无营养之本,必致胎、产、经、带诸疾丛生。凡因肝、脾、肾三脏功能失常,影响冲、任、带脉而病者,都可取施本穴。

2. 血证　肝主藏血,有调节血量之职;脾主统血,有生化气血之职;肾主藏精,精血相生。本穴是治疗血证的常用要穴,凡脾失统摄、肝不藏血、肝血亏虚、精血亏损等所致的病证,都可取施本穴。本穴有摄血、凉血、补益全身血分之亏虚及通畅全身血液运行的作用,故各种原因引起的血虚、瘀血、血热等病证,均可取治本穴。

温病中的营分证候和血分证候的虚热型、实热型,也属本穴治疗范围。

3. 同肝、脾、肾有关的生殖、泌尿系病和经脉病　足三阴经脉起于足,交会于三阴交穴,复从三阴交穴分行于少腹,结于阴器,交于任脉,会于曲骨、中极、关元,又分行于腹、胸、脘、胁等处。依其足三阴经的循行和肝脾肾三脏的生理、病理,三阴交不仅治疗肝、脾、肾三脏功能失常为因的男女生殖、泌尿系疾病,循经取穴,还治疗足三阴经脉循行通路上的下肢、阴器、腹、胸、胁、肋等处的病变。

4. 经筋病证　本穴所在处经筋拘急或弛缓所出现的经筋病,如足内翻和足内翻合并足下垂等,可取本穴施治。

总之,本穴是治疗妇科病、血证和同肝、脾、肾有关的男女生殖、泌尿系疾病的常用穴。因此,本穴治病甚广。

【功能】

1. 辨证取穴　用补法,健脾摄血、补血、育阴,类似四物汤和阿胶、何首乌、龙眼肉、紫河车、黑蒲黄、炒灵脂、茯苓、山药、薏米、扁豆等药的功效;用泻法,活血祛瘀、疏肝、行湿,类似归尾、赤芍、姜黄、桃仁、红花、乳香、没药、蒲黄、五灵脂、郁金、香附、玄胡、益母草、茯苓、泽泻、土茯苓等药的功效;用泻法(少泻)配透天凉,能凉血,类似生地、丹皮、地骨皮、黄柏、玄参、丹参、地榆、茜草等药的功效；用先泻后补之法，能活血、祛瘀生新，类似全当归、川芎、丹参、鸡血藤等药的功效。

2. 局部取穴　用泻法，舒筋活络；用补法，壮筋补虚。

【主治】

月经不调、崩漏、经行吐衄、痛经、经闭、带下、产后腹痛、产后血晕、产后恶露不止、产后恶露不下、妊娠腹痛、难产、习惯性流产、胎动不安、不孕症、心悸、怔忡、失眠、脏躁、癔病、健忘、眩晕、痉病、眼睑下垂、夜盲、流泪症、青盲、暴盲、吐血、咯血、鼻衄、痫证、癫证、再生障碍性贫血、齿衄、齿痛、淋证、疝气、便血、乳汁缺乏、阳痿、遗精、遗尿、睾丸炎、痢疾、臌胀、癥瘕、中风、黑热病、疟母、身痛、麻木、头痛、鹤膝风、痿证、足跟痛、虚劳、过敏性紫癜、荨麻疹、皮肤瘙痒症、日光性皮炎、红丝疔、久疮、牛皮癣、神经性皮炎、丹毒、疥疮、血小板减少性紫癜、流行性出血热、血栓闭塞性脉管炎。

亦治心绞痛、心肌梗死、厥证、软骨病、破伤风、疖肿、疔疮、外伤性截瘫、痹证、肛裂、痔疾、脚气等。

【临床应用】

1. 月经不调、崩漏、经行吐衄、痛经、经闭、带下、产后腹痛、产后血晕

(1) 心脾不足所致的崩漏、经闭、月经不调，取补三阴交、神门，有补益心脾之效。

(2) 中气不足，血随气陷所致的崩漏，取补三阴交、合谷补气摄血，或加补足三里，补益中气，益气摄血。

(3) 肝气郁结，血为气滞所致的月经不调、痛经、经闭，取泻三阴交、太冲、气海，疏肝理气，通经行血。

(4) 寒与血搏，血为寒凝所致之痛经、经闭、月经不调，取泻三阴交，泻灸气海（或关元）、阿是穴，温经散寒，行血祛瘀。寒邪凝滞，血行不畅所致之产后腹痛，泻三阴交，灸关元，活血祛瘀，温经止痛，类似生化汤之效。

(5) 肝气上逆，血随气上所致之经行吐衄，取泻三阴交、太冲，理气降逆，引血下行。

(6) 脾肾两虚，带脉失约所致之带下，取补三阴交、关元、带脉、肾俞或太溪，补益脾肾，固涩止带。

(7) 脾阳不运，湿浊内停所致之带下，取补三阴交、关元，泻阴陵泉，温阳益脾，化湿祛浊。

2. 习惯性流产　《妇人良方》中说："血气虚损，不能养胎，所以数堕胎也。"本穴有益脾养血，调补肝肾的功能，因此，多配取本穴施治，补肝肾以固冲任。属于肝肾不足而冲任气虚者，配补复溜、肾俞或太溪；属于脾肾虚亏者，配补复溜、太白，或配补太溪，灸隐白；属于气血双亏者，配补合谷或加补血海。

3. 胎动不安　此病与西医学的先兆流产相似。因跌仆闪挫、气血瘀滞，胎气受阻，致使胎动不安，出现间歇性下腹痛者，取刺本穴先泻后补，配泻间使或内关，行气活血。待症状缓解后，施用补益气血或补益肝肾之法，稳固胎元。气血虚衰，冲任不固，不能摄血载胎者，取补三阴交、合谷，补益气血，摄血安胎。

4. 心悸、怔忡、失眠、脏躁、健忘、眩晕、痉病、痫病、癫证、再生障碍性贫血　以上病证，分别与以下病因有关者，可参照有关处方施治。取补本穴益脾，养血。

(1) 属于心脾不足者，配补神门，类似归脾汤之效，补益心脾，养血安神。

(2) 属于心阴不足者，配补复溜，泻神门，滋阴养血安神，类似天王补心丹之效；或补三阴交，泻神门，养阴清火，镇心安神，类似朱砂安神丸之效。

(3)属于气血双亏者，配补合谷，补益气血，或加补神门，类似人参养荣汤之效。

(4)属于心血亏少，心神不宁者，配补神门、心俞，养血宁心安神，类似养心汤之效。

眩晕和痉病，属于肝肾阴亏、风阳翕张者，针补三阴交、复溜，泻太冲，育阴潜阳，类似大定风珠之效。

5. 眼睑下垂、夜盲、流泪症、青盲、暴盲　取补本穴，补精血、益肝肾。以上眼病，凡属于肝血不足型者，配补肝俞，补益肝肾；属于心脾不足型者，配补神门，补益心脾；属于气血双亏型者，配补合谷，补益气血；属于肝肾亏虚型者，配补复溜（或太溪）、肝俞，补益肝肾，养阴明目。

6. 吐血、咯血、鼻衄、齿衄、齿痛、便血　取本穴益脾养血、凉血。

(1)因劳倦伤脾，气不统摄，血无所归之便血，针补三阴交、合谷、太白，益气摄血。属于心脾不足之吐血、咯血、鼻衄、齿衄，取补三阴交、神门，补益心脾。可根据各病的具体情况，配加腧穴以治其标。

(2)因血热妄行，损伤血络，迫血溢出之吐血、咯血、鼻衄、齿衄，取泻三阴交、神门，均配透天凉，清热凉血，类似犀角地黄汤之效。大量出血，针力所不能胜任者，急配药物控制。

(3)因阳明热炽，夹血分热之齿衄、齿痛，取泻三阴交、内庭，清胃凉血，类似清胃散之效，若针力不及者，可加泻合谷穴。

7. 乳汁缺乏　此病多由肝气郁滞和气血双亏所致。《妇人良方》中说："妇人乳汁不足，皆由气血虚弱，经络不调所致。"乳汁依赖气血的化生，气虚则乳无以化，血少则乳无以生。

(1)属于气血双亏型缺乳，针补合谷、三阴交，补气养血，效果甚良。如恐竣补滞腻或伴有气机不畅症状者，加泻间使或内关利气通络。欲使血行更加旺盛可加补脾俞，或加泻少泽或加灸乳根穴，促使乳汁的分泌。

(2)若因脾胃虚弱，纳运失职，致使气血亏虚乳汁无以化生。针补合谷、三阴交，与取补脾俞、胃俞，泻足三里，健脾益胃，和中导滞之法，交替施治，标本兼顾。

(3)若属气滞血瘀，乳络不畅者，取泻三阴交、间使、期门或乳根，点刺少泽出血，行气散瘀，通畅乳络。

8. 阳痿　足三阴之脉循行少腹结于阴器，足三阴和足阳明之经筋并上结聚于生殖器部位，故《素问·厥论》篇称："前阴者，宗筋之所聚。"经筋有赖于经络气血的濡润滋养。因此，临床上常补足三阴之交会穴三阴交治阳痿。

属于肾阳虚惫者，配补关元、肾俞或太溪；属于中气不足型者，在补合谷、足三里补中益气的处方中，加补本穴；属于心脾不足型者，配补神门；如属恐惧伤肾者，配补太溪、肾俞。

9. 痢疾　湿热伤于血分的赤痢，取泻三阴交、阴陵泉、天枢，清利湿热，凉血止痢；疫毒痢，针泻三阴交、天枢，均配透天凉，清热解毒，凉血止痢。

《伤寒论》372条的"下利，欲饮水者，以有热故也，白头翁汤主之"和《金匮要略·呕吐哕下利病脉证治》篇所说的："热利下重者，白头翁汤主之。"宜取泻三阴交、天枢，均配透天凉，清热解毒，凉血止痢，类似白头翁汤之效。

10. 中风

(1)中脏腑：因肝阳上亢，气血上逆，痰火壅盛，清窍闭塞所致之闭证，配泻本穴引血下行；脱证，配补本穴养血益阴，补益精血。

(2)中经络：半身不遂或口眼㖞斜属于气血双亏型者，取补三阴交、合谷补益气血，或与患野取穴的局部疗法，同时或交替施治，标本兼顾。

脑血栓形成引起的半身不遂，取刺三阴交（泻五分钟）、合谷（补十分钟），补气活血，祛瘀通络，类似补阳还五汤之效。属于强直性瘫痪，加泻太冲平肝息风，或与取泻患野腧穴交替施治；属于弛缓性瘫痪，与取补患野腧穴交替施治。脑栓塞引起的半身不遂，治法同上，伴有心动过缓症状者，取补合谷、神门，泻三阴交，补益心气，祛瘀通络。

11. 黑热病　取泻本穴，用以疏肝理脾，行血祛瘀。在患野取穴针刺后（具体方法参见章门一节），再针泻三阴交、间使，一则缓解针刺脾脏后的疼痛，二则理气解郁，行血化瘀，有助于痞块的消散。若患体气血虚弱，宜在针刺痞块前先补合谷益气，但不可针补本穴补血养血，补益肝脾，否则易使脾脏肿大，病情加重。

12. 身痛、麻木、头痛、鹤膝风、痿证、足跟痛　取本穴，用以补养肝肾、养血活血、祛瘀通络。

凡因气滞、扭伤、跌仆闪挫引起，属于气滞血瘀病理类型，或伴有咳嗽、深呼吸、扭转痛甚，活动受限，遇怒加重之气滞血瘀症状者，均可针泻三阴交、间使或内关，行气活血，祛病止痛，效果甚良。在留针时，可令患者咳嗽、深呼吸、活动患野，待其疼痛减轻或消失时再起针。

上述病证，凡属气虚血滞型者，取泻本穴配补合谷，益气行血。凡属气血双亏型者，取补三阴交、合谷，气血双补。凡属精血不足型者，取补三阴交、太溪或复溜，补益精血。凡属肝肾不足型者，取补三阴交、曲泉或复溜，补益肝肾。

13. 过敏性紫癜　取泻本穴治疗因血热壅盛，兼感风邪所致者。配泻曲池，点刺委中出血，祛风清热凉血。

14. 日光性皮炎　参见曲池一节【临床应用】。

15. 红丝疔　本病类似西医学中的急性淋巴管炎，是因手、足部生疔，或皮肤破损，感染毒气，以致毒流经络所致。取泻本穴，多用于治疗足部创伤，红丝迅速沿内踝伸延膝窝或腹股沟处者。配泻阴陵泉或用三棱针沿红丝行走的路径寸寸点刺出血，通络凉血，消散热毒。整体治疗，取泻三阴交、神门，点刺曲泽（病位在上肢者）、委中（病位在下肢者）出血，以收清热解毒、凉血之效。

16. 久疟　参见合谷一节【临床应用】。

17. 血小板减少性紫癜、流行性出血热　参见神门一节【临床应用】。

18. 血栓闭塞性脉管炎　中医学称"脱疽"。取本穴用于下肢脱疽。

(1)寒凝络阻型：泻灸三阴交、解溪，艾灸患趾，温经散寒，活血通络。

(2)气滞血瘀型：取泻三阴交、太冲、阿是穴（即患趾上部或患趾上部所在腧穴），活血祛瘀，通畅气机。

(3)气血双亏型：取补三阴交、合谷或足三里，配泻阿是穴，补益气血，活血通络。

(4)气虚血瘀型：取泻三阴交、阿是穴，配补合谷，益气行血，祛瘀通络。

【病案举例】

例一：王某，女，29岁，住新野县溧河公社李楼大队李楼村。1971年5月18月初诊。

主诉：患崩漏四十天。

现病史：四十天前因性交后阴道出血至今未止，淋漓不断，小腹不痛，自觉口内有血性气味，头晕恶心，气短倦怠，脉象沉细。

妇产科诊断为“慢性子宫颈炎”,病理检查鳞状上皮增生。曾用中西药效果不佳。

辨证:脾气不足,冲任失摄之崩漏。

治则:益气固摄,佐以理气。

取穴:针补三阴交、合谷,泻内关。

效果:一诊后出血量减少;二诊后出血已止,头晕气短、恶心及口内血腥气味消失;三诊治愈。

随访:1971年10月7日回信告知在此针愈未发。

例二:尚某,女,37岁,住新野县溧河公社小时楼大队。1965年11月27日初诊。

主诉:阴道出血,小腹坠痛,腰酸隐痛已三天。

现病史:近因当地水灾,饮食欠佳,体质不好,复因三天前劳累过度,而致腰酸隐痛,小腹坠痛,漏血淋漓,血量不多。平素经常头晕目眩,精神倦怠。

检查:面色不华,舌淡苔白,脉象细数而滑,语言低微,腹痛不安,触及小腹有胎动感。此第四胎已五个月。妇科检查诊断为“先兆流产”。

辨证:依其脉证、病因,系气血虚亏,胎元不固之胎动不安。

治则:补气血安胎元。

取穴:针补三阴交、合谷、肾俞。

效果:一诊后胎漏出血、腰酸已止,胎位安稳;二诊巩固疗效。

随访:1965年12月7日告知针愈。

例三:包某,女,30岁,南阳市丝织厂职工。1969年9月17日初诊。

主诉:两乳房痛,痛经年余。

现病史:一年多前,因生气后出现两乳房胀痛,时觉刺痛,郁怒尤甚。经期腹痛,色黑量少,经期前错。精神抑郁,心烦多怒,头闷发沉,多梦少寐,潮热身困,食欲不振,身体瘦弱,脉象沉涩。

辨证:肝气郁结,木失调达,走窜乳络,则乳房胀痛;气滞血结,血行瘀阻,则乳房刺痛。气滞血瘀,血行不畅,则经行腹痛,量少色黑。精神抑郁,郁怒病重,脉象沉涩等属于气滞血瘀之象。

治则:理气通络,活血祛瘀。

取穴:针泻三阴交、内关,隔日针治一次,三次治愈。

随访:1969年10月25日针治头痛失眠,告知乳房胀痛、痛经治愈。

例四:哥台起·麦克温,男,38岁,圣·保罗医院职工。1979年4月10日初诊。

主诉:身痛无力,右半身麻木已四年。

现病史:四年来全身无力尤以右半身为甚,右侧半身及两踝关节酸痛,站立五至十分钟即觉右下肢麻木,向右侧躺卧时亦觉麻木,伴有尿频尿急、排尿无力、尿液失禁、腰背酸痛、气短、健忘、心悸、失眠、多汗等症状,面色苍白,舌苔薄白,脉象沉细无力。每听到关门或拉笛声音,头部即胀痛发昏片刻。

既往史:约在十五岁时患梅毒病,系父母遗传,经过治疗右腿留下一个瘢痕。

内科以“中枢性梅毒合并右半身不完全麻痹”转针灸治疗。

辨证:气血双亏,肾精不足之虚劳病。

治则:气血双补,佐以补肾清脑。

取穴:一诊、二诊针补三阴交、合谷;三诊至八诊上方加补肾俞;九诊至十六诊上方加泻百会穴。

效果：四诊后腰背和右侧半身酸痛无力明显减轻，全身无力、倦怠、尿频尿急、排尿困难和尿失禁等均有明显好转，心悸、失眠已愈，时而出现自汗；十诊后听到关门和汽车鸣笛声突然头部胀痛、发昏的症状明显减轻；十三诊后尿频尿急、排尿无力已愈，腰及下肢麻木、疼痛向愈；十六诊后痊愈。

随访：1979 年 7 月 26 日患者带领亲属前来针治失语，告知自己的病在此针愈。

例五：何某，女，60 岁，住南阳县青华公社明金营大队明金营村。1970 年 10 月 17 日初诊。

主诉：眼睑下垂已两个多月。

刻下症：两上眼睑下垂，睁眼和咀嚼无力，疲劳则重，休息则轻，伴有气短、言语无力、身困乏力、嗜卧嗜睡、两足不温等症状。半年来善饥，晨泻便溏一日四至五次，脉象细弱。

内科检查：血压 140~180/60~90mmHg，神志清楚，心律不齐，有期前收缩，肺(–)，腹部(–)，总胆固醇 218mg%。

辨证：眼睑为脾所属，眼睑下垂和晨泻便溏便次多、嗜卧、气短乏力、两足不温等，均属脾气不足、精血亏虚之证候。

治则：气血双补，补气益脾。

取穴：一诊针补合谷，泻阳白；二诊至七诊针补三阴交、合谷。

效果：二诊后两足不凉，有精神，腹泻已愈；五诊后眼睑下垂治愈，嗜卧已愈；六诊、七诊巩固疗效。

例六：王某，女，40 岁，南阳地区鸭灌局职工。1973 年 10 月 9 日初诊。

主诉：两下肢着急不适已三年多。

现病史：三年多来，每天晚上睡觉后两小腿不适，不时伸屈，活动则舒，熟睡后两小腿突然抽搐而醒，冬天、阴雨感寒和劳动后加重，得暖或按压则舒，伴有气短头晕、动则气喘心跳、身困乏力，站立或行走时下肢困痛、潮热肢困、下肢无力等症状。脉象沉弱。

既往史：1972 年 9 月患急性肾炎住院治愈已三个月。

辨证：依其脉证，系气血双亏之证候。气虚则不运，血虚则失养，故两下肢不适，熟睡后抽筋，行走无力；气血亏虚不能上奉于脑和奉养于心，故而头晕，动则气短心跳。

治则：补益气血。

取穴：针补三阴交、合谷。

效果：二诊后，三个晚上下肢症状及头晕气短减轻；五诊后，下肢无力和心跳减轻，仍头晕；八诊后，基本治愈；九诊痊愈。

随访：1973 年 11 月 12 日特来本科告知在此针愈未发。

【腧穴功能鉴别】

1. 三阴交、血海、膈俞功能比较　三穴都是血证要穴，但各有其特点，详见血海一节【腧穴功能鉴别】。

2. 三阴交、太白、阴陵泉功能比较　三穴都是治脾的腧穴，但各有其特点，详见太白一节【腧穴功能鉴别】。

【腧穴配伍】

1. 补三阴交　配补复溜，泻神门，类似天王补心丹（《道藏》方）之效；配补复溜，泻太冲，类似大定风珠(吴鞠通方)之效;配泻神门,类似朱砂安神丸(李东垣方)之效;配补神门、心俞,类似养心汤(《证治准绳》方)之效;配补复溜或太溪,补肝肾,益精血;配补血海、膈俞,大补营血,益脾摄血;配补太溪、绝骨、大杼,填精益髓;配补中极,益脾肾约膀胱;配补太冲,补养肝血。

2. 泻三阴交　配泻内庭,类似清胃散(李东垣方)之效;配泻天枢,均配透天凉,类似白头翁汤(张仲景方)之效;配补合谷(合谷补十分钟,三阴交泻五分钟),类似补阳还五汤(王清任方)之效;配灸关元,类似生化汤(《傅青主女科》方)之效;配泻神门,均配透天凉,类似犀角地黄汤(孙思邈方)之效;配泻阿是穴(小腹块上二、三针),类似少腹逐瘀汤(王清任方)之效;配泻太冲、期门,疏肝解郁,宽胸祛瘀;配泻合谷、阴陵泉,清利湿热,活血通络;配泻间使或内关,行气活血,宽胸利气。

3. 取补三阴交、神门　类似归脾汤(《妇人良方》方)之效。其具体运用详见神门一节【腧穴配伍】。

4. 取补三阴交、合谷、神门　类似人参养荣汤(《和剂局方》)之效。其具体运用详见神门穴一节【腧穴配伍】。

5. 取补三阴交、合谷　类似八珍汤(《正体类要》方)之效。其具体运用详见合谷一节【腧穴配伍】。

6. 三阴交与曲池配伍　其具体运用详见曲池一节【腧穴配伍】。

7. 三阴交多与具有补气、行气之腧穴配伍　气和血有着密切的关系,气为血帅,血为气母,二者相互依存,相互为用。血病则气不能独化,气病则血不能畅行,血之虚实可涉及到气,气之盛衰亦可影响及血,血赖气生,又赖气行。因此,治疗血证的三阴交,临床多与有补气、行气功能的腧穴配伍。如气虚不能摄血的失血证,配补合谷补气,有利于摄血;气滞血瘀之证,配泻间使行气,有利于行血;气虚则血行不畅之证,配补合谷补气,有助于行血;肝气郁滞则血行不畅之证,配泻太冲,疏肝散滞有利于血液畅行;"有形之血不能自生,生于无形之气"的血虚证,配补合谷或足三里,补气以利于生血。

【讨论】

1. 经旨浅识　《金匮要略·血痹虚劳病脉证并治》篇云:"男子面色薄者,主渴及亡血,卒喘悸,脉浮者,里虚也"。男子面色淡薄、口渴,是因失血所致。血分不足则面色淡薄,阴血不足,阴虚生内热,故口渴,但渴不多饮。肾不纳气则喘,心营虚损则悸,动则气喘、心悸,故为卒喘悸。又见脉浮,乃阴虚阳浮之证,故里虚也。尤在泾说:"脉浮而里虚,以劳则真阴失守,孤阳无根,气散于外,而精夺于内也。"取补本穴养血益阴,配补气海补元气以治气喘,共奏补肾气养阴血之效。

2. 针刺注意事项

(1)因气滞血瘀或瘀血内停之腹部积聚癥块,取本穴泻之效良,不可补之。即使兼见血虚症状亦不可补之,否则易致病情加重。

(2)腧穴具有适应性,慢性病久刺本穴(或足三里、合谷等穴),往往效果逐渐下降,穷其因,乃久刺致使该经敏感性降低,适应性增强之故。其他腧穴也有类似现象。可改用与其功能相似的腧穴施治,停一段时间复刺本穴,或两穴交替施治,其效仍佳。

3. 历代医家经验　《针灸问对》所说的:"足之三阴从足走腹,太阴脾经循内踝上直行,厥阴循内踝前交入太阴之后,少阴肾经循内踝后交出太阴之前,故谓之三阴交。脾主中，肾肝主下，中下焦气一穴可以尽之，故非危疾急证与三阴俱有干者，不可轻刺。脾肾气常不足，肝虽有余，亦是宿血之脏，误刺则脱人元气，不可不慎。”对于临床有一定的参考价值。

4. 孕妇禁针　参见合谷一节【讨论】。

5. 三阴交主治妇科病机制初探　妇科病中的胎产经带诸疾，与脾、胃、肝、肾和冲、任、带三脉关系密切。冲为血海，任主胞胎，胞宫的作用受冲、任二脉的影响。肾藏精系胞，脾胃为生化之源，脾土不健则肾精无以资生，冲任无以滋养，血海、胞胎受到影响而为病。肝藏血肾藏精，精血为月经生成之本，脾胃肝肾交互资生，汇于冲任，下达胞宫，满而后溢，月经以时下。肝肾病可影响冲任，先天肾气不足和后天脾胃亏损，也能影响冲任及带脉，冲、任、带三脉失常与肝、脾、肾三脏有关。肝气郁结则血为气滞或乳络阻滞，肝血不足则肝阳偏亢，肝气上逆则血随气升；劳倦、忧思伤脾则生化之源不足，中气亏虚则血失统摄，脾阳不运则湿浊内停，肝脾失和，气滞血凝，不能输营血而为经水；脾肾两虚则带脉不约；肾阴不足、精血亏虚、肾阳不振、肾气虚寒等都能导致胎产经带及胞宫等病。中年妇女由于月经、胎产、哺乳等，有以血为用，又易耗血的生理特点，因此，情志易于激动，肝气易于郁滞，使机体处于血分不足，气分偏盛时，多为肝气郁结、肝血不足。足三阴经循少腹结阴器，三阴交能疏理肝脾，补益肝、脾、肾三脏，又是血证要穴。因此，是治疗妇科病的常用穴。

6. 补泻法的偏重　血来源于水谷精微，生化于脾，总统于心，贮藏于肝，宣布于肺，施泄于肾，注之于脉，血循脉道润养全身。眼耳的视听，手足的摄步，筋骨肌肉的伸屈，皮肤的润泽与感觉，五脏六腑的协调，无不赖血液的营养，故血为人体生命活动的源泉。由于血液易于消耗，易于不足，易于亏损。所以非血行瘀阻、血分热盛、瘀血内停的病证，一般不泻本穴。属于虚中夹实的血证，宜用先泻后补之法。

7. 久痉、亡血、误汗伤阴的变证　可取补本穴育阴、养血。

(1)《伤寒论》87条说：“疮家，虽身疼痛，不可发汗，发汗则痉。”久患疮疡，气血已伤，虽有表证，不可发表。误用汗法，阴液更伤，筋脉失养，引起的筋脉强直、肢体拘挛的痉证，宜取补本穴，配复溜，育阴柔筋，或配补合谷，补益气血以壮筋脉。

(2)《伤寒论》89条说：“亡血家，不可发汗，发汗则寒栗而振。”血汗同源，亡血者，若发其汗，不但血虚，气亦无依。气血虚微，筋脉不得濡养，肌肤不得温煦，则出现寒栗而振的症状。取本穴配补合谷，补益气血，濡养筋脉。

8. 本穴治病广泛　三阴交是血证要穴，又是妇女胎、产、经、带病证的常用穴。气和血是人体生命活动的动力和源泉，它是脏腑功能的反映，又是脏腑活动的产物。它是人体生命活动的物质基础，也是妇女经、胎、产、乳的物质基础。“足受血而能步，掌受血而能握，指受血而能摄”（《素问·五脏生成》）及“血和则经脉流行，营复阴阳，筋骨劲强，关节清利矣”（《灵枢·本脏》）。说明营血在机体内的重要作用。人体病理变化无不涉及气血，气血失调是一切疾病中最具有普遍意义的一种发病机制。因此，本穴在临床上用之较多较广。

【歌括】

足三阴会三阴交，内踝之上三寸找，
育阴补虚肝脾肾，凉养行摄依病调，
功效宜从三阴论，泌尿生殖血病消，
虚补实泻寸余刺，辨证论治疗效高。

第五节　阴　陵　泉

阴陵泉，因其所在部位而命名。脾属阴经，膝内侧属阴，辅骨似陵，陵下凹陷处经气象流水入合深处，似泉，故名"阴陵泉"。它是足太阴之脉所入为合的合水穴，为治湿要穴。本穴是治疗脾不化湿、湿困脾土、聚湿生痰和脾虚及胃、及肠引起的病证，以及穴位所在处的局部和邻近病变的常用穴。对改善脾脏功能，消除脾脏功能失常所产生的病理证候，具有一定的功效。

"湿为黏腻之邪不易速化"，临床治疗湿邪为患，还要重视审因论治，配穴恰当，才不致使病情缠绵。

本穴主治的病证，相当于西医学的一些消化系统疾病和体液疾患。

【治疗范围】

脾主运化，有运化水谷精微和水湿，促进水液代谢的作用。脾虚则水湿不化，湿盛则脾土必困，水湿的运化与脾的关系甚为密切。

1. 水湿引起的病证

⑴脾不运湿，水湿停聚的病变。如湿阻上焦，清阳不升之头胀头重；湿阻中焦，脾胃纳运失职之脘腹胀满；湿从内生，聚而为患之泄泻、肿满；湿注下焦，气化失职，水失通调之足肿、小便淋浊、带下、阴痒、阴囊湿疹；胸阳受阻，气机不畅之胸中痞闷；湿邪留滞，清阳不达四末之四肢沉重无力；水液泛滥于肌肤之水肿、尿少；水液内停于腹部之腹水、小便不利等，都属本穴的治疗范围。

⑵水湿之邪所浸的病变。如湿邪留滞筋肉之间，筋失柔和之屈伸不利，转侧不便；湿邪流注关节之关节疼痛重着，屈伸不便；湿邪泛滥于皮肤之间之浮肿，以及湿邪流注皮肤之疥疮、牛皮癣、神经性皮炎、下肢湿疹等，都可取施本穴。湿邪兼风、兼寒、兼热引起的病证，取泻本穴以祛其湿。湿蕴化热的病证，取泻本穴，利水行湿，以利于分消湿热，湿祛则热无从化。

伤寒病中的太阴证和太阳腑证（蓄水型），温病中的气分证候，湿热留恋型或称湿热内郁型，以及湿热蕴阻的肠伤寒，都可取泻本穴。

2. 脾虚聚湿生痰引起的病证　脾为生痰之源。因脾虚生湿，湿聚成痰，致使痰湿犯胃则恶心呕吐；痰浊阻肺则咳嗽痰喘；留滞中焦则胀满纳呆；溢于肌肤则肿；蔽于清阳则头痛、眩晕；流注皮下、关节、经络则关节冷痛、肢体麻木、肢体痿软、半身不遂、深部肿块；以及饮在胁下的悬饮，饮在膈上的支饮，饮在肠胃的痰饮，饮在肌肉的溢饮，和水饮上逆、心阳不振的心悸，都属本穴的治疗范围。

3. 同脾虚有关的病证　脾主运化，输布水谷精微，胃主受纳，腐熟水谷，为水谷之海。因脾失健运而饮食停滞，或受纳失职，或脾与胃肠肝胆互为因果的病证，都可取施本穴。脾为后天之本，气血生化之源，脾虚化源不足，致使气血亏虚出现的脏腑、肢体、器官病，取本穴以治其本。病后体虚，调养脾胃，亦宜取本穴。

4. 局部病证　足太阴经脉、经筋均经过本穴。本穴所在处和邻近处的经筋拘急或弛缓或膝内侧副韧带损伤，以及经脉病变的痿、痹、挛痛等，均可配取本穴施治。

【功能】

1. 辨证取穴　用补法，健脾益气，配艾灸或烧山火，温补脾阳，类似白术、茯苓、薏苡仁、扁豆、苍术、伏龙肝、炙甘草、大枣、益智仁、大腹皮、肉豆蔻、草豆蔻、山药、黄土等药功效。用泻法，利水行湿，配艾灸，温化水湿；配透天凉，清利湿热，类似茯苓、猪苓、通草、大腹皮、车前子、泽泻、滑石、薏苡仁等药的功效。

2. 局部取穴　用泻法，祛邪散滞、舒筋活络；用补法，有壮筋补虚之功。

【主治】

头痛、眩晕、内耳性眩晕、呕吐、痞证、泄泻、痢疾、腹胀、水肿、癃闭、淋证、遗尿、尿浊、痰饮、胃痛、心悸、多寐、急性胆囊炎及胆石症、黄疸、传染性肝炎（无黄疸型）、初期肝硬化、肠伤寒、哮证、哮喘、咳嗽、痹证、痿证、阴痒、带下、疥疮、下肢湿疹、阴囊湿疹、荨麻疹、丹毒、臁疮、神经性皮炎、牛皮癣、鹤膝风、膝关节软组织损伤、伤寒病太阳腑证（蓄水型）、伤寒（真武汤证）、肾盂肾炎、脚气。

亦治中风、腰痛、月经不调、胆道蛔虫症等。

【临床应用】

1. 头痛、眩晕　取本穴，主治与脾有关的头痛、眩晕。

(1) 脾虚生湿，湿聚成痰，痰湿之邪上扰清窍，阻遏经络，清阳不得舒展引起的头痛，以及清阳不升、浊阴不降引起的眩晕，均可取泻阴陵泉、丰隆，祛湿降痰，类似二陈汤之效；或上方加补脾俞，健脾祛湿，化痰降浊；或补阴陵泉，泻丰隆、百会，健脾化痰止痛，类似半夏白术天麻汤之效。上方亦可与患野取穴同时或交替施治，标本兼顾。

(2) 脾胃运化失常，生化气血之源不足，以致气血亏虚，不能上奉于头引起的头痛、眩晕，取补阴陵泉、脾俞，健脾益胃，或配调理脾胃的有关腧穴，使脾胃纳运正常，气血旺盛，则头痛、眩晕可愈。

(3) 肝气郁结，郁而化火，肝火上升，上扰清空引起的头痛、眩晕，针泻阴陵泉、太冲、丘墟，清肝泻火，类似龙胆泻肝汤之效。

2. 呕吐　取本穴，用以健脾、利湿。

(1) 饮食停滞型：取泻阴陵泉，配泻足三里，点刺四缝穴，消食导滞，和胃降逆。

(2) 脾胃虚弱型：取补阴陵泉，泻中脘（加灸）、公孙，温中健脾，和胃降逆。

(3) 痰饮内阻型：取泻阴陵泉、丰隆，化痰消饮，或加泻灸中脘，温胃和中，共奏行湿祛痰、和胃降逆之效。

3. 泄泻　取本穴，主治与脾虚、湿邪有关的泄泻。

(1) 脾胃虚弱型：取阴陵泉、足三里，先少泻后多补，健脾益气，渗湿止泻，类似参苓白术散之效。

(2) 肝木乘脾型：取补阴陵泉健脾，配泻太冲疏肝理气，类似痛泻要方之效。

(3) 寒湿型：若湿较重，兼见胸闷纳呆，肢体倦怠，舌苔白腻，脉象濡缓者，泻灸阴陵泉、足三里，温中分利，类似胃苓汤之效。

⑷ 食滞胃肠型：取泻阴陵泉、足三里，点刺四缝穴，消导积滞；或泻阴陵泉、足三里、天枢，消积导滞，利湿止泻，类似枳实导滞丸之效。

⑸ 脾肾阳虚型：取补阴陵泉、太溪、关元，补益脾肾，固肠止泻。

⑹ 脾胃虚寒型：艾灸阴陵泉、足三里、天枢、关元，温运脾阳，逐寒止泻；或取补阴陵泉、足三里，泻灸天枢，温中散寒，健运脾胃。

⑺ 湿热型：取泻阴陵泉(配透天凉)、足三里、天枢，清利湿热。

《伤寒论》164 条说："伤寒，服汤药，下利不止，心下痞硬，服泻心汤已，复以他药下之，利不止。医以理中与之，利益甚。理中者，理中焦，此利在下焦，赤石脂禹余粮汤主之。复不止者，当利其小便。"本条是下利不止的治法，其"复不止者，当利其小便"是因小肠泌别清浊失职，宜用渗利之法。针灸治疗，宜泻阴陵泉、中极，利其小便，渗利水湿。

4. 水肿　水肿的形成与肺脾肾三脏功能失常有关。张景岳说："凡水肿等证，乃肺脾肾三脏相干之病。盖水为至阴，故其本在肾；水化于气，故其标在肺；水惟畏土，故其制在脾。"取本穴，健脾利水。

⑴ 因脾虚不能制水，以致水湿停聚，泛滥横逆而成者，补灸阴陵泉、脾俞、中极，或泻阴陵泉、中极，补关元、脾俞，温运脾阳，化气行水。

⑵ 脾虚则不能制水，肾虚则水失所主，以致水湿蕴聚，泛滥横逆而成者，取补阴陵泉、关元、太溪或肾俞，温补脾肾，化气行水。

⑶ 水湿不化，久蕴成热，以致气机阻滞，三焦决渎无权者，取泻阴陵泉、中极(配透天凉)，清利湿热，以利小便。

⑷ 风邪袭肺，失其宣化，不能通调水道下输膀胱，以致风遏水阻，流溢肌肤而成的风水，取泻阴陵泉、中极、曲池(或合谷)，疏风解表，通利水道；或取泻阴陵泉、中极、列缺，宣肺行水。

⑸《金匮要略·水气病脉证并治》篇说："风水，脉浮，身重，汗出恶风者，防己黄芪汤主之。"针灸治疗，宜泻阴陵泉，补合谷，益气行水。

⑹《金匮要略·水气病脉证并治》篇中说："风水恶风，一身悉肿，脉浮不渴，续自汗出，无大热，越婢汤主之。"可泻阴陵泉、曲池(或合谷)、内庭，具有发越水气，兼清内热之效。

⑺ 营养不良性水肿，属于脾胃虚弱者，可针补阴陵泉、足三里，健脾益胃，或二穴均用先少泻后多补之法，健脾益气，和胃渗湿。

5. 痰饮　《素问·经脉别论》篇中说："饮入于胃，游溢精气，上输于脾，脾气散精，上归于肺，通调水道，下输膀胱，水精四布，五经并行。"指出水液的运行与肺脾肾三脏有关，而其首要在脾。脾阳虚衰，则上不能输精以养肺，下不能助肾以利水，必致水液内停中焦，流溢各处，波及五脏。因此，脾经的合水穴阴陵泉，是治疗本病的常用穴。

⑴ 邪流肠胃的痰饮证，泻灸阴陵泉、天枢、中脘，温阳化饮；或泻阴陵泉、中极(加灸)，补关元，化气行水；或泻阴陵泉、中极、天枢、中脘，逐水化饮，分消饮邪；或泻阴陵泉，补脾俞、关元，温阳益脾，化气行水；或泻阴陵泉、丰隆，灸关元、神阙，温阳益脾，祛湿化痰；或补阴陵泉、太溪、关元，泻中极，温补脾肾，化气行水。根据具体病情选用以上处方。

⑵《金匮要略·痰饮咳嗽病脉证并治》篇中说："胸中有留饮，其人短气而渴，四肢历节痛，脉沉者，有留饮。"水饮流注关节，特别是流注下肢关节，脉沉者，取泻阴陵泉，补关元(配烧山火，务使关元穴的温热感走达两下肢)，共奏温阳行湿化饮之效。

⑶《金匮要略·痰饮咳嗽病脉证并治》篇："卒呕吐，心下痞，膈间有水，眩悸者，半夏加

茯苓汤主之”和“先渴后呕，为水停心下，此属饮家，小半夏加茯苓汤主之。”均可泻阴陵泉、中脘或足三里治之。

(4)《金匮要略·痰饮咳嗽病脉证并治》篇中说：“假令瘦人，脐下有悸，吐涎沫而癫眩，此水也，五苓散主之。”瘦人脐下悸，是水动于下之故，吐涎沫而癫眩，是水饮上冒所致。取泻阴陵泉、中极（加灸），化气行水。

(5)《金匮要略·痰饮咳嗽病脉证并治》篇：“饮水流行，归于四肢，当汗出而不汗出，身体疼重，谓之溢饮”之证，其治疗参见曲池一节【临床应用】中“痹证”。

6. 心悸　取本穴健脾、行湿、利水。

成无已《伤寒明理论》中说：“其停饮者，由水停心下，心主火而恶水，水既内停，心不自安，则为悸也。”说明水饮上逆，亦可引发心悸。因水饮上逆，心阳不振而心悸者，取泻阴陵泉，补灸心俞，通阳行水，使心阳得复，水气下行，则心悸自安。若阴陵泉行水之力不足者，加泻中极穴。脾肾阳虚，水湿不化，水饮内停，上逆于心，心阳被抑，引发心悸者，取泻阴陵泉，补关元，通阳行水，或加补神门养心安神；或补灸阴陵泉、太溪（或肾俞），泻中极，温补脾肾，通阳行水。

7. 多寐

(1)多寐兼见胸腹胀闷，食欲减退，舌苔白腻，脉象濡缓或濡弱，体质肥胖等，属于痰湿内困，脾阳不振之证。取泻阴陵泉，补脾俞，健脾除湿，痰多者加泻丰隆化痰；或补灸阴陵泉、足三里，泻丰隆，温阳益脾，祛湿化痰。

(2)多寐兼见神疲食少，形寒肢冷，汗出，懒言，嗜卧，脉弱等，属于病后或老年阳气不足所致。补灸阴陵泉、足三里，温阳益脾建中；或取补阴陵泉、关元、合谷，温阳益气。属于气虚者，针补阴陵泉、足三里，补中益气。

(3)多寐兼见中气不足，脾虚运化功能迟缓的症状，而每在饭后出现者。取补阴陵泉、足三里，益气健脾，或上方足三里改用先泻后补之法，佐以消导。

8. 黄疸　黄疸的发生和消退，同小便通利与否有密切关系。小便不利则湿热无从分消，故郁蒸发黄；小便通利则湿热得以下泄，其黄自退。阴黄的治疗，除健脾和胃外，还应注意温化寒湿。因此，阴黄、阳黄都可配取本穴。在清利湿热或利湿化浊治疗阳黄的处方中，取泻本穴逐湿利水；在健脾和胃，温化寒湿治疗阴黄的处方中，泻或泻灸本穴，行湿益脾，温脾行湿；或补本穴，健脾制湿。

(1)阴黄：脾阳不振，寒湿内阻。取阴陵泉、中极、足三里，均先泻后补，配艾灸，健脾和胃，温化寒湿。《伤寒论》260条说：“伤寒发汗已，身目为黄，所以然者，以寒湿在里不解故也，以为不可下也，于寒湿中求之。”因寒湿在里不解而身目发黄，此时不可攻之，当从寒湿中以求治法。针灸治疗，宜泻阴陵泉，灸神阙、水分，温化寒湿。

(2)阳黄：热重于湿者，取泻阴陵泉、中极，均配透天凉，泻足三里，清热泻火利湿。湿重于热者，取泻阴陵泉、中极、足三里，利湿清热，和中化浊。

9. 肠伤寒　肠伤寒属湿温病者，取泻本穴利湿。如因湿热蕴蒸，外不发泄，内郁气阻所致者，配泻曲池（或合谷）、足三里，清利湿热，宣透和中；因湿热郁结，阻滞中焦，脾胃升降失常所致者，配泻足三里、中脘，清利湿热，理气和中。因湿热郁久，酿蒸痰浊，蒙蔽心窍所致者，可配泻神门、丰隆，清热化湿，豁痰开窍。

气分湿热，证见壮热汗出，汗黏，胸脘烦闷，恶心呕吐，口臭口苦，渴不欲饮，面赤垢腻，小便色黄混浊，大便秘结或溏薄，舌红，舌苔黄腻，脉象濡数者，配泻合谷、内庭，清热利湿。

10. 痹证

⑴风寒湿痹：因寒湿偏盛引起的膝关节或膝内辅骨痹证，患野取穴，泻或泻灸本穴，通经活络，祛湿开痹。风湿偏盛引起的痹证若多个关节出现时，取泻阴陵泉、曲池，祛风除湿，与患野取穴同时或交替施治。风寒湿俱盛之痹证，出现于多个关节时，取泻曲池、阴陵泉，均加针上灸，祛风除湿散寒。不配患野腧穴，收效亦良。

⑵热痹：整体治疗辨证取穴，取泻阴陵泉、合谷（或曲池），清热利湿。胃肠症状明显者，加泻足三里，和胃畅中；热胜于湿者，曲池配透天凉；伴有血分症状者，加泻三阴交，活血通络；胃热症状明显者，加泻内庭或解溪，清降胃火；小便黄赤涩少明显者，加泻中极（或配透天凉），清利小便。

属于《伤寒论》305条："少阴病，身体痛，手足寒，骨节痛，脉沉者，附子汤主之"之证，可取补关元、阴陵泉，温阳逐寒，健脾祛湿。

属于《金匮要略·痉湿暍病脉证治》篇："太阳病，关节疼痛而烦，脉沉而细者，此名湿痹。湿痹之候，小便不利，大便反快，但当利其小便"的湿痹证候，宜泻阴陵泉、中极（加灸），逐湿行水。

属于《金匮要略·痉湿暍病脉证治》篇的麻黄杏仁薏仁甘草汤之证，其治法参见曲池一节【临床应用】。

属于《金匮要略·痉湿暍病脉证治》篇："风湿，脉浮身重，汗出恶风者，防已黄芪汤主之"之证，宜泻阴陵泉，补合谷，益气行湿。

11. 痿证　取泻本穴，主治湿热浸淫型。

《素问·生气通天论》篇中说："湿热不攘，大筋緛短，小筋弛长，緛短为拘，弛长为痿。"因湿热郁蒸，浸淫筋脉，气血阻滞，致使筋脉弛缓，证见两足痿软，微有肿热，得凉则舒，身重面黄，胸脘痞满，小便混浊，或赤涩热痛，舌苔黄腻，脉象濡数。配泻合谷、足三里，清热祛湿以益筋脉；或配泻合谷、三阴交，清利湿热，活血通络；若阳明热盛者，配泻合谷，内庭或陷谷。

小儿麻痹的具体治法，见足三里一节"痿证"。

12. 带下　本病多由脾虚、湿盛所致。取本穴健脾、祛湿。

⑴脾虚生湿，湿注下焦，伤及任脉的白带，取泻阴陵泉，补足三里、三阴交；或取阴陵泉、足三里，先泻后补，以收健脾益气、除湿止带之效。脾虚生湿，湿聚成痰，痰湿下注的白带，取泻阴陵泉、丰隆，补脾俞或太白，健脾化痰，行湿止带。属于素体气虚，复因劳倦、饮食所伤，脾运失常，聚湿下注，伤及任脉的白带，取补阴陵泉、合谷、足三里或三阴交，补中益气，健脾祛湿。

⑵脾虚湿盛，肝郁生热，湿热下注，郁结胞宫的带下，取泻阴陵泉、丘墟、太冲或行间，泻肝清热，祛湿止带，类似龙胆泻肝汤之效。若加泻治带要穴带脉，效果更好。属于湿邪所侵，蕴而化热，湿热下注，郁结胞宫的黄带、赤白带，取泻阴陵泉、三阴交、中极（或配透天凉），清利湿热止带；湿热郁结胞宫，蒸郁化火，火灼营血的赤带，可取泻中极、阴陵泉、三阴交，后二穴配透天凉，清化湿热，凉血止带。

⑶肾阳不足，命门火衰，带脉失约，任脉不固，夹脾阳不振，生湿下注的白带，取补阴陵泉、关元、太溪或肾俞，温补脾肾，胜湿止带。

13. 疥疮　多由风、湿、热郁于肌肤，或接触传染而得。常规治疗，针泻阴陵泉、曲池、足三里，祛风止痒，理脾除湿。

⑴偏于血热者，针泻阴陵泉、曲池（或合谷）、血海或三阴交，祛风除湿，凉血止痒。

(2)偏于血虚者，针泻阴陵泉、曲池，补三阴交，祛风除湿，养血止痒。

(3)偏于热者，针泻阴陵泉、合谷、曲池，清热祛风，除湿止痒。

(4)偏于寒者，泻灸阴陵泉、曲池、血海，祛风散寒，除湿止痒。

以上诸方，针后可立即止痒，多次治疗能获好转或痊愈。

14. 下肢湿疹、阴囊湿疹　取本穴，治疗风湿型、湿热型和脾虚湿盛型。

(1)风湿型：属于下肢湿疹者，取泻阴陵泉、血海、曲池，祛风除湿。属于阴囊湿疹者，上方加泻承山穴。

(2)湿热型：属于下肢湿疹者，取泻阴陵泉、合谷、血海，清利湿热。属于阴囊湿疹者，上方加泻承山穴。

(3)脾虚湿盛型：属于下肢湿疹者，针取阴陵泉、足三里，先泻后补，健脾祛湿。若偏寒者，上穴加灸，或用艾条灸局部，使之有舒适温热感为佳。

15. 伤寒(真武汤证)

(1)《伤寒论》84条："太阳病发汗，汗出不解，其人仍发热，心下悸，头眩，身瞤动，振振欲擗地者，真武汤主之"之证，可取阴陵泉(先泻后补)、关元(补)，温阳化水。

(2)《伤寒论》316条："少阴病，二三日不已，至四五日，腹痛，小便不利，四肢沉重疼痛，自下利者，此为有水气，其人或咳，或小便利，或下利，或呕者，真武汤主之"之证，宜取阴陵泉(先泻后补)、关元(补)，温阳化水。

16. 脚气　参见足三里一节【临床应用】。

【病案举例】

例一：张某，女，3岁，住南阳县掘地坪公社建杨庄大队。1967年10月20日初诊。

主诉(代述)：进食发呛，吞咽困难已十五天。

现病史：半月前发热、泄痢治愈后出现吞咽困难，进食发呛，饮食从鼻孔流出，语言不清，鼻音重浊。昨天出现腹胀食少，腹部发热，呕吐，泄泻，五心烦热，小便色黄等症状。面黄唇干，山根色青，鼻流清涕，舌苔黄腻，脉象濡数。五官科诊断为"软腭麻痹"而转针灸治疗。

辨证：半月前发烧下痢，是湿热蕴滞肠道所致。湿热留滞中宫，脾胃受纳运化转输功能失职，致使清阳不升，浊阴不降，故出现呕吐、泄泻、腹胀食少、腹热等症状。湿热熏蒸上窍，软腭为邪所侵，则麻痹不用，即所谓"邪气反缓"之意。面黄唇干，鼻流清涕，小便色黄，舌苔黄腻，脉象濡数等，均为湿热之象。

治则：清利湿热，佐以畅中导滞。

取穴：针泻阴陵泉、合谷、足三里，隔日针治一次。

效果：二诊后吞咽顺利，腹胀、呕吐、泄泻治愈，小便不黄；三诊后舌苔由黄腻转为薄白，口唇不干，说话略带鼻音；四诊后诸症悉愈，仅说话微带鼻音；五诊后，其母告知痊愈归家。

例二：郭某，女，52岁，南阳地区运输公司家属。1970年2月18日初诊。

主诉：腹部胀大已十二年。

现病史：1958年因生气而得。脘腹满痛，腹部膨胀如鼓，四肢、面部及眼睑浮肿，两侧胁肋胀痛，气嗝不顺，不思饮食，恶心呕吐，肘膝以下午后发热，小便色黄，头部懵晕，眼花，目痒流泪，心烦少寐，夜间腹内如火，腰痛，尿量减少，生气后以上症状加重。面红，舌体胖有齿痕，舌苔薄黄，脉象沉弦。

曾用中西药长期服用而效果不佳。患阴痒数年，停经一年。在地、市医院妇科检查排除子宫病。化验检查：小便常规：蛋白（-），鳞状上皮（+）。肝功能：脑磷脂絮状（++），麝香草酚浊度 12U，硫酸锌浊度 16U，谷丙转氨酶 120U。

辨证：气滞湿阻型臌胀。

治则：疏肝理气，除湿散满。

取穴：一诊针泻内关、太冲；二诊、三诊上方加泻阴陵泉；四诊至十六诊针泻阴陵泉、内关、足三里。未配合药物治疗。

效果：一诊后仍全身浮肿，腹部膨胀；三诊后腹胀减轻，小便不黄，夜晚已不失眠，自觉整个病情减轻大半；五诊后腹热愈，腹部膨胀、恶心呕吐和午后发热均减轻，尿次增多；十一诊后面部微浮，其他症状已愈；十六诊后痊愈。

化验检查：小便常规：蛋白（-），镜检（-）。肝功能：黄疸指数 3U，凡登白试验直接（-），间接（-），高田氏（-），脑磷脂絮状（-），麝香草酚浊度 6U，麝香草酚絮状（-），硫酸锌浊度 10U，硫酸锌絮状（-），总蛋白 7.7g%，白蛋白 5.3g%，球蛋白 2.4g%，谷丙转氨酶 40U。

随访：1971 年 3 月其爱人告知此病在此针愈，身体健康。1980 年，1981 年随访均未复发。1982 年春因生气而复发，但病情较轻，仅针泻阴陵泉一穴，治疗二十次愈。

例三：李某，男，10 岁，住新野县溧河公社李楼大队李楼村。1966 年 2 月 8 日初诊。

主诉（代述）：四肢软瘫已三十天。

现病史：三十天前开始温烧，腹胀腹痛，恶心呕吐，食欲不振，干咳。经某卫生院诊断为"肠寄生虫病"，驱蛔虫十余条后，腹痛消失，仍温烧，恶心食少，口渴少饮，约两天后出现两下肢痿软，继而两上肢不会活动，腰软不能端坐，脘闷食少，恶心呕吐，烦躁不安，夜卧不宁，溲黄便秘。按触活动四肢无痛感，点刺皮肤知觉存在但不灵敏，口臭，语声重浊，手足轻度浮肿，体胖，面赤，口唇干燥，舌苔白腻略黄，脉象濡数。体温 37.9℃。

辨证：系湿热之邪，内蕴肠胃，外淫筋脉，气血阻滞之痿证。湿热郁蒸，壅滞内腑，故出现胃脘痞闷，恶心呕吐，食欲不振，口渴少饮，小便黄赤；湿热浸淫筋脉，则经筋弛缓，四肢痿软，手足浮肿；湿性缠绵，湿热蕴蒸，壅于肌肤，毛窍被阻，则温烧不退。舌苔白腻略黄，脉象濡数，语声重浊，均为湿热之象；便秘，口臭，烦躁不安，口唇干燥，面赤等，均属实热和热邪伤阴之象。此例即《素问》所谓"湿热不攘，大筋緛短，小筋弛长，緛短为拘，弛长为痿"。

治则：清利湿热，泻热畅中。

取穴：一至六诊，针泻阴陵泉、合谷、足三里；七诊、八诊，针补肾俞、大肠俞。

效果：二诊后，夜卧不安，烦躁不宁，口咽发干，恶心呕吐，溲赤便秘等均愈，两上肢能上举，手指能着头顶，饮食增加，舌苔薄白，两下肢仍不会活动；四诊后，两下肢会自动屈曲 45°，两上肢恢复正常，语声正常，手足浮肿已消，脉数；六诊后，两下肢已能站立，但因腰软而不支；八诊治愈。

随访：1966 年 7 月其父告知针愈，身体健康。1971 年 5 月同村人前来治病转告现在身体健康。

例四：张某，女，36 岁，南阳市锁厂职工。1973 年 12 月 10 日初诊。

主诉：胃痛吐酸已二十年之久。

现病史：因饮食生冷和饮食失节而得。以后每因饮食所伤或情志失和易发或加重。食后胃脘胀痛，痛窜胁肋，嗳气呃逆，泛吐酸水或食物，如此一两个小时或直到泛吐白沫呃逆才停止。严重时食后腹胀三四个小时，饮食减少。近几年来胃痛吐酸经常发作，伴易怒、多梦、头晕气短、心悸、倦怠、大便秘结（四五日一行）等症状，身瘦面黄，舌淡苔白，右脉沉细无力，左脉沉细弦略数。

既往史：患肝炎已三年，十年前患过心肌炎，患肾盂肾炎已四年，曾因肾盂肾炎高热先后住院两次。自幼患气管炎，近两年来未复发。

辨证：脾不胜湿，为湿所困，饮食伤胃，胃不受纳，夹肝气乘脾犯胃之胃痛。

治则：理气和胃，利湿醒脾。

取穴：一诊至七诊针泻阴陵泉、足三里、内关；八诊上方减内关；九诊、十诊针补神门、三阴交。

效果：二诊后胃痛吐酸减轻；四诊后胃痛腹胀吐酸治愈，饮食增加，呃逆减少；八诊后胃痛吐酸已止，仍心悸、胃腹空、少寐，改用补益心脾之法，十诊痊愈。

随访：1974 年 3 月 24 日告知在此针愈未发。1982 年 6 月第二次告知此病痊愈未发。

例五：郭某，女，43 岁，干部。1965 年 4 月 1 日初诊。

主诉：腰部沉坠痛已两个多月，因经常做夜工作而得。

刻下症：腰部酸困沉坠热痛，夜间加重，与气候改变无关。端坐时腰部沉坠痛，侧卧时近床褥处沉坠痛，伴有白带多、心悸、头晕、气短、倦怠、全身沉痛、食欲不振、溲黄、手足心热等症状。每因劳累后恶寒发热、全身窜痛，经前腹痛、身痛，经色淡红。体胖，面黄，舌苔薄黄，脉象濡数。

辨证：系湿热阻遏型腰痛。湿热蕴蒸，阻遏脉络，气血失畅，故出现腰部沉坠热痛。湿性重着，故端坐时腰部沉坠疼痛，侧卧时近床褥处沉坠痛。湿热留滞中焦则食欲不振；湿热下注，故溲黄，带下；每因劳累后恶寒发热身痛，是劳倦内伤之故；湿热阻遏胞宫，冲任失调，故经前腹痛；体胖，舌苔薄黄，脉象濡数，均属湿热之象。气短、头晕、心悸、倦怠等，与病久体虚和纳食减少有关。

治则：清利湿热，通经活络。

治疗：开始以气血双亏治疗，针补合谷、三阴交，泻间使（佐以行气），治疗五次，心悸气短，倦怠乏力好转，头晕治愈，白带减少，但仍全身沉痛、食欲不振、腰部沉坠热痛。后以湿热阻遏型腰痛治疗，施用清利湿热、通经活络之法。一诊针泻阴陵泉、三焦俞、肾俞；二诊、三诊上方加泻三阴交；四诊针泻气海俞、膀胱俞；五诊至七诊针泻阴陵泉、三阴交；八诊针泻气海俞、大肠俞。

效果：三诊后腰部热痛减轻，沉坠消失，手足心热减轻；七诊后腰部沉坠热痛及兼证治愈；八诊巩固疗效。

随访：1965 年 7 月 8 日针治右下肢坐骨神经痛，告知腰痛及兼证在此针愈未发。

【腧穴功能鉴别】

1. 阴陵泉、关元、肾俞、中极功能比较　四穴均利小便，但其机制各不相同，详见中极一节【腧穴功能鉴别】。

2. 阴陵泉与中极功能比较　二穴都是治疗水湿要穴，但各有其特点。

阴陵泉，泻之疏理脾气，行湿利水，祛湿益脾；补之健脾土以祛湿邪。主理中焦兼理下焦水湿。中极穴，泻之清宣膀胱，开通水道；补之束约膀胱，助气化以利小便。主理下焦兼理中焦水湿。

3. 阴陵泉与水分功能比较　二穴都是治疗水湿的要穴，但各有其特点。

阴陵泉偏于疏理脾气、利水行湿、健脾利湿，治疗全身各部水湿。水分穴偏于利水行湿、温阳化水，治疗腹部水湿。

4. 阴陵泉与曲泉功能比较　前者偏于疏利脾经湿邪，后者偏于清利肝经湿热。

5. 阴陵泉、气海、关元、中极、功能比较 详见气海一节【腧穴功能鉴别】。

【腧穴配伍】

1. 阴陵泉与足三里配伍 均用先少泻后多补之法，类似参苓白术散(《和剂局方》)之效。脾虚虚劳、泄泻、水肿、传染性肝炎等，凡适用此方及其加味者，均可取此二穴或加配腧穴。如肝脾不和，水湿困阻所致的传染性肝炎，加泻太冲，健脾柔肝，渗湿和中；属于脾阳不运的水肿，加补关元，佐以温肾助阳，或加灸神阙以助运脾行湿；属于脾虚湿困型泄泻，取此二穴补气健脾，渗湿止泻。

2. 阴陵泉与中极配伍 增强调理中焦、下焦水湿的作用。两穴施泻均配透天凉，类似八正散(《和剂局方》方)之效。

3. 泻阴陵泉 配泻丰隆，类似二陈汤(《和剂局方》方)之效；配泻足三里、天枢，类似枳实导滞丸(李东垣方)之效；配泻合谷(或曲池)、内庭，类似越婢汤(张仲景方)之效；配泻曲池，祛风除湿；配泻合谷、三阴交，清利湿热，活血通络；配泻中极、阳陵泉，利湿化浊，清热利胆；配泻中极、水分或水道，通利水道；配泻足三里，和胃畅中，理脾祛湿。

4. 泻灸阴陵泉 配泻灸曲池，祛风散寒除湿；配泻灸足三里，类似胃苓汤(《证治准绳》方)之效。

5. 补阴陵泉 配泻太冲，类似痛泻要方(刘草窗方)之效；配泻丰隆、百会，类似半夏白术天麻汤(《医学心悟》方)之效；配补关元、中极，温阳益脾，化气行水，约胞止溺；配补天枢、足三里，健脾益气，涩肠止泻、止痢；配补关元、太溪或肾俞，温补脾肾，化气行水，止泄止痢；配补脾俞(或足三里)、太渊或肺俞，补脾益肺，培土生金；配泻丰隆、尺泽或肺俞，健脾祛湿，化痰宣肺；配补脾俞、足三里，健脾益胃，益气摄血、益气止泻。

6. 针泻阴陵泉、丘墟、太冲(或行间) 类似龙胆泻肝汤(《和剂局方》方)之效。其具体运用详见丘墟一节【腧穴配伍】。

【讨论】

1. 经旨浅识

(1)《灵枢·五禁》篇指出："著痹不移，䐃肉破，身热，脉偏绝，是三逆也。"取穴治法参曲池一节"经旨浅识"。

(2)《通玄指要赋》载："阴陵开通于水道"有两个含意，一是阴陵泉有开通水道的作用，二是阴陵泉与水道配伍，其开通水道、泄水利溲之功更著。

2. 历代医家经验 《百症赋》："阴陵、水分，去水肿之脐盈"；《杂病穴法歌》："小便不通阴陵泉"；《外台秘要》："阴陵泉主霍乱、足痹痛"；《针灸经穴图考》："《千金》主洞泻不化……暴泄……飧泄……水肿不得卧"；《针灸甲乙经》："溏不化食，寒热不节，阴陵泉主之"；《神农经》指出本穴"治小便不通"等。概述了本穴对中焦水湿，脾虚湿滞和脾失转输所致的病变，有健脾、行湿、利水和导水下行等功效。

【歌括】

脾经合水阴陵泉，膝辅内下胫骨缘，
中下焦与肌肤湿，湿病要穴湿病痊，
行湿健脾助运化，虚补实泻寸半刺，
效如苓术益薏蕷，扁伏泽泻腹皮前。

第六节 | 血　海

血海，是足太阴脾经的膝部腧穴，又名百虫窠、血郄。由于它有调血气，理血室，使血气归流，导血归海的功效，又是血脉之气归流之处所，故而得名。

血海穴，主治血证病和同血分、湿气有关的皮肤病，并治疗湿热下注的病证和穴位所在处的局部病变，以及西医学的某些过敏性疾病。

【治疗范围】

1. 血证

(1) 足太阴脾经为多血之经，脾主统血，脾能益气，血液在脉管中的正常运行，有赖于脾气的统摄。故有“气为血帅，气行则血行”之说，脾气虚弱，统摄无权，出现的崩漏、月经不调、便血等病，属本穴的治疗范围。

(2) 血来源于水谷精微，生化于脾，总统于心，贮藏于肝，宣布于肺，施泄于肾，注之于脉，血循脉道，润养全身。气血失调是一切疾病中最具有普遍意义的一种发病机制。思虑、劳倦、气滞、肝火、痰火、寒凝、湿热、气虚、热邪、损伤等因和心肝脾肺肾各脏功能失常，均能导致血行障碍、瘀血痹阻、血热妄行、阴血不足、新血不生等病理变化。血海为阴血之海，具有养血行血、凉血调血之功，上述诸因所导致的血病，尤其是下半身及妇科之血证和血虚、血燥、热耗阴血所出现的皮肤病等，均属本穴的主治范围。

脾性喜燥恶湿，脾虚易于生湿。脾失健运，湿注下焦，气化失职所出现的带下和下肢湿疹等，也属本穴的治疗范围。

2. 局部病证　足太阴之经筋、经脉均经过本穴。故本穴所在处和邻近处的经筋拘急或弛缓或损伤，以及经脉病变的痔、痹等，均可取施本穴治疗。

【功能】

1. 辨证取穴　用补法，益脾摄血、生血养血、健脾祛湿，类似当归、白芍、熟地黄、阿胶、侧柏叶、伏龙肝、紫河车、茯苓、薏苡仁、龙眼肉等药的功效。用泻法，行血祛瘀、清血分热、化湿祛浊，类似归尾、赤芍、桃仁、红花、川芎、丹参、茯苓、车前子、丹皮、地骨皮、生地、郁金、茜草、地榆、香附、益母草等药的功效。

2. 局部取穴　用泻法（或配艾灸、烧山火），祛邪散滞；用补法，有强壮筋脉之功。

【主治】

痛经、经闭、月经不调、崩漏、血淋、过敏性紫癜、下肢湿疹、阴囊湿疹、臁疮、皮肤瘙痒、荨麻疹、牛皮癣、日光性皮炎、神经性皮炎、虚劳（血虚）、乳汁缺乏、身痛、腰痛、麻木、坐骨神经痛、鹤膝风、痿证、足跟痛、头痛、青盲、眼睑下垂、夜盲、痹证、膝关节软组织损伤。

亦治痢疾、带下、脚气、痔出血等。

【临床应用】

1. 痛经　取本穴行血祛瘀、益脾养血，主治气滞血瘀型、寒湿凝滞型和气血虚弱型痛经。

⑴气滞血瘀型：因肝气不舒，气机不利，气不能运血以畅行，血不能随气而流通，以致冲任经脉不利，经血滞于胞中而作痛者。取泻气海、血海(行血祛瘀)、归来或阿是穴，调气活血，理气止痛。

⑵寒湿凝滞型：因经期涉水感寒，寒湿伤于下焦，客于胞宫，经血为寒湿所凝，经行不畅而作痛者。取泻血海，泻灸归来、阿是穴，温散寒湿，活血行瘀。

⑶气血虚弱型：因气血虚弱，血海空虚，胞脉失养，经后作痛者。取补血海(益脾生血)、合谷，益气养血；或补血海、合谷，三阴交先泻后补，益气养血，佐以活血止痛；若伴有阳气不振，不能运血，而经行不畅者，取补血海、合谷，艾灸气海、归来，补益气血、温阳行经。

⑷血虚气滞型：经行之后，余血不净而作痛，取补血海，泻气海，养血调气。本型痛经，不可患野取穴施用补法，补之易助气滞血瘀，经行不畅。

2. 崩漏　暴崩出血，治标为先，漏下淋漓，求本为法。《叶天士女科医案》中说："崩漏不止，经乱之甚者也，盖非时血下，淋漓不止，谓之漏下；忽然暴下若山崩然，谓之崩中，由漏而淋，由淋而崩，总因血病，调治之法。"血海能调血气，理血室，使血气归流，导血归海，故为治疗本病的常用穴。

⑴属于心脾不足所致者，配补神门，艾灸隐白(或补太白)，补益心脾，摄血止血。

⑵属于中气不足，血随气陷者，配补合谷、足三里，补益中气，摄血止血；或配补合谷，灸隐白，补益气血，益脾摄血。

本病的治疗，宜急则治标，以塞其流；缓则治本，以澄其源。暴崩出血，以塞其流，速以针补血海、合谷、足三里，或血海、三阴交、合谷，多行捻转补法，待血速止，再行辨证论治。

3. 血淋　"气海、血海疗五淋"(《灵光赋》)，"五淋血海男女通"(《杂病穴法歌》)。血海是治淋病的有效穴，因热入血分，灼伤血络，血行失于常道而致血溲俱下的血淋，针泻血海、中极(配透天凉，使针感达于小腹部)、少府(或神门)，使热祛血行，无热不发，无瘀不蓄，则血淋可愈。

4. 臁疮

⑴因湿热下注，瘀血凝聚，经络阻滞，气血不通而溃破成疮者，针泻血海、阴陵泉、三阴交，清利湿热，行血祛瘀。

⑵因溃疡日久，气血不足，皮肉失养，溃而成疮，久不愈合者，针补血海、三阴交、合谷或足三里，补益气血。

⑶因脾虚湿盛，兼血分虚热者，针补血海、足三里，阴陵泉先泻后补，健脾祛湿，养血润肤。

5. 皮肤瘙痒　取补本穴，治疗因血虚受风，风邪郁于肌肤，不得外泄所致者。配泻曲池，养血祛风。夏季多在燥热时发作者，可加泻内庭或解溪；冬季多在入睡前发作者，曲池穴加灸；年老血虚者，配补三阴交。

6. 荨麻疹　参见曲池一节【临床应用】。

7. 牛皮癣　中医学称之为"白疕""松皮癣"。

⑴属于血热型者，针泻血海(配透天凉)、神门、合谷，清热凉血活血。

⑵属于血热夹风型者，针泻血海、曲池，均配透天凉，疏风清热凉血。

⑶属于血燥型者，取刺本穴先泻后补，配补复溜，养血润燥，活血通络。

⑷属于血虚夹风型者，取补本穴，配泻曲池，或加补三阴交，养血祛风。

8.神经性皮炎 本病属于中医学“顽癣”“牛皮癣”“干癣”的范畴。是一种慢性瘙痒性皮肤神经官能症。取补本穴，以养血活血，祛风止痒。

⑴因肝郁不疏，郁久化热，热耗阴血所致者。除皮疹外，尚伴有失眠、头昏、头痛、胸闷、气短，有时心烦、易怒等症状。配泻太冲或行间，疏肝理气，养血柔肝。

⑵因风湿之邪，蕴蒸肌肤所致者。配泻曲池（祛风）、阴陵泉（祛湿），共奏祛风除湿、养血润燥之功。

以上两种类型，均可配刺阿是穴，即沿病灶基底部皮下从四方向中心横刺数针。此病针灸治疗近期疗效较佳，长期治疗方能根治。

9.缺乳、身痛、腰痛、麻木、坐骨神经痛、鹤膝风、痿证、足跟痛、头痛、青盲、眼睑下垂 以上病证，属于气血双亏型者，均可取补血海、合谷施治，补益气血，并可根据具体病情配加腧穴。如缺乳，可加刺少泽，佐以通乳，或加补三阴交旺盛血行；腰痛，属于标实者，加泻患野腧穴通经活络；坐骨神经痛，属于标实者，可与取泻患野腧穴通经活络之法，交替施治，标本兼顾；足跟痛，加补太溪补肾壮骨；眼睑下垂，加补阳白或鱼腰，健筋补虚。凡属气滞血瘀型之身痛、腰痛、缺乳、坐骨神经痛者，均可针泻血海、间使，行气活血，并可根据具体病情配加腧穴。

10.膝关节软组织损伤 中医学称为“伤筋”。患野取施本穴，治疗膝关节软组织损伤病中的内侧副韧带损伤，本症多因膝关节过度运动或猛烈外翻或劳累等引起。损伤后内辅骨处出现淤肿疼痛，活动障碍，股内侧髁处有压痛，患肢不能伸直，行走跛形，小腿伸直外展时膝内侧疼痛加重。取泻血海，配泻阴陵泉，祛瘀行血，舒筋活络；患病日久，可补血海、阴陵泉，壮筋补虚，以收良效。

【病案举例】

例一：张某，男，41岁，住南阳市红旗公社龙岗大队龙岗村。1964年10月12日初诊。

主诉：半身疼痛已数月。

现病史：数月来，左侧上下肢酸楚困痛，劳累后加重，夜间不能转侧，与气候变化无关，伴有气短、头晕、心跳、晨泻、时而腰痛等症状，身瘦，精神不振，脉沉细无力。

辨证：依其脉证，系气血双亏，筋脉失养之身痛。

治则：气血双补。

取穴：针补血海、肩井。

效果：一诊后左侧半身不痛，夜间能转侧；二诊痊愈。

随访：1965年5月10日前来针治小腹痛，告知身痛至今未发。

例二：郄某，女，30岁，南阳地区医院职工。1980年8月21日初诊。

主诉：患荨麻疹已七天。

现病史：七天前突然全身皮肤瘙痒、热痒异常，搔处成块成片如云朵状，此起彼伏，皮肤潮红且有木热强感，两下肢浮肿，左侧肩部热痛，不能活动，溲黄，口苦，口渴，舌苔薄黄，脉象浮数。

辨证：风热夹湿郁于肌肤，内不得疏泄，外不得透达之瘾疹。相当于西医学之荨麻疹。

治则：祛风清热，除湿止痒。

取穴：针泻血海、曲池、阴陵泉。隔日针治一次。

效果：二诊后，全身皮肤热痒减轻，左侧肩关节不痛，活动自如；三诊后，皮肤热痒基本治愈，两下肢浮肿减轻；四诊后痊愈。

随访：半年后告知针愈至今未发。

例三：方某，女，5岁，住南阳县蒲山公社司庄大队火星庙村。1976年6月6日初诊。

主诉（代述）：下肢痿软已三个月。

现病史：今年春天发烧数天后出现右侧下肢痿软，跛行，易于跌倒，屈伸和转侧活动患肢无痛苦表情。本院内科诊断为“小儿麻痹症”，转针灸治疗。患病期间曾服中西药治疗无明显疗效。

辨证：经脉失调，经筋不用之痿证。

治则：强壮筋脉。

取穴：针补右血海、阳陵泉、阴陵泉。隔一至二日针治一次。

效果：三诊后下肢痿软减轻；八诊后患肢行走有力，跛行不明显，不易跌倒；十一诊后基本治愈；十二诊、十三诊巩固疗效，以图根治。

随访：1976年11月3日患儿父亲前来告知在此针愈。

【腧穴功能鉴别】

血海、膈俞、三阴交功能比较　三穴都是血证要穴，但各有其特点。

血海穴治疗下半身血证，对妇女血证尤有良效，但较三阴交穴治疗范围局限；膈俞穴治疗心肝肺三脏血证，偏重于治疗上半身血证，又长于治疗慢性出血性疾病；三阴交治疗全身性血证，对于妇女血证有显著疗效。

【腧穴配伍】

1. 取补血海　配补三阴交、膈俞，大补营血，益脾摄血；配补心俞、脾俞，补益心脾，摄血止血；配补合谷，补益气血；配补神门、太白（或艾灸隐白），补益心脾，摄血止血；配泻曲池，养血祛风；配补合谷，点刺少泽穴，补益气血，通畅乳汁；配补肝俞、膈俞，补养肝血；配补合谷、足三里，养血摄血，补中益气。

2. 针泻血海　配泻神门、三阴交，清热凉血止血；配泻归来、阿是穴（少腹），通经活血，祛瘀止痛；配泻气海、太冲，疏肝理气，行血祛瘀；配泻灸归来，阿是穴（少腹），温经散寒，行血祛瘀；配泻足三里、阴陵泉，和中理脾行湿；配泻合谷、阴陵泉，清利湿热。

3. 针泻血海配透天凉　配泻阴陵泉、太冲，疏肝利湿，清热凉血；配泻曲池，祛风清热凉血；配泻曲池，尺泽放血，祛风清热，凉血解毒；配刺委中，点刺血络出血，清血中热毒，引血下行。

4. 血海与膈俞配伍　其具体运用详见膈俞一节【腧穴配伍】。

【讨论】

补泻的偏重　五脏六腑、四肢百骸，生殖发育等皆赖血的营养，以维持机体的正常活动。故血液易于消耗，易于不足，易于亏损。非血行瘀阻，血分热盛的病证，一般不泻本穴。属于虚中夹实的血证，宜用先泻后补之法。

【歌括】

脾经血海膝内侧，膝盖内上二寸测，
健脾摄血益血虚，活血祛瘀停滞涩，
血证要穴兼祛湿，虚补实泻寸余得，
四物桃红丹车皮，苓伏香茴郁益侧。

第六章

手少阴心经

第一节｜概　　论

【经脉的循行路线及病候】

1. 循行路线　起于心中，出属心系，向下通过横膈，联络小肠。其支脉，从心系分出，上行挟食道，浅出于面，连系于目系。其直行之支脉，从心系直上于肺脏，然后向下斜走出于腋窝下面，沿上臂内侧后缘，行于手太阴和手厥阴经的后面，向下行于肘的内后方，循前臂内侧后缘，直达掌后锐骨端，进入手掌近小指侧，沿小指内侧走至指甲内侧末端，与手太阳经脉相接合。属心，络小肠。本经腧穴治疗心和同心有关的小肠、肺、肝、脾、肾的病证以及本经循行处的病变，都是通过它内属脏腑，外络肢节经脉通路经气的作用而发挥疗效的。

2. 病候　本经病候多见心悸、失眠、心绞痛、心烦、昏迷、谵语、癫、狂、痫证以及它循行处的眼、胸和上肢病变。是心脏、心经经气和有关部位受到致病因素的侵袭，在全身和体表出现的症状和体征。这些症状和体征，都是通过本经在它所联系的部位反映出来的，对于诊断和治疗起着重要的作用。这些病候的发生、发展、传变和痊愈过程，也都是通过本经而实现的。它所反映的这些病候，都是本经腧穴的治疗范围。是通过本经经脉和改善本经经气而收效的。

【心的生理病理】

心居胸中，心包围护其外。心在体为脉，其华在面，开窍于舌，与小肠相表里。它的主要生理功能是主血脉和神志。凡致使心脏功能失常，影响血脉的运行和情志思维活动所发生的病变，以及心移热于小肠和舌病，都是本经有关腧穴的治疗范围。从病理类型来分，凡是心阳虚衰、心阴不足、痰火内扰、心阳阻遏、心血瘀阻、痰迷心窍的病证，分别取刺本经肘以下腧穴施治。属于心脾两虚、心肾不交、肾水凌心、心肝血虚、心胆气虚、心肺气虚和心热移于小肠的病理类型，分别与脾、肾、肝、胆、肺经有关腧穴及其背俞穴和小肠的俞募穴或下合穴配治。

心之所以兼见小肠、肝、胆、脾、肺、肾的病证，是因为心经与其各经相互联系，互为影响之故。其经络之联系，如手少阴经脉："起于心中，出属心系，下膈，络小肠……复从心系，却上肺"（《灵枢·经脉》）；手太阳经脉"络心……抵胃，属小肠"（《灵枢·经脉》）；其经别"走心，系小肠"（《灵枢·经别》）；足太阴经脉"复从胃，别上膈，注心中"（《灵枢·经脉》），其经别，与别俱行，上通于心；足少阴经脉"从肺出，络心，注胸中"（《灵枢·经脉》）；足少阳经别"属胆，散之上肝，贯心"（《灵枢·经别》）；足厥阴经别，与别俱行，贯心。由于手少阴经脉"其直者，复从心系却上肺"，因此，"温邪上受，首先犯肺"，又可逆传心包。

【所属腧穴的分布及治疗范围】

本经腧穴有极泉、青灵、少海（合水穴）、灵道、通里（络穴）、阴郄（郄穴）、神门（原穴、输土穴、子穴)、少府(荥火穴)、少冲(井木穴、母穴)9个。分布在腋窝、上臂前臂内侧后缘、肘内后方、腕关节尺侧、手掌小指侧、小指内侧甲角等处。其共同性是:都治疗所在处和邻近处的局部病。其特异性则是:肘以下腧穴还治疗心、心包、胸、舌、脑、神志疾患。

伤寒病中的少阴证虚热型是神门、少府等穴的治疗范围。

温病中的营分证候和血分证候的实热型、虚热型,分别是神门、通里、少府等穴的治疗范围。

本章常用穴:通里、神门。

第二节 | 通 里

通里,是前人依其手少阴经之络脉,从此别出,循经通达于里,入于心中而得名。

通里,是手少阴心经的腧穴、络穴;具有清心火、安心神、通心络、调舌络和补心宁神的作用;主治神志病、心血管和心之经脉、络脉循行处的病变,以及小肠病。

【治疗范围】

1. 神志和血脉病 “心者,精神之所舍也”。心居胸中,心包络围护其外。心藏神,乃神明之府,为情志思维活动的中枢。心与心包本同一体,其气相通。温邪逆传,热入心包、湿痰蒙心、痰火扰心、热扰心神和心血不足等引起的神志病,都属本穴的治疗范围。

心主血脉,为人体生命活动的中心。血液循行脉中,赖心气的鼓动周流全身,营养机体,维持各脏腑组织器官的正常功能活动。凡与心有关的血液运行障碍的病变,如心阳虚衰、心气不足、心血不足、心络瘀阻等所引起的心血管疾病,都可取施本穴。

2. 舌及小肠病 心气通于舌,舌为心之苗。因心火炽盛上炎于舌所出现的舌疮、舌尖赤痛和痰阻舌络、热伤舌络所致的舌体强硬、挛缩、麻痹等,都属本穴的主治范围。本穴既可用于心经络穴循经取穴,又可用于心经腧穴辨证取穴,有双重作用。

心之经脉下络小肠,心与小肠相表里。络脉能沟通表里两经的相互关系。因心火炽盛,下移小肠所出现的小便赤涩热痛、尿血等病,可取本穴施治。

3. 络脉病 《灵枢·经脉》篇中说:“手少阴之别,名曰通里。去腕一寸半,别而上行,循经入于心中,系舌本,属目系。其实则支膈,虚则不能言。取之掌后一寸,别走太阳也。”对于实证的支膈和虚证的不能言,可取所别出处的络穴通里施治。从经络所通,主治所在的作用上,通里还治疗络脉循行通路上的心、胸、舌、目和上肢病变。

4. 经脉通路上的病证 依其针感的走向、穴位的所在和手少阴经脉的循行,患野取穴和循经取穴,通里还治疗本经经脉循行处的心、胸、肘臂、手腕、手指疾患和所在处之经筋病。

【功能】

1. 辨证取穴 用泻法,通心络、开心窍、调舌络,配透天凉,能清心火、安心神,类似朱砂、琥珀、灯心草、莲子心、栀子、石菖蒲、郁金、龙齿、水牛角、黄连、百合、生地、珍珠母、竹叶、丹参等药的功效。用补法，补心气、宁心神、养心血、益舌络，类似酸枣仁、远志、柏子仁、茯神、当归、阿胶、龙眼肉等药的功效。

2. 局部取穴　用泻法，祛邪散滞，舒筋活络；用补法，壮筋补虚。

【主治】

舌喑、舌疮、木舌、重舌、癔病、心悸、心烦、善笑不休、甲状腺功能亢进、狂证、癫证、痫证、失眠、昏迷、心绞痛、心肌梗死、风湿性心脏病、盗汗、遗精、尿血、赤脉传睛、疔疮、腕关节软组织损伤、腕下垂。

亦治暴喑、神昏谵语、脏躁、血淋、红丝疔等。

【临床应用】

1. 舌喑　舌喑是指舌肌转运失灵，语言不利而言。张景岳说："舌为心之苗，心病则舌不能转，此心为声音之主。"《灵枢·忧恚无言》篇中说："舌者，声音之机也。"心气通于舌，手少阴经别出的络脉系舌本，可见舌喑与心的关系密切。因此心经的络穴通里是治疗本病的常用穴。

(1)因风邪乘虚而入，引动痰湿，闭阻舌络，舌肌活动不灵，出现在中风病中的舌强言謇。取泻通里、廉泉，点刺金津、玉液出血，与针泻风府、丰隆、阴陵泉，祛风邪，降湿痰的治本腧穴，交替施治，标本兼顾；或取泻通里、风府、丰隆，点刺金津、玉液出血，祛风除痰，通畅舌络。

(2)因风阳内动，上扰清空，夹痰走窜经络，舌体转动失灵，出现在中风病中的舌强言謇。取泻通里、廉泉、太冲、丰隆，息风祛痰，宣通舌络；或取泻通里、廉泉、哑门，同取泻太冲、丰隆、百会(或风池)，平肝潜阳，息风祛痰的治本腧穴，交替施治。若出现不自主喜笑症状者，取本穴可收通舌络和清心安神双重效果。

(3)脑病或温邪上攻，损伤舌络，舌体转动失灵而成的舌喑。取泻通里、廉泉、哑门，或点刺金津、玉液出血，清宣舌络，以利音窍。也可与有关治本的辨证取穴处方交替施治，标本兼顾。病程短的住院患者，取泻通里、廉泉，针治一、二次即可治愈。此类患者，若伴有神志痴呆，或心烦躁狂症状者，针泻本穴，既能通畅舌络，又能清心除烦，开窍醒志，可收双重效果。

(4)若属舌肌麻痹而成的舌喑，取补通里、廉泉，补益舌络，以益舌本。伴有肾虚症状者，加补太溪补肾，伴有气虚症状者，加补合谷补气。属于阴血不足，舌肌失养者，取补通里、三阴交，补阴血，益舌络，加补直达舌下的廉泉穴，补益舌络，共奏补心养舌络之效。属于气血亏虚，舌肌失养者，取补通里、合谷、三阴交，补气血，益舌络。属于肾精亏损，不能上承，致使舌肌活动无力者，针泻通里，补关元、肾俞、复溜，补肾益精，宁心开窍，类似地黄饮子之效。

2. 舌疮　取泻本穴，用以清心火，宣畅经气。因心火炽盛，火炎于上，熏蒸口舌，所出现的舌尖红赤，舌体糜烂，或舌面溃疡，苔黄脉数，伴有烦热不寐、口渴思饮症状者，配泻内庭，点刺金津、玉液出血，清降心胃之火。舌疮若见舌尖赤痛，小便赤涩热痛，心烦不寐，口燥咽干，脉数或滑数者，配泻中极(配透天凉)，清心火，利小便，类似导赤散之效。

3. 木舌、重舌　木舌是以舌体肿大，板硬麻木，转动不灵，甚则肿塞满口而得名；重舌是以舌下根部红肿胀突，形如小舌而得名。脾脉连舌本散舌下，心经络脉直贯于舌。凡属心脾蕴热，热毒上炎，循经上行熏灼舌本所致者。取泻本穴清心火，疏舌络，配泻脾经的三阴交，直达舌下的廉泉和点刺舌下的金津、玉液出血，共奏清热解毒之效。

4. 癔病　取泻本穴，用于治疗癔病性失语、舞舌、弄舌、语迟，配泻直达舌下的廉泉穴，在通畅舌络的基础上，配合暗示，收效满意。若伴有心烦失眠、狂躁不安者，取本穴可收通畅舌络和清心除烦双重疗效。因肝气郁滞，气机不利，闭阻舌络所致者，取泻通里、间使(或内关)、廉泉，配合暗示，可收理气解郁，宣畅窍络之效；因痰火上扰，闭阻舌络所致者，针泻通里、丰隆、内庭，清降痰火，宣畅舌络。

5. 心烦　是患者心中烦躁不安的一个自觉症状。心火炽盛，扰及心神，心阴暗耗，虚火上炎和痰火扰心等因所导致的心烦，均可取泻本穴，清心除烦。因痰火扰心者，配泻丰隆、内庭，清降痰火，宁心安神；因阴虚火旺者，配补复溜，滋阴清火以除烦；因心血不足，血不养心引起的虚烦，配补复溜、三阴交，滋阴养血，清心除烦。

6. 善笑不休　是神志病的一种表现。“心气虚则悲，实则笑不休”(《灵枢·本神》)。“神有余则笑不休，神不足则悲”(《素问·调经论》)。可见，本病与心的关系密切，故取泻本穴收效良好。凡脑出血、脑血栓形成、脑血管痉挛和癔病或他病伴有善笑不休的症状者，均可配取本穴，安神醒志，抑制异常喜笑的出现。

7. 甲状腺功能亢进　取泻本穴，治疗因痰火内扰，火盛伤阴，心阴不足，心神不宁所致者。证见甲状腺肿大，怕热多汗，情绪激动，多食善饥，面赤形瘦，心悸易惊，夜寐不安，时而烦躁，脉象细数，舌质红。配泻丰隆、内庭，清降痰火，安神除烦。

8. 狂证(精神分裂症)　取泻本穴，用以清心安神醒志。因暴怒伤肝，肝火暴张，火盛痰结上扰神明，蒙蔽清窍所致者，配泻行间、丰隆、内庭，清肝泻火，豁痰醒志。

9. 盗汗　“汗为心之液”，因水亏不能上济于心，心火扰动，迫液外泄所致的盗汗。针泻通里，清泻心火，取补肾经的母穴复溜，滋补肾水，共奏滋阴清火之效。

10. 尿血　针泻心经络穴通里，清心泻火，主治心火亢盛，下移小肠，损伤血络，迫血妄行而成的尿血。《诸病源候论》说：“心主于血，与小肠合，若心家有热，结于小肠，故小便血也。”配泻中极(配透天凉)，类似导赤散的功效。或加泻三阴交(或配透天凉)，共奏清心凉血、通利小便之效。

11. 赤脉传睛　两眦血络，在脏属心，故取本穴施治。

(1)因三焦蕴热，心火上炎所致者。取泻通里、外关、三阴交，清心凉血，消散郁热以治其本；或配泻患野的睛明穴，宣散郁热，以治其标。

(2)因心阴暗耗，虚火上扰所致者。针泻通里，清心安神，补复溜壮水以制阳光，或配泻患野睛明宣散郁热；或泻通里，补复溜、三阴交，滋阴降火，养血宁心。

12. 腕下垂　《灵枢·终始》篇说：“手屈而不伸者，其病在筋，伸而不屈，其病在骨。在骨守骨，在筋守筋。”不论何种原因导致的腕臂内侧筋脉挛急和腕下垂，对症治疗患野取穴，都可取泻本穴。

(1)手少阴经筋、手厥阴经筋、手太阴经筋三经经筋拘急出现的腕下垂，取泻通里、大陵(或内关)、列缺(或太渊)，舒畅筋脉，通经活络。若伴有阳经经筋弛缓无力，或手腕已成畸形下垂者，前穴可与取补阳经的阳池、外关、支正、偏历，健壮筋脉、补益虚损之法，交替施治，以调节经筋功能的平衡，矫正畸形，多用于病程短，畸形较轻者。

(2)手少阳经筋、手阳明经筋、手太阳经筋三经经筋弛缓出现的腕下垂，取补阳池、外关、偏历(或温溜)、养老(或支正)，健壮经筋，补益虚损。若伴有阴经经筋拘急者，可与取泻大陵(或内关)、通里、太渊(或列缺)，舒畅经筋、通经活络之法，交替施治，以收调节经筋功能平衡之效。

【病案举例】

例一：阮某，女，40岁，住南阳市西关大街30号。1969年4月4日初诊。

主诉(代述):喜笑无常已二十多天。

现病史:原有高血压病,产后数天突然右侧半身不遂,喜笑无常。我院内一科诊断为“脑出血”,转针灸治疗。

刻下症:右侧半身不遂,喜笑无常。每日大笑数次甚至十数次,一次能笑半至一个小时。时而心烦,面赤舌红,脉数。

辨证:此系心经有热,扰动神明之证候。

治则:清心安神。

取穴:针泻通里、内关。

效果:针治两次,喜笑不休治愈。

随访:三个月后随访喜笑未复发。

例二:陈某,男,8岁,住南阳县茶庵公社刘太营大队4队。1970年10月30日初诊。

主诉(代述):不会说话、耳聋已两个多月。

现病史:患儿今年8月30日因患“流行性乙型脑炎”住我院内三科治疗,10月2日出院后遗留不会说话、耳聋、神志痴呆、二便不知、左侧上下肢活动不灵等症状,身体消瘦。

辨证:温邪内陷心包,阻滞窍络所致。

治则:清心宣窍通络。

取穴:一诊针泻神门、合谷、太冲,二诊至六诊针泻通里、廉泉。

效果:二诊后会说“看见了”;四诊后神志清楚,左侧上下肢活动自如,耳聋愈,会说“不尿床”“我不扎”;六诊痊愈。

随访:1971年10月9日回信告知仅说话较慢,其他均针愈。

例三:方某,女,3岁,住我院小儿科病房。1976年6月30日初诊。

主诉(代述):失语、左侧上下肢活动无力已一个月。

现病史:一个月前曾患麻疹,疹退后即出现失语,不思饮食,四肢瘫痪无力,左重于右。当地县医院诊断为“麻疹合并病毒性脑炎”,收住入院治疗七天,效果不佳,并出现神志昏迷、抽搐等症状,即来地区医院求治。我院门诊以“病毒性脑炎”收入住院治疗。七天后病情好转,但仍失语,四肢活动无力,左重于右,抬步困难,站立不稳。

辨证:温邪内陷心包,蒙闭神明,阻滞窍络,内动肝风,故出现神志昏迷、抽搐、失语、四肢痿软等症状。

治则:清热息风,通络宣窍。

取穴:针泻通里、廉泉,清心开窍,通润舌络,与针泻合谷、太冲清热息风通络之法,交替施治。

效果:三诊后能说几个单字,下肢能抬起并能行走数步;七诊后语言较前清楚,能说出两个相连单词;八诊后言语恢复正常,能行走五十米远。

例四:李某,男,5岁,住平顶山五七公社枣营大队4队。1976年9月9日初诊。

主诉(代述):患失语二十多天。

现病史:今年八月因患流行性乙型脑炎,住当地地区医院治疗,出院后遗留舌肌活动欠灵、言语障碍、只能发“啊”音、时而咬牙等症,而来我院针灸治疗。

辨证:温邪耗伤舌络,舌肌失灵之失语。

治则:清热通调舌络。

取穴:针泻通里、廉泉。

效果：一诊后不咬牙；三诊后舌体不强，会叫"妈"等；四诊治愈。

随访：同年10月25日其父告知小孩在此针愈至今未发。

例五：由某，女，17岁，二三零部队家属。1975年5月24日初诊。

主诉：牙、舌及下唇麻木已十多天（不明原因）。

刻下症：下门齿、舌尖和下嘴唇麻木，伴有舌尖微痛、时而心烦、多梦、溲黄等症状，舌尖红，脉数有力。

辨证：此系心火炽盛，上炎口舌，扰及神明之证候。

治则：清心火，散郁热。

取穴：针泻通里清心火，配泻承浆清散下齿、下唇郁热。

效果：针治两次诸症悉愈。

随访：同年5月31日告知治愈。

【腧穴功能鉴别】

1. 通里与神门功能比较 二穴均为治疗心的病证的常用穴。通里偏于治疗心实证和舌体、小肠病；神门既能治心实证，又能治心虚证。

2. 通里与心俞、厥阴俞功能比较 心气不足、心阳虚衰、寒邪瘀阻的病证，施灸本穴不如艾灸心俞、厥阴俞，近取效良。

【腧穴配伍】

1. 针泻通里 配泻廉泉，通调舌络，清热散结；配泻廉泉，点刺金津、玉液出血，清散舌部壅热、调畅舌络；配泻中极（配透天凉），类似导赤散（钱乙方）之效；配泻合谷、太冲，平肝息风，清心宣窍，安神；配泻丰隆，清心导痰开窍；配泻丰隆、太冲，平肝息风，祛痰安神；配泻丰隆、内庭，清降痰火，安神除烦；配补复溜、三阴交，滋阴养血，清心除烦；配补关元、肾俞、复溜，类似地黄饮子（刘河间方）之效。

2. 取补通里 配补合谷、三阴交，补心气，益心血；配补心俞、三阴交（或膈俞），补心血，宁心神；配补廉泉，补益舌络；配补廉泉、三阴交，补心血，益舌络。

【讨论】

本穴针感：

1. 本穴针感循心经下行至无名指及小指，在不断地捻转运针的同时，其针感逐渐上行走至前臂、肘窝、臑内，个别病例走向胸部。

2. 未配合艾灸和烧山火手法，而出现热感或热麻感，向无名指或向少海穴放射者，收效不佳。针刺本穴，若出现触电样或灼热样的放射感走达手指，是刺中神经之故，应即刻提针向另一方向刺入。若继续捻刺，会出现麻木、灼痛或运动障碍等，轻者数小时后自行消失，重者可持续数天。重者可在阴郄穴针刺，少捻泻多留针，即可有舒适的针感走达手指，使出现的症状很快消失。

【歌括】

通里心经腧络穴，尺侧掌后一寸接，
补心宁神促血行，泻心通络除热邪，
除烦醒志舌病治，虚补实泻五分截，
归胶地珀酸柏远，珠犀龙连郁栀雪。

第三节 | 神　门

神门，犹神气游行出入之门户而得名；又名兑冲、中都、锐中；是手少阴之脉所注为输的输土穴；阴经以输代原，故而又是手少阴心经的原穴；心属火，火生土，因而又为心经子穴。

《灵枢·寿夭刚柔》篇中说："病在阴之阴者，刺阴之荥输。"《素问·咳论》篇中说："治脏者，治其俞。"神门主治心之脏病、经病、气化病和与心有关的脏腑器官疾病。对改善心脏功能，消除心脏功能失常所产生的病理证候，具有一定功效。原穴能补能泻，心之虚证和实证均可取本穴施治。

【治疗范围】

1. 神志病证　"心者，君主之官也，神明出焉"（《素问·灵兰秘典论》），心藏神，乃神明之府，为精神意识思维活动的中枢。心与心包本同一体，其气相通。临床上凡温邪逆传、热入心包、湿痰蒙心、痰火扰心、痰迷心窍、热扰心神和心气不足、心血不足等引起的神志病，都属本穴的主治范围。

伤寒病少阴证和温病热入营血的部分证候，亦属本穴的治疗范围。

2. 心及血脉病　心主血脉，血液赖心气的鼓动周流全身，营养机体，维持机体的正常活动。心阳在机体活动中具有提供热能和动力的作用。凡与心有关的血液运行障碍的病变，如心阳虚衰、心气不足、心血不足、心血瘀阻和心阳阻遏引起的心血管疾病等，都属本穴的治疗范围。

3. 同心有关的他脏病证　依手少阴经脉、手太阴经脉、足太阴经脉、足少阴经脉，以及手太阴经别、足阳明经别、足太阴经别、足厥阴经别、足少阳经别的循行及其相互联系，诸脏腑与心的关系，凡与心有关的病证，如心移热于小肠、心脾两虚、心肾不交、心肝血虚、心胆气虚、心肺气虚、胃不和则卧不安等类型的病证，都可配取本穴。

4. 舌及小肠病　心主血，五行属火，心气通于舌。心与小肠相表里。故心火炽盛引起的舌尖赤痛、舌疮、尿血、小便赤涩热痛，以及他因所致的舌肌疾患，可取本穴施治。

5. 眼目疾患　心与眼目的关系密切。如《灵枢·大惑论》篇说："目者，心之使也"。手少阴之脉，系目系，两眦血络血轮，在脏属心。心主火，心气和则火宁，心气盛则火炎。因此，心火上炎，上攻于目，和心血不足不能荣目之眼病，亦可取施本穴。

6. 经脉通路上的病证　依其穴位的所在、针感的走向、手少阴经脉的循行和经筋的分布（手少阴之筋，结于本穴处），循经取穴，本穴还治疗本经经脉通路上的胸、肘、臂、手腕、手指疾患和穴位所在处的经筋弛缓或拘急，如手腕筋脉失常等。

【功能】

1. 辨证取穴　用补法，补心气、宁心神、养心血，类似酸枣仁、柏子仁、远志、茯神、当归、人参、丹参、阿胶、龙眼肉等药的功效。用泻法，通心络、清心、开窍，配透天凉，能清心火，类似龙齿、珍珠母、郁金、水牛角、栀子、黄连、石菖蒲、琥珀、百合、生地、莲子心、灯心草、朱砂、丹参和紫雪丹等药的功效。

2. 局部取穴　用泻法，祛邪散滞，舒筋活络；用补法，有壮筋补虚之功。

【主治】

失眠、痫证、狂证、癔病、善笑不休、神昏谵语、肠伤寒、脏躁、遗精、盗汗、心悸、虚劳、风湿性心脏病、血小板减少性紫癜、眩晕、健忘、癫证、崩漏、月经不调、再生障碍性贫血、便血、无脉症、心绞痛、心肌梗死、舌疮、久疮、痿证、日光性皮炎、流行性出血热。

亦治咯血、暴盲、红丝疔、疔疮、头痛、赤脉传睛、郁证、青盲、牛皮癣、尿血、血淋等。

【临床应用】

1. 失眠　取本穴补心、清心、镇心安神，主治心脾血亏、阴虚火旺、心胆气虚和胃中不和型失眠。

⑴心脾血亏型：补神门（补心）、三阴交，补益心脾，养血安神，类似归脾汤之效。若属心血亏虚者，加补心俞，补血宁心，类似养心汤之效。

⑵阴虚火旺型：《伤寒论》303条："少阴病，得之二三日以上，心中烦，不得卧，黄连阿胶汤主之。"少阴病得之二三日以上，由于肾阴不足，不能上济于心，心火亢盛，故用黄连阿胶汤滋阴清火。泻神门，补复溜，类似黄连阿胶汤之效。春温病，或其他原因所致之热灼真阴，阴虚阳亢，证见心中烦不得卧，身热，舌红或红绛而干，苔黄，脉象细数之黄连阿胶汤证，均可用针泻神门、补复溜之法治之。

⑶心胆气虚型：如《沈氏尊生书》所说的："心胆俱怯，触事易惊，睡梦纷纭，虚烦不寐"者，针补神门、肝俞，安神定志。暴受惊骇者，针泻神门、大陵或内关，镇惊安神。属于暴受惊骇，渐至心虚胆怯者，针泻神门镇心安神，补心俞补养心血；或补神门补益心血，泻大陵镇心安神；或补神门、心俞，补心宁神。

⑷胃中不和型：《张氏医通》中说："脉滑数有力不眠者，中有宿滞痰火，此为胃不和则卧不安也。"属于食积者，针泻神门、足三里（或中脘），点刺四缝穴，消积导滞，和胃安神。属于痰火者，取泻神门、丰隆、内庭，清降痰火，和胃安神。

2. 痫证　取本穴，用以清心开窍，养心安神。

⑴风痰壅阻型：针泻神门、丰隆、太冲或行间，豁痰宣窍，息风定痫，类似定痫丸之效。长期治疗效果满意。

⑵心肾不足型：针补神门、太溪、肾俞或复溜，培补心肾。

⑶心脾两虚型：取补神门、三阴交，补益心脾；或加补心俞，养血安神。伴有痰盛者，加泻丰隆佐以化痰。

属于精神运动型发作，可根据伴有证候，选取以上处方施治；属于局限性运动型发作，或局限性感觉型发作，患野取穴施用泻法，亦可配取以上有关处方施治。

3. 肠伤寒（湿温）

⑴证见大便下血，灼热烦躁，舌质红绛，脉象细数。是因湿热化燥，热入营血，损伤阴络，迫血妄行所致。针泻神门、三阴交，均配透天凉，配泻大肠俞或上巨虚，清热凉血止血。

(2)证见身热不甚,时而神昏谵语,心烦不宁,苔黄垢腻,脉象濡滑而数。是湿热不解,酿蒸痰浊,痰蔽心窍所致。针泻神门、阴陵泉、丰隆,清热化湿,豁痰开窍。

4. 脏躁　本病多因忧愁思虑,或情志郁结,或突受惊骇,使心伤血虚,心火上亢,脏腑功能失调所致。发病时悲伤欲哭,心中烦乱,呵欠频作,睡眠不安,精神抑郁者,取泻神门、内关、太冲,疏肝理气,清心安神。若伴有肢体筋脉拘挛者,针泻神门、太冲,清心宣窍,平肝息风。缓解期,根据具体情况,或补神门、复溜,补心气益肾阴;或补神门、三阴交,补益心脾;或泻神门、丰隆、内关,理气化痰,清心安神。

5. 遗精　取泻心经的子穴,可治与心有关的遗精。

(1)因心肝失调(心肝之火内动),影响肾的封藏所致者,配泻行间,补复溜,清肝制火,补肾固精。

(2)因君火亢盛,水亏火旺,心肾不交,扰动精室所致者,针泻神门,补复溜,滋阴清火,类似黄连阿胶汤之效。

(3)因梦交遗精者,泻神门,配刺会阴穴,效果尤佳。

6. 心悸　本病主要病机在于心,因此,神门是治疗本病的常用穴。

(1)心神不宁型:因惊而气乱,心神不能自主的心悸。取补神门、心俞,补心安神;血虚者,加补三阴交,补血宁心,类似养心汤之效。体质素健,患病不久者,取泻神门、大陵,镇惊安神;夹痰热上扰者,加泻丰隆。

(2)心血不足型:久病血虚或失血过多,或思虑伤脾,气血生化不足,致使心血不足,血虚不能养心藏神的心悸。取补神门、三阴交,补益心脾,养血安神;或上方加补膈俞、心俞,补心血安心神。

(3)阴亏火旺型:刘河间所谓"水衰火旺,心胸躁动"和张景岳所说"水亏火盛而惊悸不宁"的肾阴不足,水不济火,心火内扰心神的心悸。取泻神门,补复溜,滋阴清火,交通心肾;或泻神门,补三阴交,清心养血安神,类似朱砂安神丸之效。

(4)心阳不振型:心阳不振,心气衰弱,不能鼓动血液流畅,心失所养的心悸。取补神门、合谷,灸心俞,或补神门、气海,补灸心俞,振奋心阳,补益心气。脾肾阳虚,水湿不化,水饮内停,心阳被抑的心悸,取补神门、关元,泻阴陵泉,振奋心阳,祛湿行水。

(5)心气不足型:心气不足,气滞脉中,血行障碍,心络瘀阻的心悸,取泻神门、三阴交、大陵或内关,理气活血化瘀;或补神门、心俞补心气,泻内关通心络,共奏补心气通心络之效。

(6)痰火上逆型:痰热内蕴,复因郁怒,胃失和降,痰火上逆的心悸。取泻神门、丰隆(配透天凉)、公孙,清热化痰,和胃安神。

(7)心血瘀阻型:痹证搏于血脉,内及于心,心气被抑,心血瘀阻而致的心悸。针泻神门、心俞(加灸)、厥阴俞(加灸),温阳通络,活血祛瘀。

7. 血小板减少性紫癜　此病属于中医学"发斑""红疹""肌衄"的范畴。若出血发生在内脏,又包括在"血证"之中。

(1)因热郁营血,蕴蒸不泄,热迫血溢,内伤脉络所致者。针泻神门、三阴交(配透天凉),清热凉血止血。鼻衄加泻尺泽,齿衄加泻内庭或解溪,便血加泻上巨虚或大肠俞,尿血加泻中极。

(2)因邪热久郁,耗伤阴液,阴虚内热,迫血妄行,灼伤脉络,血瘀皮肤所致者。取泻神门、三阴交,补复溜,清热养阴,凉血止血。

(3)因脾虚不摄，血不循经所致者。针补神门、三阴交、膈俞或血海，补益心脾，摄血止血。

8. 眩晕、健忘、癫证、崩漏、月经不调、再生障碍性贫血、便血　取补本穴，用以补心。因思虑过度，伤及心脾，以致气血亏虚，或失血过多，阴血亏耗，脑失所养之眩晕、健忘，以及属于心脾两虚型的癫证、再生障碍性贫血、月经不调、崩漏、便血，针补神门、三阴交补益心脾，后三者亦可加补合谷补气，类似人参养荣汤之效。属于心肾亏损，精血不足，髓海空虚，脑失所养的健忘，配补复溜、肾俞或太溪，补益心肾。

9. 心绞痛、心肌梗死　此二症相当中医学的胸痹、真心痛、厥心痛、瘀血心痛等病证。心经的原穴、子穴为其常用穴，用以补心气、通心络、行血祛瘀。

(1)因心气不足，气滞脉中，血行障碍，心脉痹阻，心络挛急所致者。发病时，针泻神门、内关或膻中，理气通络，行血止痛；缓解期，针补神门、心俞，泻内关，补益心气，理气通络。

(2)因心阳虚衰，血行障碍，心脉痹阻，心络挛急所致者。取补神门、合谷，补灸心俞、厥阴俞，共奏温补心阳、益气复脉之效；或补神门、关元、气海，温阳救逆，益气复脉，类似回阳救急汤之效。

(3)因脾虚不运，聚湿生痰，壅滞胸膈，阻遏心络所致者。针泻神门、膻中、丰隆，与补心俞、脾俞，交替施治，共奏健脾除湿、化痰养血、开胸通络之效。

(4)属于阴虚阳亢型冠心病合并高血压者。取泻神门、太冲、风池，针补复溜，育阴潜阳，行血通络；或泻神门、心俞、膈俞，疏心气通心络，与泻太冲、风池，补复溜，平肝息风，育阴潜阳之法，交替施治。

(5)属于气阴两虚型心绞痛者，取泻神门，针补合谷、复溜，共奏益气养阴、祛瘀通络之效。

10. 久疮　参见合谷一节【临床应用】。

11. 日光性皮炎　参见曲池一节【临床应用】。

12. 流行性出血热　参见内庭一节【临床应用】。

【病案举例】

例一：徐某，男，24岁，住社旗县青台公社大王庄大队马庄村。1967年8月31日初诊。

主诉：患遗精数月。

现病史：数月来，遗精。多梦失眠，头晕耳鸣，腰痛健忘，两目昏花干涩，视久则眼痛，咽喉干痛，五心烦热，烦躁多汗，易惊心悸，面部烘热，胸背疼痛，有时食后腹胀恶心，面色潮红，舌尖红，脉象细数。

辨证：依其脉证，系心火不能下交于肾，肾水不能上济于心，心肾不交，水亏火旺，扰动精室之遗精。心火偏旺，神不守舍，则多梦少寐，易惊心悸。肾阴不足，水不能上承，则头晕耳鸣，眼昏干涩，咽喉干痛。五心烦热，烦躁多汗，面部烘热，舌尖色红，脉象细数等，均系阴盛火旺之象。

治则：滋阴清火，交通心肾。

取穴：一至四诊针泻神门，补复溜；五至七诊上方加补太溪。

随访：1968年3月11日告知在此针愈未发。

例二：徐某，女，41岁，住南阳市环城公社曾楼大队塔园村。1973年8月7日初诊。

主诉：惊悸、失眠已两年(因生气和思虑过度而得)。

现病史：两年来，多梦少寐，多疑善惑，胡思乱想，遇事惊怕、心悸，见物亦易惊悸，全身发麻，经筋抽动，气短头晕，腹胀便溏，善饥食后仍感腹中空虚，喜热饮，饮食生冷则易胃痛、吐酸，后项困痛，全身指陷性水肿，面色略萎黄，舌淡苔白，脉象沉缓。曾多次用中西药治疗效果不佳。

辨证：依其脉证、病因，系思虑伤于心脾，心脾不足之惊悸、失眠病。

治则：补益心脾。

取穴：针补神门、三阴交。隔一至二日针治一次。

效果：二诊后，心悸、惊怕及善饥腹部空虚减轻，腹部不胀，能熟睡，手足及面部水肿稍有减轻；四诊后，仅有时傍晚惊怕，腹胀、泄泻、气短和全身水肿治愈；五诊后，遇事及思考问题已不惊怕，仍头晕；七诊后一切症状悉愈；八至十二诊巩固疗效。

随访：1973年11月9日回信告知此病在此针愈。

例三：郝某，男，73岁，南阳市搬运公司职工。1983年元月3日初诊。

主诉：心跳急躁已三年之久。

现病史：三年来每隔五至十五天夜间发病一次，每次达数天之久。发病时，在夜间熟睡或醒后，突然出现急躁心烦，心悸气短，全身发抖等症，约一至两个钟头后可逐渐自行缓解。近来发病时，稍进饮食可使症状减轻，但与饥饿无关。气短、心慌、少寐、头晕、腹胀食少、面部水肿等症状多在精神不佳时出现，且为发病之预兆。精神不振，脉搏间歇。心电图无异常改变。某医院曾以“神经官能症”治疗年余未根除。

辨证：依其脉证，系思虑劳倦伤及心脾之心脾两虚证。

治则：补益心脾。

取穴：针补神门、三阴交。每在复发后的第二天前来针治一两次即可控制，针治两三次所有症状悉愈。1982年元月2日至1982年3月29日共发病四次，针治十三次。

随访：1983年6月23日告知此病在此针愈，数月未复发。

例四：埃内斯·艾哈麦西尔，女，14岁，埃塞俄比亚人，住麦开里。1979年3月26日初诊。

主诉：两下肢不能活动一个月。

症状：两下肢不会自行伸屈，呈强直状态，不会行走，心烦，心悸，精神紊乱，彻夜失眠，易怒，两眼昏花，视物不清，不辨方向。外观精神抑郁，两目呆视，脉沉弦数。

现病史：初起在体育活动中得病，之后四肢不会活动，继而全身活动不灵。在当地医院治疗15天无效，转院治疗一星期痊愈。近一个月此病复发，前来针治。

辨证：依其脉证，系癔病性下肢瘫痪。

治则：疏肝理气，清心醒志。

取穴：一诊针泻神门、太冲、足三里，配合暗示；二诊针泻神门、太冲，配合暗示；三诊针泻承山、昆仑。

效果：一诊针刺后十五分钟，下肢即能屈伸活动，留针一个小时拔针，即能行走，但两下肢发软不能自如；一诊后视物恢复正常，能步行到门诊就诊针治，但行走不太自如，精神如常；二诊后行走自如，仅觉两腨及足跟痛；三诊后痊愈。

随访：1979年4月14日前来告知原病针愈，一个月后随访未复发。

例五：代某，男，28岁，五机部职工。1974年4月8日初诊。

主诉：失眠已三个月。

现病史：八年前在学校念书患过失眠症，此后治愈。近三个月前因用脑过度而复发，夜间仅能睡三、四个小时，入睡易于惊醒，中午不能入睡，伴有心烦、心慌、咽干、口渴、两眼干涩、视物昏花、健忘等症状，全身倦怠，脉沉细数，左关偏于沉细弱。

辨证：少阴阴虚火旺，黄连阿胶汤证。

治则：育阴清热。

取穴：取泻神门，补复溜。十二诊治愈。

随访：1984 年 6 月 15 日告知在此针愈。

按：《伤寒论》303 条："少阴病，得之二三日以上，心中烦，不得卧，黄连阿胶汤主之。"而本例不仅可见"心中烦，不得卧"，又见咽干、口渴、两眼干涩、视物昏花，脉沉细数等少阴阴虚火旺之证候。故取泻心经的原穴、子穴神门以清心火，补肾经的母穴、金穴复溜以滋肾水，二穴配伍，类似黄连阿胶汤之效而收效。

【腧穴功能鉴别】

1. 神门与大陵功能比较　详见大陵一节【腧穴功能鉴别】。

2. 神门与通里功能比较　二穴都是治疗心的病证的常用穴，但各有其特点，详见通里一节【腧穴功能鉴别】。

【腧穴配伍】

1. 神门与心俞配伍　其具体运用详见心俞一节【腧穴配伍】。

2. 取补神门、三阴交　类似归脾汤（《妇人良方》方）之效。凡心脾两虚之证，都可取此二穴或加腧穴施治。

3. 取补神门、三阴交、合谷　类似人参养荣汤（《和剂局方》方）之效。虚劳（心血虚）、厥证（血厥）、虚黄、肺痨、风心病、再生障碍性贫血、青盲、久疮等，凡施用此汤及其加味者，均可取此三穴或配加腧穴施治。如配用隔附子灸灸疮面患野，则可奏大补气血、温阳扶正之效，促进疮面的愈合。

4. 取泻神门　配补复溜，类似黄连阿胶汤（张仲景方）之效；配补三阴交，类似朱砂安神丸（李东垣方）之效；配补复溜、三阴交，类似天王补心丹（《道藏》方）之效；配泻丰隆、太冲或行间，类似定痫丸（《医学心悟》方）之效；配泻阴陵泉、丰隆，清化湿热，豁痰开窍；配泻丰隆、大陵或心俞，清心安神，祛痰除烦；配泻合谷、太冲，平肝息风，清心宣窍；配泻心俞、膈俞，疏心气，通心络，行瘀血；配泻中极，清心火，利小便；配泻丰隆、内庭，清降痰火，安神除烦。

5. 针补神门　配补太溪、心俞、复溜或肾俞，补益心肾；配补关元、太溪，回阳救逆，扶元复脉；配补关元、气海，温阳救逆，益气复脉，类似回阳救急汤（《伤寒六书》方）之效；配补灸心俞、厥阴俞，补合谷，温补心阳，益气复脉。

6. 取补神门、心俞、三阴交　补心养血，安神定志，类似养心汤（《证治准绳》方）之效。失眠、惊悸、癫证等凡适用此法此汤者，都可取此三穴施治。

7. 子母配穴法

（1）心实病证泻心经神门穴，是因心属火，本穴五行属土，火能生土，神门是心经的子穴，实者泻其子，泻神门以泻其心实证。

（2）从五行生克相互制约的关系来说，泻心经的俞土穴神门，减弱土势，土受治则不制水，水无所畏于土，则水势旺盛能制火，火受水制则不欲实，心火得清，神志得宁。所以，它有清心安神的作用。补输土穴神门，旺盛土势，土旺制水，水势减弱，火无畏水，火不受克，则心气旺盛。所以，它有补心气的作用。

【讨论】

1. 本穴针感　在不断地捻转运针的同时，其针感沿手少阴心经上行，循肘臂、臑内走至胸部，少数病例走至心区、咽部。能走至心区者，对治疗心脏病疗效更为明显。

2. 历代医家经验

(1)神门穴处有动脉，前人根据此处动脉搏动的有无，以判断生死。如《素问·至真要大论》篇云："太阳司天，寒淫所胜……病本于心。神门绝，死不治。"又如《素问·气交变大论》篇云："岁水太过，寒气流行，邪害心火……神门绝者，死不治。"

(2)神门是主治神志病的腧穴，为历代医家所公认。如：《灵枢·五邪》篇云："邪在心，则病心痛喜悲，时眩仆，视有余不足而调之其输也"；《灵枢·五乱》篇云："气乱于心，则烦心密嘿，俯首静伏……气在于心者，取之手少阴心主之俞"；《针灸经穴图考》云："《千金》神门……主笑若狂；主数噫恐悸不足"；《玉龙赋》云："神门治呆痴笑咷"；《百症赋》云："发狂奔走，上脘同起于神门"；《胜玉歌》云："后溪、鸠尾及神门，治疗五痫立便痊"；《玉龙歌》云："痴呆之症不堪亲，不识尊卑枉骂人，神门独治痴呆病，转手骨开得穴真"；《通玄指要赋》云："神门去心性之呆痴"；《杂病穴法歌》云；"神门专治心痴呆"；《十四经要穴主治歌》云："神门主治悸怔忡，呆痴中恶恍惚惊，兼治小儿惊痫证，金针补泻疾安宁"等。

3. 误灸证治　误灸心俞、厥阴俞引起心火亢盛出现的心烦、失眠等症状，可取泻神门清心火、安心神以解之。

【歌括】

神门掌后锐骨端，心经诸证子原担，
清营凉血祛心火，补心宁神虚证安，
开窍醒志通心络，虚补实泻五分砭，
归胶朱龙酸柏远，犀地连栀紫雪丹。

第七章

手太阳小肠经

第一节 | 概　　论

【经脉的循行路线及病候】

1. 循行路线　起于小指外侧末端，循手外侧赤白肉际（即掌侧和背侧交界线上），上行腕部，浅出于尺骨茎突中间，向上沿前臂尺骨下缘走至肘尖后面内侧两骨间，再向上沿着上臂外侧后缘，出于肩关节后面，绕行肩胛冈的上下窝，交会于足太阳经的附分、大杼穴，在第七颈椎交会于大椎穴，向前进入缺盆中，深入胸腔，联络心脏，沿着食管通过横膈走至胃部，交会于任脉的上脘、中脘的深部，统属小肠本腑。其支脉，从缺盆沿颈部上行面颊，走至目外眦交会于足少阳经的瞳子髎，回转经过手少阳经的和髎穴进入耳内。其分支，从面颊别出，斜向眼眶下缘走至鼻根部，行于目内眦，交会于足太阳经的睛明穴，斜行布于颧部，此一支脉与足太阳经脉相衔接。属小肠，络心。本经腧穴治疗它循行处的手、腕、肘、臂、肩、颈项、耳、目疾患，都是通过外络肢节经脉通路经气的作用而发挥疗效的。

2. 病候　本经经脉多见外经病候，即它循行处的耳、目、颈项、颔颊、肩、臂、肘、腕、手指病变。又如《灵枢·经脉》篇所说："是动则病，溢痛，颔肿，不可以顾，肩似拔，臑似折。是主液所生病者，耳聋，目黄，颊肿，颈、颔、肩、臑、肘、臂外后廉痛"，正是它循行处的病变。这是当受到致病因素侵袭，手太阳经经气和有关部位发生病变，在体表出现的症状和体征。这些症状和体征，都是通过本经在它循行的部位反映出来的，对其诊断和治疗起着重要的作用。这些病候的发生、发展、传变和痊愈过程，也是通过本经而实现的。它所反映的这些病候，都是本经腧穴的治疗范围，是通过本经经脉和改善本经经气而收效的。

【小肠的生理病理】

小肠位于腹中，上连胃腑，下通大肠，与心相表里。它的主要生理功能是消化食物和转输清浊。其病理变化主要表现在清浊不分，转输障碍和消化失职方面。凡饮食不节，损伤脾胃，下传小肠，或心移热于小肠，小肠本腑功能失常，均可引起小肠虚寒、小肠实热、小肠气痛等病证。依其经脉、络脉的病候和手太阳经的合穴合于下巨虚治疗小肠腑病以及临床观察，本经腧穴多偏于主治本经经脉、经别和络脉循行处的体表疾患以及神志病。至于小肠腑病多取合穴及其小肠之俞募穴施治。小肠属于脾胃系统，小肠腑病多因脾胃失常下传而致，故多与脾胃经有关腧穴配治。

【所属腧穴的分布及治疗范围】

1. 本经腧穴　有少泽（井金穴）、前谷（荥水穴）、后溪（输木穴）、腕骨（原穴）、阳谷（经火穴）、养老（郄穴）、支正（络穴）、小海（合土穴）、肩贞、臑俞、天宗、秉风、曲垣、肩外俞、肩中俞、天窗、天容、颧髎、听宫等19个穴。分布在小指外侧、腕关节尺侧、前臂尺侧下缘、肘尖后内侧面、上臂外侧后缘、肩关节后面、肩胛冈上下、颈、颧及耳前等处。其共同性是：都治疗所在处和邻近处的局部病。其特异性则是：肘以下腧穴还治疗头、项、眼、耳病和热性病及精神方面疾患；少泽还治疗乳房疾患，并有开窍醒志的作用；后溪还治疗癫痫、疟疾等；肩外俞、肩中俞还治疗穴下有关脏器的病证。

2. 本经交会于他经的腧穴　有交会于督脉的大椎，任脉的中脘、上脘，足太阳经的睛明、大杼、附分，足少阳经的瞳子髎，手少阳经的和髎。

3. 他经交会于本经的腧穴　有足少阳、手少阳、手阳明经交会于本经的秉风穴；手少阳经交会于本经的颧髎穴；足少阳、手少阳经交会于本经的听宫穴；阳跷、阳维脉交会于本经的臑俞穴；后溪穴通于督脉。其中，秉风还治疗足少阳或手少阳或手阳明经经气失常的穴位所在处疾患；听宫还治疗胆火上攻或三焦之火上攻引起的耳疾患；后溪还治疗督脉为病的角弓反张、头项强痛、颈项强直，狂证、痫证和破伤风等。

本章常用穴：少泽、后溪。

第二节　少　泽

少泽，又名小吉，前人把经气运行的情况用自然界的水流现象作比喻，以流水的现象来比拟命名腧穴，如泽、海、池、渊、泉等，因本穴位于小指端，是手太阳经的起始穴，脉气所出处为井，故而命名谓“少泽”穴。

少泽是主治神志突变，意识昏迷和乳房病变的常用穴。

【治疗范围】

1. 神志病　心主血脉，又主神明，心与小肠相表里。少泽位于小指外侧爪甲根部，此处最敏感，施用针刺能表现出特别强的反应。热陷心包、痰火扰心、痰迷心窍、暴怒伤肝、肝阳暴张或其他原因所出现的神志失常，都属本穴的治疗范围。用三棱针点刺出血，或用毫针捻泻，分别可收开窍醒志、镇心安神、泄血散热、宣通气血等功效，为阳实闭郁之证的急救穴。

2. 乳房病证　少泽是治疗乳病，特别是主治乳汁缺乏的常用有效穴，它有通行乳汁，促使乳汁分泌的作用。宜向上横刺，使患者乳房有胀满感（虚亏者）或舒畅感（气滞者）为佳。

【功能】

1. 辨证取穴　用三棱针点刺出血豆许，能开窍醒志，清宣太阳；用泻法，大幅度的捻泻或捻刺，有通乳散结、开窍醒志之效；用补法（勿令出血），充调乳汁。

2. 局部取穴　用泻法或点刺出血，有宣通气血之功。

【主治】

乳汁缺乏、急性乳腺炎、乳癖、狂证、昏迷、头痛、闭证、厥证、小指麻木。

亦治痫证、癔病、急惊风、目翳等。

【临床应用】

1. 乳汁缺乏 本病多发在产后三个月以内，若辨证精确则效果显著，患病初期针治数次即可痊愈。取本穴可通畅乳汁和促进乳汁的分泌。临床上常配取在辨证取穴的处方中。

(1)气血虚弱型：证见乳汁缺少或全无，或乳汁清稀，乳房柔软，无胀痛感，面色无华，心悸气短，舌质淡红，脉象细弱，或见纳食减少，大便溏薄，倦怠无力，面色苍白等。因分娩失血过多，气随血耗，而乳汁缺乏者，取补合谷、三阴交或血海，补益气血，配补少泽，充调乳汁，促使乳汁的分泌。伴有虚中夹实症状者，配泻本穴，佐以通畅乳汁；伴有肝气郁滞症状者，配泻少泽、间使或膻中，佐以行气通乳。因脾胃虚弱，生化之源不足，以致气血虚弱，不能生化乳汁所致者，在取补脾俞、足三里健脾养胃，以益生化气血的基础上，或在艾灸神阙、中脘，补太白或脾俞，温中健脾，以益生化气血的基础上，配补少泽，充调乳汁，使乳汁分泌旺盛。属于营养不足，以致气血亏虚者，在补充营养的同时，配补本穴，以促进乳汁的分泌。

本穴虽能旺盛乳汁，促进乳汁分泌，但必须在审因论治的条件下才能发挥作用。如属脾胃功能障碍者，要以调理脾胃为主，属于营养不足者，要加强营养，属于气血大亏者，要大补气血等。否则，就不能收到预期的效果。

(2)肝气郁滞型：证见乳汁不行，乳房胀硬而痛，胸胁胀满，食欲减退，甚则恶寒发热，舌苔薄黄，脉弦或滑等。是因肝气郁结，气机不畅，乳络阻滞，乳汁不利所致。取泻间使、膻中、乳根(沿乳房向上横刺，使针感向乳房扩散，或用艾灸)、少泽，或取泻少泽、间使、期门，疏肝解郁，理气通乳；若乳房肿硬胀痛明显，发热恶寒者，上方去期门、膻中，加泻阳明经的曲池、内庭，共奏退热消肿、理气散结之效。若因肝气犯胃，胃失和降，受纳不佳，影响气血的化生而致乳汁缺乏者，在取泻间使、中脘、足三里，理气和胃的处方中，配泻本穴，佐以通畅乳汁。

(3)气滞血瘀型：证见乳汁不行，乳房胀硬刺痛，胸胁疼痛，甚则恶寒发热，舌苔薄白或薄黄，脉象沉弦或涩等。是因肝气郁滞，气机不畅，血行瘀阻，乳络受阻所致。取泻内关、三阴交或膈俞，行气活血，配泻足阳明经的乳根穴，通畅阳明气血，配泻少泽佐以通畅乳汁。

根据临床观察，对于原因不明之缺乳，对症治疗，取刺少泽、膻中，有一定的效果。如效果不佳，可配补合谷、三阴交补益气血。

2. 急性乳腺炎 《玉龙歌》说："妇人吹乳痛难消，吐血风痰稠似胶，少泽穴中明补泻……"本病多由肝气郁滞或胃热壅盛，复感外邪，以致经络阻滞或致乳汁不通，壅滞结毒而成。乳头属肝经的分野，乳房属于胃经的分野，本病又与肝气郁滞、胃热壅盛有关，故临床多从肝胃论治。配泻本穴用以通乳散结。

(1)肝气郁滞型：证见乳房结块，肿胀疼痛，乳汁不通，胸闷嗳气，食欲不振，情绪抑郁，舌苔薄黄，脉弦或弦数等。取泻少泽、太冲、膻中，或泻少泽、乳根、期门，疏肝理气，通乳散结。

(2)胃热壅盛型：取泻少泽、内庭、曲池，清胃泄热，通乳散结；或泻少泽、内庭、三阴交或膈俞，清胃散结，通乳活营。

若属肝郁胃热，复感外邪，乳络不通，乳汁被腐，热毒蕴结而成者，可取泻少泽(或出血)、太冲(或间使)、内庭、曲池，疏肝理气，清胃散结。如恐针力不足，可配合药物治疗。

此病初期针治有效；中期可配合药物治疗；后期成脓期已成乳痈，可转外科切开排脓治疗。

3. 昏迷 取刺本穴，用于急性温热病中出现的昏迷，和其他原因引起属于阳实闭郁之昏迷。取泻或点刺本穴出血，开窍启闭，醒脑苏厥。配刺商阳、少商、中冲、关冲、少冲出血，针泻神门或大陵，共奏开窍醒志、清心安神、泄血散热等功效。对于脱证中的昏迷，则不适用。可参阅合谷、关元一节。

【病案举例】

例一：季某，女，30岁，住南阳县陆营公社华庄大队满庄村。1973年2月28日初诊。

主诉：乳汁缺少已二十天。

现病史：产后十天，因生气而得。生气即出现乳房刺痛，乳汁逐渐减少以至全无。以后每因生气则乳房刺痛。体胖，面红，舌体略胖，脉象沉弦。内服行气通乳药物乳汁稍增。

辨证：产后情志抑郁，气滞血瘀，乳络涩滞之缺乳。

治则：行气活血通乳。

取穴：针泻少泽、内关、三阴交。

效果：一诊后乳房不痛，乳汁增多；二诊治愈。

随访：1973年9月3日回信告知针愈。

例二：柳某，女，30岁，住南阳县陆营公社华庄大队西鲜河村。1973年12月28日初诊。

主诉：乳汁缺乏已两个多月。

刻下症：产后乳汁逐渐减少，伴有气短、心跳、身困乏力、盗汗、自汗等症状，右脉沉细无力，左脉沉弱。曾用中西药治疗均无效。

辨证：乳汁来源于气血的化生，“无气则乳无以化，无血则乳无以生”。依其脉证，属于气血虚亏，不能化生乳汁之缺乳。

治则：补益气血，佐以通乳。

取穴：针补合谷、三阴交，捻刺少泽。

随访：1974年4月27日告知在此针治两次愈，现在孩子已六个月，乳汁充足。

【腧穴功能鉴别】

少商、商阳、中冲、关冲、少冲、少泽功能比较　以上六穴均位于手指端，针感灵敏，反应最强，除都有开窍苏厥的作用外，还各有不同的特点。

少商穴有清宣肺气，清利咽喉，疏卫解表的作用。商阳穴有清宣阳明郁热，清利咽喉，解表退热的作用。中冲穴有清心安神，清心包郁热的作用，开窍醒志之效优于其他五穴。关冲穴有清上焦火，清宣少阳郁热的作用。少冲穴有清心安神，清心火，散郁热，通心气的作用。少泽穴有清心除烦，清宣太阳郁热，通调乳汁的作用。

【腧穴配伍】

1. 少泽与少商、商阳、中冲、关冲、少冲配刺　两手井穴合称为“手十二井”穴，用三棱针点刺出血，具有开窍醒志、退热除烦、解表发汗、泄血散热、镇肝止搐、清心安神和调节阴阳等功效。它们之所以有这些作用，是因阳经的井穴属金，与肺有密切关系，阴经的井穴属木，与肝有密切关系，中冲属心包络经；少冲属心经；商阳属阳明经，与手太阴肺经相表里；少泽属手太阳经，与心经相表里；关冲属手少阳经，与心包络经相表里之故。再者，手十二井穴是阴阳经交通脉气之处，故有调节阴阳，开窍苏厥的作用。

2. 点刺少泽、少商、商阳、中冲、关冲、少冲出血　配泻人中、合谷，或配合谷、涌泉，具有退热解表、清心除烦和泄其血而散其郁热之效。

【讨论】

1. 本穴针感　用毫针向上横刺一分或分余，治疗乳病。用补法，患者自觉乳房胀满或欲行乳汁;用泻法,患者自觉乳房有舒畅感或欲行乳汁。

2. 点刺出血方法 术者左手拇食二指指肚夹捏欲刺小指指腹两旁,使之皮肤绷紧,右手拇食二指持三棱针针柄,使针尖部分紧靠中指内侧指腹,外侧指腹置于穴位旁边,针尖对准欲刺的少泽穴,迅速刺入穴上约半分许,随即迅速退出(如点刺状),在左手拇食指指腹的加压和右手中指指腹的压挤下,血随针出。此法可减轻刺痛,又易出血。

3. 本穴催乳作用机制 因心与小肠相表里,心主血脉,乳汁来源于气血的化生,取刺少泽有调心气、通血脉的特殊作用,故能通行和旺盛乳汁。

【歌括】

少泽井金手太阳,小指甲角外上旁,
开窍醒志除烦热,能医昏迷与痫狂,
泻刺一分点出血,催乳益乳功效良。

第三节 | 后溪

后溪,位于握拳时第五掌指关节后外侧,横纹头赤白肉际处,此处古代解剖上称"肉之小会",肉之小会为溪,故名曰"后溪"。是手太阳之脉所注为输的输木穴,为八脉交会穴之一。

通于督脉、手太阳经的后溪穴,是治疗疟疾、督脉病以及手太阳经循行通路上的病变的常用穴。

【治疗范围】

1. 经脉通路上的病证 "荥输治外经,合治内腑"(《灵枢·邪气脏腑病形》)。依其穴位所在、针感走向和手太阳经经脉、经别的循行,循经和患野取穴,后溪主治本经经脉、经别循行通路上的耳、目、颈项、肩胛、肘臂、腕和手指等处的病变。

2. 督脉病 后溪是八脉交会八穴之一,通于督脉。督脉贯脊,入络脑,还出别下项,挟脊抵腰中,入循膂;其络脉挟脊上项。凡"督脉为病,脊强反折"(《素问·骨空论》),"督之为病,脊强而厥"(《难经·二十九难》)和督脉为邪所侵的头项强痛、颈项强直,都属本穴的治疗范围。临床多与督脉经的腧穴大椎、人中、百会等配治,以提高疗效。

【功能】

1. 辨证取穴 用泻法,有通督解痉、宣通太阳经气和截疟之效。

2. 局部取穴 用泻法(或配艾灸),祛邪散滞,舒筋活络;用补法,有壮筋补虚之功。

【主治】

破伤风、狂证、痫证、痉病、疟疾、耳鸣、耳聋、头痛、头项强痛、癔病、落枕、手指麻木、手指挛急、手腕筋脉失常。

亦治目痛、胁肋痛等。

【临床应用】

1. 破伤风　在输液，给予抗毒素、镇静药物治疗的同时，配合针灸治疗，可收相得益彰的效果。取泻通于督脉的手太阳经的后溪穴，既有宣畅督脉、通宣太阳、祛邪解痉、抑制督脉和太阳经筋脉拘挛强急的作用，又有缓解手太阳经上肢筋脉抽搐的功效。

(1) 对症治疗：可缓解督脉筋脉的拘挛强急，多与人中、大椎、百会、筋缩等穴配治；缓解太阳经筋脉的拘挛强急，多与风门、天柱、肝俞等穴相配治。

(2) 整体治疗：初起牙关微紧，张口不便，吞咽较难，颈项强急，四肢抽搐，苦笑面容，舌苔白腻，脉象弦细的轻症。针泻后溪、大椎、合谷、太冲，祛风镇痉，舒缓筋脉。

病程较长，牙关紧闭，吞咽困难，抽搐频繁，角弓反张，不能转动，呼吸气促，痰涎壅盛，舌苔白腻，脉象弦紧的重症。针泻后溪、大椎、合谷、太冲、丰隆，镇肝息风，祛痰解痉。

因失治、误治或汗、下太过，机体极度虚弱，筋脉失其濡养者，不可使用上方治疗。应急取补合谷、三阴交、复溜，大补气血，养阴柔筋；或加配泻太冲，平肝息风，方能收效。对于失血和产妇血亏患者，注意虚实并治，不可一意祛邪解痉。可补三阴交、复溜或太溪，补益精血，与取泻合谷、太冲、后溪，祛邪解痉，息风柔筋之法，交替施治。由于任何轻微的外界刺激，都可能诱发强烈的阵发性全身肌肉痉挛。因此，在针刺前应让患者，特别是轻症患者，思想有所准备，以免经筋突然拘急或痉挛更甚。多泻久留针，对于缓解痉挛有良好的效果。

2. 痉病　本病以项背强急，四肢抽搐，甚则两目上吊，角弓反张为主证。其项背强急、角弓反张，是督脉和太阳经筋脉拘急的征象。取本穴具有通畅督脉和太阳经气，缓解督脉和太阳经筋脉强急拘挛的作用。

因风寒湿邪，壅阻经络，气血不畅，筋脉拘急而成的痉病。证见头痛，恶寒发热，项背强急，肢体酸重，甚则四肢抽搐，舌苔白腻，脉象浮紧。配泻大椎、风门(加灸或拔罐)，祛风散寒，通督解痉。上方亦可与取泻合谷、太冲二穴交替施治。

素体气血亏虚，或因亡血，或因产后血亏，不能营养筋脉，或汗下太过，导致阳气阴血俱损而成的痉病，亦即尤在泾所说的："亦有亡血竭气，损伤阴阳，而病变成痉者"，不可取施本穴、风门、大椎等穴。属于温病邪热内传营分，引起肝风发痉者，一般也不主张配取本穴。

3. 疟疾　取泻后溪，宣阳祛邪，使疟邪由太阳而解，以收截疟之效。

(1) 寒热往来，冷热有时，呵欠乏力，寒战鼓颔，头痛烦渴，面赤舌红，终则汗出热退证候缓解，舌苔薄白或黄腻，脉象多弦的正疟。配泻大椎，宣阳疏表，祛邪止疟；或配泻外关、丘墟，和解少阳，祛邪截疟。

(2) 热多寒少，或但热不寒，汗出不畅，头痛身痛，口渴引饮，便结溲黄，不思饮食，舌红苔黄，脉象弦细而数的热疟。配泻内庭、合谷，清热疏表，祛邪止疟；或配泻大椎、足三里，疏表调中，祛邪止疟。

(3) 但寒不热，或寒多热少，口不作渴，胸胁痞满，神疲肢倦，舌质淡苔薄腻，脉象弦迟的寒疟。取泻后溪，补太溪，扶阳达邪止疟；或上方加泻灸大椎(或陶道)，共奏温阳散寒、扶正达邪之效。

4. 头痛　《通玄指要赋》说："头项痛，拟后溪以安然。"循经取泻本穴，治疗太阳头痛，后头痛下连于项者，具有通畅经气的作用，配泻天柱、大杼或阿是穴，通宣太阳经气，祛邪止痛。属于郁热所致者，取泻后溪、天柱均配透天凉，通畅经气，消散郁热。因风寒外束所致者，取泻后溪、天柱（加灸）、大椎，疏风散寒，通经止痛；因风热侵袭所致者，取泻后溪、天柱、风府，疏风清热，通经止痛。

5. 头项强痛　循经取穴，上病取下，取泻本穴，宣通太阳经气。

(1) 伤寒病，太阳表实证所出现的头项强痛，可配泻大椎，宣阳解表。

(2) 因风寒之邪，侵袭经络，营卫不和，经脉阻滞所致者。泻灸后溪、阿是穴，温经散寒，通络止痛。

(3) 因闪挫跌仆，筋脉气血运行受阻所致者，配泻阿是穴，通经活络，行血散滞。

6. 痫证　取泻本穴，通督醒志。

(1) 痫证发病时有脊强而厥的症状者，在发作时，取泻本穴有通督醒志之效，多与大椎、腰奇穴配治，在休止期取泻本穴，可宣通督脉。

(2) 每次发作前，头项或项背强痛，或脊背强痛或脊背凉、麻、抽筋者，在休止期取泻后溪、风池、大椎，通经祛邪，息风清脑。

(3) 癫痫小发作，出现两臂向外伸展，点头或摇头者，取泻后溪、大椎（或风府）、天柱，通经祛邪，舒筋清脑。

(4) 每次发作前，肘以下或整个上肢手太阳经出现麻木或抽筋、沉困等，取泻后溪、小海二穴，多泻久留针，通畅经气，祛邪散滞。或与辨证取穴同时或交替施治。

7. 落枕　证见颈项强痛或微肿，不能左右转侧，或前后俯仰不便，甚则酸楚疼痛延及肩背、头部或扩散到上臂。循经取穴上病取下，取泻本穴，以宣畅太阳经脉的壅滞。如以项强不能俯仰为主者，加泻足太阳经通于阳跷脉的申脉，以宣畅足太阳经脉的壅滞。正如《内经》中说："项痛不可以俛仰，刺足太阳；不可以顾，刺手太阳也。"因睡眠时体位不正，颈部过度疲劳，经络气血运行受阻者，配泻患野腧穴，舒筋活络；因睡眠时感受风寒，营卫不和，经络阻滞，筋脉拘急者，配泻患野腧穴，针后加艾灸或拔罐，温经散寒，舒筋活络。

8. 手腕筋脉失常　取泻本穴治疗手腕关节尺侧筋脉失常所出现的弛缓或拘急。

(1) 手腕尺侧筋脉拘急，取泻后溪、腕骨、养老或通里，舒筋活络。若兼见手腕桡侧筋脉弛缓者，配补阳溪、合谷、偏历，壮筋补虚，补不足损有余，以达调和筋脉、疏利关节之效，使筋脉功能得以平衡和协调。

(2) 手腕尺侧筋脉弛缓，或兼见桡侧筋脉拘急者，取穴同上，但补泻法则相反。

【病案举例】

例一：王某，男，68岁，住南阳市环城公社净土庵大队净土庵村。1981年9月9日初诊。

主诉：患疟疾三天。

现病史：疟疾已发两次，每天一次，历时6~8个小时。发疟时往来寒热，先冷后热，战栗，头痛身痛，口苦，咽干，汗出则战栗、头痛亦止，发作后身困乏力，食少。脉弦。今日预计发作时间约在下午一点。

既往史：病人曾于1981年患过疟疾。

诊断：疟疾。

治则：祛邪截疟。

取穴：针泻后溪、大椎穴。每日针治一次。

效果：一诊后疟疾未发，二诊后疟仍未复发。

随访：1982年9月前来告知疟疾在此针治愈，一直未发。

例二：王某，男，21岁，我院内三科住院病人。1965年5月7日初诊。

主诉：患破伤风已二十天。

现病史：1965年4月4日被牛车轧伤左足踇趾，17日自觉口噤不自主地咬伤舌头，腰背强痛，颈项强急，口干不渴。近几天呈阵发性全身痉挛，角弓反张，颈项强急，以夜间抽搐尤甚。舌强，语音不清，吞咽困难，苦笑面容，面色微黄，舌苔白，脉象微弦而数。于1965年4月30日以"破伤风"收住我院内三科，于5月7日转针灸科配合治疗。

辨证：破伤风病毒侵袭经脉，经筋拘急之破伤风病。

治则：疏风祛邪，舒筋解痉。

取穴：一诊针泻后溪、大杼、颊车；二至五诊，针泻后溪、大杼、合谷、太冲；六诊针泻后溪、太阳。均久留针。

效果：一诊后，口噤和颈项强急、背痛治愈，夜间抽搐次数减少；二诊后，抽搐次数少时间短，少腹微痛；四诊后，夜间轻度抽搐两次；五诊后，抽搐停发，仅咀嚼食物时两颞强痛；六诊后痊愈出院。

【腧穴配伍】

1. 后溪与申脉配伍　通于督脉的后溪和通于阳跷脉的申脉穴，通合于目内眦、颈、项、耳、肩髆、小肠、膀胱。两穴相配，主治头项、耳、目、肩髆、腰背疾患。

2. 取泻后溪　配泻大椎，宣阳达邪、截疟、通督舒筋；配泻大椎、百会、人中，通督醒志，舒筋解痉，治疗脊强而厥、脊强反折之证；配泻天柱、大椎，通畅太阳，舒筋和络，治疗项背强急、头项强痛和落枕；配泻外关、丘墟，和解少阳，祛邪截疟。

【讨论】

1. 经旨浅识　《金匮要略·疟病脉证并治》篇说："疟脉自弦，弦数者多热，弦迟者多寒。弦小紧者下之差，弦迟者可温之，弦紧者可发汗针灸也。"脉弦兼紧而有浮象，是邪气偏重在表，可发汗或针灸治疗，但未言针灸腧穴。从其脉象治疗，宜泻后溪、大椎，解表截疟。

2. 临床见闻　一位化脓性中耳炎患者，右耳流脓，耳周剧痛，针泻后溪穴则耳前剧痛消失，又泻中渚穴，耳后剧痛很快消失。这与"经脉所在，疾病所主"和"病在何经，穴取何经"的规律有关。

3. 历代医家经验　本穴的治证，历代医家积累了不少经验，如《千金十一穴歌》载："胸项如有痛，后溪并列缺"；《通玄指要赋》载："痫发癫狂兮，凭后溪而疗理"；《十四经要穴主治歌》载："后溪能治诸疟疾，能令癫痫渐渐轻"；《玉龙赋》载："时疫牝疟寻后溪"；《玉龙歌》载："时行疟疾最难禁，穴法由来未审明，若把后溪穴寻得，多加艾火即时轻"；《百症赋》载："阴溪、后溪，治盗汗之多出"；《拦江赋》载："后溪专治督脉病，癫狂此穴治还轻"；《备急千金要方》载："后溪主耳鸣，主鼻衄窒喘息不通"；《八脉交会八穴主治歌》载："手足拘挛战掉，中风不语癫痫，头痛眼肿泪涟涟，腿膝腰背痛遍；项强伤寒不解，牙痛腮肿喉咽，手麻足麻破伤牵，盗汗后溪先砭"，以及《神农经》说本穴："治项强不得回顾，脾寒肘疼，灸七壮"和《针灸甲乙经》载："振寒寒热，肩臑肘臂痛，头不可顾，烦满，身热恶寒，目赤痛，眦烂生翳膜，暴痛，鼽衄，发聋，臂重痛肘挛……颈项强，身寒，头不可以顾，后溪主之；寒热颈颔肿，后溪主之；狂互癫疾数发，后溪主之"等，对于指导临床有一定参考价值。

4. 子母补泻法　《十二经子母补泻歌》载："小肠小海后溪连"，后溪是手太阳小肠经之母穴。虚者补其母，取补火经中的木穴后溪，以补木生火，有补益小肠腑和手太阳经虚证的功效。但根据临床经验和"荥输治外经，合治内府"的配穴原则，取本穴多用于治疗本经经脉循行通路上的病变和督脉病。不曾用作手太阳经的母穴补木生火治疗小肠虚证。

5. 透刺法　后溪透合谷，或合谷透后溪的透达法，目的在于扩大刺激面，增强刺激量，多用于宣窍、止痛，治疗五指麻木或鸡爪风等。

6. 八脉交会穴的治疗范围　窦汉卿在《标幽赋》中总结通于八脉的八个腧穴的治疗经验时说："阳跷、阳维并督带，主肩背腰腿在表之病；阴跷、阴维任冲脉，去心腹胁肋在里之疑。"阳跷是指通于阳跷脉的申脉穴，阳维是指通于阳维脉的外关穴，督是指通于督脉的后溪穴，带是指通于带脉的临泣穴，它们分别治疗在表的肩背腰腿等处的病变，其中通于阳维脉的外关穴，偏于治疗在表的肩背疾患，通于督脉的后溪穴，偏于治疗在表的脊背疾患。

【歌括】

后溪通督手太阳，小指节后外纹藏，
督脉太阳经气畅，颈项背脊病疾康，
多泻少补五分刺，宣阳截疟功效良。

第八章

足太阳膀胱经

第一节 | 概 论

【经脉的循行路线及病候】

1. 循行路线 起于目内眦的睛明穴处，向上布于额部，交会于督脉的神庭穴和足少阳经的头临泣，上行巅顶交会于督脉的百会穴。其分支，从巅顶分出，走向耳上角，交会于足少阳经的曲鬓、率谷、浮白、头窍阴、完骨等穴。其直行的支脉，从巅顶通入脑，交会于督脉的脑户穴，回出下行项部，沿肩胛肌肉内侧交会于督脉的大椎、陶道穴，夹脊柱直下抵达腰部，脉气向里深入沿脊旁肌肉走入腔内，联络肾脏，入属膀胱本腑。其分支，从腰部分出，沿脊旁下行，经过臀部，直下进入膝腘窝中。其另一支脉，从肩胛内缘一直到达肩胛下面，挟脊柱下行，经过髀枢部，即股骨大转子处，交会于足少阳经的环跳穴，沿股外侧后缘直下，同上一分支会合于膝腘窝，由此向下经过踹内，浅出于外踝后面，沿第五跖骨粗隆走至足小趾外侧末端，与足少阴经脉相接合。属膀胱，络肾。由于本经挟脊柱两旁循行，脊柱两旁的五脏六腑背俞穴，都是它们脏腑经气输注之处，故与心、肝、脾、肺、肾、大肠、膀胱、小肠、胃、胆有联系。本经腧穴治疗本经循行处的病变和五脏、六腑以及脑的病证，都是通过它内属脏腑，外络肢节和五脏、六腑经气输注，经脉通路经气的作用而发挥疗效的。

2. 病候 本经病候多见头痛、头项痛、项强、寒热、脊背痛、项背强急、腰背疼痛、腰骶痛、角弓反张、遗尿、癃闭等，以及太阳经证和它循行处眼目、下肢病变。是膀胱、膀胱经经气和有关部位受到致病因素的侵袭，在全身和体表出现的症状和体征。这些症状和体征，都是通过本经在它所联系的部位反映出来的，对于诊断和治疗起着重要的作用。这些病候的发生、发展、传变和康复过程，也都是通过本经而实现的。它所反映的这些病候，都是本经腧穴的治疗范围，是通过本经经脉和改善本经经气而收效的。

【膀胱的生理病理】

膀胱位于少腹，与肾相表里。它的主要生理功能是贮尿和排尿。其病理变化主要表现在排尿困难和小便失禁方面。凡致使膀胱功能失常所出现的小便不利、失禁、癃闭等病证，都是本经有关腧穴的治疗范围。肾与膀胱相表里，因肾气不化，影响膀胱气化者，配取肾经和任脉下腹部有关腧穴施治；与肺、脾、肾三脏有关的病理病变，分别配取肺、脾、肾经有关腧穴施治；属于膀胱本腑湿热蕴结之病，配取膀胱的募穴施治；属于他脏移热所致之证，配取其病因经的有关腧穴施治；膀胱腑病，多取膀胱的俞募穴施治。

【所属腧穴的分布及治疗范围】

1. 本经腧穴 有睛明、攒竹、眉冲、曲差、五处、承光、通天、络却、玉枕、天柱、大杼（骨会穴）、风门、肺俞、厥阴俞、心俞、督俞、膈俞（血会穴）、肝俞、胆俞、脾俞、胃俞、三焦俞、肾俞、气海俞、大肠俞、关元俞、小肠俞、膀胱俞、中膂俞、白环俞、上髎、次髎、中髎、下髎、会阳、附分、魄户、膏肓俞、神堂、谚譆、膈关、魂门、阳纲、意舍、胃仓、肓门、志室、胞肓、秩边、承扶、殷门、浮郄、委阳（三焦下合穴）、委中（合土穴）、合阳、承筋、承山、飞扬（络穴）、跗阳、昆仑（经火穴）、仆参、申脉、金门（郄穴）、京门（原穴）、束骨（输木穴）、通谷（荥水穴）、至阴（井金穴）等67个。分布在目内眦、眉头、头部第一侧线、项部、脊柱两旁第一和第二侧线、骶部、股后、膝腘、踹、外踝后及下面、第五跖骨、足小趾外侧端等处。其共同性是：都治疗所在处和邻近处的局部病。其特异性则是：膝以下腧穴还治疗眼、头、项、脊背、腰背、骶、肛门病和热性病及精神方面疾患；五脏、六腑经气输注于背部的背俞穴，还治疗该脏、该腑和穴下有关脏腑的疾患，对改善该脏腑功能有一定的作用；背部与脏腑相应命名的腧穴，如魂门、魄户、志室、神堂、阳纲、意舍、胃仓等，还治疗相应的该脏、该腑病；风门还有治肺和祛风解表作用；膈俞是八会穴之一的“血会”还治疗血证；大杼是八会穴之一的“骨会”，还治疗骨病；膏肓俞还治疗久病体弱；骶部的八髎穴还治疗盆腔内疾病，对泌尿、生殖系统某些疾病有一定疗效；委中还治疗急性胃肠炎、中暑，并有泄血散热、泄血解毒、泄血行瘀的作用；至阴还有催产和纠正胎位的特殊作用；通天还治疗鼻疾患。因此，膝以下腧穴和背俞穴，治证较多，使用很广。

伤寒病中的太阳经证是大杼穴的治疗范围。

2. 本经交会于他经的腧穴　有交会于督脉的大椎、陶道、百会、脑户、神庭，足少阳经的曲鬓、率谷、浮白、头窍阴、完骨、头临泣、环跳等。

3. 他经交会于本经的腧穴　有督脉交会于本经的风门；手太阳、足阳明经交会于本经的睛明（又有手足太阳、阳明、阳跷、阴跷五脉之会之说）；手太阳经交会于本经的大杼、附分；阳跷脉交会于本经的申脉（阳跷脉所生）、仆参（阳跷之本）、跗阳（阳跷之郄）；阳维脉交会于本经的金门（阳维所别属）。申脉穴通于阳跷脉。其中，风门还治疗督脉经气失常的项背强急；睛明还治疗手太阳、足阳明经热邪所致的眼疾患；大杼、附分还治疗手太阳经经气失常的穴位所在处的肩背疾患；申脉还治疗阳跷为病的阴缓而阳急（足外翻）、癫病昼发、腰背痛、腰背强直、头痛、目赤痛等。

本章常用穴：睛明、攒竹、大杼、风门、肺俞、心俞、膈俞、肝俞、脾俞、胃俞、肾俞、大肠俞、次髎、委中、承山、昆仑。

第二节　睛　　明

睛明，因位于目内眦，近于睛，能治目视不明，有明目之功而得名。又名精明、泪孔、泪空、目内眦等。

本穴位于目内眦，是足太阳膀胱经的起始穴，手足太阳、足阳明、阳跷、阴跷五脉之会，是主治眼病的常用穴。

【治疗范围】

眼与脏腑有着密切关系，如《灵枢·大惑论》篇说："五脏六腑之精气皆上注于目而为之精，精之窠为眼，骨之精为瞳子，筋之精为黑眼，血之精为络，其窠气之精为白眼，肌肉之精为约束，裹撷筋骨血气之精而与脉并为系，上属于脑，后出于项中。"说明眼睛之所以能视万物、辨五色、审长短，有赖于五脏六腑之精气上行灌输。眼与经络也有着密切关系，如《素问·五脏生成》篇说："诸脉者，皆属于目。"由于眼与脏腑、经络关系密切，所以，外感诸邪，内伤诸疾均能导致眼病。对于脏腑、经络失常所致的眼疾患，均可配取本穴治疗。眼病有虚有实，有寒有热，睛明穴能补能泻，对于属实属热之眼病，收效迅速，属虚属寒之眼病，收效缓慢。

睛明位于目内眦，位属血轮，内应于心。心主火，主血脉，心气和则火宁，心气盛则火炎。心火上炎，血脉逆行，经络壅阻，郁于内眦所发生的内眦疾患和从目内眦起始延及气轮、风轮、水轮处的眼疾患，属本穴的主治范围。

【功能】

局部取穴 用泻法，清热明目、退翳散瘀、舒筋活络；用泻法在拔针前稍退针，针尖向鼻根方向刺入，令其血从鼻孔流出几滴（采用从内眦肉上进针之法），有清热明目散瘀之效；用补法，有补虚明目、健筋之效。

【主治】

急性结膜炎、赤脉传睛、翳状胬肉、流泪症、近视、青光眼、暴盲、斜视、夜盲、目痒、眼球震颤、中心性视网膜炎、睑缘炎、角膜炎、电光性眼炎、视神经炎、泪囊炎、青盲。

【临床应用】

1. 急性结膜炎 本病是一种传染性眼病，以发病急剧，眼热红赤明显为特点。属于中医学"天行赤眼"和"暴风客热"二证的范围，取泻本穴，用以清热明目。

(1)天行赤眼（热盛型）：由于感受时气邪毒所致。证见眼忽赤肿，痛痒交作，怕热羞明，流泪难睁，继则眼眵黏稠，睑睫胶封等。取泻睛明（或拔针前针尖偏山根刺入令其出血，或用草茎或芦管、竹叶搐刺内迎香出血）、合谷，点刺太阳穴出血，清热祛风，泄热解毒；或配泻合谷、三阴交，点刺太阳穴出血，清热解毒，凉血清目。

(2)暴风客热（风盛型）：多因风热相搏，交攻于目，猝然而起。证见胞睑红肿，白睛暴赤，热泪如汤，眵泪交流，羞明隐涩，或伴有头痛、鼻塞、发热恶风等症状。取泻睛明、风池（或曲池）、太阳，疏风清热，散热明目。

2. 赤脉传睛 起于大眦者，又称大眦赤脉传睛；起于小眦者，又称小眦赤脉传睛。取泻本穴，主治大眦赤脉传睛。

证见眦内壅涩，痒痛并作，赤脉呈多数细岐枝状，自眦贯布气轮，甚则延及风轮。兼见赤脉粗赤，涩痒刺痛，眵多干结，头痛烦热，舌红口干，脉数有力者，属于三焦壅热，心火上亢而成的实证。配泻清降三焦之火的外关、清心火的神门和具有凉血作用的三阴交，共奏清心凉血、消散郁热之效。兼见赤脉细淡，微痒不痛，心悸失眠，眩晕心烦，舌绛无苔，脉象细数者，属于心阴暗耗，虚火上扰而发的虚证。取泻神门（清心宁神），补复溜（壮水之主以制阳光，则心火自降）、三阴交（养血益阴），滋阴降火，养血宁心以治其本，配泻患侧睛明穴（宣散郁热），宣散郁热以治其标。

3. 翼状胬肉 此病类似中医学的"胬肉攀睛"。取施本穴，用于胬肉根部位于内眦角，横贯气轮，侵入风轮之证。

(1) 属于心肺风热壅盛，经络瘀滞者，配泻合谷、神门，祛风清热。

(2) 属于脾胃湿热蕴蒸，血滞于眦者，配泻足三里、阴陵泉，清理脾胃湿热。

本病仅以患野取穴局部疗法，针泻本穴退翳散滞，往往能获短暂的效果，对于年老体虚患者，应少泻多留针。

4. 斜视 斜视是指两眼不能同时正视前方。为眼球运转失衡，呈现斜视的一种眼疾。不论内斜视或外斜视，均可配取本穴。

(1) 外斜视，是因眼球内收肌麻痹，肌力失去平衡所致。患野取穴，取补足太阳经的睛明(或加攒竹)，壮筋补虚；或配泻瞳子髎(或加太阳或丝竹空)，舒筋活络，以调节眼肌功能的平衡。

(2) 内斜视，是因眼球外展肌麻痹，肌力失去平衡所致，取穴与外斜视相同，补泻法则相反。

因风痰阻闭经络，以致筋脉挛急牵引，眼珠偏吊一侧的斜视，针泻合谷、太冲和患眦侧的腧穴，或加泻丰隆。

因脾气虚弱，目系弛缓，约束失职，以致眼球运转松紧失于平衡的斜视，针补合谷、足三里和患眦侧的腧穴，补中益气，强筋补虚。

外伤性斜视，仅用患野腧穴，如睛明、瞳子髎、攒竹等，即可收效。其使用方法同上。

5. 电光性眼炎 本病为眼部受电弧放射的紫外线直接照射所引起的角结膜炎。“白睛赤脉法于阳”(《内经》)。本病属于在阳在表的实热证。开始自觉眼中微有异物感，以后症状逐渐加重，出现结膜充血，流泪，羞明，火灼样痛等。取泻本穴清热明目，配泻风池(配透天凉，务使针感走达眼部)，或配泻曲池(或合谷)，点刺太阳出血，清热明目。

6. 泪囊炎 它与中医学的眦漏、漏睛疮相似。位于目内眦的睛明是治疗本病的常用穴。不论心经热邪，蕴积日久，郁攻内眦而成，或风热外袭，引动内火所致，均可取泻本穴祛邪散热。局部取穴，常配泻攒竹、太阳或球后。属于湿热型者，上方配泻合谷、阴陵泉，清热利湿，或加泻神门兼清心火；属于风火型者，上方配泻曲池(或风池)、外关，疏散风热。

【病案举例】

例一：吕某，女，52岁，住南阳县安皋公社杨庄大队枣圆村。1971年9月28日初诊。

主诉：复视、眼睑下垂已四十多天。

现病史：四十多天来，左侧眼球向外斜视，视物不清，视一为二。左侧上眼睑下垂，睁眼无力，伴有咽干、耳鸣、睁眼头晕、两目干涩、气短等症状，舌绛无苔，脉弦。心音亢进，血压190~110mmHg。五官科检查：左眼球仅能向外转动，瞳孔等大，对光反射正常，左眼外斜向上、向下、向外均可活动，眶上支区感觉麻木，眼底动脉细、反光强，以“眼球内收肌麻痹”转针灸治疗。

辨证：此系目系经筋失调之斜视。

治则：调和经筋。

取穴：针补左睛明，泻左攒竹、阳白。隔一至二日针治一次。

效果：一诊后复视减轻，左上眼睑能活动；二诊后左眼能睁开但不持久。视物时间长略觉复视，三诊后复视治愈，眼睑下垂减轻80%；四诊痊愈。

随访：1971年10月27日到家访问，告知复视及眼睑下垂治愈，仅感两眼干涩，余无异常。

例二：温某，女，48岁，住南阳县李八庙公社龙王庙大队。1965年7月3日初诊。

主诉：右眼热痛已八天。

刻下症：右眼赤烂，多眵羞明，干涩难睁，视物不清，下午热痛，痛痒交作，赤脉络满白睛。头痛头懵遇热遇光加重。气短、心悸遇热加重，伴有溲黄灼热、阴部热痒、饥不欲食等症状，舌体裂纹，苔黄干燥，脉数。素体内热炽盛，易于外感热邪。

辨证：内热炽盛之体，外感暑热之邪，上攻于目之急性结膜炎。

治则：疏风清热明目。

治疗：一诊针泻右睛明、风池、光明，后二穴配透天凉。其风池穴凉感走达右眼球部，光明穴凉感循本经走至带脉穴处，风池、光明二穴用透天凉8分钟，留针30分钟，即感右眼痒涩热痛消失，睛明（刺入目内眦）穴发痒无痛感。一诊后，右眼不涩痛，发红减轻。二诊（6日）针泻右睛明，风池、光明配透天凉。其风池穴凉感循本经侧头部走达两眼球，当时两眼清凉；其光明穴凉感循本经走达两胯部，其睛明穴痒感明显。

随访：1965年8月来本科治疗梅核气，告知急性结膜炎在此针愈，至今未发。

例三：张某，男，19岁，住镇平县彭营公社漠堂大队郑庄村。1969年9月19日初诊。

主诉：患斜视复视已数月。

刻下症：左侧眼球向鼻侧偏斜，眼球向外侧运动受限，视一为二，视物昏花不清，伴有左侧眼球疼痛、头痛等症状。视力右眼1.5，左眼0.7，眼底检查正常。五官科诊断为“麻痹性内斜视”，给予阿司匹林、异丙嗪、维生素B_1、巴氏合剂治疗效果不佳，转针灸治疗。

辨证：此系左眼筋脉失调之斜视。

治则：调和经筋。

取穴：针泻左侧睛明，补左侧瞳子髎。

效果：一诊后左眼视物昏花及复视减轻；五诊后复视明显减轻；六诊后所有症状均明显减轻；七诊痊愈。

随访：1971年10月25日回信告知治愈，1972年至1983年追访未复发。

【腧穴配伍】

睛明是治疗眼病的常用穴，临床上多与患野处的阳白、太阳、攒竹、承泣、瞳子髎、丝竹空等穴配伍。“眼通五脏，气贯五轮”，整体治疗，常配取于辨证取穴的处方中，标本兼顾，因果并治。手阳明经上挟鼻孔，手少阴经系目系，手少阳经至目锐眦，足阳明经起于鼻旁纳足太阳之脉，足少阳经起于目锐眦，手太阳经至目锐眦至目内眦，足厥阴经连目系。故循经取穴，多与患病所在处的有关经脉肘膝以下有关腧穴配治。

【讨论】

1. 临床见闻

（1）针刺太阳、攒竹、睛明（针尖从皮肤部进针）、球后、承泣、瞳子髎等近眼区腧穴，若损伤穴下血管，在拔针后2~10分钟可见局部皮肤发青，眼球充血，不作任何处理，均在5~10天内自行吸收消退。严重者，先用冷敷止血，后用热敷散瘀消肿。

1973年针治一眼病患者，针刺一侧球后穴，用26号毫针刺入一寸二分深，因进针较快，捻转角度较大，刺伤动脉，拔针后即刻眼眶肿满，眼球红肿高凸，胀痛似裂，视物不清，眼睑青紫，闭合不着，造成严重血肿（眼底检查未见影响视力的变化）。嘱患者在家先冷敷止血，后热敷散瘀，十天后恢复正常。

(2)属虚证的眼病,以治本为主,配补患野腧穴的机会较少,属虚中夹实的眼疾患,取本穴补之不适,泻之不宜过多,宜少泻以免伤眼目精明之气。

机体素虚,又患属虚证的眼病,多次取泻本穴治疗,因损伤眼目精明之气,有造成暂时失明之弊。及时取补有关补益气血、补益肝肾、补肾阳益肾气的腧穴治疗,可获得满意效果。

2. 历代医家经验 本穴是治疗眼病的有效穴,为历代医家所公认。如《玉龙赋》说:“睛明、太阳、鱼尾,目症凭兹”;《玉龙歌》说:“两睛红肿痛难熬,怕日羞明心自焦,只刺睛明、鱼尾穴,太阳出血自然消”;《灵光赋》说:“睛明治眼胬肉攀”;《十四经要穴主治歌》说:“睛明、攒竹目昏蒙,迎风流泪眦痒痛,雀目攀睛白翳生”;《百症赋》说:“观其雀目肝气,睛明、行间而细推”;《针灸甲乙经》和《铜人腧穴针灸图经》也都提出本穴主治眼病。

3. 本穴禁灸 根据文献记载本穴禁灸,如《铜人腧穴针灸图经》《外台秘要》《医学入门》等书均言禁灸或不宜灸,近代针灸书籍有言不可灸,有杂志报道说睛明不可灸,灸之可能导致热性白内障等。

本穴禁灸,是因眼病多实、多热和多虚中夹实证,寒证少见。其虚证多由肝肾亏虚、精血不足、阴虚火旺等因所致,艾灸易助邪热和耗伤阴精,故不宜艾灸。再者艾灸易于灼伤眼球,对应于心的血轮也是无益的。

4. 针刺本穴不能擤鼻涕 取刺本穴(针从目内眦红肉处刺入),有些患者在针后一小时内鼻涕较多,若用力鼓气擤鼻涕,可出现眼胞轻度肿胀,活动发强,约 2~4 小时后自行消失。可告诉病人在针后一小时内不可用力鼓气擤鼻涕,以防眼胞肿胀。

5. 本穴位置、针刺深度和提插捻转补泻问题 本穴位置、针刺深度和使用提插、捻转补泻与否,诸书记载不一。如《针灸甲乙经》:“在目内眦外,刺入六分”;《西方子明堂灸经》:“在内眦头外一分宛宛中,针一分半,留三呼”;《医学入门》:“在目内眦红肉陷中,禁用针灸”;《学古诊则》:“在目内眦外,眉头陷中”;《铜人腧穴针灸图经》:“针入一寸五分”;《圣济总录》:“两目大眦二穴,只可背精斜飞,不得直针,直即伤睛致瞎,不可治也”;《针灸大成》:“刺一分半”。对此近代一些针灸书中也有不同记载,不一一列举。

著者对于本穴位置、刺针深度及捻转补泻之应用如下:

(1)翻开眼睑,针从内眦红肉上垂直刺入(内睛明),可刺入一寸五分有余,针下轻松易于进针,并无痛苦又无危险,不易出血,也不影响捻转补泻及留针;其针感强度不大,走向不远,仅觉局部发痒、发胀、发凉;适用于胬肉攀睛、目痒、泪囊炎、流泪症、急性结膜炎、电光性眼炎、青光眼、夜盲、视神经萎缩、赤脉移睛等眼病。

(2)闭目,针从内眦边缘的皮肤部距内眦角半分处垂直刺入,可刺入一寸五分深,较从内眦上进针痛而易出血,不影响捻转补泻及留针;其针感强度较大走向较远,能走向眼眶、鼻部;适用于目眦、眼底、眼睑一些疾患。

(3)闭目,针从眼内角上方半分处之皮肤上沿内脱韧带上方垂直刺入(上睛明),可刺入寸余,较内眦上进针痛易出血,不影响捻转补泻及留针;其针感强度较大走向远,能走向整个眼球及上眼眶,浅刺适用于上眼睑、泪囊、内眦疾患,深刺适用于眼底病变。

(4)闭目,针从内眦角鼻侧一分的皮肤上刺入,亦即针从内眦边缘的皮肤部距内眦角一分处,相当于近代一些记载在“目内眦角外一分处;目内眦外一分处。”针刺寸余,较从内眦上进针痛易出血,若眶内侧壁倾斜度较大,则被眶壁挡阻,只能刺入二至五分深,针刺过浅则不适于捻针,捻针又多出现痛感,针感多在浅表的局部。适用于眼睑、内眦一些疾患,对眼底病变疗效差。若眶内侧壁倾斜度较小，可刺入寸余。

(5) 翻开眼睑，针从目眦红肉处靠近内眼角垂直刺入，可刺入一寸五分深，针下轻松易于进针，并无痛苦又无危险，不易出血，不影响捻转补泻及留针，其针感强度较大走向较远，能走向鼻部及整个眼球。适用于目眦、眼底一些疾患（若针尖略向鼻侧偏斜，针感异常明显，但易出血）。其针进入的内在部位与前文 (2) 相同，与 (1) 相比，略偏于鼻侧，但疗效较为显著。

若闭目，针从内眦角鼻侧一分半至二分处的皮肤上刺入，则针被泪囊窝的骨壁挡道，只能刺入一分多深，较从内眦上进针痛苦大易出血，因进针过浅则不适于捻针，捻针又多出现痛感，其针感多在浅表的局部。不适用于眼底病变，失去了睛明穴的所在部位及其功能。

取刺本穴不必要将眼球推向外侧以固定眼球，亦不必过于神秘。著者在 16~20 岁时，用 25 号、24 号较粗的毫针取刺本穴，对于一些属实属热的眼疾患，翻开眼睑从目内胬红肉上刺入（因我家在 1952 年以前取刺本穴都是从内眦红肉上进针）；对于胬肉攀睛，进针被阻，可用力透刺胬肉；对于阳实证的眼病，若须“泄其血而散其郁热”之法者，可在拔针前稍退针，针尖向鼻根方向刺入，令其血从鼻孔流出（未曾发生过损伤眼球之弊）。

【歌括】

睛明位于内眦角，眼病局刺部位多，
泻多明目眦筋疗，疏风散热云翳霍，
八分刺入禁艾灸，眼目诸疾可解脱。

第三节　攒　竹

攒竹，是由于两眉攒聚时形如竹叶而得名；前人依其所在处的名称和形象，又命名为眉头、员柱；依其能治疗眼病，又命名始光、夜光、明光、光明等；是足太阳经的眼区腧穴。攒竹患野取穴，是治疗穴位所在处局部病变的常用穴。

【治疗范围】

位于眉毛内侧端，眶上切迹处，属于足太阳经的攒竹穴，以患野或邻近取穴的局部疗法，主治目内眦、眼睑、上眼眶、前额等处病变。临床配取在整体治疗辨证取穴的处方中，用于辅佐治疗；配取在标本兼顾，因果并治的处方中，用于治标治果。

【功能】

局部取穴　用泻法，有清热明目、祛邪散滞、舒筋活络之效；用补法，有明目、健睑之功；用三棱针点刺血络出血三、五豆许，能泄血散瘀、宣散郁热。

【主治】

上眼睑下垂、胞轮震跳、胞睑肿胀、眼球震颤、近视、斜视、三叉神经痛、急性结膜炎、电光性眼炎、流泪症、泪囊炎、睑缘炎、暴盲、面神经麻痹。

亦治翼状胬肉、眼丹、赤脉传睛、青光眼、目痒等。

【临床应用】

1. 上眼睑下垂　此症有先天与后天之分，临床多见于后天，尤其儿童较多见。针攒竹宜从眉端向鱼尾方向横刺，虚补实泻，以收祛邪与扶正之效。患野取穴的局部疗法，多与阳白、太阳或丝竹空等穴相配，虚补实泻，其效甚良。不论外伤或风热上攻、脾气虚弱、气血亏虚，均可施用此法。

⑴属于风热上攻，眼睑腠理疏豁所致者，上方与针泻合谷、风池疏风清热之法，同时或交替施治。

⑵属于气血两亏，不能上荣，眼睑筋脉弛缓无力者，上方与针补合谷、三阴交或血海补益气血之法，同时或交替施治，标本兼顾，因果并治。

⑶属于脾虚气弱，血气不荣，脉络失养，胞睑弛缓所致者，上方与针补三阴交、足三里益气养血之法，同时或交替施治。

⑷属于跌仆外伤，损伤睑筋，胞睑筋脉弛缓无力所致者，针补攒竹、阳白、太阳，补益胞睑筋脉。

2. 胞轮振跳　亦称目瞤、眼睑痉挛、眼睑瞤动，为上眼睑不自主地牵拽振跳的一种眼睑疾患。因振跳部位多在上胞，且跳动牵及眉际，故俗称眼眉跳。攒竹是本病治标的常用穴。患野取穴对症治疗，多与阳白或丝竹空配泻，可收祛邪解痉镇痉之效。如无全身病理证候，用此法效果满意。由于风热外束，客于肌腠，入侵经络，以致胞轮筋急震搐者，加泻合谷、风池（务使针感走至上眼睑）疏风祛热；由于气血两亏所致者，取补合谷、三阴交，补益气血以治其本，取泻患野腧穴以治其标。患野腧穴不可施用补法。

3. 斜视　不论内、外斜视均可配取本穴，虚补实泻，以达其筋脉的协调。

⑴内斜视：因邪实所致的筋脉拘急，牵引眼球而内斜视者，针泻攒竹、睛明缓解筋脉的拘急；因正虚目系弛缓，约束失权而内斜视者，针补太阳、鱼尾或瞳子髎健筋补虚。亦可两组腧穴同时取治，共奏调节筋脉功能平衡之效。

⑵外斜视：因邪实所致的筋脉拘急，牵引眼球而外斜视者，针泻瞳子髎、鱼尾或太阳缓解筋脉的拘急；因正虚目系弛缓，约束失权而外斜视者，针补攒竹、睛明健筋补虚。亦可两组腧穴同时取治，共奏调节筋脉功能平衡之效。

斜视病，如不伴全身病理证候，临床用患野取穴的局部疗法，效果满意。如病久或局部针治效缓，可用辨证取穴整体治疗。

4. 三叉神经痛　取泻本穴（针向鱼腰方向横刺），治疗三叉神经的眶上神经痛。局部疗法，多与阳白、头维、太阳等穴配治，以收通经活络、散邪止痛之效。

⑴属于阳明热盛者，配泻合谷、内庭，或配泻曲池、解溪，清泄阳明郁热。

⑵属于痰火上扰者，配泻内庭、丰隆，清泻痰火。

⑶属于热盛风动者，配泻曲池、太冲或风池，清热息风。

⑷属于肝胃之火上攻者，配泻行间、内庭或解溪，清泻肝胃之火。

⑸属于风热外袭者，配泻曲池、外关，祛风清热解表。

⑹属于阴虚肝旺者，配泻行间补曲泉或复溜，育阴清肝。

⑺属于胆经火旺，循经上扰者，配泻丘墟、风池，清降胆火。

患病日久，针灸收效不佳者，可作乙醇卵圆窝封闭。

5. 流泪症 有冷泪和热泪之分。冷泪多由肝肾两虚，精血亏耗，招引外邪所致。在针补肝俞、肾俞，补益肝肾的基础上，加补攒竹补虚止泪。热泪多为内因肝火炽盛，复因风热侵袭所致，针泻行间、合谷（或风池）、攒竹，祛风清肝，宣散郁热。

6. 睑缘炎 它属于中医学的“睑弦赤烂”“风弦赤烂”“烂弦风”之类。以睑缘赤烂愈后易于复发为特征。

(1)风湿型：多因脾胃素有湿热，复感风邪，风与湿热郁结眼睑所致。证见睑缘潮红多泪，少眵或无眵，多痒少痛，虽有痂皮，但较轻薄。取泻本穴清热止痒，沿眉间向鱼尾穴横刺，即刻痒轻，配泻曲池（或风池）、阴陵泉，祛风利湿。

(2)湿热型：多因湿热相结眼睑而成。证见睑缘赤烂，眵多或无，痛痒并重，结痂厚实，拭去痂块，则见糜烂胶粘。取泻本穴，配泻合谷、阴陵泉，清热渗湿。

7. 暴盲 以平素两眼视力正常，骤然一眼或两眼失明为特征。取泻本穴，治疗忿怒暴悖，肝气上逆，气血郁闭，精明失用的暴盲。取本穴加上暗示，或加泻内关或间使，效果满意。

【病案举例】

例一：聂某，男，34岁，住邓县林扒公社周西大队。1968年3月6日初诊。

主诉：眼睑下垂已三个月（原因不明）。

现病史：三个月来，左侧上眼睑下垂，睁眼困难，眼球干昏而涩，左眼内眦活动觉僵不随，复视。

辨证：此病虽久，但无正气不足的证候。是因“邪气反缓”，邪侵经络，眼睑失灵之故。

诊断：上眼睑下垂。

治则：散邪舒筋。

取穴：针泻左攒竹、阳白、太阳。

随访：1968年5月25日因患右侧上眼睑下垂前来针治，告知左眼睑下垂及复视，在此针治两次愈，至今未发。

例二：陈某，男，48岁，住南阳市解放路102号。1977年6月4日初诊。

主诉：右眼斜视已一个月。

现病史：一个多月以前因行走不慎先后跌倒摔伤头面部四次，出现右眼外斜视、复视，行走不能成直线，头重脚轻等症状。下午较上午严重。

眼科检查：右眼向内转有轻度功能障碍，在极度内转时，下泪点正对角膜内缘（正常时应对睑孔外缘）。灯光实验，右眼向外斜约10°~15°。诊断为“麻痹性外斜视（右眼内直肌麻痹）”。

辨证：右目系内、外经筋功能失调之斜视证。

治则：调节目系经筋之平衡。

取穴：针补右攒竹，泻右太阳、丝竹空。隔日针治一次。

效果：三诊后斜视减轻；五诊后效果甚好，复视不明显；六诊痊愈。

例三：袁某，男，29岁，住淅川县航运公社。1971年11月10日初诊。

主诉：左眼斜视、复视已四个月。

现病史：于四个月前左眼肿痛，三天后眼球向外侧斜视、复视。

检查：左眼向内转有功能障碍。眼科诊断为“麻痹性外斜视（左眼内直肌麻痹）”。

辨证：左目系内、外侧经筋功能失调之斜视证。

治则：调节目系经筋之平衡。

取穴：针左攒竹（补）、睛明（补）、太阳（泻）。隔日针治一次，四次治愈。

随访：1972 年 5 月 23 日告知针愈。

【讨论】

1. 经旨浅识

(1)《玉龙赋》载："攒竹、头维，治目疼头痛。"攒竹是治眼病要穴，头维是治头痛要穴。此两穴配伍，治疗伴有或单独出现的目疼头痛，或因目疼引起的头痛。

(2)《素问·刺禁论》篇指出："刺匡上陷骨中脉，为漏为盲。"是指取刺眶上的陷骨处的腧穴，因刺伤连目系的动脉，血入眼内，损伤目系功能，发生流泪不止，视物不清。

(3)《素问·刺禁论》指出："刺面中溜脉，不幸为盲。"面部的溜脉，《类经》解释曰："溜，流也。凡血脉之通于目者，皆为溜脉。""刺面中溜脉，不幸为盲"是因针刺面部特别是眼区和近眼区的腧穴，刺伤动脉使血液流入眼球，造成眼球内瘀血，而导致失明或一时性失明。

2. 临床见闻　因刺伤眼区和近眼区的腧穴如攒竹、承泣、瞳子髎、睛明、鱼腰等穴穴下血管，造成局部皮肤青紫，眼球充血者，不作任何处理，一般可在 5~10 天内自行吸收消退。不影响视力，也不致使"为漏为盲"。

3. 历代医家经验　《十四经要穴主治歌》说："睛明、攒竹目昏蒙，迎风流泪眦痒痛，雀目攀睛白翳生"；《通玄指要赋》说："脑昏目赤，泄攒竹以偏宜"；《玉龙赋》说："攒竹、头维，治目疼头痛"；《玉龙歌》说："眉间疼痛苦难当，攒竹沿皮刺不妨，若是眼昏皆可治，更针头维即安康"；《百症赋》说："目中漠漠，即寻攒竹、三间"；《胜玉歌》说："目内红肿苦皱眉，丝竹、攒竹亦堪医"；《铜人腧穴针灸图经》说："攒竹，治目䀮䀮视物不明，眼中赤痛及睑瞤动；针入一分，留三呼，泻三吸，徐徐而出针；宜以细三棱针刺之，宜泄热气，三度刺，目大明"；等等。记述了本穴能够治疗目内眦、眼睑、上眼眶、前额等处病变。

4. 本穴刺法　取刺本穴，用于治疗上眼睑、眼眶疾患，捏起眉端肌皮，从眉端沿皮向鱼腰、鱼尾方向横刺；用于治疗目翳、泪囊、目眦疾患，从眉头沿皮向睛明穴、目内眦角方向斜针几分深（注意防止刺伤血管及眼球）；用于治疗局部针下疾患，亦可从眉端直刺一、二分深；用于治疗热邪壅结、风热上攻所致的眼病，用三棱针点刺血络出血，消散郁热，祛瘀通络。

5. 本穴禁灸　《铜人腧穴针灸图经》《秘传眼科龙木论》《审视瑶函》等书均记载"禁灸"；《针灸甲乙经》记载"灸三壮"；近代针灸医书记载有"禁灸""灸二至三分钟"；"禁艾炷灸""不宜灸"；"可用隔姜、隔蒜或艾炷灸"等。根据本穴治证范围及其所在部位，一般不使用艾灸。

【歌括】

攒竹眉端直横针，清热祛邪医目昏，
能调眦睑筋脉络，痛痒失明诸疾遵，
多泻少补不宜灸，直刺三分横寸深。

第四节 大 杼

大杼，依其“背中大腧，在杼骨之端”（《灵枢·背腧》）而得名。因它高居于五脏六腑各腧穴之上，故称大腧，又位于杼骨之端（在项后第一胸椎棘突下两旁，距大椎穴旁开寸半处的所在），故而得名“大杼”。

本穴是足太阳经的项背部腧穴；督脉的别络；手足太阳、少阳经的交会穴；穴下内部是气管；是骨气聚会之处。其针感走达项背、脊背和上肢部，故而大杼是治疗太阳、督脉、肺卫、气管和骨的病变以及所在处局部和上肢疾患的常用穴。

【治疗范围】

1. 表证 依其穴下脏器、穴位所在，大杼是督脉别络、手足太阳、少阳经的交会穴。大杼治疗太阳、督脉、少阳、肺卫和气管病变。

太阳为开，主一身之表；督脉有总督诸阳经的作用；少阳为枢，主半表半里；肺主气属卫，外合皮毛，为宗气出入之所。凡因外邪束于太阳，入侵少阳，侵袭督脉，束于肺卫的一些病证，属本穴的治疗范围。

2. 骨病 在全身脏、腑、气、血、筋、脉、骨、髓，具有代表性的八个特殊功能的会穴中，大杼是骨之会穴。《难经》说：“骨会大杼”。大杼治疗骨病，如骨痿、软骨病、颈软等骨髓虚亏、骨质柔弱病变，特别是对上半身颈项、脊椎骨病更为适宜，具有壮骨补虚之效。骨者髓之府，骨者髓所养。因此，骨病又多与髓之会穴绝骨相配。

3. 经脉和筋脉病变 依其穴位的所在、针感的走向、手足太阳和少阳经脉的循行及足太阳经别、经筋和督脉络脉循行和分布，用于患野和循经近刺，大杼治疗头项、脊背、肩臂以及穴位所在处的经筋拘急、弛缓或痹痛等病证。

【功能】

1. 辨证取穴 用泻法，有疏风散邪，疏卫宣肺之效；用补法，壮骨补虚。

2. 局部取穴 用泻法，通畅经气，舒筋活络；配艾灸，能温经散邪；用补法，有壮筋补虚之功。

【主治】

感冒、咳嗽、头痛、鼻塞、哮证、喘证、颈项强痛、落枕、项背强痛、破伤风、痿证、软骨病、腰背酸软、腰背疼痛、脊柱酸软、脊柱疼痛、项背痛、上肢痛、项背肌挛急、脊背强直、肩背痛、痉病。

【临床应用】

1. 感冒、咳嗽、头痛、鼻塞 凡因风寒或风热所致者，均可配泻本穴，前者可收宣阳解表之效，后者以收疏卫退热之功。

(1)感冒：属于风寒袭表，肺卫失宣的风寒感冒，配泻列缺、大椎，疏卫散寒，宣肺解表。属于风热犯表，肺卫失和的风热感冒，配泻曲池，疏风清热，宣肺解表。属于《伤寒论》14条："太阳病，项背强几几，反汗出恶风者，桂枝加葛根汤主之。"可泻足太阳经的大杼、风门，解肌发表，舒畅经气。

(2)咳嗽：属于风寒外束，肺失宣降之咳嗽，泻灸大杼、肺俞，疏风散寒，宣肺止咳。属于风热犯表，肺失宣畅之咳嗽，配泻肺俞、尺泽，疏风清热，宣肺止咳。

(3)鼻塞：每因感受风寒(无感冒症状)而鼻塞者，泻灸大杼、上星或风池，温散风寒，宣通鼻窍。

(4)头痛：足太阳之脉，上行巅顶，循颈别下项背，其头痛连及项背者，属于太阳头痛，可取泻大杼、昆仑、天柱或阿是穴，通经活络以止疼痛。

2. 颈项强痛　因扭转过猛或跌打闪挫，筋脉阻滞，气血运行受阻，或风寒湿邪，侵袭经筋，营卫不和，经脉阻滞，致使颈项强痛，不能左右回顾或不能前后俯仰，甚至痛连项背者，采用患野取穴或循经近刺的局部疗法，均可取泻本穴。

颈项强痛，不能左右回顾者，多见邪束少阳，配泻绝骨、风池，或配泻丘墟、阿是穴，宣通少阳经气，祛邪活络止痛；如属风寒湿邪束于少阳者，患野配加拔罐或艾灸，温经散邪，舒筋活络。

颈项强痛，不能前后俯仰者，多为邪束太阳，《内经》中说："项痛不可以俛仰，刺足太阳。"《针灸甲乙经》中说："颈项痛不可以俛仰……大杼主之。"针泻大杼、阿是穴、昆仑或申脉，或泻大杼、天柱、后溪，通经活络，宣畅气血；风寒湿邪束于太阳者，配加患野拔罐或艾灸，温经散邪，舒筋活络。

3. 落枕　落枕是指一侧项背部肌肉疼痛，活动受限而言。多是睡眠时体位不当，颈项过度疲劳，气血不畅，筋脉阻滞，或枕头过高，感受风寒，侵袭经络，营卫不和，经脉阻滞，经筋拘急所致。如针刺手针落枕穴无效，可按颈项强痛辨证治疗。

4. 项背强痛　足太阳经筋"上挟脊上项"。寒邪入侵，经脉阻滞，经筋拘急，气血不畅，出现的项背凉痛，筋脉拘急，俯仰不便，活动不灵，属于"寒则反折筋急"(《灵枢·经筋》)者，对症治疗，患野取穴，泻灸天柱、大杼，温散寒邪，舒畅经筋。

5. 破伤风　足太阳经脉，还出别下项，循肩髆内，挟脊抵腰中，其经别"循膂，从膂上出于项"；督脉络脉"挟脊上项"；足太阳经筋"上挟脊上项"。足太阳、督脉属阳，背为阳。取泻本穴，治疗属于破伤风病毒侵犯足太阳和督脉经引起"阳急则反折"出现的角弓反张、项背强急等筋脉拘挛强急。对症治疗，配泻大椎、筋缩等穴，祛邪通络，舒畅经筋。

6. 痿证　取泻本穴，用以壮骨补虚。

(1)肾精亏虚型：证见下肢痿软，足不任身，腰脊酸软，甚至颈项不能竖立，胫酸骨冷，行履动摇等，属于肾精亏虚，骨枯而痿者，配补肾之背俞穴肾俞、髓之会穴绝骨、肾之原穴太溪，具有壮骨补髓之效。

证见上肢痿软，不能举臂持物，颈项酸软不能竖立(俗称天柱骨倒)。取补本穴更为适宜，既能用于患野取穴和循经近刺，健筋补虚，又能用于辨证取整体治疗，壮骨补虚。前者，患野取穴和循经近刺，配补天柱、合谷、曲池、肩髃等穴，后者，辨证取穴整体治疗，宜配补天柱、绝骨、肾俞等穴。

《素问·痿论》篇所说的:"肾气热则腰脊不举,骨枯而髓减,发为骨痿"之痿证。配补肾经的母穴复溜滋补肾阴,肾经的背俞穴肾俞补肾以益骨髓,髓之会穴绝骨益髓壮骨,共奏补肾阴壮骨髓之效。

属于《素问·脉要精微论》篇所说的:"骨者髓之府,不能久立,行则振掉,骨将惫也。"配补太溪、绝骨,补肾壮骨。

(2)肝肾亏虚型:肝藏血,主身之筋膜,为罢极之本,肾藏精,主身之骨髓,为作强之官,肝血肾精充盛,则筋骨坚强。肝肾亏虚,精血不足,以致筋骨失养,筋痿则弛纵不收,骨枯则软弱不支者,配补肝之母穴曲泉补肝养肝以益筋脉,肾之背俞穴肾俞补肝肾壮筋骨,或配补曲泉、三阴交、太溪,补肝肾益精血,壮筋骨。

7. 软骨病　多由先后天不足,脾肾亏损,骨质柔弱所致。盖肾为先天之本,主骨髓为作强之官,脾为后天之本,生化气血之源。取补本穴,用于壮骨补虚。如因肾精亏损,骨髓不充,骨质柔弱而成本病者,配补太溪、绝骨、三阴交,补精血健骨髓,或易三阴交为肾俞,有补肾填精、益髓壮骨之效;因脾肾亏损,气血俱虚,骨髓不充,骨质柔弱而成本病者,配补绝骨、三阴交、足三里,壮骨补髓益脾养血;因肝肾亏虚,精血不足,筋骨失养所致者,配补绝骨、阳陵泉、三阴交,填精补髓,强壮筋骨,或配补肝俞、肾俞,补肝肾,壮筋骨。长期治疗,可获一定疗效。

8. 腰背酸软、腰背疼痛、脊柱酸软、脊柱疼痛　因大杼是督脉的别络,足太阳的腧穴、骨之会穴,故用以治疗以上诸症。因肾精亏虚,精血不足,失其濡养所致者,针补大杼、太溪为主,或加补绝骨。因肝肾亏虚,精血不足,失其濡养所致者,加补曲泉或肝俞。病位在腰脊部者,加补膏肓俞或膈俞、肝俞等穴;病位在颈椎部位者,加补大椎或天柱,共奏补肝肾、养精血、壮骨补虚之效。

9. 项背痛、上肢痛、项背肌挛急、脊背强直、肩背痛　本穴针感走向肩背、上臂外廉和项部,用于对症治疗,患野取穴和循经近刺,治疗项背痛、脊背强直、项背肌挛急、肩背痛连及上臂外廉,或上肢外廉痛连及肩背、项背等。针泻本穴,或配拔罐或通电或艾灸,使针感沿足太阳、手太阳、手少阳走向脊背、项背、肩背、上肢上臂或前臂,以收祛邪散滞,通经活络之效。针宜向内(脊)、外(肩胛)、上(项)、下(腰)的方向斜刺或横刺五分至二寸。其针刺方向和深度,视病位而定。

患野取穴,常分别与天柱、魄户、风门、附分等穴配治。循经取穴,可配泻有关的腧穴如后溪、外关、昆仑、绝骨等。

【病案举例】

例一:杨某,男,65岁,住南阳市共和街10号。1964年5月4日初诊。

主诉:落枕七天。

现病史:七天前因夜卧体位不正,醒后即出现右侧后项强痛,扭转疼痛,活动受限,不能前后俯仰和左右回顾。局部稍高突、发热、有压痛,身体瘦弱,脉象沉弱。

既往史:咳嗽吐痰,消化不良,住医院内科治疗五个月刚出院。

辨证:卧位不正,扭伤经筋,气血运行不畅,故扭转即痛,活动受限。

诊断:落枕。

治则:舒筋活络。

取穴:针泻右大杼、天柱、肩中俞。

效果：针治一次愈。

随访：数天后告知在此针治一次愈。

例二：曾某，女，29岁，住南阳县汉中公社三八大队八小队。1983年3月30日初诊。

主诉：颈项强痛、项背无力已三年多。

现病史：三年前因落枕出现颈项强直，颈部强迫性体位一周多，经推拿及中药治疗后颈项活动方较灵活。但随之出现后项部(颈椎)刀割样疼痛，俯仰或左右摆动时痛轻，虽经治疗，仍时发时止，以致疼痛逐渐加重，出现项软无力，服中药及贴膏药无效。

刻下症：颈椎疼痛，颈软无力，头处正中位置时痛甚，俯仰或左右歪斜时痛轻。恶心食少，饥饿时心慌心跳，发作欲死，失眠多梦，经行无定期，量少色淡，舌淡少苔，脉象沉弱。

颈椎拍片检查：颈椎生理弯曲消失，余无异常，心电图显示窦性心律不齐。

辨证：患者素有纳少，恶心之脾胃虚弱之证，日久则化源不足，气血衰少，筋脉失养，故颈软无力；心神失养，故心慌心跳，失眠多梦；脾虚血少，统摄无权，故见经期不定，量少色淡，舌淡少苔；脉象沉弱为脾虚血少之象。颈项强直疼痛，以经脉阻滞，气血不畅施治，但施用通经活络，宣通气血针刺之法无效。故属心脾两虚，气虚血亏之证。

治则：补益心脾，佐以壮筋补虚，和胃畅中。

取穴：一诊、二诊针补神门、三阴交，泻足三里；三至十诊针补神门、三阴交、大杼。隔一至二日针治一次。

效果：二诊后饥饿时心慌心跳减轻，多梦失眠治愈，白带多，仍恶心食少；五诊后颈椎疼痛明显减轻，颈项仍无力；七诊后项软减轻；九诊后颈软颈项疼痛均减轻，能平卧入睡；十诊治愈。

例三：张某，男，7岁，住南阳县桥头公社。1962年9月10日初诊。

主诉(代述)：全身软，不会持物及行走已四年。

现病史：开始手指持物无力，行走易于跌倒，后来病情逐渐严重，以致上肢不能高举，手指握固无力，不会持物，下肢不会行走，不能端坐及立正站立，咀嚼无力。其弟、妹都患此病。本院西医内科诊断为“软骨病”转针灸治疗。

辨证：肾虚骨软髓减之软骨病。

治则：补肾壮骨，填精补髓。

取穴：针补大杼、绝骨、肾俞和太溪交替施治。

效果：十五诊后能扶物行走，持物较前有力；二十五诊后会自己行走但肢软，会端坐和立正站立，持物牢固，精神好；三十五诊治愈。

随访：1963年夏，其父告知在此针愈。其弟亦治愈。其妹因没有针治又患他病当年死去。

【腧穴配伍】

1. 针补大杼　配补太溪、肾俞，补肾壮骨；配补绝骨，壮骨补髓；配补太溪、绝骨、曲泉或肝俞，补益肝肾，壮骨补髓；配补太溪、绝骨、阳陵泉，填精补髓，强壮筋骨；配补三阴交、太溪、绝骨，补精血益骨髓。

2. 针泻大杼　配泻大椎、列缺，疏卫散寒，宣肺解表；配泻肺俞、尺泽，疏卫清热，宣肺止嗽。

3. 泻灸大杼　配泻灸肺俞，疏散风寒，宣肺止嗽。

4. 大杼与绝骨、肾俞、太溪等穴配伍　"肾主骨生髓"，肾藏精，精生髓，髓藏于骨之中以充养骨骼，骨得髓养才能生长坚强，骨骼的坚壮与肾精的充沛与否有密切关系。因此，骨的病变多配取绝骨、肾俞、太溪、复溜等穴，有利于骨骼和肢体的坚强壮实。

【讨论】

1. 本穴针感　向外方（肩关节方向）斜刺或横刺，其针感沿手太阳或少阳经走至上臂，少数病例走向前臂，适用于上肢、肩背病变；向上方（项部方向）斜刺或横刺，其针感走至后项部，少数病例循足太阳经走向头部，适用于头项病变；向下方（腰部方向）横刺，其针感循足太阳经走至胸背部，少数病例走至腰部，适用于胸背、腰背疾患；用于治疗脊柱疾患，宜向脊柱方向刺入。

2. 经旨浅识　《伤寒总病论》云："太阳与少阳并病，或眩，时如结胸，心下必坚，当刺泻肺俞、大杼，慎不可发汗。"眩，属少阳，时如结胸，心下必坚，是邪气内结，经气不舒之故，慎不可发汗，故刺泻肺俞、大杼治之，通畅经气，祛邪散结。

3. 历代医家治疟经验　《胜玉歌》："五疟寒多热更多，间使、大杼真妙穴"；《十四经要穴主治歌》："大杼主刺身发热，兼刺疟疾咳嗽痰"；《外台秘要》："大杼主痻疟"；《类经图翼》："凡刺疟疾，脉满大者，刺此（指本穴）"等，这是前人的实践经验。太阳主一身之表，少阳主半表半里。针泻手足太阳、少阳经的交会穴大杼，可祛邪达表以止疟。

4. 骨会大杼之由　本穴是骨之会穴，为骨气聚会之处。《难经》曰："骨会大杼"。滑伯仁说："骨者髓之所养，髓自脑下注于大杼，大杼渗入脊心，下贯尾骶，渗诸骨节，故骨之气皆会于此，故曰骨会。"袁古益说："肩能任重，以骨会大杼也。"陈修园云："诸骨自此往下支生，故骨会于大杼也。"张世贤说："诸骨自此擎架，往下支生，故骨会于大杼也"。

5. 背第二行腧穴距脊椎的量取法　《灵枢·背腧》篇载："胸中大腧在杼骨之端，肺腧在三焦之间，心腧在五焦之间……肾腧在十四焦之间，皆挟脊相去三寸所"，是指大杼、肺俞、心俞、膈俞、肝俞、脾俞、肾俞等背第二行腧穴，皆挟脊三寸，如以单侧计算，则为距正中线一寸五分许。然《经穴纂要》《针灸甲乙经》《针灸大成》《铜人腧穴针灸图经》《针灸大全》均言背第二行大杼至白环俞穴相去脊中一寸五分，而《类经图翼》《古今医统》《医宗金鉴》《医学入门》均云除脊一寸半，相去脊中二寸。现代针灸医书记载背部第二行大杼至白环俞穴：有去脊横开二寸；有在正中线外侧一寸五分；有在脊椎棘突旁开一寸五分（或曰背正中线旁开一寸五分）；有在脊椎棘突下，督脉旁一寸五分；有在第几椎下相去二横指；等等。以上两种即自脊骨外量取和自脊骨中间量取的不同，应采用后者。

【歌括】

骨会大杼足太阳，一椎下旁寸半量，
手足太阳少阳会，祛风散邪解表长，
颈项脊背诸疾患，通经舒筋壮骨强，
又是督脉之别络，针刺五分补泻详。

第五节 | 风　门

风门，又名热府；乃搜风要穴，因为风邪出入之门户而得名；是足太阳经的背部腧穴。

本穴是足太阳和督脉经的交会穴，位于第二椎下旁开一寸五分，穴下内部是肺脏和气管，其针感走达项背、脊背和上肢部。风门主治太阳、督脉经脉和肺卫、气管及穴位所在处的病变。

【治疗范围】

1. 风邪病　太阳为开，主一身之表；督脉有总督诸阳经的作用，“督脉为病，脊强反折”；肺主气属卫，外合皮毛，为宗气出入之所，外邪侵袭，肺当其冲。风为阳邪，其性轻扬，“高巅之上，惟风可到”“伤于风者，上先受之”。凡因外邪束于太阳、侵袭督脉、侵于肺脏、束于肺卫，以及风邪引起的一些疾病，都属本穴的治疗范围。

2. 气管病和经脉病　足太阳经脉、经别、经筋以及督脉的循行都经过本穴。依其穴位的所在、针感的走向和经脉、经别、经筋的循行与分布，风门主治脊背、肩臂、气管疾患和督脉、足太阳经为病之角弓反张、脊强而折等病证。

【功能】

1. 辨证取穴　用泻法，疏风清热，疏卫宣肺；用泻法配艾灸，祛风散寒，温肺散邪。

2. 局部取穴　用泻法，舒筋活络；配艾灸或拔罐，温经散寒。用补法，有壮筋补虚之功。

【主治】

感冒、咳嗽、哮证、喘证、肺炎、胸膜炎、破伤风、痉病、鼻塞、急性鼻炎、慢性鼻炎、过敏性鼻炎、鼻渊、荨麻疹、痈疽发背、项背痛、上肢痛、项背肌挛急、脊背强直、肩背痛。

亦治水肿、头痛、痹证、项背酸软、背肌挛痛等。

【临床应用】

1. 感冒、咳嗽　取泻本穴，疏卫解表，宣肺利气。

(1) 风寒袭表，肺失宣降之感冒、咳嗽。配泻大椎、列缺，疏卫散寒，宣阳解表，寒重者，大椎加灸；或配泻肺俞、大椎，疏风解表，宣肺止嗽。

(2) 风热犯表，肺失宣畅之感冒、咳嗽。配泻合谷（或曲池）、大椎，疏风清热解表；配泻肺俞、尺泽，疏风清热，宣肺止嗽。

(3)暑湿伤表，肺卫失畅之感冒。配泻内庭，尺泽放血，或配泻合谷，曲泽放血，清暑解表。

《伤寒论》14 条：“太阳病，项背强几几，反汗出恶风者，桂枝加葛根汤主之。”上述风邪客于太阳经输之证，可针泻足太阳经的风门、大杼，解肌发表，舒畅经气。《伤寒论》31 条：“太阳病，项背强几几，无汗，恶风者，葛根汤主之”和 32 条：“太阳与阳明合病者，必自下利，葛根汤主之”之证，可针泻风门、大椎，前条可收通畅经气、发汗解表之效，后条可收解太阳之表、表解而阳明之里自和之功。

2. 哮证 取本穴，主治冷哮和热哮之在发作期。

(1)寒痰渍肺，气道受阻。针泻风门、肺俞均配艾灸，温肺散寒，宣肺平喘；或泻灸风门、肺俞，配泻丰隆或天突。

(2)痰热犯肺，气道不利。针泻风门、肺俞，疏风清热，宣肺平喘；或针泻风门、肺俞、丰隆、内庭，清降痰火，宣肺利气；或泻风门、肺俞、丰隆、尺泽，清热化痰，宣肺平喘，类似定喘汤之效。

以上两种哮证，也可用皮下埋针法，即先将普通的26号毫针刺风门或风门、肺俞穴。其操作方法参肾俞一节“腰痛”。

属于《伤寒论》41条：“伤寒，心下有水气，咳而微喘，发热不渴，服汤已渴者，此寒去欲解也，小青龙汤主之”之证。亦可泻灸风门、肺俞，温化寒饮，宣肺平喘。

属于《金匮要略·肺痿肺痈咳嗽上气病脉证治》篇所说：“咳而上气，喉中水鸡声，射干麻黄汤主之”的寒饮郁肺之证，亦可泻灸风门、肺俞，泻天突，温肺散寒，开痰利气。

3. 痉病 取泻本穴，对症治疗，用以缓解项背强急和角弓反张；整体治疗，用以宣阳解表，疏散风邪。

(1)《素问·至真要大论》篇中说：“诸痉项强，皆属于湿；诸暴强直，皆属于风”“风痉身反折”。因风寒湿邪，壅阻经络，气血不畅，筋脉受病，拘急而成的痉病。针泻风门(或配拔罐或艾灸)、大椎(配艾灸)、后溪，共奏祛风散寒、和营胜湿之效。上方亦可与取泻合谷、太冲二穴交替施治。

(2)因热盛于里，阴津被伤，筋脉失于滋养引起的痉病。针泻风门(缓解项背强急)、足三里(清阳明腑热)、合谷(清阳明气分之热)，以收清热解痉之效；或针泻风门、合谷、内庭，补复溜，以收清热救津、益阴解痉之效。

(3)热盛生风而痉。证见外感高热不退，两目定视，手足抽搐，重则颈项强直，四肢持续抽搐，神志不清，舌红而干，脉数或浮数。针泻风门、太冲、神门(或大陵)，清心平肝，退热息风。

阴阳气血俱虚之痉病，不可施用本穴。

4. 急性鼻炎、慢性鼻炎、过敏性鼻炎、鼻渊 以上病证，取本穴疏散风邪。凡属风寒或风热引起、诱发或加重者，均可取施本穴。属于风寒者，针泻风门、大椎、列缺，疏风解表；或泻灸风门、上星，泻迎香，疏散风寒，通畅鼻窍。属于风热者，针泻风门、合谷，疏风清热；或泻风门、迎香、合谷或尺泽，疏风清热，宣通鼻窍。

5. 项背痛、上肢痛、肩背痛 参见大杼一节【临床应用】。

【病案举例】

例一：王某，男，14岁，南阳地区运输公司家属。1971年7月27日初诊。

主诉：患哮喘已十四年。

现病史：十四年来哮证反复发作，二十天前因劳动受热用凉水沐浴后哮证复发至今。此次复发呼吸困难，喘促汗出，张口抬肩，喉中痰鸣，声如拽锯，咳吐白痰，痰稠难出，胸脘满闷，恶心呕吐，食欲不振，胃部发热，欲进凉食，气短头晕，心烦急躁，身困乏力，舌苔白厚略腻，脉象滑数。

胸透：肺气肿。内科诊断：①支气管哮喘；②热带嗜酸性细胞增多症？③肺气肿。曾注射链霉素、麻黄碱、异丙肾上腺素，内服泼尼松、土霉素、氨茶碱等药无效。

辨证：哮证日久，脾肺两虚，脾虚则痰浊内生，肺虚则卫外不固，不耐邪侵。劳动，受热感凉，触动肺中伏痰，寒邪侵袭于肺，肺气升降出入不利，失其清宣肃降，故出现上述证候。

治疗：首先宣肺平喘以治其标，一至四诊针泻风门、肺俞；四诊后哮喘已止，咳嗽减轻，仍夜间痰多，改用健脾益肺之法以治其本，针补阴陵泉、足三里，共针治10次痊愈。

随访：1972年至1982年连续追访十一年，针愈后一直未复发。

例二：杨某，男，16岁，南阳地区运输公司家属。1971年8月11日初诊。

主诉：患哮证已三年之久。

现病史：三年前因患感冒而得。发病时呼吸困难，喘促汗出，张口抬肩撷肚，喉中痰鸣，声如拽锯，微咳。每隔两至三天发病一次，多在夜间十二点以后发病，鼻腔红烂，感凉、阴雨、吃猪肉后易于复发。伴有口鼻气热、精神萎靡、食欲不振等症状，身瘦，舌淡苔白，脉象沉细数。胸部透视，无异常发现。

辨证：初因感受风寒，肺失宣降，久则脾肺两虚，卫外不固，痰浊内生，外邪触动伏痰而易发病，出现上述痰气相搏，阻塞气道，肺气升降出入不利之哮证证候。

治则：未发作期，宣肺平喘与补益肺脾之法交替施治。

取穴：针泻风门、肺俞宣肺平喘，与取补合谷、阴陵泉补益肺脾之法，交替施治。

效果：一至十二诊在治疗期间哮证未复发。

随访：1971年11月8日回信告知治愈未发。

【腧穴功能鉴别】

1. 风门、大椎、列缺、外关、合谷功能比较　以上五穴都有解表的作用，但各有其特点。风门穴：祛风疏卫解表兼能宣肺。大椎穴：宣阳退热解表兼能解项背在表之邪。列缺穴：疏卫解表兼能宣肺、止咳、平喘。外关穴：清热解表兼能清上焦之热。合谷穴：祛风疏卫清热解表兼能宣肺、清肺。

2. 风门、大椎、合谷、曲池、风府功能比较　以上五穴都有祛风作用，但各有其特点。风门穴：治外风，祛上半身之风，特别是项背、肩背之风邪。用于风寒、风热侵袭肺及肺卫，有祛风疏卫解表而兼宣肺之效。大椎穴：治外风而兼治肝风，祛上半身之风，特别是头项、肩背之风邪。用于外感风寒、风热，有祛风、宣阳解表之效。合谷穴：治外风，祛上半身之风，特别是头项、口面之风邪。用于风寒、风热侵袭肺卫及肺，有祛风清热解表而兼宣肺之效。曲池穴：治外风，祛周身之风，特别是周身肌肤之风邪。用于风邪侵袭肌肤的皮肤病，有祛风散邪，宣透解表之效。风府穴：治外风而兼治脑风，祛上半身之风，特别是头项、脊背之风邪。用于外感风寒、风热，有祛风散邪解表之效。

【腧穴配伍】

1. 针泻风门　配泻肺俞、丰隆、尺泽，类似定喘汤（张时彻方）之效；配泻大椎、列缺，疏卫散寒，宣阳解表；配泻肺俞、大椎，疏风解表，宣肺止嗽；配泻肺俞、丰隆、内庭，清降痰火，宣肺利气；配泻大椎、后溪，宣阳解表，舒筋解痉。

2. 泻灸风门　配泻灸上星（或百会），泻迎香，疏散风寒，通畅鼻窍；配泻灸肺俞，泻天突、丰隆，类似冷哮丸（《张氏医通》方）之效；配泻灸肺俞，泻大椎，解表散寒，宣肺、平喘、止嗽；配泻灸肺俞，温化寒饮、止咳平喘，温肺散寒、宣肺利气。

【讨论】

1. 本穴针感　向外方(肩关节方向)斜刺或横刺,其针感走至肩背,少数病例走至上臂,适用于上臂、肩背病变;向上方(项部方向)斜刺或横刺,其针感走至后项部,少数病例循足太阳经走至头部,适用于头项病变;向下方(腰部方向)横刺,其针感循足太阳经走至胸背部,少数病例走至腰部,适用于胸背、腰背疾患;用于治疗脊柱疾患,宜向脊柱方向斜刺;用于治疗肺及气管疾患,针直刺,少数病例走至肺部、胸部。

2. 经旨浅识

(1)《素问·生气通天论》篇指出:“阳气固,虽有贼邪,弗能害也……是故阳因而上,卫外者也。”说明阳气在人体内的重要作用。有杂志报道,常灸本穴能预防感冒。是因艾灸风门,有温阳固卫之效。阳气固密,卫外功能增强,虽有贼邪弗能为害,从而减少或杜绝感冒的发生。

(2)《针灸问对》载:“风门、肺俞二穴,《明堂》《铜人》皆云治嗽。今人见有痰而嗽,无痰而咳,一概于三伏中灸之,不计壮数。二穴切近华盖,而咳与嗽本因火乘其金,兹复加以艾火燔灼,金欲不伤得乎……夫治嗽当看痰与火孰急,无痰者,火旺金衰,十死七八,泻火补金,间或可生;痰多者,湿盛也,降火下痰,其嗽自愈。纵灸肺俞、风门,不过三壮、五壮,泻其热气而已,固不宜多灸。三伏之中,更不宜灸也。”指出艾灸对于邪热乘肺之咳嗽禁用。邪热乘肺之咳嗽,本来不宜艾灸,三伏之中灸之,更促使火刑肺金,加重病情,甚至火灼肺络出现咯血。肺结核病人可促使其恶化。

3. 针刺注意事项　参见膈俞一节【讨论】。

4. 历代医家经验

(1)《素问·缪刺论》篇中说:“邪客于足太阳之络,令人拘挛、背急、引胁而痛,刺之,从项始数脊椎挟脊,疾按之应手如痛,刺之傍三痏,立已。”王冰注:从项始数脊椎者,谓从大椎数之至第二椎两旁各一寸五分,内循脊两旁,按之有痛应手,则邪客之处也,随痛应手,深浅即可刺之,邪客在脊骨两旁,故言刺之旁也。《玉龙赋》中说:“风门主伤冒寒邪之嗽”;《玉龙歌》中说:“腠理不密咳嗽频,鼻流清涕气昏沉,须知喷嚏风门穴,咳嗽宜加艾灸深”;《行针指要歌》中说:“或针嗽,肺俞、风门须用灸”;《十四经要穴主治歌》中说:“风门主治易感风,风寒痰嗽吐血红,兼治一切鼻中病,艾灸多在嗅自通”;《针灸甲乙经》中说:“风眩头痛,鼻不利时嚏,清涕自出,风门主之”;《备急千金要方》中说:“治诸风,灸风门二处各七壮……上气短气咳逆,胸背痛,灸风门热府百壮”;《铜人腧穴针灸图经》中说:“风门,治伤寒颈项强,目瞑多嚏,鼻鼽出清涕,风劳,呕逆上气,胸背痛,喘气卧不安,针入五分,留七呼”;《神应经》中说:“伤风咳嗽头痛,鼻流清涕,可灸十四壮。又治头痛风眩,鼻衄不止”;《医学纲目》中说:“咳嗽,取风门一分,沿皮向外一寸半”;等等。这都是历代医家经验的概括,因此,风门是治疗风邪和风寒为因的感冒、头痛、鼻塞、鼻流清涕、咳嗽、哮喘以及头项、颈项、胸背疾患的常用穴。

(2)本穴有能泻诸阳热气,治疗和预防痈疽、疮疥的作用,为历代医家所公认。如《铜人腧穴针灸图经》载:“若频刺,泻诸阳热气,背永不发痈疽,可灸七壮”;《类经图翼》载:“此穴能泻一身热气,常灸之,永无痈疽疮疥等患”;《伍氏方论》载:“痈疽发背,初觉赤肿,先从背脊第二陷中两旁,相去一寸五分,名热府穴,二处各灸七壮,此能疏泄诸阳热气,永无痈疽之苦,或隔蒜灸,不论壮数,则邪无所容,而真气不损。”前人的宝贵经验是很有价值的。

【歌括】

二椎下旁是风门，太阳督脉热府云，
祛风散邪能解表，宣肺益肺益鼻闻，
多用泻法病邪去，针刺五分不伤人。

第六节　肺　俞

肺俞，是足太阳经的背部腧穴，与肺脏有内外相应的联系，为肺经经气输注于背部之处，故而前人称为“肺俞”穴。

肺俞主治肺之脏病和气化病，对改善肺脏功能，消除肺脏功能失常所产生的病理证候，具有一定的功效。

本穴主治的病证相当西医学中一些呼吸系统的疾病。

【治疗范围】

1. 肺、肺卫疾患　肺，属卫，外合皮毛，开窍于鼻，主肃降，司呼吸，为宗气出入之所，气机出入升降之枢。凡外邪侵肺和肺气虚弱引起肺、肺卫和鼻疾患，都属本穴的主治范围。

2. 同肺有关的他脏病证　肺经分别同心、肝、脾、肾经的经脉、络脉、经别相互联系，因此，肺和他脏关系密切。他脏有病，或内伤为病，累及于肺，如肝火犯肺、脾虚及肺、阴虚肺燥、心肺气虚、肺肾两虚的病证，和肺虚、肺热所致的他脏病变，都可配取本穴。

3. 心、心血管病　“宗气积于胸中，出于喉咙，以贯心脉，而行呼吸焉。”宗气出于喉咙并息道而行呼吸，下贯心脉，以行气血；肺助心主治节，肺气壅滞所出现的心、心血管病变，和肺气不足，致使心气不足，无力推动血行所出现的心、心血管病证，都属本穴的治疗范围。

4. 经脉和经筋病证　足太阳经脉、经别、经筋以及督脉之络脉的循行和分布都经过本穴。因此，督脉和足太阳经为病的脊背疾患和所在处的经筋疾患，亦都属本穴的治疗范围。

【功能】

1. 辨证取穴　用补法，补肺益气，类似党参、黄芪、五味子、百合、炙甘草等药的功效。用泻法，清肺热、宣肺气、止咳平喘，类似桑皮、桑叶、黄芩、麦冬、枇杷叶、杏仁、苏子、前胡、白前、半夏、瓜蒌等药的功效。用泻法配艾灸，能温肺散邪，类似杏仁、款冬花、紫菀、半夏、麻黄、干姜、细辛等药的功效。

2. 局部取穴　用泻法，通经活络，配艾灸、拔火罐，能祛邪散滞；用补法，能强壮筋脉。

【主治】

咳嗽、哮证、喘证、咯血、肺痨、过敏性鼻炎、胸膜炎、虚劳、风湿性心脏病、背痛、肩背痛、脊背强直、舞蹈病。

亦治感冒、失音、鼻渊、心悸、角弓反张、脊背痛、背肌挛急等。

【临床应用】

1. 咳嗽　咳嗽为肺系疾患的主要证候之一。"五脏六腑，皆令人咳，非独肺也"(《素问·咳论》)。"咳嗽病五脏六腑皆有之，然必传于肺而始作"(《医学实在易》)。"咳嗽不止于肺，而亦不离乎肺也"(《医学三字经》)。说明本病与肺关系密切。

"丰隆、肺俞，咳嗽称奇"(《玉龙赋》)；"咳嗽须针肺俞穴，"(《玉龙歌》)；"若是痰涎并咳嗽，治却须当灸肺俞"(《胜玉歌》)。肺俞是治疗咳嗽的有效穴。因此，凡施用解表宣肺、清气肃肺、化痰理肺、滋阴养肺、泻火清肺、温肺化痰、平肝清肺、培土生金、补益肺气之法者，均可配取本穴，虚补实泻或配艾灸、拔罐，分别可收补肺、清肺、宣肺、温肺等功效。

(1)外感咳嗽："皮毛者肺之合也。皮毛先受邪气，邪气以从其合也"(《素问·咳论》)。外感风寒，卫阳被遏，肺气不宣之风寒袭肺型咳嗽，泻灸肺俞、风门，或加泻列缺，疏风散寒，温肺止嗽；或泻肺俞、风门、大椎，疏风解表，宣肺止嗽。外感风热，肺失清肃之风热侵肺型咳嗽，取泻肺俞、风门或加尺泽，疏风清热，宣肺止嗽。上述两型若伴有痰盛者，均可加泻丰隆。

(2)内伤咳嗽：属于肺燥阴伤型者，针泻肺俞，补复溜，或针泻肺俞、尺泽，补复溜，养阴清肺。属于肝火犯肺型者，针泻肺俞、尺泽、行间或太冲，平肝泻火，清肺降逆。属于痰湿阻肺型者，针泻肺俞、丰隆、阴陵泉，祛湿化痰，宣肺止嗽，类似二陈汤加味之效；或取泻肺俞、丰隆，补阴陵泉，共奏健脾祛湿、宣肺化痰之效。

2. 哮证　发作期，其病变主要在肺，治宜祛邪宣肺，豁痰利气，取泻本穴宣肺；缓解期，予以调补，从本图治，治宜补肺、健脾、益肾，配补本穴补肺。

(1)发作期：陈修园说："发时肺俞之寒，与肺膜之浊痰，狼狈相依，窒塞关隘，不容呼吸，而呼吸正气转触其痰，鼾齁有声。"《临证指南》亦说："宿哮沉病，起病由于寒入肺俞，内入肺系，宿邪阻气阻痰。"指出了寒痰为导致冷哮之因。寒痰渍肺，痰阻气道，肺气不得宣畅的冷哮，可泻灸肺俞、风门，温肺散寒，宣肺平喘；或泻灸肺俞、风门，配泻天突、丰隆，温肺化痰，宣肺利气，类似冷哮丸之效。

痰火内结，风寒外束，痰阻气道，肺气不得宣降引起的热哮。针泻肺俞、风门(或大椎)、丰隆，解表宣肺，化痰降逆。属于肺热型遇热即发者，可取泻肺俞、天突、丰隆、内庭或解溪，清降痰火，宣肺利气；或针泻肺俞、风门、丰隆、尺泽，清热化痰，宣肺平喘，类似定喘汤之效。

(2)缓解期：属于肺肾两虚者，针补肺俞、太渊、太溪、肾俞，补益肺肾。属于肺气亏虚者，针补肺俞、太渊或中府，补益肺气；或针补肺俞、合谷、补肺固表。属于肺脾两虚者，取补肺俞、脾俞，或补肺俞、中府、阴陵泉、太白，补益脾肺，培土生金。长期治疗，对于改善体质、防止或减少复发，有良好的作用。

脾虚生湿，湿聚生痰，湿痰壅盛，留伏于肺，气道塞滞引起的哮证。针泻肺俞、丰隆(或天突)、阴陵泉，祛湿降痰，宣肺利气，类似二陈汤加味之效；或取泻肺俞、丰隆(或中脘)，祛痰宣肺利气，与取补阴陵泉、足三里，健脾祛湿，益气之法，交替施治。

肩背沉困或凉痛，鼻塞不畅，多为发哮预兆，艾灸或泻灸肺俞、风门，可预防哮证的发作。病程日久，年高体弱，发作频繁，持续不已者，难治；若邪实正虚，发时喘急鼻煽，胸高气促，张口抬肩，汗出肢冷，面色青紫者危，极易汗脱生变。故临证之时，必须慎加注意，不可单纯祛邪，宜急救其危。

哮证日久不愈或不易治愈，是因发病期间主治在肺，攻邪治标，而缓解期没有扶正培本，造成正虚不能胜邪之故。“肺属卫外合皮毛”“肺为贮痰之器”，肺虚则卫外不固，外邪易侵，夹痰互阻气道而发病。肺虚日久，子盗母气，以致脾虚。脾虚则运化失职，痰浊内积，是发病的内因。“肾为气之根”，肾虚则摄纳无权而气逆。肾中命门火衰，火不生土，则脾阳不振，痰浊易生；脾虚易致肺虚，肺脾亏虚，每因正气不足，卫外不固，外御低下，易为外邪侵入而发病；脾肾两虚，又能影响水谷精微的代谢，痰浊又易内生。如此肺脾肾三脏相互影响，是日久不愈的根源。故应注意在缓解期补肺固表、补益肺脾、补益肺肾、补肾纳气以治其本。

3. 喘证 取本穴，用于风寒束肺、痰浊壅肺，肺失宣降的实喘，和肺气不足、肺肾两虚、肺脾俱虚的虚喘。

(1) 属于表邪未解，肺有郁热，肺失清肃，气逆而喘之实喘，取泻肺俞、中府、尺泽，用以疏卫宣肺平喘。

(2) 属于风寒束肺，卫表被遏，肺气壅实，不得宣降的实喘。取泻肺俞、中府、大椎，宣肺解表，理气平喘；或泻灸肺俞、风门，泻列缺，疏卫解表，温肺平喘。

(3) 属于痰浊壅肺，肺失宣降之实喘。针泻肺俞、中府、丰隆，降痰祛浊，宣肺利气；或泻肺俞、天突、丰隆或中脘，开痰利气，宣肺平喘。

(4) 属于肺气虚弱，气无所主的虚喘。《素问·玉机真藏论》篇说：“秋脉不及，则令人喘，呼吸少气而咳。”针补肺俞、中府（或太渊）、合谷，补益肺气，固表止咳；或补肺俞、太渊、气海，益气定喘。若肺虚而兼脾虚之虚喘，可针补肺俞、脾俞、太渊，补益肺脾；脾虚及肺者，取补肺俞、脾俞、太白，培土生金。

(5) 属于肺虚气无所主，肾虚气不摄纳，肺肾气虚之虚喘。取补肺俞、太溪、气海，补益肺肾，益气定喘；肺肾俱衰，心阳亦同时衰竭，以致喘逆加剧，烦躁不安，肢冷汗出，脉象浮大无根，乃属孤阳欲脱的危证，宜急补关元、气海，扶元救脱，镇摄肾气；或急补气海、关元、神门，回阳救逆，益气复脉。

哮证和喘证之属实者，针刺肺俞或风门穴，用皮下埋针法，其操作方法可参肾俞一节“腰痛”。

4. 肺痨 在使用抗结核药物的同时，配合针灸治疗，对于增强体质，改善症状，缩短病程有一定的辅佐作用。本病病位在肺，故肺之背腧穴为治疗本病的常用穴。属于肺气亏虚型者，针补肺俞、太渊，补肺益气，或加合谷，益气固表。属于肺阴亏耗型者，针补肺俞、复溜，或加补太渊，养阴补肺。属于肺虚痰盛型者，取补肺俞，泻丰隆，补肺降痰。属于肺脾两虚型者，补肺俞、阴陵泉或脾俞，或补肺俞、足三里、太白，补益肺脾，培土生金。

肺结核多表现气阴两伤和阴虚火旺之体征，因此，不主张使用艾灸。本病在恢复期，若没有阴虚体征，可灸肺俞或膏肓俞或足三里，有助于恢复体质和增强抵抗力。每次艾灸时间渐次增多，长期艾灸能获一定效果。艾灸肺俞、膏肓俞，宜用隔蒜艾条灸。少数病例，施用隔蒜灸时，艾火烧到一定程度，蒜味就从口鼻而出，这是由于艾火内透，流通于经络所致。

5. 过敏性鼻炎 又称变态反应性鼻炎，常突然发病。中医学称为“鼻鼽”。多因肺气不足，卫外不固，微感风寒或风热而发。证见鼻塞不通，鼻流清涕，喷嚏时作，鼻腔发痒，并见鼻黏膜苍白和水肿，亦有兼见多汗等症。取补肺俞，泻曲池、上星（加灸）、迎香（或用食指肚在迎香穴处沿鼻唇沟上下擦动，使之发热，鼻流清涕减轻），疏风散寒，补肺固表。在停发时针补肺俞、大椎，泻迎香穴，补肺固表，佐以宣通鼻窍。若兼见肺气虚或肺俞穴部位怕冷者，针补合谷或太渊，艾灸肺俞，可收扶正祛邪、增强肺脏功能之效。

【病案举例】

秦某，男，48岁，住南阳县黄台岗公社范水大队。1965年2月22日初诊。

主诉：患哮喘六年。

现病史：1959年夏天睡卧当风，感受风寒而得。此后每年夏至以后易于复发，而且逐渐加重，冬至以后逐渐减轻。发病前五至十五分钟背部发凉（相当大杼、风门、肺俞穴处）。发病时呼吸困难，张口抬肩，屈身撷肚，喘促汗出，喉中痰鸣，轻度咳嗽，口流清凉涎水，用洋金花作烟叶吸入后即止。身瘦，身屈，两侧云门、风门、肺俞、大杼、中府、心俞、厥阴俞、膈俞穴处按压困痛，以前三穴更为明显。舌苔薄白，脉细稍滑。

辨证：风寒束肺，肺失宣降，痰浊阻肺之寒哮。

治则：温肺散寒，豁痰利气。

取穴：一诊、三诊，针泻风门、肺俞，针上艾条灸；二诊上方加泻气户、云门，针上艾条灸。

效果：一诊后，肺俞、风门穴处发凉已不明显，哮喘已止，压痛点仍明显；二诊后，哮喘未发，针刺处之压痛不明显；三诊后，哮喘未复发。

【腧穴功能鉴别】

1. 肺俞与中府功能比较 一是肺之背俞穴，一是肺之募穴，都治肺疾患，但各有其特点，详见中府一节【腧穴功能鉴别】。

2. 五脏俞募穴功能比较 俞募穴，都有调整脏腑功能的作用，其相对差异是：五脏病，取背部的心、肝、脾、肺、肾俞穴，较取五脏之募穴效良，应用广。

3. 五官和五体（皮肤、肌肉、筋、骨、脉）的病证，选取脏、腑背俞穴疗效比较 五官、五体病证选取五脏背俞穴和五脏所属经的有关腧穴，较六腑背俞穴及其所属经有关腧穴效良。是因五官和五体病证其病机与五脏关系密切之故。

【腧穴配伍】

1. 肺俞与中府配伍 详见中府一节【腧穴配伍】。

2. 肺俞与太渊配伍 详见太渊一节【腧穴配伍】。

3. 针补肺俞 配补大椎，补肺固表；配补太渊、合谷，补肺益气，益气固表；配补心俞，补益心肺；配补脾俞、太白或阴陵泉，补益肺脾，培土生金；配补膈俞，补肺理血；配补气海、肾俞，补益肺肾之气。

4. 针泻肺俞 配泻膈俞、尺泽，清肺宁络止血；配泻风门、丰隆、尺泽，类似定喘汤（张时彻方）之效；配泻天突、尺泽，清宣肺气，止嗽平喘；配泻大椎，宣肺解表，退热除蒸；配泻丰隆、天突，宣肺利气，降痰平喘、止嗽；配泻丰隆、内庭，清降痰火，宣肺平喘、止嗽；配泻合谷、列缺，疏卫解表，清热宣肺；配泻列缺，泻灸大椎，疏卫解表，宣肺止嗽、平喘；配泻风门、大椎，疏风解表，宣肺止嗽。

5. 泻灸肺俞 配泻灸风门，温化寒饮，止咳平喘，温肺散寒，宣肺利气；配泻灸风门、大椎，解表散寒，宣肺平喘、止嗽；配泻灸风门，泻天突，温肺散寒，降痰利气；配泻灸风门，泻天突、丰隆，类似冷哮丸（《张氏医通》方）之效。

6. 肺俞与有关腧穴配治 肺赖肾水的滋养，才能发挥清肃治节之职；脾土为肺金之母，脾气虚弱可导致肺气不足。因此，肺之虚证，多配补脾经的有关腧穴补脾益肺，和肾经的有关腧穴滋补肾阴以养肺。肺之实证，多见外邪侵肺、肝火犯肺和痰浊阻肺以及痰热蕴肺所致。宜配泻有祛风、解表、泻肝、行湿、祛痰、清降痰火和开痰利气的腧穴，如太冲、丰隆、天突、列缺、风门、大椎、阴陵泉等。

【讨论】

1. 本穴针刺方向与针感　参见心俞一节【讨论】。

2. 经旨浅识　《素问·生气通天论》篇说："阳气固，虽有贼邪，弗能害也……是故阳因而上，卫外者也。"说明阳气在人体内有卫外的作用。常灸肺俞、风门可预防感冒。常灸此二穴，温阳益肺，固卫阳，密腠理，增强卫表功能，从而减少或杜绝感冒的发生。

3. 临床见闻

(1)《素问·刺禁论》篇所说的："刺中肺，三日死。其动为欬。"根据杂志报道，并非刺伤肺脏绝对三日后死亡。现代针具虽较以前针细两三倍，但亦应引起重视。1959年夏天，曾有一位实习学生针治一位背痛患者，用26号毫针刺入左侧肺俞、厥阴俞各一寸八分深，第三天家属告知：针后气喘，呼吸浅短，汗出，食少无力，坐卧不安。胸透左侧气胸，肺被压缩50%，心音低弱，脉沉细。以"外伤性气胸"收治入院，治疗二十多天后才康复出院。

(2)肝火犯肺、阴虚肺燥、痰热蕴肺、邪热乘肺等病理类型的肺疾患，禁用艾灸。若误灸本穴，助火刑金，致使病情加重，可取泻肺经的子穴尺泽，清泻肺火以解之。

4. 历代医家经验

(1)《针灸经穴图考》："《总病论》太阳与少阳并病，或眩，时如结胸，心下必坚，当刺泻肺俞、大杼，慎不可发汗。"眩，属少阳，时如结胸，心下必坚，是邪气内结，经气不舒之故，慎不可发汗，故刺泻肺俞、大杼治之，通畅经气，祛邪散结。

(2)"肺俞在三焦之间……皆挟脊相去三寸所，则欲得而验之，按其处，应在中而痛解，乃其腧也"(《灵枢·背腧》)。"哮喘，按其肺俞穴，疼如锥刺，只专刺肺俞，又令灸而愈，亦有只刺不灸而愈者，此病有深浅也"(《针灸资生经》)。"邪在肺，则病皮肤痛，寒热，上气喘，汗出，咳动肩背。取之膺中外俞，背三节五脏之傍，以手疾按之，快然，乃刺之"(《灵枢·五邪》)。这是前人按压诊察腧穴特有的现象和寻找腧穴的方法。滑伯仁在《难经本义·注》中说："阴阳经络，气相交贯，脏腑腹背，气相通应。"指出经络脏腑与背俞、腹募穴并相通应。当病邪侵犯肺脏，肺脏病在此肺俞穴出现压痛或异常反应，可在此肺俞穴针灸施治。

(3)肺俞是主治肺疾患的常用穴，为历代医家所公认。如：《百症赋》云："咳嗽连声，肺俞须迎天突穴"；《玉龙歌》云："咳嗽须针肺俞穴"；《胜玉歌》云："若是痰涎并咳嗽，治却须当灸肺俞"；《行针指要歌》云："或针嗽，肺俞、风门须用灸"；《十四经要穴主治歌》云："肺俞内伤嗽吐红，兼灸肺痿与肺痈，小儿龟背亦堪灸，肺气舒通背自平"；《玉龙歌》云："丰隆、肺俞，痰嗽称奇"；《针灸甲乙经》云："肺气热，呼吸不得卧，上气呕沫，喘气相追逐，胸满胁膺急，息难……肺俞主之；肺胀者，肺俞主之"；《备急千金要方》云："治肺寒方，灸肺俞百壮，短气不得语，灸肺俞百壮，肺俞主喘欬少气百病"；《神农经》云："治咳嗽吐血唾红，骨蒸虚劳，可灸十四壮"；等等。

【歌括】

肺俞三椎下旁开，温补清宣肺病克，
虚补实泻疗肺疾，针刺五分深不该，
效如款菀桑杏夏，味合参草细蒌麦。

第七节 | 心 俞

心俞，是足太阳经的背部腧穴，与心脏有内外相应的联系，为心经经气输注于背部之处，故前人称之为“心俞”穴。心俞主治心之脏病和气化病，对改善心脏功能，消除心脏功能失常所产生的病理证候，具有一定的作用。本穴主治病证，相当于西医学的一些心血管疾病，神经精神疾病和自主神经功能紊乱等病证。

【治疗范围】

1. 神志病证 心藏神，乃神明之府，为精神意识思维活动的中枢。心包与心本同一体，其气相通。心包代心受邪而为病。心包和心之本脏引起的神志病，如温邪逆传心包，湿痰蒙心，痰火扰心，痰迷心窍，心火炽盛，心气不足和心血不足等所引起的病证，都属本穴的主治范围。

2. 血脉病症 心主血脉，为人体生命活动的中心。血液循行脉中，赖心气的鼓动以周流全身，营养机体，保持机体正常的功能活动。心阳在机体活动中具有提供热能和动力的作用。因心气不足、心血不足、心血瘀阻、心阳虚衰和饮邪阻遏心阳引起的心及血脉病证，都可取施本穴。

3. 同心有关的他脏病证 手少阴经脉“络小肠，却上肺”；手太阳经脉“络心，属小肠”，其经别“走心，系小肠”；足阳明经别“上通于心”；足太阴经脉“注心中”，其经别“上通于心”；足厥阴经别“贯心”；足少阴经脉“络于心”；足少阳经别“贯心”。依其经脉、经别的循行及其相互联系，心俞穴还治疗同心有关的小肠、胃、肝、胆、肺、脾、肾疾患，如心脾两虚、心肾不交、心肝血虚、心胆气虚、心肺气虚等类型之病证，都可配取本穴。

4. 经脉和经筋病证 足太阳经脉、经别、经筋，和督脉之络脉的循行和分布都经过本穴。因此，督脉和足太阳经为病的脊背疾患和所在处的经筋病变，都属本穴的治疗范围。

【功能】

1. 辨证取穴 用补法，补心气、宁心神、养心血，类似柏子仁、酸枣仁、茯神、远志、人参、丹参、当归、阿胶、龙眼肉等药的功效。用泻法，通心络、散瘀血、安神志；配透天凉，可清心火，类似郁金、元胡、龙齿、珍珠母、琥珀、丹参、朱砂、百合、生地、莲子心、石菖蒲、灯心草等药的功效。用补法配艾灸，温补心阳；用泻法配艾灸，温心阳、通心络、行瘀血。

2. 局部取穴 用泻法，舒筋活络；配艾灸、拔罐，能通经散邪。用补法，健筋补虚。

【主治】

心绞痛、心肌梗死、心悸、虚劳、善笑不休、风湿性心脏病、癫证、狂证、痫证、脏躁、心烦、健忘、遗精、失眠、胁痛、背痛、脊背痛、背肌挛痛、疔疮、神昏谵语。

亦治咯血、吐血、角弓反张、再生障碍性贫血等。

【临床应用】

1. 心绞痛、心肌梗死　中医学的胸痹、真心痛、厥心痛、瘀血心痛，类似西医学冠状动脉硬化性心脏病所出现的心绞痛和心肌梗死。取刺本穴，用以补心气、温心阳、通心络、行血祛瘀。

(1)心悸怔忡，胸闷不舒，或胸闷憋痛，或暴发心痛，阵阵作痛，短气喘息，心悸善恐，舌质暗紫，脉象沉涩或结代。是因心气不足，气滞脉中，血行障碍，心脉痹阻，心络挛急所致。发作时，针泻心俞、内关，理气通络，行血止痛；或泻心俞、膈俞，通心络，利心气，行瘀血。缓解期，针补心俞、神门，泻内关或膻中，补益心气，理气通络；或泻心俞、膈俞，补合谷，具有益气行血、祛瘀通络之效。

(2)心前区阵阵剧痛，闷气不舒，形寒肢冷，面色发青，冷汗出，口唇发绀，手足青紫，舌质紫暗，苔白，脉象微弱或结代或疾数而散乱，甚至心痛气窒等。是因心阳虚衰，血行障碍，心脉痹阻，心络挛急所致。可补灸心俞、厥阴俞，温补心阳，配补神门、合谷，补益心气，共奏温补心阳、益气复脉之效；或补心俞、关元、气海、合谷，温阳救逆，益气复脉。

(3)胸闷发憋或心前区痛，有时夜间憋醒，左肩酸痛或发麻，全身倦怠，心悸气短，咽部发干，舌质红或暗紫，舌苔薄白，脉象沉细无力，属于气阴两虚型之心绞痛。取泻心俞行血祛瘀，针补合谷补气，复脉滋阴，共奏益气养阴、祛瘀通络之效。

(4)胸部闷痛，心悸气短，头晕头痛，两目干涩，四肢发麻，舌肌发麻，手足心热，舌质色赤，苔或薄黄，脉弦或细数而弦者等，属于阴虚阳亢型冠心病合并高血压。取泻心俞、太冲、风池，补复溜，育阴潜阳，行血通络；或泻心俞、膈俞、神门或内关，疏心气通心络，与泻太冲、风池、补复溜，平肝息风，育阴潜阳之法，交替施治。

(5)身倦嗜卧，体多肥胖，咳吐稀痰，胸部满闷，憋气作痛，心悸不宁，头蒙如裹，舌苔白厚或白腻，脉滑或弦滑等。是因脾虚不运，聚湿生痰，壅滞胸膈，阻遏心络所致。取泻神门、膻中、丰隆，与补心俞、脾俞交替施治，共奏健脾除湿、化痰养心、开胸通络之效。

2. 心悸　心悸病变在心，因此，心之背俞穴为其常用穴。具有补心气、补心血、宁心安神、活血祛瘀、温补心阳的功效，可配取在以下辨证取穴处方中。

(1)心神不宁型：《素问·举痛论》篇说："惊则心无所倚，神无所归，虑无所定，故气乱矣。"因惊则气乱，心神不能自主所致之心悸，取补心俞、神门，补心安神；体素血虚者，加补三阴交，补血宁心，类似养心汤之效；体质素健，患病不久者，取泻心俞、神门或大陵，镇惊安神；夹痰热上扰者，加泻丰隆。

(2)心血不足型：取补心俞、膈俞，补心血安心神；或补心俞、三阴交，补益心脾，养血安神。

(3)心阳不振型：成无己在《伤寒明理论》中说："其停饮者，由水停心下，心主火而恶水，水既内停，心不自安，则为悸也。"因饮邪上逆，水乘火位而为悸，补灸心俞，泻阴陵泉，通阳行水，使心阳得复，水气下行，则心悸自安。因脾肾阳虚，水湿不化，水饮内停，心阳被抑所致之心悸。取补心俞、关元、太溪，回阳救逆，扶元安神。《伤寒论》64条说："发汗过多，其人叉手自冒心，心下悸，欲得按者，桂枝甘草汤主之。"汗为心之液，发汗过多，损伤心阳，而致心下悸动不安，虚则喜按，故病人叉手按于心部。针灸治疗，亦可补灸心俞，补心阳，益心气。

(4)阴虚火旺型：取补心俞、复溜，泻神门，滋阴清火，养心安神；或泻心俞、神门，补复溜，滋阴清火，安神定志；或泻心俞、神门，补复溜、三阴交，滋阴养血，清心安神。

⑸心气不足型：取泻心俞、膈俞（或厥阴俞）、内关，理气活血，通络化瘀；或补心俞、合谷（或肺俞，用于肺气虚导致的心气不足），补心气，泻神门通心络，共奏益气行血之效。

⑹心血瘀阻型：泻灸心俞、厥阴俞，配泻神门，温阳通络，活血祛瘀。

3. 虚劳　取本穴主治心血虚和心阴虚型之虚劳病。

⑴心血虚型：证见心悸怔忡，健忘，失眠多梦，面色不华，舌质色淡，脉细或结代等。取补心俞、三阴交补心血安心神，或补心俞、膈俞，补养心血。

⑵心阴虚型：证见烦躁失眠，盗汗，或舌碎生疮，舌红少津，脉象细数等。取泻心俞，补复溜、三阴交，滋阴养血，清心安神。

《金匮要略·血痹虚劳病脉证并治》篇的“虚劳，虚烦不得眠，酸枣仁汤主之”之证，可针泻心俞，补三阴交，养血安神，清心除烦。

4. 风湿性心脏病　本病由于风寒湿邪侵犯血脉，伤及心脏所致。因此，心俞为其常用穴。

⑴心肾阳虚型：补灸心俞、命门、肾俞，补心阳益肾阳；或补灸心俞、中极、肾俞，温阳益肾，强心利水。

⑵心脾阳虚型：补灸心俞、脾俞，灸神阙，温补心脾；或补心俞、脾俞、命门或关元，温补心脾。

⑶气滞血瘀型：取泻心俞、膈俞，活血祛瘀。

⑷气血亏虚型：取补心俞、膈俞（或三阴交）、合谷；或补心俞、合谷、神门，益气补血，佐以复脉。

⑸外邪侵心型：风湿困表，内侵及心，证见发热微恶风寒，头痛而重，关节肿痛，心悸自汗，胸闷烦乱，呼吸气促，舌质红苔腻，脉细滑数。取泻心俞、曲池、阴陵泉，祛风利湿，通络宁心。

⑹心血瘀阻型：《素问·痹论》篇说：“脉痹不已，复感于邪，内舍于心。心痹者，脉不通，烦则心下鼓，暴上气而喘，嗌干善噫，厥气上则恐。”因风寒湿三邪搏于血脉，内及于心，心气被抑，心血瘀阻所致。证见心悸气短，胸闷不舒，脉涩或结代，舌质暗紫，口唇发绀等。泻灸心俞、膈俞（或厥阴俞），泻神门，温阳通络，活血祛瘀。若伴有心气不足者，上方神门改用补法，再加补合谷，以补心气。

5. 癫证　取本穴，安神醒志，养心宁神。

⑴气郁痰结型：证见精神抑郁，情绪低沉，表情淡漠，喃喃独语，语无伦次，时喜时悲，哭笑无常，不知秽洁，不思饮食，舌苔薄腻，脉象弦滑等。取泻心俞，配泻间使、丰隆；或配泻中脘、内关，理气解郁，化痰醒志。

⑵心脾两虚型：证见神思恍惚，沉默不语，魂梦颠倒，多梦少寐，心悸易惊，善悲欲哭，体乏肢困，行动迟钝，饮食减少，舌苔淡白，脉细无力等。取补心俞，配补三阴交，补益心脾，或加补神门，有养心汤之效，或加刺（或泻）人中，佐以醒脑开窍。

6. 遗精、失眠

⑴遗精：取泻本穴，主治与心有关的遗精病。属于心肾不交者，配补复溜，滋阴清火，交通心肾；“心俞、肾俞，治腰肾虚乏之梦遗”（《玉龙赋》），配补肾俞，补肾清心。梦交遗精者，配刺会阴穴，效果良佳。

⑵失眠：取本穴用于治疗心脾两虚、心血不足、心肾不交、心胆气虚型。具体配穴可参

考神门一节【临床应用】。与心有关的遗精和失眠，属于病久顽固者，心俞穴可用皮下留针法。其操作方法，可参肾俞一节治疗腰痛证之留针法。

7. 背肌挛痛　《灵枢·经筋》篇说："阳急则反折，阴急则俯不伸""寒则反折筋急，热则筋弛纵不收"。背为阳。本穴所在处背肌经筋因感受寒邪，呈阵发性拘急或拘急疼痛，致使反折筋急，不能屈曲腰背者，可浅刺本穴和阿是穴或配加心俞穴处的上下俞穴，施用泻法配用艾灸或拔罐，温经散寒，舒筋活络。

【病案举例】

例一：常某，男，23岁，南阳地区油泵油嘴厂职工。1973年5月29日初诊。

主诉：患滑精已两年多。

现病史：两年多来，每因劳累、感热易于滑精。腰酸困痛、强痛，伴有心烦少寐、头晕耳鸣、夜间手指麻木持物无力、身倦无力等症状。身瘦，舌质红，舌苔薄白浮黄，脉象细数无力。曾用中西药多次治疗效果不著。

辨证：君火亢盛，心阴暗耗，心火不能下交于肾，肾水不能上济于心，水亏火旺，心肾不交，扰动精室，精液走泄之滑精病。

治则：交通心肾。

取穴：针泻心俞、神门，补复溜。隔日针治一次。

效果：二诊后所有症状明显减轻；四诊后基本治愈；五至七诊巩固疗效。

随访：1973年7月5日接信后前来告知滑精和其他症状均在此针愈。

例二：朱某，女，47岁，南阳地区医院家属。1971年11月27日初诊。

主诉：右侧后项及肩胛痛已三天（因劳动扭闪而得）。

刻下症：右侧肩胛、后项、肩关节及上肢部胀痛，扭转头项和举臂持物等均痛剧，活动受限，夜间痛醒，影响入睡。

辨证：扭伤筋脉，气血瘀滞，脉络不畅，故患野活动扭转痛剧。

治则：舒筋活络，宣通气血。

取穴：针泻右心俞、风池、阿是穴（近肺俞穴处）。

效果：针治一次愈。

随访：1971年12月13日针治右侧手腕痛，告知在此针治一次愈。

例三：曾某，女，18岁，住南阳县安皋公社徐坪大队杨庄村。1975年6月9日初诊。

主诉：精神抑郁，时欲哭啼已两个月。

现病史：三个月前，阵发性畏寒战栗，手足发凉，全身刺痛而麻，以背部尤甚，并有食欲不振。经当地医院治疗，注射维生素B_{12}后，又出现胃脘满闷隐痛，喘促，呼吸困难，自觉气向上冲，气嗝不顺，食欲不振，时欲哭啼，哭啼则舒（哭啼时呼吸困难和胸闷喘促较轻）。两个月来，每月农历14日前后发病。数十天来未出汗。舌质舌苔无改变，脉弦。

检查：一般情况尚好，神清，精神抑郁，颈软，不断发出"吭"的声音，心率120次/分，律整，肺（-），腹（-），两眼底（-），瞳孔等大。神经系统未发现器质定位征。

辨证：依其脉证，系七情所伤，心不得静，气机失畅，经络阻滞之郁证。

治则：理气清心安神。

取穴：一至三诊针泻心俞、内关，四诊上方去内关。

效果：一诊后，喘促、呼吸困难、全身刺痛和全身呈阵发性畏寒战栗均未出现，饮食增加；

三诊后,仅感后项不舒;四诊痊愈。

随访:两个月后随访告知治愈未发。

例四:王某,男,29岁,西安铁路局职工。1973年7月20日初诊。

主诉:失眠已四个月(因熬夜用脑过度而得)。

现病史:四个月来,每晚入睡三至五个小时,多梦纷纭,心烦易怒,心悸易惊,伴有耳鸣、听力减退、头部麻木懵痛,口干少津等症状。身瘦,舌质红,脉象细数。患咽炎已两个月,患慢性胃肠炎年余未愈。

辨证:依其脉证,系肾阴不足,不能上承于心,心火内炽,不能下交于肾,心肾不交型之失眠证。

治则:壮水制火,交通心肾,佐以清脑。

取穴:针泻心俞、风池,补肾俞。

效果:一诊后夜晚入眠七个小时;三诊后失眠及伴有症状均明显减轻;四诊后失眠基本治愈;五诊后失眠及他证悉愈;六诊、七诊巩固疗效。

【腧穴功能鉴别】

心俞、通里、神门功能比较　心阳在机体活动中具有热能和动力的作用。他病所致的心阳不振,和心阳不振引起的其他病证,均可补灸心俞穴以振奋心阳;心阳虚衰则心血瘀阻的心血管疾病,宜泻灸本穴,通心阳行瘀血。本穴振奋心阳和通心阳行瘀血之功效,较通里、神门效优。

【腧穴配伍】

1. 心俞与神门相配　称为"俞原配穴法"。心俞和心经的原穴(又是心经的子穴)神门,都与心脏有密切关系。二穴配补,增强补心气、养心血、安心神、促血行的作用。二穴配泻,增强清心火、安心神、开心窍、疏心气、通心络、行瘀血的功效。它们不仅直接治疗心脏疾病,还治疗在病理上与心脏功能失常有关的疾病,对改善心脏功能有一定的作用。

2. 取补心俞、神门、三阴交　补心养血,安神定志,类似养心汤(《证治准绳》方)之效。失眠、惊悸、癫证等,凡适用此法、此汤者,均可取此三穴施治。

3. 泻心俞　配泻神门(或大陵)、丰隆,清心安神,祛痰除烦;配泻神门、膈俞,疏心气,通心络,行瘀血;配泻神门,补复溜,滋阴清火,清心安神;配泻间使(或内关)、膈俞(或三阴交),理心气、通心络、散瘀血;配泻通里、三阴交,通心络,行瘀血,清心凉血;配补复溜、三阴交,滋阴养血,清心安神;配泻肝俞、膈俞,疏肝行气,活血祛瘀。

4. 补心俞　配补神门、太溪、肾俞或复溜,补益心肾;配补膈俞,补心血安心神;配补肝俞,安神定志;配补合谷、三阴交,补心气益心血;配补肺俞,补益心肺;配补膈俞、脾俞,补益心脾,摄血止血。

5. 泻灸心俞　配泻灸膈俞,温心阳通心络行瘀血;配泻灸厥阴俞,温心阳通心络。

6. 补灸心俞　配补灸厥阴俞,补神门、合谷,温补心阳,益气复脉;配补灸神门、气海,振奋心阳,补益心气。

【讨论】

1. 本穴针刺方向与针感　沿背肌向上(后项方向)或向下(肝俞穴方向)横刺一寸半,其针感向上走达大杼穴处,向下走至肝俞穴处,可用于治疗胸段背肌疾患;针直刺或略向外方斜刺,少数病例,其针感走达胸胁、上肢,对于胸胁、肋间、上肢疾患,收效较佳。若能(操作熟练)向胸椎刺入一寸五分甚至二寸,令针感走至心胸、胸胁、上肢,对其所达处之疼痛收效显著。

2. 经旨浅识

(1)《灵枢·背腧》篇说:“肺俞在三焦之间,心俞在五焦之间……肝俞在九焦之间,脾俞在十一焦之间,肾俞在十四焦之间,皆挟脊相去三寸所,则欲得而验之,按其处,应在中而痛解,乃其腧也。”用指按压寻找背部腧穴,病人感到胀、酸困或痛楚而缓解者,便是腧穴的所在,这是前人按压诊察腧穴特有的现象和寻找腧穴的方法。现代不仅用指按寻找腧穴,并用触诊的方法,检查腧穴部位的异常变化,帮助诊断疾病。

滑伯仁说:“阴阳经络,气相交贯,脏腑腹背,气相通应”(《难经本义》注)。指出脏腑与背俞、腹募穴并相通应。当病邪侵袭脏腑,俞、募穴则出现各种异常反应,并可在其相应部位施行针灸治疗。心脏病变,在此心俞穴出现压痛或异常反应。如《素问·举痛论》篇所说的:“寒气客于背俞之脉,则脉泣,脉泣则血虚,血虚则痛。其俞注于心,故相引而痛。”可针灸心俞穴施治。

(2)《金匮要略·血痹虚劳病脉证并治》篇载:“男子面色薄者,主渴及亡血。卒喘悸,脉浮者,里虚也”男子面色淡薄、口渴,是因失血所致。血分不足则男子面色淡薄,阴血不足,阴虚生内热,故口渴,但渴不多饮。肾不纳气则喘,心营虚损则悸,动如气喘、心悸,故为卒喘悸。又见脉浮(浮大无力),乃阴虚阳浮之征,故里虚(脉浮不是外感)也。尤在泾说:“脉浮而里虚,以劳则真阴失守,孤阳无根,气散于外,而精夺于内也。”取补心俞、肾俞,养心营以治心悸,补肾气以治气喘。或补气海(补元气以治气喘)、三阴交(养血益阴)、心俞(养心营)。

3. 经外奇穴的“患门”穴　“患门”穴相当于心俞穴所在部位。如《经外奇穴之研究》说:“患门穴在背部五六椎之间,去脊外开一寸五分左右,为全身虚弱羸瘦无神之特效穴。”《针灸大成》认为《针灸资生经》所载的灸劳穴法的部位是:“按此穴合五椎两旁各一寸五分,心俞二穴也,心主血,故灸之。”高武在《针灸聚英》中也认为《针灸资生经》所载的灸劳穴法的部位是:“依此量之,其穴合五椎两旁三寸,心俞二穴也,岂心主血,故灸之软。”灸治虚劳的“患门”穴实指心俞二穴。

【歌括】

心俞位居五椎旁,椎下去脊寸半量,
心脏神志血脉病,补心清心安神良,
活血祛瘀通心络,虚补实泻五分详,
桂薤归神酸柏远,参胶龙珠郁胡黄。

第八节　膈　　俞

膈俞,是足太阳经的背部腧穴,为血气聚会之处,因与膈肌有内外相应地联系,故前人称之为“膈俞”穴。依其穴位的所在、穴下的脏器、针感的走向和血之会穴，膈俞主治膈肌病证和有关血证，兼治肺、胁肋、食管、胃腑一些病证。

本穴所治之血证，偏于上半身之血证。

【治疗范围】

1. 同心肝肺有关之血证和胸膈、胁肋病　膈俞位于背部第七胸椎棘突下方两旁，心俞之下，肝俞之上，心主血脉，肝主藏血，本穴为血之会穴。《难经·四十五难》云：“血会膈俞。疏曰：血病治此”。本穴穴下内部是肺脏，针感能走达胸膈、胁肋及上肢。故而可治与心肝肺有关的血证，以及胸膈、胁肋、食管和胃疾患。

2. 经脉和经筋病证　足太阳经脉、经别、经筋的循行和分布都经过本穴。因此，足太阳经为邪所侵的“阳急则反折”“寒则反折筋急”，以及脊背酸软、痹痛等都属本穴的治疗范围。

【功能】

1. 辨证取穴　用补法，补养阴血、摄血止血，类似当归、熟地、阿胶、白芍、伏龙肝、紫河车、龙眼肉等药的功效。用泻法，祛瘀通络、宽膈理气；用先泻后补之法，能调血活血、祛瘀生新，类似当归尾、赤芍、桃仁、红花、丹参、丹皮、生地、陈皮、茜草、地榆、香附等药的功效。

2. 局部取穴　用泻法，舒筋活络，配艾灸，温经散邪；用补法，有强壮筋脉之功。

【主治】

心绞痛、心肌梗死、血小板减少性紫癜、贫血、风湿性心脏病、咯血、吐血、反胃、神经性呕吐、呃逆、痉挛性食管狭窄、胁痛、夜盲症、急性乳腺炎、乳汁缺乏、荨麻疹、胆道蛔虫症、背痛、脊背强直、背肌挛急、脊背酸软。

亦治失眠、心悸、虚劳、肺痨、胃痛等。

【临床应用】

1. 心绞痛、心肌梗死　取刺本穴，祛瘀通络，行血止痛。

(1)因心气不足，气滞脉中，血行障碍，心脉痹阻，心络挛急所致者。发作时，针泻膈俞、心俞，通心络，利心气，行瘀血。若发作时针刺背部腧穴不便，可改用取泻神门、膻中或内关施治。缓解期，针补合谷，泻膈俞、心俞，益气行血，祛瘀通络。

(2)因气滞血瘀，气机不畅，心络受阻所致者。证见阵发性心胸刺痛，痛引肩背，胸闷气短，舌质黯，舌边尖有瘀点，脉象沉涩或结等。针泻膈俞、心俞、间使，行气活血，化瘀通络。

(3)因脾虚不运，聚湿生痰，壅滞胸膈，阻遏心络所致者。针补膈俞、心俞、脾俞，补益心脾，与泻丰隆、膻中、神门，开胸化痰，通畅心络之法，交替施治。

(4)因肝肾阴虚，阴血不足，血流不畅，心血瘀阻，闭阻心络所致者。证见胸闷憋气，夜间胸痛，夜寐不宁，盗汗心烦，头昏目眩，口干耳鸣，腰酸腿软，舌质嫩红，脉象细数或细滑等。针泻膈俞、心俞，补复溜、曲泉，滋补肝肾，活血化瘀。

2. 风湿性心脏病　取本穴，治疗气滞血瘀型、气血亏虚型和心血瘀阻型。

(1)气滞血瘀型：证见心悸气喘，胸闷气短，心痛阵发，全身中度水肿，胁下痞块胀痛，面色暗晦，唇色发绀，舌质紫黯或有瘀点，脉象结代等。针泻膈俞、心俞，活血祛瘀，或与针补合谷、血海、三阴交，补益气血之法，交替施治，攻补兼施。

(2)气血亏虚型：证见心悸气短，头晕目眩，夜寐不宁，下肢水肿，面色无华，舌淡无苔，脉象细弱或结代等。取补膈俞、合谷、神门或心俞，益气补血复脉。

(3)心血瘀阻型：证见心悸气短，胸闷不舒，脉涩或结代，舌质暗紫，口唇发绀等。针泻心俞、膈俞，通心络祛瘀血；或泻灸心俞、膈俞，泻神门，温阳通络，活血祛瘀。若伴有心气不足者，泻灸心俞，补神门、合谷，共奏温心阳、祛瘀血，补心气之效。

3. 咯血、吐血　取刺血之会穴，用以止血。肝火型咯血，取泻膈俞、肝俞、肺俞，清肝益肺，和络止血；阴虚型咯血，针泻膈俞、肺俞，补复溜，滋阴清肺，润燥止血。胃中炽热型吐血，针泻膈俞、内庭、心俞，清胃泻火，凉血止血；脾不统血型吐血，针补膈俞、脾俞、胃俞，补脾益胃，摄血止血。

4. 呃逆　呃逆有虚呃、实呃、热呃、寒呃之分，又有偶然和持续发作的不同。偶然发作者，大都不针自愈。张景岳说："轻易之呃，或偶然之呃，气顺则已。"《医碥》中说："无病之呃，不必治也。即治，不过用《内经》刺鼻取嚏，或闭息不令出入，或惊之之法，皆可立已。"针灸所治之呃逆多半是用其他疗法多次治疗无效者。

具有宽膈理气、宽膈平呃的膈俞穴，治疗单独出现的呃逆和实呃效果良好。发生在其他疾病过程中的虚呃，如脾胃阳虚、中气大虚、元气大伤、年老气衰等所出现之呃逆，以培补治本为主，不宜配取本穴，补之不适泻之不可。

(1)寒凉伤胃，胃阳被遏，失其通降所致之寒呃。泻灸中脘(或上脘)、足三里，温胃降逆，配泻膈俞，宽膈平呃。

(2)宿食积滞，痰浊中阻，郁久化热，胃火上冲所致之热呃。针泻足三里、内庭，消导积滞，清胃降逆，配泻膈俞，宽膈平呃。或针泻足三里、内庭、公孙、膈俞，清热泻火，平胃降逆。

(3)情志失和，木失条达，肝气犯胃，气机阻滞所致之实呃。针泻中脘(或上脘或足三里)、太冲或间使，疏肝理气，和胃散滞，配泻膈俞宽膈理气；或针泻膈俞、肝俞、胃俞，疏肝和胃，理气平呃。

5. 胁痛　取本穴，用以祛瘀行血，补养阴血和宽膈理气。

(1)情志失和，肝失条达之肝气郁结型胁痛。针泻膈俞(通络止痛，使针感走达胁肋)、肝俞，或泻膈俞、期门、间使，疏肝理气，通络止痛。

(2)气郁日久，气滞血凝，瘀血停积，阻塞胁络所致的气滞血瘀型胁痛。针泻膈俞(向胁肋方向斜刺，使针感走达胁肋，可收通畅经络和行血祛瘀双重功效)、间使、阿是穴，理气通络，活血祛瘀。

(3)精血亏损，肝阴不足，血虚不能养肝，胁络失养所致的肝阴不足型胁痛。针补膈俞(补养阴血)、肝俞、复溜，或配补曲泉，补血柔肝；或配补复溜，泻太冲或间使，养血柔肝，佐以理气。

6. 夜盲症　"肝受血而能视"。肝虚血少，不能上荣于目，目失所养而致的夜盲症。取补膈俞、肝俞，或加补三阴交或血海，补养肝血，使目得血而能视。

7. 乳汁缺乏　本病多由肝气郁滞和气血双亏所致。正如《妇人良方》所说："妇人乳汁不足，皆由气血虚弱，经络不调所致。"取本穴用以散瘀滞，旺血行。气虚血少的气血双亏型缺乳，针补膈俞(旺盛血行)、合谷、三阴交，补益气血，旺盛血行，或加刺少泽穴促使乳汁的分泌。若属肝气郁滞，气滞血瘀，乳络不畅所致者，针泻膈俞(通络祛瘀)、肝俞、乳根，点刺少泽，共奏行气散瘀、通畅乳络之效。

8. 背痛、脊背强直、背肌挛急、脊背酸软　凡痿证、痹证、脊椎炎、破伤风和内脏疾病以及其他原因引起的以上症状，采用患野和邻近取穴的局部疗法，取施本穴(针宜向脊、胁、项、腰部方向斜刺或横刺五分至二寸，视病情而定)，虚补实泻或配艾灸或拔罐，以收舒筋活络、宣通气血、行血祛瘀、壮筋补虚等功效。患野取穴对症治疗,常与心俞、厥阴俞、肝俞、筋缩等穴配治。循经取穴,可与太溪、委中、昆仑、后溪等穴配治。患野腧穴,常与辨证取穴配治,配取于补益气血、补益肝肾、补益精血、行气散滞、息风解痉、祛风除湿等治则处方中,标本兼顾,因果并治。如属内脏疾病引起者,则以治内脏疾病为主,配取患野腧穴,可收满意效果。

【病案举例】

例一:张某,女,58岁,住南阳县新店公社王营大队。1965年3月17日初诊。

主诉:患胃痛已十余年。

现病史:十余年前,因生气和饮食生冷引起此病。胃痛吐酸,饮食减少,食后胃痛加重,每因情志失和或感受寒凉易于复发,每次复发约三至五天。复发时,首先右侧膈俞穴处酸困,继而上腹疼痛,痛甚时四肢厥冷、口渴、吐蛔、吐酸、右侧胁肋部攻疼顶痛不移。平时嗳气吞酸,善太息。近五年来每在上半月吐蛔虫一至三条。舌淡,苔薄白,左脉弦,右脉弦数。右侧不容、承满、膈俞及上脘、巨阙穴压痛明显。

辨证:属厥阴蛔厥,乌梅丸证。

治则:安蛔止痛。

取穴:针泻右侧膈俞、肝俞、承满及上脘。其膈俞、肝俞穴针感走达右侧期门、不容穴处。针后痛止。

随访:两个月后患者前来告知此病在此针治一次愈,未复发,两个月来亦未吐蛔。

按:《伤寒论》338条:"……蛔厥者,其人当吐蛔。今病者静,而复时烦者,此为藏寒,蛔上入其膈,故烦,须臾复止,得食而呕又烦者,蛔闻食臭出,其人常自吐蛔。蛔厥者,乌梅丸主之。"本例蛔厥,表现在上腹疼痛,向右侧胁背攻痛,得食疼痛加重,甚则四肢厥冷,吐蛔、吐酸,每上半月吐蛔等,亦属乌梅丸证。故针泻上脘和右承满穴,和胃安蛔,针泻右侧背部的肝俞、膈俞穴,疏肝宽膈利胆,共奏安蛔止痛之效。

例二:惠某,男,32岁,住南阳县新店公社惠庄。1970年元月2日初诊。

主诉:吞咽困难已三年(因生气而得)。

刻下症:咽下困难,食物进入食管后噎塞,噫气频作,气逆上翻,呕吐黏水、白沫或食物。胃脘闷塞不适,两胁胀痛,不时太息,伙食减少,脉象沉弦。膈俞、肝俞穴压痛明显。

胸部透视:肺野清晰,心膈正常;胃肠钡餐透视,贲门痉挛。内科门诊诊断为"贲门痉挛"转针灸治疗。

辨证:肝气犯胃,气机阻滞,胃失和降之噎膈(贲门痉挛)证候。

治则:理气宽膈。

取穴:一诊针泻膈俞穴,其胀困感走达肩胛,灼热感走达胸胁部,留针三十分钟打嗝即止;二诊至六诊针泻膈俞、肝俞,两穴针感走达两侧胁肋部,沿肋间神经向前走达于胸胁部,拔针后胃及胸部发热。

效果:一诊后吞咽较好,打嗝少:二诊后食物吞下噎膈减轻,打嗝气逆上翻减轻;三诊后胃脘舒适已不闷塞;四诊后基本治愈,饮食增加;六诊痊愈。

【腧穴功能鉴别】

膈俞、血海、三阴交功能比较　三穴都是血证要穴,但各有其特点,详见血海一节【腧穴功能鉴别】。

【腧穴配伍】

1. 针补膈俞　配补神门、心俞，补血养心；配补三阴交，补血摄血；配补三阴交、血海，大补营血、益脾摄血；配补神门、三阴交，补心血养心脾；配补心俞、脾俞，补益心脾，摄血止血；配补肝俞，补养肝血；配补心俞，补心血，安心神；配补肺俞，补肺理血。

2. 针泻膈俞　配泻神门、心俞，疏心气、通心络、行瘀血；配泻三阴交，行血通络、活血祛瘀；配泻心俞、肝俞，疏肝行气、活血化瘀；配泻神门、三阴交（配透天凉），清热凉血止血；配泻内关、公孙，宽膈理气、降逆平呃、和胃止痛；配泻间使、三阴交，理气通络，活血祛瘀。

3. 膈俞多与补气和行气之腧穴配伍　气和血有着密切的关系，气为血帅，血为气守，二者相互依存，相互为用。血病则气不能独化，气病则血不能畅行，血之虚实可涉及到气，气之盛衰亦可影响到血，血赖气生，又赖气行，气行血亦行，气滞则血结。因此，治疗血病的膈俞，临床多与有补气之合谷、足三里和行气之气海、间使及疏肝理气之太冲、期门等穴配伍。血来源于水谷之精微，生化于脾，总统于心，贮藏于肝，宣布于肺，施泄于肾，注之于脉，血循脉道，润养全身。五脏功能失常所导致的血证，取膈俞与有关脏腑的经穴配治，方能收到良好的效果。

4. 膈俞与血海配伍　血之会穴膈俞，偏于治疗心、肝、肺三脏和胸膈、胁肋等上半身之血证，若与阴血之海血海配伍，则有统摄、补养全身之阴血和清热凉血、通畅全身瘀血的功能。

【讨论】

1. 本穴针刺方向与针感　沿背肌向上或向下横刺一寸五分，其针感向上走达肺俞穴处，向下走至脾俞穴处，用于治疗胸段背肌疾患；针直刺或向外方（胁肋方向）横刺，少数病例，其针感走达胁肋、胸膈部，个别病例走至胃脘、上腹、胸前等处，对于针感走达处的疾患收效较好。用于胸腹部疼痛，可向胸椎方向刺入一寸五分甚至二寸，令针感走至胸、膈、上腹等处。

2. 针刺注意事项

(1)《素问·诊要经终论》篇指出："中膈者，皆为伤中，其病虽愈，不过一岁必死。"因此在针刺的深浅度方面应引起重视。要用短针浅刺或斜刺，或长针横刺，达到"候气为先""得气为度"即可。

(2)深刺可伤及肺脏。膈俞穴下内部是肺脏，若深刺伤及肺脏，有形成气胸甚至窒息而死亡的危险。例如张继有同志（《值得警惕的一病案》在《北京中医》1955 年 4 月号发表）曾报告一例肺结核患者，于针刺膈关与魂门各一穴后，患者感觉针穴痛甚，要求起针，继而发生剧烈疼痛，呼吸困难，汗出，发绀，似有痰塞现象，急救无效死亡。

(3)皮肤粗糙坚实的患者，进针时防止施加针压，突透皮肤，因内无阻力，易于深刺伤及脏器（是指用 24 号的毫针）。

(4)年老体弱患者，肌肉瘦薄，进针时，防止施加指压，组织陷凹，刺道加深，超过欲刺的深度，伤及肺脏。

3. 经外奇穴的"四花"穴相当于膈俞、胆俞　崔知悌的"四花"穴灸法，即膈俞、胆俞二穴同时配用艾灸，称谓"四花"穴，列入经外奇穴。《针灸大成》载："按四花穴，古人恐人不知点穴，故立此捷法，当必有合于五脏俞也，今依此法点穴，果合足太阳膀胱经行背二行：膈俞、胆俞四穴。《难经》曰：血会膈俞，疏曰：血病治此。盖骨蒸劳热，血虚火旺，故取此以补之，胆者肝之府，肝能藏血，故亦取是俞也。崔氏之言四花而不言膈俞、胆俞四穴者，为粗工告也。但人体有大小宽狭不同，故此量四花亦不准，莫若只揣摸脊骨膈俞、胆俞为止。"高武在《针灸聚英》中也认为“四花”实即膈俞、胆俞四穴。但《经外奇穴之研究》却不同于《针灸大成》和《针灸聚英》的认识，而认为：四花穴部位，适当五六七三椎之四围，为虚劳羸瘦，全身衰弱之特效穴。

4. 经外奇穴中的“骑竹马灸法”　“骑竹马灸法”相当灸膈俞、肝俞穴部位。诸书有异，详见肝俞一节【讨论】。

5. 经外奇穴中的“六华灸”　有书记载：即膈俞、肝俞、脾俞，左右共六穴。前人将此三穴同时配用艾灸，称谓“六华灸”，列入经外奇穴内。

6. 日本针灸家观察本穴针感　1949年，日本长滨善夫和丸山昌朗合著的《经络之研究》一书中，论述了一例对针刺极为敏感的视神经萎缩患者身上所反映的经络现象。其中记述了针刺第七胸椎旁约三横指的膈俞穴时，其感应路线到心脏部，而终末则止于中指外侧爪标（称“中泽”），长滨善夫等将这段针感路线称之为“膈俞经”。日本赤羽幸兵卫以手中指甲角尺侧为“中泽”与膈俞相应，用知热感测定法，测定其对热感的灵敏度。

7. 血会膈俞之由　滑伯仁说：“膈俞足太阳脉气所发也。太阳多血，又血乃水之象，故曰血会。”又说：“血者心所统肝所藏，膈俞在七椎下，上则心俞，下则肝俞，故为血会。”陈修园说：“诸经之血，皆从膈膜上下，又心主血，肝藏血，心位膈上，肝位膈下，交通于膈膜，故血会于膈俞也。”

【歌括】

血会膈俞七椎寻，椎下去脊寸五分，
血证行血祛瘀血，补摄阴血益亏损，
疏理气机宽胸膈，虚补实泻五分深，
丹郁香胡陈皮草，归芍地芎茜胶仁。

第九节　肝　俞

肝俞，是足太阳经的背部腧穴，与肝脏有内外相应地联系，为肝经经气输注于背部之处，故前人称之为“肝俞”穴。肝俞主治肝之脏病和气化病，对改善和调节肝脏功能，消除肝脏功能失常所产生的病理证候，具有一定的功效。肝病多实。肝之实证，宜“疏泄条达，不可郁滞。”即所谓：“木郁则达之”。故取本穴多用泻法。肝之虚证，多为肝阴不足和肝肾阴虚，采用肝肾并治之法，取补本穴与肾经的有关腧穴配治。

【治疗范围】

1. 肝气、肝火和肝血病　肝性刚强，喜条达主疏泄而恶抑郁，凡精神情志之调节功能，与肝气有密切关系。因郁怒伤肝，肝气郁结所致的眼目、胸胁、上腹、胃、肝胆疾患，都属本穴的主治范围。肝为血脏，司贮藏和调节血液之职，肝气郁结能影响血行和血液的调节，气郁化火能灼伤血络和影响藏血。肝气郁滞、肝火伤络和肝血不足引起的心肺、胸膈、胃脘等处的血证，都可取施本穴。

2. 眼目病证 “肝气通于目，肝和则目能辨五色矣”（《灵枢·脉度》）。“肝受血而能视”（《素问·五脏生成》）。肝脉上连于目，因肝的功能失常引起的眼病，常取本穴施治。

3. 经脉和经筋病证 肝为罢极之本，在体为筋，司全身筋骨关节的屈伸运动。有关筋的病变，如肝风内动、肝血不足筋脉失养所致的病证，以及邪侵太阳经脉所出现的角弓反张、背部痹证、背肌挛急、脊背强直等都在本穴的治疗范围之中。

4. 同肝有关的脏腑病 基于足厥阴经脉、经别和足少阴经脉的循行，肝同心、脾、肺、肾、胃、胆的联系，本穴还治疗心肝血虚、肝火犯肺、肝脾不和、肝肾两虚、肝胆不宁、肝气犯胃的病证，以及与肝有关的膈和胁肋疾患。

【功能】

1. 辨证取穴 用泻法，疏肝解郁、行气祛瘀，类似醋柴胡、醋香附、郁金、白芍、川楝子、木香、枳壳等药的功效。用补法，补养肝血、养肝益目，类似当归、阿胶、白芍、枸杞子、制首乌、山茱萸、旱莲草、潼蒺藜、熟地、鸡血藤等药的功效。

2. 局部取穴 用泻法配艾灸或拔罐，能祛邪散滞；用补法，有健筋补虚之效。

【主治】

夜盲、青盲、暴盲、青光眼、流泪症、目昏、胃痛、呃逆、传染性肝炎、初期肝硬化、急性胆囊炎及胆石症、虚劳、胁痛、痿证、痉病、破伤风、背痛、背肌挛急、脊背酸软、脊背强直、胆道蛔虫症。

亦治目痒、吐血、乳癖、乳汁缺乏、舞蹈病等。

【临床应用】

1. 夜盲、青盲、暴盲、青光眼、流泪症 取本穴治疗与肝有关的以上眼病，以治其本。

(1) 肝肾两虚，精血不能上荣于目之夜盲、青盲、暴盲、流泪症、青光眼，取补肝俞、复溜、曲泉，滋补肝肾；或补肝俞、复溜、太溪或肾俞，补肝肾益精血以明目。

(2) 暴怒伤肝，肝气上逆，气血郁闭，精明失用之暴盲，取泻肝俞、太冲或间使，疏肝理气。属于癔病性暴盲者，配合暗示。

(3) 肝虚血少，精血不能上荣于目，目失濡养之夜盲、青盲、青光眼，取补肝俞、三阴交或膈俞，补养肝血。

(4) 肾虚肝热，水亏火旺所致之夜盲、青盲、青光眼，取泻肝俞、行间，补复溜，滋肾清肝。

2. 胃痛、呃逆 属于肝气犯胃型者，取泻本穴疏肝理气，“治肝可以安胃”，以治其因，配泻胃之募穴中脘和胃经合穴足三里，和胃降逆散滞，以治其果；或配泻脾之络穴、通于冲脉的公孙穴，共奏疏肝理气、和胃降逆之效。或泻肝俞、膈俞、胃俞，疏肝理气，宽膈和胃。

属于肝气郁滞，气郁化火，肝火犯胃型者，针泻肝俞、行间、内庭，清肝泄热，理气和胃；或针泻肝俞、行间、公孙，清肝和胃降逆。

本穴针感若能循胁肋走至上腹或胃脘，则收效更佳。

3. 传染性肝炎 取泻本穴，用以疏肝解郁。

(1) 气滞湿阻型：配泻阴陵泉、间使，疏肝理气，行湿益脾。

(2) 气滞血瘀型：配泻膈俞、间使，理气行血。

(3)肝郁脾虚型:配补脾俞,疏肝健脾。

(4)肝胃不和型:配泻胃俞、足三里,疏肝和胃。

(5)肝胆郁热型:配泻胆俞、阳陵泉或丘墟(或配透天凉),清泻肝胆郁热。

临床治疗慢性无黄疸型传染性肝炎较多。短期治疗,其症状有不同程度的改善,长期治疗效果满意。属于慢性肝炎,可针刺本穴用皮下留针法。其操作方法可参见肾俞一节治疗“腰痛证”。

4. 虚劳　本病为五脏虚损,气血、阴阳不足的病证。取补本穴,主治肝血虚型和肝阴虚型。

(1)肝血虚型:证见眩晕,耳鸣,惊惕,妇人经闭不行,或月经涩少,舌质淡,脉细涩或弦细等,配补膈俞、三阴交,补养肝血。

(2)肝阴虚型:证见头痛,耳鸣,眩晕,急躁易怒,脉细数等,配补复溜或加补三阴交,滋阴养肝。

5. 胁痛　“邪在肝,则两胁中痛”(《灵枢·五邪》)。“肝病者,两胁下痛,引少腹”(《素问·脏气法时论》)。“肝郁胁痛,悲哀恼怒,郁伤肝气”(《金匮翼》)。肝居胁下,其脉布于胁肋,故肝受病多兼见胁痛。取本穴治疗与肝有关之胁痛,向胁肋方向斜刺,能使针感走至胁肋为佳,可收通畅胁络和行气散滞双重效果。

(1)情志失调,气机郁结,肝失条达,气阻胁络引起的肝气郁结型胁痛。针泻肝俞、膈俞(使针感走达胁肋),疏肝理气,通络止痛。

(2)气郁日久,气滞血凝,瘀血停积,阻滞胁络引起的气滞血瘀型胁痛。针泻肝俞、膈俞、阿是穴,理气通络,活血祛瘀。

(3)精血亏损,肝阴不足,血虚不能养肝,胁络失养引起的肝阴(血)不足型胁痛。针补肝俞、膈俞或三阴交,补养肝血;或补肝俞、复溜,养阴柔肝。上二方可加泻间使,佐以理气。

6. 痿证　肝藏血主筋,为罢极之本,肾藏精主骨,为作强之官,精血充盛则筋骨坚强。肝肾亏虚,精血不能濡养筋骨经脉,临床表现为下肢及腰脊酸软等肝肾不足型之痹证。取补肝俞、肾俞、太溪,补肝肾益精血以益筋骨,或补肝俞、肾俞、绝骨、阳陵泉,补肝肾壮筋骨。亦可与患野取穴交替施治,标本兼顾。

7. 背痛、背肌挛急　属于《灵枢·经筋》篇所说的:“寒则反折筋急”的背痛、背肌挛急,亦即寒邪入侵,经脉痹阻,出现的背部凉痛,筋脉拘急,俯仰不便者,泻灸本穴、阿是穴,温散寒邪,疏畅筋脉。

8. 脊背酸软、脊背强直　参见膈俞一节【临床应用】。

【病案举例】

芦某,男,49岁,住新野县漂河公社毛桥大队芦庄九队。1968年7月13日初诊。

主诉:患鸡宿眼五年余。晚上不敢外出。

现病史:五年来,每在傍晚及黎明时视物模糊,两眼干涩,与营养有关。伴有腹胀食少、身瘦、面色略黄、脉象虚弦等。曾吃猪肝约60斤,尚未根除。

辨证:此系肝肾阴亏,精血不能上荣于目之夜盲症。

治则:补益肝肾。

取穴:针补肝俞、肾俞。隔一至二日针治一次。

效果:四诊治愈;五诊巩固疗效。

随访：二十天后随访治愈未发。

【腧穴功能鉴别】

1. 肝俞与期门功能比较　二穴都是治肝要穴，但各有其特点，详见期门一节【腧穴功能鉴别】。

2. 五脏俞募穴功能比较　详见肺俞一节【腧穴功能鉴别】。

【腧穴配伍】

1. 肝俞与太冲配伍　称谓“俞原配穴法”。肝俞和肝经的原穴太冲，都与肝脏有密切关系。二穴配补，增强补养肝血的作用；二穴配泻，增强疏肝解郁的功效。它们不仅直接治疗肝脏疾病，还治疗在病理上与肝脏功能失常有关的疾病，对改善和调节肝脏功能有一定的作用。

2. 肝俞与期门配伍　称谓“俞募配穴法”。肝俞和肝的募穴期门，都与肝有密切关系。二穴配伍，增强疏肝理气、活血祛瘀的作用。

3. 肝俞与曲泉配伍　称谓“合俞配穴法”。二穴都与肝脏有密切关系，是治疗肝脏疾病的常用穴。二穴配补，增强补养肝血的作用，对改善肝脏功能有一定的疗效。

4. 补肝俞穴　配补心俞，安神定志；配补复溜、曲泉，补肝肾，益肝阴；配补复溜、太溪，补肝肾，益精血；配补膈俞，补养肝血；配补肾俞，补益肝肾。

5. 泻肝俞　配泻心俞、膈俞，疏肝行气，活血祛瘀；配泻膈俞，疏肝行血祛瘀；配泻膈俞、胃俞，疏肝理气，宽膈和胃；配泻间使或内关，疏肝理气，宽膈行气；配泻行间、丘墟、胆俞，清肝利胆。

【讨论】

1. 本穴针刺方向与针感　沿背肌向上或向下横刺一寸五分至二寸，其针感向上走达心俞、肺俞穴处，向下走至胃俞、肾俞穴处，用于治疗胸段背肌疾患；针直刺或略向外方斜刺，少数病例，其针感走达胁肋、肝区、上腹、胃脘，对于胁肋、上腹疾患和肝脏、胃脘病，收效较佳。若能（操作熟练）向胸椎方向刺入一寸五分深，令其针感走至上腹，对肝胆及上腹疾患特别是疼痛，收效良佳。

2. 经旨浅识

（1）《难经·六十七难》中说：“阴病行阳，阳病行阴。”是指针治五脏六腑疾病，应用“从阴引阳，从阳引阴”（《素问·阴阳应象大论》）的法则，取配俞募穴。是基于阴阳、经络、脏腑、腹背气相通应之故。著者的临床应用是：五脏病，多取背部的心俞、肺俞、肝俞、脾俞、肾俞穴施治，对改善该脏功能，消除该脏功能失常所产生的病理证候，在整体疗法中收效较好，多偏于治疗慢性病（阴性病证如脏证、虚证、寒证）；六腑病，多取腹部的中脘、中极、天枢、关元等募穴，对改善该腑功能和通畅该腑壅滞、浊气，收效较良，多偏于治疗急性病（阳性病证如腑证、实证、热证）。

（2）《素问·刺禁论》篇说：“刺中肝，五日死。其动为语。”根据杂志报道，并非绝对因刺伤肝脏五日后死亡，但亦应引起注意。特别是肝癌、肝肿大的病人，更应注意。如果深刺右侧肝俞穴，伤及肝脏，可致肝破裂或促使病情恶化，甚则死亡。

3. 历代医家经验　《伤寒论》147 条：“太阳与少阳并病，头项强痛，或眩冒，时如结胸，心下痞鞕者，当刺大椎第一间、肺俞、肝俞，慎不可发汗，发汗则谵语，脉弦，五日谵语不止，当刺期门”和 176 条所说的：“太阳少阳并病，心下鞕，颈项强而眩者，当刺大椎、肺俞、肝俞，慎勿下之。"前条的头项强痛,属于太阳;眩冒,属于少阳,时如结胸,心下痞鞕,是邪气内结,经气不舒之故,非发汗能解,故"慎不可发汗"。后条的颈项强属太阳;眩冒属少阳,心下鞕,是邪气内结,经气不舒之故;汗吐下法,俱少阳病所禁,故"慎勿下之"。此两条,是因太阳与少阳并病,慎不可发汗,慎勿下之,故刺大椎、肺俞、肝俞而解。取刺大椎以解太阳在表之邪,通畅经气;肺属卫,外合皮毛,刺肺俞穴,疏卫解表;肝与胆合,取刺肝俞以和解少阳半表半里之邪气。

4. 误灸之弊　肝病多见阳亢证候,误灸肝俞、胆俞等穴,易引起肝火上冲,上扰巅顶出现眩晕、头痛脑涨、耳鸣等症状。若出现以上症状者,宜取泻肝经的子穴行间,清降肝火。

5. 针刺注意事项　参见膈俞一节"针刺注意事项"。

6. 经外奇穴的"骑竹马灸法"　"骑竹马灸法"相当灸膈俞、肝俞的部位。《针灸大成》中说:"当合膈俞、肝俞穴道。"高武在《针灸聚英》中也认为:"骑竹马灸法"即膈俞、肝俞四穴。这样直接取用经穴,减少骑竹测定方法的麻烦。但《经外奇穴之研究》却不同于《针灸大成》和《针灸聚英》的认识,而认为:骑竹马灸法,在背脊九椎之旁。则属肝俞穴。

7. 本穴多泻少灸之由　肝病多实证。肝之实证,宜疏泄条达,不可郁滞,所谓"木郁达之",取本穴多用泻法。肝为风木之脏,体阴而用阳,其性刚强易于郁结,易于阳亢,易于化火,易于生风。多出现阳亢证候,故一般不配艾灸。肝之虚证,多出现肝阴不足和肝肾阴虚的证候,多采用肝肾并治之法,故取补本穴,多与肾经的复溜、太溪和肾经经气输注于背部的肾俞穴配治,不需施灸本穴。

【歌括】

九椎下旁肝俞木,补益肝血肝气伏,
肝病目疾本穴取,虚补泻实五分束,
效如归芍地杞藜,贞首香楝郁柴茱。

第十节　脾　俞

脾俞,是足太阳经的背部腧穴,与脾脏有内外相应的联系,为脾经经气输注于背部之处,故而前人称之为"脾俞"穴。

脾俞主治脾之脏病和气化病,对改善脾脏功能,消除脾功能失常所产生的病理证候,具有一定的功效。脾易致虚,亦易失职,脾病多虚证。故取本穴多用补法或配加艾灸。脾之虚责之于湿困、食滞、劳倦、木乘、水犯、火衰、胃虚等,故临床取用脾俞,多配有关腧穴施治。本穴主治的病证,相当西医学的一些消化系统疾病和消化系统病引起的某些疾病,以及某些出血性疾患。

【治疗范围】

1. 脾虚证候　脾主运化水谷精微和水湿，有促进水液代谢的作用。“土旺则能制湿，土气坚凝，则水湿亦自澄清。”脾虚则水湿不化，湿盛则脾土必困，脾虚则水谷不化，食滞则脾土必伤。胃者脾之腑，脾与胃相表里。肠属脾胃系统，脾胃肠三者关系密切。凡脾胃肠相互影响，互为因果的病证及因脾虚不能胜湿、湿困脾土、脾阳失健和湿聚生痰，痰湿为因的病证都属本穴的治疗范围。

2. 脾同他脏的病证　脾经同心、肝、肺、肾、胃经的经脉、络脉、经别有密切联系，因此，凡与脾有关的诸脏腑病证，如脾虚及肺、脾肾阳虚、脾湿犯肺、肝乘脾土、心脾两虚、脾虚胃弱等，都可配补本穴。补脾气、助运化，以治其因，以培其本。

3. 脾虚生化之源不足引起的病证　脾为后天之本，气血生化之源。五脏六腑、四肢百骸、皮肉筋骨，皆赖脾之健运，输布水谷精微以滋养。因脾失健运，生化气血之源不足，以致气血亏虚所出现的脏腑、肢体病证，取本穴以治其本。病后体虚，调养脾胃，亦常取本穴。宋·王执中说：“欲脾胃之壮，当灸脾胃俞等可也。”艾灸脾俞、胃俞以健壮脾胃。

4. 脾失统摄之失血证　脾主统血。脾健则精充，精充则气壮，气壮则能摄血，故脾气虚弱，统摄无权所出现的便血、崩漏、月经不调等，也属本穴的治疗范围。

5. 经脉和经筋病证　本穴还治疗穴位所在处的局部和邻近病，以及背部足太阳经脉、经筋为邪所侵的病证，如背部痹证、扭伤、角弓反张、背肌挛急等。

【功能】

1. 辨证取穴　用补法，补脾益气、健脾益胃，类似白术、茯苓、山药、扁豆、炙甘草、薏苡仁、黄土、伏龙肝、益智仁等药的功效。用补法配艾灸，温补脾阳、温脾制湿，类似白术、草豆蔻、红枣、益智仁、肉豆蔻等药的功效。

2. 局部取穴　用泻法配艾灸、拔罐，祛邪散滞；用补法，健筋补虚。

【主治】

头痛、眩晕、内耳性眩晕、心悸、失眠、癫证、咳嗽、肺痨、哮证、呃逆、胃痛、疳积、腹胀、胃下垂、虚劳、水肿、痰饮、泄泻、传染性肝炎、初期肝硬化、乳汁缺乏、月经不调、经闭、带下、崩漏、便血、夜盲症、多寐。

亦治呕吐、子宫脱垂、脱肛、痢疾、背痛、背肌挛急等。

【临床应用】

1. 头痛、眩晕　取补本穴健脾，主治与脾虚有关的头痛、眩晕。

(1)脾虚生湿，湿聚生痰，痰湿之邪上扰清窍，阻遏经络，清阳不得舒展引起的头痛，和清阳不升、浊阴不降引起的眩晕。均可取补脾俞，泻阴陵泉、丰隆，健脾祛湿，化痰降浊。上方亦可与患野取穴同时或交替施治，标本兼顾。

(2)脾胃运化失常，生化气血之源不足，以致气血亏虚，不能上奉于头引起的头痛、眩晕。取补脾俞、胃俞或足三里。健脾益胃，或配调理脾胃的有关腧穴(根据具体病情而定)，使脾胃纳运正常，气血旺盛，则头痛、眩晕自愈。

(3)思虑劳倦伤及心脾，心伤则阴血暗耗，血行不周，脾伤则无以生化精微气血，以致气血亏虚不能上荣脑髓，髓海不足的眩晕。取补脾俞、心俞，补益心脾以益气血。

2. 心悸、失眠　取补本穴，主治心脾两虚型心悸、失眠，和脾肾阳虚型心悸。

(1)心脾两虚型：思虑过度，伤于心脾，以致气血亏虚，不能上奉于心的心悸、失眠。配补神门、三阴交，补心脾，助运化、益气血。

(2)脾肾阳虚型：脾肾阳虚，水湿不化，水饮内停，上逆于心，以致心阳被抑引发心悸者，配补关元、太溪或肾俞，温补脾肾，化气行水；或配补关元，泻阴陵泉，温阳益脾，祛湿行水；或补灸脾俞、肾俞，泻中极，温补脾肾，通阳行水。

3. 咳嗽 咳嗽病位在肺，取补脾之背腧穴，治疗痰浊阻肺型和肺脾两虚型咳嗽。

(1)脾失健运，痰湿内生，壅塞于肺的痰浊阻肺型咳嗽。配泻丰隆、尺泽或肺俞，健脾祛湿，宣肺化痰。

(2)脾虚及肺，肺脾两虚型咳嗽。配补肺俞或太渊，或配补太渊、太白，补脾益肺，培土生金。

4. 呃逆

(1)脾胃虚寒型：补灸脾俞、胃俞，温补脾胃，配泻公孙，调胃降逆；或补脾俞，泻公孙、中脘(加灸)，健脾益胃，温中降逆。

(2)脾肾阳虚型：补灸脾俞、肾俞，泻公孙，温补脾肾，调胃降逆；或补脾俞、太溪、气海，补肾纳气，益脾止呃。

(3)脾胃虚弱型：取补脾俞、胃俞，泻公孙，健脾养胃，调中降逆。

5. 水肿 张景岳说："凡水肿等证，乃肺脾肾三脏相干之病。盖水为至阴，故其本在肾；水化于气，故其标在肺；水惟畏土，故其制在脾。"取本穴主治与脾有关之水肿。

(1)脾阳不运型：因脾虚不能制水，以致水湿蕴聚，泛滥横溢而成。补灸脾俞、阴陵泉、中极，温补脾阳，化气行水；或补脾俞、关元(或命门)，泻中极，温补脾阳，利水消肿。

(2)脾肾阳虚型：脾虚则不能制水，肾虚则水失所主，以致水湿蕴聚，泛滥横逆而成。取补脾俞、关元、太溪，或补脾俞、命门、肾俞，温补脾肾，化气行水。

(3)脾胃虚弱型：属于脾胃虚弱，营养不良性水肿。针补脾俞、胃俞，健运脾胃；或补脾俞、足三里，泻阴陵泉，健脾益胃佐以利湿。

6. 痰饮 脾的运化功能失职为本病的主要因素。如脾阳虚衰，上不能输精以养肺，下不能助肾以制水，必致水液内停中焦，流溢各处，波及五脏。取补本穴，用以健脾培本。如邪流肠胃的痰饮证，取补脾俞、关元，泻阴陵泉，温阳益脾，化气行水；或补灸脾俞，泻中极、天枢、中脘，温补脾阳，逐水化饮；或补灸脾俞，泻灸中极、天枢、中脘，温补脾阳，温化水饮。兼见呕吐眩晕心悸者，取补脾俞，泻阴陵泉、丰隆，益脾化饮，祛痰降逆。

7. 泄泻 取补本穴，主治脾胃虚弱、脾阳不振、脾肾阳虚和肝木乘脾土型泄泻。

(1)脾胃虚弱型：脾胃虚弱，运化无权，水谷不化引起的泄泻。配补太白、足三里，健脾止泻；若属虚中夹实者，足三里改用泻法，或减足三里加泻天枢，通肠化滞；如属脾虚肠滑者，减太白(或足三里)，加补天枢涩肠止泻。

(2)脾阳不振型：中阳虚衰，运化无权，水谷不化引起的泄泻。配补关元灸神阙，温补脾阳，益火生土；或补灸脾俞、太白、神阙，温运中阳，健脾止泻。

(3)脾肾阳虚型：命门火衰，火不生土，脾阳不振，运化失职引起的泄泻。配补关元、太溪或肾俞；或补灸脾俞、肾俞、太溪，温补脾肾。肠腑虚者，加补天枢，固涩肠腑。

(4)肝木乘脾型：暴怒伤肝，肝气乘脾，运化失常引起的泄泻。正如张三锡在《医学准绳》中所说："忿怒伤肝，木郁克土，皆令泄泻。"配泻太冲或肝俞，疏肝理气，共奏抑肝扶脾之效；或配补阴陵泉，泻天枢、太冲，抑肝扶脾，佐以通畅散滞。使肝气条达，脾运正常，肠腑气机通畅，则泄泻可愈。

8. 传染性肝炎

⑴湿困脾阳，胆汁外溢。证见身目发黄，其色晦黯，脘闷腹胀，纳食减少，大便溏薄，四肢不温，神疲畏寒，舌质淡白，舌苔白腻或白滑，脉象沉细或沉迟等，属于黄疸型传染性肝炎。取补脾俞，灸神阙，泻阴陵泉，温化寒湿，健脾调胃，或加泻阳陵泉，佐以利胆。

⑵肝脾不调，水湿困阻。证见胁下隐痛，按之则舒，腹部胀满，食欲不振，眩晕乏力，大便溏薄，动则汗出，舌质淡，舌苔薄白或白滑，脉象沉细无力等，属于无黄疸型传染性肝炎。取补脾俞，泻阴陵泉、太冲，健脾柔肝，渗湿和中。

9. 乳汁缺乏　取补本穴用以健脾。

⑴因思虑劳倦伤于心脾，以致气血两亏，不能化生乳汁，属于气血亏虚型者。取补脾俞、神门、三阴交，补益心脾，以益气血。

⑵脾胃虚弱，纳运失职，生化之源不足，不能化赤为血而成缺乳者。取补脾俞、胃俞，健脾益胃，配泻足三里和中导滞。待脾胃纳运正常，再取补合谷、三阴交补益气血，促使化生。

10. 夜盲症　取补本穴，主治脾胃虚弱，运化失职，导致肝虚血少，精气不能上承，目失所养之夜盲症。配补肝俞，补益肝脾以益精血；或配补肝俞、三阴交，补肝脾益精血。

11. 多寐　李东垣说："脾气虚则怠惰嗜卧"，朱丹溪则指出："脾胃受湿，沉困乏力，怠惰嗜卧"，可见多寐主要由于脾虚湿盛所致。取补或补灸本穴，用以健脾和温补脾阳。

⑴湿盛：多寐多发于雨湿之季，或见体质丰肥之人。证见胸闷纳呆，身重嗜眠，舌苔白腻，脉象濡缓等。补灸脾俞，泻阴陵泉，温阳健脾除湿；痰多者，上方加泻丰隆，温阳益脾，祛湿化痰。

⑵脾虚：多寐兼见中气不足，脾弱运迟，食后困倦多寐等。针补脾俞，足三里先泻后补，益气健脾调中，或上方加补阴陵泉以增健脾之力。

⑶阳虚：证见神疲食少，形寒肢冷，懒言易汗，脉弱等，属于病后或老年阳气不足所致。补灸脾俞、足三里，温阳益脾建中；或补脾俞、关元、合谷，温阳益气；属于气虚者，取补脾俞、足三里，补中益气。

【病案举例】

例一：李某，男，42岁，南阳市电池厂职工。1982年6月10日初诊。

主诉：腰背痛已十余日。

现病史：十多天前，因练气功，过度劳累而出现第11、12胸椎两侧呈持续性困痛，影响活动，劳累后加重，伴有气短、头晕、乏力、食欲欠佳、精神不振等症状。舌苔薄白，脉象沉细。

既往史：有胃下垂病史。

辨证：经筋劳损，筋脉失调。

治则：健筋补虚。

取穴：针补脾俞、三焦俞。

效果：一诊后腰背疼痛明显减轻，活动基本正常；二诊后活动时腰困，余无异常。

随访：1982年6月29日告知针治痊愈已上班。

例二：江某，男，41岁，新野县沙堰公社后河大队后河村社员。1966年8月18日初诊。

主诉：胃脘胀满吐水已四年。

现病史：四年前因饮食生冷所致。开始胃脘胀痛，大便或矢气后减缓。近三年来胃脘胀满,吞酸吐水,不思饮食,腹胀以下午饥饿时尤甚,大便时溏时泄,熟睡后口流清水,胃腑喜暖恶冷,神疲肢冷,面色萎黄,舌质淡白,脉象虚软。

辨证:依其脉证,系寒凉伤胃,脾虚胃寒之证。

治则:温胃和中,补脾健胃。

取穴:针补脾俞、胃俞,泻中脘配烧山火。其中脘穴的温热感走达整个上腹。

效果:二诊后饮食增加,吐水减少;三诊后腹胀治愈,大便正常;四诊后吃红薯面馍已不吐水,亦不泄泻和腹胀;六诊后诸症悉愈。

例三:宋某,男,42岁,现住南阳地委。1970年元月10日初诊。

主诉:患失眠已两年之久(因用脑思虑过度加之受惊而得)。

现病史:两年来每因受惊、思虑过度即出现失眠。夜间熟睡时,闻到稍大声音即易惊醒,伴有心悸、气短、健忘、神疲体倦、时而饮食减少等症状。面色少华,舌淡苔薄,脉象细弱。平均每夜能入睡三至四个小时,有时更少些。曾服天王补心丹、柏子养心丸、知柏地黄丸收效不佳。

辨证:思虑劳倦,内伤心脾之不寐证。

治则:补益心脾。

取穴:针补脾俞、心俞。隔日针治一次。

效果:四诊后气短、心悸明显减轻,能入睡五六个小时,不易惊醒;六诊后失眠治愈,其他症状也基本治愈;七诊痊愈。

随访:1970年5月6日患者患左下肢坐骨神经痛,前来针治,告知失眠在此针愈。

例四:李某,男,26岁,住南阳县陆营公社平乐大队平乐村。1973年5月20日初诊。

主诉:腹胀食少已三年。

现病史:三年来脘腹胀满不舒,夜间尤甚,纳食不佳,嗳气不顺,倦怠无力,口流清涎,嗜卧,大便时溏时泄,便结时干秘如羊屎,三至五天一次。每因饮食不节而腹部膜胀,纳食更少,大便溏薄或下利清谷,日六七行。形体消瘦,面色苍白,舌淡苔滑,左脉细弦,右脉沉弱。

1972年12月胃肠钡餐透视:提示慢性胃炎。

辨证:脾主健运,胃主受纳。脾胃虚弱,纳运失职,则腹胀食少,口流清涎,大便泄泻。大便干秘时如羊屎,数日一行,是泄泻伤津,食少津亏,津液不布,肠道失润之故。形体瘦弱,嗜卧,肢体倦怠,面色苍白,以及脉象和舌苔的改变,均属脾虚夹湿之象。

诊断:腹胀(脾胃虚弱型)。

治则:补脾健胃,祛湿和胃。

取穴:一诊针足三里、阴陵泉,先少泻后多补,泻内关,健壮脾胃,祛湿和中,佐以行气;二诊至四诊和六诊至十诊上方去内关,加补脾俞,健壮脾胃,和胃祛湿;五诊针补脾俞、关元,泻中脘,温补脾阳,和胃畅中。

效果:二诊后腹胀减轻;五诊后大便基本正常;七诊后夜间腹胀明显减轻,食欲增加;十诊治愈。

随访:针后四十五天随访治愈。

【腧穴功能鉴别】

1. 脾俞与章门功能比较　一是脾之背俞穴,一是脾之募穴,二穴功能各有特点,详见章门一节【腧穴功能鉴别】。

2. 五官和五体病证选取脏、腑背俞穴疗效比较　五官和五体的病证，选取五脏背俞穴和五脏所属经有关腧穴治疗，较六腑背俞穴及其所属经有关腧穴效良。

【腧穴配伍】

1. 脾俞与太白配伍　称谓“俞原配穴法”。脾俞和脾经的原穴太白，都与脾脏有密切关系，是治疗脾脏疾病的常用穴。二穴配补，增强补脾培本的作用。它们不仅直接治疗脾脏疾病，还治疗在病理上与脾脏功能失常有关的疾病，对改善脾脏功能有一定的作用。

2. 补脾俞　配补胃俞，健壮脾胃；配补关元，温补脾阳；配补关元，灸神阙，温补脾阳，益火生土；配补关元、太溪或肾俞，温补脾肾，化气行水；配补天枢，灸神阙，温阳益脾，涩肠止泻、止痢；配泻太冲，抑肝扶脾；配补胃俞，泻中脘或足三里，健脾益胃，和胃畅中；配泻阴陵泉、丰隆，健脾祛湿，化痰降浊；配补心俞、膈俞，补益心脾，摄血止血；配补神门、三阴交，补益心脾，益脾摄血；配补肺俞（或太渊）、阴陵泉或太白，补脾益肺，培土生金；配补阴陵泉，健脾培土以制水湿；配补太白、三阴交，益脾摄血；配补合谷、三阴交，益气摄血、生血。

3. 补灸脾俞　配补灸关元或命门，温补脾阳；配补灸肾俞、天枢，温补脾肾，涩肠止泻、止痢；配补灸命门、肾俞，温阳健脾补肾。

【讨论】

1. 本穴针刺方向与针感　参见胃俞一节【讨论】。

2. 经旨浅识　《伤寒论》166条：“伤寒发汗，若吐，若下，解后，心下痞鞕，噫气不除者，旋覆代赭汤主之。”伤寒发汗，或吐，或下后，表解而中阳气虚，痰饮内停，以致心下痞鞕，胃气上逆，而噫气不除。针灸治疗，可补脾俞，泻丰隆、公孙，健脾除痰，和胃降逆。

3. 深刺可伤及肾脏　脾俞穴下内部是肾脏，进针时应防止深刺伤及肾脏。《素问·刺禁论》篇中说：“刺中肾，六日死，其动为嚏。”现代针具虽较以前针细两三倍，但也应引起注意。

4. 本穴多用补法之由　参见太白一节【讨论】。

【歌括】

脾俞位胸十一椎，椎下去脊寸半规，
健脾益胃助运化，益脾摄血补灸辉，
效如四君薯薏米，扁豆蔻枣益土亏。

第十一节　胃　俞

胃俞，是足太阳经的背部腧穴，与胃腑有内外相应的联系，为胃经经气输注于背部之处，故前人命名为“胃俞”穴。

胃俞是治疗胃病的常用穴，对于改善胃腑功能，消除胃腑功能失常所产生的病理证候，具有一定的功效。

【治疗范围】

1. 胃腑病证

⑴胃为水谷之海，主受纳和腐熟水谷。脾脉络于胃，胃脉络于脾，脾与胃相表里。脾失健运、脾胃虚弱和饮食不节、外邪犯胃、肝气犯胃、痰浊内阻以及其他原因致使胃腑受纳、腐熟水谷功能失常所出现的病证，都属本穴的治疗范围。

⑵脾胃为后天之本，气血生化之源。五脏六腑、四肢百骸，皆赖脾胃纳运水谷精微以滋养。“胃者，五脏六腑之海也，水谷皆入于胃，五脏六腑皆禀气于胃”(《灵枢·五味》)。金·李东垣提出了内伤脾胃，百病由生的病机学说，指出：“脾胃之气既伤，元气也不能充，而诸病由生也。”前人认为“人以胃气为本，有胃气则生，无胃气则死”。临床应重视调理和健壮脾胃。凡使用健脾强胃和病后调养脾胃之法者，均可取补本穴，补胃气健胃腑。

2. 局部病证 位居于腰背部的胃俞穴，采用患野和邻近取穴的局部疗法，还治疗穴位所在处的局部和邻近病变，循经取穴还治疗足太阳经脉、经筋为邪所侵的痉病、破伤风等。

【功能】

1. 辨证取穴 用补法(或配艾灸)，健胃腑，益胃气。用泻法，和胃气消积滞，类似白术、茯苓、炙草、砂仁、红枣、生姜、丁香、陈皮、木香、鸡内金、肉豆蔻、神曲等药的功效。

2. 局部取穴 用泻法，舒筋活络，配艾灸、拔罐，能祛邪散滞；用补法，有强壮筋脉之效。

【主治】

胃痛、反胃、胃下垂、肝炎、泄泻、痢疾、痞证、失眠、经闭、月经不调、乳汁缺乏、背痛、背肌挛急。

【临床应用】

1. 胃痛 胃痛其病位在胃。取本穴，健胃、疏理胃气、温健胃腑。

⑴脾胃虚寒型：因脾胃虚寒，运化无权，胃失和降所致。取补胃俞(健胃益脾)、脾俞，泻中脘(加灸)、足三里，共奏培土健中、温中和胃之效，或补脾俞、胃俞，艾灸神阙、中脘，健脾益胃，温中祛寒。

⑵肝气犯胃型：因忧思恼怒，气郁伤肝，肝气失调，横逆犯胃所致。取泻胃俞(疏理胃气)、中脘、太冲，疏肝理气，和胃畅中。

⑶脾胃虚弱型：胃痛日久，或久服破气散滞药物，正气已衰，胃痛不已，饥饿即痛，食后痛减，伴有气短懒言、神疲倦怠等症状，面色苍白，脉象沉细或虚软。胃肠钡餐透视无器质性病变者。针补胃俞、脾俞，健脾益胃；或补胃俞、足三里、中脘，健脾益胃，培土健中。若属虚中夹实者，足三里、中脘改用泻法或先泻后补之法。

因胃气极虚，功能减退，抵抗力降低，饮食偏寒、偏热或偏于辛酸而易诱发胃痛者，在缓解期，依宋·王执中所说：“人仰胃气为主”“欲脾胃之壮，当灸脾胃俞等可也”。艾灸胃俞、脾俞，以健壮脾胃。

2. 反胃 胃不受纳则反胃。取本穴治疗脾胃虚寒型和命门火衰型反胃。

⑴脾胃虚寒型：饮食不当，饥饱失常，或嗜食生冷，伤于脾胃，以致脾胃虚寒，不能消化谷食而反胃。取补胃俞、脾俞，健运脾胃以治其本，配泻中脘(加灸)、足三里，温中和胃，共奏培土健中、温中和胃之效。

⑵命门火衰型：真阳不足，火不生土，脾不能运化水谷，胃不能受纳食物而反胃。取补胃俞、脾俞、关元或命门，温健脾胃；或艾灸胃俞、脾俞、命门、神阙，壮真火培脾胃。

3. 泄泻 取本穴虚补实泻，用于脾胃受病，消化吸收功能障碍形成之泄泻。

⑴饮食所伤，食阻肠胃，传化失常引起的食滞泄泻。配泻大肠募穴天枢、胃之合穴足三里，或配泻大肠之下合穴上巨虚、胃之募穴中脘，或配泻中脘，点刺四缝穴，消食导滞。使食滞消畅，肠胃调和，则泄泻可愈。

⑵脾胃虚弱，运化无权，水谷不化引起的脾虚泄泻。配补脾俞、大肠俞，健运脾胃，涩肠止泻；或配补足三里、脾俞，培土止泻。若伴有宿食内停，食滞不化者，配补脾俞，泻天枢、中脘或足三里，健运脾胃，消食导滞；若脾虚肠滑者，配补脾俞、天枢，健脾益胃，涩肠止泻。

4. 疳证 本证多由饮食失节，脾胃受伤，食滞中焦所致，故有“无积不成疳”的说法。饮食失节，脾胃损伤，运化失常，生化之源不足，或积滞日久，耗伤正气，出现虚象外露的疳证。证见食欲不振，时时腹泻，形体羸瘦，精神不振，倦怠嗜卧，毛发枯槁，目无光彩，睡卧露睛，烦躁好哭，手足心热，面色黄暗无华，或见食则呕吐，或午后发热，小便黄浊或如米泔，舌淡少苔，或舌苔浊腻，脉象细弱或濡细而滑，指纹多淡滞等。针补胃俞、脾俞，点刺四缝穴，健脾益胃，消食化滞；属于虚中夹实者，上方加泻足三里，攻补兼施，以收健壮脾胃、和胃消积之效。本病以虚为主，但它是在积滞基础上发展而来的，故多虚中夹实。在治疗上不能以纯虚对待，常需攻补兼施。

5. 失眠 取胃之背俞穴治疗胃不和则卧不安的失眠。证见腹中不舒，脘闷嗳气，夜寐不安，舌苔黄腻，舌根厚腻，脉滑或滑实或滑数，或见大便不爽，脘腹胀痛等。取泻胃俞、丰隆（配透天凉），清热豁痰，和胃调中，使痰热清化，胃腑安和，则能安卧；或取泻胃俞、中脘（或足三里），点刺四缝穴，消滞和中；如兼有心烦者，上方加泻神门或通里，清心安神。

6. 经闭、月经不调 脾胃为气血生化之源，脾胃纳运正常，则气血充盈。取本穴调理脾胃，主治脾胃受病纳运失常，气血生化之源不足，以致血海空虚引起的经闭和月经不调。根据具体病情，或补胃俞、脾俞，泻足三里，健脾养胃，和胃散滞；或泻胃俞、内关、足三里或中脘，理气和胃；或补足三里、脾俞，泻中脘，健脾和胃；等等。使脾胃纳运正常，气血旺盛，则经闭和月经不调自愈。

7. 乳汁缺乏 取本穴，用于脾胃虚弱，运化失常和肝气郁结，胃气失和所致者。

⑴因脾胃虚弱，纳运失职，生化气血之源不足，以致气血虚弱，气虚则乳无以化，血少则乳无以生，属于气血亏虚型者，针补胃俞、脾俞，泻足三里，健脾益胃，和中导滞，以利生化气血。或在取补胃俞、脾俞，健壮脾胃的基础上，配补合谷、三阴交，直接补益气血，使生化气血之源健运，气血旺盛，则乳汁充足。

⑵因情志抑郁，肝失条达，气机壅滞，胃气失和所致者。取泻胃俞（疏理胃气）、间使（或内关）、足三里，行气散滞，和胃畅中。可收双重效果，即：使气机通畅，则乳汁通行；使胃气调和，纳食正常，则气血充足，乳汁旺盛。

8. 背痛、背肌挛急 寒邪入侵，经脉痹阻，经筋拘急，出现的背部凉痛，俯仰不便者，泻灸胃俞、阿是穴，温散寒邪，舒畅筋脉。

【病案举例】

例一：史某，男，64岁，住镇平县老庄公社史岗村。1970年元月10日初诊。

主诉：患胃痛、泄泻已三个多月。

现病史：因饮食所伤而得。开始胃痛腹胀。便后或矢气后减轻，腹痛即泻，泻后则舒。近两个月来，饥饿时胃脘隐痛，泛吐清水，下午腹胀，不思饮食，大便泄泻，食谷不化，泻下清水（时而便溏），一日三至五次，胃脘喜暖喜按。神疲倦怠，四肢不温，下肢浮肿，小便量少，身瘦，面色萎黄，舌淡苔白滑，脉象缓弱。饮用牛肉汤或狗肉汤后以上症状减轻。

既往史：有肺结核病史已八年。1963年在本院拍片为六型肺结核，近一年来时轻时重。

辨证：此系脾胃虚寒，纳运失职之胃痛、泄泻。

治则：温脾健胃。

取穴：艾条灸神阙，针胃俞（先泻后补）、脾俞（补），针后艾条灸。

效果：二诊后大便次数减少；四诊后胃脘隐痛、下午腹胀已愈，大便成形，饮食增加，精神尚好；七诊后咳嗽、吐痰、气短等症状亦随之明显减轻；十诊治愈。

随访：1970年4月19日告知此病针愈未发。

例二：张某，男，27岁，南阳地区防疫站职工。1964年7月9日初诊。

主诉：胃痛已八年之久（因生气而得）。

现病史：八年前因郁怒伤肝引起。胃部疼痛，痛窜背部，夜间痛甚，嗳气吞酸，胃纳不佳。近八天来加重，以上腹左侧痛甚，左侧承满、章门穴和左侧背部胃俞、三焦俞穴有压痛。舌红，舌苔薄白，脉象沉弦。

辨证：气滞胃痛。

治则：理气和胃止痛。

取穴：以压痛点取穴。一诊针泻左承满、章门、胃俞；二诊、三诊针泻左胃俞、三焦俞，二穴针感走达左侧肋下。

效果：一诊后胃部不痛；二诊后胃痛已止，左侧胃俞、三焦俞穴压痛已不明显；三诊治愈。

【腧穴功能鉴别】

1. 胃俞与中脘功能比较　二穴都是治胃常用穴，但各有其特点。

胃俞穴补之不易滞塞，多治疗胃腑本虚证，多用补法。施补有补益胃气的作用，施泻有疏畅胃腑气机的功效。中脘穴补之易于滞塞，多治疗胃腑标实证，多用泻法。施补有补中健胃的作用，施泻有和胃散滞的功效。寒邪或寒邪夹食滞于胃腑，泻灸胃俞，不如泻灸中脘直达病所而效良。

2. 六腑俞募穴功能比较　俞募穴都有调整脏腑功能的作用，其相对的差异是：六腑病，取腹部的中脘、中极、日月、关元、天枢等募穴，较六腑背俞穴效良而且应用较广。

【腧穴配伍】

1. 胃俞与中脘配伍　称谓“俞募配穴法”。胃俞与胃的募穴中脘，都与胃腑有密切关系，二穴配补，具有补胃气、增强胃腑功能的作用；二穴配泻，增强疏畅胃腑气机、和胃散滞的功效。它们不仅治疗胃腑病，还治疗在病理上同胃腑功能失常有关的疾病。

2. 胃俞和足三里配伍　称谓“合俞配穴法”。胃俞和胃经的合穴足三里，都与胃腑关系密切。它们不仅直接治疗胃腑病，还治疗在病理上与胃腑功能失常有关的病证。二穴俱泻，增强和胃导滞、疏降胃气的功效；二穴俱补，具有健胃养胃、改善胃腑功能的作用。

3. 针补胃俞　配补脾俞、阴陵泉、太白或足三里，健运脾胃；配补足三里、中脘，益胃健中，培补胃气；配补脾俞，泻中脘，健运脾胃，畅中和胃；配灸神阙、中脘，温阳益胃。

4. 艾灸胃俞　配灸脾俞、神阙，温健脾胃。

5. 针泻胃俞　配泻间使、足三里或中脘，疏肝理气，和胃畅中；配泻天枢、足三里或上巨虚，通肠和胃，消积导滞。

【讨论】

1. 本穴针刺方向与针感　沿背肌向上（肝俞穴方向）或向下（大肠俞方向）平刺一寸半至二寸，其针感向上走达肝俞穴处，向下走至肾俞穴处，用于治疗胸腰段背肌疾患；直刺或略向外方斜刺，少数病例能使针感走达腹腔，用于治疗肠胃病变；若能（操作熟练）向脊椎方向刺入一寸五分至二寸，令针感走至腹部，对小腹疼痛收效显著。

2. 经旨浅识　滑伯仁所说的："阴阳经络，气相交贯，脏腑腹背，气相通应"（《难经本义》注）。指出脏腑与背俞、腹募相通应，当病邪侵袭胃腑，胃腑病变在此胃俞穴出现压痛或异常反应，可在胃俞穴针灸施治。

【歌括】

脾俞穴下是胃俞，补益胃气健胃腑，
和胃消食去积滞，虚补实泻五分嘱，
效如香砂姜枣草，内金神曲蔻苓术。

第十二节　肾　俞

肾俞，是足太阳经的腰部腧穴，与肾脏有内外相应的联系，为肾经经气输注于背部之处，故而前人称之为"肾俞"穴。

肾俞主治肾之脏病和气化病，对改善肾脏功能，消除肾脏功能失常所产生的病理证候，具有一定的功效。凡肾阴亏耗，肾阳虚衰，均可取补本穴（肾阳虚可加灸）；因肾虚所致的他脏病证，和他脏病变累及于肾，均可配取本穴。

肾病多虚。其治则是：培其不足，不可伐其有余，宜固藏不宜泄露。因此，本穴多用补法，或配艾灸。

【治疗范围】

1. 泌尿、生殖系病　肾为先天之本，生殖发育之源。"男子以藏精，女子以系胞"（《难经·三十六难》）。"胞脉者系于肾"（《素问·奇病论》）。与肾虚有关的胎、产、经、带、阳痿、遗精等，都属本穴的主治范围。

肾与膀胱相表里，肾功能减退影响膀胱正常功能活动所出现的膀胱病变，可取本穴以治其本。

2. 与肾有关的眼、耳、齿、脑、骨髓病　肾主骨，藏精生髓，为作强之官，髓藏骨中充养骨骼，齿为骨之余，腰为肾之府，脑为髓海资生于肾。肾脉循喉咙挟舌本，肾之津液出于舌下，肾开窍于耳，"目者，五脏六腑之精也"。肾精亏耗，髓海不足和精血亏虚引起的骨、髓、脑、齿、耳、目、腰的病证，都属本穴的主治范围。

3. 同肾有关的他脏病　基于足太阳经脉、经别、络脉和督脉的循行及其与肾的关系，本穴还治疗与肾有关的心、肝、肺、背、膂、腰背、阴器、喉咙疾患和脾肾同病，以及带脉为病的带下，腰溶溶如坐水中，腰背痛冲阴股，足痿不用等。

4. 经脉和经筋病证　足太阳之经筋"上挟脊上项"。足太阳为病的角弓反张和所在处的经筋拘急、弛缓、痹痛或劳损等，都属本穴的治疗范围。

【功能】

1. 辨证取穴　用补法，补肾益精、强壮腰脊，类似熟地、狗脊、菟丝子、杜仲、桑寄生、川续断、山萸肉、何首乌、枸杞子等药的功效。用补法配艾灸或烧山火，温补肾阳，类似冬虫夏草、巴戟天、鹿茸、仙茅、肉苁蓉、补骨脂、狗脊等药的功效。

2. 局部取穴　用泻法，舒筋活络，祛湿散邪；配艾灸，有散寒祛湿之功。

【主治】

头痛、眩晕、耳鸣、耳聋、脑外伤后遗症、脱发、哮证、喘证、腰痛、脊柱痛、阳痿、遗精、遗尿、癃闭、淋证、水肿、消渴、月经不调、痛经、崩漏、先兆流产、习惯性流产、子宫脱垂、不孕症、带下、夜盲、暴盲、流泪症、青光眼、青盲、虚劳、泄泻、外伤性截瘫、痿证、肾绞痛、失眠。

【临床应用】

1. 腰痛　腰痛是患者的一个自觉症状。单纯性腰痛和他病兼见腰痛症状，患野和辨证取穴均可取施本穴。

(1)肾虚腰痛：肾精亏损型：配补气海俞或以痛为腧的阿是穴，或配补太溪，补肾壮腰；或配补太溪、三阴交，补益精血，益肾壮腰。兼见气虚症状者，配补合谷、太溪，补肾益气，以益壮腰。兼见肾阴虚症状者，配补复溜、太溪，补肾益阴。

肾阳虚衰型：证见腰痛酸软，绵绵不绝，腿膝无力，少腹拘急，面色皖白，舌色淡，脉象沉细或沉迟等，配补关元、太溪，温补肾阳，强腰益髓，类似右归饮之效。

《金匮要略·血痹虚劳病脉证并治》篇说："虚劳腰痛，少腹拘急，小便不利者，八味肾气丸主之。"此种腰痛，属于肾虚腰痛。腰为肾之府，肾虚则腰痛，肾阳虚衰不能化气行水，则小便不利，少腹拘急，故用八味肾气丸治之。针灸治疗，取补肾俞、关元、复溜，滋阴敛阳，补纳肾中真阳之气。

(2)痹证腰痛：风寒、风湿、寒湿痹阻腰部经脉，气血涩滞而腰痛。患野取穴，取泻肾俞和以痛为腧的阿是穴，配艾灸或拔罐，通经活络，祛邪散滞。在没有艾绒的条件下，可配烧山火。

《金匮要略·五脏风寒积聚病脉证并治》篇说："肾着之病，其人身体重、腰中冷，如坐水中，形如水状，反不渴，小便自利，饮食如故，病属下焦，身劳汗出，衣里冷湿，久久得之，腰以下冷痛，腰重如带五千钱，甘姜苓术汤主之。"肾着是寒湿着于肾之外府（腰部）引起的一种病证。宜泻灸肾俞、大肠俞、气海俞或阿是穴，温散寒湿。寒邪入侵，经脉痹阻，经筋拘急，气血不畅出现的腰部凉痛，筋脉拘急，俯仰不便。宜泻灸肾俞、阿是穴，温散寒湿，舒畅经筋。

顽固性腰痛属于实证，可用皮下埋针法。先将 26 号一寸或一寸半毫针刺入肾俞和阿是穴，施用泻法后，将针提到皮下，沿皮下平刺（向脊柱方向）五至八分深；或不提到皮下直接从近针体之针柄处剪断，将露出外面的针体和针柄弯伏，前者和后者最后均用胶布固定不使脱落，一般可留针三至五天。在埋针期间，每天晚上睡前用手指按压埋针数至十数下，以加强刺激。亦可直接运用皮内针进行埋针法操作。

(3)扭伤性腰痛：因跌仆闪挫，损伤筋脉，气血瘀滞所致。配泻以痛为腧的阿是穴，或配刺委中出血，以收活血通络、祛瘀散滞之效；或配泻间使、三阴交，行气活血，祛瘀散滞。肾虚或痹证为原发病，由此而引起的习惯性扭伤性腰痛。扭伤期，以扭伤性腰痛取穴施治，缓解期应以治疗肾虚或痹证为本，才能达到根除或减少复发的目的。

(4)腰肌劳损性腰痛：配补大肠俞或气海俞，补虚益损。兼有肾虚症状者，参考肾虚腰痛取穴施治。梦遗日久精血亏耗，腰肌失其濡养之腰痛。取补本穴，既有补肾固精治疗遗精之效，又有补肾以益精血治疗腰痛的作用。

(5)肥大性脊椎炎(腰脊部)：它属中医学腰痛的范畴。《素问·脉要精微论》篇所说的："腰者肾之府，转摇不能，肾将惫矣。"其临床病理类型及治则取穴与肾虚腰痛基本相同。

本病易发生腰扭伤，发生后以扭伤性腰痛取穴施治。待剧痛缓解，仍以肾虚腰痛治之，长期治疗效果满意。本病引起的坐骨神经痛，临床对症治疗，可取泻肾俞(向腰椎方向刺入寸余，使针感走达下肢)、环跳、大肠俞或关元俞，以通经活络止痛(临时止痛效果显著)。

2. 阳痿　取补本穴，主治命门火衰，下元虚寒所致之阳痿病。配补关元(或命门)、太溪，补肾壮阳；或配补关元、气海，补肾阳益肾气，使肾气作强；或补灸肾俞、命门，补肾壮阳。遗精日久，肾气不足引起之阳痿，而仍伴有遗精症状者，不可使用此法(易于促使遗精频作)。以治遗精为主，遗精治愈，则阳痿自愈。

3. 遗精　多见肾虚不藏、心肾不交和湿热内蕴等型。"肾者主蛰，封藏之本，精之处"(《素问·六节脏象论》)。取本穴主治肾虚不藏和心肾不交型遗精。因肾气失摄，精关不固所致者，配补太溪补肾固精；因肾阴亏损，相火妄动，扰动精室，封藏失职所致者，配补复溜，壮水制火、固肾摄精。属于心肾不交型者，补肾俞，泻心俞，交通心肾。

4. 遗尿、癃闭　小便的正常排泄，有赖于膀胱和三焦气化功能的健全。"膀胱不利为癃，不约为遗溺"，遗尿和癃闭，与三焦气化功能失职有关，责之于肺脾肾三脏。取补肾之背俞穴肾俞，主治与肾有关的遗尿和癃闭。

(1)肾阳不振，命门火衰，致使膀胱虚寒，不能约束水液之遗尿，和致使膀胱气化无权，溺不得出之癃闭。前者配补中极(加灸或配烧山火)、太溪，温补肾阳，固约膀胱；后者配补关元、复溜或太溪，温补肾阳、化气行水。癃闭属于虚中夹实者，取补关元或命门、肾俞以治其本，配泻中极，通利小便以治其标。

(2)肾气不足，膀胱束约无权之遗尿，和肾气不足，膀胱气化无权之癃闭。前者配补中极、太溪，补益肾气，束约膀胱；后者配补太溪、气海，补益肾气，化气行水。癃闭属于虚中夹实者，针补气海、肾俞以治其本，配泻中极，通利小便以治其标。

(3)肾虚兼中焦气虚，升运无力，陷于下焦引起的遗尿和癃闭。配补合谷、足三里、百会，有补中益气汤加味之效；或配补合谷、气海，补肾益气，化气约胞。

(4)肾不固摄，气虚下陷，以致膀胱失约而小便失禁。证见小便滴沥，尿急尿频，小腹坠胀，腰部酸软，足膝无力，气短倦怠，头晕易忘，每因劳动、咳嗽、惊恐、跳高、跑步、高声喧哗时尿液排出等。配补合谷、复溜或太溪，补肾益气以约膀胱，收效良好。

(5)久服利尿药物，伤于肾气，或久服寒凉利尿之品，伤于肾阳，致使气化不足，溺不得出，癃闭更甚者，仍以肾气不足、肾阳虚衰配穴处方，效果亦佳。

(6)产妇因伤肾气而癃闭者,配补太溪;因伤肺肾而癃闭者,配补合谷;肾虚癃闭而兼血虚者,配补三阴交;肾虚而又见中气不足者,配补合谷、足三里。除器质性癃闭外,以上治法效果满意。

(7)十二岁以下儿童,做梦找厕所或熟睡不易觉醒之遗尿。取刺手针夜尿点或耳针膀胱、肾等,收效良佳。睡中遗尿伴有肾阳不足、肾气不固和脾肾两虚症状者,辨证取穴,参考以上有关治则处方施治。

(8)腰椎骨折、脊椎炎等病证出现的癃闭或遗尿,依其不同病理类型选取以上有关处方,效果亦较满意。

5. 水肿 《内经》中说:"肾者胃之关也,关门不利,故聚水而从其类也。"取补本穴,治疗与肺肾有关之水肿。

(1)因肾阳不足,命门火衰,膀胱气化失职,水液停积,泛滥横溢所致者,配补关元、复溜或太溪,温暖肾阳,化气行水,使阳气得复,寒水得化,小便得利则水肿消退。病属虚中夹实,须用标本兼顾,虚实并治之法者,上方加泻中极,通利小便以治其标;或补灸命门、肾俞,泻中极,温肾化气,利水消肿。

(2)脾虚则不能制水,肾虚则水失所主,以致水湿蕴聚,泛滥横溢而成的脾肾阳虚型水肿。配补关元、阴陵泉,温补脾肾,化气行水。

6. 消渴 消渴有上、中、下消之分,肺热、胃热和肾虚之殊。取本穴主治中消和下消,特别是病延日久,肾阳亦虚的下消,更为适宜。《金匮要略·消渴小便不利淋病脉证并治》篇中说:"男子消渴,小便反多,以饮一斗,小便一斗,肾气丸主之。"是下消肾阳虚衰的证治。取补肾俞、关元、复溜,滋阴以恋阳,补纳肾中真阳之气。

7. 先兆流产、习惯性流产 取补本穴,治疗肾气亏虚、冲任不固、胎失所养为因的先兆流产(胎动不安),和肾气不足、胎元不固为因的习惯性流产(滑胎)。配补太溪或复溜,补肾固胎、安胎;兼见血虚者,加补血海;兼见气虚者,加补足三里。

8. 子宫脱垂 取补本穴,用以补肾系胞。由中气不足,气虚下陷,无力系胞,失其固摄所致者,配补合谷、足三里,补益中气,益肾系胞。由肾气亏耗,带脉失约,冲任不固,肾失系胞所致者,配补太溪、气海、带脉,补益肾气,固摄胞宫。上方亦可与刺子宫穴同时或相间施治,或与取刺维胞穴(针向下横刺三至四寸,反复行针,使前阴有向上收缩感,再捻转一两分钟出针),交替施治。

若因气虚下陷,无力固胞,而兼肾气亏虚,失其系胞所致者,取补肾俞、气海、太溪,补肾气固胞宫,可与针补合谷、足三里、百会,补中益气,升提举陷之法,交替施治。

附:子宫穴(双)在髂前上棘与耻骨联合连线的中点内一横指处。向耻骨联合方向呈45°角斜刺一寸五分至二寸五分,或直刺一寸五分至二寸,以病人有针感为准。用电针治疗机通电20~30分钟,频率每分钟25~30次,以病人大阴唇发胀、阴道或子宫有上抽的感觉为佳。刺针前将子宫上送,有助于针效。隔日针治一次,十次为一疗程。在治疗期间注意休息,不参加重体力劳动。

9. 带下 取补本穴,治疗与肾有关之带下病。

(1)肾阳不足,下元亏损,带脉失约,任脉不固。证见白带清冷,量多淋漓不断,大便溏薄,小便清长,夜间尿频,小腹冷,腰酸如折,面色晦黯,舌淡苔白,脉象沉迟等。配补命门(加灸)、太溪,或配补关元、太溪或复溜,补肾培元,固约任带。

(2)脾肾两虚,带脉失约,任脉不固。取补肾俞(加灸)、阴陵泉,或补肾俞、脾俞、太溪、阴陵泉,补益脾肾,固本治带。

10. 夜盲症、暴盲、流泪症、青光眼、青盲 取补本穴治疗与肾有关的以上病证。如属于肝肾阴虚型者,配补曲泉,或配补肝俞、复溜,滋补肝肾,益阴明目;属于肾虚肝热型者,配泻行间,滋阴清肝,或加泻风池清热益目;属于肾阳不足型者,配补太溪、关元或命门,温补肾阳;属于心肾亏损型者,配补心俞,补肾养心;属于气虚精衰型者,配补合谷、复溜,或配补气海、太溪,益气补肾益精。

11. 虚劳 取本穴主治与肾虚有关的虚劳证候。

(1)肾阳虚衰:证见畏寒肢冷,五更肾泄,下利清谷,腰脊酸痛,遗精阳痿,尿频或失禁,脉象沉迟,舌质淡苔白,或舌形胖而有齿痕。取补肾俞、太溪、关元,温补肾阳,类似右归饮之效。

(2)肾阴不足:证见咽痛颧红,耳聋耳鸣,两足痿弱,遗精腰酸,眩晕,潮热,舌绛无苔少津,脉沉弦细。针补肾俞、复溜,滋阴补肾益精。

《金匮要略·血痹虚劳病脉证并治》篇所载:"男子脉浮弱而涩,为无子,精气清冷。"男子无子而见浮而无力的浮弱之脉,和往来不流利的涩脉而又无子,是因真阳不足,精血虚少,以致精液稀薄、不能授胎所致。取补肾俞、三阴交、命门或关元,补真阳益精血。使其阳气充沛,精血旺盛,则能授精而成胎。

12. 外伤性截瘫

(1)脾肾阳虚型:多见于中期或恢复期的弛缓性瘫痪患者,针补肾俞、关元、脾俞或太白,或补肾俞(加灸)、命门(加灸)、脾俞,温肾健脾,接骨续筋。

(2)肾阳衰微型:多见于中期或恢复期的弛缓性瘫痪患者,针补肾俞、关元(配烧山火,使温热感走达两下肢)、太溪或复溜,温肾助阳,接骨续筋。或补肾俞、关元(或命门),艾灸足三里、阳陵泉、三阴交,温补肾阳,温通经络。

(3)肝肾阴虚型:多见于中、后期的痉挛性瘫痪患者,针补肾俞、复溜、曲泉,滋补肝肾,柔筋解痉。若收效不佳者,可补肾俞、复溜,泻太冲,滋肾柔肝,镇痉息风。

13. 痿证 参见复溜、悬钟等节【临床应用】中的"痿证"。

【病案举例】

例一:徐某,男,28岁,新野县房产处职工,1974年3月25日初诊。

主诉:多饮多尿两年多。

现病史:因经常出差采购熬夜过多,又饮水不便而得。烦渴多饮,一昼夜饮水十市斤之多,尿频尿多,一昼夜小便二十多次。胃内发热,烦热,口鼻眼咽发干,夜间常因胃热烦渴而醒。凉水入胃则舒。面色发红,舌苔薄白、微黄少泽,脉象细数。外观身体健壮。多次化验尿糖阴性。

当地医院以"尿崩症"治疗无效。中医以上消、下消治疗,给予白虎汤、救肺汤、六味地黄汤加花粉、石斛等药久治无效。在本科针泻中脘、内庭均配透天凉,治疗一次亦无效。

辨证:依其脉证、病因,系肾精亏虚,阴液被耗,肾不摄纳,约束无权之消渴病。

诊断:消渴。

治则:滋阴固肾。

取穴:针补肾俞、膀胱俞、复溜。隔日针治一次。

效果:一诊后烦渴减轻,饮水减少;二诊后连续两天在市内街道食堂吃饭(包子、饺子、面条、油条等,并饮酒一次),但饮水不多,平均每日饮水量1500ml(分三次饮),尿次尿量减少,仍咽干;五诊治愈。

随访:1974年4月24日告知出差赴郑三十多天,在街道食堂吃饭,此病未复发。1976年元月23日患者告知此病至今未发。

例二:王某,女,37岁,南阳市丝织厂职工。1971年11月24日初诊。

主诉:小便失禁,排尿无力已五年之久。

现病史:五年来,每因精神刺激、精神紧张如说笑、受惊、工作忙时,则尿液自行流出,平时尿急、尿频,饮水后10~20分钟小便一次,排尿无力,常有余沥,月经期前后更为严重。伴有腰痛、气短、多梦少寐、手足心热、眼干、口渴、食少等症状,脉象细数,舌体稍胖有齿痕,舌心有裂纹。多次化验血和尿常规均正常。数月来,月经经期向前或向后错,经期时间长量多。色黑紫带血块。

辨证:气虚下陷,肾气虚弱而膀胱之气不固之尿失禁。

治则:益气补肾,约固膀胱。

取穴:针补肾俞、合谷、关元俞。

效果:四诊后尿频愈,尿急减轻,排尿有力,已能控制;六诊后腰痛、失眠减轻,此次月经来潮仍量多;八诊痊愈。

随访:三个月后随访告知在此针愈。

例三:董某,男,37岁,南阳地区建筑一公司职工。1971年3月24日初诊。

主诉:患阳痿已四年,复发月余。

现病史:四年前因冬季多次过河涉水而得。阴茎不能勃起,有时勃起时短而不坚,精神不振,脉象沉细。1967年内服全鹿丸等药阳痿曾治愈。

辨证:此系寒凉所袭,致使真阳不足,精气虚寒之阳痿病。

治则:温补下元。

取穴:针补肾俞、关元。

效果:三诊后阳痿明显减轻;五诊后基本治愈;六诊痊愈。

随访:1971年7月28日回信告知在此针愈未发。

例四:李某,女,44岁,住平顶山五七公社军荣大队四生产队。1976年10月30日初诊。

主诉:白带过多十余年。

现病史:十余年前不明原因而出现带下逐渐过多,其色微黄,质黏稠,味腥臭,伴有头痛、腰酸困痛、全身倦怠、下肢无力等症状。近三年来每在月经前后或劳累或生气后带下过多,大便溏薄一日七至八次,口苦,不思饮食。近几个月来经常头痛闷沉,口中黏。舌苔薄白,脉象沉细。

辨证:此属肾虚不固,闭藏失职,和脾虚聚湿,流注下焦,导致任、带二脉失约之带下病。

治则:固肾健脾利湿。

取穴:针补肾俞,阴陵泉和足三里先泻后补。隔一至二日针治一次。

效果:二诊后大便次数减少,一日两次,白带有所减少;三诊后大便一日一次,头痛、腰部酸困痛均减轻,有精神,近几天月经已过,白带亦很少;五诊后白带明显减少,便溏泄泻、腹胀已愈，仅感头部空痛；六诊痊愈。

随访：1976 年 12 月 18 日回信告知在此针愈未发。

【腧穴功能鉴别】

1. 肾俞、太溪、复溜功能比较　三穴都有补肾的作用，但各有其特点。肾俞偏于补肾气，复溜偏于滋肾阴，太溪既补肾气又滋肾阴。

2. 五官和五体病证选取脏、腑背俞穴的疗效比较　详见脾俞一节【腧穴功能鉴别】。

【腧穴配伍】

1. 肾俞与太溪配伍　称谓“俞原配穴法”。肾俞和肾经的原穴太溪，都与肾脏有密切关系，二穴配补，增强补肾培本的作用。不仅直接治疗肾脏疾病，还治疗在病理上与肾脏功能失常有关的疾病，对改善肾脏功能有一定的作用。

2. 针补肾俞、太溪、关元　能温补肾阳，填充精血，类似右归饮（《景岳全书》方）之效。阳痿、滑精、遗尿、水肿、头痛、眩晕、腰痛、带下、视神经萎缩等，凡需用右归饮治疗者，均可取此三穴施治。

3. 针补肾俞、复溜、关元　能温补肾阳，类似金匮肾气丸（《金匮要略》方）之效。其具体运用详见复溜一节【腧穴配伍】。

4. 针补肾俞　配补关元、复溜，泻通里，类似地黄饮子（刘河间方）之效；配补中极，补肾约胞；配补命门、脾俞，温补脾肾；配补气海，补益肾气，补肾纳气；配补肝俞，补益肝肾；配补肺俞，补益肺肾；配补太溪、复溜，补肾培元；配补大杼、绝骨，壮骨补髓；配补心俞或神门，补益心肾。

5. 补灸肾俞　配补灸中极，补太溪，温肾约胞、温肾化气行水；配补灸命门（或关元），温补肾阳。

【讨论】

1. 本穴针刺方向与针感　沿腰背肌向上或向下横刺一寸半或二寸，其针感向上走达肝胆俞穴处，向下走至膀胱俞穴处，用于治疗腰肌和腰肌上下疾患；针直刺，少数患者针感走达小腹，对小腹部疾病效果较好；向腰椎刺入一寸五分深，少数患者，其针感沿足太阳经走至下肢的股膝部，对于下肢麻痹、坐骨神经痛和腰椎病变引起的坐骨神经痛收效较好。

2. 经旨浅识　《素问·生气通天论》篇说：“阳气者，若天与日，失其所，则折寿而不彰。故天运当以日光明。是故阳因而上，卫外者也。”说明阳气在人体内的作用是很重要的。肾阳是整个机体生命活动的动力，肾阳衰微，人体各种功能活动就会出现一系列衰退现象。故临床上常补本穴配用艾灸，温补肾阳，以消阴翳。

3. 临床见闻　1953 年，我院一位日本籍医生说：他患顽固性腰痛多年不愈，后用 25 号毫针刺入肾俞、大肠俞双侧，令针断入穴内（日本多使用此法），现已五年之久，腰痛未复发。

4. 历代医家经验　肾俞是主治肾虚病证的常用穴，为历代医家所公认，并积累了不少经验。

《玉龙歌》载：“肾弱腰疼不可当，施为行止甚非常，若知肾俞二穴处，艾火频加体自康”“肾败腰虚小便频，夜间起止苦劳神，命门若得金针助，肾俞艾灸起邅迍”；《胜玉歌》载：“肾败腰疼小便频，督脉两旁肾俞除”；《玉龙赋》载：“心俞、肾俞，治腰肾虚乏之梦遗”；《十四经要穴主治歌》载：“肾俞主灸下元虚，令人有子效多奇”；《针灸经穴图考》载：“《千金》消渴小便数，灸肾俞二处三十壮……主喘咳少气百病”；《类经图翼》载：“色欲过度，虚肿，耳痛耳鸣，肾俞刺三分，得气则补”；《铜人腧穴针灸图经》载：“肾俞治虚劳羸瘦，耳聋肾虚，水脏久冷”；等等。

【歌括】

肾俞位于命门旁，补肾培本温肾阳，
穴处诸疾补亦泻，针刺六分功效良，
效如脊断生骨肉，杞果山山天地黄。

第十三节 | 大 肠 俞

大肠俞，是足太阳经的腰部腧穴，与大肠有内外相应的联系，为大肠经经气输注于背部之处，故前人称之为“大肠俞”穴。

大肠俞主治大肠病，对于改善大肠功能，消除大肠功能失常所产生的病理证候，具有一定的功效，并治疗穴位所在处的局部及邻近病。

【治疗范围】

1. 大肠病证 《素问·灵兰秘典论》篇说：“大肠者，传导之官，变化出焉。”大肠是传导输送糟粕的器官，虽与肺相表里，但它属于脾胃系统，脾胃病变可直接影响大肠，大肠传导功能失常亦可影响脾胃，因此，大肠与脾胃关系密切。脾胃肠相互影响的胃肠病，以及其他原因引起的大肠腑病，都属本穴的治疗范围。依其不同的病因、病机和病理类型，配取在不同的治则处方中。

2. 局部病证 位居于腰部的大肠俞，患野和邻近取穴，治疗穴位所在处的局部病变，如腰部痿、痹、扭伤等证；循经取穴，还治疗足太阳经脉、经筋为邪所侵的痉病、破伤风等。

【功能】

1. 辨证取穴 用补法（或配艾灸），健固肠腑、增强传化功能，类似肉豆蔻、芡实、赤石脂、伏龙肝、诃子肉、乌梅、白术等药的功效。用泻法，通肠导滞、疏理大肠气机，类似枳实、枳壳、胖大海、番泻叶、厚朴、木香、黄芩、槟榔等药物的功效。

2. 局部取穴 用泻法，舒筋活络；配艾灸、拔罐，能祛邪散滞。用补法，有壮筋补虚之功。

【主治】

泄泻、痢疾、便秘、便血、脱肛、腰痛、腰软不支、坐骨神经痛、骶髂关节炎。

亦治痔出血、急性肠梗阻、疳积、腹胀、痉病、破伤风等。

【临床应用】

1. 泄泻 本病是肠胃消化传导功能失常的病证，其病位在肠，因此，大肠的背俞穴为其常用穴。可用以通畅大肠气机，增强大肠功能，以收固肠、涩肠和通肠导滞之效。

(1)饮食停滞,食阻肠胃,传化功能失常所致的食滞泄泻。取泻大肠俞,配泻大肠募穴天枢和胃之合穴足三里,或配泻大肠之下合穴上巨虚和胃之募穴中脘,以收消食导滞之效。使食滞消畅,肠胃调和,则泄泻可愈。

(2)湿热蕴结,伤及肠胃,传化失常所致的湿热泄泻。取泻大肠俞,配泻阴陵泉、天枢或上巨虚,清利湿热。热胜于湿者,大肠俞或上巨虚、天枢配透天凉。使湿热得化,肠胃调和,则泄泻可愈。

(3)寒湿内侵,脾胃升降失职,清浊不分,混杂而下,并走大肠的寒湿泄泻。取泻大肠俞,配泻天枢(加灸或配烧山火)、下脘(加灸或配烧山火),或艾灸大肠俞、天枢、神阙、水分,温化寒湿。使寒湿得化,脾胃功能复常,则泄泻可愈。

(4)脾肾阳虚,运化失职所致的肾虚(脾肾阳虚)泄泻。取补大肠俞,配补天枢(加灸或烧山火)、关元、太溪或肾俞,温补肾阳,益脾止泻;或艾灸大肠俞、关元、神阙、天枢,温阳益脾,益肠止泻;或配补关元、肾俞、脾俞,温补脾肾,固肠止泻。

(5)脾胃虚弱,运化无权,水谷不化所致的脾虚(脾胃虚弱)泄泻。取补大肠俞,配补脾俞、胃俞,健运脾胃,益肠止泻。泄泻日久,气虚下陷,脱肛不收者,配补合谷、足三里,补中益气,涩肠固脱。

2. 痢疾

(1)寒湿痢:取泻大肠俞,配泻天枢(加灸或烧山火)、阴陵泉,灸神阙,或配泻上巨虚,艾灸神阙、水分,温化寒湿,通肠止痢。

(2)湿热痢:取泻大肠俞,配泻天枢、阴陵泉,清化湿热,通肠止痢。热胜于湿者,天枢穴配透天凉;热伤气分者,加泻合谷;热伤血分者,加泻三阴交。

(3)虚寒痢:补灸大肠俞、天枢(或先少泻后多补)、关元,或补大肠俞,配补上巨虚、关元,温补下元,涩肠止痢。如恐涩肠太过,或伴有虚中夹实者,大肠俞改用泻法或先泻后补之法。

(4)休息痢:针泻大肠俞,配灸命门,补脾俞,温补脾土,佐以化滞通肠。发病时,针泻大肠俞,配泻天枢、阴陵泉,或配泻上巨虚,灸神阙,以治其标;休止期,针补大肠俞,配补上巨虚、脾俞,或配补灸天枢,灸神阙,以治其本。

(5)噤口痢:浊邪上干,胃气上逆所致,针泻大肠俞,配泻内关、公孙,或配泻中脘、上巨虚,和胃降逆,通肠祛浊。

3. 便秘 取本穴,泻之通肠行滞,泻灸能温通肠腑,补之增强大肠传导功能。

(1)燥热内结型热秘:证见大便干结,便结如球,面赤身热,小溲短赤,口干口臭,嘴唇枯焦或唇疮,腹部胀痛,舌苔黄燥,脉象滑实等。配泻合谷、内庭,或配泻天枢(配透天凉)、支沟,清热通便。

(2)气阻不畅型气秘:证见腹胀欲便,粪便不畅,甚则腹胀而痛,胸胁满闷,嗳气频作,遇怒易发或加重,舌苔薄白或薄腻,脉弦等。配泻天枢、太冲,或配泻上巨虚、气海,理气通便。

(3)气虚不运型虚秘:证见排便无力,便后疲乏,便不干硬,神疲气怯,短气自汗,舌淡胖嫩,脉虚或沉细无力。配补上巨虚、合谷,或配补合谷、天枢,益气通便,增强大肠功能。

(4)阳虚内寒型冷秘:证见腹中攻痛,大便艰涩,喜热畏寒,小便清长,面青肢冷,舌质淡白,舌苔白润,脉象沉迟等。泻灸大肠俞、天枢、下脘,温通开秘;或泻大肠俞、天枢(加灸),艾灸关元、神阙,温阳开秘。

(5)血虚津少型虚秘:证见大便干燥、努挣难下,头眩心悸,精神困倦,烦躁不安,舌质口唇淡白，爪甲发白，脉象细涩等。取泻大肠俞，配补复溜、三阴交或血海，补益津血，润肠通便。若夹气虚不运者，取补合谷、三阴交，泻大肠俞，益气养血，佐以通便。

⑹肺气不降型便秘：肺与大肠相表里，肺气肃降则大肠功能正常。如因肺气不降之便秘，取泻大肠俞、尺泽、天枢，宣肺通便。

4. 便血　取泻大肠之背俞穴配透天凉，主治湿热下注大肠，损伤阴络所致的便血，配泻阴陵泉、天枢或上巨虚，清利大肠湿热；或配泻内庭、三阴交或血海，清热凉血；或配泻内庭、上巨虚，清热宽肠。

5. 脱肛　肛门属于大肠。取补大肠经气输注于背部的大肠俞，用以益肠固脱，配补邻近腧穴的次髎和患野腧穴的长强（使肛门有收缩上提感为佳），共奏提肛固肠之效。

⑴属于久咳伤肺，肺虚肠滑者，上方配补合谷、太渊或肺俞，补益肺气。

⑵属于中气不足者，上方配补合谷、足三里，补中益气以治其本。

⑶属于泻痢日久，脾肾气虚者，上方配补脾俞、肾俞，补益脾肾。

⑷属于肺脾气虚，失其固摄者，上方配补脾俞、肺俞，补益脾肺。

⑸属于泻痢日久，气血俱虚者，上方配补足三里、三阴交，补益气血。

⑹属于湿热之邪，下注直肠者，上方大肠俞改用泻法，配泻阴陵泉、承山，清利湿热以治其本。

6. 腰痛

⑴寒湿腰痛：泻灸大肠俞、阿是穴，配灸命门，温散寒湿，通络止痛。

⑵风湿腰痛：泻灸大肠俞、阿是穴，配泻曲池、阴陵泉，祛风散寒，利湿通痹。

⑶湿热腰痛：取泻大肠俞、阿是穴、阴陵泉，清热化湿，通利络脉。

⑷瘀血腰痛：取泻大肠俞、阿是穴、三阴交或委中放血，活血化瘀，通络止痛。

⑸气滞腰痛：取泻大肠俞、阿是穴、间使，行气散滞，通络止痛。

⑹肾虚腰痛：取补大肠俞、肾俞、太溪，补肾壮腰；或取补大肠俞、肾俞、关元，温补肾阳，壮腰益髓。

⑺气滞血瘀腰痛：取泻大肠俞、阿是穴、间使、三阴交，理气行血，通络止痛。

顽固性腰痛，属于实证，针刺大肠俞和阿是穴，可用皮下埋针法（与肾俞顽固性腰痛方法相同）。

属于腰肌劳损性腰痛，患野取穴可取补大肠俞、肾俞、三焦俞，补益虚损。腰肌属于足太阳经筋分布之处，经筋功能活动有赖于气血的滋养，如属气血亏虚者，上方患野腧穴与取补合谷、三阴交补益气血之法，交替施治。

7. 腰软不支　病毒性脑炎、小儿麻痹、外伤性截瘫和其他脑病后遗症，以及偏瘫、痿证等，凡肾精亏虚，精血不足，筋脉失养，致使腰部筋脉痿软和腰软不支者，均可取补本穴，壮筋补虚，补益虚损。局部疗法，它分别与患野的肾俞、三焦俞、气海俞、关元俞等穴配补；整体疗法，它分别与补肾的太溪，养血的三阴交，壮筋的阳陵泉，益髓的绝骨，壮骨的大杼等穴配伍，以收补肾壮腰、壮骨补虚之效。

【病案举例】

例一：孙某，男，34岁，南阳地区运输公司职工。1969年12月8日初诊。

主诉：患腰痛、排尿困难已四年，近一年来加重。

现病史：1959年因砸伤第四、五腰椎，出现腰痛、排尿无力、泄泻。嗣后每因劳动过度就腰痛、排尿困难，用力方能排出，尿急尿频，常有余沥。大便一日三至四次，每天早上六点钟泄泻一次。伴有胃部闷痛、饮食减少、多梦少寐、头晕、头痛、心烦、气短乏力等症状。

辨证：依其脉证、病因，系外伤于肾，肾损则功能失职之证候。肾功能失职，膀胱气化不利，则排尿困难、尿有余沥；肾损则关闭不密而泄泻。每因劳动过度就腰痛、排尿困难、尿急尿频、常有余沥与伤肾气损筋脉有关。

治则：补肾约胞止泻。

取穴：针补大肠俞、肾俞。

随访：1970年4月18日患者告知在此针治两次后，排尿困难、大便泄泻和尿频尿急治愈，仅觉劳动过度时腰痛。

例二：莫斯瑞克·乌尼克尔，女，23岁，埃塞俄比亚人。1979年6月14日初诊。

主诉：两下肢痛已一个月，原因不明。

刻下症：初起自觉脚痛，以后自腰至髂及两下肢痛，其痛点在足太阳经脉的循行处，痛剧时不能行走及站立，影响睡眠，入睡后可痛醒，身体逐渐消瘦。

诊断：坐骨神经痛。

治则：通经活络，祛邪止痛。

取穴：一至十诊针泻大肠俞、环跳、委中、承扶；十一诊针泻左环跳、白环俞、阿是穴。

效果：十诊后右下肢已不痛，仅觉左侧腰、髂痛，能行走几步；十一诊治愈。

随访：1979年7月7日患者前来告知治愈，停止针治。

例三：陈某，女，31岁，住南阳市共和街67号。1981年3月22日初诊。

主诉：腰部觉酸已两年（原因不明）。

刻下症：自觉腰部酸困，以夜间和劳累后尤甚，扭转、弯腰活动均受限制，与气候改变无关。曾多次内服中药治疗无效。近来出现左侧髋部扭伤性疼痛，咳嗽、扭转活动时痛甚。

辨证：腰部酸困，日久不愈，属肾精亏虚筋脉失养之证。

治则：补肾壮腰。

取穴：针补大肠俞、肾俞。隔一至二日针治一次。

效果：二诊后夜间和早晨起床时腰部酸困减轻，能翻身转侧；六诊后基本治愈；七诊治愈。

随访：十天后随访告知针愈。

例四：陈某，男，57岁，住新野县溧河公社。1969年6月18日初诊。

主诉：泄泻反复发作已八年。此次发作月余。

现病史：于八年前饮食生冷后，即出现腹痛泄泻，大便一日五至七次，腹痛即泻，泻后痛减，食欲不振。在当地医院治愈。嗣后每因饮食生冷复发，每年复发3~5次，每次10~30天。复发时大便一日五至六次，便稀无秽臭，水谷不化，无腹痛，腹胀食少，伴有精神不振、倦怠无力、头晕气短等症状。形体瘦弱，面色萎黄，舌淡苔白，脉象缓弱。

冬季泄泻复发，饮服牛肉汤数天后泄泻可止。

辨证：初因饮食生冷，伤于脾胃。久则脾胃虚弱，复因饮食生冷，重伤脾胃，受纳腐熟、转输、传导功能失调，故便次增多，大便稀薄，食谷不化，腹胀食少。泻久化源不足，故而精神不振，头晕气短，形体瘦弱。面色萎黄、舌淡苔白、脉象缓弱等，均属脾胃虚弱之象。

诊断：泄泻（脾胃虚弱型）。

治则：补脾健胃止泻。

取穴：针补大肠俞、脾俞、胃俞。隔一至二日针治一次。

效果：二诊后泄泻次数减少，一日二至三次，仍水谷不化，饮食增加，精神好；三诊后大便减少，每日一至二次，粪便接近正常；五诊痊愈。

随访：1970 年 10 月 29 日患者告知泄泻在此针愈，至今未发。

【腧穴功能鉴别】

1. 大肠俞与天枢功能比较 大肠俞：补之不易滞塞。多用于治疗肠腑本虚证，多用补法。施补有增强肠腑功能的作用，施泻有舒畅大肠气机之功效。天枢穴：补之易于滞塞。多用于治疗肠腑标实证，多用泻法。施补有涩固肠道的作用，施泻有通肠祛浊之功效。

2. 六腑俞募穴功能比较 详见胃俞一节【腧穴功能鉴别】。

【腧穴配伍】

1. 大肠俞与天枢配伍 称谓“俞募配穴法”。大肠俞和大肠的募穴天枢，都与大肠有密切关系，是治疗大肠疾病的常用穴。二穴配补，具有补涩肠道、增强肠腑功能的作用；二穴配泻，增强疏通大肠气机，宽肠行滞的功能。它们不仅治疗大肠腑病，还治疗在病理上与肠腑功能失常有关的病证。

2. 大肠俞与上巨虚配伍 称谓“合俞配穴法”。大肠俞和大肠的下合穴上巨虚，都与大肠有密切关系。它们不仅直接治疗大肠腑病，还治疗在病理上与大肠功能失常有关的病证。二穴俱泻，具有通肠导滞、疏利大肠气机的功效；二穴俱补，具有改善大肠功能的作用。

3. 针泻大肠俞 配泻天枢、上巨虚，通肠导滞，疏利大肠气机；配泻阴陵泉、上巨虚（配透天凉），清利湿热，通肠导滞；配泻上巨虚，灸神阙、水分，温化寒湿，通肠止泻、止痢；配泻合谷、天枢、上巨虚，清热通便，止泻止痢；配泻中脘、上巨虚，消食导滞，通肠和胃。

4. 针补大肠俞 配补天枢、上巨虚，健固肠腑；配补合谷、足三里，补中益气，涩固肠道；配补脾俞、阴陵泉或太白，健脾益气，涩肠止痢、止泻；配补关元、太溪或肾俞，温补肾阳，益脾止泻、止痢；配补命门、肾俞、脾俞，温补脾肾，固肠止泻；配补灸关元、天枢或上巨虚，温补下元，涩肠止泻、止痢。

【讨论】

1. 本穴针刺方向与针感 沿腰肌向上（肾俞方向）或向下（小肠俞方向）横刺一寸半至二寸，其针感向上走达肾俞穴处，向下走达膀胱俞穴处，用于治疗腰肌疾患；略向下（小肠俞方向）针刺一寸半至二寸，其针感向下走至骶部、肛门及下肢部，用于治疗骶部、肛门疾患；针直刺或略向脊柱斜刺一寸至二寸，能使针感走于小腹，可引起肠鸣或促使肠蠕动增强，对于大肠腑病收效良佳；向腰椎刺入一寸半至二寸，其针感沿足太阳经走达下肢股、膝窝部，用于治疗下肢麻痹、坐骨神经痛等。

2. 临床见闻 参见肾俞一节“临床见闻”。

3. 历代医家经验 本穴是主治大肠腑病如泄泻、痢疾、便秘、肠鸣腹痛和腰痛的经验穴和常用穴，为历代医家所公认，并积累了大量经验。如《灵光赋》载：“大小肠俞大小便”；《备急千金要方》载：“大肠俞主腹中雷鸣，肠澼，泄痢，食不消化，小肠绞痛，腰脊疼痛……主肠鸣，腹䐜肿，暴泄”；《外台秘要》载：“大肠俞主大肠转气，按之如覆杯，食饮不下，善噎，肠中鸣，腹䐜而肿，暴泄……”《铜人腧穴针灸图经》载：“大肠俞治腰痛，肠鸣腹胀，绕脐切痛，大小便不利，洞泄食不化”；《十四经要穴主治歌》载：“大肠俞治腰脊痛，大小便难此可通，兼治泄泻痢疾病，先补后泻要方明”；等等。

【歌括】

十六椎下大肠俞，椎下旁开寸半睹，
通肠行滞理肠气，增强传化健肠腑，
虚补实泻寸余刺，乌梅诃子苓灶土，
枳朴泻叶芡石脂，大海木香槟榔术。

第十四节 | 次　髎

次髎，因位于上髎之下，第二骶后孔中而得名；是足太阳经的骶部腧穴，为足少阴所结（《学古诊则》为足太阳所结也）。上髎、次髎、中髎、下髎都在骶骨孔中，左右共八穴，合称“八髎”穴。

次髎是治疗穴下有关脏器病和足太阳、少阳经脉循行处的骶髋、股、膝部经脉病变的常用穴。

【治疗范围】

本穴针感，深刺可放散至前阴、肛门、少腹、盆腔部，或自骶部循足太阳经（少数循足少阳经）下行至膝甚至腨部。依足太阳、足少阳经脉的循行、针感的走向和穴位的所在，次髎主治穴位所在处的局部疾患和穴下有关脏器的病证，以及足太阳、少阳经脉循行处之骶髋、股膝部经脉病变。

【功能】

1. 辨证取穴　用补法，有提肛约胞、补益虚损之功；用泻法，行血散滞、消散郁热。

2. 局部取穴　用泻法，祛邪散滞；配艾灸或拔罐，温散寒湿；用补法，有强壮筋骨之效。

【主治】

遗尿、癃闭、痛经、肛裂、脱肛、带下、子宫脱垂、便血、骶骨痛、滞产、坐骨神经痛、外伤性截瘫、痿证。

亦治疝气、尿浊、急性肠梗阻、骶部痹证等。

【临床应用】

1. 遗尿　取补本穴，补虚约胞，增强膀胱束约功能。

(1)肺脾气虚型：证见尿意频数，滴沥不禁或睡中遗尿，少腹胀坠，气短懒言，四肢倦怠，舌质淡白，脉象微弱无力等。配补合谷、足三里，补中益气，约胞止溺。

(2)肾阳不振型：证见尿频失禁，余沥不尽，或睡中遗尿，神疲畏寒，头晕腰酸，两足无力，夜尿较多，舌淡滑润，脉细尺微等。配补关元(或配艾灸或烧山火)、肾俞，温肾约胞。

⑶ 肾气不固型：证见尿频失禁，或睡中自遗，形体消瘦，精神不振，舌质淡白，脉沉细弱等。配补气海、肾俞，益气固肾，束约膀胱。

十二岁以下儿童睡中遗尿，取手针的夜尿点，或耳针的肾、膀胱等点，如无效者，可选取以上有关治则处方。腰椎骨折出现的遗尿，多与肾有关，宜选取以上二、三型治则处方治之。

2. 癃闭 取本穴增强膀胱排尿功能和清宣膀胱郁热，配取于以下病理类型的治则处方中。

⑴ 中焦气虚型：证见时欲小便，胀坠欲解不得，尿少不利，腹重肛坠，神疲体倦，气短微言，舌质淡白，脉象缓弱等。取补次髎、合谷、气海，或补次髎、合谷、足三里，益气行水。

⑵ 膀胱炽热型：证见小便量少，热赤或闭，少腹胀满，大便不爽，渴不欲饮，舌质红，舌根苔黄，脉数等。取泻次髎、中极（配透天凉）、膀胱俞，清热利尿；或泻次髎、中极（配透天凉）、阴陵泉，分利湿热。

⑶ 肾阳不足型：证见排尿无力，常有余沥，小腹寒冷，腰脊酸痛，腿膝无力，神气怯弱，面色皖白，舌质淡白，脉象沉细尺弱等。取补次髎、关元（或命门）、肾俞，或补次髎、中极（配艾灸或烧山火）、太溪（配艾灸），温补肾阳，化气行水。

腰椎骨折和脊髓炎出现的癃闭（尿潴留），选取上述肾阳不足型或遗尿中的肾阳不振型和肾气不固型处方，可获得满意效果。

3. 痛经 取刺骶部的次髎穴，治疗因气滞血瘀和寒湿凝滞所致之经期小腹疼痛连及腰骶者。前者，取泻次髎、三阴交、间使，或取泻次髎、三阴交、气海，行气散滞，通经活血；后者，泻灸次髎（温经散寒）、气海、阿是穴，或泻灸次髎、归来，泻三阴交或血海，共奏温散寒湿、通经活血之效。

4. 脱肛 多由中气不足，气虚下陷，不能摄纳所致。亦有因肺虚肠滑、肺脾气虚、脾肾气虚、气血两虚和湿热下注引起的。邻近取穴，取补本穴（湿热下注用泻法），使针感走达肛门部，可收升提固摄直肠之效。配补患野腧穴的长强，使肛门有收缩或上提的感觉，共奏升提直肠、固摄肛门之效。二穴常同时配用，又多配取于以下病理类型的治则处方中。如：

⑴ 因中气不足、气虚下陷所致者，配补合谷、足三里，或加补百会，补中益气，升阳固脱。

⑵ 因泻痢日久、脾肾气虚所致者，配补脾俞、肾俞，或配补太溪、太白或脾俞，补益脾肾，益气固脱。

⑶ 因久咳伤肺、肺虚肠滑所致者，配补合谷、太渊，或配补肺俞、大肠俞，补肺益气，升提固脱。

⑷ 因肺脾气虚、失其固摄所致者，配补肺俞、脾俞，或配补太渊、阴陵泉或太白，补益肺脾，益气固摄。

⑸ 因泻痢日久、气血俱虚所致者，配补合谷、三阴交，或配补足三里、血海，补益气血，固摄直肠。

⑹ 因湿热下注直肠所致者，取泻次髎、阴陵泉、承山或大肠俞，清利湿热，消壅祛浊。

在久泻、久痢、便秘、久咳的病程中出现直肠脱出者，以治其原发病为主，配补次髎、长强以治脱肛。因手术损伤，形成直肠脱出者，针效不佳。

若无明显病因或无其他兼证的脱肛，对症治疗，取补次髎、长强、百会，升阳举陷，提肛固脱，收效亦佳。

5. 便血 取泻本穴，以消散郁热，治疗因湿热下注，蕴积肛门，血络受伤，致使血液渗出，证见先血后便、其色鲜红的便血。配泻阴陵泉、三阴交(均配透天凉),清利湿热,凉血祛浊;或配泻阴陵泉(配透天凉)、大肠俞或上巨虚,清利湿热,宽肠祛浊。

6. 骶骨痛　取本穴用于患野取穴的局部疗法,虚补实泻,寒配艾灸或拔罐,分别可收温经散寒、祛邪散滞、补虚益损等功效。患野取穴多与上髎、腰奇、小肠俞、膀胱俞或以痛为腧的阿是穴相配。属于肾精亏虚型者,配补肾俞、太溪或三阴交,补益精血,益肾壮骨。属于气血双亏型者,与补合谷、三阴交补益气血之法配治。若恐局部施补滞塞,或属虚中夹实之证者,本穴改用先泻后补之法。属于寒湿型者,泻灸次髎和以痛为腧的阿是穴,配泻命门或关元(配烧山火,使温热感走达腰骶部),温散寒湿。

因带下或遗精日久,肾精亏虚,筋骨失养而致的骶骨酸痛,以治带下、遗精为主,其原发病治愈则骶骨酸痛随之亦愈。

骶骨痛,若无具体疼痛部位或痛点者,多属虚亏证,不可以痛止痛。患野腧穴应用补法或先少泻后多补之法,或根据不同类型,辨证取穴整体治疗。

督脉贯脊属肾,足少阴经贯脊属肾,足太阳经循膂络肾,从腰中下挟脊。骶骨部是足太阳、足少阴和督脉循行所过之处,此三经又都与肾有联系,肾主骨藏精生髓。骶骨痛多与肾精亏虚,筋骨失养有关。临床上亦多见肾精亏虚型。

7. 滞产　取补本穴,增强子宫收缩功能,用于产程延长,子宫收缩无力影响分娩之滞产。配补合谷(补气),泻三阴交(行血),共奏补气行血、缩宫催产之效。

【病案举例】

例一:巴某,男,52 岁,南阳县外贸局职工。1981 年 10 月 6 日初诊。

主诉:腰及下肢痛已两个多月(原因不明)。

现病史:两个多月来,腰骶左侧及左髋关节和大腿、小腿后廉酸痛,活动受限,痛甚时整个左下肢痛,不能行走。严重时弯腰、站立、伸屈下肢时,左侧腰骶及髋关节刺痛、跳痛。脉弦。

体胖,血压 160/90mmHg。四年前患坐骨神经痛在本科针愈。1977 年拍片第二、第四腰椎骨质增生。此次拍片骶髂关节未见异常。

辨证:气机阻滞,经脉不畅之腰腿痛。

治则:通畅经脉气血。

取穴:针泻左次髎、环跳、委中,配用电针机通电。其次髎穴针感沿足太阳经线走至髀枢部。

效果:二诊后疼痛减轻;四诊后左骶及下肢疼痛明显减轻;八诊治愈。

随访:1981 年 11 月 1 日告知上述病证针治痊愈,至今未发。

例二:苏某,女,35 岁,南阳民航机场职工家属。1981 年 6 月 26 日初诊。

主诉:白带多,腰部酸软已半年多。

现病史:近半年来,白带多,时而尿少溲黄,腰部酸困,下肢无力,神疲倦怠,善饥不欲食,大便溏薄,苔白略腻,脉象缓弱。曾在本科针治七次腰部酸困明显减轻,但白带仍多,下肢无力,食少便溏,时而腰部沉困。

辨证:脾虚湿困,带脉失约之带下。

治则:健脾祛湿止带。

取穴:针补次髎,阴陵泉和足三里先泻后补。

效果：一诊后白带减少，尿次尿量较前增多，便溏愈，食增；三诊后白带明显减少；五诊后白带已愈，下肢有力，精神好；六诊痊愈。

【腧穴配伍】

本穴治疗穴下有关脏器的病变，多配取于整体治疗的处方中，骶部及下肢疾患，多与环跳、环中、风市、殷门、委中、阳陵泉、昆仑等患野腧穴选配。患野取穴亦常与整体治疗的辨证取穴同时或交替施治，标本兼顾，因果并治。

【讨论】

1. 八髎穴的位置　历代医家共同认为八髎在腰髁下尻骨上一、二、三、四骨空中（骶后孔中），但所指具体位置有异。

⑴有说上髎在十七椎下，次髎在十八椎下，中髎在十九椎下，下髎在二十椎下。

⑵有说上髎在十八椎下，次髎在十九椎下，中髎在二十椎下，下髎在二十一椎下。

⑶有说距离中线旁开二分、一寸、一寸五分，有说挟脊相去四寸。

八髎的位置，各家认识不一，在十四经的数百个腧穴中是比较突出的。八髎穴位于腰髁骨空（骶骨后孔中），由于各人的先天禀赋不同，后天机体调摄各异，骨骼的发育生长亦有多种因素的变异，所以，不可强求一律用几寸、几分来对它进行固定。《医家入门》载："上髎作腰髁下第一空，挟脊两旁陷中。余三髎可斜，上阔下狭是也"。是符合实际的，也是正确的，应以此为准。

十七椎椎下最末的椎间隙比较宽大，相当于第五腰椎与骶骨之间的椎间隙。上髎不能在十七椎下之两旁，而应在第十八椎下之骶骨上第一骶后孔中，次髎应在第十九椎下，稍偏内侧第二骶后孔中；中髎应在第二十椎下，偏向内侧第三骶后孔中，下髎应在第二十一椎下，又偏向内侧第四骶后孔中。

2. 本穴针刺深度　《针灸甲乙经》记载："上髎刺入三分，次髎、中髎、下髎皆刺入二寸"。《经脉俞穴新考正》认为二寸当是二分之误。由于《针灸甲乙经》记载上髎与其余三髎分寸差距幅度较大，后世对针刺八髎穴的深度也就莫衷一是。如《类经图翼》《铜人腧穴针灸图经》等书记载针刺三分，而《东医宝鉴》《备急千金要方》《医学入门》等书主张针刺二寸。近代针灸医书根据患病部位、患者胖瘦，针刺深度多在五分至一寸五分之间，或在一至二寸之间，这是比较适宜的。用于患野取穴针刺应在五分至一寸之间，用于治疗穴下脏器病，及针刺麻醉，针刺应在二至三寸之间，上髎、次髎穴要较中髎、下髎针刺稍深一些。

3. 本穴针感及治疗范围

⑴针刺五分至一寸深，其针感多扩散于局部，很少向下远处放散，适用于穴位所在处的病变。

⑵针刺一寸至一寸五分深，其针感多向上走达腰部，向前走至腹股沟、股前或股内廉，向下循足太阳、少阳经走至腘、胫、腨部。适用于骶髋及下肢疾患。

⑶针刺二寸余，其针感走向少腹、前阴及盆腔等处。适用于泌尿、生殖系统某些疾病。其中髎、下髎的针感走向前阴和肛门处，适用于肛门疾患。

4. 次髎与膀胱俞的功能　次髎与膀胱俞都是足太阳经的腧穴，它们位置邻近（次髎在膀胱俞之内侧），效能亦有相似之处。因此，在选用膀胱俞时，可参次髎的功能与主治。

5. 历代医家经验　《素问·骨空论》篇云："腰痛不可转摇，急引阴卵，刺八髎与痛上，八髎在腰尻分间"；《针灸大成》中说："次髎主妇人赤白带下"；《针灸甲乙经》中说："腰痛快快不可俛仰，腰以下至足不仁，入脊腰背寒，次髎主之”；又说：“女子赤白沥，心下积胀，次髎主之”；《铜人腧穴针灸图经》中说：“次髎治疝气下坠，腰脊痛不得转摇，急引阴器痛不可忍，腰以下至足不仁，背膝寒，小便赤淋，心下坚胀”等。这都是前人实践经验，记述了本穴主治带下、疝气、腰痛、腰脊痛、下肢痛、下肢痿证和淋病等。

【歌括】

次髎第二骶孔中，消散郁热瘀滞攻，
约胞提肛壮筋脉，祛邪散滞经络通，
虚补实泻拔罐灸，针刺一至二寸终。

第十五节　委　　中

委中，因位于膝腘窝正中，委曲之处而命名；又名血郄、郄中、委中央、中都、腿凹；是足太阳之脉所入为合的合土穴。

用毫针针治，委中主治足太阳经体表循行通路上的病变；位居血管丰富之处的委中穴，采用放血疗法，主治急性热病、神志病和足太阳经体表循行通路上血行瘀阻性疾病。

本穴具有清热凉血、消散郁热的功效，但对血虚发热、阴虚火旺和骨蒸劳热等病，不宜施用。对精血不足、病久体虚以及失血和易于出血的病人禁刺本穴放血。

【治疗范围】

1. 经脉通路上的病证　依其经脉、经别的循行，针感走向和穴位的所在，循经和患野取穴，委中治疗本经经脉循行处的头项、脊背、腰、骶、股、膝窝、腨、足跟疾患。自腰背而来的两条支脉，皆下行会于腘中，从经络所通，主治所及的作用上来说，委中对腰背一些疾病有一定疗效。故前人有‘腰背委中求”之说。

2. 瘀血、热毒之病证　“宛陈则除之”（《灵枢·九针十二原》）。“血有余则泻其盛经，出其血……病在血，调之络”（《素问·调经论》）。委中位居血络（血管）丰富之处，是放血疗法的常用穴。用三棱针点刺血络出血，对瘀血阻络、血热壅闭、邪毒蕴郁、热（火）郁肌肤、暑湿秽浊、暑热郁闭、血随气升、热入营血、汗闭高热、气血瘀滞等所出现的急性热病、闭证、厥证、狂证、疮疡、疖肿、丹毒、霍乱、暑病以及腰痛、疟疾等，可收一定功效。

3. 皮肤病　《灵枢·寿夭刚柔》篇云：“病在阳之阳者，刺阳之合。”委中是足太阳经的合穴，外为阳，体表的皮肤属阳。其皮肤病凡位于足太阳经的背部和下肢部者，均可配刺本穴放血。

【功能】

1. 辨证取穴　用三棱针点刺血络出血 0.5~2ml，能泄热清暑，凉血解毒，行血祛瘀，截疟。

2. 循经取穴 用泻法，祛邪散滞，通经活络。

3. 局部取穴 用泻法，舒筋活络；用补法，壮筋补虚。

【主治】

腰痛、腰背痛、霍乱、暑病、厥证、狂证、丹毒、过敏性紫癜、中风闭证、疔疮、疖肿、呕吐、腹痛、痉病、破伤风、痿证、坐骨神经痛、腓肠肌痉挛、痹证、膝窝筋脉挛急、疟疾、腱鞘囊肿、坐地疯。

亦治痫证、外伤性截瘫、脱骨疽、皮肤瘙痒、脚气、发际疮等。

【临床应用】

1. 腰痛 循经取刺本穴，用以通经活络、行血祛瘀、宣通气血，治疗寒湿、湿热、瘀血和气滞性腰痛。

(1)因寒湿之邪，留着腰部，痹阻经络，气血不畅，不通则痛的寒湿性腰痛。泻灸肾俞、大肠俞或阿是穴，配泻本穴，通经活络，散寒祛湿。

(2)因湿热之邪，留着腰部，阻遏经络，气血不畅的湿热性腰痛。取泻膀胱俞、阴陵泉、阿是穴；或取泻膀胱俞、三焦俞，清利湿热，活络止痛，配泻委中，通经活络，宣导气血。

(3)因跌仆闪挫，损伤筋脉，气血壅滞，阻滞经络的瘀血性腰痛。遵“视其血络，刺出其血，无令恶血得入于经，以成其疾”之旨。用三棱针点刺患侧委中血络出血(约1~3ml，其血色黯红)，以收泄血通络、行血祛瘀之效。或在取泻间使、三阴交行气活血的同时，点刺委中出血，共奏活血祛瘀、理气止痛之效。

(4)因情志失和，气机不利，经络被阻的气滞性腰痛。取泻间使、委中，通经活络，理气止痛。

对于肾精亏虚和气血双亏引起的腰痛，和椎间盘脱出、肥大性脊椎炎出现的腰痛，一般不主张配取本穴。应从培补求本方面论治。

带下、遗精等出现的腰痛，宜先治其原发病，带下、遗精治愈，则腰痛随之亦愈。

2. 霍乱 点刺本穴出血，治疗热霍乱和干霍乱。

(1)湿热秽浊，郁遏中焦，气机不利，气化失常，乱于肠胃的热霍乱。取泻阴陵泉、天枢、中脘，点刺委中出血，清化湿热，逐秽化浊。

(2)暑湿秽浊，阻遏中焦，气机窒塞，上下不通的干霍乱。取泻中脘、内关、公孙，点刺委中出血，以收畅中宣壅、开窍逐邪之效。

湿热壅闭经络，筋脉拘急出现小腿肚转筋者，配泻本穴舒筋活络。

吐泻过剧，津液耗伤，以致阳气衰微者，急宜温运中阳或回阳固脱，不可取泻本穴，更不宜点刺本穴出血。

3. 狂证 “邪入阳者狂”(《医宗金鉴》)。“热盛于身，故弃衣而走；阳盛，故妄言骂詈，不避亲疏；大热遍身，故狂言而妄见妄闻，视足阳明及大络取之，虚者补之，血如实者泻之”(《针灸甲乙经》)。上述之证，可取泻足阳明经的足三里(或丰隆)、内庭及大络处之委中、曲泽出血治之。

因暴怒伤肝，木火乘胃，鼓动阳明，结为痰火，上扰神明，心窍被蒙，神志逆乱的狂证。证见性情急躁，狂乱无知，不避亲疏，骂詈叫号，弃衣而走，逾垣上屋，气力逾常，毁物杀(打)人，两目怒视，多梦失眠，面红目赤，或大便秘结，烦渴引饮，舌质红绛，舌苔黄腻，脉象滑数或弦大滑数等。取泻太冲、丰隆，点刺委中、曲泽放血，平肝泻火，清心涤痰。

4. 过敏性紫癜 参见曲池一节【临床应用】。

5. 疟疾　在发疟前1~2小时,用三棱针点刺一侧或两侧委中血络出血0.5~3ml。可收泄血散热逐邪、截疟之效。根据不同证型配取有关腧穴。

(1)热疟:加泻大椎、内庭,清热疏表,祛邪止疟。

(2)脑型疟疾:点刺委中、曲泽放血,清热解毒,清心镇痉,或加泻大椎;或点刺曲泽、委中放血,与针泻外关、丘墟和解少阳之法,同时或交替施治。

6. 腱鞘囊肿　取刺本穴,治疗囊肿位于穴位所在处者。用三棱针从囊肿最高点刺入,刺破囊肿,挤压出黄白色胶状黏液,囊肿即刻消失,复发时再针一次。或用26号毫针向囊肿中心刺入两三针,用泻法,隔日一次。因囊肿易于复发,可多针数次。

7. 坐地疯　本病是农村俗名。它多发生在夏季或夏秋之季。证见心烦急躁,恶心欲吐,甚则腹痛不安,坐卧不安,食少或口渴,肛门周围呈现出青紫色的小结节或小丘疹。药物疗效较差,用三棱针点刺肛门周围(小丘疹上)出血,症状即可减轻或消失。如取刺不便,可点刺委中血络出血,或加泻承山,行血散瘀,清热除烦。

【病案举例】

例一:丁某,女,54岁,住南阳县金华公社张大坑大队张大后坑村。1969年9月10日初诊。

主诉:腰及下肢痛已半年。

现病史:开始因扭伤腰部而得,腰部疼痛,咳嗽、扭转、弯腰痛甚,活动受限。以后引起右侧下肢坐骨神经痛,行走活动疼痛增剧,部位在下肢足太阳经脉循行之处。

曾用中西药及针灸治疗效果不佳。

辨证:气血阻络型之腰痛、坐骨神经痛。气血瘀滞,经络痹阻,故出现咳嗽、扭转、弯腰活动时腰及下肢痛甚。

治则:调气血通经脉。

取穴:针泻右委中、气海俞、环跳。

随访:1971年9月15日告知在此针治一次愈,两年未复发。

例二:张某,男,56岁,南阳市黄土岗大队社员。1965年3月15日初诊。

主诉:腰痛已十天(因扭伤而得)。

刻下症:右侧腰部疼痛,咳嗽、喷嚏、扭转、弯腰时痛甚,活动受限,右侧腰部压痛明显,气海俞、大肠俞有压痛。右侧委中穴处静脉粗青暴露明显。舌质淡红,舌苔白腻,脉象弦实。

辨证:扭伤腰部筋脉,瘀血痹阻之腰痛。

治则:行血通络止痛。

取穴:用三棱针点刺右侧委中穴出血约1~2ml(血色黑紫),即刻腰痛明显减轻。

随访:1965年6月17日告知针愈未发。

【腧穴功能鉴别】

委中与曲泽功能比较　详见曲泽一节【腧穴功能鉴别】。

【腧穴配伍】

委中与曲泽配伍　称谓"四弯穴",其具体运用详见曲泽一节【腧穴配伍】。

【讨论】

1. 临床见闻

(1)《素问·刺禁论》篇说:"刺郄中大脉,令人仆脱色"。是指针刺委中穴,刺中腘动脉或较粗静脉,出血过多,使人晕厥仆倒,面色苍白,发生虚脱的现象。

患者柳某,男,40岁。1947年夏患疟疾,取刺委中放血截疟,因刺透静脉血管壁,出血过多,即刻面色苍白,气短头晕心悸,下肢痿软,数月后才渐复正常。

患者王某,男,38岁,南召县人。闪挫腰部引起腰痛(俗称磨腰),经某医生取刺委中放血,因刺透静脉血管壁,出血过多,即刻面色苍白,头晕气短心悸,腰软不能伸直,数日后复常。

⑵误灸头项部足太阳经腧穴,若出现眩冒、头昏、脑涨等热蒙清阳征象者,取刺本穴出血,泄血散热,则热蒙清阳的征象可很快消失。

2. 经旨浅识

⑴《行针指要歌》说:"或针虚,气海、丹田、委中奇。"气海,用于脏虚气惫,真气不足,久疾不瘥的病证;丹田(关元),用于诸虚百损之证;而委中对于脏腑虚惫,诸虚百损,元气、元阳不足等是无能为力的。因此,临床未当作补益虚弱之腧穴取治,而历代医家亦多记载治疗阳实证。

⑵《灵枢·经脉》篇说:"凡诊络脉,脉色青则寒且痛,赤则有热……其暴黑者,留久痹也;其有赤有黑有青者,寒热气也;其青短者,少气也。"和《素问·经络论》篇:"寒多则凝泣,凝泣则青黑,热多则淖泽,淖泽则黄赤。"是指通过血络的色诊,有助于了解病的虚实寒热。如扭伤性腰痛,患侧委中穴血络黯红粗显露,热疟则血络黯红粗紫。

⑶本穴是水经中的合土穴。根据"泻井当泻荥,补井当补合"的变通方法,委中可代水经中的金井穴至阴补益膀胱。但膀胱虚寒,责之于真阳虚衰,治宜温补肾阳;膀胱实证,多由本腑湿热蕴结,治宜清利湿热,多取膀胱之俞、募穴施治,故而不曾配取本穴取代井穴至阴。

根据五行生克的制约关系,取补水经中的土穴委中,补土能制水。因为委中穴没有补土的功效,所以临床不曾使用。

⑷《素问·刺腰痛》篇中说:"足太阳脉,令人腰痛引项脊尻背如重状,刺其郄中,太阳正经出血,春无见血。"足太阳之脉,起于目内眦,上巅,别下项,挟脊抵腰中,下贯臀,入腘中。因经脉阻滞,上下不畅,故腰痛牵引项脊尻背不适,如负重物,应刺郄中(委中)出血,以收通经散滞之效。因太阳为寒水之经,到春天,则木旺水衰,故春刺委中勿使出血。《类经图翼》中说:"春月勿令出血,盖太阳合肾,肾王于冬,水衰于春,故春勿令见血。"临床取刺委中穴出血,未依"春无见血"之旨,只要需用放血,施用放血疗法,收效颇佳,未见发生不良影响。

⑸《四总穴歌》"腰背委中求",《玉龙歌》"更有委中之一穴,腰间诸疾任君攻",《席弘赋》"委中专治腰间痛"等,是历代医家经验委中治疗腰背病的概括。针灸治疗腰背痛,同样是以脏腑经络学说为基础,根据不同的病因、病机、疼痛特点及其体征等,运用四诊八纲,进行辨证施治,选取腧穴的。如果仅根据《四总穴歌》《玉龙歌》《席弘赋》和《灵枢·终始》篇"病在腰者,取之腘"等,不分病理类型,凡是腰痛、背痛、腰背疾患都取委中穴,那是不够全面的,其效果亦不能令人满意。

⑹《灵枢·血络论》篇说:"血脉者,盛坚横以赤,上下无常处,小者如针,大者如筋,则而泻之……"这是从大络瘀血形状上来观察,指出若有明显瘀血现象,才能施用放血之法。临床多见疟疾、中暑、疔疮以及热性病、血热、热毒的病证,在本穴所在处出现明显瘀血现象,可以施用放血疗法。其他没有这种明显瘀血现象的病证,亦可施用放血疗法,但使用机会较少。

⑺《素问·刺疟》篇云:"足太阳之疟,令人腰痛头重,寒从背起,先寒后热,熇熇暍暍然,

热止汗出难已，刺郄中出血。”这是足太阳之疟的证治。郄中是委中的别名。足太阳之疟疾，取刺委中穴，是因疟发时出现腰痛、头重、寒冷的感觉从背部开始，是循经络而病，又见先寒后热（足太阳属寒水，为标阳而本寒之象）以及熇熇暍暍然症状的出现，取刺委中血络出血泄其邪热以截疟。临床所见，凡具备以上症状之足太阳之疟，在发疟前针治，点刺委中出血收效甚良。

3. 刺灸注意事项　参见曲泽一节【讨论】。

4. 历代医家经验　《内经》对本穴的取穴、刺法、主治和禁忌等论述甚详，并为历代医家所重视。如《灵枢·邪气脏腑病形》篇载：“膀胱病者，小腹偏肿而痛，以手按之，即欲小便而不得，肩上热，若脉陷，及足小趾外廉及胫踝后皆热，若脉陷，取委中央”；《灵枢·热病》篇载：“风痉身反折，先取足太阳及腘中及血络出血”；《灵枢·杂病》篇载：“厥挟脊而痛者，至顶，头沉沉然，目䀮䀮然，腰脊强。取足太阳腘中血络”；《素问·骨空论》篇载：“膝痛，痛及拇指（踇趾），治其腘”；《素问·刺禁论》篇载：“刺郄中大脉，令人仆脱色”；《素问·刺腰痛》篇载：“腰痛挟脊而痛，至头几几然，目䀮䀮欲僵仆，刺足太阳郄中出血”；《针灸甲乙经》载：“热病挟脊痛，委中主之；癫疾反折，委中主之”；等等。

对于委中穴所治疗的病证，历代医家在前人的实践基础上又有新的总结。如《千金十穴歌》：“腰背痛相连，委中、昆仑穴”；《肘后歌》：“腰软如何去得根，神妙委中立见效”；《胜玉歌》：“委中驱疗脚风缠”；《通玄指要赋》：“腰脚疼，在委中而已矣”；《杂病穴法歌》：“腰痛环跳、委中神”；《得效应穴针法歌》：“人中除脊膂之强痛，应在委中；肾俞把腰痛而泻尽，应在委中；腰脚疼在委中而已矣，应在肾俞”；《玉龙赋》：“人中、委中，除腰脊痛闪之难制”；《类经图翼》：“主太阳疟从背起，先寒后热，熇熇然汗出难已，头重，转筋，腰脊背痛，半身不遂，遗溺，小腹坚，风痹枢痛，膝痛，足软无力。凡肾与膀胱实而腰痛者，刺出血妙，虚者不刺，慎之。委中者，血郄也，凡热病汗不出，小便难，衄血不止，脊强反折，瘛疭，癫疾，足热，厥逆，不得屈伸，取其经血立愈”；《针灸聚英》：“霍乱上吐下利，或腹中痛绞，刺委中”；《百症赋》：“背连腰痛，白环、委中曾经”；《灵光赋》：“五般腰痛委中安”；《席弘赋》：“委中腰痛脚挛急，取得其经血自调”；《十四经要穴主治歌》：“委中刺血医前证，开通经络最相应”以及《十二穴主治杂病歌》说本穴主治：“腰痛不能举，沉沉引脊梁，酸痛筋莫展，风痹复无常，膝头难伸屈，针入即安康”；等等。

5. 委中放血，其血色的深浅、血质的稠稀和出血的速迟，有一定诊断意义　血易流出，其色鲜红，其质正常，则示邪浅病轻；血不易出，其色黯红，其质黏稠，则示邪盛病重；其色淡红，其质稀薄，或出血豆许即停（血出不旺），则示体质虚弱或正虚病笃；血色黑紫，其质黏稠，血出旺盛，则示血中热毒或热毒之证；急性吐泻，严重脱水患者，其血色黑紫，血质黏稠；真阳不足，或气血俱虚，或大失血后，其血色淡，血质稀薄；疟疾病人，出血快速，其色黯红或黑紫，血质黏稠；瘀血腰痛，其色黯黑，易于出血。

6. 放血疗法的应用　《素问·血气形志》篇：“凡治病必先去其血，乃去其所苦，伺之所欲，然后泻有余，补不足”；《灵枢·经脉》篇：“刺诸络脉者，必刺其结上甚血者。虽无结，急取之，以泻其邪而出血，留之发为痹也”；《素问·调经论》篇：“神有余则泻其小络之血……血有余则泻其盛经，出其血……病在脉，调之血，病在血，调之络”；《灵枢·小针解》篇：“宛陈则除之者，去血脉也”。《素问》和《灵枢》中，有四十多篇明确指出放血的适应证和禁忌证。《灵枢·血络》篇详细地论述了放血的治疗原则。放血疗法适用于闭、厥、郁热、瘀血、血热壅闭、火毒、暑热、热入营血和热入心包的病证，具有“泻热出血”“泄血而散其邪热”“血去则经隧通矣”和开窍启闭、清心安神、行血散瘀、清热解毒、通经活血、消肿止痛、消散暑热等功效。

对于体质素虚、精血不足、病久体衰、孕妇、贫血、一切虚脱之证和习惯性流产、失血、易于出血的病人禁用。血与汗同源，为津液所化生，故对津液亏损，汗下太过者禁用。如需施用，不宜出血过多。其出血的多少，应视病邪与患体的盛衰而定。

7. 有待探讨的问题　日人丸山昌郎说：“刺络放血，有调整心脏功能及神经性能，解除自家中毒和消炎的作用，而达到稀释血中毒素之目的。”这个说法，有些已在临床上被证实，但没有上升为理性认识，所以，值得进一步研究和探讨。

8. 点刺本穴出血的方法　患者手扶桌案，患肢脚尖触地后伸下肢，令血络静脉暴露，术者押手手掌抵于膝盖骨上，拇指和其余四指分别紧握在膝盖两旁，使其欲刺的委中穴部位皮肤绷紧，刺手（右手）拇食二指持着三棱针针柄，针尖部分依附（紧靠）中指内侧指肚，外侧指肚置于穴位旁边，针尖对准腧穴处的血络上（静脉），迅速地刺入约半分至一分许，随即迅速退出（如点刺状），在患者用力后伸下肢及术者押手的作用下，血随针出。采用此法可减少疼痛，且易于出血。

【歌括】

委中膝窝纹中央，行血祛瘀通络良，
清血泄热解热毒，邪滞经脉能宣昌，
多泻勿灸寸半刺，棱针出血勿深伤。

第十六节　承　山

承山，是足太阳经的下肢部腧穴；位于腨肠分肉间；前人依其所在部位的肌肉形态，命名“承山”“肉柱”“肠山”“鱼腹”等。

承山治疗足太阳经经脉循行通路上的股、腨、膝窝、足跟疾患，又是主治肛门病变的常用穴。

从本穴功能和治证及其特点来说，承山偏于治疗邪实证。因此，临床多用泻法，少用补法。

【治疗范围】

“膀胱足太阳之脉……从髆内左右别下贯胛，挟脊内，过髀枢，循髀外，从后廉，下合腘中，以下贯腨内，出外踝之后，循京骨至小趾外侧”（《灵枢·经脉》）。“足太阳之正，别入于腘中，其一道下尻五寸，别入于肛”（《灵枢·经别》）。本穴针感，循经向上走至膝窝部、股部，少数病例走至尻部、肛门部，下至足跟部。依其穴位的所在、针感的走向和经脉的循行，承山治疗足太阳经之经脉和经别循行通路上的股、腨、膝窝、足跟和肛门部疾患。

依足太阳之筋的循行及分布，凡腨跟部经筋的拘急、痉挛或弛缓所出现的足下垂、腿肚转筋或无力，都属本穴的治疗范围。

【功能】

1. 辨证取穴 用泻法，宣通壅滞、通便；配透天凉，有消散郁热之效。

2. 局部取穴 用补法，壮筋补虚；用泻法，舒筋活络、通畅经气；配艾灸或烧山火、拔罐，有温经散邪之功。

【主治】

痔疾、肛门裂、脱肛、便血、便秘、腓肠肌痉挛、坐骨神经痛、痹证、腰背痛、足下垂、足下垂合并足内翻、坐地疯、尾闾骨痛。

亦治痿证、血栓闭塞性脉管炎、脚气等。

【临床应用】

1. 痔疾 痔是痔静脉曲张而引起的肛门病。临床分为内痔、外痔和混合痔。由于久泻、便秘、妊娠、久坐、久立、前列腺肥大、负重远行等，使肛门直肠处的痔静脉回流发生障碍，经络阻滞，气血壅滞，痔静脉丛发生曲张、扩大而成；或由气血失调，瘀血浊气，下注肛门，经络痹阻而成；或大肠素有湿热，湿热下注，经络痹阻，气血阻滞而成。针泻承山或配透天凉，通络散瘀，消散郁热，常与直达病所的长强（用泻法，使针感扩散于肛门周围）配伍，以收通络散瘀和清热止血之效。此二穴配伍，与以下辨证取穴处方配治，标本兼顾。

(1)瘀滞型：多见一般内痔有少量出血及血栓性混合痔和血栓性外痔。配泻三阴交，活血祛瘀。

(2)血虚型：多见内痔黏膜糜烂，便后反复大量出血，造成慢性贫血。配补三阴交、脾俞或太白，补血止血。

(3)湿热型：多见于内痔或外痔炎症期，或伴有大肠湿热症状。配泻脾经的合水穴阴陵泉和大肠的下合穴上巨虚或大肠的背腧穴大肠俞，清利大肠湿热；或配泻阴陵泉、三阴交（配透天凉），清利湿热，凉血止血。

如有泄泻或便秘同时存在者，针泻承山、长强，或承山、次髎或会阳，与治疗泄泻或便秘的处方，同时或交替施治。

2. 肛门裂 本病多因大便秘结，排便困难，努挣太甚，致使肛门裂伤。每因肠内燥火，大便干硬，损伤肛门而复发。一般情况仅针泻承山一穴，一两次显效，三至五次即愈，便秘亦随之消失。如不消失加泻足三里。郁热毒邪较甚，肛裂严重者，针泻本穴（配透天凉），配泻长强，共奏消散肛门郁热之效；或配刺委中出血，泄血散热解毒。若伴有热秘而且严重者，上方与针泻支沟、天枢、丰隆或上巨虚，清热通便之法交替施治。便秘减轻，肛裂也随之减轻。

3. 便血 有近血和远血之分。多由脾虚失其统摄，或湿热下注大肠，损伤阴络所致。张景岳说："血在便后来者，其来远，远者或在小肠或在胃。"又说："血在便前来者，其来近，近者或在广肠或在肛门。"承山适用于后者。取泻本穴或配透天凉，主治湿热下注，蕴积大肠，灼伤阴络之便血。证见先血后便，血色鲜红，大便不畅，口苦，脉象濡数，舌苔黄腻等。配泻长强，可收消散壅滞，清热祛浊之效；或配泻阴陵泉（配透天凉）、三阴交（配透天凉）、大肠俞或上巨虚，清利湿热，宽肠凉血；或上方易大肠俞或上巨虚为长强，以收清利湿热，凉血祛浊之效。

《金匮要略·惊悸吐衄下血胸满瘀血病脉证治》篇所说的："下血，先便后血，此远血也，黄土汤主之”之便血。是因脾气虚寒，不能统血之故，不属本穴的主治范围。

4. 腓肠肌痉挛　其原因频多，气血失调、筋脉失养、远行过劳、寒邪侵袭和霍乱阴津枯竭等，均可导致本病。局部疗法患野取穴，承山是治疗本病的常用穴。虚补实泻，寒配艾灸或拔罐，分别可收舒筋活络、祛邪散滞、温经散寒、补益筋脉等功效，使痉挛得以缓解。如须用补益筋脉之法者，必待痉挛缓解后或未发作时，施用补法。属于虚亏性者，在痉挛时，患野腧穴施用少泻多留针之法（既不伤正，又能制止痉挛），禁用补法。患野取穴，承山多与承筋等穴相配，配取在以下处方中。

经筋赖于经络渗灌精津气血，以维持正常功能活动。属于气血亏虚者，配补合谷、三阴交，补益气血；属于精血不足者，配补三阴交、太溪，补益精血。

大失血之后，兼见本病者，治宜补养气血为主以治其本，一般不配取本穴和患野腧穴。

至于霍乱病中所出现的腿肚转筋，不可着眼于此一症状而局部取穴。应急予整体治疗，回阳益阴，使阳回阴复则诸症自愈，以免贻误病情。

5. 足下垂　足太阳和足少阴二经经筋拘急（见于跟腨挛缩）出现的足下垂，针泻承山（缓解腨跟部经筋的拘急）、昆仑（缓解外侧跟踵部经筋的拘急）、太溪（缓解内侧跟踵部经筋的拘急），共奏舒畅经筋、通经活络之效。若伴有足跗部经筋弛缓者，上方与针补解溪、丘墟、中封等穴，交替施治，调节经筋功能的平衡。

6. 足下垂合并足内翻　足太阳经筋、足少阴经筋和足太阴经筋，此三经之经筋拘急出现的足下垂合并足内翻（多见于中枢性瘫痪），针泻承山、公孙、照海、太溪、昆仑，舒畅经筋，亦可与取补丘墟、申脉、绝骨、足下廉，健壮外侧经筋之法，交替施治，以调节经筋功能的平衡，矫正畸形（用于患病时短，属于轻型者）。

7. 坐地疯　参见委中、长强等节【临床应用】中“坐地疯”。

8. 尾闾骨痛　参见长强一节【临床应用】。

【病案举例】

例一：刘某，男，38岁，南阳市西药厂职工。1982年3月9日初诊。

主诉：患肛裂已四年之久，复发二十余天。

现病史：二十多天前，出现肛门疼痛，经外用药膏（红霉素软膏及氟轻松软膏）治疗，效果不佳。肛门疼痛，以大便时和每天上午十点至下午一点钟疼痛尤甚，痛甚时辗转不安，不能坐卧，以致影响工作及饮食。伴有小便黄、口干、大便干、口渴欲饮等症状，舌质正常，苔薄微黄，脉数。

痔漏科检查：6点鸡心形肛裂（右侧曲卧位检查），转针灸治疗。

辨证：血热肠燥，大便秘结，排便时暴力扩张肛门引起的肛裂。

治则：清热通便。

取穴：一诊针泻承山；二至十一诊针泻承山、足三里。

效果：三诊后疼痛减轻，出血不多；五诊后大便不干，痛轻；九诊至十一诊巩固疗效。

例二：韩某，女，37岁，南阳市第七小学职工。1980年3月11日初诊。

主诉：痔疮多年，近三天出现肛门疼痛。

刻下症：患痔疮多年，素来大便干结，便后带血。前天出现肛门剧痛向周围放射，不能转侧和弯腰，口干口苦，舌质红，苔黄干燥，脉略弦。

痔漏科检查：12点哨兵痔，有鸡心形溃疡后连合部位（右侧曲卧位检查）。

辨证：大便秘结，排便时肛门被暴力扩张引起的肛裂。

治则：通便止痛。

取穴：针泻承山。

效果：一诊后疼痛明显减轻；二诊后大便不干，疼痛已止；三诊巩固疗效。

例三：埃巴若·姆雷塔，男，36岁，埃塞俄比亚人，圣·保罗医院职工。1979年3月29日初诊。

主诉：腰及小腿痛十个月。

刻下症：腰部及左胯部凉痛，阴雨感寒加重，两膝关节痛，两侧小腿腨部每因受凉疼痛，夜间受凉腿肚转筋疼痛难忍。曾用药物治疗收效不佳。外观身体健壮。

辨证：此系寒邪痹阻经络，气血运行不畅之痹证。

治则：散寒通经，活络止痛。

取穴：患野取穴，针泻肾俞、气海俞，配合电针机各穴通电二十分钟，针治七次腰痛治愈。又针治两侧腨部痛，针泻承山、承筋，配合电针机通电各穴二十分钟，十一诊治愈。

效果：六诊后左侧腨部凉痛，夜间腨部受凉痉挛治愈；十诊后右侧腨部凉痛，夜间腨部受凉痉挛治愈；十一诊诸症皆愈。

例四：姜某，男，40岁，镇平县侯集公社老庄大队卫生所职工。1971年6月14日初诊。

主诉：腹胀如鼓已十天。

现病史：近十天来腹部膨胀如鼓，自脐下向上冲逆至咽喉部，日发数次。上冲难忍，腹胀梗塞不舒，躁动不安，呃逆嗳气呕吐频作，但不矢气，大便秘结（两天前灌肠一次，排便极少）。肠鸣音低，舌绛苔白，两寸关脉弦数有力，寸脉过于本位，两尺脉沉细无力。精神病院诊断为“神经官能症”，用药无效。

既往史：患甲状腺功能亢进已半年。

辨证：此系气机阻滞胃肠，逆气上冲而里急之证候。

治则：通肠和胃，降逆平冲。

治疗：一诊针泻足三里、公孙，留针三十分钟后腹胀冲逆消失，自觉冲逆之气降至骶骨及肛门处，肛门阻塞不通，气欲向上冲。拔针后又针泻承山穴，留针五分钟后肛门部气体欲向上冲逆感消失，即行排便（解大便于裤子上），便后即感胸腹、肛门及骶部舒服。二诊（6月16日），上诊后间或腹胀冲逆轻度发作，善饥欲食，针泻间使、太冲疏肝行气散滞，以调善后，留针时即感胃部舒服。

【讨论】

1. 本穴针刺方向与针感　膝股部疾患，宜向上斜刺，其针感可循经走向膝部，甚至走向股部；腨部疾患，宜直刺，针感可扩散在腨部；腨跟部疾患，宜向下方斜刺，使针感循经走向足跟部、足底部；肛门疾患，针向上斜刺，使针感循经走至尻部、肛门部为佳。

2. 针刺注意事项　个别患者，因刺伤本穴穴下深部的胫神经，自腨至足沿胫神经分布路线出现灼痛、麻木、运动障碍等。轻者局部按摩后即可消失，重者症状可持续数天之久。缓解方法是：针刺委中，少泻久留针，使舒适的针感走达足跟部，往往治疗一两次即愈。若针刺承筋穴出现上述症状者，可取本穴以解之。

3. 历代医家经验　本穴是主治腿肚转筋和肛门疾患（如痔疾、肛门裂、便血等）的经验穴和常用穴，为历代医家所公认，并积累了大量的经验。

《玉龙歌》载有：“九般痔漏最伤人，必刺承山效若神”；《玉龙赋》载：“长强、承山，灸痔最妙”；《百症赋》载：“刺长强与承山，善主肠风新下血”；《灵光赋》载：“承山筋转并久痔”；《十四经要穴主治歌》载：“承山主针诸痔漏，亦治寒冷转筋灵”；《肘后歌》载：“五痔原因热血作，承山须下病无踪”；《胜玉歌》载：“两股转筋承山刺”；《席弘赋》载：“转筋目眩针鱼腹，承山、昆仑立便消”；《长桑君天星秘诀歌》载：“脚若转筋并眼花，先针承山次内踝”；《通玄指要赋》载：“转筋而疼，泻承山而在早”；《杂病穴法歌》载：“脚若转筋眼发花，然谷、承山法自古”；《马丹阳天星十二穴治杂病歌》载：“承山名鱼腹，腨肠分肉间。善治腰疼痛，痔疾大便难，脚气并膝肿，辗转战痛酸，霍乱转筋急，穴中刺便安”；《铜人腧穴针灸图经》载：“承山治脚气，膝下肿，久痔肿痛，可灸五壮，针入七分”；《千金翼方》载：“灸转筋随年壮神验”等。

4. 承山治疗肛门病的依据　承山是治疗肛门疾患的常用穴，其治疗肛门疾患的理论依据，有书以承山属于足太阳经，其经别自腨至腘，别入于肛为依据。有书具体地说，膀胱经有一条别行的经脉，由下而上的分布着，循着足太阳的正经，从下腿别入于膝腘窝中（委中穴），其中有一条至尻下五寸处，别入于肛门，向内属于膀胱本腑……承山穴通过这条入于肛门的膀胱经的经别，所以它的疗效，也可以通过肛门而成为治疗痔及一切肛门疾患要穴。考其《灵枢·经别》篇，足太阳经别不是从下腿别入于膝腘窝中，而是从腘窝部分出后，其一支经别延展分布到尻骶下五寸处别走于肛门部位，向里连属膀胱，散络于肾，又沿脊膂到心脏处散布；直行的另一条，从脊膂上出于项部，仍归属于足太阳经本经。足太阳经别没有从承山穴处分出，因此，仅以经别循行为依据是不够合适的。

5. 透刺法　承筋透向承山，或承山透向承筋的透刺法，可以扩大刺激面，增强刺激量，对缓解小腿肚疼痛和痉挛颇佳。

【歌括】

承山腨肠分肉间，壮筋补虚正气添，
舒筋活络祛邪滞，消散壅滞郁热搬，
多泻少补寸半刺，善疗痔疾转筋痉。

第十七节　昆　仑

昆仑，是依其所在部位的形态而命名的；又名下昆仑，位于外踝后足跟部；是足太阳之脉所出为经的经火穴。

昆仑是主治足太阳经体表循行通路上的头、项、腰背、膝股等处病变的常用穴。

【治疗范围】

依其穴位的所在、针感的走向、足太阳经脉的循行和经筋的分布，昆仑治疗穴位所在处的局部疾患，和足太阳经循行通路上的头、项、腰背、膝、股等处的经脉病变。

【功能】

1. **循经取穴**　用泻法，通经活络，通畅太阳经气；配透天凉，可清降郁热。

2. **局部取穴**　用泻法，舒筋活络，通络散滞；配艾灸，有温散寒湿之功；用补法，壮筋补虚；用三棱针点刺出血数豆许，有泄血祛瘀、消散郁热之效。

【主治】

头痛、落枕、头项强痛、项背强急、小儿麻痹、坐骨神经痛、腰痛、足跟痛、足下垂、足内翻、足外翻、足下垂合并足内翻、破伤风、外踝关节软组织损伤、脚气。

亦治局部痹证、足底痛、末梢神经炎、腰背痛等。

【临床应用】

1. **头痛**　取泻本穴，治疗太阳头痛，痛在后头部，下连于项者，具有通畅太阳经气的作用。属于郁热者，配透天凉，通畅经脉，清降郁热。因风热侵袭所致者，取泻昆仑(配透天凉)、天柱、风府，疏风清热，通络止痛。因风寒外袭所致者，取泻昆仑、大椎、天柱，疏风散寒，通络止痛。

2. **落枕**　《内经》中说："项痛不可以俯仰，刺足太阳，不可以顾，刺手太阳也。"证见颈项强直，不能左右转侧回顾，或前后俯仰不便，患部酸楚疼痛延及肩背及头部或扩散到上臂。取泻本穴，用于循经取穴，上病取下，宣畅太阳经脉的壅滞。因睡眠时体位不正，颈部过度疲劳，经络气血运行受阻者，配泻患野腧穴，舒筋活络；因睡眠时感受风寒，营卫不和，经络阻滞，筋脉拘急者，配泻患野腧穴，针后艾灸或拔罐，温经散寒，舒筋通络。

证见颈项疼痛，不能前后俯仰和左右回顾者，取泻本穴(治疗前后不能俯仰)，配泻手太阳经的后溪穴(治疗左右不能回顾)，宣通手足太阳经气，加泻患野腧穴(寒加艾灸或拔罐)，共奏宣畅太阳经气、舒筋活络、祛邪散滞之效。

3. **头项强痛**　本病是患者的一个自觉症状，其病因和病理类型颇多。单独出现或出现在某些病证中，均可循经取穴，采用上病取下之法，取泻本穴，通畅太阳经气。如因风寒侵袭，经脉阻滞，气血受阻出现的头项凉痛，筋脉拘急，活动不便者，配泻天柱和以痛为腧的阿是穴加灸，温经散寒，舒筋活络。

4. **小儿麻痹**　取泻足跟部的昆仑穴，治疗下肢麻痹。

下肢麻痹，病程不长(三个月以内)，无全身症状者，对症治疗，针泻患侧的昆仑、环跳、委中或阳陵泉，祛邪散滞，舒畅经脉，隔日针治一次，可获满意效果。病程较长(一年以内，下肢无畸形)，以上腧穴施用补法，委中易阳陵泉穴，健壮筋脉，补虚扶正，长期治疗效果满意。

若伴有全身症状，如肺燥津伤、气血亏虚、肝肾不足、湿热浸淫等者，可根据不同病理类型辨证取穴，与以上患野腧穴同时或交替施治，标本兼顾，因果并治。

5. **足下垂**　足太阳经筋和足少阴经筋拘急，引起跟腨挛缩出现的足下垂，针泻昆仑、太溪、承山，舒畅经筋，通经活络。若伴有足跗部经筋弛缓者，以上处方可与取补解溪、足下廉、丘墟、中封等穴同时或交替施治，共奏舒畅经筋、健壮筋脉之效。若单独出现足跗部经筋弛缓而下垂者，仅取补解溪、足下廉、丘墟、中封等穴健壮筋脉即可。

6. **足内翻**　属于外侧经筋弛缓所致者，取补昆仑(健壮外侧跟踵部经筋)、申脉(健壮局部经筋)、绝骨(健壮胫踝部经筋)、丘墟(健壮外踝部经筋)，共奏健壮足外侧及踝上部经筋的功效。若属内侧经筋拘急出现的足内翻取泻内侧的照海、太溪、三阴交，缓解足内侧及踝上部经筋的拘急。

若属足外侧经筋弛缓而内侧经筋拘急出现的足内翻，以上外侧腧穴施用补法，内侧腧穴施用泻法，二者交替施治，共奏调节经筋功能的平衡。

7. 足外翻 见于足内侧经筋弛缓或足外侧经筋拘急，或二者同时存在出现的足外翻。取穴同足内翻，但施用补泻法则相反。

8. 破伤风 对症治疗，取泻本穴宣畅太阳经气，缓解足太阳经脉的拘急。它多与委中、大椎、承山、筋缩、风门、大杼、后溪、人中等穴配用，以收疏风祛邪、通经舒筋之效。

若误治而致精血（津液）不足，或阴阳两伤、气阴两伤者，均宜辨证取穴整体治疗为主，慎用上方。

9. 外踝关节软组织损伤 多由跌仆闪挫，或用力过猛，损伤筋脉，致使经络气血运行受阻，气血壅滞，局部肿胀疼痛，甚至皮肤青紫，行动困难。病初局部肿胀疼痛者，取本穴配丘墟或阿是穴，用三棱针点刺出血，泄血通络，行血祛瘀，可很快使肿消痛减。病久局部漫肿，活动胀痛或痛甚者，上穴改用毫针泻法，通经活络，宣通气血。

10. 脚气 取泻本穴，治疗外受水湿，邪袭经络，致使经络气血不得通畅，而足胫肿大重着，麻木无力，行动不便的湿脚气。配泻阴陵泉、三阴交，祛湿通络，活血散滞。寒湿偏胜者，上穴加灸。

若脚肿较甚，跟踝肿痛，皮色青紫者，先用三棱针点刺本穴和阿是穴（肿痛青紫处）出血，泄血通络，排出紫黑色稀薄的血液，很快使肿消痛减，再泻昆仑、阴陵泉、三阴交，祛湿通络，活血散滞。

【病案举例】

例一：李某，女，26岁，南阳市粮棉油公司职工。1969年3月23日初诊。

主诉：右侧项背痛已两天。

刻下症：因扭转项部较猛，出现右侧项部、背部疼痛，咳嗽、扭转痛甚，活动受限。

辨证：扭伤筋脉，气机不畅。

治则：通经活络。

取穴：针泻昆仑。

效果：进针后捻泻两次，令其咳嗽、扭转均不痛，活动自如。

例二：李某，女，29岁，住社旗县李店公社半坡大队韩庄村。1977年4月4日初诊。

主诉：前额及项背沉痛已三个多月。

现病史：开始因外伤鼻骨骨折，当时出现神志昏迷，全身无力，四肢发抖。继而出现前额及项背部（督脉和足太阳经循行处之背肌和胸椎）沉痛，时而头部轰响，时而项背跳动。伴有饥而不欲食、强食则恶心呕吐、时而心跳、胸部刺痛劳累则加重等症状。舌质舌苔正常，脉象沉弦。

辨证：依其疼痛部位，属于足太阳和督脉经气阻滞，气血运行失畅之证候。

治则：宣通督脉和足太阳经经气。

取穴：一诊、二诊针泻足三里，补三阴交、太溪；三诊、四诊针泻昆仑、天柱、上星；五诊至十三诊针泻昆仑、天柱和大椎。

效果：二诊后饮食增加，第一至五胸椎沉痛减轻，前额至项背督脉和足太阳经循行处仍沉痛；三诊后前额和胸椎部疼痛停止数小时，不恶心；五诊后头痛治愈，第七颈椎至第五胸椎发沉，后项部沉感消失；七诊后项背部微痛，有时胸椎部发沉；十一诊后仅遗留前额、头顶和后头部发沉，余无异常；十三诊痊愈。

随访：1977 年 6 月 25 日回信告知在此针愈未发。

例三：姚某，男，1 岁，住南阳市机井队家属院。1969 年 4 月 4 日初诊。

主诉（代述）：下肢痿软六天。

现病史：二十多天前因种牛痘发烧四、五天，烧退后咳嗽数天。近几天低烧，咳嗽，喉中痰鸣，两下肢痿软不会活动。接触、扭转患肢无疼痛表情。由内科转针灸治疗。

化验检查：白细胞 22.4×10^9/L，淋巴细胞百分比 36%，中性粒细胞百分比 51%，酸性粒细胞百分比 7%，单核细胞百分比 6%。

辨证：病邪侵入机体，损及经脉，经筋失调之小儿痿证。

治则：通畅经脉。

取穴：针泻昆仑、委中。隔日针治一次。

效果：二诊后两下肢能站立，会爬，白细胞 18.1×10^9/L，淋巴细胞百分比 40%，中性粒细胞百分比 36%，酸性粒细胞百分比 24%；四诊后两下肢会行走；六诊后两下肢行走恢复正常，仅夜间熟睡时两下肢突然屈曲一下；七诊痊愈。

例四：台克鲁·依希他，男，29 岁，埃塞俄比亚人，法国驻埃塞俄比亚使馆工人。1979 年 6 月 14 日初诊。

主诉：两足跟痛已七个月。

刻下症：自觉两足跟麻木、刺痛，触地行走时痛甚，行走无力，局部无红肿。外观身体健壮。拍片结果：两足跟骨质增生。曾在本国医院和法国使馆治疗收效不佳，前来针治。

治疗：以精血亏虚，筋骨失养之足跟痛，针补三阴交、太溪补益精血之法，针治六次，右侧足跟刺痛、麻木治愈，左侧足跟无效，上穴又针治三次仍无效。改用活血通络止痛之法，患野取穴，针泻左昆仑、太溪、阿是穴，四诊后明显减轻，七诊治愈，八至十诊巩固疗效。

随访：1979 年 11 月 27 日告知针愈至今未发。

【讨论】

1. 本穴针刺方向与针感 足外侧疾患，宜向前下方刺入，其针感循经走向小趾部；踝关节疾患，宜向关节方向刺入，其针感扩散在关节内；下肢及头顶、腰背疾患，宜向太溪穴方向刺入或略向上方斜刺，其针感循经走向膝、股、臀部，少数病例走至骶部，个别病例走至项部、目内眦。其感应传导路线与足太阳经相一致。

2. 历代医家经验 历代医家对于本穴的治证积累了不少经验，如《马丹阳天星十二穴治杂病歌》载：“转筋腰尻痛，暴喘满冲心，举步行不得，动足即呻吟，若欲求安乐，须于此穴针”；《玉龙歌》载：“肿红腿足草鞋风，须把昆仑二穴攻”；《十四经要穴主治歌》载：“足腿红肿昆仑主，兼治齿痛亦能安”；《灵光赋》载：“住喘却痛昆仑愈”；《千金十一穴歌》载：“腰背痛相连，委中、昆仑穴”；《席弘赋》载：“转筋目眩针鱼腹，承山、昆仑立便消”；《肘后歌》载：“脚膝经年痛不休，内外踝边用意求，穴号昆仑并吕细（太溪），应时消散即时瘳”；《杂病穴法歌》载：“腰痛环跳、委中神，若连背痛昆仑武”；《通玄指要赋》载：“大抵脚腕痛，昆仑解愈”；《胜玉歌》载：“踝跟骨痛灸昆仑，更有绝骨共丘墟”；《针灸甲乙经》载：“痉脊强项眩痛，脚如结，腨如裂，昆仑主之，疟多汗，腰不能俯仰，目如脱，项如拔，昆仑主之……疟不渴，间日作，昆仑主之……鼽衄，昆仑主之”；《针灸经穴图》载“《千金》昆仑主腹痛喘暴满，主不得大便，主洞泄体痛，主狂易多言不休”；《医学纲目》载：“草鞋风足腕痛，取昆仑透太溪，又取丘墟、商丘各寸半泻之”；《医学入门》载：“松阳周汉卿善针灸，治一人背苦曲，杖而行，人以风治之，公曰：非风也，血涩不行也。为针两足昆仑穴，顷之投杖而去”；《灵枢·厥病》篇载：“厥心痛，与背相控。善瘛，如从后触其心，佝偻者，肾心痛也。先取京骨、昆仑”；《灵枢·五邪》篇载：“邪在肾，则病骨痛，阴痹。阴痹者，按之而不得，腹胀，腰痛，大便难，肩背颈项痛，时眩，取之涌泉、昆仑，视有血者尽取之”；等等，这对临床有一定参考价值。

3. 透刺法 昆仑透太溪的透刺法，适用于提插、呼吸补泻法和强、弱刺激，不适用捻转补泻法。适用于“病先起阴者，先治其阴，而后治其阳（太溪透昆仑）；病先起阳者，先治其阳，而后治其阴（昆仑透太溪）”（《灵枢·终始》）。

4. 孕妇禁针 根据《针灸甲乙经》中所说的：“女子孕难，苦胞不出，昆仑主之”，《明堂孔穴针灸治要》载：“关元娠妇禁针若针而落胎，胎多不出，针外昆仑立出”和《针灸大成》指出本穴：“妊妇刺之落胎，主妇人孕难，胞衣不出”的实践经验，本穴应列为孕妇禁针穴，但我们在对孕妇使用本穴过程中，并未引起流产。详见合谷一节。

【歌括】

昆仑外踝跟腱间，通经活络邪滞散，
清宣太阳散郁热，舒筋补虚经筋健，
头项腰背下肢病，多泻少补八分验。

第十八节 | 天　柱

《穴名选释》：“天柱，是指擎天之柱……穴处天柱骨旁，故名天柱。”人体以头为天，颈项犹擎天之柱。穴在斜方肌起始部，天柱骨之两旁，颈椎骨古称天柱骨，穴位由此而得名。

足太阳经“从巅入络脑，还出别下项”，天柱是足太阳经项背腧穴，常用于治疗头、脑、颈项背部的病变。

【治疗范围】

1. 头脑病证 足太阳经脉入络于脑，脑为元神之府，髓海所聚，痰热、风邪入侵于脑，扰及神明以及髓海不足的病证，如头痛、眩晕、癫狂、痫证、天柱山倒、颈项不支、小儿脑瘫等，常选天柱穴治疗。

2. 与风邪有关的表证及经脉病 太阳主一身之表，外感风邪为患所出现的感冒、鼻塞、头痛、发热以及风邪、风夹寒、夹湿侵袭太阳经络所致的头痛头重、颈项强痛、肩背痛、落枕及相应的颈椎病变等都属本穴的治疗范围。

【功能】

1. 辨证取穴 用泻法，疏风清脑安眠；用补法，健脑益髓强筋。

2. 局部取穴 用泻法，舒筋活络；配艾灸，散寒通经；用补法，壮筋补虚。

【主治】

头痛、眩晕、失眠、颈项强痛、癫狂、痫证、落枕、痴呆、脑瘫、鼻塞、枕大神经痛等。

【临床应用】

1. 头痛 取泻本穴，疏风清脑，通经活络，用于治疗痛在后头部连及后颈或连及巅顶者。

(1) 外感头痛：针泻天柱、百会、曲池，疏风解表，通络止痛。或加泻合谷、太阳，疏风以清热；或天柱、百会加艾灸，疏风以散寒，或加泻阴陵泉，疏风除湿散邪。视具体病情而定。

(2) 太阳、厥阴头痛：头痛，连及后项的太阳头痛，针泻天柱、风府、后溪或昆仑；太阳头痛兼厥阴头痛，即后头痛连及后项及巅顶者，针泻天柱、百会、昆仑、行间。

由颈椎病引起的颈枕部疼痛，针泻天柱穴收效甚好。

由硬膜外麻醉引起的后头痛，针泻天柱、风府，收效亦佳。

2. 眩晕 “诸风掉眩，皆属于肝。”肝脉上循巅顶，足太阳之脉“从巅顶入络于脑”，脑为髓海。肾与膀胱相表里，肾主骨生髓，“髓海不足，则脑转耳鸣”。太阳膀胱之脉，“从巅入络于脑，还出别下项”处的天柱穴，是主治眩晕病的常用穴。

(1) 肝胆火旺，上扰清空之眩晕，针泻天柱、行间、丘墟，清肝泻火，息风潜阳。若由肾水不足，水不涵木，肝阳偏亢，风阳上扰之眩晕，针补复溜，泻太冲、天柱，育阴潜阳，平肝息风。

(2) 痰浊中阻，清阳不升，浊阴不降之眩晕，针泻丰隆、阴陵泉、天柱，运脾化湿，降痰祛浊以止眩。若由痰郁化火，痰火上扰所致者，加泻内庭，以清降痰火。

(3) 气血亏虚，不能上奉于脑所引起的眩晕，针补合谷、三阴交、天柱，补益气血，健脑益髓；或天柱穴改用泻法，佐以清脑止眩。若气血亏虚由后天化源不足所致者，加补足三里益后天资化源。

(4) 肾精亏虚，髓海不足之眩晕，针补肾俞、复溜、天柱，补肾益精以充髓海。

若由颈椎病引起的眩晕，有以上证型可辨者按以上证型取穴。若无伴有证型可辨，仅针泻天柱(向斜方肌、督脉方向刺入 1.2 寸)、颈夹脊(患病颈椎)、阿是穴，收效甚好。

3. 失眠 脑为元神之府，失眠病位在心，实与脑有关。由太阳经从巅入络于脑，还出别下项处的天柱穴亦是治疗失眠病证的常用穴，主要用于清脑安眠，常配取在不同的辨证论治处方中。

(1) 心脾两虚型：针补神门、三阴交，补益心脾，配泻天柱，佐以清脑安眠。

(2) 心肾不交型：针泻神门补复溜，滋阴清火，交通心肾，配泻天柱，以清脑安眠。

(3) 肝胆火旺型：针泻太冲、丘墟、天柱，清降肝胆之火，安元神以清脑。

4. 小儿脑性瘫痪 中医无“脑性瘫痪”之名，当归属于“五软”“五迟”“痿证”范畴。天柱穴主要用于“天柱山倒”，颈项不支，软而无力和颈项强硬，肌张力亢进。常配取在以下辨证取穴处方中。

(1) 颈项强硬：本症多由阴虚阳亢，虚风内动所致，多伴有异常的姿势反射，如舞蹈样手足徐动、痉挛性偏瘫步态等。针补复溜、三阴交、绝骨，滋补肝肾之阴，益阴养精；针泻合谷、太冲、天柱，息风止痉，柔筋缓急。

(2) 颈项软而无力不支：本症多见于肝肾不足型和气血亏虚型。属于肝肾不足型，针补太溪、肾俞、三阴交、肝俞，滋补肝肾，配补天柱、大杼，强筋健脑益髓。属于气血亏虚型，针补合谷、三阴交、足三里、阴陵泉，健脾胃，补后天，益气血，配补天柱穴壮筋补虚。

【病案举例】

例一:姚某,男,43岁,南阳市大通公司职工。1998年4月7日初诊。

主诉:患头痛已三个月。

现病史:于三个月前因公司加班,熬夜数天后出现失眠、头痛,经治疗失眠治愈,头痛稍减。两个月前再次熬夜、饮酒,致使头痛加重,中西药治疗效果不佳,近日逐渐加重,情绪烦躁,常引发失眠。

刻下症:两侧头颞颥部胀痛、刺痛,时而跳痛,时而痛到巅顶,巅顶扪压痛,两眼视物模糊,心烦失眠,口苦,记忆力减退。脉弦紧,舌淡苔薄白。

治疗经过:初次辨为少阳头痛伴肝胆火旺。针泻太冲、丘墟、外关、率谷,三诊后头痛有所减轻,心烦口苦亦有所好转,继续治疗收效不佳。再次辨证:头痛虽在两颞部时引巅顶,但病人感到后项亦不适,查其项肌紧张,按压天柱穴处病人酸胀,头脑亦感清醒些,据此辨为太阳头痛。以太阳头痛治之,针泻天柱、昆仑、百会。三诊后疼痛缓解,四诊而痊愈。1998年6月14日随访治愈未发。

按语:本案从其疼痛的部位和伴有的症状辨其少阳头痛伴肝胆火旺证应是无误的,然经多次治疗收效不佳就应该提出质疑了。初辨证有依据,治疗有效果是因为,疼痛确在少阳经,确有肝胆火旺证候,这些都属标象,初治标象除收小效,但病本未果。病之本当属太阳头痛,这是尔后辨证所知,治疗收效而验证的。足太阳之脉"从巅顶至耳上角""从巅入络脑,还出别下项"。而头痛一证的经络辨证,往往只注重后头痛连及项背者为太阳头痛,却忽略了"交巅""至耳上角"亦当属太阳经脉之分野。此案辨治之误就在于此。

例二:秦某,男,39岁,南阳市天冠集团职工。2004年8月19日初诊。

主诉:患头痛、头晕已近4个月(原因不明)。

现病史:近4个月来头痛、头晕逐渐加重。疼痛部位在后枕头部,呈持续性胀痛,时而锥刺样疼痛,常感后头部发木发紧,仰卧睡眠久时则发木发紧更为严重,头脑不清发晕,记忆力减退。舌质稍暗,舌苔正常,脉弦细。颈CT检查无异常。

辨证:瘀血阻络,经气不通则胀痛、刺痛;经络瘀阻,气血不周则后头部发木发紧。证属气血瘀阻太阳经络之征。

治则:消瘀通络。

取穴:一至四诊针泻天柱、百会、昆仑。五至七诊减昆仑穴。

效果:二诊后头痛减轻,头脑已清醒不发晕;四诊后锥刺样疼痛消失,胀痛减轻,后头部发木发紧有所缓解;七诊痊愈。

随访:2004年11月6日告知头痛治愈未发。

例三:刘某,男,35岁,南阳市某中学教师。2006年5月13日初诊。

主诉:患眩晕已10多天。

现病史:于10多天前的早上起床时突感眩晕,伴有轻微恶心。随后到医院检查未发现异常,中西药治疗效果不佳,特来此治疗。

刻下症:眩晕、恶心,久坐后站立时,仰头或转动头部时眩晕加重,常伴有恶心,视物一过性不清。

检查:颈枕部及天柱穴以下强硬有压痛,叩顶试验阳性。

初步诊断:椎动脉卡压所致,属颈椎病动脉型。病在太阳经。

治则：通经活络，舒筋活血，缓急止眩。

取穴：针泻天柱、哑门、肩中俞。隔日诊治一次。

效果：一诊后症状有所减轻；三诊后症状基本消失；四诊五诊巩固疗效。在治疗期间配合项肌按摩轻按轻揉手法。

随访：2006 年 9 月告知自针灸后自己一直坚持作颈椎保健操，颈项部柔软不强硬了，至今再无眩晕发生。

【腧穴配伍】

1. 针泻天柱　配泻百会，清脑息风安眠；配泻太冲、百会，平肝息风潜阳；配泻大椎，通督解痉，疏风解表；配泻昆仑，清太阳经之郁热。

2. 针补天柱　配补大椎，强筋益髓；配补肾俞、复溜，补肾益精健脑。

【讨论】

本穴定位　有关天柱穴的定位，历代医书各有所云，如《扁鹊心书》："在一椎下两旁齐肩"；《集成》："在玉枕后二寸，去风府七分，风池六分"等，后世多遵从《甲乙经》："夹项后发际，大筋外廉陷者中"之定位标记。尔后又有距后正中线 1.5 寸与 1.3 寸之说。现今基本上得到了统一，即后发际正中直上 0.5 寸，旁开 1.3 寸，当斜方肌外缘凹陷中。《甲乙经》中说的大筋即斜方肌，取穴当以斜方肌外缘为准。不过在临床应用上也有其灵活性。当用于治疗头、侧头、脑、眼病时，取穴位置可在斜方肌偏外一些；当用于治疗颈椎病症、局部病变时，取穴位置可在斜方肌偏内一些，可刺入斜方肌上。

【歌括】

天柱项外一寸三，头脑颈病能医全，
泻为清脑安眠用，补能健脑强髓筋。

第九章

足少阴肾经

第一节 | 概　论

【经脉的循行路线及病候】

1. 循行路线　起于小趾之下，斜向足心，出于足舟骨粗隆——然谷的下面，沿内踝后布于足跟中，由此向上交会于足太阴经的三阴交，走到腓肠肌内（腨部内侧），向上行于膝腘窝内侧，再沿股内侧后缘上行，走到尾闾骨端的长强穴和督脉交会，通过脊椎里面，统属肾脏，联络膀胱，交会于任脉的中极、关元穴。其支脉，从肾向上行于肝脏、横膈，进入肺脏，沿喉咙上挟舌根。其分支，从肺脏分出，联络心脏，注于胸中，与手厥阴经脉相衔接。属肾，络膀胱。本经腧穴治疗肾和与肾有关的膀胱、心、肝、脾、肺的病证以及本经循行处的病变，都是通过它内属脏腑、外络肢节经脉通路经气的作用而发挥疗效的。

2. 病候　本经病候多见脊背疼痛、腰痛、腰膝酸软、足膝无力、尾闾骨痛、阳痿、癃闭、遗精、遗尿、咽干或痛、失音、气喘、两足逆冷、足跟痛、足底热痛等。是肾脏、肾经经气和有关部位受到致病因素的侵袭，在全身和体表出现的症状和体征。这些症状和体征，都是通过本经在它所联系的部位反映出来的，对于诊断和治疗起着重要的作用。这些病候的发生、发展、传变和痊愈过程，也都是通过本经而实现的。它所反映的这些病候，都是本经腧穴的治疗范围，是通过本经经脉和改善本经经气而收效的。

【肾的生理病理】

肾居腰部内，命门所附，内藏元阴元阳，为水火之脏，先天之本。肾在体为骨，开窍于耳，与膀胱相表里。它的主要生理功能主藏精生髓，为生殖发育之源，主五液以维持水液在体内的平衡。凡致使肾脏功能失常，影响元阴元阳、藏精生髓和水液的平衡所发生的病变，都属本经有关腧穴的治疗范围。从病理类型来分，凡是肾阳不振、肾气不固、肾不纳气、肾虚水泛、肾阴亏虚、阴虚火旺的病证，可分别取刺本经膝以下腧穴施治。属于心肾不交、脾肾阳虚、肺肾阴虚、肺肾气虚、肾水凌心和肝肾阴虚等病理类型，分别与心、脾、肺、肝经有关腧穴及其背俞穴配治；与肾有关的膀胱腑病，可配取膀胱之俞募穴施治。

肾之所以兼见膀胱、心、脾、肝、肺的病证，是因肾经与心、肺、肝、膀胱有直接的联系，脾经经脉与心、肺有直接联系，互相联系，互为影响之故。

【所属腧穴的分布及治疗范围】

1. 本经腧穴　有涌泉（井木穴、子穴）、然谷（荥火穴）、太溪（原穴、输土穴）、大钟（络穴）、水泉（郄穴）、照海、复溜（经金穴、母穴）、交信、筑宾、阴谷（合水穴）、横骨、大赫、气穴、四满、中注、肓俞、商曲、石关、阴都、通谷、幽门、步廊、神封、灵墟、神藏、彧中、俞府等27个穴。分布在足心、内踝下、足跟、胫内后廉、膝腘内侧、股内后缘、胸腹第一侧线等处。其共同性是：都治疗所在处和邻近处的局部病。其特异性则是：膝以下腧穴还治疗泌尿、生殖、咽喉、耳、目、齿、脑、腰、脊椎疾患；涌泉还有开窍醒志和导火下降的作用；腹部腧穴还治疗穴下有关的脏器病。因此，膝以下腧穴治证较多，使用较广。

伤寒病中的少阴证虚寒型是太溪穴的治疗范围；其虚热型是复溜穴的治疗范围。

温病中血分证候的虚热型是复溜、阴谷等穴的治疗范围。

2. 本经交会于他经的腧穴　有交会于督脉的长强，任脉的中极、关元，足太阴经的三阴交。

3. 他经交会于本经的腧穴　有冲脉交会于本经的横骨、大赫、气穴、四满、中注、肓俞、商曲、石关、阴都、通谷、幽门；阴跷脉交会于本经的照海（阴跷脉所生）、交信（阴跷脉之郄），阴维脉交会于本经的筑宾穴（阴维脉之郄）；照海穴通于阴跷脉。其中照海还治疗阴跷为病的阳缓而阴急（如足内翻）、癫痫夜发、嗜睡、少腹痛、便秘、膀胱气痛、肠鸣、齿痛、咽喉气塞等；冲脉为病所出现的心脘胃痛、胸脘满闷、结胸、反胃、肠鸣、噎膈、少腹痛、瘕疝、月经不调、漏胎和气逆而里急、逆气上冲的病证，分别是交会于腹部腧穴的治疗范围。

本章常用穴：涌泉、太溪、复溜。

第二节　涌　泉

涌泉，又名地冲、地衡、蹶心穴；为足少阴经的起始穴；是足少阴之脉所出为井的井木穴，肾经的子穴；又是回阳九针穴之一。《灵枢·本输》篇云：“肾出于涌泉，涌泉者足心也。”张隐庵注：“地下之水泉，天一之所生也。故少阴所出，名曰涌泉。”

根据“实者泻其子”之配穴法，本穴应治疗肾实证，但由于肾无实证，故临床不曾当作肾经子穴施用。而常用以开窍苏厥、降火潜阳。是主治神志突变，意识昏迷等阳实闭郁之证的急救穴。不适用急性阳气暴脱和久病元气衰亡之虚脱证候。

【治疗范围】

1. 神志病证　本穴位于足底部，此处最敏感，施用针刺能表现出特别强的反应。神志病变与五脏有关。“病在脏者，取之井”（《灵枢·顺气一日分为四时》）。故取刺肾经的井穴涌泉，具有开窍苏厥，回阳醒脑的特殊作用，可主治神志突变、意识昏迷、失神无知等阳实闭郁之证。因此，前人把它列为回阳九针穴之一。

依其病在上取之下，病在头者取之足之法，取泻本穴，治疗血随气升，气血上壅，蒙蔽清窍；阳亢风动，气血上逆，痰火壅盛，清窍闭塞；痰气上壅，清阳被蒙；痰气上逆，迷蒙神明；痰火上扰，蒙蔽心窍；风痰气逆，上蒙神明；以及肝火偏亢，风阳升动，上扰清窍，和怒则气上，气机逆乱，清窍被阻等因所致的厥证、闭证、痫证、狂证，以及头痛、眩晕、高血压、脏躁、小儿惊风等病证。

2. 局部及邻近病 以患野取穴的局部疗法，取泻本穴或配艾灸，还治疗穴位所在处及邻近处的病变。其足底部经筋弛缓或拘急等，亦属本穴的治疗范围。

【功能】

辨证取穴 用泻法或强刺激，有开窍启闭，醒脑苏厥之效；用泻法，引火下行，平冲降逆；用艾灸，或用生附子、生半夏、吴茱萸、大蒜、葱白、白芥子、南星、生香附等药贴敷，分别有平冲降逆、导邪（导痰、导热、引火、引血）下行、降火潜阳、催产引产等功效。

【主治】

头痛、眩晕、高血压、中风、厥证、脚气、中暑、癔病、霍乱、急惊风、狂证、癫证、痫证、奔豚气、足趾拘急、五趾尽痛或麻木。

亦治足心热、足底肿痛、腹痛等。

【临床应用】

1. 头痛、眩晕、高血压 以病在上取之下，病在头取之足之法，取泻本穴，引火下降以潜其阳。属于肝阳偏亢，风阳升动，上扰清空所致者，配泻太冲（或行间）、风池、百会，平肝潜阳息风；属于下虚上盛，本虚标实者，配泻太冲，补复溜，平肝息风，育阴潜阳。

2. 中风（闭证）

（1）阴闭：因风夹湿痰，上壅清窍，神机闭塞所致。证见突然昏倒，不省人事，两手握固，牙关紧闭，面白唇紫，痰涎壅盛，四肢不温，苔白滑腻，脉象沉滑等。取刺涌泉、人中（或十宣），灸百会，温阳开窍醒志。或配合苏合香丸兑入生姜汁少许内服。

（2）阳闭：因肝阳暴张，血随气逆，痰火壅盛，横窜经络，扰动心神，蒙蔽清窍所致。证见突然昏倒，不省人事，两手握固，牙关紧闭，面赤气粗，痰声如锯，二便闭阻，舌苔黄腻，脉象弦滑而数等。取泻涌泉、丰隆、人中，豁痰开窍醒志；或泻涌泉、太冲、丰隆，平肝息风、豁痰开窍。

3. 厥证 有气厥、血厥、痰厥、食厥、暑厥等，取泻本穴，用于开窍醒志、降火、降逆。

（1）头晕头痛，胸闷身热，面色潮红，继而卒仆，不省人事，喘促气急，或有谵妄，舌红而干，脉伏或洪数等，属暑热交蒸，气闭清窍的暑厥证。配泻人中，点刺曲泽或委中放血，清暑开窍。

（2）猝然昏倒，不省人事，口噤握拳，呼吸气粗，面色青紫，或四肢厥冷，舌苔薄白，脉象初起多伏，醒后沉结等，属暴怒伤肝，气机逆乱，上壅心胸，阻塞心窍的气厥实证。配泻合谷、内关或间使，理气开窍。

（3）突然昏厥，不省人事，牙关紧闭，面赤气促，舌红唇紫，脉多沉弦等，属暴怒气逆，血随气升，上蔽神明，清窍内阻的血厥实证。配泻三阴交、内关或间使，理气活血，开窍醒志。

（4）突然而厥，气闭痰升，喉间痰鸣，或呕吐涎沫，呼吸气粗，脉象多伏或沉滑，舌苔白腻等，属恼怒气逆，痰随气升，上闭清窍的痰厥证。配泻合谷、丰隆或天突，降痰开窍，通利气机。

闭、厥（阳实证）证，与脱证应注意鉴别诊断。脱证多由急病阳气暴脱或久病元气衰亡，出现四肢厥冷，呼吸气微，汗出淋漓，遗尿手撒，面色苍白，脉象微细或脉微欲绝等征象。治宜大补气血，益气固脱或回阳固脱，而不适宜取泻本穴施治。

4. 狂证 取泻本穴，治疗类似西医学中的精神分裂症狂躁型者。配泻神门、合谷、丰隆，或配泻大陵、中脘、足三里,清心开窍,豁痰醒志。疯狂发作时针治,需助手协助,先用圆利针刺人中、合谷,均用强刺激,可使狂力很快消失,甚至体软不支。然后再乘机针其他腧穴。多数患者,复诊针刺较为顺利。

5. 痫证 取本穴用于痫证发作时,突然出现一时性神志突变,失神无知,继而全身抽搐的大发作。配泻合谷、人中或点刺十宣出血,开窍醒脑定痫。待发作后,根据具体病理类型辨证取穴,以治其本。

对症治疗,取泻本穴还治疗痫证发作前,自足心向上沿足少阴经至膝部突然出现异常感觉或感觉消失者。配泻照海,多泻久留针(在停发时针治),长期治疗有一定效果。或采用辨证取穴整体治疗之法,与以上二穴同时或交替施治。

6. 奔豚气 因气冲如豚之奔突而得名。肝主惊,惊则气乱,肝脉抵少腹,挟胃,上贯膈,布胁肋,循喉咙之后;肾主恐,恐则气下,肾脉从肾上贯肝膈,入肺中,循喉咙。突受惊恐,气乱下结,结甚上逆,循肝肾二经上冲胸腹、咽喉。自觉气从少腹上冲,伴有腹痛、喘逆、烦渴、呕吐、恶闻人声、惊悸不宁等,常反复发作。宜针泻涌泉、太冲平肝降逆;或针泻涌泉、公孙,平降冲逆。

7. 足趾拘急 足少阴之经筋拘急所出现的足趾拘急,可取泻涌泉、照海、阿是穴,以收舒筋活络之效。

【病案举例】

例一:姚某,女,50 岁,南阳市七一公社榆树庄大队王老虎庄生产队社员。1969 年 12 月 8 日初诊。

主诉(代述):舌强语迟,心烦狂躁已七天。

现病史:七天前因情志失和而得,易于激动、恼怒,郁郁不乐,心烦躁狂,头懵,头昏热痛,口唇面颊发紧,舌强语迟,伴有胸闷短气、鼻咽干燥、口干、口臭、耳鸣等症状。面色潮红,两目呆视,舌质红,舌边齿痕,舌苔薄白,脉象滑数。

辨证:依其脉证,系情志抑郁,痰火上扰,心窍被蒙,神志逆乱之狂证。

治则:镇心涤痰,清火安神。

取穴:针泻涌泉(配透天凉)、大陵、丰隆。

效果:一诊在留针时即感口舌不强不紧,言语清楚,脑子清醒,头不热懵,心不烦躁,两目呆视减轻,一诊后心烦心慌均减,脑昏、耳鸣已愈,食欲增加,可自己前往就诊针治;二诊在留针时自觉脑子和腹部之热感向下引行,脑子即刻清楚,胃腹舒服,二诊后病情减轻;三诊治愈。

例二:李某,女,42 岁,住南阳市南关小西关 2 号。1964 年 7 月 28 日初诊。

主诉(代述):舌强语言不清已五天。

现病史:五天前突然舌强不利,舌肌不会向左右摆动及上下跷动和搅拌,言语不清,口流涎水,吞咽困难,伴有心跳、呵欠、嗜睡、溲黄、身困乏力等症状,舌质红有裂纹,脉象沉细无力。

辨证:邪阻舌络,舌肌活动失灵,故出现言语不清,吞咽不利,口流涎水等症状。

治则:通调舌络,佐以开宣音窍。

取穴:一诊针泻廉泉;二至五诊针泻涌泉、通里和廉泉、哑门。

效果:三诊后言语较清楚,能连着说几句话,吞咽正常,舌肌不甚僵硬;四诊后舌肌活动正常，说话清楚；五诊治愈。

【讨论】

1. 经旨浅识

(1)《素问·刺禁论》篇中指出："刺足少阴脉，重虚出血，为舌难以言。"足少阴经脉循行的部位，以足部血管较多、较浅，刺之不当，易于出血。足少阴之脉循喉咙挟舌本。出现上述情况，是因肾虚证，针刺(前人针具较粗)足少阴经足部腧穴，出血过多，肾气更虚，致使舌肌失灵，发生舌难言语。

(2)《千金翼方》指出："涌泉刺深杀人。"《圣济总录》指出："涌泉不可伤，伤即令人百神俱散。"肾多虚证，宜补其不足，不可伐其有余。这可能前人遇到肾虚患者，针刺时因针具较粗、刺之过深，伤及肾气，使之神气耗伤或发生晕厥之故。神是脏腑功能活动的外在表现，又是人的精神状态。神气耗伤，就会使感觉、听觉、动作、思维等一系列的精神活动减退。即使未达到"令人百神俱散"的程度，伤及肾气亦会导致精神不振。

2. 历代医家经验

(1)历代医家对本穴的治证，积累了不少经验。如《十四经要穴主治歌》说："涌泉主刺足心热，兼刺奔豚疝气疼，血淋气痛疼难忍，金针泻动自安宁"；《百症赋》说："厥寒厥热涌泉清"；《肘后歌》说："顶心头痛眼不开，涌泉下针定安泰"；《经验特效穴歌》说："血压高刺涌泉针"；《席弘赋》说："鸠尾能治五般痫，若下涌泉人不死；……小肠气撮痛连脐，速泻阴交莫再迟，良久涌泉针取气，此中玄妙人少知"；《杂病穴法歌》说："劳宫能治五般痫，更刺涌泉疾若挑"，又："小儿惊风刺少商，人中、涌泉泻莫深"；《医学纲目》说："肾厥头痛，涌泉三分，弹针出血"；《针灸甲乙经》说："烦心不嗜食……少腹中满，小便不利，涌泉主之……肩背头痛时眩，涌泉主之。咽中痛不可内食，涌泉主之。妇人无子，涌泉主之"；《针灸经穴图考》说："《千金》衄时发痒，灸涌泉二穴各百壮。霍乱转筋，灸涌泉六七壮……凡热病先腰胫酸，喜渴数饮，身清清则项痛而寒且酸，足热不欲言，头痛颠颠然，先取涌泉及太阳井荥"；《外台秘要》说："涌泉主癫疾不能言"；《扁鹊心书》说："涌泉二穴，治远年脚气肿痛，或脚心连胫骨痛，或下粗腿肿，沉重少力，可灸五十壮。腿气少力或顽麻疼痛，涌泉穴五十壮"；等等。对于指导临床有一定的参考价值。

(2)历代医家对用药物贴敷本穴的治证积累了不少经验，如导热下行，引火归原：用釜底抽薪散，原方吴茱萸、胡连、大黄、胆星等药，调敷足心涌泉穴，治疗化脓性腮腺炎、小儿口疮(鹅口疮、口疮、口糜)。《外治寿世方》治疗口疮及咽喉疼痛，用吴茱萸12g，好醋调敷两足心。又治妊娠目鼻咽喉唇目诸病(多属热)，用吴茱萸15g研末，好醋调敷两足心，用布包好，过一日夜，如觉发热即愈，并治胎上冲心。《良方集腋》治疗舌烂，或咽舌生疮，用鲜地龙十条，吴茱萸1.5g共研和，加入飞面少许，醋调涂两足心，绢束之立效。

引血下行：《串雅》治鼻血不止，用蒜一枚去皮捣如泥，作饼子如钱大，左鼻孔出血贴左足心，右鼻孔出血贴右足心，两鼻孔俱出血俱贴之，立瘥。

引热下行：《验方新编》治疗"背热如火，此虚火也，生附子研末，口水调敷两足心。"《外治寿世方》治疗阴虚牙痛(缓痛者)，用生附子研末，口水调敷两足心；腮肿，用黄柏末水调贴足心；又治初生小儿两腮肿硬、口内生疮，或生马牙，或重舌木舌、蛇舌吐舌及口不开，不食乳等证，用生香附、生半夏各6g研末，生鸡子清调作饼，贴两足心，一周时即愈。又治走马牙疳、牙根腐烂，用生附子3g、生半夏6g，加葱白共捣烂，扎脚底，男左女右，鼻内有气出即愈，薜内赤眼，用茶调胡连末，涂于手足心即愈。《经验方钞》治脚气入腹，上气喘急，用生附子30g杵烂分贴脚心涌泉穴，上盖油纸包好，可引热下行，其痛即止，如不止，再以小艾圆于附子上灸之，内服四物汤加炒黄柏。

开窍醒志：《外治寿世方》治疗痰厥，用生附子、蒜头，醋煮捣成饼，贴涌泉穴。治疗中风、中寒，也用上方贴之。

降气平喘：《外治寿世方》治疗痰喘上气，南星或白芥子，用姜汁调敷足心。

催生坠胞：《外治寿世方》的催生和胞衣不下方，用蓖麻子七粒，去壳研如泥，入麝香0.5g，再研成膏，涂于产母足心，胎下即洗去，迟则子肠出，可移涂顶心，即收上，速去之。

宣通鼻窍：《外治寿世方》治疗脑漏(鼻渊)，用大蒜切成片贴足心，取效止，老人鼻流清涕，用大蒜捣贴足心。

综上所述，用药物敷贴足底部的涌泉穴，有引火下行、引血下行、降逆平喘、开窍醒志和催生坠胞等作用。

3. 艾灸问题　张仲景《伤寒论》中，反复提出"火逆""火劫"等告诫，谓"微数之脉，慎不可灸，因火为邪，则为烦逆，追虚逐实，血散脉中，火气虽微，内攻有力，焦骨伤筋，血难复也。"又："脉浮热甚，而反灸之，此为实，实以虚治，因火而动，必咽燥吐血。"这都说明虚热、实热证灸非所宜。对于肝阳上扰、肾阴不足之证误灸所出现的头痛，眩晕，脑涨或上盛下虚等证，均可配泻本穴施治。

4. 涌泉不可作为肾经子穴使用　《十二经子母穴补泻歌》说："肾泻涌泉复溜焉。"涌泉是肾经的子穴。实者泻其子，肾实证当泻肾经的子穴涌泉。因肾为先天之本，生命之根，肾藏精生髓，为生殖发育之源，肾藏真阴而寓元阳，肾阴为一身之根蒂，肾阳是机体生命活动的动力。肾宜固藏，不宜泄露，宜补其不足，不可伐其有余。肾无表证和实证，故临床未将涌泉作为肾经的子穴使用。

【歌括】

涌泉足心前中陷，开窍醒脑神志患，
降火潜阳平冲逆，多用泻刺六分验，
泄血散热刺出血，催生引产本穴善，
前人药敷疗诸疾，舒筋活络瘀血散。

第三节　太　　溪

太溪，因其位于内踝之后，凹隙大深之处而得名，又名吕细。其吕细的命名："吕细即指吕声之细弱者，吕为阴声，细弱亦阴象，肾为阴中之阴，故其原穴以吕之细者为名，这是音律的运用”(《中医杂志》1962年第11期“概述腧穴的命名”)。

太溪,是足少阴之脉所注为输的输土穴;阴经以输代原,故而又是足少阴肾经的原穴;为回阳九针穴之一。太溪主治肾之脏病、经病、气化病和与肾有关的脏腑器官疾病,对于改善肾脏功能,消除肾功能失常所产生的病理证候,具有一定的功效。肾与他脏关系密切,因肾所致的他脏病证,和他脏病变累及于肾者,在标本兼顾,因果并治的处方中,均可取治本穴。

本穴主治的病证,相当于西医学中泌尿、生殖、内分泌、中枢神经系统的一些疾患和眼病。

【治疗范围】

1. 肾病和与肾有关的脏器病

(1)肾为水火之脏,内藏元阴元阳,肾阴是一身的根蒂,先天之真源,肾阳是机体生命活动的动力。肾阴亏耗,肾阳虚衰的病证,宜取本穴滋阴壮阳。肾为先天之本,生殖发育之源。与肾有关的胎、产、经、带、阳痿、遗精、子宫脱垂等病证,都属本穴的主治范围。肾脉络于膀胱,膀胱之脉络于肾,肾与膀胱相表里,因肾功能减退影响膀胱的正常功能活动出现的膀胱病变,取补本穴以治其本。

(2)肾主骨藏精生髓,为作强之官,髓藏骨中充养骨骼,齿为骨之余,脑为髓之海,资生于肾,腰者肾之府。基于上述肾的生理和足少阴经脉、络脉、经别和督脉循行,肾与脊膂、腰背、心、肝、肺、喉咙、舌、阴器以及带脉的联系,凡与肾有关的心、肝、肺、阴器、带脉疾患,以及因肾精亏虚引起的脑、齿、腰椎、脊柱、足跟等病变,均可取补本穴。

肾之津液出于舌下,肾气通于耳,“目者,五脏六腑之精也”,精藏于肾。与肾虚有关的眼、耳、喉、舌疾患,也属本穴的治疗范围。

2. 肾衰病证　肾是精神所舍和元气所系的脏器,肾阳是人体生命的根本,肾阳一衰,人体各种功能活动就会出现一系列衰退现象,诸证丛生。因肾气不固,肾不纳气,和久病元气衰亡,肾阳虚衰,或急病阳气暴脱的病证及虚脱证候,均可取施本穴,由于太溪有补肾阳益肾气的作用,所以,前人把它列为回阳九针穴之一。

伤寒病少阴证虚寒型,亦属本穴的治疗范围。

3. 经筋病　脚跟部经筋弛缓无力或拘急所出现的足下垂、足内翻和足下垂合并足内翻,可配取本穴施治。

【功能】

1. 辨证取穴　用补法,补肾气、益肾阴、健脑髓,类似熟地、何首乌、枸杞子、杜仲、山萸肉、桑寄生、菟丝子、女贞子、石斛等药的功效;用补法配艾灸或烧山火,温补肾阳,类似冬虫夏草、巴戟天、肉苁蓉、鹿茸、仙茅、枸杞子、补骨脂等药的功效。

2. 局部取穴　用泻法,舒筋活络;配艾灸祛邪散滞;用补法,有强壮筋骨之功。

【主治】

头痛、眩晕、耳鸣、耳聋、内耳性眩晕、高血压、齿痛、青盲、夜盲症、中心性视网膜脉络膜炎、青光眼、近视、暴盲、脑外伤后遗症、泄泻、遗尿、癃闭、淋证、失音、软腭麻痹、喘证、哮证、消渴、水肿、阳痿、遗精、尿浊、月经不调、带下、不孕症、习惯性流产、先兆流产、虚劳、健忘、脱证、脱发、疟疾、腰痛、肥大性脊椎炎、痿证、足跟痛、足下垂、足内翻、足下垂合并足内翻、足底痛。

亦治子宫脱垂、再生障碍性贫血、半身不遂、外伤性截瘫等。

【临床应用】

1. 头痛、眩晕、耳鸣、耳聋 取补本穴,治疗与肾有关的以上诸证。

(1)肾精不足,髓海空虚引起的头痛、眩晕,配补复溜或肾俞,补肾益脑以治其本;肾水亏虚,风阳上扰引起的头痛、眩晕,配泻太冲、风池或百会,滋阴潜阳,镇肝息风;阴阳俱虚型的眩晕、耳鸣、耳聋,配补关元、复溜,滋补肾阴,温助元阳。

(2)肾精亏虚,精血不足,不能上充耳窍引起的耳鸣、耳聋,配补三阴交,补益精血,加泻听宫或听会佐以宣通耳窍;肝肾阴虚型的耳鸣、耳聋,配补曲泉,滋补肝肾,或配补复溜,泻太冲,滋补肝肾,佐以潜阳;年老肾气不足,精血亏耗所致之耳聋,配补三阴交、气海,补肾气益精血;肾阳虚衰型耳鸣、耳聋,配补关元、肾俞,温补肾阳,填补精血,类似右归饮之效。

硬膜外麻醉,因刺之过深,脊髓液外溢引起的头晕目眩,配补复溜、合谷,补肾益气,其效满意。

2. 齿痛 取肾经的原穴太溪,主治与肾有关的齿痛。肾主骨,齿为骨之余,肾衰则齿豁,肾固则齿坚,肾精不固则齿脆、齿动。肾阴不足,虚火上炎的满齿隐痛,和肾精不足,牙齿不固的齿痛,均可取补本穴。前者配补复溜,滋阴补肾,或配补复溜配透天凉,补肾益阴降火;后者,配补复溜(或肾俞)、绝骨,补肾固齿。

3. 青盲、夜盲症、中心性视网膜脉络膜炎、青光眼、近视、暴盲 参见复溜一节【临床应用】。复溜易太溪穴。

4. 喘证 喘有虚喘、实喘之分。虚喘有肺虚、肾虚之别。肺为气之主,肾为气之根,肾虚则气不摄纳,肺虚则气无所主。取本穴主治肾虚(下元亏虚、肾不纳气)和肺肾俱虚型的虚喘。前者,配补复溜、气海,补肾纳气,类似都气汤之效,偏于阳虚者加补关元,助阳纳气;后者,配补太渊或肺俞,补益肺肾,或配补气海、合谷或太渊,补肺肾益元气。肺肾俱虚,心阳亦同时衰竭,以致喘逆加剧,烦躁不安,肢冷汗出,脉象浮大无根,乃属孤阳欲脱的危候,宜急补关元、气海、太溪,扶元救脱,镇摄肾气;或急补气海、关元、神门,回阳救逆,益气复脉。

5. 哮证 取补本穴补肾培本,主治肺肾两虚和脾肾阳虚型。前者,配补太渊,或配补肺俞、太渊、肾俞,补益肺肾;后者,配补关元(或配艾灸、烧山火)、阴陵泉,或补灸太溪、肾俞、脾俞,温补脾肾。长期治疗,对改善体质,防止或减少疾病的复发,有良好的作用。若属虚中夹实者,以上处方,可与攻其邪以治其标的处方,交替施治。

6. 泄泻 取本穴主治肾阳不足,命门火衰,不能温煦脾胃的肾泻(脾肾阳虚型)。配补关元、肾俞,温补肾阳,以益脾土;或配补关元,灸天枢、神阙,益火生土,温运中阳,以消阴翳。

7. 遗尿、癃闭、水肿

(1)肾阳不振,命门火衰,以致膀胱虚寒,不能约束水液的遗尿,和致使膀胱气化无权,溺不得出的癃闭、水肿。配补关元、肾俞,温补肾阳,类似右归饮之效;或配补肾俞、中极(加灸或配烧山火),可收补肾约胞,化气行水之效。癃闭、水肿,属于虚中夹实者,可针补关元、太溪以治其本,配泻中极,通利小便以治其标,类似济生肾气丸之效。

(2)肾气不足,膀胱束约无权的遗尿,和膀胱气化无权的癃闭、水肿。配补气海、肾俞,可收补益肾气,束约膀胱或化气行水之效。癃闭、水肿,属虚中夹实者,针补气海、太溪以治其本,配泻中极通利小便以治其标。

(3)肾虚则膀胱气化失职,束约无权,夹中焦气虚,升运无力,陷于下焦,引起的遗尿和癃闭,配补合谷、足三里、百会,类似补中益气汤加味之效;或配补合谷、气海,补肾益气,化气约胞。

(4)肾不固摄,气虚下陷,以致膀胱失约的小便失禁。配补合谷、复溜或肾俞,补肾益气以约膀胱,收效良好。

(5)产妇因肾气不足而癃闭者,配补肾俞;因肺肾气虚而癃闭者,配补合谷;肾虚癃闭而兼血虚者,配补三阴交;肾虚而又中气不足,气虚下陷的癃闭,配补合谷、足三里。除器质性癃闭外,以上治法效果满意。剖宫产出现以上病理类型的癃闭,效果亦满意。

(6)脾肾阳虚,脾虚则不能制水,肾虚则水失所主,以致水湿蕴聚,泛滥横溢而水肿者,配补关元、阴陵泉,温补脾肾,化气行水。

十二岁以下儿童睡中遗尿者,取刺手针夜尿点或耳针膀胱、肾等,如效不佳,多属肾阳不足,肾气不固和脾肾两虚所致,均应辨证取穴,参考以上有关处方施治。

腰椎骨折、脊髓炎和多发性神经炎等出现的癃闭或遗尿,依其不同病理类型选取以上有关处方,效果亦较满意。

8. 带下 带下是带脉为病。足少阴经别"当十四椎出属带脉",使肾和带脉发生了联系。与肾虚有关的带下,取补本穴,调补肾气。

(1)肾阳不足,下元亏损,带脉失约,任脉不固所致者,配补命门(或关元)、肾俞,温肾培元,固约任带二脉。

(2)脾肾两虚,带脉失约,任脉不固而成的带下,配补阴陵泉,或配补肾俞、脾俞、阴陵泉,补益脾肾,培本止带。

9. 不孕症、习惯性流产

(1)肾阳不足,精血亏少,女子胞脉失养,胞宫失其温煦,不能摄精成孕者,配补关元、三阴交,温宫补虚。男子真阳不足,精液稀薄,不能授胎之不孕症。配补肾俞、关元,温补肾阳,填充精血,以益授胎。男子真阳不足,精血虚少,以致精液清冷稀薄而不能授胎者。取补太溪、三阴交、关元,补真阳益精血。

(2)肾气不足,冲任不固所致之习惯性流产。在未孕之前或孕期调治,宜针补太溪、肾俞、血海或三阴交,补益肾气,益脾养血。

10. 疟疾 "寒疟兮,商阳、太溪验"(《百症赋》);"肾疟,呕吐,多寒,闭户而处,其病难已,太溪大钟主之"(《神农经》);"足少阴疟,令人呕吐甚,多寒少热,欲闭户牖而处,其病难已,取太溪"(《针灸甲乙经》)。这都是太溪治疟的例证。取本穴治疗寒疟和劳疟,用以助阳扶正。

(1)寒疟:针补太溪,泻大椎,或针补太溪,泻间使、大椎,扶阳达邪,祛邪止疟;或针补太溪,取泻外关、丘墟,和解少阳,助阳扶正以治疟。

(2)劳疟:配补合谷、三阴交,补益气血,助阳扶正。若兼脾肾两虚症状者,针补太溪、太白(或阴陵泉)、足三里,补益脾肾,扶正止疟,或加泻大椎以达邪截疟。

属于足少阴之疟,而见寒多或但寒不热,闭户牖而处,纳食不佳而呕吐者,针补太溪、关元,艾灸神阙,温补肾阳,扶正止疟;或针补太溪,泻灸大椎,灸神阙,补肾益阳,扶正祛邪。

【病案举例】

例一:吴某,女,19岁,住南阳县安皋公社赵庄大队。1969年11月25日初诊。

主诉:小便失禁已一年。

现病史:一年来每在心烦、急躁、惊恐、用力、哭笑和跑步时尿液滴沥或排出,听到或见到别人解小便或去厕所，就有尿意，并想排尿。尿急、尿频（一夜四至五次），裤子常湿。伴有头痛、头昏目眩、健忘、多梦、气短倦怠、手足心出汗，听力减退、跑步时后项发紧等症状，有时两耳隐痛。两寸关脉沉细略数，两尺脉沉细无力。曾用中西药治疗效果不佳。

辨证：依其脉证，系肺脾肾之气不足，膀胱之气不固的小便失禁。肺脾不足，气虚下陷，膀胱被下陷之气所迫，肾气不足则膀胱之气不固，故尿急、尿频、尿液滴沥不能自制。头痛、头昏目眩、健忘、多梦、气短倦怠，听力减退、尺脉沉细无力等均属肺脾气虚、肾虚之象。

治则：益气升陷，补肾固摄。

取穴：针补太溪、复溜、合谷。隔日针治一次。

效果：二诊后明显减轻；五诊治愈，其多梦、头昏、气短、项部发紧等症状亦随之治愈，精神充沛。

随访：1970 年 5 月 5 日接信后患者前来告知治愈未发。

例二：余某，男，28 岁，住南阳市红旗公社前茅大队岗庄村。1969 年 10 月 16 日初诊。

主诉：脊椎痛数年，近月余加重。

现病史：数年来每天晚上熟睡一小时后，脊椎第一至八胸椎及两肩胛内缘困痛，有时放射至两胁肋部，影响睡眠，晨起不能作俯伏头项活动。脉象沉细。素有头晕眼花、气短、心跳等症状。

辨证：“督脉贯脊属肾，循膂络肾”“肾主骨”，夜间属阴。此系肾精亏虚型脊椎痛证。肾阴不足，精血亏虚，筋骨失养，故脊椎困痛，夜间尤甚。

治则：补益精血。

取穴：针补太溪、复溜。三次治愈。

随访：半年后针治其他病，告知原病在此针愈未发。

例三：李某，女，35 岁，住社旗县。1965 年 11 月 4 日初诊。

主诉：产后排尿困难已半月。

现病史：因分娩历时四个小时。产后一个小时后即出现排尿困难，至今十五天，每天导尿。排尿时阴道、腰部和小腹部胀痛，小腹膨胀如鼓、拒按。伴有气短乏力，精神萎靡等症状，痛苦表情。脉象虚弱。曾服利尿药效果不佳。产后四天恶露不下，曾服过破血药。

辨证：依其脉证、病因和治疗经过，系产时劳力伤气，中气不足，升运无力，影响下焦气化，分娩损伤肾气，肾气不足致使膀胱气化无权，故而形成产后小便不通。加之内服利尿之品，重伤肾气，故日久不愈。

治则：益气补肾。

治疗：一诊针泻阴陵泉、三阴交、中极、利水通窍；二诊改用益气补肾之法，针补太溪、合谷；二诊后排尿基本恢复正常，不用导尿即可排尿，三诊，再针一次巩固疗效，针穴手法同上。

例四：董某，男，39 岁，南阳防爆电机厂职工。1980 年 7 月 12 日初诊。

主诉：精子活动率低下已数年。

现病史：近四年来自觉腰膝酸困沉痛，两下肢行走无力，不定时出现多梦失眠，有时尿浊。饮食，大小便都正常。面黄、身瘦、精神不振，脉迟无力。多年爱人不孕，化验精子活动率 20%，久服中药治疗收效不显著。

辨证：肾阳不足型男子不育证。

治则：温补肾阳。

取穴：针补太溪、肾俞和关元。隔日针治一次。

效果：六诊后腰部困痛减轻；八诊后腰部不痛，两下肢行走有力，精神好，精子活动率达95%。

随访：1981年4月9日告知在此针愈，精子活动率正常，爱人已怀孕九个月。1981年12月7日见到了他出世几个月的孩子。

例五：张某，男，46岁，南阳地区运输公司职工。1967年11月7日初诊。

主诉：患腰及下肢痛已五年之久。

现病史：二十年来痢疾、泄泻不断复发，体质逐渐虚弱。五年前因感受风寒而腰痛，左侧腰部酸困痛，久坐、阴雨或感寒则腰痛加重，休息则缓，腰痛不能伸直，夜间不能仰卧、伸足，左下肢痛，右足麻木发热。尿频尿急，尿液混浊。大便一日五至六次，便溏，时而里急后重，完谷不化或有白色黏液，每次小便时都解大便，小便色黄时大便次数减少。平时饮食减少，头晕气短，心悸，后头痛。感受风寒荨麻疹即发，手指肿胀，泻痢加重。脊椎腰段向左侧倾凸。舌苔薄白，脉沉细无力。

1967年9月5日腰椎片：腰椎序列左凸，第四、五腰椎体前上角有唇样骨质增生，第一骶椎隐性脊椎裂。印象：腰椎骨质增生。

辨证：泄痢日久，体质亏虚，损及于肾。肾精亏虚，腰椎失养，不受劳伤，不耐邪侵，故感寒和久坐则痛；尿频尿急，尿液混浊，均属肾虚之象。脾胃运化失职，生化气血之源不足，故出现心跳、头痛头晕，以及血不荣筋的腰腿痛，和卫外不固，风寒外袭的荨麻疹即发等症状。

治则：益气固表，补益精血。

取穴：针补太溪、复溜、合谷。

效果：三诊（11日），阴雨数天荨麻疹未复发，腰部痛轻能弯腰，大小便次数减少三分之一，小便色黄不混浊，饮食增加；四诊（13日），右足心热麻、右大腿痛和后头痛已愈，小便由黄色变清，感受风寒荨麻疹及手指肿胀已不出现，腰部不强痛，夜间能伸足仰卧入睡；六诊（20日），大便一日一次，小便一夜三次，下肢觉困；九诊（28日），阴雨二十一天荨麻疹未复发，久坐腰不痛；十二诊（20日），仅解大便起立时左侧腰及下肢微痛，去杖能行走；十八诊（1968年4月25日），能行走10里路，用拉车拉120斤重东西，拉约五里路腰及下肢无异常不舒；二十四诊（6月14日），坐汽车两天腰痛未发；二十七诊（17日），坐汽车两天，又爬山腰痛始终未发。

随访：1969年8月前来针治腰痛，告知仅有时劳累过度时腰痛，痢疾、泄泻和荨麻疹都治愈未发。

【腧穴功能鉴别】

太溪、肾俞、复溜功能比较 三穴都有补肾气作用，但各有其特点，详见肾俞一节【腧穴功能鉴别】。

【腧穴配伍】

1. 太溪与肾俞配伍 其具体运用详见肾俞一节【腧穴配伍】。

2. 针补太溪、关元、肾俞 温补肾阳，填充精血，类似右归饮（《景岳全书》方）之效。阳痿、滑精、遗尿、水肿、头痛、眩晕、腰痛、带下等，凡适用此法此饮者，常可取此三穴施治。

3. 针补太溪 配补关元，补阳配阴，使沉阴散，而阴从于阳，所谓“益火之源，以消阴翳”；配补复溜，使虚火降，而阳归于阴，所谓“壮水之主，以制阳光”；配补复溜、气海，类似都气丸（《医宗己任编》方）之效；配补太渊、气海，补益肺肾之气；配补合谷，益气补肾；配补中极，补肾约胞，化气行水；配补三阴交，补益精血；配补阴陵泉或太白，补益脾肾；配补太渊，补益肺肾；配补神门或心俞，补益心肾；配补曲泉或肝俞，补益肝肾以益精血；配补命门、脾俞，温补脾肾；配补大杼、绝骨，壮骨补髓；配补关元，泻中极，类似济生肾气丸（《济生方》方）之效。

【讨论】

1. 经旨浅识

(1)《灵枢·九针十二原》篇中说："五脏有疾也，应出十二原。十二原各有所出。明知其原，睹其应，而知五脏之害矣。"原穴是脏腑真气输注的所在，也是人体原气作用表现的部位，用经络测定仪，测定十二原穴，诊察十二经脉的盛衰，以推断脏腑病情的虚实。肾病太溪穴反应的数字多表现为不及。

(2)本穴所在处有动脉，前人根据此处动脉搏动的强弱有无，以判断生死。如：《素问·气交变大论》篇指出："岁土太过，雨湿流行，肾水受邪……而太溪绝者，死不治。"《伤寒论》361条和《金匮要略·呕吐哕下利病脉证治》篇说："下利，手足厥冷，无脉者，灸之不温，若脉不还，反微喘者死；少阴负趺阳者为顺也。"它属肾气先绝，病势重笃，手部无脉。诊其足部少阴（太溪穴之动脉，以候肾气）和趺阳（冲阳穴之动脉，以候胃气）之脉，上下相应不绝，尚为可治，若趺阳（冲阳脉）盛于少阴（太溪脉），说明胃气尚盛，更可救治，所以为顺，故"少阴负趺阳者为顺也"。

(3)《活人书》中说：伤寒所以须诊太溪脉耶？曰：太溪穴是足少阴之经，男子以右肾为命门，女子以左肾为命门，主生死之要。病人有命门脉者活，无者死，故伤寒必诊太溪，以察其肾之盛衰也。

(4)《伤寒论》292条："少阴病，吐利，手足不逆冷，反发热者，不死；脉不至者，灸少阴七壮"。其"脉不至者，灸少阴七壮"是由于吐利交作，正气暴虚，以致脉一时不能接续，艾灸本穴，通阳复脉。若加补气海补元气，有助于挽回正气。

(5)《金匮要略·血痹虚劳病脉证并治》篇中说："男子面色薄者，主渴及亡血，卒喘悸，脉浮者，里虚也。"男子面色淡薄、口渴，是因失血所致。肾不能纳气则喘，心营虚损则悸，动则气喘，心悸，故为卒喘悸。观脉浮，乃阴虚阳浮之征，故里虚也。可取补太溪、神门，养心营以治心悸，补肾气以治气喘。

2. 本穴多用补法　肾多虚证，无表证和实证，肾之热多责之于肾阴不足，肾之寒多责之于肾阳虚衰。总的治则是：培其不足，不可伐其有余，肾主封藏宜蛰藏充盛，不宜泄露亏耗。因此，取本穴多用补法或配艾灸。再者肝赖肾水以滋养，肝之虚证，临床多采用肝肾并治之法，取补本穴，补肾益肝。

宜补不宜泻的肾虚要穴太溪，若误泻为补，易致肾虚更甚，临床应特别注意。

【歌括】

肾经原穴是太溪，内踝之后跟前宜，
补肾育阴益脑髓，肾虚诸病效稀奇，
肾无实证勿用泻，针刺八分多补虚，
效如云冬及六味，女贞杞脊等药唏。

第四节 | 复　溜

复溜，又名伏白、吕肠、伏留、昌阳、外命穴；是足少阴之脉所行为经的经金穴；肾属水，穴属金，故为肾经的母穴。

复溜主治肾之脏病、经病、气化病和与肾有关的脏腑器官疾病，对改善肾脏功能，消除肾功能失常所产生的病理证候，具有一定的功效。

肾多虚证。肾之阴水易于亏耗，故取本穴多用补法。

【治疗范围】

1. 肾和同肾有关的病证

⑴肾为水火之脏，藏真阴而寓元阳。肾阴为一身之根蒂，先天之真源，肾主五液以维持体内水液的平衡。凡因肾阴不足，阴虚火旺所致的病证，均可取补本穴。

基于足少阴经脉、络脉、经别和督脉的循行，肾与脊、膂、腰背、心、肝、肺、喉咙、舌、阴器以及与带脉的联系，凡因肾阴不足出现的水不涵木，肝阳上亢；水不上承，心肾不交；子盗母气，肺阴耗伤，以及胃热伤津等病证，均可取施本穴以滋肾水，配取在标本兼顾，因果并治的处方中。

伤寒少阴病，属于黄连阿胶汤证者，也属本穴的治疗范围。温病中的气分证候之热盛伤津型和血分证候的虚热型，都属本穴的治疗范围。

⑵肾为先天之本，生殖发育之源。因肾虚引起的男女生殖系疾患，是本穴的治疗范围；肾与膀胱相表里，因肾虚而膀胱功能减退的病证，取本穴补肾以治其本。肾主骨藏精生髓，为作强之官，髓藏骨中充养骨骼，齿为骨之余，脑为髓海，腰者肾之府。因肾精亏虚，精血亏耗，髓海不足引起的足跟、腰椎、脊柱、脑、齿等病变，以及与肾虚有关，特别是与肾阴不足有关的眼、耳、喉、舌疾患，可取刺本穴施治。

2. 经脉通路上的病证　与肾虚有关的脊、膂、腰背、喉咙、舌、阴器病证，以及带脉为病的带下，腰溶溶如坐水中，足痿不用等，都可取施本穴，以收循经取穴和辨证取穴双重效果。

3. 局部病证　本穴还治疗穴位所在处经脉、经筋等病变，如足内翻、足外翻、足跟痛等。

【功能】

1. 辨证取穴　用补法，滋阴补肾、益髓健脑，类似熟地、生地、玉竹、石斛、山萸肉、枸杞子、女贞子、旱莲草、何首乌、桑寄生、杜仲等药的功效。用补法配透天凉，滋阴降火，类似玄参、知母、黄柏、生地等药的功效。

2. 局部取穴　用泻法，舒筋活络、祛邪散滞；用补法，壮筋补虚。

【主治】

耳鸣、耳聋、齿痛、脑外伤后遗症、青盲、夜盲症、中心性视网膜脉络膜炎、青光眼、近视、暴盲、流泪症、软腭麻痹、咳嗽、秋燥、肺痨、消渴、虚劳、健忘、失音、失眠、脱发、盗汗、遗精、眩晕、头痛、高血压，阳痿、淋证、尿浊、痉病、疟疾、流行性脑脊髓膜炎、流行性乙型脑炎、痿证、崩漏、月经不调、带下、腰痛、肥大性脊椎炎、外伤性截瘫、足跟痛、足底痛、膝内辅骨痛、遗尿、癃闭、水肿。

亦治内耳性眩晕、面肌痉挛、哮证、喘证、慢性咽炎、痰饮、惊悸、泄泻、便秘、痛经、半身不遂、肠伤寒等。

【临床应用】

1. 耳鸣、耳聋　取补本穴，治疗与肾虚有关的耳鸣、耳聋。如肾精亏虚者，配补三阴交补益精血，或加泻听宫佐以宣通耳窍；肝肾阴虚者，配补曲泉，滋补肝肾，或配补太溪，泻太冲，滋补肝肾，佐以潜阳；年老肾气不足，精血亏耗所致者，配补三阴交、气海，补肾气益精血；肾阳虚衰者，配补关元、肾俞，温补肾阳。

由硬膜外麻醉引起的头晕、耳鸣，甚至耳聋，配补三阴交或太溪，效果满意。

2. 脑外伤后遗症　脑为髓海，资生于肾，本病多见肾虚症状，故多从肾的病机辨证论治。取补本穴，用以补肾健脑。

⑴髓海不足型：配补太溪、肾俞，补肾健脑。若兼见气虚症状者，配补太溪、合谷，补肾益气。因合谷补气，有增强机体功能活动的作用，复溜、太溪补肾，有益于补精髓，壮筋骨，健脑海。

⑵肝肾阴虚型：配补曲泉、肾俞，滋补肝肾；或配补太溪，泻太冲、滋补肝肾，平肝潜阳。

⑶心肾两虚型：配补神门，或加补心俞、肾俞，补益心肾。

⑷心肾不交型：取补复溜，泻神门，滋阴清火，交通心肾，类似黄连阿胶汤之效。

本病多出现头痛、眩晕、耳鸣、耳聋、失眠、心悸、易惊、善恐、健忘、心烦、易怒，亦有出现失明、失语、遗尿、腰膝酸软、四肢无力等症状者。临床根据不同的证候，四诊合参，辨证施治，不少病例效果满意。

3. 青盲、夜盲症、中心性视网膜脉络膜炎、青光眼、近视、暴盲　以上眼病，可根据各个所属不同类型，选取以下有关处方。

⑴属于肝肾阴虚型者，针补复溜、肝俞，滋补肝肾。

⑵属于肾虚肝热型者，针补复溜，泻行间，滋肾清肝，或配患野腧穴，或加泻风池，清热益目(使针感走达眼部)。

⑶属于肾阴不足型者，针补复溜、太溪，滋阴补肾。

⑷属于肾阳不足型者，针补复溜、肾俞、关元，温补肾阳，类似金匮肾气丸之效。

⑸属于气虚精衰型者，针补复溜、肾俞、合谷，益气补肾明目。

⑹属于心肾亏损型者，针补复溜、神门，补肾养心。

假性近视，若无以上证候者，单针风池效果良好。为了巩固疗效，可补本穴或加配曲泉、肾俞。

4. 失音　有舌喑与喉喑之分。喉喑多与肺肾有关，声音出于肺而根于肾，肺脉通会厌，肾脉挟舌本，“足少阴上系于舌，络于横骨，终于会厌”。取补复溜，治疗肺燥津伤型、肺肾阴虚型和肺肾气虚型之喉喑及肾精亏损型之舌喑。

⑴属于肺燥津伤型喉喑，配泻尺泽、内庭，清燥润肺，类似清燥救肺汤之效。

⑵属于肺肾阴虚型喉喑，配补太渊，滋补肺肾，金水相生，则水源不竭，以达补声音之门，

益声音之根的目的。

⑶属于肺肾气虚型喉喑，配补太溪、合谷，补益肺肾之气，使肺肾之气充沛，则声音复常，多次治疗收效较良。

⑷属于肾精亏损型舌喑，因肾虚精亏不能上承，致使舌肌活动无力而成。针补复溜、关元、肾俞，泻通里，补肾益精，宁心开窍，类似地黄饮子之效。

5. 软腭麻痹　以吞咽困难，食物从鼻孔流出，说话鼻音重浊为其特征。临床多见伴有气虚和肾虚症状。取补复溜、太溪、合谷，益气补肾，或加补廉泉，或加点刺上腭近悬雍垂处三、五针，令其充血，其效甚良。

6. 咳嗽、秋燥、肺痨　取补本穴，“壮水之主，以制阳光”。属于温燥伤肺，肺燥津伤者，配泻尺泽、内庭，清肺润燥，类似清燥救肺汤之效；属于气阴亏耗（肺肾阴虚）者，配补太渊，金水相生，加补肺俞，共奏滋阴补肺之效。

7. 消渴　有上、中、下三消之分，以及肺热、胃热和肾虚之殊。总由阴亏阳亢，津涸热淫所致。热之盛由于阴之虚，阴愈虚则热愈甚，热益盛则阴益虚，造成恶性病理循环，久久不愈。病延日久，往往导致肾阳亦虚，阴阳俱虚，病临垂危。

根据程钟龄《医学心悟》指出的“治上消者，宜润其肺，兼清其胃；治中消者，宜清其胃，兼滋其肾；治下消者，宜滋其肾，兼补其肺”的治则，上消、中消、下消均可取补本穴以养阴滋肾。上消，属于胃火熏灼，肺燥津伤所致者，配泻鱼际（或尺泽）、内庭，润其肺清其胃。中消，属于胃火炽盛，阴液不足所致者，配泻内庭，清其胃滋其肾。下消，属于精气亏虚，肾阴被耗所致者，配补太溪滋阴补肾，或配补太渊、太溪，滋其肾补其肺。

属于肾阳虚衰，而见男子消渴，小便反多，饮一斗小便一斗，肾气丸证者。针补复溜、肾俞、关元，温补肾阳，类似肾气丸之效。

《金匮要略·消渴小便不利淋病脉证并治》说：“脉浮发热，渴欲饮水，小便不利者，猪苓汤主之。”宜取补本穴滋阴止渴，配泻膀胱募穴中极利水，共奏滋阴利水之效。

8. 失眠　参见神门一节【临床应用】。

9. 盗汗　“汗为心之液”，因肾水亏损不能上济于心，心火扰动，迫液外泄所致的盗汗。取补本穴滋补肾水，配泻心经的阴郄穴清泻心火，共奏滋阴清火之效，收效良好。

10. 眩晕、头痛、高血压

⑴肾精亏虚型：因肾精亏损，脑海空虚引起的眩晕、头痛，针补复溜、太溪或肾俞，补肾益脑以治其本。

⑵阴阳俱虚型：针补复溜、关元、肾俞，滋补肾阴，温助元阳。

⑶肝肾阴亏型：针补复溜，泻风池、太冲，镇肝息风，类似镇肝熄风汤之效。属于肝肾阴分大亏，风阳翕张，眩晕较甚者，针补复溜、三阴交，泻太冲，育阴潜阳，类似大定风珠之效。

11. 痉病　取补本穴，主治肝肾阴亏，虚风内动所致的手足蠕动，或微抽搐，精神疲倦，手足心热，汗出口干，面色潮红，舌红少苔，脉细数无力等。配补三阴交，泻行间，滋补肝肾，息风潜阳。

12. 流行性脑脊髓膜炎（春温、风温范畴）、流行性乙型脑炎（暑温范畴）　凡因邪热入里，阴液耗伤，热极生风出现肝风内动症状者，均可针补复溜，泻太冲、丘墟（或配透天凉），凉肝息风，增液舒筋，类似羚羊钩藤汤之效。流行性乙型脑炎后遗症，由于肝肾阴虚，血不荣筋出现的肢体强直，肌肉萎缩，形体消瘦，舌质淡红，脉细者，针补复溜、曲泉、三阴交，滋补肝肾，养血荣筋。

13. 痿证　取补本穴，滋阴补肾。

(1) 肺热熏灼型：配泻尺泽、内庭，清肺养阴润燥；若属肺虚则高源化绝，水涸则不能濡润筋脉者，配补太渊，金水相生，濡养筋脉。

(2) 肝肾亏虚型：配补曲泉、肾俞或太溪，滋补肝肾，强壮筋骨。亦可与患野取穴的局部疗法，同时或交替施治，标本兼顾，因果并治。

(3) 肺肾两虚型：配补太渊、合谷、太溪或肾俞，补益肺肾以益筋骨。

(4) 肾精亏虚型：属于《素问·痿论》篇"肾气热，则腰脊不举，骨枯而减，发为骨痿"者，配补肾俞、绝骨，补肾阴壮骨髓。

属于《素问·脉要精微论》篇所说的："骨者髓之府，不能久立，行则振掉，骨将惫矣"的痿证。证见下肢痿软，足不任身，腰背酸软，甚至颈项不能竖立，胫酸骨冷，行履动摇等，配补大杼、绝骨、肾俞或太溪，壮骨补髓。

(5) 肝热筋痿型：《素问·痿论》篇说："肝气热则胆泄口苦，筋膜干则筋急而挛，发为筋痿"的痿证，可针补复溜，泻阳陵泉、太冲(配透天凉)，清肝养阴，柔筋活络。

(6) 气血亏虚型：《伤寒论》165 条说："伤寒吐下后，发汗，虚烦，脉甚微，八九日心下痞鞕，胁下痛，气上冲咽喉，眩冒，经脉动惕者，久而成痿。"汗吐下后，阳伤阴损，气血已亏，正气难复，经脉失养，必动惕不安。久而失治，则肢体痿废。可取补复溜、合谷、三阴交，育阴益气养血。

痿证病理类型颇多，不可拘泥治痿独取阳明之说。

14. 足跟痛、足底痛、膝内辅骨痛　肾主骨藏精，精血相生。凡因肾精亏虚，精血不足引起的足跟痛、足底痛，取补复溜、三阴交，补益精血，强壮筋骨，效果良好。切不可患野取穴施用制止疼痛之法，否则易于造成虚虚之弊。膝内辅骨痛，病程较久，以虚治之，取补复溜、血海、阴陵泉，收效良佳。

15. 遗尿、癃闭、水肿　参见太溪一节【临床应用】。凡取穴配治太溪或肾俞穴者，可配取复溜。

【病案举例】

例一：宋某，女，41 岁，住南阳市郊西岗庄。1967 年 12 月 22 日初诊。

主诉：下肢肌肉抽搐擞动已二年。

现病史：二年前初因劳累汗出而得。两下肢筋惕肉瞤，夜间尤甚。近月余因产后加重，并出现两下肢痉挛疼痛，两上肢及手指颤抖抽搐，多梦少寐，易于惊醒，影响睡眠，时而口唇抽搐抖动，太息，自觉心内颤抖，面红，舌红少苔，脉象细弦。

辨证：劳累汗出耗伤阴津，阴津不足，不能濡养筋脉，故出现下肢擞抖，筋惕肉瞤。产后阴血更为不足，故四肢颤抖加重，夜间尤甚。阴血不足不能奉养于心，神失守舍，故多梦少寐，入睡惊醒。脉象细弦属阴虚风动之象。

治则：育阴养血，柔肝息风，佐以益气。

取穴：一诊、二诊针补复溜、三阴交，泻太冲；三至七诊针补复溜、合谷，泻太冲。

效果：三诊后肢体颤抖和筋惕肉瞤减轻，手指抽搐治愈；四诊后四肢擞抖抽搐和筋惕肉瞤治愈；六诊后两星期未复发；七诊巩固疗效。

随访：1971 年 10 月 23 日接信后，其爱人前来告知治愈未发。

例二:郭某,男,11 岁,住唐河县城郊公社谢庄大队宗庄村。1973 年 2 月 16 日初诊。

主诉(代述):因脑外伤引起头痛、肢软已三十六天。

现病史:1973 年元月 10 日被棍子打伤头部,当时晕倒,不省人事,清醒后头痛、头懵、头晕,六天后头部伤处裂痛,晚饭前后惊怕,闭户室内。口眼面颊向右侧㖞斜,四肢瘫软,活动不灵,神志痴呆,脉象沉细。

辨证:外伤颅脑,髓海失健,元气失充,功能失调,故出现头晕、懵痛、惊恐、痴呆、肢软、面瘫等症状。

治则:益气补肾,佐以调和面络。

取穴:针补复溜、合谷穴为主,针治七次,兼针泻左太阳、下关、颊车、地仓,与上方交替针治四次。

效果:五诊后面瘫及头晕懵痛减轻,下肢有力,惊恐治愈;十一诊痊愈。

随访:1973 年 7 月 10 日回信告知在此针愈。

例三:张某,女,45 岁,妇产科住院病人。1966 年 9 月 23 日初诊。

主诉:尿闭已二十多天。

现病史:二十多天前,因子宫肌瘤手术切除后,出现排尿困难,小腹膨隆,每天插管导尿,全身指陷性水肿,面色萎黄,精神倦怠。脉象虚软。现在伤口已化脓。曾服利尿药无效,要求针灸治疗。

辨证:肾气不足,膀胱气化失常之癃闭病。

治则:补益肾气。

治疗:一诊、二诊针泻阴陵泉、三阴交,收效不佳;三诊(28 日)改用针补复溜穴,针后当天下午始能自行排尿;四诊(30 日)针补复溜穴巩固疗效。

例四:祝某,男,35 岁,南阳市力车厂职工。1967 年 8 月 17 日初诊。

主诉:足跟痛月余。

刻下症:两侧足跟痛,行走、久站或久坐起立时酸困疼痛难忍,休息痛减,伴有腰酸困痛、严重脱发、手足心热、身困乏力等症状。脉象沉细。

病史:患肥大性脊椎炎已四年,伴有间断性坐骨神经痛。

辨证:精血不足,筋骨失养,则两足跟痛,腰痛;发为血之余,精血不荣于发,故落发。

治则:补益精血。

取穴:针补复溜、三阴交。隔一至二日针治一次。

效果:二诊后足跟酸困痛及腰痛减轻;四诊后落发、足跟痛和腰痛均愈;五诊巩固疗效。

随访:1968 年元月 4 日针治腰痛,告知脱发、足跟痛治愈。1982 年 4 月 15 日针脚肿痛麻木,告知足跟痛、脱发在此针愈未发。

例五:刘某,女,44 岁,1967 年 9 月 15 日初诊。

主诉:患头痛已二十多年。

刻下症:痛点在眉间及两眉骨处。痛甚时恶心、眼球痛,早晨痛重,感凉易发,得暖痛减。伴有食欲不振、食后恶心、口流清涎等症状,面色苍白,口唇淡白,舌苔薄白,脉象细数而浮。近几天自觉恶寒发热(无感冒症状),左侧上下齿痛,按之痛减。

辨证:此系肾虚头痛。肾阳不足,阳气不能上达,则清阳不展,故早晨痛重,感凉易发,得暖痛减。肾阳衰微,火不生土,则脾阳不振,故出现食欲不振,口流清涎,面色苍白,口唇淡白等症状。肾主骨，齿为骨之余，牙齿隐痛，按之痛减，则属肾阴不足，浮火上越之象。脉象细数而浮与近几天恶寒发热、齿痛有关。

治则：温补肾阳。

取穴：针补关元（壮真火益元阳，并能益火生土以振脾阳）、复溜（滋阴补肾，补阴以配阳）。隔日针治一次。

效果：三诊后头痛明显减轻，其他症状已愈。

随访：1969 年 4 月 6 日告知针愈未发。

【腧穴功能鉴别】

复溜、太溪、肾俞功能比较　三穴都有补肾气的作用，但各有其特点，详见肾俞一节【腧穴功能鉴别】。

【腧穴配伍】

1. 针补复溜　配泻尺泽、内庭，类似清燥救肺汤（《医门法律》方）之效。具体运用详见尺泽一节【腧穴配伍】。配泻内庭，养阴清热，类似玉女煎（《景岳全书》方）之效。其具体运用详见内庭一节【腧穴配伍】。配泻风池、太冲或行间，滋阴潜阳，镇肝息风，类似镇肝熄风汤（《衷中参西录》方）之效。其具体运用详见风池一节【腧穴配伍】。配补肾俞、关元，温补肾阳，类似金匮肾气丸（《金匮要略》方）之效。凡属肾阳不足者，均可取此三穴施治。

2. 针补肾经的母穴　配补关元，补阳配阴，使沉阴散，而阴从于阳，所谓"益火之源，以消阴翳"；配补关元、肾俞，泻通里，类似地黄饮子（刘河间方）之效；配补三阴交，泻太冲，类似大定风珠（吴鞠通方）之效；配泻太冲（或行间）、丘墟（或配透天凉），类似羚羊钩藤汤（俞根初方）之效；配补三阴交，泻神门，类似天王补心丹（《道藏》方）之效；配补太溪，类似左归饮（《景岳全书》方）之效；配泻神门，类似黄连阿胶汤（张仲景方）之效；配补气海、太溪，类似都气丸（《医宗已任编》方）之效；配补合谷、太溪或肾俞，益气补肾；配补三阴交，补益精血；配补神门，补益心肾；配补肝俞、曲泉、太溪或肾俞，补益肝肾；配补太渊、肺俞、太溪或肾俞，补益肺肾；配补太渊，金水相生，滋阴养肺。

【讨论】

1. 经旨浅识

(1)《百症赋》载："复溜祛舌干口燥之悲。"肾经的循行，沿喉咙，挟舌本。复溜穴之所以能祛舌干口燥，是因复溜是肾经的母穴，施用补法，对于肾阴亏虚引起的舌干口燥之类，可收滋阴降火，生津止渴之效。

(2)《十二经子母穴补泻歌》说："肾泻涌泉复溜焉"，肾虚病证，取补本经的复溜穴，是因肾属水，本穴五行属金，金能生水，金为水之母，复溜是肾经的母穴。虚者补其母，补复溜以补其肾虚。

2. 关于伤寒取复溜、合谷发汗与止汗问题　伤寒取合谷、复溜发汗与止汗诸书有歧。如《玉龙赋》："伤寒无汗攻复溜宜泻，伤寒有汗取合谷当随。"《玉龙歌》："无汗伤寒泻复溜，汗多宜将合谷收。"《肘后歌》："当汗不汗合谷泻，自汗发黄复溜凭。"《针灸大成》："多汗先泻合谷，次补复溜，少汗先补合谷，次泻复溜。"《医学纲目》："伤寒汗不出，刺合谷、复溜俱针泻之。"《十四经要穴主治歌》："复溜……伤寒无汗急泻此，六脉沉伏即可伴。"《医学入门》："伤寒汗法，针合谷二分，行九九数，搓数十次，男左搓，女右搓，得汗行泻法，汗止身温出针。如汗不止，针阴市，补合谷"等等。以上诸说，存在着：伤寒无汗，有补合谷与泻合谷、补复溜与泻复溜的矛盾；伤寒无汗与有汗，有都泻复溜和都补合谷的矛盾。合谷穴是一个汗穴，为历代医家所公认。发汗与止汗的补泻法，著者认为：伤寒无汗应该泻合谷。因合谷是手阳明大肠经的原穴，肺与大肠相表里，肺属卫外合皮毛，主一身之表，泻合谷有开发腠理，宣通毛窍，祛邪外出，解表发汗的作用。伤寒汗出不止，应该补合谷，是因伤于卫表，表虚则卫气不固，腠理不密所致，补合谷益气固表而止汗。复溜是肾经的金母穴，有补肾益阴的作用。伤寒无汗属于阴虚体质者，在解表发汗的同时，配补复溜防止汗出伤阴，有增液的作用。汗多伤阴，误汗而重伤阴液，泻复溜更伤阴液亦伤精血，宜补复溜补阴敛阴，以防多汗亡阳。我们的临床应用是：无汗泻合谷，汗多补合谷，无汗（阴虚体质）和汗多均补复溜，非阴虚体质的无汗，一般不配取。

《拦江赋》中所说："更有伤寒真妙诀，三阴须要刺阳经，无汗更将合谷补，复溜穴泻好施针。"是否指寒邪直中三阴，阴寒偏盛，卫阳被束的伤寒无汗，补手阳明经的合谷穴，鼓动阳气，驱逐阴寒以解表发汗。有待实践。

3. 艾灸问题　本穴主要作用是滋补肾阴，肾阴不足、肺肾阴虚、阴虚火旺、肝肾阴虚、心肾不交、热伤肺阴的病证，取补本穴用以养阴，故不宜用艾灸和烧山火。否则，可致伤肾阴。

4. 针刺注意事项　在进针或捻针时，若足跟、内踝、足底部出现热或热麻感或伴有抽筋样痉挛者，应改变针刺方向。否则会出现后遗症或运动障碍，影响疗效。

5. 误泻为补之弊　宜补不宜泻的肾虚要穴复溜，若误将泻法作为补法来捻转运针，易致肾更虚。临床应特别注意。

6. 本穴多用补法之由　参见太溪一节【讨论】。

7. 本穴作用　在"壮水之主，以制阳光"和"益火之源，以消阴翳"的治则处方中，该穴作为补阴、配阴腧穴使用。肝赖肾水以滋养，肝之虚证，多由肾阴不足，精不化血，以致肝阴不足，肝阳偏亢，虚阳上扰，临床多采用肝肾并治之法。取本穴肝肾并治，补肾阴则能涵木柔肝，益肝阴。肾经母穴，还用于壮水之主以制阳光，壮水制火，则心火自降。

8. 腧穴具有适应性　参见三阴交一节【讨论】。

9. 带下多取肾经有关腧穴之由　妇科带下是带脉为病。足少阴经别"当十四椎出属带脉"，带脉与肾有着经络上的联系。因此，多取肾经的有关腧穴（如复溜、太溪等）和肾经经气输注于背部的肾俞穴施治，调补肾气。

【歌括】

肾经金母是复溜，内踝之上二寸求，
滋阴补肾益精髓，增水要穴养肝柔，
补益精血能健脑，寸刺宜补泻法休，
效如六味杜玉杞，知柏麦味等药投。

第十章

手厥阴心包经

第一节 | 概 论

【经脉的循行路线及病候】

1. 循行路线 起于胸中，出来统属心包络，向下通过横膈，联络上、中、下三焦。其支脉，从胸中浅出布于胁肋，走至腋下三寸处上行抵达腋窝下面，沿上臂内侧行于手太阴和手少阴两经中间，进入肘弯中央，下行前臂走至两筋之间（即掌长肌腱和桡侧腕屈肌腱之间），进入手掌中，沿中指内侧直达中指末端。其分支，从掌中分出，沿无名指尺侧直达指端，与手少阳经脉相接合。属心包，络三焦。本经腧穴治疗心包和与心包有关（因情志失和和气机不畅）的肺、心、胃的病证以及本经循行处的病变，都是通过它内属脏腑，外络肢节经脉通路经气的作用而发挥疗效的。

2. 病候 本经病候多见心悸、心区痛、心烦、神昏、谵语、喜笑不休等，以及它循行处的病变。又如《灵枢·经脉》篇所说："是动则病，手心热，臂肘挛急，腋肿，甚则胸胁支满，心中憺憺大动，面赤，目黄，喜笑不休。是主脉所生病者，烦心，心痛，掌中热。"是心包、心包经气和有关部位，受到致病因素的侵袭，在全身和体表出现的症状和体征。这些症状和体征，都是通过本经在它所联系的部位反映出来的，对于诊断和治疗起着重要的作用。这些病候的发生、发展、传变和痊愈过程，也是通过本经而实现的。它所反映的这些病候，都是通过本经经脉和改善本经经气而收效的。

【心包的生理病理】

心居胸中，心包围护其外，与心本同一体。温邪逆传，心包受邪所出现的病证和心血瘀阻、痰火扰心、痰蒙心包、饮邪阻遏心阳以及因情志失和和气机不畅所致的胃、肺病变，都是本经有关腧穴的治疗范围。属于与心、肺、胃有关的病证，分别配取与肺、心、胃经有关腧穴及其背俞穴施治。

【所属腧穴的分布及治疗范围】

1. 本经腧穴 有天池、天泉、曲泽（合水穴）、郄门（郄穴）、间使（经金穴）、内关（络穴）、大陵（原穴、输土穴）、劳宫（荥火穴）、中冲（井木穴）等九个穴。分布在乳房外、上臂内侧、肘弯正中、前臂两筋间、手腕正中、掌中、中指端等处。其共同性是：都治疗所在处和邻近处的局部病变。其特异性则是：肘以下腧穴还治疗心包、心、胸、胁肋、胃和精神情志方面疾患；胸部天池还治疗穴下有关脏器病；曲泽还治疗急性胃肠炎和中暑，有泄热解毒、泄血行瘀的作用；间使还治疗疟疾、癫痫。

伤寒病中的少阴证虚热型是内关、大陵等穴的治疗范围。

温病中的营分证候和血分证候的实热型，分别是曲泽、内关、大陵、劳宫、中冲等穴的治疗范围。

2. 他经交会于本经的腧穴 有足少阳经交会于本经的天池。内关穴通于阴维脉。其中,内关还治疗阴维为病的心痛、胃痛、反胃、结胸、胸脘满闷痞胀、腹中结块、胁痛、胁下支满、疟疾等。

本章常用穴:曲泽、间使、内关、大陵。

第二节 | 曲 泽

曲泽,因位于肘窝屈曲处,是心包经合穴,脉气入合处,比喻泽,故而得名;是手厥阴之脉所入为合的合水穴。

位居血管丰富之处的曲泽穴,施用放血疗法,主治急性热病、神志病;施用毫针针治,治疗手厥阴经循行通路上的病变。

心包络病,多由外邪内侵,邪扰心包,出现热实证候,取本穴多用泻法。使用放血疗法治疗的病证,亦多热实之证。因此,施用艾灸的机会不多。

【治疗范围】

1. 经脉通路上的病证 依其经脉(包括经别、络脉)的循行、针感的走向和穴位的所在,用于患野和循经取穴,曲泽治疗本经经脉循行处的胸胁、心包、膈、喉咙、肘、臂疾患。

2. 神志病和血脉病 心主血脉,又主神明。心与心包本同一体,其气相通。《灵枢·邪客》篇说:“故诸邪之在于心者,皆在于心之包络。包络者,心主之脉也……”凡邪入心包、痰火扰心、心火亢盛出现的神志病以及心络瘀阻、瘀血阻络、血热壅闭、邪毒壅郁、热(火)郁肌肤、暑浊内犯、热入营血、气机阻滞、汗闭高热等所出现的病证,均可点刺本穴血络出血。

温病中的营分证和血分证的实热型,亦可配取本穴。

【功能】

1. 辨证取穴 用泻法,通畅心络;点刺血络出血(络刺法),清心安神、凉血解毒、开窍启闭、消散郁热、行血祛瘀,类似竹叶、金银花、连翘、蒲公英、紫花地丁、水牛角、鲜生地、丹皮、栀子、百合、朱砂、香薷等药的功效。

2. 循经取穴 用泻法,有通经脉、宽胸膈之效。

3. 局部取穴 用泻法,舒筋活络,祛邪散滞;用补法,有壮筋补虚之功。

【主治】

暑病、霍乱、呕吐、痫证、脏躁、癔病、善笑不休、狂证、流行性乙型脑炎、流行性脑脊髓膜炎、心悸、风湿性心脏病、神昏谵语、腹痛、厥证、中风闭证、丹毒、疔疮、疖肿、血栓性静脉炎、肘窝经筋挛急、肘窝囊肿、肘臂痛。

亦治急喉痹、痄腮、痹证、胁痛、急惊风、脑型疟疾等。

【临床应用】

1. 暑病　点刺本穴放血，清泄暑热，清心除烦。

⑴暑入阳明，气津两伤：配泻内庭，清热祛暑。津伤者，加补复溜、合谷益气生津；烦渴甚者，加刺金津、玉液止渴。

⑵体素气虚，复因暑伤元气：配补合谷、气海，清暑益气。

⑶暑犯心包，热郁气机：配泻人中、合谷，清心开窍，苏醒神志；或配刺人中、委中（出血），清心开窍，清热祛暑。

⑷暑热亢盛，引动肝风：配泻太冲、合谷，清热祛暑，息风镇痉。阴损及阳，气虚欲脱，不可点刺本穴及委中出血。

2. 霍乱　点刺本穴出血，治疗热霍乱和干霍乱。

⑴湿热秽浊，郁遏中焦，气机不利，运化失职，乱于肠胃的热霍乱。取泻阴陵泉、天枢、中脘，点刺曲泽出血，清化湿热，逐秽化浊。

⑵暑湿秽浊，阻遏中焦，气机窒塞，上下不通的干霍乱。取泻中脘、天枢、足三里，点刺曲泽出血，或取泻中脘、内关、公孙，点刺曲泽出血，以收畅中宣壅，开闭逐邪之效。

吐泻过剧，津液耗伤，以致阳气衰微者，急宜温运中阳或回阳固脱，不可取泻本穴，更不宜点刺本穴出血。

3. 呕吐　取刺本穴出血，多用于夏令暑湿秽浊之气侵袭机体，干扰胃腑，浊气上逆，胃失和降，突然发生恶心呕吐，脘腹痞满，烦热口渴，甚至呕吐苦水胆汁等。配刺委中出血清暑止呕；或点刺曲泽、金津、玉液出血，恶心呕吐可即刻停止，此法在民间流行甚广；亦可点刺曲泽出血，配泻内关，理气和胃，清暑止呕。

4. 狂证　点刺本穴出血，治疗因恼怒愤愤，不得宣泄，郁而化火，肝胆气逆，郁火乘胃，津液被熬，结为痰火，心窍被蒙，神志逆乱之狂证。配泻太冲（或行间）、丰隆、合谷（或委中出血），平肝泻火，清心涤痰。

《医宗金鉴》说："邪入阳者狂。"《针灸甲乙经》说："热盛于身，故弃衣而走；阳盛，故妄见骂詈，不避亲疏；大热遍身，故狂言而妄见妄闻，视足阳明及大络取之，虚者补之，血如实者泻之"。上述之证，可取泻足阳明经的足三里（或丰隆）、内庭及刺大络处之曲泽、委中出血治之。

5. 流行性乙型脑炎（暑温范畴）　取刺本穴放血，治疗病在气分证、营分证和血分证。病在气分，配泻合谷、内庭，清热解表透邪，类似白虎汤加味之效；病在营分，配泻三阴交、神门，清热解毒，凉血清营。病在血分，配泻神门、太冲，凉血镇惊开窍。

6. 腹痛　取刺本穴出血，治疗夏令内蕴暑秽浊气，复因外感寒邪阻滞中焦，胃肠气滞所致者。证见突然发病，肠鸣腹痛，剧痛拒按，恶心欲吐，腹痛欲泻，胸脘烦闷等。配刺委中出血，清暑祛浊，理气止痛，腹痛即可缓解。此法民间流行甚广。

7. 厥证　取刺本穴出血，开窍醒志，泄血行血，治疗属实的气厥、血厥和痰厥。

⑴暴怒伤肝，气机逆乱，上壅心胸，痞塞气道，蒙闭心窍的气厥。配泻内关、人中（或强刺激），理气散滞，开郁醒志。

⑵素多湿痰，复因恼怒气逆，痰随气升，上闭清窍的痰厥。配泻间使、丰隆，行气降痰，开窍醒志。

⑶暴怒气逆，血随气升，气血上壅，上蔽神明，清窍内阻的血厥。配泻太冲、三阴交、人

中，平降逆气，开窍醒志，使血随气降。

8. 丹毒　点刺本穴出血，清热解毒，治疗血分有热，火毒侵犯肌肤，或皮肤黏膜破伤染毒而发病，发于头面、上肢者。如证见鼻或颜面焮红肿痛，波及两眼则肿如蟠桃，重则延及头部，口渴咽干，脉象洪数，初起可有周身寒热。配泻合谷、神门或膈俞，清热凉血解毒。

9. 血栓性静脉炎　取泻或点刺本穴出血，用以治疗前臂屈侧浅层静脉炎，配泻间使或内关或患野处的阿是穴，活血通络，清热凉血；或外用清热解毒之品热敷。因静脉注射手厥阴经前臂部位引起，且患病时间较短者，收效良好。

10. 肘窝经筋挛急　手三阴经经筋均结于肘窝部。此处经筋拘急，屈而不伸，多见于中枢性瘫痪病人。除外伤外，凡肘窝筋脉挛急，屈而不伸者，患野取穴，均可取泻曲泽、尺泽、阿是穴，舒筋活络，通畅筋脉。

【病案举例】

例一：韩某，女，1岁，住南阳县吴集公社吴集大队吴集村。1965年7月17日初诊。

主诉（代述）：患半身不遂已二十八天。

现病史：二十八天前因胡琴打伤囟门（偏左侧），出血过多，神志昏迷，右半身痉挛，即以脑震荡收住地区医院外科治疗。出院后后遗右侧半身不遂（上肢不会活动，不能上举，手指不会持物，下肢软弱，不会抬步，足向内翻）。活动患野无疼痛表情。膝和肘窝发紧不能伸直，右上肢不时向后背扭转活动。

辨证：外伤脑海，经脉失畅，功能失调，故出现半身不遂。

治则：调和经脉。

取穴：一至五诊针泻右曲泽、二白、委中、阴郄；七至十诊针补右环跳、腰眼、魄户、膏肓俞、肩髎；十一至十六诊针泻右曲泽、少海、通里、阴陵泉、太溪；十七诊针泻右曲池、手三里、肩髃、环跳、足三里。

效果：二诊后右侧上下肢活动较好；八诊后右上肢向后背扭转次数减少；十七诊治愈。

随访：1971年9月份转告半身不遂在此针愈。

例二：刘某，男，8岁，南阳冷冻厂职工家属。1971年8月19日初诊。

代诉：半身不遂十天。

现病史：十天前因洗浴而得。右侧上下肢活动不灵，右手腕呈马蹄形，手指屈曲不伸，不会持物，举臂时手屈曲不能伸直，右下肢屈曲，不会抬步，抬步时膝窝不能伸直，跛行。

患败血症、心包炎住我院内一科，治愈出院十天。

辨证：病后体虚，机体不健，洗浴感凉，侵袭筋脉，筋脉收引，故出现手指及下肢屈曲不伸，活动失灵。

治则：舒畅筋脉。

取穴：一诊、三诊针泻右曲泽、内关、神门；二、四、五诊针泻右环跳、委中，昆仑；六至十二诊针泻右曲泽、内关、环跳、委中。

效果：四诊后手指能伸直，右下肢仍不会伸；七诊后行走时右腕微痛，上肢平举则中、食和无名指轻度屈曲；十一诊后右侧上下肢基本恢复正常。

随访：1971年10月23日回信告知在此针愈未发。

【腧穴功能鉴别】

曲泽与委中放血疗法，功能比较　曲泽偏于清心安神，清上焦之热，消散胸臂上肢及肘窝部的瘀血、疮疡和疖肿。委中偏于清热降火，清头脑之热，消散腰背下肢及膝窝部的瘀血、疮疡和疖肿。

【腧穴配伍】

曲泽与委中配伍 曲泽与委中穴配伍，称谓“四弯”穴。两穴配泻，治疗四肢拘挛、肘膝屈而不伸，具有舒筋活络，通畅筋脉的功效。两穴配伍使用放血疗法，可提高开窍启闭、凉血泄热、行血祛瘀、清热解毒、清暑解热、清心安神等功效，用于急性高热、急性吐泻、急性腹痛、厥证、阳闭、痰火扰心、热入营血、热入心包等急性实热证。

【讨论】

1. 经旨浅识

(1)根据《十二经子母补泻歌》所说：“包络大陵中冲补”的补母泻子的配穴方法，虚者补其母，针补中冲以补心包虚证。由于中冲穴处肌肉浅薄，感觉异常灵敏，不便施用捻转补泻和提插补泻方法，故可根据“泻井当泻荥，补井当补合”的变通方法，取补心包经的合水穴曲泽，代火经中的木母穴、井穴中冲补益心包。但因心包络属于相火，多由外邪内侵、痰蒙心包、情志失和、温邪逆传而为病，多出现阳实证，曲泽又是治疗急性热病和神志病的常用穴。故临床上未见心包虚证，因此，也未曾取补本穴代中冲穴施治。根据五行生克的制约关系，取补火经中的水穴曲泽，补水以制火。因曲泽穴没有补水的功效，所以临床不曾使用。

(2)《灵枢·经脉》篇指出：“凡诊络脉，脉色青则寒且痛，赤则有热……其暴黑者，留久痹也；其有赤有黑有青者，寒热气也；其青短者，少气也。”因此，通过血络色诊，有助于了解疾病的虚实寒热。如暑犯心包，热郁气机之暑病，和夏季之呕吐，急性胃肠炎、热症、狂证等，曲泽穴血络黯红粗紫显露。

(3)《灵枢·刺禁论》篇指出：“刺肘中内陷气归之，为不屈伸。”其意参见尺泽一节“经旨浅识”。

(4)《灵枢·血络论》篇说：“血脉者，盛坚横以赤，上下无常处，小者如针，大者如筋，则而泻之万全也。”这是从大络郁血形状上来观察，指出若有明显郁血现象，才能使用放血之法。临床多见疟疾、中暑、疔疮以及热性病和血热、热毒的病证，在本穴所在处出现明显郁血现象，可施用放血疗法。其他没有这种明显郁血现象的病证，亦可施用放血疗法，但使用机会较少。

2. 临床见闻 用三棱针取刺本穴出血，若刺之过深，或刺中动脉血管，可因出血过多，引起虚脱和肢软体虚。

1949年前，某医生用粗针取刺曲泽放血，治疗一位患绞肠痧（腹部绞痛，心烦、恶心呕吐）患者，因刺之过深，出血过多，虽然绞肠痧很快缓解，但即刻出现面色苍白，心跳气短，四肢无力等症状，数日后才逐渐康复。

患者张某，呕吐，一医生用粗针取刺右侧曲泽放血，因刺中动脉血管而出血不止。待按压穴孔、屈臂压迫血管止血后，病人已昏倒，后经抢救苏醒。从此患者体质虚弱，调养多日，身体才复原。其左侧曲泽穴处针刺造成之血肿，在半月后才逐渐消退。

3. 刺灸注意事项

(1)《伤寒论》119条指出：“微数之脉，慎不可灸……火气虽微，内攻有力，焦骨伤筋，血难复也。”说明灸法如用之不当，也可产生不良后果。曲泽和委中都位于血管丰富之处，不适用艾灸，更不宜艾炷直接灸、瘢痕灸，以免损血伤络。亦不适用火针，以免损伤组织、血管，或感染化脓,或过深损伤动脉血管,临床应特别注意。

(2)使用毫针,宜用指切押手法进针。进针时避开血管,使针尖沿爪甲缓慢刺入。进针或捻针时如有刺痛或剧痛,则示刺伤血管,应缓慢提针向另一方向缓慢刺入。禁用粗针猛刺或乱捣,以免损伤血管出血。

(3)体质虚弱患者曲泽、委中慎用放血。如《玉龙歌》注曰:“委中禁灸,四畔紫脉上皆可出血,弱者慎之。”《类经图翼》说:“凡肾与膀胱实而腰痛者,刺出血妙,虚则不宜刺(指委中),慎之。”至于《灵枢·血络论》篇所说的:“脉气盛而血虚者,刺之则脱气,脱气则仆”,是指脉气虽盛而血虚的病人,刺血络放血,会使元气走泄而虚脱。

4. 曲泽放血 曲泽放血,其血色的深淡、血质的稠稀和出血的快慢等,对疾病有其诊断上的意义。参见委中一节【讨论】。

5. 有待探讨的问题 参见委中一节【讨论】。

6. 放血疗法的应用 参见委中一节【讨论】。

7. 点刺本穴出血的方法 患者取伸手仰掌,术者押手手掌抵于肘尖部,拇指和其余四指分别紧握在曲泽穴两旁,使欲刺的曲泽穴部位皮肤绷紧,令血络(静脉)暴露,刺手(右手)拇食二指持三棱针针柄,针尖部分依附(紧靠)中指内侧指肚,外侧指肚置于穴位旁边,针尖对准腧穴处的血络(静脉),迅速地刺入约半分至一分许,随即迅速退出(如点刺状),在押手的紧握加压和刺手中指指肚的推压下,血随针出。采用上述刺法,可减少疼痛,且易于出血。

8. 曲泽放血功效初探 曲泽放血所发生的功效,可能与心主血脉,又主神明,五行属火,心包卫护其外,代心受邪而为病,“故诸邪在于心者,皆在于心之包络”有关,与“宛陈则除之”,“泄其血而散郁热”,以及曲泽是心包络经的腧穴有关。

【歌括】

曲泽肘窝纹中央,祛瘀通络清暑良,
清心安神醒神志,泄热清血热病康,
多泻勿灸一寸刺,棱针出血勿深伤。

第三节 | 间 使

间使,又名鬼路。因对心与心包络之间、心包络与三焦之间,负有调和气血之使命,故而得名。张隐庵曰:“心主血,心包主脉,君相之相合……间使者,君相兼行之使道也。”它是手厥阴之脉所行为经的经金穴,即为火经中之金穴。

间使,主治本经经病、心包络病和情志病,尤其是对于情志失和,气机不畅所产生的病理证候,具有一定的功效。它还是治疗疟疾的常用有效穴。

临床取本穴多用泻法。误补为泻，有致胃脘满闷、食少纳呆之弊，应特别注意。

【治疗范围】

1. 气机阻滞引起的病证

(1)“膻中(心包)者，臣使之官，喜乐出焉”(《素问·灵兰秘典论》篇)。心包为心之外卫，保护心脏，宣通心气，心脏的喜乐，由心包透露出来。因思虑恼怒，情志失和，气机阻滞引起的脏腑、器官、肢体病和神志病，以及心包络瘀阻引起的心血管病，凡使用行气散滞、理气而兼行血祛瘀，以及通畅心络，宣通心气之法者，均可取泻本穴。气和血有着密切的关系，气为血帅，血随气行，血赖气生，又赖气行，血病则气不能独化，气病则血不能畅行，二者相互依存，相互为用。因气滞而血行不畅，瘀血阻滞的病变，取泻本穴，行气而兼有行血散瘀的作用。

(2)“百病始生于气也”(《素问·举痛论》)。因气致病甚多，如肺气上逆之咳喘；胃气上逆之嗳气、呃逆、呕吐；肝气横逆之胸胁胀闷或窜痛；肝气犯胃之胃脘胀满、疼痛或呕吐；肝气乘脾之腹胀、腹痛及泄泻；气滞脉络之胸痛、胁痛、身痛、缺乳、肢体麻木；气滞血瘀之痛经、月经不调等。在病理上凡与气机阻滞有关的疾患，以及在治疗上凡使用行气散滞之法，或用培补之法，因“虚不受补”，佐以理气散滞者，均可取泻本穴。因此，本穴治病较多，使用较广。

2. 经脉通路上的病证　依其针感的走向、穴位的所在和手厥阴经脉、络脉的循行，间使还治疗本经经脉和络脉循行处的胸胁、乳、腋下、膈、肘臂、掌指疾患。对于胸胁疾病，可收循经取穴(通经活络)，辨证取穴(行气散滞)的双重疗效。

3. 疟疾和伴有寒热往来的病证　本穴除常用来治疗疟疾外，还治疗一些体温稍高或正常而伴有寒热往来和发热恶寒症状者。

【功能】

1. 辨证取穴　用泻法，理气解郁、通畅心络、宽胸利气。类似柴胡、枳壳、木香、青皮、陈皮、郁金、香附等药的功效。用泻法，在发疟前针治，可截疟。

2. 循经取穴　用泻法，通经活络，祛邪散滞。

3. 局部取穴　用泻法，祛邪散滞，舒筋活络；用补法，可壮筋补虚。

【主治】

胸痛、胁痛、身痛、麻木、单纯性甲状腺肿、甲状腺功能亢进、乳汁缺乏、乳癖、胃痛、呕吐、呃逆、风湿性心脏病、郁证、梅核气、癔病、脏躁、癫证、痫证、狂证、闭证、厥证、疟疾、黑热病、疟母、痛经、先兆流产、心绞痛、心肌梗死、腕臂经脉拘急、血栓闭塞性静脉炎、伤寒(小陷胸汤证)。

亦治夜盲症、青光眼、暴盲、传染性肝炎、初期肝硬化、月经不调、心悸等。

【临床应用】

1. 胸痛、胁痛　取泻本穴，通经活络、行气散滞、开胸利气。

(1)因情志失和，肝气郁结，气机不畅，脉络痹阻之胸痛、胁痛。配泻太冲疏肝理气；配泻膻中开胸理气，通络散滞；配泻期门(用于胁痛)，疏肝理气，通络散滞。

(2)因肝气郁结，血行不畅，气滞血凝，阻滞脉络之胸痛。配泻三阴交或配泻肝俞、膈俞，理气行血，通络散滞。

(3)因扭闪跌伤，瘀血停积，气机不畅，脉络痹阻之胸痛、胁痛。配泻三阴交和以痛为腧的阿是穴，活血化瘀，通络止痛。

(4)因精血亏损，肝阴不足，血虚不能养肝，胁络失养之胁痛，在养阴柔肝的处方中，取泻本穴佐以理气通络。

(5)因痰湿内蕴，上犯胸间，气机失畅，脉络痹阻而致之胸痛，配泻丰隆，泻灸膻中、阿是穴，温化痰湿，通络散滞。

(6)因寒湿留着，阴乘阳位，胸络阻滞，气机不利之胸痛，取泻间使，泻灸膻中，阿是穴，温化寒湿，通络散滞。

2. 身痛、麻木 取泻本穴，行气散滞，行气而兼行血祛瘀。

(1)情志失和，气机不畅，阻滞脉络所致者，取泻间使行气散滞；或配阿是穴，理气通络，散滞止痛。

(2)肝气郁结，气滞血瘀，阻滞脉络所致者，取泻间使、三阴交，理气散滞，行血止痛。亦可与患野取穴同时或交替施治，标本兼顾，因果并治。

(3)因扭伤、跌仆闪挫，致使气血瘀滞，脉络阻滞或伴有咳嗽、深呼吸、转侧痛甚，活动受限，以及遇怒加重的气滞血瘀症状者，取泻本穴，配泻三阴交，行气活血，祛瘀止痛，效果甚佳。在留针时，令患者咳嗽，深呼吸，活动患部，其疼痛减轻或消失后起针。

3. 单纯性甲状腺肿、甲状腺功能亢进 取泻本穴，理气散滞。

(1)郁怒伤肝，痰气郁结所致的甲状腺肿。证见肿大程度较轻，质软光滑，按之不痛，多呈对称性，随吞咽动作而上下移动，质地逐渐变硬或出现结节，并随情绪好坏而变化，吞咽不利，或见胸部气闷，易怒，舌苔薄白，脉象多弦或弦细。配泻天突、阿是穴(向肉瘿核心刺泻二、三针)，共奏理气解郁，消痰散结之效。

(2)肝郁气滞，湿痰凝结所致的甲状腺功能亢进。配泻丰隆和阿是穴(患野刺泻二、三针)，理气散滞，消痰散结。

4. 乳汁缺乏 取泻本穴，理气行滞。

(1)暴怒伤肝，肝气不舒，气机壅滞，乳络涩滞，乳汁运行不畅所致者，配泻膻中(或乳根)，点刺少泽，共奏理气通乳之效。

(2)气血双亏，生化不足，以致乳汁缺少者，取补合谷、三阴交补益气血，配泻本穴，佐以理气通乳；或补合谷、膈俞，补益气血，艾灸乳根促使乳汁分泌，配泻间使理气通络。

(3)肝气郁结，气机不畅，血行瘀阻，乳络受阻，乳汁不得化生者，配泻少泽、三阴交或膈俞，行气活血，通畅乳汁。

5. 乳癖 取泻本穴理气解郁，治疗肝郁气滞型和气滞血瘀型。

(1)肝郁气滞型：证见胸闷嗳气，乳房胀痛，结节随喜怒而消长。配泻膻中、太冲，疏肝理气，或加刺少泽通畅乳络。

(2)气滞血瘀型：证见乳房胀痛，随月经来潮而加重，经行之后则减轻。配泻三阴交(或膈俞)，点刺少泽，共奏行气活血，通络散结之效。

6. 梅核气 《金匮要略·妇人杂病脉证并治》篇："妇人咽中有如炙脔，半夏厚朴汤主之。"妇人自觉咽中有异物阻塞，像烤熟的肉块，咳之不去，咽之不下，是因痰气搏结所致，故用半夏厚朴汤治之。针治可泻间使、天突、丰隆，类似半夏厚朴汤加味之效。兼见精神抑郁，胸闷胁痛，腹胀嗳气，食欲不振，胃脘隐痛者，上方丰隆易中脘或上脘，理气和胃，祛痰降气利咽；兼见气逆上冲，胸膈痞满者，针泻间使、天突、公孙，宽胸利气，降逆散滞。

7. 疟疾

(1)正疟:针泻间使、大椎,宣阳解表,祛邪截疟。

(2)热疟:针泻间使、内庭、大椎或合谷,清热疏表,祛邪止疟。若痰多者,针泻间使、丰隆、中脘,祛痰止疟。

(3)寒疟:针泻间使、大椎,补太溪或复溜,扶阳达邪,祛邪止疟;或针泻间使、大椎(加灸),温阳散寒,达邪止疟。

(4)劳疟:取泻间使,补合谷、足三里,益气健中,扶正止疟;或针泻间使,补合谷、三阴交,补益气血,扶正止疟;或针泻间使,补合谷、阴陵泉,益气健脾,扶正止疟。若兼见脾肾两虚症状者,针泻间使,补太溪、阴陵泉或足三里,补益脾肾,扶正止疟。

8. 疟母　因久疟不愈,气血大虚,痰瘀凝聚,脉络阻滞,结于胁下,形成癥块所致。如《金匮要略·疟病脉证并治》篇中说:“如其不差……此结为癥瘕,名曰疟母。”证见左侧胁肋之下结块胀痛,扪之有形,腹部膨大,脘腹不舒,胃纳不佳,面色萎黄,形体消瘦,舌质淡紫,脉象弦细或弦滑,疟仍时作(亦有停发的)。其治疗方法是,针泻左侧章门(向痞块方向刺入)、痞根(或灸),幽门、不容或承满,或取泻左侧痞根(或灸)、阿是穴(用24号或25号毫针在痞块上直刺二、三针,各刺一寸二分至一寸五分,刺入即拔;或用24号或25号毫针烧红之火针刺之,刺法同上),或针刺阿是穴(如用24号毫针每隔一横指刺一针,沿左侧肋弓下缘向内下方横刺痞块二、三针,即鸡足刺),刺入一寸五分深即拔。以上各法,拔针后再取泻间使、三阴交。可收化痰散瘀,软坚散结之效,有鳖甲煎丸之功。

上方拔针后(或针毕)取泻间使、三阴交,行气散滞,活血祛瘀,有助于软坚消痞,又能缓解因针刺疟母所出现的疼痛。气血虚弱患者,宜在针刺前先补合谷益气,不可取补三阴交养血和补益肝脾,否则会使疟母积块增大,不利于活血祛瘀和软坚消痞。亦可针灸与截疟处方(疟疾仍发者)交替施治,可收截疟、消痞之效。若痞块较小,疟病偏胜,以治疟为主。

9. 腕臂经筋拘急　此症多见于中枢性瘫痪病久患者。《灵枢·终始》篇中说:“手屈而不伸者,其病在筋,伸而不屈者,其病在骨,在骨守骨,在筋守筋。”本病病在筋。患野取穴,取泻间使、大陵、通里(或神门)、太渊,以收舒筋活络之效。

10. 伤寒(小陷胸汤证)　《伤寒论》142条说:“小陷胸病,正在心下,按之则痛,脉浮滑者,小陷胸汤主之。”本病是由痰与热结于心下所致,针治宜泻间使、上脘,清热开结降痰。

【病案举例】

例一:韩某,女,62岁,住南阳市进元街46号。1968年3月19日初诊。

主诉:胁痛,腰痛已四个月。

现病史:四个月来,带脉循行部位之腰腹和肋下胀痛,紧如束带,情志失和时加重,呃逆不顺。

辨证:气滞带脉,带脉气机不畅之证候。

治则:行气散滞,通畅带脉。

取穴:一诊针泻间使,二诊至四诊加泻带脉穴。

效果:四次痊愈。

随访:1968年6月29日告知上病在此针愈后至今未发。

例二:潘某,女,34岁,南阳市力车厂职工。1970年3月16日初诊。

主诉:乳房疼痛已四个多月。

现病史:开始右侧乳房生疮,中医外科诊断为奶化疮。于1969年11月产后二十多天手术，愈合后后遗乳房跳痛刺痛，其痛难忍，经常面色潮红。曾内服中西药和外敷药均无效。

辨证：术后四个多月，乳房跳痛刺痛，痛处不移，是气滞血瘀，阻滞乳络。

治则：行气活血。

取穴：针泻间使、三阴交。

效果：一诊后，乳房疼痛减轻；二诊后乳痛治愈。

随访：1970 年 3 月 27 日患者前来告知此病在此针愈未发。

例三：巴某，男，51 岁，南阳县外贸公司职工。1980 年 10 月 4 日初诊。

主诉：腰及下肢痛已三年，复发已三十天。

现病史：三年前因负重扭伤腰部，当时出现左侧腰痛，继而左下肢沿足少阳经线痛至外踝部，呈阵发性跳痛刺痛，弯腰、转侧、抬步等时痛甚，活动受限，影响睡眠。左侧环跳、阳陵泉穴处压痛明显。三年来每因劳动不慎扭伤腰部而复发。西内诊断为坐骨神经痛。中西药及单方治疗无效。1977 年腰椎拍片：第 2、4 腰椎骨质增生。

辨证：此系筋脉损伤，经气阻滞，气血运行不畅之下肢痛证。

治则：行气活血。

取穴：针泻间使、三阴交。隔日针治一次。

效果：二诊后，咳嗽、转侧、抬步时痛轻，能扶杖行走；三诊后，各种动作仅腰部微痛，能步行就诊；五诊治愈。

随访：1981 年 7 月 3 日告知在此针愈未发。

例四：肖某，女，31 岁，南阳市药厂职工。1973 年 4 月 9 日初诊。

主诉：患胁肋痛已半年，因劳动闪挫而得。

刻下症：左侧第七、八肋间腋线处疼痛，咳嗽、深呼吸、转侧和震动时疼痛加剧，按摩则痛缓，外观身体健壮。曾用中西药多次治疗效果不著。

辨证：损伤筋脉，气机阻滞之胁痛。

治则：行气散滞。

取穴：针泻间使。隔日针治一次。

效果：二诊后胁肋疼痛明显减轻；六诊治愈。

随访：1973 年 5 月 28 日告知针愈。

【腧穴功能鉴别】

1. 间使与太冲理气功能比较　手厥阴心包络的经金穴间使，有行气散滞的功效。主治肝气郁结，气滞不行，或闪挫扭伤，气机不畅，或气滞血瘀，阻滞胸膈、胁肋、上腹、肩背、腰及上肢等处经脉循行处所发生的病变，及情志失和，气机阻滞所致的肝胆脾胃病。

足厥阴肝经的输土穴、原穴太冲，有疏肝理气的功效。主治肝气郁结，气滞不行，或经气郁滞，气滞血瘀，阻滞胁肋、上腹、小腹、少腹及下肢等处本经经脉循行处所发生的病变，和肝气郁结，气滞不行所致的肝胆脾胃及月经病。

间使穴偏重主治胸膈、胁肋、上腹、肩背、腰及上肢疾病；太冲穴偏重主治胁肋、小腹、少腹、阴器、眼目、面、巅顶及下肢疾病。

2. 间使与内关功能比较　详见内关一节【腧穴功能鉴别】。

【腧穴配伍】

1. 间使与太冲配伍　二穴俱泻，有提高疏肝解郁、理气散滞和理气行血祛瘀的功效，并有通畅全身上下气机的作用。

2. 针泻间使　配泻三阴交，行气通络，活血散滞；配泻足三里、中脘，行气散滞，和胃畅中；配泻膻中，宽胸利气；配泻期门、公孙，行气散滞，和胃降逆；配泻期门、阳陵泉，疏肝利胆、理气通络止痛；配泻中脘、丰隆，行气和胃，祛痰止呕；配泻天枢、上巨虚，理气散滞，通肠祛浊。

因气滞所致的胃、腹、胁肋肢体病证，注意标本兼顾，因果并治，因位配刺。如气滞引起的胃痛，取泻间使行气散滞以治其因，针泻中脘（病位）和胃经的合穴以治其果；病位于胁肋部的胁痛，取泻间使以治其因，配泻阿是穴（病位）以治其果（或治其标）。

【讨论】

1. 本穴针感　本穴针感，沿手厥阴经下行走至中指、无名指，上行经过肘窝、上臂，在不断地捻转运针的同时，其针感走至胸胁。其针感传导的线路与手厥阴经脉的循行是一致的。绝不是单从刺激正中神经可以解释的。凡治疗肘、臂、胸、胁、心、肺、胃、腹等处疾病，都可针向曲泽穴方向斜刺，使针感走达患野或周围为佳。

2. 经旨浅识

⑴《灵枢·本输》篇中说："行于间使，间使之道，两筋之间，三寸之中也，有过则至，无过则止，为经"，其"有过则至，无过则止"就是说当本经（心包络经）发生病变时，脉气就促使它在这个部位上表现出特别的反应，无病时则反应停止，与平常一样。

⑵《伤寒论》166条说："脉浮而紧，而复下之，紧反入里，则作痞，按之自濡，但气痞耳。"脉浮紧病在表，治当发汗，今反下之，而致外邪陷入于里而成痞。按之柔软，并无疼痛，此为无形之气结而成的"气痞"，宜取泻本穴行气散滞以消气痞。

3. 历代医家经验　间使是治疗疟疾的常用有效穴，为历代医家所公认。如《肘后歌》云："疟疾寒热真可畏，须知虚实可用意，间使宜透支沟中……疟疾三日得一发，先寒后热无他语，寒多热少取复溜，热多寒少用间使"；《胜玉歌》云："五疟寒多热更多，间使、大杼真妙穴"；《通玄指要赋》云："疟生寒热兮，仗间使以扶持"；《玉龙赋》云："间使剿疟疾"；等等。

4. 透刺法的作用

⑴间使透（透达）支沟的透刺法，适用于提插、呼吸等补泻法和强弱刺激，而不适于捻转补泻法。适用于"病先起阴者，先治其阴，而后治其阳"（《灵枢·终始》）。

⑵间使透（透向）支沟的透刺法，属于逆经透刺，可增强刺激量，提高间使穴理气散滞和宽胸利气的功效。

5. 异常针感的处理　刺中经络，针感走达速度颇慢，为患者所能描述，若刺中感觉神经则是一种电击样感觉。针刺本穴，如电击样的感觉突然从本穴循手厥阴经下行走至手腕、手指或腕臂手厥阴经线抽筋，应立即将针退出几分向另一方向刺入。如继续捻刺，会出现麻木、灼痛或运动障碍等。多数病例，在拔针后电击感逐渐消失，个别病例遗留数日逐渐消失。亦有使用热敷、烤电、熏洗甚至内服中药治疗，方可消失者。针灸处理，针刺内关或郄门，少泻多留针，若使舒适的针感循手厥阴经走至手腕或手指，可很快使症状缓解。若针刺内关出现以上情况，亦可取间使以解之。

【歌括】

间使掌后三寸中，截疟又可心络通，
行气散滞兼行血，泻刺六分气滞攻。

第四节 | 内　关

内关，因位于腕臂内侧，手厥阴之络脉由此别出，沿本经通过肘关、肩关上行系于心包络，故而得名。

本穴是手厥阴心包络经的腧穴、络穴，通于阴维脉，主治本经经病和胃、心、心包络疾患以及与情志失和、气机阻滞有关的脏腑、器官、肢体病变。

本穴和间使穴功能相近，都有理气散滞，通畅心络的作用。间使穴【临床应用】中的一些病证，也是内关穴的治疗范围，可互参。

【治疗范围】

1. 络脉病　“手心主之别，名曰内关。去腕二寸，出于两筋之间，循经以上，系于心包络。心系实则心痛，虚则头强（《甲乙经》作烦心）。取之两筋间也”（《灵枢·经脉》）。对于邪气盛而实的心痛和正气衰而虚的烦心，可取本穴施治。

2. 神志病和血脉病　心主血脉，又主神明。心包与心本同一体，其气相通。心脏的喜乐由心包透露出来。心包为心之外膜，络为膜外气血通行的道路，心包络是心脏所主的经脉，心不受邪，由心包代心受邪而为病。凡邪犯心包，影响心脏出现的神志病和气滞脉中，心络瘀阻所致的病证，都可取施本穴。

3. 气机阻滞的病证　因思虑恼怒，情志失和，气机阻滞的病变，如因气滞而气机升降失调，产生气逆，出现的肺气上逆、胃气上逆，以及气滞脉络、气滞则瘀等病证，都属本穴的主治范围。使用培补之法（如大补气血、温补脾肾、补益脾胃等），恐峻补滞塞、中满，影响气机的通畅，或欲佐以理气散滞之法者，都可配泻本穴。

4. 阴维为病　内关通于阴维脉，而阴维脉联系着足太阴、少阴和厥阴经，并会于任脉，还与足阳明经脉相合，这些经脉都循行于胸脘胁腹，所以“阴维为病苦心痛”（《难经·二十九难》）。内关穴善治胸痛、胁痛、胃痛、心痛、结胸、反胃、胸脘满闷、胁下支满、腹中结块以及疟疾等。正如《玉龙歌》中说：“腹中气块痛难当，穴法宜向内关防，八法有名阴维穴，腹中之疾永安康。”《标幽赋》中说：“胸腹满痛刺内关。”和《八脉交会八穴主治歌》所说的：“中满心胸痞胀，肠鸣泄泻脱肛，食难下膈酒来伤，积块坚横胁撑；妇女胁疼心痛，结胸里急难当，伤寒不解结胸膛，疟疾内关独当。”

5. 经脉通路上的病证　依其针感的走向、穴位的所在、经脉络脉的循行和经筋的分布，内关还治疗本经经脉、络脉循行处的胸、胁、乳、腋下、膈、中焦（特别是胃）、腕臂、掌指疾患。“胸胁若有病，速与内关谋”“胸中之病内关担”，对于胸胁部疾病，既能用于循经取穴，通经活络，又可用于辨证取穴，行气散滞。

【功能】

1. 辨证取穴 用泻法，理气散滞、通畅心络、安心神、和胃止呕、截疟。类似柴胡、半夏、枳壳、木香、陈皮、青皮、郁金、香附、菖蒲、远志、朱砂、莲子心等药的功效。

2. 循经取穴 用泻法，通经活络、祛邪散滞（均用于本经经脉病）。

3. 局部取穴 用泻法，舒筋活络；配艾灸，能祛邪散滞；用补法，有壮筋补虚之效。

【主治】

呕吐、胃痛、善笑不休、心烦、呃逆、霍乱、郁证、癫证、痫证、狂证、失眠、心绞痛、心肌梗死、心悸、无脉症、风湿性心脏病、脏躁、哮证、喘证、癔病、厥证、中暑、乳汁缺乏、乳癖、腹痛、身痛、痛经、月经不调、妊娠恶阻、胎动不安、疟疾、黑热病、疟母、夜盲、腕臂经筋拘急、正中神经痛、腕管综合征。

亦治痢疾、传染性肝炎、初期肝硬化、甲状腺功能亢进、单纯性甲状腺肿、脚气、暴盲、青光眼等。

【临床应用】

1. 呕吐 取泻本穴，理气、和胃、止呕。

(1)饮食停滞型：配泻公孙、中脘，消食化滞，调和胃气。便秘者加泻天枢。

(2)痰饮内阻型：配泻公孙、丰隆，化痰降逆止呕；或配泻丰隆、中脘（配艾灸或烧山火），温化痰饮，和胃降逆。若兼见口苦胸闷，舌苔黄腻等痰郁化热之症，可配泻公孙、中脘（配透天凉），清热化痰，和胃降逆。

(3)肝气犯胃型：配泻公孙、太冲，疏肝理气，和胃降逆。

(4)外邪犯胃型：属于感寒夹湿，侵犯胃腑，胃失和降，水谷上逆而呕吐者，配泻灸中脘、足三里，温中理气，燥湿除满，类似厚朴温中汤之效。属于夏令感受暑湿秽浊之气，干扰胃腑，浊气上逆，胃失和降，突然发生恶心呕吐，脘腹痞满，烦热口渴，甚至呕吐苦水胆汁者，配刺金津、玉液出血，恶心呕吐即可停止；或配刺曲泽出血，理气和胃，清暑止呕。

对于因呕吐影响服药又怕针患者，可用指肚按压或用指甲掐压内关，待恶心呕吐缓解后服药。

2. 呃逆 参见公孙一节【临床应用】。

3. 霍乱 因暑湿秽浊，阻遏中焦，气机窒塞，上下不通引起的干霍乱。取泻内关、公孙、足三里，点刺曲泽或委中出血，通肠和胃，开闭逐邪。若吐泻已止，病势已减，可针泻内关、公孙，以善其后。

4. 郁证 本病是由情志抑郁，气机郁滞所致。具有理气行滞功能的内关穴为其常用穴。

(1)因情志所伤，肝失条达，横窜脉络，胃失和降所致者。配泻太冲、中脘、上脘，疏肝理气，和胃降逆。如胸胁疼痛明显者，去太冲加泻期门。

(2)因气郁化火，肝火上炎，气火扰动，胃失和降所致者。配泻行间、上脘或中脘，清泻肝火，和胃畅中。

(3)因痰气郁结，肝气夹痰，上结喉咽所致者。配泻丰隆、天突或廉泉，理气祛痰，降气利咽。如兼见精神抑郁，胸闷胁痛，腹胀嗳气，食欲不振，胃部隐痛等症状者，上方加泻中脘。

5. 心绞痛、心肌梗死 《内经》中的"心痛""真心痛"和"厥心痛"，都为心包络的病变，如《类证治裁》中说："心痛，心包络病，实不在心也。心为君主不受邪"，"内外邪犯心之包络，或他脏之邪犯心之支脉，故尔心痛，此厥心痛也。"《素问·脏气法时论》篇中所说的："心病者，胸中痛，胁支满，胁下痛，膺背肩胛间痛，两臂内痛。”其症状与心绞痛和心肌梗死有某些类似，西医学描述疼痛放散的“海特资氏过敏区”正是手少阴心经和手厥阴心包络经的循行部位。因此，心包络经的腧穴、络穴内关为其常用穴，用以通畅心络，理气行血。

(1)因心气不足，气滞脉中，血行障碍，心脉痹阻，心络挛急所致者。发作时，取泻内关、神门，理气通络，行血止痛。停发期，针补神门、合谷，泻内关，补益心气，理气通络；或针泻内关、三阴交，补合谷，益气行血，化瘀通络。

(2)因心阳虚衰，血行障碍，心脉痹阻，心络挛急所致者。在取补关元、合谷、神门，温阳救逆，益气复脉的基础上，配泻内关佐以理气通络。待阳回脉复，再辨证求因施治。

(3)属于气阴两虚型的心绞痛。取泻内关，补合谷、复溜，益气养阴，理气通络。

(4)属于阴虚阳亢型冠心病合并高血压。取泻内关、心俞、太冲，补复溜，育阴潜阳，行血通络。

心绞痛(除心阳虚衰型外)发作时，仅针泻内关穴往往能很快缓解疼痛。属于心气不足者，针泻内关，补合谷，亦能很快缓解症状。

6. 脏躁　本病为神志不宁，精神失常的一种病证，多由忧愁思虑，或神志郁结，或突受惊骇，致使心伤血虚，心火上亢，内脏功能失调所致。在发病时悲伤欲哭，心中烦乱，呵欠频作，睡卧不安，精神抑郁者，取泻内关、神门、太冲，疏肝理气，清心安神。如因气郁化火，煎熬成痰，痰火上扰者，取泻内关、神门、丰隆，清心安神，理气豁痰。缓解期，根据具体情况辨证取穴。

7. 哮证、喘证　其病位在肺。多由寒痰渍肺，或痰热犯肺，或痰浊壅肺，致使气机升降出入失常而发病。“胸中之痰内关担”(《拦江赋》)。取泻内关穴，用以宽胸利气，对于肺气壅实，失其宣降的肺实证，有助于气机的通畅。对于慢性哮喘急性发作，针泻本穴，不配合药物，收效亦很满意。

8. 癔病　本病出现精神、运动和感觉三方面症状，与中医学的“脏躁”“厥证”“郁证”中的某些症状相似。多因肝气郁结，气机不畅，经络阻滞；或肝郁气滞，肝风内动，或气郁化火，痰火上扰，清窍被蒙；或气逆痰阻，经络阻滞，清窍被蒙所致。

(1)精神症状中的哭笑无常，大吵大闹，手足舞蹈，或作戏剧样表演，或发生错觉，发作之后复故如常。取泻内关、丰隆、神门或通里，理气降痰，宁心安神；或泻内关、内庭、丰隆，清降痰火，理气安神。

(2)运动症状中的肢体震颤和痉挛，取泻内关、太冲、阳陵泉，理气解郁，平肝息风；或泻内关、太冲、合谷，理气镇痉，平肝息风。若患病日久，出现肝肾阴虚者，上方与取补复溜、曲泉，滋补肝肾之法交替施治。运动症状中的肢体瘫痪，针泻内关、曲池、阳陵泉，疏肝理气，舒筋活络；或取泻本穴，配合患野腧穴和言语暗示，收效亦佳。如癔病性失语，配泻廉泉，佐以暗示。癔病性失明，配泻风池或印堂，佐以暗示。

身体虚弱，癔病易于复发者，可在停发期根据具体病理类型，辨证施治，以求根治。

【病案举例】

例一：马某，男，31岁，1967年9月25日初诊。

主诉：胸胁闷痛，气嗝不顺已一年多。

现病史：一年多前因生气后出现胸闷胁痛，时而窜痛，胸部沉闷压重，胃脘沉痛，食欲不振，食后吐酸，善太息，有时腹胀，脉象沉弦。每因生气及饮食失节时病情加重。曾久治效果不良。

辨证：属厥阴气郁证。

治则：疏肝解郁，佐以和胃。

取穴：取泻手厥阴经的内关和足厥阴经的太冲，疏调厥阴经气；配泻足三里穴佐以和胃。

效果：二诊后，诸证明显减轻；三诊后，饮食增加，胸胁胀满又明显减轻；五诊痊愈。

例二：董某，男，25岁，住南阳市七一公社大寨大队中寨生产队。1969年11月11日初诊。

主诉：胸痛已二年。因劳动闪挫而得。

刻下症：胸骨及胸膺部痛，咳嗽、喷嚏、深呼吸、负重均痛，打不上来嗝，嗓子发干（劳动尤甚），气短乏力（因久服散气药之故），脉象沉涩。

辨证：气滞血瘀型胸痛。

治则：行气活血，通络止痛。

取穴：一诊针泻内关，二诊针泻膻中，三至六诊针泻内关、三阴交。

效果：一诊、二诊后效果不佳；三诊后担负40kg重东西仅感微痛；四诊后重体力劳动时胸部微痛，嗓子紧减轻；五诊后劳动用力胸部已不痛；六诊痊愈。

随访：两个月后患者告知在此针愈未发。

例三：克德加·胡梅地，女，17岁，埃塞俄比亚人。1979年2月19日初诊。

主诉（笔述）：患失语症已六个月。

现病史：感冒两天后，出现失语，并伴有心烦易怒、少寐等症状。精神抑郁，舌苔黄腻，脉象滑数有力。曾在当地农村和首都某医院治疗（服药、打针和蒸汽吸入疗法等），效果均不佳。

检查声带无异常发现，耳鼻喉科以“癔病性失语”转针灸治疗。

既往史：患右耳化脓性中耳炎、鼻出血（右侧）、气管炎、视物昏花等病，断续复发至今未愈。

辨证：依其脉证，系气逆痰阻，窍络阻滞之癔病性失语。肝郁气逆，痰阻舌络，痰火扰心，神不守舍，故出现上述一系列证候。

治则：清心降火，理气祛痰。

取穴：针泻内关、神门、丰隆。配合语言暗示。

效果：二诊后说话基本恢复正常，失眠、心烦易怒已愈；三诊后言语已恢复正常。

【腧穴功能鉴别】

1. 内关与大陵功能比较　详见大陵一节【腧穴功能鉴别】。

2. 内关与间使功能比较　它们都有行气散滞和通畅心络的作用，但内关偏于通畅心络，治疗心络瘀阻引起的病变，长于治疗神志病。间使偏于行气散滞，可广泛用于治疗气滞脉络引起的病变，长于截疟、退热。

【腧穴配伍】

1. 内关与公孙配伍　“内关相应是公孙”（《八法交会歌》）；“公孙便与内关合”（《八法配合歌》）；“公孙冲脉胃心胸，内关阴维下总同”（《八法交会八穴歌》）。通于阴维脉的内关和通于冲脉的公孙穴配伍，其具体运用，详见公孙穴【腧穴配伍】。

2. 针泻内关　配泻神门，清心安神，通心络行瘀血；配泻三阴交，理气通络，行血散滞；配泻膈俞，理气宽膈，行血祛瘀；配泻膻中，理气宽胸；配补太溪，行气散满，补肾定喘；配泻足三里、中脘，行气散滞，和胃畅中；配泻丰隆、中脘，行气和胃，祛痰止呕；配泻灸中脘、足三里，类似厚朴温中汤（李东垣方）之效。

【讨论】

1. 本穴针感　参见间使一节【讨论】。

2. 经旨浅识

（1）《伤寒论》78条："发汗吐下后，虚烦不得眠，若剧者，必反复颠倒，心中懊侬，栀子豉汤主之……若吐者，栀子生姜汤主之。"是热扰胸膈，心中懊侬的证治。针治可取泻本穴配透天凉，清热除烦；而兼呕吐者，亦可取泻本穴清心除烦止呕。

《伤寒论》79条："发汗，若下之，而烦热，胸中窒者，栀子豉汤主之。"是热扰胸膈，胸中窒塞的证治。取泻本穴配透天凉，可清热除烦，宣通气机。

《金匮要略·呕吐哕下利病脉证治》篇"下利后更烦，按之心下濡者，为虚烦也，栀子豉汤主之。"下利止后，烦仍不解，故曰"更烦"；按之心下濡者，是无疼痛拒按之证，故"为虚烦也"，宜用栀子豉汤治之。本条是下利后，热扰胸膈的证治。针灸治疗，可泻内关配透天凉，清热除烦。

《伤寒论》中的80条、231条，使用栀子豉汤主之者，均可取泻内关配透天凉治之。

（2）《伤寒论》209条说："伤寒呕多，虽有阳明证，不可攻之。""伤寒呕多"是因胸膈热甚，胃气上逆，故使作呕。"虽有阳明证，不可攻之"是因热邪上聚于胸，未结于腹，邪尚未离少阳，故不可攻下，妄行攻下，恐邪陷里。宜取泻本穴，清胸膈调胃气以止呕吐。

（3）《金匮要略·黄疸病脉证并治》篇中说："酒黄疸，心中懊侬，或热痛，栀子大黄汤主之。"酒性湿而热，饮酒过多，湿从热化，故"心中懊侬，或热痛"。针治宜取泻内关（配透天凉）、足三里，和胃除烦。

（4）前人把三焦称为阳气之父，心包络称为阴血之母，即是认为此二经有统调全身气血的作用。取刺手少阳经的络穴外关和手厥阴经的络穴内关，是否有调节全身气血的作用？根据临床实践，本穴治疗胸满腹痛、腹内痞块、胁痛心痛、结胸等证。其腹痛、痞块多由气血郁滞所致。取泻本穴所产生的作用是否与上述机理有关，均待进一步实践与探讨。

（5）"阴维为病苦心痛"（《难经·二十九难》）。阴维脉维络诸阴经，联系着足太阴、少阴和厥阴经，并会于任脉，这些经脉都循行于胸脘胁腹，所以说"阴维为病苦心痛"。心为五脏六腑之大主，其名为心痛，非仅真心痛，而是内脏疾患的意思。通于阴维脉的内关穴，主治心、胸、胃、胁肋、腹部疾患。历代医家有此记载，如《杂病穴法歌》有"腹痛公孙、内关尔"；《百症赋》有"建里、内关，扫尽胸中之苦闷"；《玉龙赋》有"取内关于照海，医腹疾之块"；等等。

3. 透刺法的作用

（1）内关透（透达）外关的透刺法，适用提插、呼吸等补泻法和强弱刺激，而不适于捻转补泻法。适用于"病先起阴者，先治其阴，而后治其阳"（《灵枢·终始》篇）。

（2）内关透（透向）支沟之透刺法，属于逆经透刺，其方向属于迎而夺之，对心、心包、胸、腹疾患更为适宜。

4. 误补为泻之弊　具有疏利气机和行气散滞的内关穴，因施补为泻法，出现恶心呕吐，胸腹满闷、胃脘痞闷，气嗝（呃）不利的例证，是由于误用补法影响气机通畅和胃气的和降之故。1963年7月，治疗一例膝关节痛患者，有意刺本穴试补，捻补十分钟后，患者即感胸腹痞闷欲呕，留针二十分钟后改用泻法，前症移时消失。

5. 八脉交会穴的治疗范围 详见公孙一节【讨论】。

6. 存疑待探 本穴治疗疟疾和无名热，其收效的机制尚不清楚，有待探讨。

7. 拔针后腹痛的原因和处理 参见梁门一节【讨论】。

【歌括】

内关阴维络穴焉，掌后二寸两筋间，
理气散滞通心络，和胃止呕胸腹恬，
清心安神开心窍，多泻少补六分砭，
木香青陈柴香附，朱砂远蒲郁枳莲。

第五节 | 大 陵

大陵，位于掌根阜起处，因其似陵丘之象而得名；又名心主、鬼心；是手厥阴之脉所注为输的输土穴；六阴经，以输代原，输原合一，故而又是心包络经之原穴；心包属于相火，穴属于土，因而又为心包络经之子穴。

依其经脉的循行、针感的走向，穴位的所在和心包络的生理、病理，以及临床实践，大陵主治与心、心包有关的神志病以及情志失和，气机阻滞所致的病变。

【治疗范围】

1. 神志病证 《灵枢·邪客》篇中说："少阴，心脉也。心者，五脏六腑之大主也，精神之所舍也，其藏坚固，邪弗能容也。容之则心伤，心伤则神去，神去则死矣。故诸邪之在于心者，皆在于心之包络。包络者，心主之脉也。"凡邪气犯心，传入心包，心包受邪，影响心脏功能，如：温邪逆传，陷入心包，扰及心神，和痰火上扰，蒙闭心包引起的神志病，都可取刺本穴。

"实者泻其子"，取泻心包络经之子穴，对于心火炽盛所致的病证，具有清心火，安心神的作用。

2. 心血脉病 心主管血液在脉管内的运行。心包为心之外膜，络是膜外气血通行的道路，心包络是心脏所主的经脉。因此，气滞脉中，心络瘀阻所出现的病证，可取泻心包络经的原穴大陵以通畅心络。

3. 气机阻滞引起的病证 心包络的原穴大陵，用以辨证取穴，行气散滞，还治疗因情志失和，气机阻滞或气滞血瘀引起的胸、胁、胃、腹疾患及积聚等。

4. 经脉通路上的病证 用于循经取穴（通经活络，祛邪散滞），治疗本经经脉循行所过处的胸胁、肘臂疾患。此外，手厥阴之筋经过本穴处的经筋弛缓不用或拘急以及腕管综合征等，都可取施本穴。

【功能】

1. 辨证取穴　用泻法，清心安神、通畅心络、清营凉血，类似百合、黄连、生地、水牛角、莲子心、远志、菖蒲、朱砂、栀子、青皮、陈皮、竹叶等药的功效。

2. 循经取穴　用泻法，通畅厥阴经气。

3. 局部取穴　用泻法，祛邪散滞、宣导气血、舒筋活络；用补法，有壮筋补虚之效。

【主治】

癫证、狂证、痫证、脏躁、癔病、厥证、无脉证、心悸、心绞痛、心肌梗死、失眠、善笑不休、遗精、甲状腺功能亢进、流行性脑脊髓膜炎、流行性乙型脑炎、扁桃体炎、舌疮、胃痛、口臭、疔疮、痹证、腕下垂、胁肋痛、肠伤寒、腕关节软组织损伤、腕管综合征。

亦治急惊风、喉痹、胸痛、吐血、鹅掌风等。

【临床应用】

1. 癫证、狂证　取泻本穴，清心安神、开窍醒志，治疗因思虑太过，肝气被郁，脾气不升，气郁痰结，蒙蔽神明所致之癫证；和暴怒伤肝，肝火暴张，火盛痰结，上扰神明，心窍被蒙，神志逆乱之狂证。前者，配泻丰隆、太冲，疏肝理气，化痰醒志；后者，配泻丰隆（配透天凉）、行间，或配泻丰隆、内庭、行间，清降痰火，镇心安神。

2. 心悸　取泻本穴，用以清心安神，镇惊宁神，通畅心络，治疗心神不宁，阴虚火旺，心络瘀阻，痰火上扰和心气不足型。

（1）心神不宁型：《素问·举痛论》篇说："惊则心无所倚，神无所归，虑无所定，故气乱矣。"因惊则气乱，心神不能自主的心悸，配泻神门镇惊安神，挟痰热上扰者加泻丰隆；体素血虚者，配补三阴交或膈俞；体素心气不足者，配补心俞或神门。

（2）痰火上扰型：因痰热上扰，胃失和降，心神不安所致之心悸，配泻丰隆（配透天凉），或配泻丰隆、内庭，清热化痰，和胃降浊，则心自安宁。

（3）心血瘀阻型：因风寒湿三邪搏于血脉，内及于心，心气被抑，心血瘀阻而致的心悸，配泻心俞（加灸）、膈俞或厥阴俞，温阳通络，活血祛瘀；或配泻神门、膻中，通心络祛瘀血，使心络通畅，则心悸自止。

（4）阴虚火旺型：本型刘河间所谓"水衰火旺，心胸躁动"，张景岳认为"水亏火盛而惊悸不宁"，是由肾阴不足，水不济火，心火内动，扰动心神所致。取泻大陵清心火，补复溜滋肾阴，共收滋阴清火，安神定志之效。

（5）心气不足型：因心气不足，气滞脉中，血行障碍，心络瘀阻所致之心悸，配泻神门、三阴交（或心俞），理气活血化瘀；或配泻神门，补合谷，益气活血，理气通络；或取泻大陵通心络，补神门、心俞补心气，共奏补心气通心络之效。

3. 善笑不休　参见通里一节【临床应用】。通里易大陵。

4. 甲状腺功能亢进　取泻本穴，用于治疗因痰火内扰，火盛伤阴，心阴不足，心神不宁所致者。配泻丰隆、内庭，清降痰火，安神除烦。

5. 流行性脑脊髓膜炎　取泻本穴，治疗病在气营（气营两燔型）和热入心包，肝风内动（热盛风动型）者。前者，配泻合谷、内庭，点刺手十二井穴，清气凉血解毒；后者，配泻合谷（或曲池）、太冲，点刺曲泽或手十二井穴出血，清热解毒，清营息风。

6. 舌疮　心气通于舌，舌为心之苗，舌疮与心火有关。心为君火，心包属于相火。心包相火清降，则心火自消。因此，心火炽盛，火炎于上，熏蒸口舌所出现的舌疮，伴有烦热不寐，口渴思饮，苔黄脉数等征象者，取泻大陵、通里、内庭，清心火、降胃火。舌疮兼见舌尖赤痛，小便赤涩热痛，心烦不寐，口燥咽干等症状者，取泻大陵、中极，清心利便。

7. 腕关节软组织损伤　取泻本穴，主治腕屈指肌腱损伤，腕部掌侧有压疼，局部肿胀，甚则皮下出血，腕及指关节同时背伸，则腕掌侧疼痛。配泻阿是穴，行血散瘀，舒筋活络。如局部瘀肿明显者，用三棱针点刺出血，肿疼可即刻减轻。

8. 腕管综合征　多因屈指肌腱鞘炎，肿胀、增生等，压迫腕管内的正中神经所致。属于中医学“麻木”“痹证”范围，多因寒湿淫筋，风邪袭肌，或因跌仆闪挫，瘀血阻络，气血运行受阻所致。正中神经损伤后，手掌桡侧部，桡侧三个半手指掌侧和第三节指背的皮肤感觉障碍，表现为麻木、刺痛，夜间加剧，甚至痛醒。病久可出现感觉消失，鱼际处肌肉萎缩，肌力减退。患野取穴，取泻本穴向腕管内刺入，配泻内关（向腕管刺入）、合谷，以收通经活血之效。

9. 腕下垂　《灵枢·终始》篇说：“手屈而不伸者，其病在筋，伸而不屈者，其病在骨。在骨守骨，在筋守筋。”不论何种原因或病证所致或出现的腕臂筋脉挛急之腕下垂，均可以大陵为主穴，配伍治疗。

手厥阴经筋、手少阴经筋、手太阴经筋三经拘急出现的腕下垂，取泻大陵、神门（或通里）、列缺（或太渊），舒畅经筋，通经活络。若伴有阳经经筋弛缓无力或手腕已成畸形下垂者，前穴可与取补阳经的阳池、外关、支正、偏历，健壮经筋，补益虚损之法，交替施治，以收调节经筋功能的平衡，矫正畸形（用于患病时短，属于轻型者）之效。

10. 肠伤寒

（1）因湿热化燥，热入营血，损伤阴络，迫血妄行所致者。证见大便下血，肛门灼热，烦躁不宁，舌质红绛，脉多细数等。针泻大陵、三阴交（配透天凉）、大肠俞或上巨虚，清热凉血止血。

（2）因湿热不解，酿蒸痰浊，痰蔽心窍所致者。证见身热不甚，时而神昏谵语，心烦不安，苔黄垢腻，脉象濡滑而数等。针泻大陵、阴陵泉、丰隆，清热化湿，豁痰开窍。

【病案举例】

例一：魏某，女，31岁，住南阳县掘地坪公社田营大队庙场村。1982年3月27日初诊。

主诉：头痛失眠数天。

现病史：患者两年前输卵管结扎后即感头晕，神志失常，一天出现三、四次，住院二十多天未愈，此后晕厥多次出现。本月十七日在我院神经科诊断为“癔病”，用谷维素、维生素B_1、地西泮、脑立清等药，头晕不减，又出现头痛、失眠。

刻下症：头痛频繁，痛如针刺，号叫呻吟，早晨、中午轻，午后较重。头部沉重如裹，失眠，只能入睡两、三个小时，头晕，头昏甚至晕厥，恶心厌食，食入即吐。气短微言，倦怠无力，听力减退，心烦，神志恍惚，舌淡口黏，口苦。舌苔白腻，脉细略数。

辨证：脾不运化水湿，湿聚生痰，痰湿阻于中焦，上蒙清窍则头重如裹，头晕头昏，呕恶厌食；脾虚化源不足，故见气短微言，倦怠无力，听力减退；痰湿阻于脉络，血行不畅，故头痛难忍；痰邪扰心，则神志恍惚，失眠心烦。舌淡口黏，舌苔白腻，脉细略数等均为痰湿内蕴之象。

治则：除湿涤痰，清心醒志。

取穴：一至四诊针泻大陵、阴陵泉、丰隆，五诊上方减大陵。

效果：一诊后食欲恢复正常，进食不再呕吐，头痛减轻；二诊后夜间可睡眠四五个小时，仅两鬓角痛，呕吐、晕厥已止，脑子清醒；四诊后微觉头晕头痛，夜间可入睡八个小时；五诊痊愈。

随访:半年后患者托人前来告知上述病证在此针治痊愈未发。

例二:杨某,男,71岁,住南阳市七一公社。1970年元月20日初诊。

主诉:手指麻木、刺痛已半年之久。

现病史:半年前因跌仆损伤右侧手腕,嗣后逐渐出现右侧手掌桡侧及桡侧三个半手指掌侧和第三节指背麻木、刺痛,夜间痛甚,肌力减退,影响持物。用药收效不佳。

辨证:跌仆损伤筋脉,瘀血阻络,气血运行不畅之腕管综合征。

治则:通经活血。

取穴:针泻右大陵、合谷、内关。针感均走达患野。

效果:三诊后右手麻木、刺痛明显减轻;六诊基本治愈;七至十诊巩固疗效。

随访:月余后患者告知针愈未发。

例三:段某,男,19岁,住镇平县田岗公社倪焕庄大队。1965年9月21日初诊。

主诉(代述):精神失常二十天。

现病史:患流行性乙型脑炎,治疗十多天病愈。后遗神志痴呆,精神失常,语无伦次,答非所问,不知饮食,二便失禁,口渴引饮等。近五天来突然不会说话,神志痴呆。舌体胖有齿痕,舌尖红,舌苔薄白,脉象细数。

自幼多病。十岁左右曾从枣树上跌下。发育不良,如十二三岁小孩的体形。先天性右眼睑下垂。

辨证:此系温邪陷入心包,损及神明,音窍闭阻之证候。

治则;醒神志,开音窍。

取穴:一诊针泻大陵、风池、廉泉、哑门;二至九诊针泻大陵、神门。

效果:二诊后,失语治愈,神志略痴呆;七诊治愈;八、九诊巩固疗效。

【腧穴功能鉴别】

1. 大陵与神门功能比较 大陵和神门都是治疗心、胸和神志病的常用穴。心之实证,多因心包络受邪,影响心脏所致,心之虚证,多由心之本脏,因于内伤。心包络经的原穴、子穴大陵,偏重于治疗心火壅盛、邪蒙心包、痰火扰心和心络瘀阻所致的病证,多用泻法。心经的原穴、子穴神门,不仅治疗大陵穴所治的心实证,还治疗心气不足和心血亏虚的心虚证,虚补实泻。

2. 大陵与内关功能比较 以上两穴都是心包经的腧穴,但因原络穴的不同,其功能有异。大陵穴多用以清心、安神、通心络、醒神志,治疗神志病和病位在心包、心、舌的疾患。内关穴多用以理气散滞,和胃宽胸,通畅心络,治疗胸胁胃腹、心包和神志病。

【腧穴配伍】

针泻大陵 配泻丰隆,清心导痰开窍;配泻阴陵泉、丰隆,清化湿热,豁痰开窍;配泻丰隆、神门或心俞,清心安神,祛痰除烦;配泻合谷、太冲,平肝息风,清心宣窍;配泻心俞、膈俞,通心络行瘀血;配泻中极,清心火利小便;配泻丰隆、内庭,清降痰火,安神除烦,宣窍醒志;配泻三阴交,理气通络行血散滞;配泻三阴交,点刺曲泽出血,清营凉血解毒。

【讨论】

1. 经旨浅识 《灵枢·五乱》篇所说的:"气乱于心,则烦心密嘿,俯首静伏……气在于心者,取之手少阴心主之俞。"就是说气乱于心,则出现心中烦闷,沉默无声,俯着头静伏而懒动的病证，可取刺手少阴经的腧穴神门和手厥阴心包络经的腧穴大陵，安神定志。

2. 艾灸问题　原穴大陵，多以心包络经的子穴使用，是因心包络病，多由外邪内侵，邪扰心包，出现热实证候之故。由于心包络病多出现热实证候，因此，一般不主张施用艾灸，特别是心阴不足，阴虚火旺，痰火扰心和邪蒙心包所出现的病证，更不适用，用之则易助邪火，燥阴扰阳。

3. 历代医家经验　《玉龙赋》中说："劳宫，大陵，可疗心闷疮痍；……大陵、人中频泻，口气全除；……肚痛秘结，大陵合外关与支沟"；《玉龙歌》中说："气胸之病大陵泻，气攻胸腹一般针；……口臭之疾最可憎，劳心只为苦多情，大陵穴内人中泻，心得清凉气自平"；《胜玉歌》中说："心热口臭大陵驱"；《通玄指要赋》中说："抑又闻心胸病，求掌后之大陵"；《保命集》中说："哕呕无度，针手厥阴大陵穴"；等等。这都说明本穴善治心、胸、胃、腹病证。

4. 本穴作用机制

(1)从五行生克相互制约的关系来说，针泻心包络经的输土穴大陵，减弱土势，土受治则不制水，水无所畏于土，则水势旺盛而能制火，火受水制则不欲实。心属君火，心包属于相火。相火火势得制，则心火亦可得清，神志得宁。所以，本穴有清心火，安心神的作用。

(2)"包络大陵中冲补"(《十二经子母穴补泻歌》)。心包实证，取泻本经的大陵穴，是因心包属于相火，本穴五行属土，火能生土，土为火之子，大陵是心包经的子穴。所以，实者泻其子，泻大陵以泻其心包实证。

5. 鬼心穴的命名　由于本穴有清心包，安心神，醒神志和开心窍的功效，常用于治疗神志失常病。因此，前人把它列为十三鬼穴之一，又名鬼心。

【歌括】

心包子原是大陵，掌后横纹两筋明，
能通心包通心络，安神醒志又清营，
实则泻子少补灸，泻刺宜进四分停，
珠犀地连合栀志，菖蒲青陈功效平。

第十一章

手少阳三焦经

第一节 | 概 论

【经脉的循行路线及病候】

1. 循行路线 起于无名指尺侧的末端,向上走出第四、五掌骨之间,沿手背至腕关节偏外侧,经过前臂尺骨和桡骨之间,向上通过肘尖部,沿上臂外侧上行至肩部,交会于手太阳经的秉风穴,同督脉交会于大椎穴,从足少阳经的后面,交会足少阳经的肩井穴,向前进入缺盆,向下布于两乳之间的膻中,散络心包,向下通过横膈,挨次统属上、中、下三焦本腑。其支脉,从膻中分出,向上浅出缺盆,上达项部,布于耳后,直上走出耳上角,交会于足少阳经的悬厘、颔厌,由此屈而下行走向面颊,直达眼眶下面,交会于手太阳经的颧髎穴。其分支,从耳后进入耳中,出走耳前交会于手太阳经的听宫穴,经过足少阳经的上关穴之前,相交于颊部(和原来在颊前的分支相交),抵达目外眦角,与足少阳经脉相衔接。属三焦,络心包。本经腧穴治疗本经经脉循行处手、腕、肘、臂、肩、耳、目、腮、头项疾患。通过它外络肢节经脉通路经气的作用而发挥疗效。

2. 病候 本经经脉多见外经病候,它循行处的头颞、腮、喉咙、眼、耳、肩、臂、肘、腕,手指病变以及少阳经证。如《灵枢·经脉》篇所说:"是动则病,耳聋浑浑焞焞,嗌肿,喉痹。是主气所生病者,汗出,目锐眦痛,颊痛,耳后、肩、臑、肘、臂外皆痛,小指次指不用",正是它循行处的病变。这是受到致病因素的侵袭,手少阳经经气和有关部位发生病变,在体表出现的症状和体征。这些症状和体征,都是通过本经在它循行的部位反映出来的,对于诊断和治疗起着重要作用。这些病候的发生、发展、传变和痊愈过程,也都是通过本经而实现的。它所反映的这些病候,都是本经腧穴的治疗范围,是通过本经经脉和改善本经经气而收效的。

【三焦的生理病理】

三焦是内脏的外腑,基本上包括所在脏腑(特别是与上焦心肺,中焦脾胃,下焦肝肾有密切关系)的病证。三焦总的功能是主持诸气,疏通水道,是"水谷"出入的通路。依其经脉、络脉的病候和手少阳经的合穴合于委阳治疗三焦病(不是治疗三焦所属的脏腑病)以及临床观察,本经腧穴多偏于主治本经经脉、经别和络脉循行处的体表疾患以及少阳经证。至于所属三焦的内脏病,分别取刺各脏腑经的有关腧穴及其俞募穴施治。

【所属腧穴的分布及治疗范围】

1. 本经腧穴 有关冲(井金穴)、液门(荥水穴)、中渚(输木穴)、阳池(原穴)、外关(络穴)、支沟(经火穴)、会宗(郄穴)、三阳络、四渎、天井(合土穴)、清冷渊、消泺、臑会、天髎、肩髎、天牖、翳风、瘈脉、颅息、角孙、耳门、和髎、丝竹空等23个。分布在无名指端、第四五掌骨间、腕、前臂尺桡骨之间、肘尖、上臂外侧、肩部、耳周、眉梢等处。其共同性是:都治疗所在处和邻近处的局部病。其特异性则是：肘以下腧穴还治疗侧头、眼、耳、喉、腮、胸胁和热性病；阳池还有解热的作用；外关还有清上焦热，清解少阳的功效；支沟还有通便治疗便秘的特殊作用；天井施灸还治疗颈淋巴结结核；关冲还有开窍醒志的作用。

伤寒病中的少阳经证是外关穴的治疗范围。

2. 本经交会于他经的腧穴　有交会于督脉的大椎，足少阳经的瞳子髎、悬厘、颔厌、上关、肩井，手太阳经的听宫、颧髎和秉风。

3. 他经交会于本经的腧穴　有足少阳经交会于本经的翳风；足少阳、手阳明经交会于本经的角孙；手太阳、足少阳经交会于本经的和髎；阳跷脉交会于本经的天髎。外关穴通于阳维脉。其中，翳风还治疗胆火上攻的耳疾患和腮腺炎；和髎还治疗手太阳和足少阳经经气失常的穴位所在处疾患；外关还治疗阳维为病的头痛、项强、目赤痛、伤寒、感冒等。

本章常用穴：中渚、外关、支沟、翳风。

第二节｜中　渚

中渚，又名下都；位于无名指外侧本节后陷中；是手少阳之脉所注为输的输木穴，又是三焦经的母穴。

三焦是内脏的外腑（是脏腑的外卫），包括了所有脏腑的病机、病证，贯彻于胸腹上、中、下三焦。职司人体的气化和疏通水道。根据“荥输治外经”（《灵枢·邪气脏腑病形》）和针感的走向及经络所通的作用，中渚穴是治疗三焦经经脉循行通路上的病变，和三焦热邪循经上扰引起的眼、耳、咽喉、头部疾患的常用穴。

三焦之火，易于循经上扰，故取本穴多用泻法，少用艾灸。若使其针感能循本经走达患野，则收效尤佳。

【治疗范围】

依据穴位所在、针感走向，以及手少阳经脉、经别和经筋的循行及分布，循经和患野取穴，中渚主治本经经脉、经别循行通路上的手指、肘、臂、肩、项、眼、耳、头部疾患，和穴位所在处的经筋病变。

痰热凝结三焦经脉，风热或三焦热邪循经上扰，所引起的头、项、喉、眼、耳和腮部疾病，都属本穴的治疗范围。它既可用于循经取穴，通畅经气，清宣少阳经的热邪，又可用于辨证取穴，清三焦，散郁热，降火邪。

【功能】

1. 辨证取穴　用泻法，清热降火。

2. 循经取穴　用泻法，有清宣少阳经气之效。

3. 局部取穴　用泻法配艾灸，能祛邪散滞；用补法，有壮筋补虚之效。

【主治】

耳鸣、耳聋、中耳炎、化脓性中耳炎、外耳道疖肿、头痛、瘰疬、急性结膜炎、扁平疣、寻常疣、手臂红肿、指掌关节经筋失常、胁肋痛、肘臂痛、上肢痛。

亦治落枕、斜视、喉痹、痄腮等。

【临床应用】

1. 耳鸣、耳聋　手少阳之脉，其支者，从耳后入耳中，出走耳前。取泻本穴，可收清宣少阳经气，通畅耳窍之效。

(1) 肝气抑郁，郁而化火，上扰清窍，耳窍失聪所致者。配泻肝经的子穴行间，和患野的耳门或听会，清泻肝火，宣通耳窍。

(2) 暴怒伤肝，肝胆之火循经上扰，耳窍蒙闭所致者。配泻胆经的原穴丘墟（或配透天凉）和肝经的原穴太冲（或配透天凉），清泻肝胆之火，宣通耳窍。

(3) 痰火上扰，壅阻耳窍，气闭失聪所致者。配泻祛痰要穴丰隆和足阳明经的水穴内庭，清降痰火，宣通耳窍。

(4) 温邪上攻，或温热病证误服热药，损伤窍络所致者。配泻丘墟（配透天凉）和患野腧穴听会、翳风，泄热降火，清宣耳窍。

(5) 外感风热，风热之邪上扰窍络所致者。配泻祛风清热的合谷（或曲池）和患野腧穴听会、听宫，疏风清热，清宣耳窍。

(6) 三焦之火，循经上扰，郁闭耳窍所致者。取泻中渚（配透天凉）、翳风、耳门或听会，清宣少阳，消散郁热，以益耳窍。

因肾虚精亏，精气不足，不能充养于耳；或因脾胃虚弱，气血生化之源不足，不能奉养于耳；或因脾阳不振，清气不升，不能上充于耳所引起的耳鸣、耳聋，不宜配取本穴施治。

2. 化脓性中耳炎　化脓性中耳炎属于中医学的“聤耳”“缠耳”“耳疳”“耳底疮”的范畴。取泻本穴（或配透天凉），清降上焦之热和清宣少阳经气，可起循经取穴和辨证取穴的双重作用。

(1) 风火上攻型：配泻曲池（或合谷）、听会或耳门，祛风清热，清散局部郁热。

(2) 三焦蕴热型：配泻外关、听会、翳风，清泄三焦之火，消散局部郁热。

(3) 属内因胆及三焦之火上炎，外受风热所致者，配泻丘墟、曲池（或合谷），清宣少阳，泄热降火。

3. 外耳道疖肿　外耳道疖肿，属于中医学中的“耳痈”“耳门痈”的范畴。手足少阳之脉，均循于耳。由胆及三焦之火或夹热毒循经上攻所致者。证见外耳道红肿、剧痛，耳屏压痛，溃而流脓，舌质紫红，舌苔黄腻，脉象弦数，或伴有发热、周身不适等症状。取泻中渚（配透天凉，使针感循经上行至耳为佳）、丘墟（配透天凉，使针感循经上行至耳为佳），或配降压沟放血，共收清热泻火、消散热毒之效。

4. 头痛　取泻本穴，治疗邪热上攻所致的少阳头痛。少阳头痛之特征为痛在侧头部，连及于耳。循经取穴和患野取穴相配，配泻丘墟、太阳（患侧）、风池（患侧）或以痛为腧的阿是穴，宣通少阳，通络止痛。

5. 瘰疬　因痰热凝结三焦，生于手少阳经循行处的颈部淋巴结结核，循经取穴，取泻本穴，宣通少阳经气，疏泄壅热结滞，配泻阿是穴（向核心刺入两、三针），以收通畅经气软坚散结之效。或配火针（尚未溃破者）刺核心，每核一针，温阳通络，活血化滞，软坚散结。

6. 急性结膜炎 取泻本穴（或配透天凉，使针感循经上行至眼区），可收清热降火之效。

（1）因感受时气邪毒引起，属于“天行赤眼”热盛型者。配泻患野的睛明、太阳（或点刺静脉出血），以收清热明目、消散热毒之效。

（2）因风热外袭，交攻于目，猝然而起，属于“暴风客热”风热型者。配泻合谷、风池（患侧），祛风清热明目。

7. 扁平疣、寻常疣 扁平疣和寻常疣，中医称“枯筋箭”“千日疮”，俗称“瘊子”。取泻本穴，治疗生于手少阳经循行处的手背部和面部者，配刺患野处的阿是穴，用三棱针点刺到疣的基底部，挤出少量血液，收效良好。

8. 手臂红肿 是指手臂灼热红肿焮痛而言。“手臂红肿，中渚、液门要辨”（《玉龙赋》）。“若手臂红肿痛楚，泻之，出血为妙”（《类经图翼》）。病位于无名指和小指掌关节者，取泻中渚、液门，宣导气血，消肿止痛，或用三棱针点刺患野出血，可收泄血散热之效。

9. 指掌关节经筋失常 凡无名指、小指指掌关节经筋弛缓或拘急者，用患野取穴的局部疗法，取刺本穴，虚补实泻，以收舒筋活络和壮筋补虚之效。如背侧经筋弛缓，屈而不伸者，配补液门，壮筋补虚；背侧经筋拘急，伸而不屈者，配泻液门，舒筋活络。

10. 上肢痛 其胀痛、麻痛或阵发性跳痛，自肩胛或项部沿手少阳经向下痛至手腕或无名指处，或自无名指或手腕部沿手少阳经向上痛至肩胛或项部，针刺患野腧穴和阿是穴无效，或按压中渚穴疼痛缓解者，取泻本穴（务使针感循经上行至肩部），可收通畅经脉，活络止痛之效。

【病案举例】

例一：

史某，男，21岁，南阳县安皋公社赵庄小学教师。1965年6月2日初诊。

主诉：右手不时做小动作，右足不时翘动已半月。

现病史：近半月来右侧手指不自主的活动，不会做屈伸、搓捏、弹琴等动作，右侧足趾不自主的翘动，行走和持物不能自主。伴有头痛（右侧）、头晕、耳鸣、食欲不振，口中发黏、溲黄等症状。按触患野无痛感。舌质淡红，舌苔白腻，脉弦。原有心跳、汗出、气短等症状，在此针愈。

辨证：系肝风内动，夹痰湿阻滞经脉之舞蹈病。

治则：息风通络。

取穴：一诊针泻右中渚、合谷、内庭、太冲、地五会；二诊、三诊针泻右中渚、合谷、阳陵泉、太冲。

效果：二诊后右侧手足不自主的动作基本治愈；三诊痊愈。

随访：数月后告知治愈未发。

例二：董某，男，22岁，唐山市丰南县人。1976年11月3日初诊。

主诉：右侧手腕下垂，不能抬举已三个多月。

现病史：于今年7月28日因地震损伤右侧前臂部。右前臂肌肉萎缩，手腕下垂，抬举困难，无麻木和疼痛感。8月7日转二三零医院用药、针灸治疗两月余无效，于10月31日转我院外科住院治疗，今日转针灸治疗。

拍片桡尺骨无异常。手腕下垂，持物无力，阴侧发紧，外伤处早已愈合。

辨证:损伤经脉,经筋失调之证候。

治则:舒筋活络与壮筋补虚并治。

取穴:一至十三诊、十六诊针补右中渚、外关,泻右大陵、神门;十四、十五诊针补合谷、外关、阳池、阳郄、八邪。隔日针治一次。

效果:六诊后手腕稍能抬举;十六诊治愈。右侧手腕活动自如,肌肉萎缩已不明显。

例三:常某,男,60岁,住唐河县祁义公社竹园大队尚庄村。1969年9月26日初诊。

主诉:两耳聋已三个多月(因中暑而得)。

现病史:今年夏季生热伤暑,当时心烦,口渴,耳鸣,汗出气短,头晕头懵,伤暑治愈,耳鸣未愈,进而双侧耳聋,大的声音也听不清,伴有头懵、心烦、耳内发痒等症状。舌红苔薄黄,脉数有力。

辨证:余热未净,窍络郁闭之耳聋。

治则:清热通络宣窍。

取穴:针泻中渚、翳风、听会。

效果:一诊后两耳鸣消失但仍聋;五诊后听力较好,大的声音能听清,心烦、头懵、耳内痒愈;六诊后耳聋愈;七诊巩固疗效。

【讨论】

1. 本穴针感 在不断地捻转运针的同时,其针感沿手少阳经逐渐上行,经腕臂、肘臂走至肩部,少数病例沿本经逐渐循颈走至耳后的翳风穴或耳内,个别病例走至目锐眦。其针感传导的路线与手少阳经经脉的体表循行路线是一致的。配合透天凉手法,在不断地捻转运针的同时,其凉感沿本经逐渐上行走至肩部,少数病例走至耳内、耳后和目锐眦处,并感觉耳内发凉或眼内发凉,移时眼内清亮或耳鸣、耳内热痛顿轻。

2. 临床见闻 化脓性中耳炎患者,右耳流脓,耳周剧痛,取泻后溪穴,耳前剧痛消失,又取泻中渚穴,耳后剧痛消失。这与“所在经脉,疾病所主”和“痛在何经,穴取何经”的规律有关。

3. 历代医家经验 中渚主治手少阳三焦经脉循行通路上的体表病变,为历代医家所公认。如《玉龙歌》载:“手臂红肿连腕疼,液门穴内用针明,更有一穴名中渚,多泻中间疾自轻”;《席弘赋》载:“久患伤寒肩背痛,但针中渚得其宜”;《肘后歌》载:“肩背诸疾中渚下”;《十四经要穴主治歌》载;“中渚主治肢木麻,战振蹉挛力不加,肘臂连肩红肿痛,手背痈毒治不发”;《针灸甲乙经》载:“耳聋,两颞颥痛,中渚主之”;《外台秘要》载:“中渚主……头痛、耳鸣”;等等。

4. 子母补泻法 《十二经子母穴补泻歌》说:“三焦天井中渚痊”。虚者补其母,取补三焦火经中的输木母穴中渚,补木能生火,有增强三焦元气,补益三焦之虚的功效。但根据临床经验和“荥输治外经,合治内腑”的配穴原则,本穴多用于治疗手少阳经经脉循行通路上的病变,和邪热上扰、热邪壅闭引起的头面、咽喉、耳目疾患。故临床又多用泻法而少用补法。取泻火经中的本穴中渚,釜底抽薪则邪火得平,对于三焦经的郁热壅遏有一定的作用。

5. 中渚透液门之透刺法 中渚透液门穴属于逆经透刺,迎而夺之,有清宣三焦经气之功;液门透中渚穴属于顺经透刺,随而济之,可收补益局部筋脉之效。

【歌括】

中渚四五掌指间,清热降火郁热宣,
通宣少阳经气滞,多泻少补五分砭。

第三节 | 外　　关

外关，因位于前臂外侧，手少阳之络脉由此别行，通过肘关节、肩关节注胸中合于手厥阴经，又与内关相对，故而得名。

外关，是手少阳三焦经的腧穴、络穴，通于阳维脉；具有和解少阳，清降三焦之火，清宣少阳经经气的作用；主治"阳维为病苦寒热"和手少阳经体表循行通路上的病变，以及三焦之火上炎引起的咽喉、眼、耳、腮部疾患。

三焦之火，易于循经上扰，多表现阳实证候，"阳维为病苦寒热"之证亦多实，本穴治疗的其他证候亦多阳实证，故本穴多用泻法，少用艾灸（艾灸的机会不多）。

【治疗范围】

1. 经脉通路上的病证　"手少阳之别，名曰外关。去腕二寸，外绕臂，注胸中，合心主。病实者时挛，虚则不收，取之所别也"（《灵枢·经脉》）。手少阳经别出的络脉，从外关穴别出，向外绕行臂部，再上行注于胸中，与手厥阴心包络相合。对于邪气盛而实的肘关节拘挛，和属虚证的肘关节弛缓不收，可取所别出处的络穴外关施治。从经络所通的作用上，外关还治疗此络脉循行通路上的肘、臂等其他疾患。

依其穴位所在、针感走向和经脉循行，循经取穴，外关还治疗本经经脉、经别循行通路上的手指、肘、臂、肩、项、眼、耳和头部疾患。

2. 头项、眼、耳、腮部疾患　痰热凝结三焦经脉，或邪热上攻，或风热上扰，或三焦之火上炎所引起的头、项、咽喉、眼、耳和腮部疾病，都属本穴的治疗范围。针泻本穴（或配透天凉，能使针感循经走向患野为佳），既可收循经取穴，通畅经气，清宣少阳经的热邪之效，又可收辨证取穴，清三焦、祛郁热、降邪火之功。

3. 外感表证　本穴通于阳维脉，阳维脉维络诸阳经，主一身之表。所以，凡外感风热、风寒之表证，均可配取本穴。

伤寒病中的少阳证，亦属本穴的治疗范围。

【功能】

1. 辨证取穴　用泻法，解表退热、和解少阳；配透天凉，清降三焦火热，类似柴胡、黄芩、菊花、薄荷、牛蒡子、栀子、金银花、连翘、荆芥、防风、葛根、大青叶等药的功效。

2. 循经取穴　用泻法（或配透天凉），有宣通和清宣少阳经经气之效。

3. 局部取穴　用泻法，祛邪，舒筋活络；用补法，壮筋补虚。

【主治】

头痛，感冒、耳鸣、耳聋、中耳炎、外耳道疖肿、化脓性中耳炎、痄腮、急性咽炎、急性结膜炎、赤脉传睛、瘰疬、落枕、肺炎、胁肋痛、疟疾、伤寒(小柴胡汤证)、疔疮、痹证、手指震颤、腕臂痛、腕关节软组织损伤、腕下垂。

亦治扁桃体炎、急性单纯性喉炎、咳嗽、斜视、扁平疣、寻常疣等。

【临床应用】

1. 头痛　"头痛发热外关安"(《经验特效穴歌诀》);"一切风寒暑湿邪,头痛发热外关起"(《杂病穴法歌》);"伤寒在表并头痛,外关泻动自然安"(《拦江赋》),故外关偏于治疗在表的头痛。

(1)循经取穴:取泻本穴宣通和清宣少阳经气,治疗少阳头痛。配泻丘墟、太阳(患侧)、风池(患侧),共奏宣通少阳,通络止痛之效。因邪热上攻,循经上扰所致的少阳头痛,取泻外关和丘墟,或均配透天凉,务使两穴针感,特别是丘墟针感循经走达患野为佳,可收宣通少阳和清热降火双重效果。少阳头痛,伴有小柴胡汤证,或见脉弦数者,治从少阳,均可取泻外关、丘墟,宣阳达表,和解少阳。

(2)辨证取穴:风热头痛,针泻外关(清热解表)、合谷、阿是穴,疏散风热,通络止痛;风寒头痛,针泻外关(宣阳解表)、列缺、阿是穴,疏卫解表,通络止痛;或泻外关、大椎、阿是穴,疏风散寒,利窍止痛。

2. 感冒　风寒感冒,取泻本穴通阳解表;风热感冒,取泻本穴清热解表。

(1)风寒袭表,肺卫失宣。配泻大椎、列缺,疏卫散寒,宣阳解表;或配泻大椎、风门,祛风散寒,宣肺解表。

(2)风热犯表,肺卫失和。配泻合谷、大椎,疏风清热解表;或配泻合谷、尺泽,疏风清热,宣肺解表。

感冒多由病邪侵犯肌表,郁遏经气,肺卫失宣,而出现肺卫症状,或肺与肺卫同时感受,所以,多与肺经的列缺、尺泽等穴相配,或与肺经相表里的大肠经原穴合谷相配。

3. 痄腮　取泻本穴(或配透天凉),既可用于循经取穴,清宣少阳郁热,又可用于辨证取穴,清热降火,消散郁热。

(1)少阳蕴热,初感温毒:配泻丘墟、翳风,有解表清热消肿之效。

(2)邪热互结,壅遏少阳:配泻丘墟,点刺翳风、曲泽出血,清热解毒,散结消肿。

(3)邪传阳明,胃热壅盛:配泻内庭、翳风,清热降火,消肿散结。

少阳与厥阴相表里,足厥阴之脉循阴器。如少阳热邪波及厥阴引起的睾丸炎,可针泻外关、行间(或太冲)、三阴交,清热凉血,疏泄厥阴经气。

4. 疟疾　正疟:取泻外关、丘墟,和解少阳,加泻大椎祛邪截疟。

5. 伤寒(小柴胡汤证)

(1)临床表现为口苦,咽干,目眩,往来寒热,胸胁苦满,默默不欲饮食,心烦喜呕,脉弦等的少阳证。外邪侵犯少阳,肝胆之火上逆或上亢,故而出现口苦、咽干、目眩;邪正相争在半表半里,故往来寒热;胸胁是足少阳部位,邪热壅于少阳,故胸胁苦满,脉弦;热郁胸中,气机不宣,胆火横逆犯胃,故心烦喜呕,默默不欲饮食。少阳属胆和三焦,取泻三焦经的外关和胆经的丘墟穴,和解少阳。

(2)《伤寒论》267条说:"本太阳病不解,转入少阳者,胁下鞕满,干呕不能食,往来寒热。尚未吐下,脉沉紧者,与小柴胡汤"。太阳病不解,而见"胁下鞕满,干呕不能食,往来寒热"是病已转入少阳,若尚未经吐下误治,而见脉沉紧者,是表病已去,主病在少阳,所以"与小柴胡汤”。可取泻外关、丘墟，和解少阳。

《伤寒论》98条小柴胡汤之证，149条热入血室之证和232条阳明病小柴胡汤之证，亦可取泻外关、丘墟为主，配加有关腧穴施治。

6. **腕下垂**　属于筋伤所致之痿证。

⑴手少阳、阳明和太阳之腕臂部经筋弛缓出现的腕下垂，取补外关、阳池、偏历（或温溜）、养老（或支正），健壮经筋，补益虚损。若伴有阴经经筋拘急者，前穴可与取泻大陵、通里、列缺，舒畅经筋，通经活络之法交替施治，以调节经筋功能的平衡。

⑵手三阴之腕臂部经筋拘急，出现的腕下垂，取泻内关、神门、列缺，舒畅经筋，通经活络。若伴有阳经经筋弛缓无力者，前穴可与取补阳经的阳池、外关、支正、偏历，健壮经筋，补益虚损之法，交替施治，以调节经筋功能的平衡，矫正畸形。轻型患者，收效较良。

【病案举例】

例一：姚某，男，36岁，南阳县石灰厂职工。1966年12月10日初诊。

主诉：手指震颤已月余。

刻下症：不明原因，突然出现右侧手指不自主的震颤，影响写字和工作，两眼昏花。检查无心脏病。

辨证："风性主动"，此系风邪伤于筋脉之手指震颤症。

治则：祛风散邪。

取穴：针泻右外关、合谷。隔日针治一次，两次治愈。

随访：1970年1月12日针治右下肢坐骨神经痛时，告知此病治愈至今未发。

例二：张某，男，22岁，住南阳县汉中公社袁庄大队五队。1978年4月7日初诊。

主诉：肩胛内缘痛已三个多月。

现病史：三个月前，因外伤引起左侧肩胛内缘痛，说话、咳嗽、深呼吸、用力、举臂时均痛甚，活动受限，有时痛窜及右侧肩胛内缘。在当地治疗，内服西药和针灸（三次）效果不佳，特来针灸治疗。外观患野皮肤无改变，不肿。

辨证：损伤经脉，气机阻滞，故出现上述证候。

治则：通络止痛。

取穴及效果：一诊针泻外关，其针感循手少阳经走至痛点处，即感疼痛减轻；二诊，前诊后咳嗽不痛，右肩胛内缘出现疼痛，针泻外关，其针感循手少阳经走至痛点处，即刻右侧痛点消失，左侧痛点减轻；三诊巩固疗效，取穴手法针感同上。

例三：费尔波斯·台克若，男，22岁，埃塞俄比亚人。1978年12月26日初诊。

主诉：两上肢痿软不用已三个月，因被绳捆绑而得。

现病史：1978年7月~10月，在狱中多次被绳捆绑，受刑拷打而致两上肢不会上举，两肘不能自动伸屈，手腕下垂，手指仅能轻度屈伸，肘关节以下肌肉萎缩，皮肤枯萎、色略青紫，右侧上肢重于左侧，自觉手指麻木，右肩胛痛，右侧三角肌沉重，两上肢发冷以手指、手臂为甚。

曾用维生素和其他药物注射，效均不佳。

辨证：扭伤经络，阻遏气血，久则经脉失养，肌肉枯萎之上肢痿证。

治则：健壮筋脉，补益虚损。

取穴：一至六诊针曲池、合谷、手三里，用电针治疗机，通电三十分钟；七至三十诊针补外关、曲池、合谷。

效果：一至六诊收效不佳，患者用英文写明病情后，七至三十诊改变治疗而收效；十五诊后患者仍感右侧肩胛痛，三角肌沉困，而左手麻木好转，右侧手指较前有力，两上肢萎缩较前好转；二十五诊后左上肢能举臂，肘关节伸屈活动有力；二十九诊后两上肢基本治愈；三十诊巩固疗效。

例四：

姆备盖塔·台述居，男，19岁，埃塞俄比亚人。1979年7月23日初诊。

主诉：两上肢痛已年余。因睡水泥地感受寒凉和用绳捆绑所致。

刻下症：两侧上肢、肩、肘、腕关节寒凉疼痛，不能活动，持物无力，易于疲劳，肌肉轻度萎缩，两手指关节疼痛不能持物，左侧背部亦痛，两侧三角肌下边皮肤色素沉着，呈环周形。

曾多次治疗，并用过一些抗痉挛药物，无明显效果。

辨证：睡卧凉地，寒邪所侵，痹阻经脉，复因绳捆，阻滞经络气血的通畅，故出现上述证候。

治则：通经活络，散寒止痛。

取穴：针泻外关、曲池、合谷、肩髃，针上艾条灸，各穴灸十分钟。

效果：五诊后两上肢疼痛减轻，活动较前有力；十诊后两上肢症状明显好转，有时关节疼痛，手指无力；十五诊治愈。

随访：1979年11月12日前来告知两上肢治愈，活动有力，仅有时疼痛一下即止，余无异常。

【腧穴功能鉴别】

外关、大椎、列缺、风门、合谷功能比较 都有解表作用，但各有其特点，详见风门穴【腧穴功能鉴别】。

【腧穴配伍】

1. 外关与临泣配伍 八脉交会八穴，是指通于奇经八脉八个相配合的腧穴。“外关临泣总相同”（《八法交会歌》）；“临泣外关分主客”（《八穴配合歌》）；“临泣胆经连带脉，阳维锐眦外关逢”（《八法交会八穴歌》）。通于阳维脉的外关穴和通于带脉的临泣穴，通合于目锐眦、耳后、颈项、肩。二穴配伍，主治耳、目、颈项及肩部病。

2. 针泻外关 配泻合谷，清热解表，祛风清热，用于治疗热邪上攻为患的五官、头面疾病；配泻曲池，祛风解表，用于治疗皮肤病；配泻耳门或听会，清宣耳窍；配泻丘墟、耳门（或听宫、听会）、翳风，清宣少阳，开通耳窍；配泻大椎，解表退热；配泻列缺、肺俞，疏卫解表，宣肺镇咳；配泻尺泽、肺俞，清热宣肺，疏卫解表；配泻睛明、风池，清热明目。

3. 针泻外关、丘墟 类似小柴胡汤的作用。其具体运用详见丘墟一节【腧穴配伍】。

【讨论】

1. 本穴针刺方向及针感 在不断捻转运针的同时，其针感沿手少阳经下行至无名指（亦有下行至中指），或沿本经逐渐上行经过肘臂走至肩、肩胛部，少数病例沿手少阳经逐渐循颈走至耳后的翳风穴或耳内，个别病例走至目锐眦。配用透天凉手法，在不断捻转提针的同时，其凉感沿本经逐渐上行至肩部，少数病例走至耳后、耳内和目锐眦处，并感觉耳内发凉，或眼内发凉，移时眼内清亮，或耳鸣、耳内热痛减轻。其针感传导的路线与手少经经脉体表循行路线是一致的。

凡治疗肘、臂、颈项、头、耳、目、腮部等处疾病，都可针向支沟方向斜刺，使针感走达患野为佳。治疗手指、手腕部疾患，针可向阳池方向斜刺。

2. 经旨浅识

(1) 根据前人把三焦称为阳气之父，心包络称为阴血之母，此二经应有通调全身气血的主要作用。因此，取刺手少阳经的络穴外关和手厥阴经的络穴内关，是否有调节全身气血的作用，有待临床实践与探讨。

(2)《医学纲目》中说："胁肋痛，取外关透内关泻之"，考其手少阳经之经脉、经别和络脉不循行胁肋，外关穴之所以治疗胁肋痛，是因它是手少阳经的络穴，其络脉走手厥阴经，手厥阴之经脉循胸出胁，又因针透内关穴，而内关有行气和通调胁络的作用，故两穴共奏通经活络、理气止痛之效。

(3)《玉龙歌》中说："腹中疼痛亦难当，大陵、外关可消详。"很多原因和病证，都可导致腹痛，取针外关和大陵穴，是原络穴相配，有行气调经，活血祛瘀之功，可治疗气血瘀滞型腹痛。

(4)《难经·三十八难》云："所以腑有六者，谓三焦也，有原气之别焉，主持诸气，有名而无形，其经属手少阳，此外腑也，故言腑有六焉。"《难经·六十六难》云："三焦者，原气之别使也，主通行三气，经历于五脏六腑。"《素问·灵兰秘典论》篇云："三焦者，决渎之官，水道出焉。"《难经·三十一难》云："三焦者，水谷之道路，气之所终始也。"三焦总的功能是司人体的气化和疏通水道。根据临床实践，手少阳三焦经的肘以下腧穴，没有治疗三焦气化功能和通调水道功能的作用。这可能因三焦无腑之故，或三焦的生理、病理分属在上焦的心、肺，中焦脾、胃和下焦肝、肾、大小肠、膀胱等脏腑之中之故。

(5)《伤寒论》265 条："少阳中风，两耳无所闻，目赤，胸中满而烦者，不可吐下，吐下则悸而惊。"少阳中风，是邪热在胸胁部位，热邪上扰，胆火上炎，不但口苦、咽干、目眩，并见耳聋、目赤、胸中烦满，治宜用小柴胡汤和解，可取泻外关、丘墟和解少阳。

(6)《金匮要略·呕吐哕下利病脉证治》篇说："呕而发热者，小柴胡汤主之。"呕而发热，用小柴胡汤，是外感病邪在少阳而呕，应有寒热往来，胸胁苦满的证候。取泻外关、丘墟和解少阳，使少阳之邪得解，则呕而发热可愈。

(7) "阳维为病苦寒热"（《难经·第二十九难》）。"阳维脉，起于足外踝下金门穴，沿下肢外侧上行，过身侧，上胁肋，至肩，上项，经耳前，至前额，再至项后，和督脉会合"。阳维脉维络诸阳经，并会于督脉，和足太阳、少阳经的依附更为密切。太阳主一身之表，其病恶寒发热，少阳主半表半里，其病寒热往来。太阳、少阳经经气不和，可以影响阳维脉，而阳维脉气异常，也可影响太阳和少阳经，故而说"阳维为病苦寒热"。通于阳维脉的外关穴，主治外感风热、风寒之表证，和伴有风热、风寒表邪症状的一些疾患，都可取治。

3. 外关透内关的透刺法　适用于提插、呼吸补泻法和强弱刺激，而不适用于捻转补泻法。适用于"病先起阳者，先治其阳，而后治其阴"（《灵枢·终始》）。

4. 八脉交会穴的治疗范围　详见后溪穴一节【讨论】。

【歌括】

外关阳维络穴焉，腕后二寸两骨间，
清热降火又解表，通畅少阳经气宣，
眼耳头喉热邪扫，多泻少灸七分砭，
效如柴芩荆防草，银翘栀青菊竹般。

第四节 | 支 沟

支沟，又名飞虎；是手少阳之脉所行为经的经火穴；为火经中的火穴；位于腕背横纹上三寸尺桡两骨之间。手腕属上肢，“肢”字古与“支”通，穴在两骨之间狭窄如沟渠，故名支沟。

支沟穴，主治本经经脉循行通路上的病变，和热邪循经上扰引起的某些病证，是治疗便秘、胁肋痛的特效穴。

【治疗范围】

1. 经脉通路上的病证 依其穴位的所在、针感的走向和手少阳经脉、经别的循行和经筋的分布，支沟治疗本经经脉、经别循行通路上的手指、肘、臂、肩、项、眼、耳和头部疾患，以及穴位所在处的经筋弛缓或拘急所出现的病证。

因痰火凝结三焦经脉，或邪热上攻，或三焦郁热循经上扰所引起的头、喉、眼、耳疾患，取泻火经中的火穴支沟更为适宜。针泻本穴或配透天凉(能使针感循经走达患野为佳)，既可以收循经取穴，通畅经气、清宣少阳经热邪之效，又可以收辨证取穴，清三焦、散郁热、降邪火之功。

2. 便秘和胁肋病 三焦主持诸气，总司人体气化，为通行元气之路，凡气机升降失常，气滞中焦所出现的胁肋疼痛、胸脘胀闷等皆可取施本穴。

饮食水谷的消化吸收，输布排泄，也是在三焦的气化作用下完成的。凡与三焦气化失常有关的便秘，都可取三焦经的经火穴支沟施治。

【功能】

1. 辨证取穴 用泻法(或配透天凉)，清热通便。

2. 循经取穴 用泻法(或配透天凉)，有清宣少阳经气之效。

3. 局部取穴 用泻法，舒筋活络；配艾灸或烧山火，温经散邪；用补法，有壮筋补虚之功。

【主治】

头痛、耳鸣、耳聋、中耳炎、胁肋痛、便秘、落枕、瘰疬、缠腰火丹、腕臂经筋失常、手指震颤、痹证、肩臂痛。

亦治痄腮、急性结膜炎、腕下垂、急性胆囊炎等。

【临床应用】

1. 头痛 取泻本穴配透天凉，可收清宣少阳和清热降火双重疗效。因邪热上攻循经上扰的少阳头痛，配泻丘墟和患侧的太阳、风池，共奏清宣少阳，通络止痛之效。

2. 胁肋痛 取本穴透间使，理气通络止痛，治疗情志失和、肝气郁结、气机不畅、脉络痹阻和气滞血瘀，阻滞脉络的胁肋痛。前者，配泻患野腧穴，理气通络止痛；后者，配泻三阴交，理气活血，通络散滞。

若证见胁肋掣痛，烦热口干，二便不畅，舌红苔黄，脉象弦数等气郁化火征象的胁肋痛，可针泻支沟、太冲（配透天凉），以清肝调气。

属于精血亏损，肝阴不足，血虚不能养肝，络脉失养的胁肋痛，一般不主张配取本穴施治。

3. 便秘　取泻本穴，用以清热、理气通便，治疗虚秘（血虚）、热秘和气秘。常配取于以下治则处方中。

（1）因精血枯燥，津液亏损，肠内干槁，失其滋润的虚秘（血虚），兼见口干心烦，舌剥，脉象细数者，取泻支沟清热而通便，配补复溜（养阴生津）、三阴交或血海养血，共奏养血生津，清热通便之效。

（2）因肠胃积热，耗伤津液，热伏于内，燥热内结的热秘。取泻支沟、天枢、中脘、上巨虚，攻下热结；或泻支沟、足三里、内庭，清热通便。

（3）肠腑燥热的热秘。《伤寒论》241 条说："病人不大便五六日，绕脐痛，烦躁，发作有时者，此有燥屎，故使不大便也。"是因热邪在里，肠内燥结阻滞，气不下行之故。可取泻支沟、天枢、上巨虚（配透天凉），清肠腑通大便。

（4）因情志不舒，气机郁滞，不能宣达，通降失常，传导失职所引起的气秘，也就是尤在泾认为"气内滞而物不下"之便秘。取泻支沟、天枢（或上巨虚）、太冲或气海，行气导滞，通肠治秘。

若兼见易怒目赤，口苦咽干，舌红脉弦者，是因郁怒伤肝，气郁化火所致。取泻支沟、太冲（配透天凉）、天枢或上巨虚，清肝理气，通肠治秘。

4. 落枕　手少阳之脉，上项系耳后。循经取穴，取泻本穴通畅经脉。

（1）因睡眠体位不正引起，取刺手针颈项点无效者，可取泻本穴，务使针感循本经上行走至肩部或颈部，在捻泻或留针时，让患者活动颈项，待疼痛缓解后拔针，若疼痛不减，配泻患野腧穴或阿是穴舒筋活络，宣导气血。

（2）因风寒侵袭经络所致者，配泻患野腧穴或阿是穴配艾灸或拔罐，温经散寒，舒筋活络。

5. 瘰疬　循经取穴，取泻本穴，治疗痰热凝结三焦，生于颈项两侧三焦经循行处之气瘰，以收通宣少阳经气，疏泄壅热结滞之效。配泻阿是穴（向核心刺入两、三针），或配泻天井、阿是穴，以收通畅经气，软坚散结之效。若未溃破可用火针刺入核心，每核一针，以温阳通络、活血化滞、软坚散结。

6. 腕臂经筋失常　无论何种原因或病证，凡致使腕臂背侧经筋弛缓或拘急者，都可取刺本穴，虚补实泻，以收舒筋活络和壮筋补虚之效。临床所见，阳侧经筋多弛缓，阴侧经筋多拘急。

（1）背侧（阳侧）经筋弛缓者，取补支沟、阳池、偏历、养老等穴，壮筋补虚；若因背侧经筋弛缓，掌侧经筋拘急，手腕屈而不伸者，与取泻大陵、内关（或间使）、通里（或阴郄）、列缺，舒畅筋脉之法，交替施治，补不足损有余，以恢复经筋的平衡和协调。

（2）背侧（阳侧）经筋拘急者，取泻支沟、阳池、偏历等穴，舒畅筋脉，若因背侧经筋拘急，掌侧经筋弛缓，手腕伸而不屈者，上方与取补大陵、内关(或间使)、通里、列缺，壮筋补虚之法，交替施治。

（3）因捆绑过甚，损伤经络、经筋，以致手腕下垂，初起兼见患野肌肤青紫有瘀血症状者，取泻支沟、阿是穴，活血散瘀；病久或因筋脉失养而弛缓下垂者，取补支沟、手三里、阳池或支正等穴，强壮筋脉，补虚益损。

因手术切断神经引起的腕臂经筋失常，功能障碍者，针灸效果不良。

7. 痹证　取本穴，用于患野取穴的局部疗法，治疗风寒湿痹和热痹证。

(1) 风寒湿痹：属于风寒湿邪，乘虚袭入，流注经络，痹阻经脉，气血运行不畅所致之腕臂部痹证。取泻支沟、阳池或阿是穴，配艾灸或配烧山火，可祛逐风寒湿邪，疏通经络气血的闭滞，使邪气无所留止而病愈。

(2) 热痹：属于风寒湿邪郁而化热，或热蕴于内，复感湿邪，壅阻络脉的腕臂部热痹证。患野取穴，配泻支沟、阳池、阿是穴，或配透天凉，具有消散郁热，宣导气血，通络止痛之效。患野取穴亦可与辨证取穴取泻合谷（或曲池）、阴陵泉清利湿热之法，同时或交替施治，标本兼顾。

【病案举例】

例一：段某，女，9 岁，住南阳县红泥湾公社贾庄大队。1969 年 11 月 17 日由本院内三科以“流行性乙型脑炎后遗症”转针灸治疗。

主诉（代述）：头痛，腹胀，恶心呕吐，大便秘结已两个多月。

现病史：四个月前，患流行性乙型脑炎，收住我院内三科治疗，治愈出院后遗留头痛，以夜间为重，每次剧痛二十至三十分钟。饭后腹胀、耳鸣、头痛剧烈（痛点在前额和两颞部），继而恶心呕吐，气喘数分钟后，以上症状自行缓解。

刻下症：除上述症状外，伴有食欲不振、大便秘结、小便黄赤、口苦口渴、腹部发热等症状。舌苔薄黄，脉象弦数，痛苦表情，不时呻吟。

辨证：依其脉证、病因，系湿热之邪未净，留滞中焦，蕴郁胃肠，气逆不降，故出现食后腹胀、恶心呕吐等症状。邪热上扰清阳，故出现耳鸣、头痛等。口苦口渴、便秘、食少和腹热，为温邪留滞胃肠所致。脉象、舌苔均属热象。

治则：清腑通便。

取穴：一诊针泻足三里、丰隆、印堂；二至七诊针泻支沟、足三里、内庭、印堂（患野取穴，局部止痛）。

效果：一诊后，头痛减轻，仍便秘；二诊后，便秘减轻，两天未头痛；三诊后，四天未头痛，腹胀减轻，饮食增加；四诊后，头痛、便秘、口渴、食后腹胀均治愈，仍觉腹部发热；五诊后，腹部已不发热；七诊（29 日）痊愈出院。

随访：1971 年 10 月 5 日回信告知在此针愈未发。

例二：白某，男，51 岁，南阳地区水利施工队职工。1980 年 10 月 21 日初诊。

主诉：胁肋痛已七天（因跌伤而得）。

刻下症：左侧胁肋部疼痛，咳嗽、扭转、喷嚏、深呼吸时痛甚，活动受限，局部微红而肿，按触即痛。

曾服木香顺气丸，用白酒洗数次，均未愈，故来本科针治。

辨证：跌仆损伤筋脉，气机阻滞，血行不畅之胁肋痛。

治则：通经活络止痛。

取穴：针泻左支沟、阳陵泉。

效果：一诊后疼痛减轻；三诊后左侧胁肋痛已治愈；四诊巩固疗效。

随访:1981 年 2 月 20 日患者接信后前来告知针治四次痊愈,至今未发。

【腧穴配伍】

针泻支沟　配泻阳陵泉,通胁络,调气机;配泻足三里、内庭,清热通便;配泻天枢、上巨虚,清肠腑,通大便;配泻天枢、气海,行气导滞,通肠治秘;配补复溜、三阴交,养血生津,润肠通便。

【讨论】

1. 本穴针感　在不断地捻转运针的同时,其针感沿手少阳经下行至无名指(亦有下行至中指、小指),或沿本经逐渐上行经过肘臂走至肩部,少数病例沿手少阳经逐渐循颈走至耳后的翳风或耳内,个别病例走至目锐眦。其针感传导的路线与手少阳经经脉体表循行路线是一致的。配用透天凉手法,其凉感沿本经逐渐上行走至肩部,少数病例走至耳后、耳内和目锐眦处,并感觉耳内发凉,或眼内发凉,移时眼内清亮,或耳鸣、耳内热痛顿轻。

2. 经旨浅识

(1)《玉龙歌》中说:“若是胁痛并闭结,支沟奇妙效非常”和《十四经要穴主治歌》说:“支沟……大便不通胁肋痛”,因气机阻滞引起的胁肋疼痛,大便秘结,或因气机阻滞,大便秘结不通,出现胁痛,则支沟有理气作用,可收理气通便之效。大便通畅则胁痛相应缓解。

(2)《胜玉歌》载:“腹疼闭结支沟穴”,《针灸大成》载为筋疼,《针灸歌赋解》著者按:腹疼闭结的腹疼二字,针灸大成为筋疼,似为腹疼之误。根据临床实践和各医家认识,应为“胁痛闭结支沟穴”为妥。正如《类经图翼》所说:“凡三焦相火炽盛及大便不通胁肋疼痛者,俱宜支沟泻之。”

3. 历代医家经验　《杂病穴法歌》载:“大便虚秘补支沟”;《玉龙赋》载:“照海、支沟,通大便之秘……肚痛秘结,大陵合外关于支沟”;《经验特效穴歌诀》载:“便秘支沟与大敦”;《十四经要穴主治歌》载:“支沟中恶卒心痛,大便不通胁肋疼,能泻三焦相火盛,兼治血脱晕迷生”;《标幽赋》载:“胁疼肋痛针飞虎”;等等。

4. 本穴治疗胁痛机制初探　手少阳经不循胁肋,初探支沟穴治疗胁肋痛机制如下。

(1)因手厥阴经循胸出胁,取与心包络经相表里的三焦经的腧穴支沟,有间接通调胁络的作用。

(2)临床取刺支沟透间使,用以理气止痛,借间使具有行气散滞的作用而发生疗效。

(3)前人把三焦称为阳气之父,心包络称为阴血之母,认为此二经有统调全身气血的作用。“胁肋痛,取支沟透间使泻之”(《医学纲目》)。对于气滞胁络或气滞瘀血型的胁肋痛,有通畅气血的作用。

(4)《难经·第三十八难》中说三焦“有原气之别焉,主持诸气……其经属于少阳”,这说明三焦有导引原气出纳运化于一身之中的功能,内外上下无所不通。对于气机运行失常而出现的胁肋痛,取刺三焦经的支沟有行气、调气的作用,气机通畅则胁肋疼痛缓解。

【歌括】

三焦经火支沟穴,腕上三寸两骨接,
通畅少阳经气滞,清热降火郁热雪,
胁痛便秘效特殊,多泻少灸一寸截。

第五节　翳　风

翳风，位居于耳垂之后蔽风之处而得名；是手少阳经的耳部腧穴，手足少阳经的交会穴。

翳风是患野取穴，治疗穴位所在处和邻近处病变。

本穴所在处的病变，多出现阳实证，故临床多用泻法或配透天凉，少用或不用艾灸。

【治疗范围】

本穴针感（针刺或指压本穴），直达耳内、腮、咽喉、耳底，甚至咽部，可引起咽部发紧发热，或腮、喉部发痒而咳嗽。依其穴位的所在、针感的走向和经脉的循行，它主治穴位所在处和邻近病变，如耳、齿、腮、扁桃体和下颌疾患。

【功能】

局部取穴　用泻法（或配透天凉，或拔针不闭穴孔令出血数豆许），有清宣耳窍，清泄郁热之效；用三棱针刺出血，能消散壅滞，泄血散热；用补法（用之较少），有聪耳益络之功。

【主治】

痄腮、扁桃体炎、中耳炎、外耳道炎、耳鸣、耳聋、聋哑、面神经麻痹、齿痛、下颌关节炎、内耳性眩晕。

亦治三叉神经痛、甲状腺瘤、口噤不开等。

【临床应用】

1. 痄腮　因感受时行温毒，壅遏少阳、阳明二经，致使气血受阻，经络失畅，腮部肿胀疼痛者。取泻（或点刺出血）位于腮部之手足少阳经的交会穴，宣通腮部经络气血的壅滞，以收清热散结之效。它常与以下辨证取穴处方配治。

(1) 少阳蕴热，初感瘟毒所致者。证见发热头痛，腮部起肿，不红不硬，按之疼痛，舌边尖红，舌苔淡黄，脉象浮数或浮滑数等。配泻足少阳经的原穴丘墟和手少阳经通于阳维脉的外关穴，解表，清热消肿。

(2) 邪热互结，壅遏少阳所致者。证见发热或不发热，腮部肿痛，按之发硬，舌红苔黄，脉象滑数等。点刺翳风、曲泽放血，针泻丘墟、中渚或关冲点刺出血，清热解毒，散结消肿。

(3) 邪传阳明，胃热壅盛所致者。证见腮部热肿，疼痛发硬，高热烦躁，神昏谵语，大便干秘，舌苔黄厚，脉象滑数，或脉数有力。配泻足阳明经的颊部腧穴颊车，足阳明经的荥水穴内庭和合土穴足三里，清热泻火，消肿散结；或上方加刺少商、商阳出血，泄血清热，消肿散结。少阳与厥阴相表里，如少阳热邪波及厥阴引起的惊厥，取泻太冲、大陵、丘墟，清热息风，镇痉安神。足厥阴之脉循阴器，温邪波及厥阴引起的睾丸炎，针泻翳风，配泻行间、三阴交，清肝凉血，疏泄厥阴经气。

2. 扁桃体炎 取泻本穴，宜向乳蛾方向刺入，用于患野取穴消散郁热。它常与以下病理类型的辨证取穴配治。

(1)外感风热型：配泻下颌角后下方的天容，祛风清热的合谷，肺经的子穴尺泽，或配泻清热祛风的外关，肺经荥火穴鱼际和肺经的井穴少商出血，疏风清热，清利咽喉。

(2)肺胃热盛型：配泻清肺热的尺泽，清胃火的内庭或解溪，清肺胃热，消肿止痛。若复感风热而发病者，上方加泻曲池或合谷，疏风清热，清利咽喉。

(3)阴虚火旺型

肺阴不足：多由肺阴亏虚，津液不足，虚火上炎所致。取泻本穴以治其标，配泻清肺热的尺泽，针补滋阴补肾的复溜，养阴清肺以治其本。

肾阴不足：多因肾阴亏损，津液不足，虚火上炎所致。取泻本穴以治其标，配补肾经的母穴复溜和肾经的原穴太溪，滋阴补肾以治其本；或配补复溜泻照海滋阴降火以治其本。

3. 中耳炎 由于本病属于阳实证，故取耳部的翳风和耳门，施用泻法或配透天凉，或拔针时不闭穴孔令出血数豆许，可清泄耳部之邪热。常配取在以下处方中。

(1)肝经湿热型：配泻清利湿热的阴陵泉(配透天凉)和清肝的行间穴，清利肝经湿热。

(2)肝胆郁热型：配泻胆经的原穴丘墟和肝经的原穴太冲，均配透天凉，清泄肝胆之火。

(3)风火上攻型：配泻合谷、丘墟，或配泻曲池、外关，祛风泻火。

(4)三焦蕴热型：配泻三焦经的外关、中渚，清泄三焦之火。

此病日久，出现肾虚型和脾虚型者，不可配取本穴施治。

4. 耳鸣、耳聋 “十二经脉……其别气走于耳而为听”(《灵枢·邪气脏腑病形》)。耳与肾关系密切，又为少阳经脉和宗脉所聚之处。耳鸣、耳聋的病因和病理类型比较复杂。取泻(或配透天凉或拔针不闭穴孔令血出数豆许)本穴直达病所，主治属实属热之耳鸣、耳聋，具有疏解耳内邪热、清宣耳窍、宣通耳络的作用。患野取穴常与耳门或听会穴配伍，配取在以下治则处方中，标本兼顾。

(1)因肝气抑郁，郁而化火，上扰清窍，耳窍失聪所致者。配泻行间(或太冲配透天凉)，清泻肝火，宣通耳窍。

(2)因暴怒伤肝，肝胆之火循经上扰，耳窍蒙闭所致者。配泻丘墟(或配透天凉)、行间，清泻肝胆之火。

(3)因蕴痰化火，痰火上扰，壅阻耳窍所致者。配泻丰隆、内庭，清降痰火，宣通耳窍。

(4)因温邪上攻，或温热病证误服热药，损伤窍络所致者。配泻丘墟(配透天凉，使针感走达耳区)、外关或中渚，泄热降火，清宣耳窍。

(5)因外感风热之邪，上扰窍络所致者。配泻合谷(或曲池)、外关，疏风清热，清宣耳窍。

若风热感冒伴有暴然耳鸣症状，感冒失治，久久自愈，而耳鸣仍存在者，是因外感风热之邪，犯于肺卫，上扰耳窍，此时未以风热感冒施治，感冒之表邪逐渐自愈，而风热上攻耳窍之邪未除。故仍应以风热感冒施治，配泻合谷、列缺或尺泽，疏风清热，宣肺利窍。

因肾虚精亏，精气不足，不能充养于耳；或因脾胃虚弱，气血生化之源不足，不能奉养于耳；或因脾阳不振，清气不升，不能上充于耳引起的耳鸣、耳聋，一般不主张取泻或配补本穴。

5. 聋哑 取本穴用于治疗聋哑病中之耳聋。参见哑门、听会等节。

6. 面神经麻痹(周围性面神经麻痹) 取泻本穴，主治患病前或患病期间耳后穴位所在处或乳突部热痛或跳痛，可收清热通络止痛之效。若属热邪循经上攻少阳所致，而兼见口苦、耳鸣及以上症状者，多为面瘫难治之证，取泻本穴有助于面瘫早愈。因中耳炎继发本病者，必须重视配泻本穴和耳门。因乳突炎继发本病者，必须重视配泻本穴和风池穴，否则影响疗效。

7. 齿痛　取泻本穴或配透天凉，主治下齿痛，具有消散郁热，通络止痛之效。

(1) 胃火牙痛：配泻解溪或陷谷，清降胃火，消散郁热；或配泻足三里、内庭，清泻胃火，清散郁热。或针泻合谷、内庭、翳风，清宣阳明，消散郁热。

(2) 风火牙痛：配泻合谷、内庭，或配泻曲池、陷谷或解溪，疏风清热止痛。

(3) 湿热牙痛：配泻阴陵泉、足三里或内庭，清利湿热，通络止痛。因湿热所致的牙痛，多见龋齿，临时止痛尚可，但不易根治。

(4) 肾虚牙痛：肾阴不足，虚火上炎所致者，取泻翳风、颊车，清热通络以治其标，配补复溜、太溪，滋阴补肾以治其本。

“肾主骨，齿为骨之余”。肾气不足，精血亏虚，牙齿不固的齿痛，不可取泻或取补本穴(泻之伤正，补之易涩)，可补复溜、太溪，或太溪、肾俞，补肾固齿。

8. 内耳性眩晕　本病是因内耳迷路积水所致。以眩晕、恶心、呕吐，耳鸣或听力减退为特征。属于中医学“眩晕”的范畴。取泻本穴，配泻耳部的耳门或听会，疏畅耳部经气，常配取于以下辨证取穴处方中。

(1) 肝郁化火，肝风内动，夹痰上窜，扰及清空所致者。证见头晕目眩，头痛耳鸣，急躁易怒，口苦泛恶，舌苔薄白，脉象弦滑等。配泻太冲、丰隆，或配泻风池、百会、丰隆，平肝息火，祛痰降浊，佐以舒畅耳部经气。

(2) 脾不健运，痰湿内生，湿痰中阻，清阳不升所致者。证见头晕目眩，头痛且重，恶心呕吐，胸脘满闷，或见耳鸣，舌苔白腻，脉象濡滑等。配泻阴陵泉、丰隆或中脘，祛湿化痰，佐以疏畅耳部经气。待眩晕停止，再取泻阴陵泉、丰隆，补脾俞，祛湿化痰，健脾升清。

【病案举例】

崔某，男，18 岁，住社旗县麦坡公社马庄大队崔湾村。1969 年 10 月 2 日初诊。

主诉：左侧耳聋，遗尿六年之久。

现病史：六年来左耳听力减退，时而流脓。同时出现尿频、遗尿。其遗尿特征是，熟睡不易叫醒，不会因有尿意刺激而觉醒排尿，夜间叫醒两次小便后再熟睡仍遗尿二至三次。

五官科检查：左耳鼓膜混浊内陷，光斑消失。

辨证：热邪壅闭耳窍，损伤耳络则耳聋、流脓。肾气不固则遗尿、尿频。

治则：清宣耳络，开通耳窍。先治耳聋。

取穴：针泻左翳风、听宫。隔日针治一次。

效果：三诊后，左耳听力进步；五诊后，左耳听力恢复正常。一至六诊期间(十二天)遗尿从未出现。

存疑待探：本例在取刺耳区腧穴针治耳聋的十二天期间，遗尿从未出现，是否与“肾主二便”“肾开窍于耳”有关，有待探讨。

【腧穴配伍】

本穴主治耳、齿、腮、扁桃体和下颌疾患，患野取穴，多与患野的颊车、下关、听会、耳门等穴配治，患野取穴常与整体治疗辨证取穴同时或交替施治，标本兼顾，因果并治。手足少阳之脉，循行于耳、腮部，故又多与手足少阳经肘膝以下的有关腧穴配伍(如中渚、外关、丘墟等），患野与循经取穴配治。

【讨论】

1.本穴针刺方向与针感　向下关穴方向刺入，其针感走向耳部或舌前部，用于治疗耳、舌、下颌疾患；向大迎穴方向刺入，其针感走向曲颊、下齿部，用于治疗曲颊、下齿疾患；向鼻尖方向刺入，其针感走向咽、喉部，并因局部发痒引起咳嗽，用于治疗腮、喉疾患。

2.临床见闻　针泻本穴，拔针不闭穴孔令其出血数豆许，对于热邪壅闭性耳鸣、耳聋、中耳炎、腮腺炎等，较不出血效良。如1965年秋，针治四例乙型脑炎后遗耳聋患儿，其中两例翳风穴拔针令随针孔出血，效果比不出血的两例提前一个月治愈。

3.取穴与体位

(1)《针灸甲乙经》指出本穴在“耳后陷者中，按之引耳中”，其“按之引耳中”是指用手指按压翳风穴时，有一种感觉引向耳内，这种感觉是寻找本穴位置的一个标志。另外用指按压翳风穴时，有一种令人咳嗽的感觉引向喉部，也是寻找本穴位置的一个标志。

(2)《针灸大成》指出：“针经先以铜钱二十文，令患人咬之，寻取穴中。”《西方子明堂灸经》指出：“针灸俱令人咬钱，令口开。”针刺本穴，令患者咬钱，是为了便于张口取穴及留针，并防止病人口颊倦怠忽然合口，发生意外。现已不用此法，令患者张口取穴，进针后合口，不影响捻针和留针。

4.针刺注意事项

(1)针刺本穴，易于刺伤血管引起内出血或外出血。若刺伤血管，血液随针孔而出之时，急闭之，易于形成皮下瘀血或血肿。若欲防止出血，则宜缓慢进针，或用指切押手法，针尖沿爪甲缓慢刺入。

(2)《圣济总录》中说：“耳后宛处不可伤，伤即令人口颊㖞斜。”之所以“伤即令人口颊㖞斜”是因外伤或粗针针刺创伤筋脉，或恶疮伤及筋脉所致。现代所用之24号、26号毫针刺之是不会“伤即令人口颊㖞斜”的。

5.本穴禁灸　本穴是主治耳、扁桃体、齿、腮疾患的常用穴。耳疾患多由肝胆火旺、痰火上扰、风热上攻、肝经湿热、温邪所伤、阴虚火旺等因所致；腮腺炎和扁桃体炎，多属热邪为病或阴虚火旺所致；齿痛，多由胃火、风火、湿热和阴虚火旺引起；加之手足少阳和手太阳经脉俱会于耳中，本穴又是手足少阳经的交会穴。故本穴禁用艾灸。以免灼伤耳窍，助火伤络，加重病情。

6.重视辨证分型治疗　耳、腮病变，其病因和病理类型较多，如肾精亏虚、肝胆火旺、肝经湿热、胆经火旺、三焦蕴热、温邪所伤、痰火上扰、气血两亏、上气不足和气虚精衰等，都可以导致耳、腮疾患。临床上若不辨虚实寒热，不分病理类型，而一律施用对症治疗，常规取穴，势必事倍功半，甚至无效。如果再不分虚实寒热，取本穴一律采用针上灸或通电，就会影响疗效。

7.历代医家经验　关于本穴的治证，前人有较多的阐述。如《百症赋》中有：“耳聋气闭，全凭听会、翳风”；《十四经要穴主治歌》中有：“翳风专刺耳聋病，兼刺瘰疬项下生”；《玉龙歌》中有：“耳聋气闭痛难言，须刺翳风穴始痊，亦治项上生瘰疬”；《针灸甲乙经》中有：“痓不能言，翳风主之；聋，翳风及会宗、下空主之；口僻不正，失欠，口不开，翳风主之”；《类经图翼》中有言本穴：“主治耳聋，口眼㖞斜，口噤不开，脱颔肿颊，牙车急痛，暴喑不能言。耳红肿痛泻之，耳虚鸣补之”；《铜人腧穴针灸图经》中有：“翳风，治耳聋，口眼㖞斜，失欠脱颔，口噤不开,吃不能言,颊肿牙车急痛”;等等。这都是前人经验的概括。

【歌括】

翳风耳垂后凹陷,邪闭瘗结郁热散,
通络宣窍并聪耳,善疗耳齿腮颊患,
手足少阳会此穴,禁灸多泻寸余善。

第十二章

足少阳胆经

第一节 | 概　论

【经脉的循行路线及病候】

1. 循行路线 起于目外眦角，向上经过手少阳经的和髎穴，走到头角交会于足阳明经的头维穴，向下走至耳后，交会于手少阳经的角孙穴，沿头颈走于手少阳经之前，交会于手太阳经的天容穴，走至肩上，回交出于手少阳经之后，向后交会于督脉的大椎穴，经过手太阳经的秉风穴，进入缺盆中。其分支，从耳后经过手少阳的翳风穴进入耳中，浅出于耳前，经过手少阳经的听宫穴和足阳明经的下关穴，上达目外眦角之后。其支脉，从目外眦角分出，向下走于足阳明经的大迎穴部位，与手少阳经会合走至眼睛下面，向下行于足阳明经的颊车穴部位走达颈部，与前一支脉（起于目外眦角这条脉）会合于缺盆，由此向下走于胸中，经过手厥阴经的天池穴，深入通过横膈，联络肝脏，统属胆腑，沿着胁肋里边走出少腹两侧的气街部（腹股沟），环绕阴毛周围，横行进入髀厌中（股骨大转子部）。其直行的支脉，从缺盆下行腋部，沿胸侧经过季胁，交会于足厥阴经的章门穴，下行交会于足太阳经的上髎、中髎穴，再下行与前一支脉会合于髀厌中，由此沿股外侧下行，走出于膝关节外侧，向下走于腓骨之前，直下腓骨下端的绝骨，走向外踝之前的丘墟穴处，循足背进入第四和第五跖骨的趾缝间。前一支脉的分支，从足背分出，沿第一和第二跖骨之间走出于大趾末端，回转过来通过爪甲，布于大趾背上的丛毛处与足厥阴经脉相接合。属胆，络肝。本经腧穴治疗胆和与胆有关的肝胆病证以及本经循行处的病变，都是通过它内属脏腑，外络肢节经脉通路经气的作用而发挥疗效的。

2. 病候 本经病候多见胁肋痛、胸胁胀满或疼痛、头痛、疟疾、寒热往来、瘰疬、口苦、耳聋、耳鸣、耳痛、目痛、腮腺炎等，以及少阳经证、腑证和它循行处的下肢病变。如《灵枢·经脉》篇所说："是动则病，口苦，善太息，心胁痛，不能转侧，甚则面微有尘，体无膏泽，足外反热，是为阳厥。是主骨所生病者，头痛，颔痛，目锐眦痛，缺盆中肿痛，腋下肿，马刀侠瘿，汗出振寒，疟，胸、胁、髀、膝外至胫、绝骨、外踝前及诸节皆痛，小指不用。"是胆腑、胆经经气和有关部位受到致病因素的侵袭，在全身和体表出现的症状和体征。这些症状和体征，都是通过本经在它所联系的部位反映出来的，对于诊断和治疗起着重要的作用。这些病候的发生、发展、传变和痊愈过程，也都是通过本经而实现的。它所反映的这些病候，都是本经腧穴的治疗范围，是通过本经经脉和改善本经经气而收效的。

【胆的生理病理】

胆附于肝，内藏胆汁，为"中清之腑"，与肝相表里。它的主要生理功能是输出胆汁以助消化，和决断精神意识。其病理变化主要表现为阳亢火旺和胆虚之证。凡致使胆腑功能失常，所出现的胆实和胆虚之证，都是本经有关腧穴的治疗范围。胆寄附于肝，故多与肝经腧穴配治。属于肝胆火旺、肝胆湿热、肝胆不宁、心胆气虚和胆病兼痰，痰火郁遏，扰于心神的病证，分别与肝、心经有关腧穴及其背腧穴配治，兼痰者配丰隆或中脘。

【所属腧穴的分布及治疗范围】

1. 本经腧穴 有瞳子髎、听会、上关、颔厌、悬颅、悬厘、曲鬓、率谷、天冲、浮白、头窍阴、完骨、本神、阳白、头临泣、目窗、正营、承灵、脑空、风池、肩井、渊液、辄筋、日月（胆募穴）、京门（肾募穴）、带脉、五枢、维道、居髎、环跳、风市、中渎、膝阳关、阳陵泉（筋会穴、合土穴）、阳交、外丘（郄穴）、光明（络穴）、阳辅（经火穴）、悬钟（髓会穴）、丘墟（原穴）、足临泣（输木穴）、地五会、侠溪（荥水穴）、足窍阴（井金穴）等44个。分布在目外眦角外、耳周、颞、前额、侧头部、项、肩、腋下、胁肋、侧腹、髂、髋、股外侧、腓骨外侧、外踝前、第四第五跖骨之间、无名趾端等处。其共同性是：都治疗所在处和邻近处的局部病。其特异性则是：膝以下腧穴还治疗头（侧头）、颞、项、耳、目、鼻、胁肋、胆和热性病；日月还治疗肝胆病；风池还有清脑、息风、明目的作用；肩井还有益气作用，还治腋臭；绝骨是八会穴之一的“髓会”，还治疗髓病；阳陵泉是八会穴之一的“筋会”，还治疗筋病，特别是下肢筋病；光明还是治疗眼病的特殊穴；足临泣、悬钟、光明还有回乳的特殊作用。

伤寒病中的少阳经证是丘墟穴的治疗范围。

2. 本经交会于他经的腧穴 有交会于督脉的大椎，足阳明经的下关、头维，手太阳经的听宫、秉风、天容，手少阳经的和髎、角孙、翳风，手厥阴经的天池，足厥阴经的章门，足太阳经的上髎、下髎。

3. 他经交会于本经的腧穴 有手太阳、少阳经交会于本经的瞳子髎；手少阳、足阳明经交会于本经的上关、颔厌、悬厘；足太阳经交会于本经的曲鬓、率谷、浮白、头窍阴、完骨、环跳；足太阳、阳维脉交会于本经的头临泣；手少阳、阳维脉交会于本经的肩井；阳维脉交会于本经的本神、阳白、目窗、正营、承灵、脑空、风池、阳交（阳维之郄）；带脉交会于本经的带脉、五枢、维道；阳跷脉交会于本经的居髎。足临泣通于带脉，日月为太阴经所会（足太阴经交会于日月）。其中，瞳子髎还治疗三焦之火上攻，或手太阳和少阳经热邪所致的外眦处疾患；上关、颔厌、悬厘还治疗三焦火盛或胃火上攻，或手少阳、足阳明经经气失常的穴位所在处疾患；肩井还治疗手少阳或阳维经气失常的穴位所在处疾患；环跳还治疗足太阳经循行处的下肢病；带脉还治疗带脉为病的带下、月经不调、胁肋痛、腹满，腰溶溶如坐水中；本神、阳白、目窗、正营、承灵、脑空还治疗阳维为病的头痛（阳白还治疗眉棱骨痛）；风池还治疗阳维为病的寒热、头项痛、眉棱骨痛、目赤痛、头目眩晕等；足临泣还治疗带脉为病的足痿不用和头、耳、目、颈项、胁肋疾患。

本章常用穴：听会、风池、环跳、风市、阳陵泉、悬钟、丘墟。

第二节 | 听 会

听会，是前人依其功能、治证而命名的；又名听河、后关、听呵、机关；是足少阳经耳部腧穴。

听会，患野取穴，是治疗穴位所在处局部病变的常用穴。临床多用泻法，少用艾灸。

听会、听宫、耳门三穴功能、治疗范围、针刺注意事项和艾灸问题等基本相同，因此，仅撰听会作为代表穴。

【治疗范围】

依其穴位的所在和经脉的循行，采用患野或邻近取穴的局部疗法，取施听会穴，主治耳、齿、下颌关节、面颊等处疾患。

【功能】

局部取穴 用泻法（或配透天凉或拔针不闭穴孔令出血数豆许），有清宣耳窍、宣通耳络、清热散结之效；用补法，有聪耳、健固关节之功。

【主治】

耳鸣、耳聋、中耳炎、化脓性中耳炎、聋哑、内耳性眩晕、下颌关节炎、习惯性下颌关节脱位、牙关紧闭、口噤不开、外耳道炎。

【临床应用】

1. 耳鸣、耳聋 取泻本穴或配透天凉或拔针不闭穴孔令出血数豆许，主治属实、属热的耳鸣、耳聋，具有消散耳内郁热、清宣耳窍和宣通耳络的作用。与翳风穴配伍，配取在以下的治则处方中，标本兼顾。

（1）肝气抑郁，郁而化火，上扰清空，耳窍失聪所致者，配泻肝经的子穴行间（或原穴太冲配透天凉），清泻肝火，宣通耳窍。

（2）暴怒伤肝，肝胆之火循经上扰，耳窍蒙闭所致者，配泻胆经的原穴丘墟（或配透天凉）和肝经的原穴太冲（或配透天凉），清泻肝胆之火，宣通耳窍。

（3）蕴痰化火，痰火上扰，壅阻耳窍所致者，配泻祛痰要穴丰隆和足阳明胃经的荥水穴内庭，清降痰火，宣通耳窍。

（4）温邪上攻，或温热病证误服热药，损伤窍络所致者，配泻丘墟（配透天凉）和手少阳经的外关或中渚，泄热降火，清宣耳窍。

（5）因外感风热之邪上扰窍络所致者，配泻祛风清热的合谷（或曲池）和清上焦热的外关，疏风清热，清宣耳窍。若暴然耳鸣，鼻塞不通，兼见风热脉证者，配泻合谷、尺泽，清热解表，宣肺利窍。

若风热感冒伴有暴然耳鸣，感冒失治，久久自愈，而耳鸣仍存在者，仍应以风热感冒施治，配泻合谷、列缺或尺泽，疏风清热，宣肺利窍。

(6)《伤寒论》75条所说的："未持脉时，病人叉手自冒心，师因教试令咳，而不咳者，此必两耳聋无闻也，所以然者，以重发汗虚故如此。"从望诊"病人叉手自冒心"，而知为心阳虚证，从问诊"试令咳而不咳者"，而知两耳聋无闻也，是因重发汗致虚之故。宜补神门补心阳，补复溜滋其肾阴，配泻听会佐以宣畅耳窍。

《灵枢·决气》篇中说："精脱者耳聋……液脱者……耳数鸣。"《灵枢·海论》篇中说："髓海不足，则脑转耳鸣。"《灵枢·脉度》篇中说："肾气通于耳，肾和则耳能闻五音矣。"因肾虚精亏，精气不足，不能充养于耳；或因脾胃虚弱，气血生化之源不足，不能奉养于耳；或因脾阳不振，清气不升，不能上充于耳引起的耳鸣、耳聋，在培本的处方中，均可配补本穴，有助于补虚聪耳。属于虚中夹实或本虚标实者，取泻本穴以治其标，不可施用补法，以免阻滞窍络。因肾阳虚衰、气虚精衰引起的耳聋，亦可配补本穴，但收效甚慢。

2. 中耳炎 由于本病属于阳实证，故取本穴施用泻法或配透天凉，清宣耳部邪热。其分型治疗，参见翳风一节，翳风易听会。

3. 聋哑 聋哑有先天性和后天性之分。针灸主要治疗后天性聋哑。取本穴主治聋哑病中的耳聋。

后天性聋哑，多由急性热病，邪热壅阻窍络或损伤窍络（多出现在急性传染病的后遗症中）；或药物中毒，损伤窍络；或暴怒伤肝，肝胆火旺，火随气升，郁闭耳、音窍络；或痰火上升，壅阻耳、音窍络；或气血亏虚，或气虚精衰，不能上奉脑髓，致使耳、音窍络失聪；或元气大伤，肾精亏损，髓海不足，耳、音窍络失常所致。

若病程较短，又属阳实证者，一般常规治疗，针泻听会、翳风、哑门、廉泉，清热散邪，通络宣窍，即可治愈。若属病程较长的阳实证（如温邪上攻、药物中毒、肝胆火旺、痰火上扰等），则可在清肺润燥（泻尺泽补复溜）、金水相生（补太渊、复溜）、清宣少阳（泻外关、丘墟）、清热泻火（泻合谷、内庭均配透天凉）、清泻肝胆之火（泻行间、丘墟）、泄热降火（泻足三里、内庭、合谷）、清降痰火（泻丰隆、内庭）的处方中，配泻听会、哑门，标本兼顾，因果并治。

属于虚亏证者，则可在大补元气，补益肾精（补气海、三阴交）、益气补肾（补合谷、太溪、复溜或肾俞）、补真气益精血（补气海、三阴交、太溪）的处方中，配补听会、哑门，佐以聪耳增音，二者可同时或交替施治。亦有不配患野腧穴，长期治疗效果满意者（患病时短者）。属于本虚标实，上盛下虚之聋哑，不可取补本穴。误补易致耳窍脉络闭塞。

对于幼儿聋哑，既要注意患儿的智力（大脑发育不全和智力差者，针治效果多不满意），又要注意审因辨证；既要注意聋哑的普遍性，又要注意聋哑的特殊性。不可一意对症治疗患野取穴和墨守成方。

因聋致哑的聋哑病，应重视治聋为先，因耳聋治愈，哑病也随之而愈。

4. 内耳性眩晕 取泻本穴，配泻翳风，用以疏畅耳部经气。二穴配取于有关辨证取穴处方参见翳风一节。

5. 下颌关节炎 治疗本症，采用患野取穴直达病所之法，取泻本穴配泻下关，具有祛邪散滞，活络止痛之效。痛向曲颊处者，加泻颊车。属于风寒湿邪，痹阻经络所致者，取泻本穴，泻灸下关、颊车，共奏祛邪散滞，通络止痛之效；属于郁热蕴结，经脉不畅所致者，取泻听会、下关，加泻合谷或曲池，清热散邪，通络止痛。

6. 习惯性下颌关节脱位　针灸治疗，主要用于复位后，以治其本，预防复发。取施本穴，虚补实泻(实者较少)，健固关节，祛邪散滞。作为患野腧穴的听会和下关配治，配治在以下治则处方中，以治其本。

(1)属于风寒外袭，经筋失畅者，取泻听会，泻灸下关、颊车，疏散风寒，温经活络。

(2)属于单纯性韧带松弛(经筋弛缓)而脱位者，取补听会、颊车、下关，壮筋补虚，健固关节；循经取穴，配补手阳明经的合谷和足阳明经的足三里，既收益气之效，又收健壮阳明经面颊及下颌关节部经筋之效。

(3)属于气血亏虚，经筋亏损者，取补听会、下关、合谷、三阴交补益气血、强壮筋脉，以收坚固关节之效。

(4)属于精血不足，经筋失养者，取补听会、三阴交、太溪，补益精血，强壮经筋，以收坚固关节之效。

7. 牙关紧闭、口噤不开　此症是患者不能自主张口活动的一个症状。多出现在痉病、破伤风、中风闭证、厥证、癔病等病中，亦有其他原因而单独出现。取泻本穴直达病所，开关通络，与下关等穴配治，配取在以下治则处方中。

出现在破伤风病中，配泻合谷、太冲、大椎，息风解痉，祛风开关。出现在中风闭证中，配泻合谷、人中，点刺手十二井穴或十宣出血，宣窍启闭，开关通络。出现在下颌关节炎的病证中，配泻合谷，祛邪开关，舒筋活络。出现在暴怒伤肝的气厥病中，配泻人中、内关或间使，理气开窍，开关通络。

8. 外耳道炎　因肝胆火旺，风热毒邪，循经入耳，毒热与气血相搏，凝聚而成者。取泻听会(拔针时不闭穴孔令其出血数豆许)、曲池、丘墟、翳风，疏风清热，泻火散结。

【病案举例】

杨某，男，34岁，南阳运输公司职工。1969年10月15日初诊。

主诉：耳聋已年余。因注射链霉素而得。

现病史：患肺结核三年，连续注射链霉素三个月，出现两耳聋，对面说话也听不到声音，两耳不流脓、无痛感。五官科诊断为中毒性耳聋，转针灸治疗。

辨证：此系耳窍闭塞之耳聋。

治则：宣通耳窍。

取穴：针泻听会、翳风，隔一至二日针治一次，共针治五次。

随访：1971年10月17日患者告知在此针治五次愈。

【腧穴配伍】

本穴多与患野的下关、颊车、翳风等穴配治，患野取穴常与整体疗法辨证取穴同时或交替施治，标本兼顾，因果并治。手足少阳之脉，从耳后入耳中，出走耳前，手足阴明之脉，循行于面颊，故又多与手足少阳、阳明经肘膝以下有关腧穴如外关、中渚、丘墟、足临泣、地五会、合谷等配伍，患野与循经取穴配治。

【讨论】

1. 经旨浅识　《针灸甲乙经》说本穴："在耳前陷者中，张口得之"。《类经图翼》说本穴"在耳前陷中，开口有空，侧卧张口取之"。本穴位于耳前，开口有空，故令张口取穴。有人提出：取穴时使病人张口含物，以防病人口倦，忽然合口，发生意外。现已不用张口含物取穴，可令患者张口取穴，进针后合口，不影响捻针和留针，亦不会发生折针。

2. 针刺注意事项　针刺本穴，若刺之过深，少数患者出现一时性头懵，提针后即可消失。若进针快速或用捣针术，易伤血管引起出血或内出血。若血随针孔而出，急闭之，易于形成皮下瘀血或血肿。可告知病人过几天即可消失，不必担忧。

3. 历代医家经验　“耳聋之症不闻声，痛痒蝉鸣不快情，红肿生疮须用泻，宜从听会用针行”（《玉龙歌》）；“听会主治耳聋鸣，兼刺迎香功最灵，中风瘈疭㖞斜病，牙车脱臼齿根痛”（《十四经要穴主治歌》）；“耳聋气闭听会针……但患伤寒两耳聋，金门听会疾如风”（《席弘赋》）；“耳闭听会莫迟延”（《胜玉歌》）；“耳聋气闭，全凭听会翳风……耳中蝉噪有声，听会堪攻”（《百症赋》）；“耳闭须听会而治也”（《通玄指要赋》）；“耳聋腮肿，听会偏高”（《玉龙赋》）；“听会主寒热喘喝，目不能视，目泣出，头痛，耳中颠飕风，齿龋痛”（《外台秘要》）；“听会主牙车急不得嚼物，齿痛恶寒物，狂走，瘛疭，恍惚不乐，中风口㖞斜，手足不随”（《针灸大成》）；“听会，治耳聋，耳中状如蝉声通耳，食牙车脱臼”（《铜人腧穴针灸图经》）；“宋王纂，针少阳（即听会）交别（即阳池）二穴，俾聋夫听夏蚋之声”（《宋史》）；等等。

4. 艾灸问题　本穴是主治耳、齿（特别是大臼齿）疾患的常用穴。耳疾患多由肝胆火旺、痰火上扰、风热上扰、肝经湿热、温邪所伤、阴虚火旺等因所致；齿痛多因胃火、风火、湿热和阴虚火旺引起。故本穴禁用艾灸，更不宜针上灸和艾炷直接灸，以及隔姜、隔附子灸和化脓灸，以免灼伤耳窍，助火伤络，加重病情。

5. 重视辨证分型治疗　听会是主治耳疾患的常用穴。耳为肾窍，又是手足少阳经脉所过和宗脉所聚之处（宗脉是指上部诸经气之脉）。肾精亏虚、肝胆火旺、胆经火旺、三焦蕴热和上气不足、气虚精衰以及温邪所伤、痰火上扰、肝经湿热等都可导致耳鸣、耳聋、重听（耳聋之微）、中耳炎等病。临床上应辨证取穴，将听会配取在不同的治则处方中。若不辨虚实寒热，不分病理类型，而仅患野取穴对症治疗，其治疗效果势必事倍功半，甚至是无效的。

【歌括】

听会本属足少阳，位于耳屏前下方，
消散郁热又聪耳，祛邪散滞经气畅，
多泻少补寸余刺，耳齿颌颊诸疾康。

第三节｜风　池

风池，前人依其位于项肌之外侧凹陷处，是风邪（风气）入中流注之处，乃搜风要穴而命名；是手足少阳、阳维之会穴（有书记载是足少阳、阳维脉之会，亦有记载是手足少阳、阳维、阳跷脉之会穴）；穴下深处是延髓。

风池是主治肝火上炎、肝风上扰、邪热上攻和外感风邪引起的头、脑、眼、耳疾病的常用穴。具有息风、清脑、安眠、祛风和宣畅经气等功效。

癔病、失眠、痫证、面瘫、眼病、耳病、头痛、眩晕等疾病，凡在本穴处出现刺痛、热痛、跳痛、胀痛、沉困或压痛，以压痛点、反应点配穴法，配泻本穴，收效甚好。

【治疗范围】

1. 颈项、眼、耳、头部疾患　依其穴位的所在、针感的走向和手足少阳、阳维脉的循行，患野取穴和循经近刺，本穴主治颈项、耳、眼、侧头部、脑疾患。针感能走达眼目、耳、颞、额等患野之处者，其效更为显著。

肝为风木之脏，极易化火生风，上扰清空。胆寄附于肝，肝胆之火易于循经上扰。“诸风掉眩，皆属于肝”，“诸暴强直，皆属于风”（《素问·至真要大论》）。高巅之上，惟风可到。伤于风者，上先受之。凡肝胆火旺循经上扰；肝阳、肝风上扰清空；内热炽盛，邪热上攻；痰火痰浊，上蒙清窍；外感风邪，风夹他邪上袭，以及其他原因引起的头、脑、眼、耳病和癫、狂、痫证等，都属本穴的治疗范围。根据不同的病因和病理类型，配取在不同的治则处方中。

2. 阳维为病　阳维脉维络诸阳，并会于督脉，与三阳经有着密切关系，与足太阳、少阳经的依附更为密切。因此，手足少阳、阳维脉之会穴风池，治疗外感风寒、风热引起的感冒，和阳维为病的寒热、头痛、项痛、眉棱骨痛、目赤痛、眩晕等病。

3. 局部病　足少阳之筋，“循耳后，上额角”，其循行处的颈项部出现经筋拘急或因扭伤而不能左右回顾等症，也属本穴的治疗范围。

【功能】

1. 辨证取穴　用泻法，息风潜阳、清脑安眠、疏风清热、聪耳明目。类似羚羊角、僵蚕、天麻、石决明、菊花、钩藤、桑叶、荆芥、防风、石菖蒲、薄荷、炒枣仁、蔓荆子、胆南星、谷精草、龙胆草等药的功效。用补法，健脑、明目。

2. 局部取穴　用泻法，舒筋活络；配艾灸，通经散邪；用补法，壮筋补虚。

【主治】

头痛、感冒、眩晕、耳鸣、耳聋、头项强痛、青光眼、急性结膜炎、近视、上眼睑下垂、泪囊炎、斜视、睑缘炎、慢性鼻炎、鼻渊、电光性眼炎、青盲、面神经麻痹、三叉神经痛、失眠、狂证、癫证、痫证、舞蹈病、癔病、闭塞性脑动脉炎、中风、破伤风、落枕、发际疮、脑外伤后遗症。

亦治胞轮振跳、面肌痉挛、荨麻疹、鼻衄等。

【临床应用】

1. 头痛　取泻本穴，疏散风邪、通络止痛、息风潜阳和宣畅经气。

(1)因肾水不足，水不涵木，肝阳上亢，上扰清空的肝阳头痛，配泻太冲，补复溜，镇肝息风，类似镇肝熄风汤之效。

(2)因气血瘀滞，血行不畅，脉络阻滞的瘀血头痛，针泻风池（病位在本穴邻近处或侧头部）、阿是穴，活血祛瘀，通络止痛。

(3)因水谷不化，聚湿生痰，痰浊上扰，经络阻滞，清阳不得舒展的痰浊头痛。针泻风池、阴陵泉、丰隆，化痰祛湿，通络散邪；或上方阴陵泉改用补法，健脾祛湿，降痰通络。痰火头痛，针泻风池、丰隆、阿是穴，均配透天凉，清降痰火，清脑止痛。

(4)因风夹寒邪，寒凝血滞，阻遏络脉，血郁于内的风寒头痛，泻灸风池、百会、阿是穴，疏散风寒，利窍止痛。

(5)因风夹热邪，火热上炎，侵犯清空，气血逆乱的风热头痛，配泻合谷(或曲池)、外关、阿是穴，疏散风热，通络止痛。

(6)因风夹湿邪，蒙蔽清阳，以致清阳不升，浊阴不降的风湿头痛，取泻风池、阴陵泉，祛风胜湿，利窍止痛；或配泻阴陵泉、足三里、阿是穴，祛风散邪，调中利湿。

(7)热邪上攻，或肝胆之火循经上扰引起的少阳头痛。患野取穴与辨证取穴配治，可取泻患野的风池(使针感循少阳经走达侧头部)、太阳(或阿是穴)和胆经的原穴丘墟(清宣少阳经气)配治，共奏清宣少阳经气，通络止痛之效。

属于气虚、血虚、肾虚和气血双亏型的头痛，一般不可配取本穴，泻之不适，补之不妥。如属虚中夹实，本虚标实者，可取泻本穴，通络止痛，不可施用补法，否则，易致上盛，标实。

2. 眩晕　取泻本穴，用以息风潜阳、清脑。

(1)因肝阴暗耗，肝火偏亢，风阳升动，上扰清空所致者。配泻百会、太冲或行间，平肝潜阳，息风清脑；或配泻太冲、丘墟(配透天凉，使针感走达头部)，清肝泻火，息风潜阳。

(2)因肾阴不足，水不涵木，肝阳偏亢，风阳上扰所致者。配泻太冲，补复溜，镇肝息风，类似镇肝熄风汤之效。

(3)因暴怒伤肝，肝阳暴盛，阳亢风动，风火相煽，上扰清窍，甚至气血逆乱，清窍闭塞所致者。针泻风池、太冲、丘墟均配透天凉，清泻肝火，息风潜阳。

(4)因水谷不化，聚湿生痰，痰气交阻，清阳不升，浊阴不降所致者。配泻丰隆补阴陵泉，健脾祛湿，降痰息风。属于痰郁化火，痰火上扰所致者，针泻风池、丰隆、内庭均配透天凉，清降痰火，息风清脑。

(5)因心脾亏虚，心虚则血流循行不周，脾虚则生化之源不足，以致气血不能上奉于头脑所致者。取补神门、三阴交补益心脾，配补风池有助于益脑。

(6)《灵枢·海论》篇说："脑为髓之海，其输上在于其盖，下在风府……髓海不足，则脑转耳鸣，胫酸眩冒，目无所见，懈怠安卧。"上述眩晕，取补肾俞、太溪或复溜，补益肾精，配补风池有助于益脑。

凡属于本虚标实，上盛下虚的眩晕，不可配补本穴。误补易致标实、上盛，眩晕更甚。

3. 青光眼　取泻本穴或配透天凉(使针感达于眼部为佳)，用以疏风清热、明目。

(1)肝胆风热型：证见发病突然，头痛眼胀，白睛红赤，黑睛混浊，瞳孔散大，视物昏花，伴有恶心呕吐、夜不成眠、纳食不佳，或溲黄便秘，舌苔薄白，脉象弦滑。配泻光明、曲泉或行间，疏风清热，清肝利胆。

(2)肝阳上亢型：证见发病急剧，头痛眩晕，善怒眼胀，视力下降，眼压增高，舌质红，脉象弦大，甚则恶心呕吐，目赤。配泻行间、丘墟，清热潜阳，平肝明目。

(3)肝热阴虚型：证见视力下降，眼目微胀，头痛不甚，腰酸腿软，多梦少寐，潮热盗汗，唇红咽干，舌质红，苔薄白，脉象细滑。在取补曲泉、复溜养肝明目的处方中，配泻风池，共奏滋阴清热，养肝明目之效。

4. 急性结膜炎　急性结膜炎属于中医学中的"天行赤眼"和"暴风客热"。取泻本穴配透天凉(务使针感走达于目)，可收清热明目之效。

(1)天行赤眼(热盛型)：配泻患侧睛明，点刺太阳静脉出血，清热祛风，泄热解毒；或配泻合谷、三阴交，点刺患侧太阳出血，清热解毒，凉血明目。

(2)暴风客热(风盛型)：配泻患侧睛明、太阳，或配泻合谷、睛明(患侧)，疏风清热，散热明目。

5. 近视 后天性近视，取本穴施用补法(调节眼部经气)，务使针感走达眼区或眼球部，眼球有酸困、收缩、胀感，效果满意。多数患者拔针后即感眼球清凉，视物清楚，少数病人，视力较针前明显增加，亦有针治几次痊愈者。视力基本恢复正常时，针补肝俞、肾俞，或针补复溜、曲泉，补益肝肾以巩固疗效。

针刺本穴若无针感或针感不能走达眼球者，收效较差，可改刺承泣穴，如承泣穴针感亦不明显者，可详细询问体质或他病史。若患者体质差，或伴有虚亏性疾病，应根据体质和兼证，配有关腧穴施治或整体治疗。如伴有肺肾两虚症状者，配补合谷、复溜；伴有肝肾不足症状者，配补肝俞、肾俞或复溜；伴有气血双亏症状者，配补合谷、三阴交；伴有肝血不足症状者，配补肝俞、三阴交或膈俞。

6. 上眼睑下垂 除先天发育不全外，取本穴，务使针感走达上眼睑，收效显著。风池穴常配取在以下治则处方中。

(1)因脾虚气弱，血气不荣筋脉，胞睑弛缓而下垂者，针补三阴交、足三里健脾养血，配补风池、阳白或攒竹，调补眼睑。

(2)因气血两亏，不能上荣筋脉，眼睑弛缓无力而下垂者，针补合谷、三阴交或血海补益气血，配补风池、阳白或攒竹，共奏补气血健眼睑之效。

(3)因风热上攻，眼睑腠理疏豁而致上眼睑下垂者，针泻风池、合谷、阳白或攒竹，疏风清热，舒调睑筋。

(4)因跌仆损伤，损伤经筋，胞睑弛缓无力而下垂者，针补风池、攒竹、太阳，或针补风池、阳白或鱼腰，强壮筋脉，补益胞睑。

无全身症状者，对症治疗，取泻本穴，配取患侧的阳白、太阳或丝竹空，虚补实泻，其效甚良。

7. 电光性眼炎 取泻本穴(配透天凉，凉感走达于目)、合谷，或配泻患侧的睛明，点刺太阳出血，清热明目。

8. 青盲 以视力逐渐减退，或视野日益缩小，甚至失明，而无障翳为特征。巢氏《诸病源候论》说："青盲者，谓目无所异，瞳子黑白分明，直不见物耳。"《外台秘要》说："五脏六腑之精气，皆上注于目，若脏虚有风邪痰饮乘之，有热则麻痛，无热但生内障，是气血不荣于睛，故状不异，只不见物而已，是谓之青盲。"描述了青盲的病因和症状。取本穴务使针感走达眼球，用以息风，清热明目，补虚明目。

(1)脾虚气陷型：在取补合谷、阴陵泉或足三里补脾益气的处方中，配补风池，补虚明目。

(2)营血不足型：在针补膈俞、三阴交，补养营血的处方中，配补风池，补虚明目。

(3)气血双亏型：在针补合谷、三阴交，气血双补的处方中，配补风池，补虚明目。

(4)脾肾阳虚型：在取补关元、太溪、阴陵泉，温补脾肾的处方中，配补风池，补虚明目。

(5)肝肾不足型：在取补肝俞、肾俞或太溪，补益肝肾的处方中，配补风池益目。

(6)心肾亏损型：在针补心俞、肾俞，或针补神门、复溜或太溪，补益心肾的处方中，配补风池益目。

(7)肝气郁结型：在取泻太冲、内关或肝俞，疏肝解郁的处方中，配泻风池通络明目。

(8)肝经风热型：在取泻行间(或太冲)、曲池，清肝祛风的处方中，配泻风池，祛风明目。

9. 面神经麻痹 患病前或在患病期间，风池穴处或耳后有压痛、跳痛、热痛、刺痛，或自风池痛连侧头部者，取泻本穴（或配透天凉），以收清宣经气，息风止痛之效，有助于面神经麻痹的恢复。对于面神经麻痹所出现的上眼睑不能闭合，额肌活动不灵等症状，有疏调经气的作用。

10. 失眠 风池是治疗失眠的常用穴。凡属心脾血亏、心肾不交、痰火上扰、心胆气虚型的失眠，和其他病证兼见失眠者，均可配泻（或强刺激）本穴，清脑安眠以治其标。它常配取在辨证取穴治本的处方中，标本兼治。

(1) 心脾血亏型：取补神门、三阴交，补益心脾以治其本，配泻风池清脑安眠以治其标。

(2) 心肾不交型：取泻神门补复溜，滋阴清火，交通心肾以治其本，配泻本穴以治其标。

(3) 痰火上扰型：针泻丰隆、内庭、风池，清降痰火，和中安眠。

(4) 顽固性失眠，可用皮下埋针法。先将 26 号毫针刺入风池穴，刺入一寸余，捻泻留针后，将针柄剪断五分之四，把露出外面的针体和针柄弯伏，然后用胶布固定不使脱落，一般可留针三至五天。每天晚上睡觉前按压针柄十数下，以加强刺激。

癫证、狂证（抑郁型）、头痛、眩晕、遗精等病，伴有失眠症状者，以治主症为主，配泻本穴佐以清脑安眠。

11. 痫证

(1)因肝气失调，风阳升动，触及积痰，乘势上逆，壅闭经络，阻塞清窍，心神被蒙所致者。休止期治疗，在取泻神门、丰隆、太冲或行间，豁痰宣窍，息风定痫的处方中，配泻风池，佐以息风清脑。

(2)癫痫小发作，出现有节律性瞬眼、点头、低头或两目直视等症状，针泻风池息风醒脑。对症治疗，分别配泻攒竹、大椎、天柱、百会等穴，以收息风清脑，通经散邪之效。若反复发作，风池穴可用埋针法（与顽固性失眠方法相同）。针泻风池和以上患部腧穴亦可与辨治取穴配治，标本兼顾。如属心脾不足型者，即可与取补神门、三阴交补益心脾之法，同时或交替施治。

(3) 属于精神运动性发作者，取泻风池、百会醒脑安神，与辨证取穴同时或交替施治。

12. 癔病

(1) 运动症状中的眨眼、摇动、斜颈等异常动作。对症治疗，取泻本穴，分别配泻阳白、天柱、大椎、印堂等穴，加泻内关和结合暗示，可收理气通络醒脑之效。上方可与辨证取穴，同时或交替施治，标本兼顾。

(2) 感觉症状中的失明。对症治疗，取泻本穴配泻睛明或光明和配合言语暗示，可收清脑明目之效。此方亦可配取在辨证取穴的处方中，佐以清脑明目。

【病案举例】

例一：张某，男，10 岁，住方城县博望公社车庄大队车庄村。1972 年 4 月 28 日初诊。

主诉（代述）：两目失明已九个月。

现病史：1971 年 7 月高烧七天出现视物模糊。近二十天前持续高烧五天后，两目完全失明，两下肢略软，急躁心烦，哭啼无泪，脉数。五官科检查：两眼底所见，屈光间质清晰，视神经乳头蜡黄色，动静脉均变细，整个视网膜不好、变性，因患儿不合作，黄斑未查清。诊断为视神经萎缩。

辨证：热邪上攻，高热伤津，眼络受损，睛明失荣，故出现两目失明，哭啼无泪。

治则：清热明目。

取穴:一、四、六、九、十二至十六诊针泻风池;三、五、七、八诊针泻合谷、内关;十、十一诊针泻风池、太阳。

效果:三诊后能看到电灯泡,精神尚好;五诊后心烦急躁减轻;十诊后哭啼有眼泪,视力有进步;十五诊后两眼视力基本恢复正常;十六诊治愈。

随访:两个月后回信告知针愈。1973年9月15日其母带领此患儿治疗消化不良,特来本科告知两目失明痊愈。

例二:王某,女,41岁,住淅川县上集公社肖山大队曹苗沟村。1971年8月27日初诊。

主诉:眩晕已四年之久。

现病史:四年来时而眩晕欲倒,如坐舟船,恶心欲吐,行走飘浮,伴有头懵耳鸣、多梦少寐、口苦易怒、善太息、小便热赤、午后潮热、精神不振等症状,舌绛苔白,脉沉弦数。

辨证与分析:依其脉证,系肝气化火,风阳升动,上扰清空之眩晕病。风阳升动,上扰清空,则眩晕欲倒,行走飘浮。肝火上扰,则头懵。肝胆火旺,循经上扰,则口苦、耳鸣。肝火扰动神明,则多梦少寐。易怒,善太息,乃为肝气郁滞,不得疏泄所致。小便热赤,脉沉弦数等,均属肝经郁热之象。

治则:平肝息风潜阳。

取穴:一至三诊针泻风池、百会、太冲;四诊上方减太冲穴。

效果:二诊后头懵减轻;三诊后头懵,眩晕治愈,仍多梦;四诊痊愈。

随访:1971年10月9日回信告知在此针愈。

例三:安德尔·替累汉,男,34岁,埃塞俄比亚人。1979年8月8日初诊。

主诉:患头痛已五年之久。因车祸摔伤而得。

现病史:五年前因车祸向左侧摔倒,当时昏迷,左半身痛(皮肤未破伤出血),此后左侧头痛,位于头部足少阳经循行处呈阵发性跳痛、刺痛,时而灼热痛,时而头晕,左手无力,左侧下颌及眼部不舒,耳鸣轰响,口苦,食少,多梦少寐,心烦易怒,脉象弦数。曾到许多医院治疗,仅取得短暂的疗效。

辨证:依其脉证、病因,系头部创伤,瘀血停着,经络阻滞,兼肝郁气滞,郁而化火,肝胆之火上扰清窍,热扰神明之证候。

治则:以通络活血止痛为主,兼清降肝胆之火。

取穴:一至七诊针泻左风池、耳门、太阳、率谷;八至十七诊针泻风池、太冲、丘墟;十八至二十诊针泻风池、听会、太冲、丘墟;二十一至二十七诊针泻左风池、听会、率谷;二十八至三十一诊针泻太冲、丘墟、外关。

效果:七诊后头痛有所减轻;十二诊后头痛、耳鸣、多梦少寐均减轻,饮食增加;三十一诊痊愈。

随访:1979年11月13日告知失眠、头晕、耳鸣已愈,头痛基本治愈,仅左侧头部时而痛一下即自行消失。

例四:番西尔·哥·开若西博士,男,42岁,埃塞俄比亚人。1979年元月24日初诊。

主诉:患头痛三十年,后项痛三年。原因不明。

刻下症:头痛以两颞、侧头部、耳周围及后头部为重点,每因熬夜、用脑或其他原因的刺激,如天气热、睡眠少、喝酒等而头痛加重,自觉头部胀痛、热痛,时而跳痛,影响工作,思想苦恼。近三年来不明原因又出现后项两侧大筋处痛,劳累或仰俯时痛甚,时而与头痛交替出现，或自项后两侧痛至侧头部、两颞部。但无失眠、健忘、耳鸣等症状。舌苔、脉象无特殊变化。

曾用各种药物长期治疗，收效不著。

辨证：依其疼痛部位及疼痛特点，系少阳头痛。

治则：清宣少阳，通络止痛。

取穴：患野取穴局部疗法。一诊至二十一诊针泻风池、太阳、阿是穴（天柱和风池之间下量约三寸处，足少阳经循行通路上）；二十二诊至二十六诊，上方减太阳穴。

效果：九诊后头痛减轻；十七诊后头痛基本治愈；仅觉两颞微痛，后项亦基本不痛；二十四诊后头痛治愈；二十五诊、二十六诊巩固疗效。

随访：1979 年 2 月 21 日告知此病针愈。

例五：韩某，女，1 岁半，住南阳县潦河公社吴集大队吴集村。1971 年 7 月 21 日初诊。

主诉（代述）：耳聋、失明、四肢痿软已二十天。

现病史：1971 年 6 月 29 日因患流行性乙型脑炎住某公社卫生院治疗半月出院。后遗两目失明，两耳失听，四肢痿软，腰软不能端坐，颈软头向后倾，熟睡后手足时而抽搐，不会吸吮，吞咽困难，神志痴呆，哭啼无常，烦躁，易惊等症状。舌苔薄白，脉沉细数，身瘦。尚未学会说话。

眼底检查：双眼底豹纹状，视神经乳头蜡黄，动静脉均狭窄。

辨证：温邪未净，邪热壅闭心窍，神明被蒙，则神志昏迷；邪热损目，则两目失明；邪闭耳窍，则两耳失听；余热动风，则四肢抽搐。

治则：清热息风，通络宣窍。

取穴：一、五、六诊针泻风池、通里、太冲，清心开窍，息风明目；二、三、四诊针泻风池、合谷、太冲、听会，清热息风，宣窍明目；七至十三诊针泻风池，补合谷、复溜，益气补肾兼清脑。

效果：六诊后视力、听力和神志基本恢复正常，熟睡后四肢痉挛已愈，仍龂齿、四肢痿软、腰软、吞咽困难、不会吸吮，脉沉细数；十三诊治愈。

随访：1971 年 12 月 11 日回信告知在此针愈未发。

【腧穴功能鉴别】

风池、列缺、曲池、合谷功能比较 它们都有解表的作用，但各有其特点。风池偏于治疗头面部的风热表邪（亦治内风）；列缺偏于解肺卫之风寒表邪；曲池善治全身之风热表邪；合谷善于治疗头面及全身之表邪。

【腧穴配伍】

1. 针泻风池 配泻睛明，清头明目；配泻合谷、睛明，疏风清热明目；配泻太冲、丰隆，平肝潜阳，息风降痰；配泻太冲、丘墟，清泻肝胆，息风潜阳，清头明目；配泻百会、大椎，息风清脑，通督解痉；配泻神门、内关，安神利眠；配补神门、三阴交，补益心脾，清脑利眠；配泻神门，补复溜，滋阴清火，清脑利眠；配补肝俞、曲泉，养肝明目；配补复溜、太溪或肾俞，补肾益目。

2. 针补风池 配补复溜，补肾养阴明目；配补肝俞、肾俞，补肾养肝明目。

3. 针泻风池、太冲，补复溜 此三穴配伍，平肝息风，滋阴潜阳，类似镇肝熄风汤（《衷中参西录》方）之效。凡适用此法、此汤者，如头痛、眩晕、高血压、子痫、面肌痉挛等，均可取此三穴施治。

【讨论】

1. 本穴针感　在不断地捻转运针的同时，其针感分别走至耳后、耳内、上眼眶、眼球、额颞、侧头、头顶部，有少数病例走达半边脑部；配透天凉手法，其凉感走向部位同上，所到部位的耳鸣很快减轻，眼球清凉，视物清亮；施用补法，眼球有收缩感、胀感。少数病例，针刺入后，其针感突然走向耳后、耳内、眼球、眼眶、侧头部等处。也有少数病例，针胀感突然走到眼球部，继而眼球灼热，拔针后一个小时灼热感仍存在。极少数病例，在不断地捻转运针的同时，其针感沿足少阳经向下，循肩、腋肋、侧腹部、下肢至第四足趾。与足少阳经脉体表循行线路基本一致。

2. 经旨浅识　《伤寒论》24条指出："太阳病，初服桂枝汤，反烦不解者，先刺风池、风府，却与桂枝汤则愈。"是指服桂枝汤反烦的治法。太阳中风证服桂枝汤后，反烦不解者，是因风邪袭于太阳之表，导致经脉阻滞，药不胜病之故。先刺风池、风府以疏风解表，宣通太阳经气，使风邪疏散，经气通畅，然后再服桂枝汤以解肌表，可获痊愈。

3. 本穴少用艾灸和补法

⑴本穴因位近延髓，非风寒或寒邪所侵的头、脑、鼻疾患，不可轻用艾灸。特别是针上灸或艾炷直接灸，易于助热上扰，引起头昏脑涨。

⑵本穴少用补法。虚中夹实，本虚标实的头、脑、眼、鼻疾患，取本穴不可施用补法，否则易致上盛，标实。

4. 注意事项

⑴针泻太冲、风池，补复溜，治疗高血压和预防中风，具有平肝息风，育阴潜阳之效。但要特别注意，每次针治前需测量血压，以防止因血压过高，巧合针刺而发生脑出血。

⑵针刺本穴不可向内上方刺入过深，深刺伤及延髓，发生内出血，可导致生命中枢瘫痪而死亡。《素问·刺禁论》篇所说的："刺头中脑户，入脑立死"，正是实践的总结。

【歌括】

风池项肌外发际，头脑眼耳病能医，
息风清脑安眠用，聪耳明目宣经气，
疏风解表又益脑，泻多补少刺寸余。

第四节　环　跳

环跳，因跳跃时，本穴形成半环形之凹陷而得名；又名镮铫、髋骨、分中、髀厌、髀枢、枢中、环谷、脐骨；是足少阳经的髀枢部腧穴；又是足少阳、太阳经的交会穴。

环跳是患野和邻近取穴，治疗髀枢部和足少阳、太阳经循行处下肢经脉病变的常用穴。

【治疗范围】

《灵枢·刺节真邪》篇说:"虚邪偏客于身半,其入深,内居荣卫,荣卫稍衰,则真气去,邪气独留,发为偏枯。其邪气浅者,脉偏痛。"属于营卫功能衰减,真气离去,邪气独留的偏枯和属于邪留浅表,血脉不和的偏痛,施用患野取穴的局部疗法,则环跳是治疗下肢偏枯、偏痛的腧穴。

用手指强压本穴,其酸胀或麻胀感应,沿足少阳或足太阳经下行至外辅骨之前或膝腘部,其针感达于髋关节,向下沿足少阳或足太阳经走至足部。依其穴位的所在、针感的走向、经脉的循行和经筋的分布,环跳可治疗穴位所在处的局部疾病,和腰髋、股膝以及小腿的经脉病变(务使针感循经走达患野,方收良效)。对症治疗患野取穴,多与环中、风市、殷门、阳陵泉、绝骨、委中、承山、昆仑等穴选配。患野取穴亦常与整体治疗的辨证取穴同时或交替施治,标本兼顾,因果并治。

足少阳经脉,出气街,循毛际,横入髀厌中;足少阳经别,绕髀,入毛际,合于足厥阴经。略向前阴部或少腹部刺入,其针感能走达前阴及少腹部。因此,对于前阴及少腹部的一些疾患,如痛经、带下、阴挺等病,亦可配取本穴施治。

【功能】

1. 循经取穴 用泻法,能通经活络,祛邪散滞;配透天凉,能消散郁热;配艾灸或烧山火,有温通经脉之效。

2. 局部取穴 用补法(配艾灸或烧山火),补益虚损;用泻法,祛邪散滞;配艾灸,温散寒湿。

【主治】

髋关节痛、腰髋痛、坐骨神经痛、痹症、痿证、半身不遂、外伤性截瘫。

亦治舞蹈病、下肢痉挛等。

【临床应用】

1. 髋关节痛 《素问·五脏生成》篇中说:"人有大谷十二分……此皆卫气之所留止,邪气之所客也,针石缘而去之。"四肢关节为邪气所客而发生的病变,可用针刺之,除邪愈病。十二大谷中的髋关节为邪所客而发生的髋关节疾患,针刺本穴直达病所,祛邪愈病,是不可少的腧穴。患野取穴局部疗法,取本穴多与环中或胞肓配治,或与以痛为腧的阿是穴配治,虚补(多用先泻后补之法)实泻,寒配艾灸或烧山火、拔罐,热配透天凉,可收祛邪散滞、宣通气血、温经散寒之效,上方亦常与以下整体治疗处方配治。

(1)属于气滞血瘀型者,与针泻间使、三阴交,行气活血之法,同时或相间施治。

(2)属于气血双亏型者,与针补合谷、三阴交,补益气血之法,同时或相间施治。

(3)属于风湿型者,与泻灸曲池、阴陵泉,祛风除湿散寒之法,同时或相间施治。

2. 坐骨神经痛 其病因和病理类型甚多,不论瘀血、气滞、气滞血瘀、气虚、血虚、气血双亏、风湿、脾虚湿盛、肝肾不足以及腰椎疾患引起的坐骨神经痛,患野或循经近刺,均可取施本穴,虚补实泻,或配艾灸、拔罐、烧山火、通电等法(视病情而定),务使针感循经走达足趾,可收通经活络、祛邪散滞、宣通气血、补益虚损等效果。若无全身症状,仅出现坐骨神经痛者,对症治疗,取泻本穴,或用强刺激不留针之法(务使针感循经走达患野),收效亦佳。如效差者,可视其疼痛经线选配腧穴,如循足少阳经者,选配风市、阳陵泉、丘墟等穴;循足太阳经者,配取殷门、委中、昆仑或阿是穴,并可根据不同的病因和病理类型,与以下不同的辨证处方相配。

⑴肝气郁滞，气滞经脉所致者，与取泻间使行气散滞之法，同时施治。

⑵经气不畅，经脉阻滞所致者，与取泻三阴交或血海行血祛瘀之法，同时施治。

⑶气滞血瘀型者，与取泻间使（或内关）、三阴交，行气活血之法，同时或交替施治。

⑷气血双亏型者，与取补合谷、三阴交补气养血之法，同时或交替施治。因恐局部施补造成滞涩，故患野腧穴宜用泻法或先泻后补之法。

⑸风湿型者，与取泻曲池、阴陵泉，祛风除湿之法，同时或交替施治。

⑹脾虚湿盛者，与取泻阴陵泉，补太白或足三里，健脾祛湿之法，同时或交替施治。

⑺肝肾不足型者，与取补太冲、复溜、太溪或肾俞，或取补曲泉、复溜或太溪，补益肝肾之法，同时或交替施治。

⑻湿热阻络型者，与取泻阴陵泉、合谷、三阴交或足三里，清利湿热之法，同时或交替施治。

肥大性脊柱炎引起的坐骨神经痛，一则注意配加腰部患野腧穴，二则注意与辨证取穴处方相配治。

自髋至足经过腓骨外侧阳交至光明穴处发生胀痛或酸困痛或麻胀痛至足部者，多属顽固性坐骨神经痛，取刺本穴配阳陵泉、阳交、光明，或委阳、阳交、光明或阿是穴配治。若髋及股部疼痛消失，仅遗留腓骨外侧丰隆、阳交、光明穴处胀痛、麻胀痛、酸困痛者，较难治，以取泻丰隆、阳交、光明穴为主。

髋关节痛或坐骨神经痛，若无具体疼痛部位或痛点者，多属虚亏，不可以痛止痛，患野取穴。

3. 痹证 取本穴直达病所，治疗髋及髋股部之痹证。

⑴风寒湿痹：髋关节和髋骨痹证，取本穴用泻法或强刺激配烧山火，使温热感走达患野，直达关节腔内，驱逐髋关节及髋骨部的风寒湿邪，疏通经络气血的闭滞，使邪气无所留止，而达“住痛移痛”的目的。它常与患野的环中及阿是穴，同时或交替施治。

风痹（行痹）：关节疼痛，游走不定，痛无定处，涉及多个肢体关节，活动不利，或见寒热表证，舌苔薄白或白腻，脉象多浮。如兼有局部红肿发热，寒热，苔黄，脉数者，称为“历节风”偏于热盛型。前者，配泻有关关节所在处腧穴和曲池，祛风通络散邪。若因过服祛风发汗，散寒除湿之品，而气血亏虚者，取补合谷、三阴交补益气血，待气血已复，再配泻患野腧穴。后者，配泻有关关节所在腧穴和曲池、内庭（或解溪），祛风清热，通络散邪。

寒痹（痛痹）：“痛者寒气多也，有寒故痛也”（《素问·痹论》）。寒性阴凝，故关节剧痛，犹如锥刺，痛处不移，活动不利，皮色不变，得热痛减，感寒痛重，时轻时重反复发作，舌淡苔白，脉象弦紧。取泻本穴针上灸，散寒活络。若多处关节痹痛，并出现阴寒内盛，阳气不足的全身症状者，配泻患野腧穴针上灸，加补关元，温阳驱寒；或不取患野腧穴，取补关元、肾俞、太溪，温补肾阳，扶正驱寒。《素问·举痛论》：“寒气客于脉外，则脉寒，脉寒则缩蜷，缩蜷则脉细急，细急则外引小络，故卒然而痛”之髋关节寒痹，泻灸本穴，祛邪散寒，“得炅则痛立止”。

湿痹（着痹）：关节疼痛重着，痛处不移，活动不便，阴雨加重，或见肌肤麻木，局部漫肿，舌苔白腻，脉象濡缓。取泻本穴针上灸，温散寒湿；若多处关节痹痛，配泻有关关节所在处腧穴针上灸，与取泻阴陵泉、足三里祛湿散邪之法，交替施治。兼有阳气不足，寒湿不化者，配补关元、阴陵泉，温阳益脾，祛湿散寒。患病日久，脾虚湿盛者，配补足三里、阴陵泉或太白，健脾化湿，祛湿活络，标本兼治。

(2)热痹：因风寒湿痹郁久化热而成。取泻环跳(若涉及多个关节，可加泻有关关节所在处腧穴)、曲池(或合谷)、内庭(或解溪)，清热通络，散邪止痛；若兼见血热者，上方去内庭(或解溪)，加泻三阴交(或配透天凉)清热凉血，行血活络；若兼有湿邪者，取泻曲池(或合谷)、阴陵泉、三阴交，有时不配取患野腧穴，收效亦佳。

尤在泾在《金匮翼》中所说的："脏腑经络，先有蓄热，而复感风寒湿气客之，热为寒郁，气不得通，久之寒亦化热，则痛痹熻然而闷也"之痹证。兼有壮热烦渴，小便黄赤，大便干秘，舌红少津，脉象弦数等，或兼有渴不欲饮，小便热赤，便溏，脘闷纳呆，下肢肿痛，舌苔黄腻，脉象滑数。取泻环跳(若涉及多个关节，可加有关关节所在处腧穴)、曲池(或合谷)、阴陵泉，清利湿热，通利关节；或配泻曲池(或合谷)、阴陵泉、足三里，清利湿热，通络畅中；或配泻曲池(或合谷)、足三里、三阴交，清热活络，通利关节。

(3)痰瘀痹阻：取泻本穴针上灸，配泻丰隆、三阴交，祛痰散瘀，祛邪通络。

风寒湿痹或热痹，若病久气血虚衰，营卫枯涩，或肝肾两亏，筋骨枯槁，或热痹又见热甚伤津，津液亏耗，在补益气血(补合谷、三阴交)、补益肝肾(补肝俞、肾俞或太溪)、养阴生津(补复溜、三阴交)、清热养阴(补复溜泻内庭)的辨证取穴治本的基础上，取施患野腧穴，用先泻后补之法(热痹只能用泻法)。

4. 半身不遂　取本穴用于治疗半身不遂中的下肢不遂。

患野取穴治疗下肢不遂，本穴多与风市、阳陵泉、足三里、三阴交、委中、绝骨等穴相配，属于强直性瘫痪，施用泻法以舒筋活络，属于弛缓性瘫痪，施用补法以壮筋补虚。对症治疗患野取穴，亦可与不同病因或病理类型的辨证取穴，同时或交替施治，标本兼顾，因果并治。

(1)属于气虚血瘀型者，可与针补合谷泻三阴交，益气活血，祛瘀通络之法配治。多用于脑血栓形成，弛缓性瘫痪。强直性瘫痪者，上方加泻太冲或阳陵泉，补气行血，舒筋息风与患野腧穴配治。

(2)属于气血双亏型者，可与针补合谷、三阴交补益气血之法配治。

(3)属于肝肾不足型者，可与针补复溜、太冲、太溪或肾俞，或与取补肝俞、肾俞、复溜，补益肝肾之法配治。此型多见强直性瘫痪，出现患侧肢体强直、挛急者，患野腧穴可用较强刺激久留针之法，舒筋活络解痉。

【病案举例】

例一：胡某，女，76岁，住南阳市北门大街。1971年7月8日初诊。

主诉(代述)：患半身不遂二十多天。

现病史：二十多天前，开始言语不清，后来逐渐右侧上下肢不能活动，呈弛缓性瘫痪，神志较清楚，有时二便不知，小便色黄，大便一日三至四次，舌苔薄黄略腻，脉象虚数。血压160/80mmHg，素有溲黄、便秘症状。

诊断：类中风(偏瘫)。

治则：强壮筋脉。

取穴：针补右环跳、足三里、三阴交、合谷、曲池、手三里。九次针愈。

随访：1971年9月9日告知治愈。

例二：张某，男，1岁，住南阳市七一公社椿树井。1965年3月10日初诊。门诊号014957。

主诉(代述):下肢瘫痪已二十六天。

现病史:于2月16日发烧,烧退后于8月5日发现右下肢发软,膝关节不能伸直,扶着站立时足跟不能触地。按压患肢无痛苦表情,患肢温度正常。

诊断:小儿麻痹症。

治则:通畅经脉,祛邪散滞。

取穴:针泻右环跳、委中、昆仑。针治六次愈。

随访:1965年6月12日其家长接信后带领孩子前来告知治愈。

例三:费吐伟·海里,男,33岁,埃塞俄比亚人。1979年5月24日初诊。

主诉:患身痛已两年。原因不明。

刻下症:两侧肩胛内缘和腰部及两下肢疼痛,左肩及左下肢和手指麻木。感凉时腰及两肩胛发热,两下肢麻木、发热。曾用药物治疗无好转。

有梅毒病史,此次化验KT(-)。

辨证:邪阻经络,气血运行不畅之证候。

治则:通经活络,散邪止痛。

取穴:患者要求首先治疗腰腿痛。针泻环跳、肾俞、阿是穴,配用电针机通电各十五分钟。隔日针治一次。

效果:针治六次腰胯及下肢痛针愈。在治疗两肩胛痛及左手指麻木期间(十多天),腰及下肢痛未复发。

【讨论】

1. 本穴针感

(1)针刺方向与针感走向:髋关节疾患,宜向髋关节直刺,使针感走达关节内;下肢疾患如坐骨神经痛、坐骨神经炎、下肢麻痹等,可在环跳穴上一寸处刺针,略向下方刺入,使针感循经走达下肢;外生殖器或小腹疾患,宜向外生殖器或小腹方向刺入,使针感走达生殖器或小腹部。

(2)刺伤坐骨神经,可致自髋至膝或至足,沿坐骨神经分布路线发生灼痛、热麻、运动障碍,轻者局部按摩后即可消失,重者遗留数天方可消失。后者亦可针刺委中、承扶等穴,少泻多留针,使舒适的感觉走达下肢,往往针刺一、两次即可缓解。

(3)下肢截瘫病人,开始针感不明显,可随病情好转而逐渐明显,并逐渐走达远处。如果开始针感明显,或仍存在有传导感觉,则是幻肢感者。

(4)刺中经络,其感应走达速度颇慢,为患者所能描述,刺触感觉神经是一种电击样感觉。针刺本穴,刺触坐骨神经干上的感觉神经,出现触电样感觉沿坐骨神经分布的路线向下走至小腿或足趾部,反复刺激对于坐骨神经痛收效较好。

2. 经旨浅识

(1)《灵枢·官针》篇中指出的:"疾浅针深,内伤良肉……病深针浅,病气不泻,"和《素问·刺要论》篇所说的:"病有浮沉,刺有浅深,各至其理,无过其道……浅深不得,反为大贼",就是说针刺的深浅,应根据患病部位的深浅而有所不同,只有这样才能收到满意的效果。否则,就会出现"内伤良肉,病气不泻"和"反为大贼"的不良后果。髋关节腔内疾患,用毫针刺入关节腔内才能收到效果。有些文献记载,本穴进针一寸、二寸,是病深针浅,病气不泻,未达到"谷气至而止",是会影响效果的。明代汪机在他的《针灸问对》上说:"惟视病之浮沉,而为刺之深浅，岂以定穴分寸为拘哉。”这种说法是有道理的。

(2)《回阳九针歌》有：“哑门劳宫三阴交，涌泉太溪中脘接，环跳三里合谷并，此是回阳九针穴。”环跳是回阳九针穴之一，对暴亡诸欲脱者，应取本穴治之。但临床施用它没有回阳固脱的功效，从针灸文献上查阅也没有记载这类病证。

(3)《灵枢·官针》篇中说：“凡刺之道，官针最妙。九针之宜，各有所为，长、短、大、小，各有所施也。不得其用，病弗能移……病小针大，气泻太甚，疾必为害，病大针小，气不泄泻，亦复为败。失针之宜，大者泻，小者不移。”现代所用的毫针，一般分 26、28、30 号三种，粗细相差无几，古代和 1949 年前针灸医家用的毫针，大多较现在用的毫针粗一两倍以上。毫针的粗细对所治之病有无影响，有待探讨。但就本穴所在部位和治疗范围来讲，使用较粗长的毫针为好。

3. 临床见闻　髀枢肌肉丰满，进针较深，移动下肢易于弯针，甚至折针，应告诫患者注意。前人指出“已刺不可摇，恐伤针”的告诫，也是为了防止弯针和折针。

著者高祖一学徒，用自制的 24 号钢针，针治一腰髋痛患者，刺入本穴三寸深左右，因针感过强加之患者怕针，由侧卧位转向俯卧位，突伸下肢，将针折断(断端约寸余)。断后未作任何处理，开始局部不能活动，此后局部胀痛、酸痛、受压时局部刺痛，抬腿行走时局部刺痛、胀痛加重；半年之后，仅每遇阴雨时局部微痛，活动较猛时局部突然酸痛或剧痛一下，即刻消失，余无异常。

4. 历代医家经验　《马丹阳天星十二穴治杂病歌》载：“折腰莫能顾，冷风并湿痹，腿胯连腨痛，转侧重欷歔，若人针灸后，顷刻病消除”；《玉龙歌》载：“环跳能治腿股风”；《标幽赋》载：“中风环跳而宜刺。……悬钟环跳，华佗刺躄足而立行”；《席弘赋》载：“冷风冷痹疾难愈，环跳、腰俞针与烧”；《胜玉歌》载：“腿股转度难移步，妙穴说与后人知，环跳、风市及阴市，泻却金针病自除”；《杂病穴法歌》载：“腰痛环跳、委中神，若连背痛昆仑试。腰连脚痛怎生医，环跳、行间及风市。脚连胁腋痛难当，环跳、阳陵泉内杵。冷风湿痹针环跳”；《针灸经穴图考》载：“《千金》仁寿宫患脚气偏风，甄权奉敕针环跳、阳陵泉、巨虚下廉，阳辅，凡针四穴，即能起行”；《通玄指要赋》载：“髋骨将腿痛以祛残”；《十四经要穴主治歌》载：“环跳主治中风湿，股膝筋挛腰痛疼”；《玉龙赋》载：“腿风湿痛，居髎兼环跳于委中”；《针灸甲乙经》载：“腰胁相引痛急，髀筋瘈胫痛不可屈伸，痹不仁，环跳主之”；《铜人腧穴针灸图经》载：“环跳，治冷风湿痹风疹，偏风半身不遂，腰胯痛不得转侧”；《素问·缪刺》篇载：“邪客于足少阳之络，令人留于枢中痛，髀不可举，刺枢中以毫针，寒则久留针，以月死生为数，立已”；等等。这都是历代医家在临床应用环跳穴的过程中所积累的大量宝贵经验，可资借鉴。

5. 艾灸注意事项　参肩髃一节【讨论】。

6. 重视辨证分型治疗　关节部位是气血聚会之处，阴阳气血内外出入之要道，邪气易于侵袭。外邪侵袭，阴阳失调，经络失畅，气血壅滞，则关节闭合，要道阻塞，阳郁则热，阴侵则寒，血瘀则痹，故而关节部位易于发生痹阻。机体虚弱，气血亏虚或精血不足，则关节失养，劳伤过度，损伤关节，则关节劳损，因此，关节又易于发生虚损性病变。病变于髋关节部位，是本穴的治疗范围。应根据不同病因和病理类型，辨证取穴，配取于有关治则处方中。如果不分虚实寒热，不辨病理类型，一律对症治疗，或以痛止痛，其结果是要影响疗效的。

【歌括】

环跳髀枢侧卧取，风寒湿邪郁热驱，
宣通气血经络畅，强壮筋脉又补虚，
主治下肢及髋疾，虚补实泻三寸许。

第五节 | 风　市

风市，出自《备急千金要方》。《针灸资生经》把它列入足少阳胆经；为该经的下肢部腧穴；因下肢风气常聚于此，又善治中风偏枯，故以风之都市而得名。

风市治疗足少阳经循行处之下肢病变，以及因风邪引起的下肢病和皮肤病。

【治疗范围】

1. 局部疾患　位于股外侧的风市穴，其针感上达髀枢部，向下循经走至膝部。依其穴位的所在、针感的走向、经脉的循行和经筋的分布，风市治疗穴位所在处的局部疾病和足少阳经循行处的髋股、股、股膝部经脉病变。使针感走达患野，收效尤良。对症治疗患野取穴，多与环跳、环中、阳陵泉、绝骨等穴相配。患野取穴又多与整体治疗辨证取穴，同时或交替施治，标本兼顾。

2. 下肢风邪病　本穴有祛风作用。因风邪引起的下肢病和皮肤病，如荨麻疹、皮肤瘙痒、下肢痹证等，都属本穴的治疗范围。

【功能】

1. 辨证取穴　用泻法配艾灸，有祛风散寒之效。

2. 局部取穴　用泻法，祛邪散滞，舒筋活络；配透天凉，能消散局部郁热；配艾灸或烧山火，有温经通络散邪之功。用补法，有强壮筋脉之效。

【主治】

髋股痛、膝股痛、股部痛、麻木、痹证，痿证、半身不遂、坐骨神经痛、外伤性截瘫、荨麻疹、皮肤瘙痒症。

亦治下肢痉挛、舞蹈病等。

【临床应用】

1. 髋股痛、膝股痛、股部痛　取本穴用于治疗穴位所在处的股部疼痛及足少阳经循行处的髋股、股膝部疼痛，虚补实泻，寒配艾灸、烧山火或拔罐，热配透天凉，分别可收温经散寒、祛邪散滞、补益虚损、消散郁热等功效。髋股痛，宜略向上斜刺，使针感循经走达髋部；膝股痛，宜略向下斜刺，使针感循经走达膝部；股部痛，宜直刺使针感扩散到局部周围。

对症治疗患野取穴，股部痛配阿是穴；髋股痛，配环跳和阿是穴；膝股痛，配足阳关、阳陵泉，或配阿是穴。

(1)属于气血瘀滞型者，上方亦可与取泻间使、三阴交，或内关、血海行气活血之法，同时或交替施治。

(2)属于气血两亏型者，上方患野腧穴施用补法；或再与取补合谷、三阴交补益气血之法，同时或交替施治；属于本虚标实者，患野腧穴施用泻法，配补合谷、三阴交，标本兼顾，虚实并治。

⑶属于湿热阻络型者，患野腧穴施用泻法，与配泻阴陵泉、足三里或三阴交，清利湿热之法，同时或交替施治。

若无具体疼痛部位或痛点者，多属虚亏，不可单纯止痛。患野取穴应使用补法或先泻后补之法，或先少泻后多补之法。少数剧痛，实属虚亏者，不可单纯患野取穴施用泻法，造成虚虚之弊。

2. 麻木　取本穴用于治疗股外侧部的麻木(临床较为多见)。虚补实泻，或配艾灸、拔罐、通电、烧山火、透天凉等法(视病情而定)，可收通经活络、祛邪散滞、祛瘀行血、消散郁热、补益虚损等功效。

本病由于风伤卫气、寒伤营血、气虚不运、气血两亏、气滞血瘀、气滞闭着、营血亏虚、瘀血阻络、湿痰停着等原因所造成，因此，可根据不同病因和伴有症状，施用不同治法。在治疗上，若无全身症状者，多采用患野取穴对症治疗，若有全身症状者，患野取穴与不同病理类型的辨证取穴配治。

⑴局部治疗：风市与患野有关腧穴或阿是穴配治。如整个股部足少阳经循行处麻木，可配环跳、膝阳关、阳陵泉等穴；属于股外侧皮神经炎而麻木者，可用皮肤针局部叩击，使之患野充血，以行血散瘀。

⑵整体治疗：气血两亏型，针补具有补气作用的合谷穴和具有益血作用的三阴交或血海，补益气血，与取补患野腧穴配治。气滞血瘀型，针泻具有行气作用的间使或内关和具有行血作用的三阴交或血海，行气活血，与取泻患野腧穴配治。

3. 痿证　取本穴对症治疗，治疗下肢痿证。根据具体情况，施用先泻后补或先少泻后多补或补而不泻或泻而不补之法，以达祛邪扶正、壮筋补虚的目的。多与阳陵泉、绝骨、足三里、三阴交、阴陵泉、环跳等穴选配。对症治疗患野取穴可与肺燥津伤、湿热浸淫(患野腧穴用泻法)、气血双亏、脾虚湿盛和肝肾不足等病理类型的辨证取穴，同时或交替施治，标本兼顾，因果并治。

⑴肺燥津伤型：配泻肺经的子穴尺泽(清肺)和足阳明经的水穴内庭(清热)，加补肾经的母穴复溜(养阴)，清肺润燥，养阴荣筋，有清燥救肺汤之效。或配补肺经的原穴、母穴太渊和肾经的母穴复溜，补肺育阴(金水相生)。

⑵湿热浸淫型：配泻足太阴脾经的合水穴阴陵泉(祛湿)和手阳明经的合穴曲池(清热)，清利湿热。

⑶肝肾不足型：配补肝经的母穴曲泉和肾经的母穴复溜或肾经的原穴太溪，补益肝肾以益筋骨。

⑷脾虚湿盛型：配泻脾经的合水穴阴陵泉，和补足阳明经的合土穴足三里或足太阴经的原穴太白或脾经经气输注于背部的脾俞穴，健脾祛湿。

⑸气血双亏型：配补具有补气功能的合谷穴和具有益血功能的三阴交，补益气血。

4. 半身不遂、坐骨神经痛　参见环跳一节【临床应用】。

【病案举例】

例一：赵某，男，40岁，南阳市拖拉机站职工。1964年10月21日初诊。

主诉：皮肤瘙痒已三个月。

现病史：三个月前因睡卧湿地后下半身皮肤出现红色小疹子，夜间痒甚，影响睡眠，溲黄，舌绛苔白，脉象浮数。

辨证：依其脉证，系风热夹湿侵袭肌表，干扰血分，流窜经络之皮肤瘙痒症。

治则：疏风清热，祛湿凉血。

取穴：针泻风市、合谷、阴陵泉、三阴交。隔日针治一次。

效果：一诊后疹子已不出，溲黄减轻；二诊后皮肤不痒；四诊治愈。

随访：1965 年 3 月 1 日回信告知针愈未发。

例二：朱某，男，46 岁，南阳电厂职工。1973 年 12 月 10 日初诊。

主诉：两下肢麻木已十年。

刻下症：两侧股外廉麻木发强，时感针刺样跳痛。行走困乏，久站二十分钟以上，则麻木更甚，劳动时局部木困。久服中西药物疗效不佳。

辨证：经脉痹阻，气血运行失畅之麻木。

治则：通经活络。

取穴：针泻风市、阿是穴，配用电针机通电二十至三十分钟。隔日针治一次。

效果：二诊后麻木沉困减轻；七诊后麻木困强明显减轻；九诊治愈。

随访：1974 年 3 月 24 日前来告知在此针愈未发。

【讨论】

1. 本穴针刺方向与针感 股部疾患，宜直刺，使针感扩散在局部；髋股疾患，宜向上略斜刺，使针感走向髋股部；膝股部疾患，宜向下略斜刺，使针感走向股膝部。

2. 重视辨证 本穴主治穴位所在处的局部病证和足少阳经循行处的下肢经脉病，这些病证不仅有虚实寒热之殊，而且与整体功能状态密切关联。因此，针治应辨明虚实寒热，分清病理类型，对症治疗。否则，不仅达不到预期效果，甚或事与愿违。

3. 历代医家经验 本穴的治证，前人有很多阐述。如《玉龙歌》说："腿膝无力身立难，原因风湿致伤残，倘知二市穴能灸，步履悠然渐自安"；《玉龙赋》说："风市阴市，驱腿脚之乏力"；《外台秘要》说："灸脚气，风市二穴"；《类经图翼》说："治腰腿酸痛，足胫麻顽，脚气，起坐艰难，先泻后补，风痛先补后泻。此风痹冷痛之要穴"；《针灸经穴图考》说："《千金》风市主两膝挛痛，引胁拘急，躃躄或青或枯，或黧如腐木。主缓纵痿痹，腨肠疼冷不仁"；《景岳全书》说："此风痹疼痛之要穴"；《医学纲目》说："两足麻及足膝无力，取风市针五分，补多泻少，留五呼"；《十四经要穴主治歌》说："风市主治腿中风，两膝无力脚气冲，兼治浑身麻痛痒，艾火烧针皆就功"；等等。这都是历代医家积累的实践经脸，对临床有一定的参考价值。

【歌括】

风市股外足少阳，髋股膝部诸病良，
扶正祛邪调筋脉，虚补实泻寸余强。

第六节 | 阳　陵　泉

阳陵泉，前人依其所在部位而命名（胆属阳经，膝外侧属阳，腓骨小头部似陵，陵前下方凹陷处经气象流水入合深处似泉，故名“阳陵泉”）；又名筋会、阳陵、阳之陵泉；是足少阳之脉所入为合的合土穴，为筋之会穴。

阳陵泉主治胆腑病、筋病和足少阳经体表循行通路上的病变。对改善胆腑功能，消除胆腑功能失常所产生的病理证候，具有一定的功效，为胆腑病变的常用穴。

【治疗范围】

1. 胆腑病证　“合治内腑”（《灵枢·邪气脏腑病形》）；“邪在腑，取之合”（《灵枢·四时气》）。胆附于肝，内藏清汁，肝与胆在生理上相互联系，在病理上相互影响，故肝胆多同病。因湿热蕴结，入侵肝胆，胆汁外溢；或脾阳不运，湿热内阻，胆汁外溢，以及肝郁气滞、肝胆湿热、肝胆实火等所引起的病证，都属本穴的治疗范围。

2. 筋的病证　阳陵泉是筋之会穴，为筋气聚会之处。《难经·四十五难》云：“筋会阳陵泉”，故阳陵泉是治疗筋病的要穴，特别是下肢筋病，临床较为常用。具有舒筋和壮筋的作用。

3. 经脉通路上的病证　依其足少阳经的循行、针感的走向和穴位的所在，循经取穴，本穴治疗本经经脉循行通路上的下肢、髀枢、胁肋、颈项病，以及肝胆火旺，循经上扰的眼、耳、头部病变。

【功能】

1. 辨证取穴　用泻法，通畅胆腑；配透天凉，可清热利胆。类似柴胡、青蒿、茵陈、龙胆草、黄芩、栀子、郁金、苦参、金钱草、夏枯草等药的功效。

2. 循经取穴　用泻法，能通畅和清宣少阳经气。

3. 局部取穴　用泻法，舒筋活络；用补法，壮筋补虚。类似续断、木瓜、蝉蜕、千年健、伸筋草、全蝎、钩藤、白芍、桑寄生、鹿筋等药的功效。

【主治】

高血压、胁肋痛、传染性肝炎、急性胆囊炎及胆石症、胆道蛔虫症、痿证、舞蹈病、痉病、破伤风、缠腰火丹、脚气、下肢麻木、坐骨神经痛、鹤膝风、半身不遂、外伤性截瘫。

亦治头痛、眩晕、颈项强痛、臁疮、痹证、肩关节周围炎、膝部扭伤等。

【临床应用】

1. 胁肋痛　循经取穴，取泻本穴治疗气滞、血瘀以及肝胆疾患引起的胁肋痛。能使针感循经上行走达患野，则效果显著。

(1)瘀血停积型:取泻阳陵泉、三阴交或阿是穴,通经活络,行血祛瘀。

(2)气血瘀滞型:取泻阳陵泉、间使、三阴交,通经活络,理气行血。

(3)肝气郁结型:取泻阳陵泉、太冲或期门,疏肝解郁,通络止痛。

胆囊炎所引起的胁肋痛,取泻阳陵泉或配透天凉,可收辨证取穴清热利胆,和循经取穴宣通胆腑气机,清宣少阳经气的双重效果。肝炎所出现的胁肋痛,配泻本穴宣通胆腑气机,有利于疏理肝气。

2. 传染性肝炎　取泻本穴,清热利胆,通畅胆腑,常用于治疗黄疸型传染性肝炎。

(1)因湿热蕴结,入侵肝胆,胆汁外溢所致。证见身目发黄,其色鲜明,发热,心烦,恶心呕吐,食欲不振,尿黄短少,舌苔黄腻,脉象弦数等。湿重于热者,头身沉重,腹满便溏,配泻中极、阴陵泉,清热利胆,利湿化浊;热重于湿者,口渴欲饮,大便干燥,配泻行间、阴陵泉或中极,清利湿热,通泄郁热。

(2)因脾阳不振,湿邪内阻,胆汁外溢所致者。证见身目发黄,其色暗晦,脘闷腹胀,纳食减少,大便溏薄,四肢不温,神疲畏寒,舌质淡白,舌苔白腻或白滑,脉象沉细或沉迟等。配泻阴陵泉,灸神阙,补脾俞,或灸关元、神阙、水分,泻阳陵泉,足三里先泻后补,温化寒湿,健脾和胃佐以利胆。

3. 急性胆囊炎及胆石症　本病相当于中医学中的"胆心痛""胁痛""肝气痛""黄疸"等病。本病与肝胆关系极为密切。肝喜条达,主疏泄,胆为"中清之腑"。肝胆气郁,则见胁痛,郁而化热,脾虚生湿,湿热蕴结,则发黄疸;湿热蕴结,煎熬胆汁,则生砂石;气郁湿阻,湿热化火,则发热烦渴,胁腹胀痛;湿热炽盛,气血两燔,则灼伤津液,甚至正虚邪陷。取泻本穴清热利胆。

(1)肝郁气滞型:证见右胁阵发性绞痛或窜痛,口苦咽干,头晕,食欲不振,舌苔薄白或薄黄,脉弦或弦数等。配泻章门(右)、太冲,或配泻间使、期门,疏肝理气,清热利胆。

(2)肝胆湿热型:证见右胁持续性胀痛,偶见阵发性加剧,口苦咽干,发热畏寒,或寒热往来,身目色黄,尿黄便秘,舌质红,舌苔黄腻或厚腻,脉象弦数或弦滑等。配泻阳纲(或至阳)、阴陵泉、太冲,或配泻中极、肝俞、胆俞,清胆利湿,疏肝理气。

(3)肝胆实火型:证见右胁持续胀痛,口苦咽干,心烦口渴,寒热往来,腹部胀满,或疼痛拒按,舌红或绛,苔黄或有芒刺,脉象弦滑或洪数等。取泻足三里、章门(右)、行间、阳陵泉(配透天凉),共奏泻肝胆火,利胆通下之效。

胆囊炎与胆结石常合并存在,在症状与治疗上亦有类似之处。因此,针灸取穴也基本相同。除需用于手术治疗外,针灸与药物配合治疗,收效颇佳。

4. 胆道蛔虫症(单纯性)　本病与中医所说的"蛔厥"相似。是因肠内蛔虫进入胆管引起的痉挛性绞痛。取泻本穴利胆止痛,配泻足三里、上脘,共奏利胆安蛔止痛之效。如疼痛缓解,可泻足三里、百虫窝,点刺四缝穴以驱蛔;或泻上巨虚、关元、太冲以驱蛔。

5. 痿证　取刺筋之会穴阳陵泉,有健壮和舒利下肢筋脉的作用。

(1)肺热灼阴型:在取泻尺泽、内庭,补复溜,清肺润燥,养阴荣筋的处方中,配补阳陵泉,佐以强壮筋脉。

(2)气血双亏型:在针补合谷、三阴交,补益气血的处方中,配补阳陵泉,佐以强壮筋脉。

(3)湿热浸淫型:在取泻阴陵泉、内庭,清利湿热的处方中,配泻阳陵泉,舒利筋脉。

(4)肝肾亏虚型:在取补曲泉、复溜或太溪,补益肝肾的处方中,配补阳陵泉,强壮筋脉。

(5)肝热筋痿型:《素问·痿论》篇说:“肝气热,则胆泄口苦,筋膜干,筋膜干则筋急而挛,发为筋痿。”此型痿证,可泻阳陵泉、合谷、太冲,清肝利胆,舒筋活络。

(6)脾热(胃热)肉痿型:《素问·痿论》篇说:“脾气热,则胃干而渴,肌肉不仁,发为肉痿。”此型痿证,可在针泻内庭、合谷清热益胃的处方中,加补阳陵泉、阿是穴,佐以壮筋补虚;如标亦属实者,阳陵泉和阿是穴改用泻法,舒筋祛邪。

6. 舞蹈病　舞蹈病以不自主的肢体舞动为特征,多由外受风邪引动肝风所致。患野取穴,取泻本穴(或配艾灸),舒畅筋脉。对症治疗,下肢病变,针泻阳陵泉、太冲,配刺头针舞蹈震颤区。辨证取穴,针泻阳陵泉、合谷、太冲,疏风散邪,息风舒筋;或针泻阳陵泉、太冲,补复溜,育阴柔肝,息风舒筋。如收效欠佳,上方辨证取穴可配加头针舞蹈震颤区。

7. 痉病、破伤风　对症治疗,取泻本穴用于治疗下肢筋脉拘急,以收舒筋解痉之效。整体治疗,取泻阳陵泉、合谷、太冲,共奏疏风祛邪,息风解痉之效。对破伤风患者,手法不宜过重,且针刺时应让其精神上有所准备。否则,易致突然筋脉拘急或痉挛更甚。

因失治、误治,或汗、下太过,机体极度虚弱,经筋失其濡养,导致气血虚弱之破伤风,和体素气血亏虚,或因亡血,或产后血亏,不能荣养经筋,或汗、下太过,导致阳气阴血两损之痉病,均不可取施本穴。

8. 缠腰火丹　足少阳之经脉、经别均循行于胁肋、季肋部。取泻本穴(配透天凉),可收循经取穴,清宣少阳经气,和辨证取穴,清泄胆火的双重疗效。因肝胆火旺,内蕴湿热,外感毒邪而诱发者,配泻阴陵泉、行间,清肝胆,利湿热。属于肝胆火旺,外感毒邪诱发者,配泻肝俞、胆俞、膈俞,清泻肝胆郁火,凉血清血。

9. 外伤性截瘫(中期或恢复期)　弛缓性瘫痪,证见气血两亏者,针补阳陵泉、三阴交、合谷,补益气血,强壮筋脉;证见脾肾阳虚者,针补阳陵泉、命门、肾俞、脾俞,温补脾肾,健壮筋脉。

痉挛性瘫痪,可泻阳陵泉,配取在有关辨证取穴处方中,但不可取补本穴,补之易促使筋脉拘挛更甚。

【病案举例】

例一:许某,女,3岁,住南阳市建设路84号。1970年8月26日初诊。

主诉(代述):睡觉前后抽搐已两年多。

现病史:两年多来,每在欲睡而不让睡,或在未睡好觉,或在气候改变之睡觉前后,出现两下肢抽搐。抽搐时两膝屈曲,蹬趾跷起,两脚向内翻,约五至十五分钟自行缓解。外观体质无异常,舌质舌苔、脉象无异常改变。

曾多处求医,均未确诊,治疗收效不佳。

辨证:此系内宿肝风,诱因触动而发之抽风证候。

治则:平肝息风,柔筋舒筋。

取穴:针泻阳陵泉、太冲。隔一至三日针治一次。

效果:一诊后发病时间短,次数少;二诊至五诊期间未发作。

随访:1971年2月9日,其舅告知此病在此针愈至今未发。

例二:包某,男,两岁半,南阳市市管局家属。1971年6月20日初诊。

主诉(代述):右下肢痿软已半月。

现病史:8月1日因外伤而右侧鼻腔出血,后因感染化脓出现高烧,数天后发现右侧下肢不会活动,肌张力差,行走软弱,站立易于跌倒。内科诊断为小儿麻痹转针灸治疗。

诊断:小儿麻痹。

治则:强壮筋脉。

取穴:针补右环跳、阳陵泉、三阴交、足三里。隔日针治一次,八次治愈。

随访:1972年8月10日告知治愈。

例三:朱某,女,28岁,住社旗县社旗镇西小街。1971年10月22日初诊。

主诉:右胁肋痛已半月。

现病史:半月前因挫伤右侧胁肋部,咳嗽、吸气、扭转时疼痛尤甚。弯腰、转侧活动受限。痛苦表情。

经当地医院治疗无效,特来针治。

辨证:闪挫胁肋,气机阻滞,经脉不畅之胁肋痛。

治则:行气散滞,通络止痛。

取穴:针泻阳陵泉、内关。

效果:一诊后胁肋痛减轻;三诊后治愈;四诊巩固疗效。

例四:比雷·伯黑,男,46岁,埃塞俄比亚人。1979年7月14日初诊。

主诉:下肢痛已年余。可能因劳累而得。

刻下症:左侧下肢痛,其疼痛部位自腰至足沿足少阳经经过髀枢、股、腓骨部呈阵发性跳痛、刺痛、收缩样痛,不能行走,时而剧痛难忍。有时感寒或阴雨天加重。

曾用药物治疗没有好转,特来针治。今天扶杖而来。

诊断:坐骨神经痛。

治则:通经活络止痛。

取穴:针泻左阳陵泉、环跳、大肠俞,配用电针机,各穴通电十五分钟。隔日针治一次。

效果:四诊后疼痛减轻,去杖可以行走;十诊后基本治愈;十二诊时患者告知针愈,今天再针一次,巩固疗效。

【腧穴功能鉴别】

阳陵泉、丘墟、胆俞穴功能比较　此三穴都是治胆要穴,但各有其特点。阳陵泉和胆俞偏于治疗胆腑病,丘墟偏于治疗胆经病。

【腧穴配伍】

1. 针补阳陵泉　配补大杼,强壮筋骨;配补绝骨,壮筋补髓;配补太溪、太冲,补益肝肾,强壮筋骨;配补三阴交,养血壮筋;配补曲泉、复溜,养肝柔筋。

2. 针泻阳陵泉　配泻合谷、太冲,祛风清热,息风解痉;配泻太冲,补复溜,育阴柔肝,息风舒筋;配泻三阴交,补合谷,补气行血,舒筋活络;配泻中极、阴陵泉,利湿化浊,清热利胆;配泻阴陵泉,灸关元,足三里先泻后补,温化寒湿,健脾和胃,兼以利胆。

3. 针泻阳陵泉配透天凉　配泻间使、期门,疏肝理气,清热利胆;配泻阳纲(或至阳)、阴陵泉、太冲,或配泻中极、肝俞、胆俞,清热利湿,疏肝利胆。

【讨论】

1. 本穴针感

(1)针刺方向与针感走向:略向下斜刺,其针感沿足少阳经下行走至足部;略向上斜刺,在不断地捻转运针的同时,其针感逐渐沿足少阳经循膝股、髀枢、侧腹走至胁肋、腹、肩等处;少数病例走至颈项。其斜刺方向视病位而定。

如针刺一些患者的阳陵泉，略向上斜刺，在不断地捻转运针的同时，其针感循胆经过股部走至侧腹部，并在不断地捻转运针的同时，继续走至肩部，最后走至风池穴处。又针刺外关穴，略向上斜刺，在不断地捻转运针的同时，其针感沿手少阳经向上走至肩胛部，与阳陵泉穴前针感在肩胛处相交。两穴针感的走向符合前人对手足少阳经的经脉体表循行的描述。

⑵下肢瘫痪，属于弛缓性者，本穴针感由不明显逐渐转为明显，或针感逐渐走达远处，则示病情好转。外伤性截瘫，本来针感应该是不明显的，如果患者自觉针感明显，或仍存在有传导感觉者，则属幻肢感。临床应注意观察，以免同正常针感混淆。

2. 本穴治筋病　《难经·四十五难》云："筋会阳陵泉"。疏曰："筋病治此"。有书云本穴统治筋病。但从临床来看，它主治下肢筋病，并非全身筋病都能治疗。它对于下肢筋病有疗效，是因为足三阳经筋都会于阳陵泉之故。

3. 历代医家经验　本穴主治胆腑、胁肋和下肢足、膝病证，为历代医家所公认。如《素问·奇病论》篇载："有病口苦，取阳陵泉。口苦者……病名曰胆瘅"；《灵枢·邪气脏腑病形》篇载有："胆合入于阳陵泉……胆病者，善太息，口苦，呕宿汁……其寒热者，取阳陵泉"；《针灸甲乙经》载："胆胀者，胁下痛胀，口苦好太息，阳陵泉主之"，又"胁下搘满，呕吐逆，阳陵泉主之"，又"髀痹引膝股外廉痛不仁，筋急，阳陵泉主之"；《神农经》载有："治足膝冷痹不仁，屈伸不得，半身不遂，胁肋疼痛"；《铜人腧穴针灸图经》载有"阳陵泉治膝伸不得屈，冷痹脚不仁，偏风半身不遂，脚冷无血色"；《通玄指要赋》载有："胁下肋边者，刺阳陵而即止"；《千金十穴歌》载："环跳与阳陵，膝前兼腋胁"；《十四经要穴主治歌》载有："阳陵泉治痹偏风，兼治过乱转筋疼"；《玉龙歌》载："膝盖红肿鹤膝风，阳陵二穴亦堪攻"；《席弘赋》载："最是阳陵泉一穴，膝间疼痛用针烧"；《杂病穴法歌》载："胁痛只须阳陵泉"；《马丹阳天星十二穴治杂病歌》载有："膝肿并麻木，冷痹及偏风，举足不能起，坐卧似衰翁"；等等。

4. 本穴多用泻法之由　筋病之实，多取本穴治之，筋病之虚，多配补肝肾经有关腧穴施治。胆病多阳亢火旺，胆腑病多实证，肝胆同病亦多实证，故临床本穴多用泻法，少用补灸。

【歌括】

胆合筋会阳陵泉，腓骨小头下方前，
清热利胆胆腑畅，胆腑郁热得清宣，
多泻少补寸余刺，千年钩鹿全蝎焉，
柴芩参续寄诸草，栀郁陈茜木芍蝉。

第七节　悬　钟

悬钟又名绝骨。绝骨，因从外踝向上寻摸至本穴的所在处，似骨所绝（腓骨在此穴处凹陷，似乎中断）而得名。《难经·四十五难》载："绝骨……必以踝上小骨绝处……骨绝于此"；《针灸甲乙经》载："寻摸尖骨者，乃是绝骨两分开"；《图书集成医部全录》载："必以绝垄处为穴"。均描述了本穴所在处的特征。

悬钟位于外踝上一夫，为足少阳经腧穴，髓之会穴。是主治髓病和足少阳经循行处的下肢、髀枢、颈项、胁肋病变的常用穴。

【治疗范围】

1. 治疗髓病 它是全身脏、腑、气、血、筋、脉、骨、髓等具有代表性的八个特殊功能的会穴中的髓会穴，为髓气聚会之处。《难经·四十五难》云："髓会绝骨"；《难经疏》："髓病治此"；滑伯仁说："绝骨……诸髓皆属于骨，故为髓会"。骨者髓之府，骨者髓所养，髓藏骨中充养骨骼，因此，本穴又治骨病，多与骨之会穴大杼相配。髓虚所致的骨疾、腰酸胫软、软骨病、下肢痿软等，取补绝骨具有补髓壮骨之效。

2. 经脉通路上的病证 胆足少阳之脉，自头至足循行于侧头、耳目、颈项、肩、腋、胁、侧腹、髀枢、股膝、腓、足等处。本穴针感，循本经下行至外踝部，上行经过腓、膝、股、髀枢，走至胸胁、肩、颈等处。依其经脉的循行、针感的走向和穴位的所在，用于循经取穴，本穴还治疗本经经脉循行通路上的下肢、髀枢、胁肋、肩、颈项及头部疾患。

此外，足少阳之筋经过本穴所在处的经筋弛缓、拘急、痹痛等，患野取穴局部治疗，均可取施本穴。

【功能】

1. 辨证取穴 用补法，补髓壮骨；用泻法，能通畅少阳经气。

2. 局部取穴 用泻法（或配艾灸、烧山火），祛邪散滞；用补法，有强壮筋脉之功。

【主治】

痿证、坐骨神经痛、软骨病、偏头痛、颈项强痛、落枕、瘰疬、脚气、痹证、足内翻、足外翻、足下垂合并足内翻、胁肋痛、臁疮。

亦治血栓闭塞性脉管炎、鼻渊等。

【临床应用】

1. 痿证 取补本穴，补髓壮骨。

(1) 肾精亏虚型：证见下肢痿软，足不任身，腰脊酸软，甚至颈项不能竖立，胫酸骨冷，行履动摇等。配补肾之背俞穴肾俞、骨之会穴大杼、肾之原穴太溪，以收壮骨补髓之效。

若证见上肢痿软，不能举臂持物，颈项痿软不能竖起（俗称天柱骨倒），取补绝骨、大杼、复溜、肾俞或太溪，补肾填髓壮骨。

肾气热而精液枯竭所致之痿证，配补肾经的母穴复溜（滋补肾阴）、肾经的背俞穴肾俞（补肾以益骨髓）、骨之会穴大杼（壮骨补虚），共奏补肾阴壮骨髓之效。

属于《素问·脉要精微论》篇所说："骨者髓之府，不能久立，行则振掉，骨将惫矣"之痿证。配补肾经之原穴太溪、骨之会穴大杼，补肾壮骨。

(2) 肝肾亏虚型：肝藏血，主身之筋膜，为罢极之本；肾藏精，主身之骨髓，为作强之官。肝血肾精充盛，则筋骨坚强，肝肾亏虚，精血不足，以致筋骨失养，筋痿则弛纵不收，骨枯则软弱不支者，配补肝之母穴曲泉（补肝养肝以益筋脉）、肾之背俞穴肾俞，补肝肾壮筋骨，或配补曲泉、阳陵泉、大杼、太溪，填精补髓，强壮筋骨。

2. 软骨病 本病多由先后天不足，脾肾亏损，骨质柔软所致。盖肾为先天之本，主骨髓为作强之官，脾为后天之本，为气血生化之源。骨病取补髓之会穴，补髓有益于壮骨。

(1)因肾精亏损，骨髓不充，骨质柔弱而成本病者，配补太溪、大杼、肾俞，补肾填精，益髓壮骨。

(2)因脾肾亏损，气血俱虚，骨髓不充，骨质柔弱而成本病者，配补大杼、三阴交，壮骨补髓，益脾养血。

(3)因肝肾亏虚，精血不足，筋骨失养所致者，配补大杼、阳陵泉、三阴交，填精补髓，强壮筋骨。

本病属于慢性疾患，必须长期治疗，才能获得一定的效果。

3. 落枕 本病取刺手针落枕点无效者，循经取穴，上病取下，可取泻本穴(治疗颈项强痛，不能左右转侧回顾)，使针感循经向上走达肩部、风池穴处，宣畅少阳经脉的壅滞。

(1)因睡眠时体位不正，颈项过度疲劳，气血运行不畅，经筋阻滞而成者，配泻患野腧穴，如天柱或风池、大杼，或以痛为腧的阿是穴，舒筋活络，宣通气血。

(2)因睡眠时感受风寒，营卫不和，经络阻滞，经筋拘急所致者，泻灸绝骨或配患野腧穴(针后配拔罐)，温经散寒，舒筋活络。

4. 足内翻 足外侧经筋弛缓出现的足内翻，取补绝骨、申脉、昆仑、丘墟，健壮足外侧及踝上部经筋。属于足外侧经筋弛缓，而内侧经筋拘急而成之足内翻，针补上方腧穴可与取泻内侧的腧穴如照海、太溪、三阴交等穴，交替施治，共奏调节经筋功能的平衡。

5. 足外翻 属于足外侧经筋拘急或足内侧经筋弛缓，或二者同时存在出现的足外翻。取穴同足内翻，但施用补泻法则相反。

6. 臁疮 臁疮生于胫骨外侧，取泻悬钟、足三里、阳陵泉，针后用艾条灸至皮肤发红，由痒变痛为止。根据“陷下则灸之，陷下者脉血结于中，中有蓄血，血寒，故宜灸之”(《灵枢·禁服》)的治疗原则，施用艾灸，以收温经通络，祛瘀生新之效。

【病案举例】

例一：宋某，男，5岁，住南阳县盆窑公社盆窑街。1971年7月31日初诊。

主诉(代述)：患半身不遂已二十一天。

现病史：1971年7月10日头面创伤，昏迷，经医院抢救七天脱险。现遗留左侧上下肢不能活动，手指不会持物，左脚内翻下垂，腰软不能端坐，颈软不支，左侧头部出汗，语言不利，声音低微，神志痴呆，两目呆视等症状。身体消瘦。

辨证：脑海损伤，正气不足，功能失调，故出现肢体瘫痪，神志痴呆，两目呆视。

治则：强壮筋脉，益气补肾。

取穴：一诊至三诊针补左绝骨、足三里、足下廉、曲池、合谷；四诊、五诊针补左绝骨、足三里、曲池、手下廉；六诊、七诊上方加补廉泉；八诊至十诊针补合谷、复溜、廉泉；十一诊至十七诊上方减廉泉；十八至二十六诊针补左绝骨、丰隆、曲池、合谷。

效果：三诊后能站能坐；五诊后手指能持物，上肢能举高；七诊后能行走，仍言语不清，两目呆视；十五诊后行走较快，说话清楚(但略慢)，神志清醒；二十一诊后行走较快，跌跤次数减少，左手能端碗但无力；二十四诊后诸证悉愈。

随访：1978年9月28日接信后其父前来告知治愈，至今未发。

例二：麦肯南·莫拉，男，23岁，埃塞俄比亚人。1979年6月11日初诊。

主诉：两下肢痿软不能行走已七年之久。

现病史：于七年前因子弹打伤左侧顶骨（相当于承光与通天穴之间，局部伤口明显，能看到伤），即出现两下肢不能活动，两上肢震颤，持物活动不灵。住军医院治疗一年，后遗肢体痿软至今未愈。

刻下症：两下肢瘫软，肌肉痿缩，不能行走，足膝发凉，尤以左侧为重，两上肢震颤，持物无力，左重于右。

1978年11月13日至1979年6月5日曾用针灸，局部取穴对症治疗，施用通经活络之法，治疗七个疗程无效。

辨证：依其病因、症状和治疗经过。系外伤脑髓，气血亏虚，经络失调，经筋失用之下肢痿证。

治则：补益气血，强壮筋脉。

取穴：一诊针补足三里、三阴交；二诊、三诊、十三诊至二十五诊上方加补悬钟；四诊至十二诊针补悬钟、阳陵泉、足三里、三阴交；二十六诊至三十六诊针补悬钟、阳陵泉、复溜。

效果：十二诊后，右手指能捻针，两脚由凉转热，能扶杖行走几步，但两膝关节仍凉；十九诊后能扶着行走，走路较快，肌肉萎缩减轻；二十七诊后去杖能行走三十步，上肢已不震颤；三十五诊后去杖能行走一百米远，两上肢活动有力，基本治愈；三十六诊巩固疗效。

【腧穴配伍】

1. 针补悬钟 配补太溪、肾俞，补肾益精填髓；配补大杼、肾俞，补肾壮骨益髓；配补大杼、三阴交、太溪，补精血健骨髓；配补大杼、肾俞、复溜，补肾阴壮骨髓；配补肝俞（或曲泉）、肾俞，补肝肾壮筋骨；配补太溪、阳陵泉、大杼，填精补髓，强壮筋骨。

2. 绝骨与肾俞、太溪、三阴交配伍 肾主骨藏精生髓，髓藏于骨中，赖肾精精血的充沛，以充养骨骼，骨得髓养才能生长坚强。骨的病变多配补肾俞、太溪、三阴交等穴，补益精血，有利于骨骼和肢体的健壮强实。

【讨论】

1. 本穴针刺方向与针感 略向下（外踝方向）斜刺，其针感沿足少阳经下行走至足部；略向上（膝股方向）斜刺，在不断地捻转运针同时，其针感逐渐沿本经循腓、膝股、髀枢、侧腹，走至胁腋、肩及颈项部，少数病例走至头目。其针刺方向应视其病位而定。

2. 本穴作用机制初探

（1）根据《针灸甲乙经》说悬钟是“足三阳络”，本穴即是足少阳、太阳、阳明三阳经的大络，应有补阳的功效，与三阴交的作用是相对的。三阴交是足三阴经的交会穴，具有育阴的作用。阴虚证补三阴交以育阴，阳虚证可补绝骨以补阳，阴虚阳亢，应补三阴交泻绝骨。

若属单纯性阳亢实证（收缩压特别高）之高血压，取泻绝骨后降压很快。对于阴虚或兼有阴虚因素的高血压，取补三阴交后，能促使舒张压的下降，同时收缩压亦有不同程度的下降，但对阳亢实证的高血压作用不明显。这是否与绝骨是足三阳经络，三阴交是足三阴经交会穴有关？有待探讨。

（2）绝骨治疗颈项强痛有效，可能与它是足三阳经之大络有关，因足三阳经都循行于颈项部，所以，对于颈项不能左右回顾和前后俯仰都有效。

3. 历代医家经验

（1）袁古益说：“人能健步，以髓会于绝骨也”；《天星秘诀》：“足缓难行先绝骨”；《标幽赋》：“悬钟、环跳，华佗刺躄足而立行”；《玉龙赋》：“风池、绝骨，而疗乎伛偻”；《玉龙歌》：“偻补风池泻绝骨”;《卫生宝鉴》:“髓会绝骨。针经云:脑髓消,胫酸耳鸣,绝骨在外踝上辅骨下,当胫中是也。髓会之处也。洁古老人云:胻酸冷,绝骨取之”和《杂病穴法歌》所说:“两足难移先悬钟”等,均言本穴治疗与骨、髓有关的病证。

(2)脑为髓之海,髓之会穴绝骨,应有补益脑髓的作用,治疗髓海不足引起的头痛、眩晕、健忘、耳鸣等病。但从临床实践和历代医家所撰歌、赋和针灸医书来看,是无此效果的,而且记载极少。仅元·罗天益《卫生宝鉴》中有绝骨治疗脑髓消,胫酸耳鸣的记载。

【歌括】

髓会绝骨名悬钟,外踝之上三寸宗,
补髓壮骨强筋脉,宣畅少阳经气通,
胆经郁热得清降,虚补实泻七分攻。

第八节 | 丘　墟

丘墟,位于外踝前下方凹陷处,前人依其所在部位的形态(踝突如丘,踝前附肉之凸如墟)而命名;是足少阳经脉所过为原的原穴。

足少阳经的原穴,是主治胆经经脉、经别体表循行通路上的病变,和肝胆郁滞,疏泄失常的某些胆腑疾患的常用穴。

取泻本穴,能使针感循本经上达眼、耳和侧头部之患野为好,配透天凉,对于胆火和肝胆之火循经上扰所引起的头痛、眼病、耳病,收效显著。既能收循经取穴,清宣少阳经的郁热之效,又可收辨证取穴,清降胆火之功。

【治疗范围】

1. 经脉通路上的病证　依其穴位所在、针感走向和足少阳经脉、经别、经筋的循行和分布,用于循经和患野取穴,丘墟穴主治本经经脉、经别循行通路上的足趾、足腕、下肢、髀枢、侧腹、胁肋、颈项、眼、耳和头部疾患以及所在处的经筋病。

2. 胆病和同胆有关的病证　胆者肝之腑,其脉络肝,与肝相表里。肝病能影响胆,胆病亦能影响于肝,肝胆多同病。因湿热蕴结,入侵肝胆,胆汁外溢,或脾阳不运,湿邪内阻,胆汁外溢以及肝胆实火、肝胆湿热、肝郁气滞等所引起的病证,都属本穴的治疗范围。

伤寒论中的少阳证,亦属本穴的治疗范围。

【功能】

1. 辨证取穴　用泻法,利胆疏肝;配透天凉,能清胆火。类似龙胆草、栀子、夏枯草、茵陈、柴胡、青蒿、菊花、桑叶、草决明、石决明、黄芩等药的功效。

2. 循经取穴　用泻法,通畅少阳经气;配透天凉,清宣少阳经气。

3. 局部取穴　用泻法，祛邪散滞，舒筋活络；用补法，壮筋补虚；用三棱针点刺出血，有泄血通络、消散郁热之功。

【主治】

头痛、眩晕、高血压、耳鸣、耳聋、中耳炎、化脓性中耳炎、青光眼、目痛、外耳道疖肿、痄腮、颈项强痛、胁肋痛、狂证、传染性肝炎、急性胆囊炎及胆石症、鼻渊、疟疾、足内翻、足外翻、足下垂合并足内翻、足下垂、痹证、腱鞘囊肿、踝关节软组织损伤、缠腰火丹、瘰疬、伤寒（小柴胡汤证）。

亦治感冒、目痛、急性淋巴结炎、发际疮等。

【临床应用】

1. 头痛　取泻本穴，循经取穴（务使针感走达患野），可收清宣少阳经气之效；辨证取穴，可收清降胆火之效。

(1) 因肝气郁结，郁而化火，肝火上升，上扰清空的肝火头痛。配泻行间、百会（或点刺血络出血），清肝泻火，散热止痛；或配泻阴陵泉、行间或太冲，清肝泻火，类似龙胆泻肝汤之效。

(2) 因肝胆火旺，循经上扰，热扰清空的肝胆火旺型头痛。配泻行间，清泻肝胆之火，或加泻以痛为腧的阿是穴，通经止痛，标本兼顾。

(3) 痛在侧头部，连及于耳的少阳头痛，配泻风池、太阳（患侧），清宣少阳经气，通络止痛。

2. 高血压　因郁怒伤肝，肝郁化火，肝胆火逆，风阳上扰所致。证见头痛眩晕，烦躁多怒，口苦咽干，面赤目红，小便黄少，舌质红或边红，脉象弦数有力。针泻丘墟（配透天凉）、太冲、风池，共奏清泻肝胆，息风潜阳之效。注意针前测量血压，以防意外。

3. 耳鸣、耳聋　取泻足少阳经的丘墟穴（或配透天凉，使针感循经上行走达患野），可收循经取穴，清宣少阳经气，和辨证取穴，清降胆火双重效果。

(1) 因暴怒伤肝，肝胆之火循经上扰，蒙蔽耳窍所致者，配泻行间、阴陵泉，泻肝胆实火，类似龙胆泻肝汤之效；或上方阴陵泉易为患野腧穴清散郁热，开宣耳窍。

(2) 因痰火上扰，壅阻耳窍，甚至气闭失聪所致者，配泻祛痰要穴丰隆（配透天凉）、听宫或听会，清降痰火，宣通耳窍。

(3) 因温邪上攻，或温热病证误服热药，损伤窍络所致者，配泻手少阳经的外关（或配透天凉）和患野的听宫或翳风，共奏泄热降火，清宣耳窍之效。

(4) 因三焦之火上炎，循经上扰，郁闭耳窍所致者，配泻三焦经的中渚和患野的翳风、耳门，清宣少阳，消散郁热。

因肾虚精亏，精气不足，不能充养于耳，和因脾胃虚弱，气血生化之源不足，不能奉养于耳，或因脾阳不振，清气不升，不能上充于耳引起的耳鸣、耳聋，不宜配取本穴施治。

4. 目痛　取泻本穴配透天凉，治疗肝胆风火循经上扰引起的目痛，或目外眦痛连及头角或侧头部。配泻风池（配透天凉，务使针感走达患野），可收清胆热，祛风火之效；或上方加泻太冲，共奏清降肝胆风火，清宣眼络之效；或取泻丘墟、风池均配透天凉，加刺患侧太阳出血，可收清宣少阳经的郁热以益眼络之效。

5. 外耳道疖肿　本病多由胆及三焦之火或夹热毒循经上攻所致。针泻丘墟（配透天凉，务使针感循经走达患野）、中渚（或外关，配透天凉，使针感走达患野为佳），或配加降压沟放血，共收清热泻火、消散热毒之效。

6. 痄腮　取泻本穴（或配透天凉），宣畅少阳经气，清降少阳壅热。

(1)少阳蕴热,初感瘟毒所致者。配泻外关、翳风,解表清热消肿。

(2)邪热互结,壅遏少阳所致者。配泻外关,点刺翳风、曲泽出血,清热解毒,散结消肿。

7. 鼻渊　取泻胆经的丘墟穴,治疗因胆热上移,熏蒸清窍所致者。证见鼻塞不通,时流黄涕,甚则脓涕,而有恶臭,嗅觉失灵,伴有头昏脑涨、偏侧头痛、口苦、胁痛等症状。配泻风池、迎香,清泻胆火,宣通鼻窍。

8. 疟疾　正疟:取泻丘墟、外关和解少阳,加泻大椎祛邪截疟。

9. 足内翻、足外翻　参见悬钟一节【临床应用】。

10. 足下垂

(1)足少阳、阳明和足厥阴经经筋弛缓出现的足下垂,针补丘墟、解溪、足下廉、中封,健壮经筋,补益虚损。

(2)足太阳、足少阴二经经筋拘急出现的足下垂,取泻承山(缓解腨跟部经筋拘急)、太溪(缓解内侧跟踵部经筋拘急)、昆仑(缓解外侧跟踵部经筋拘急),舒畅经筋,通经活络。

若属足少阳、阳明、厥阴经足部经筋弛缓,而足太阳、少阴经经筋拘急出现的足下垂,上方可与针补丘墟、解溪、中封、足下廉交替施治,以调节经筋功能的平衡,矫正畸形(病程短属于轻型者效良)。

经筋的功能活动,有赖于经络气血的濡润滋养,如属气血亏虚者,患野取穴与针补合谷、三阴交补益气血之法,交替施治以益经筋。

11. 腱鞘囊肿　取刺本穴治疗囊肿位于穴位处。具体方法参见解溪一节【临床应用】。

12. 踝关节软组织损伤　取泻本穴治疗外踝部韧带损伤。配泻绝骨、阿是穴,祛瘀行血,舒筋活络。若局部血肿明显,可用三棱针赞刺出血(无令恶血得入于经)。此病若治疗不当,转成慢性,可取泻丘墟、阿是穴施治。若属韧带断裂,应由外科处理。

13. 缠腰火丹　取泻本穴,可收循经取穴,清宣少阳经气,和辨证取穴,清泄胆火双重疗效。因肝胆火旺,内蕴湿热,外感毒邪而诱发者,配泻阴陵泉、太冲或行间,清肝胆利湿热。属于肝胆火旺,外感毒邪而诱发者,配泻肝俞、胆俞、膈俞,清泻肝胆郁火,凉血清血。

14. 瘰疬　取泻丘墟、外关和阿是穴(向结核核心刺入两三针,尚未溃破者可用火针刺入核心,每核一针),可收和解少阳,软坚散结之效。此方用于治疗淋巴结结核不断增大并伴有往来寒热者。

15. 伤寒(小柴胡汤证)　参见外关一节【临床应用】。

【病案举例】

例一:韩某,男,39岁,住方城县光店公社刘双桥大队夏桐庄村。1973年6月7日初诊。

主诉:患头痛已十个月(因夏天伤热而得)。

现病史:1972年夏天因劳动受热后出现右侧头部足少阳经循行处跳痛、刺痛、热痛,局部肌肉跳动,易于恼怒,遇怒加重,伴有左眼视物昏花(中心性视网膜炎)、耳鸣、两眼干涩、口内苦涩、口渴欲饮等症状。面色潮红,舌苔薄黄,脉象弦数。

曾用中西药治疗无效。

辨证:依其脉证、病因和病位,系肝胆火旺,循经上扰,热蒙清阳之肝胆火郁型头痛。

治则:清降肝胆郁火。

取穴:针泻丘墟、太冲。隔日针治一次。

效果:二诊后头痛、眼干、口苦明显减轻;三诊后除左眼视物昏花和左侧头部肌肉跳动外，其余症状均减轻；四诊治愈，仅遗留左眼视物昏花。

随访：1973 年 7 月 10 日告知除左眼中心性视网膜炎未愈外，头痛及其他症状均治愈。

例二：曾某，男，32 岁，南阳市电池厂职工。1973 年 7 月 4 日初诊。

主诉：身黄目黄，腹胀泄泻已三年。

刻下症：面黄，溲黄，眼球黄染，皮肤略黄，腹胀食少，大便溏薄一日三、四次，口苦咽干，口渴欲饮不多，恶心，口流涎水，头晕头痛，心跳心烦，失眠，身倦乏力，舌苔黄厚少津，脉象濡数。曾用中西药久治无效。

既往史：患阳痿已两年。患腰肌劳损已十年。腰部痛十余年。拍片：第三、四腰椎弯曲，隐性骶椎裂。

辨证：湿热遏伏，胆液不循常道，溢于肌肤，故身黄。湿重于热，故皮肤色黄不鲜。头痛头晕，是湿热内阻，清阳不得发越之故。湿困脾土，浊邪不化，脾胃运化功能减退，故出现腹胀食少，泄泻便溏，口渴饮少，口流涎水；胃不受纳则恶心；湿热之邪扰动神明，神不守舍，故失眠、心烦、心跳。舌苔、脉象均属湿热之象。

治则：清利湿热，利胆除黄。

取穴：一至四诊针泻丘墟、阴陵泉、足三里，五诊上方加泻阳陵泉；六至十二诊针泻丘墟、阴陵泉、阳陵泉；十三、十四诊针泻胆俞；十五诊针泻丘墟、阴陵泉、足三里。

效果：三诊后大便次数减少，一日两次，腹胀、失眠愈，口不流涎，仍口苦、溲黄，头晕减轻；六诊后口苦减轻，仍舌苔黄，皮肤、面色、眼球发黄；七诊后头痛、头晕、溲黄治愈，手足心热，舌苔转为薄白；九诊后大便一日一次，心跳、恶心愈，饮食正常，眼球不黄，面色转为淡红；十二诊后除口苦和阳痿外，其他症状均愈；十四诊后口苦明显减轻；十五诊巩固疗效。

随访：1973 年 10 月 27 日告知在此针愈。

例三：高某，男，54 岁，1967 年 5 月 15 日初诊。

主诉：头痛、齿痛已三个月。

刻下症：右侧头痛（足少阳经循行处），齿痛，面颊部呈阵发性跳痛、灼热痛，影响张口及咀嚼运动，伴有口苦、口臭、头晕、耳鸣、恶心、溲黄、排尿不净常有余沥、小腹痛等症状，面红，舌苔白，脉象弦数。

辨证：肝胆郁热，循经上扰之三叉神经痛。

治则：清降肝胆郁热。

取穴：针泻丘墟、太冲、阴陵泉。

效果：一诊后能咀嚼及张口活动；二诊后疼痛减轻；三诊后头晕头痛减轻，仍耳鸣、口苦；四诊后病情明显减轻；五诊治愈。

例四：埃斯瑞塔·哥强尔德，男，41 岁，埃塞俄比亚人。1979 年元月 26 日初诊。

主诉：患下肢痛一年。因感受风寒而得。

刻下症：右侧下肢痛，其疼痛部位自右侧腰骶部沿足太阳经痛至膝部，再由膝部沿足少阳经痛至足腕部的丘墟穴处，呈阵发性跳痛、刺痛，不时呻吟，夜间尤甚，甚至痛醒，影响睡眠和行走及站立，右下肢伴有麻木蚁行感。舌苔正常，脉象沉弦。

曾在某医院以坐骨神经痛多次药物治疗无效。

诊断：坐骨神经痛（邪痹经脉）。

治则：通经活络止痛。

取穴：一至十五诊针泻右丘墟、阳陵泉、殷门、环跳，配用电针机通电各10分钟，十六至十八诊上方加泻右委阳穴。

效果：三诊后痛轻；五诊后去杖能行走；七诊后右下肢痛减轻大半；十一诊后坐骨神经痛明显减轻；十五诊后仅右膝窝和足外踝处痛；十八诊治愈。

【腧穴功能鉴别】

丘墟、阳陵泉、胆俞功能比较　此三穴都是治胆要穴，但各有其特点，详见阳陵泉一节【腧穴功能鉴别】。

【腧穴配伍】

1. 针泻丘墟（或配透天凉）　配泻行间补复溜，类似羚羊钩藤汤（俞根初方）之效；配泻太冲（配透天凉），清泻肝胆郁热；配泻太冲、百会，平肝息风，潜阳清脑；配泻阳陵泉、胆俞，清利胆腑；配泻行间，清降肝胆之火，舒肝利胆；配泻风池，清胆息风。

2. 针泻丘墟、阴陵泉、行间或太冲　类似龙胆泻肝汤（《和剂局方》）之效。凡适用此法此汤者，均可取此三穴或配加腧穴施治。如头痛，加泻百会佐以通络止痛；眩晕、高血压，加泻风池佐以息风清脑；耳鸣或耳聋，加泻听会或耳门、听宫，佐以清宣开窍；膀胱炎，加泻中极佐以清泻本腑之热；急性结膜炎，加泻睛明或太阳放血，佐以清热明目。

3. 针泻丘墟、外关　和解少阳，类似小柴胡汤（张仲景方）之效。感冒（包括经期感冒）、肝炎初期、疟疾等，见有《伤寒论》小柴胡汤证者，均可取此二穴或配加有关腧穴施治。

【讨论】

1. 本穴针刺方向与针感　针刺本穴，其针感沿足少阳经逐渐向下行至第四趾端；略向上斜刺，在不断地捻转运针的同时，其针感沿足少阳胆经逐渐上行，经过下肢外侧走至侧腹、胁肋、肩部。少数病例，沿本经逐渐循风池穴走至耳后、耳内及眼区或目锐眦处、侧头部。配用透天凉手法，在不断地捻转提针的同时，其凉感沿本经逐渐上行走至肩部。少数病例，沿本经循风池走至耳后、耳内、眼区、目锐眦处或侧头部，并感觉头脑清凉、耳内或耳区发凉、眼区或眼内发凉，随之顿时耳鸣、耳内热痛减轻，眼睛清亮。其针感走向同足少阳经体表循行路线是一致的。

2. 经旨浅识

(1)《素问·刺禁论》篇指出："刺关节中液出，不得屈伸。"是说用毫针刺入关节腔内，关节囊发生损伤，滑液流出，则关节失其滑润，因而发生局部功能障碍，而致屈伸不便。

(2)《伤寒论》266条少阳中风，禁用吐下治法。其取穴施治参见外关一节"经旨浅识"。

3. 本穴多用泻法少用艾灸之由　胆性刚直，在病理上多表现为阳亢火旺之证。胆火和肝胆之火，易于循经上扰，故取本穴多用泻法，少用艾灸。

【歌括】

丘墟原穴足少阳，外踝前下陷凹藏，
胆经郁热胆热证，清降胆火收效良，
清宣少阳郁热滞，多泻少灸刺寸长。

第十三章

足厥阴肝经

第一节 | 概　　论

【经脉的循行路线及病候】

1. 循行路线　起于足大趾上丛毛的边际，上沿足背走于内踝前一寸处，经过内踝向上交会于足太阴经的三阴交，再向上交叉于内踝上八寸处足太阴经之后，上达膝内缘，沿股内侧上行回折交会于足太阴经的冲门、府舍穴，进入阴毛中，环绕阴器到达小腹，交会于任脉的曲骨、中极、关元穴，旁挟胃腑，统属肝脏，联络胆腑，再向上通过横膈，脉气散布于胁肋，沿气管、喉咙后面上行，进入咽峡部，连于目系（连接眼球周围组织），上出前额，与督脉会合于头顶中央的百会穴处。其分支，从目系下行于面颊里，环绕唇内。另一分支，从肝脏分出，通过横膈，上注肺脏，与手太阴经脉相衔接。属肝、络胆。本经腧穴治疗肝和与肝有关的胆、胃、肺、脾、肾、心、脑病证以及本经循行处的病变，都是通过它内属脏腑，外络肢节经脉通路经气的作用而发挥疗效的。

2. 病候　本经病候多见头痛、眩晕、耳鸣、耳聋、气厥、目疾、胁痛、肝区痛、黄疸、疝气、小腹痛、震颤、抽搐、积聚等，以及它循行处的下肢病变。是肝脏、肝经经气和有关部位受到致病因素的侵袭，在全身和体表出现的症状和体征。这些症状和体征，都是通过本经在它所联系的部位反映出来的，对于诊断和治疗起着重要的作用。这些病候的发生、发展、传变和痊愈过程，也都是通过本经而实现的。它所反映的这些病候，都是本经腧穴的治疗范围，是通过本经经脉和改善本经经气而收效的。

【肝的生理病理】

肝在胁下，胆附于中，为风木之脏，体阴用阳。肝在体为筋，开窍于目，与胆相表里。它的主要生理功能是主疏泄条达和血液的贮藏、调节。凡致使肝脏功能失常，影响肝气的疏泄条达和血液的贮藏、调节所发生的病变，都属本经有关腧穴的治疗范围。从病理类型来分，凡是肝气郁结、肝阳妄动、肝阴不足、寒滞肝脉的病证，可分别取刺本经膝以下腧穴和期门、章门等穴施治。属于肝气犯胃、肝脾不和、肝胆火旺、肝胆不宁、肝胆湿热、肝肾阴虚、肝火犯肺和心肝血虚等病理类型，分别与胃、脾、胆、心、肺、肾经有关腧穴及其背俞穴配治。

肝之所以兼见心、肺、脾、肾、胆、胃的病证，是因为足厥阴经脉与心、肺、胆、胃有直接联系，胆、肾经与肝有直接联系，脾经与心、肺、胃有直接联系，它们之间相互联系，互为影响之故。

【所属腧穴的分布及治疗范围】

1. 本经腧穴　有大敦（井木穴）、行间（荥火穴，子穴）、太冲（原穴、输土穴）、中封（经金穴）、蠡沟（络穴）、中都（郄穴）、膝关、曲泉（合水穴，母穴）、阴包、足五里、阴廉、急脉、章门（脾募穴，脏会穴)、期门(肝募穴)等14个。分布在大趾、大趾次趾间、内踝前、胫骨内侧、十一短肋前、第六肋间内端等处。其共同性是:都治疗所在处和邻近处的局部病。其特异性则是:膝以下腧穴还治疗肝、胆、阴器、少腹、胁腹、胁肋、乳、头顶、眼目和月经病等疾患;章门还治疗穴下有关脏器的肝、胆、脾和痞块(特别是脾脏肿大的疟母和黑热病);期门还治疗热入血室和肝的病证;曲泉还有补益肝阴、养肝(益肝肾)的作用;蠡沟还治疗性功能亢进。因此,膝以下腧穴治证较多,使用较广。

伤寒病中厥阴证和热入血室证,分别是行间、太冲、期门等穴的治疗范围。

温病中的气分证候和营分证候所出现的热极生风和肝风内动,分别是太冲、行间、曲泉等穴的治疗范围。

2. 本经交会于他经的腧穴　有交会于任脉的曲骨、中极、关元,足太阴经的三阴交、冲门、府舍。

3. 他经交会于本经的腧穴　有足太阴、阴维脉交会于本经的期门穴。章门为足少阳经所会(足少阳经交会于章门)。其中,期门还治疗肝肾阴虚型胁肋痛,和阴维为病的结胸、胁肋痛、胸脘满闷;章门还治疗足少阳为病的胁下痛、胆疾患。

本章常用穴:行间、太冲、章门、期门。

第二节｜行　　间

行间是足厥阴之脉所溜为荥的荥火穴;肝属木,本穴五行属火,故是肝经的子穴。实者泻其子。"病在阴之阴者,刺阴之荥输"(《灵枢·寿夭刚柔》)。行间治疗肝之脏病、经病、气化病和与肝有关的脏腑器官疾病。主要用于肝实证。肝病多实证,多见郁结、阳亢、肝火、肝风证候,本穴又是肝经子穴,故临床多用泻法,少用艾灸。

【治疗范围】

1. 肝火、肝气、肝阳病证　肝为风木之脏,体阴而用阳,主升主动,其性刚强,喜条达主疏泄而恶抑郁。因此,易于郁结、亢盛、化火、生风。凡因郁怒伤肝,气机阻滞;肝阳妄动,风阳上扰,气郁化火,肝火上炎;肝阳暴张,血随气升;气郁化火,火灼血络等所引起的肝实病证,以及肝胆郁热、肝胆湿热、肝乘脾土、肝火犯胃、木火刑金的病证,均可取泻肝的子穴,以治其本。肾阴不足,精不化血,血不养肝则肝阴不足、肝阳偏亢的病证,亦多配取本穴,肝肾同治。

伤寒病中的厥阴证和温病中气分证候或营分证候出现的热极生风和肝风内动,亦属本穴的治疗范围。

2. 经脉通路上的病证　依其针感的走向和足厥阴经脉、经别的循行,行间还治疗肝经经脉、经别循行通路上的膝、股、阴器、小腹、少腹、胁肋、膈、乳头、眼目、巅顶、咽喉、面颊等处的病变,可收辨证取穴和循经取穴双重疗效。

【功能】

1.辨证取穴 用泻法,清泄肝火、疏肝利胆、息风潜阳,类似青皮、枳壳、郁金、香附、羚羊角、石决明、龙胆草、菊花、钩藤、僵蚕、柴胡、桑叶、川楝子、栀子、蝉蜕等药的功效。

2.循经取穴 用泻法,宣通厥阴经气。

【主治】

头痛、眩晕、耳鸣、耳聋、急性中耳炎、高血压、青盲、夜盲、青光眼、目痛、三叉神经痛、面肌痉挛、面神经麻痹、咳嗽、咯血、吐血、鼻衄、胃痛、呕吐、呃逆、遗精、癔病、癫证、狂证、痫证、尿血、淋证、阴部瘙痒、疝气、崩漏、月经不调、妊娠痫证、经行吐衄、胁痛、少腹痛、传染性肝炎、胆囊炎、中风、痿证、痉病、破伤风、急惊风、流行性脑脊髓膜炎、流行性乙型脑炎、中毒性脑病、乳房疼痛、乳癖。

亦治流泪症、泄泻、便秘、缠腰火丹、急性乳腺炎、乳汁缺乏、带下等。

【临床应用】

1.头痛 足厥阴之脉,连目系上走巅顶,足少阳之脉,上抵头角下耳后。取泻本穴,用以清肝火,宣畅经气,治疗与肝、胆有关的厥阴头痛、少阳头痛和肝阳、肝火、肝胆火旺型头痛。

(1)因肝气郁结,郁而化火,肝火上升,上扰清空之肝火头痛。配泻丘墟(使针感走达患野)、百会(或点刺出血),清肝泻火,通络止痛;或配泻丘墟、阴陵泉,清肝泻火,类似龙胆泻肝汤之效。

(2)因肾水不足,水不涵木,肝阳上亢,上扰清空之肝阳头痛。配泻风池,补复溜,平肝息风,育阴潜阳,类似镇肝熄风汤之效。

(3)因肝胆火旺,循经上扰,热扰清空之肝胆火旺型头痛。配泻足少阳胆经的原穴丘墟(或配透天凉,务使针感循经上达患野),清泄肝胆之火,或加泻以痛为腧的阿是穴,通经止痛,标本兼顾。

另外,属于痛在巅顶,连及目系的厥阴头痛,配泻百会(用于通络止痛)、阿是穴,宣畅厥阴经气,通络止痛。

2.耳鸣、耳聋 胆脉从耳后入耳中,肝与胆相表里。取泻本穴,用以清肝。

(1)因情志抑郁,郁而化火,上扰清窍,耳窍失聪所致者。配泻翳风、听会或耳门,清肝泻火,宣通耳窍。

(2)因暴怒伤肝,肝胆之火循经上扰,蒙闭耳窍所致者。配泻胆经的原穴丘墟(清宣少阳、清泄胆火)、阴陵泉,以泻肝胆实火。或上方阴陵泉易为患野腧穴清散郁热,开宣耳窍,共奏清泻肝胆之火,宣通耳窍之效。

3.咳嗽 “咳嗽病,五脏六腑皆有之,然必传于肺而始作”(《医学实则易》)。“五脏六腑,皆令人咳……肝咳之状,咳则两胁下痛,甚则不可以转,转则两胠下满”(《素问·咳论》)。取泻肝经之子穴行间,治疗肝火犯肺型之咳嗽。证见气逆呛咳,咳引胁痛,咳时面红流泪,口苦喉干,咳痰质稠,心烦口渴,舌边质红,舌苔薄黄少津,脉象弦数等。配泻肺经的子穴尺泽,清肝宣肺,或加泻肺之背俞穴肺俞,宣肺止嗽,共奏平肝泻火,清肺降逆之效。

4.咯血 取泻本穴清肝火,治疗因肝火犯肺,灼伤肺络所致的咯血。证见咳痰带血,胸胁牵痛,心烦易怒,溲黄便秘,舌红苔黄,脉象弦数等。配泻肺经的子穴尺泽,清肝肃肺,或加泻肺俞,理肺止咳;心火亦盛者,针泻行间、尺泽、神门,共奏清肝肃肺,清心凉营之效。若属大量咯血，针力不能胜任者，急用药物控制。

5. 吐血　气有余便是火。取泻本穴清肝火，治疗因郁怒伤肝，肝火犯胃，胃络受伤所致者。证见吐血，心烦易怒，胁痛口苦，口臭口渴，多梦少寐，舌质红绛，脉象弦数等。配泻内庭，泻肝火清胃热，或加泻心经的子穴神门清心凉营。大量出血，针力不能胜任者，急用药物控制。

6. 鼻衄　取本穴治疗因肝火偏亢，木火上扰，迫血妄行，鼻络损伤所致者。配泻丘墟、阴陵泉，清肝泻火，类似龙胆泻肝汤之效；或配泻三阴交（或配透天凉，凉血、引血下行），清肝凉血。肺气通于鼻，鼻络受伤亦可加泻肺经的尺泽穴，兼清肺热。

7. 遗精　取泻本穴，主治与肝有关之遗精。

(1)因肝火旺盛，扰动精室，影响肾之封藏而精液走泄者。配补复溜或太溪，清肝益肾。

(2)朱丹溪说："主封藏者肾也，主疏泄者肝也，二者皆有相火，而其系上属于心。心君火也，为物所感则易动，心动则相火亦动，动则精自走。相火翕然而起，虽不交会，亦暗流而疏泄矣。"因心肝失调，影响肾的封藏的遗精。配泻神门，补复溜，滋阴清火，即收清心肝益封藏之效。

8. 癫证、狂证　取泻本穴，清肝、疏肝理气。

(1)因思虑太过，肝气被郁，脾气不升，气郁痰结，蒙蔽清窍所致的癫证。证见精神抑郁，情绪低沉，表情淡漠，喃喃独语，语无伦次，时喜时悲，哭笑无常，不知秽洁，不思饮食，舌苔薄腻，脉象沉滑等。配泻神门、丰隆，或配泻内关、中脘，理气解郁，化痰开窍。

(2)因暴怒伤肝，肝火暴张，火盛痰结，上扰神明，蒙闭清窍所致的狂证。配泻神门（或大陵）、丰隆、内关，镇心涤痰，泻肝清火，或上方加泻大椎佐以清脑安神。

9. 中风　取泻本穴，用以清肝，息风潜阳。

(1)因肝阳暴张，阳亢风动，气血上逆，痰火壅盛，清窍闭塞所致者。证见突然昏仆，不省人事，两手握固，牙关紧闭，面赤气粗，喉间痰鸣，甚则二便闭阻，舌质红绛，舌苔黄腻，脉象弦滑而数等阳闭的征象。配泻合谷、丰隆，息风潜阳，豁痰宣窍。或配至宝丹治疗。

(2)因风阳内动，上扰清空，风阳夹痰走窜经络所致者。证见眩晕头痛，目糊耳鸣，突然出现舌强言謇，口眼㖞斜，或手足重滞，半身不遂，脉象弦滑而数，舌质红等。配泻丰隆、百会（息风潜阳），平肝潜阳，息风祛痰。肾阴不足，水不涵木，肝阳偏亢者，加补复溜，滋肾阴以涵肝木。

上方可与患野取穴同时或交替施治，标本兼顾。如半身不遂，与取泻患侧腧穴交替施治，共奏息风祛痰，通经活络之效；舌强言謇，配泻廉泉；喉间痰鸣者，加泻天突，以收息风祛痰，宣通舌络之效；口眼㖞斜，与取泻患侧腧穴交替施治，息风潜阳，祛痰活络。

年过四旬以上，证见不时眩晕，头痛耳鸣，头懵烘热，脉象弦数，而又出现肢体麻木，或筋惕肉瞤，或手足重滞，或行走飘浮，或一时性舌强不利，语言不清，体胖面赤，特别是高血压患者，多属中风先兆。配泻百会、三阴交，或配泻百会、丘墟，或配泻曲池、足三里，或配泻丰隆、风池，或配刺耳背放血，或配补复溜、太溪，或配补太溪、三阴交。视其具体情况或类型，选取以上处方，往往能延迟或预防中风的发生。

10. 痿证　取本穴用于治疗《素问·痿论》篇所说的"肺热叶焦，发为痿躄"和"肝气热……筋膜干则筋急而挛，发为痿躄"之痿证。配泻合谷或太渊，清肝肺之热以益筋脉。或用此方待余邪清除后，再改用养肝柔筋或金水相生之法，或取泻行间、尺泽补复溜，清热育阴，以益筋脉。

【病案举例】

例一：张某，男，68岁，南阳县潦河坡公社供销社职工。1981年3月21日初诊。

主诉：头痛已四十多天。

现病史：于四十天前患化脓性脑膜炎收住本院内一科治疗，头痛至今。左侧颞颥部跳痛、刺痛、热痛（得凉则舒），下午痛甚。伴有口苦口干、耳鸣耳聋、耳痛、心烦易怒等症状。舌苔黄略厚，脉象弦数。

辨证：依其脉证，系肝胆火逆上扰清空之头痛证候。

治则：清降肝胆之火。

取穴：一至三诊针泻行间、丘墟；四至六诊针泻太冲、解溪；七至十二诊针泻行间、丘墟和左太阳、阿是穴。

效果：一诊后口不苦，耳聋减轻，仍下午头痛甚，头部热痛得凉则舒；二诊后头痛时间缩短；四至六诊收效不佳，故改换穴位，七诊后头痛减轻；十诊后头痛基本治愈，每天痛次极少而短暂，仅跳痛几下即消失；十一、十二诊巩固疗效。

例二：褚某，男，19岁，住南阳市进元街46号。1968年4月19日初诊。

主诉：患鼻出血已六年。

现病史：六年来每因内热炽盛，即左侧鼻孔出血，每隔六至十天出血一次，每次流血约五至十分钟，呈连续滴状出血，阻塞鼻孔可止，有时阻塞鼻孔后血从口流出。口苦，易怒，面赤，舌质红，舌苔薄黄，脉象弦数。

辨证：肝火偏旺，木火刑金，灼伤肺窍鼻络。

诊断：鼻衄。

治则：清肝凉血。

取穴：针泻行间、三阴交。

随访：1968年6月27日告知鼻衄在此针治一次，两个月未复发。

【腧穴功能鉴别】

行间与太冲功能比较　它们都是治肝要穴，但各有其特点。行间穴偏于治疗肝气郁结，肝火上炎，肝阳上亢的肝实证，多用泻法，不用灸法。太冲穴不仅能治疗行间穴所治的肝实证，还治疗寒滞肝脉和肝的虚证（如肝血不足等），多用泻法亦用补法，亦可用艾灸，较行间穴治病广。

【腧穴配伍】

1. 针泻行间、丘墟、阴陵泉　泻肝胆实火、清肝胆湿热，类似龙胆泻肝汤（《和剂局方》方）之效。凡适用此法、此汤者，均可取此三穴或配加腧穴施治。如头痛，加泻百会佐以息风通络止痛；眩晕、高血压，加泻风池佐以息风清脑；耳鸣或耳聋，加泻听会或听宫或耳门，佐以清宣耳窍；膀胱炎，加泻中极佐以清泻本腑之热；急性结膜炎，加泻睛明或太阳放血，佐以清热明目。

2. 取泻行间、风池，补复溜　平肝息风，滋阴潜阳，类似镇肝熄风汤（《衷中参西录》方）之效。凡适用此法、此汤者，如头痛、眩晕、高血压、牙痛、面肌痉挛等，均可取此三穴施治。

3. 针泻行间　配泻神门、丰隆，类似定痫丸（《医学心悟》方）之效；配泻丘墟，补复溜，类似羚羊钩藤汤（俞根初方）之效；配泻风池，平肝泻火，清脑明目；配泻丘墟，清降肝胆之火；配泻尺泽，清肝宣肺；配补复溜或太溪，清肝益肾；配泻合谷、丰隆，息风潜阳，豁痰宣窍；配泻丰隆、百会，清肝豁痰，息风潜阳；配泻尺泽、三阴交，平肝清肺，凉血止血；配泻内庭（或解溪）、三阴交，平肝清胃，凉血止血。

【讨论】

1. 本穴针感　在不断地捻转运针的同时，其针感沿足厥阴肝经上行，循阴器至小腹，个别患者从小腹走至中脘、上脘穴处，或继续从上腹部歧行于期门、章门穴处；少数患者，其针感沿足厥阴肝经上行至小腹，复从小腹直上巅顶。如能走至欲治的患野，则疗效更为明显。

2. 本穴功能初探　《十二经子母穴补泻歌》中说："肝泻行间补曲泉。"肝实证，泻本经的行间穴，是因肝属木，本穴五行属火，木能生火，火为木之子。所以，实者泻其子，泻行间以泻其肝实证。泻肝经的荥火穴行间，减弱火势，火不刑金，金势旺盛以克木，木势减弱，肝木得平。所以，它有清肝火、疏肝气的作用。亦可配泻子经中的子穴，即心经中的火穴少府，心火被泻，火势减弱，不灼肺金，肺金坚固，也就能发挥制木的作用，消除木实有余的现象，五行平衡，即收预效。实者泻其子，如果按本而标之，肝受火邪，先泻肝经的荥火穴行间，是先治其本，后泻心经的荥火穴少府，是后治其标。

【歌括】

肝经子穴是行间，位居太冲寸半前，
疏肝理气散郁滞，息风潜阳能清肝，
实则泻子少补灸，多用泻法五分砭，
效如青柴枳郁蜕，桑菊石胆钩江川。

第三节　太　冲

太冲，是足厥阴之脉所注为输的输土穴；阴经以输代原，又是足厥阴肝经的原穴。"病在阴之阴者，刺阴之荥输"（《灵枢·寿夭刚柔》），"治脏者，治其俞"（《素问·咳论》）。太冲主治肝之脏病、经病、气化病和与肝有关的脏腑器官疾病，对改善和调节肝脏功能，消除肝脏功能失常所产生的病理证候，具有一定的功效。

本穴主治的病证，相当于西医学中的一些肝胆病、神经精神疾患、自主神经紊乱疾病和眼病。

【治疗范围】

1. 肝气、肝火、肝风等病证　肝为风木之脏，主升主动，在体为筋，司全身筋骨关节的伸屈运动。肝喜条达，主疏泄而恶抑郁，精神情志之调节功能与肝气有密切的关系。凡郁怒伤肝，气机阻滞；气郁化火，火随气窜或上扰巅顶；气郁化火，灼伤血络；肝阳暴张，血随气升导致的肝风内动；寒滞肝脉，气机阻滞；肝虚血少，筋脉失养或血虚生风；肝阴不足，阴虚阳亢；肝血不足，冲脉空虚以及肝经湿热等引起的病证，均可取施本穴。伤寒病中的厥阴证和温病中气分证候或营分证候出现的热极生风或肝风内动的症状，属本穴的治疗范围。

2. 眼病和血证 肝开窍于目，"目者肝之官也"，"肝气通于目，肝和则目能辨五色"，肝受血而能视，肝得养以明目。因肝血不足或肝火上炎所致的眼病，太冲为其常用穴。

肝为血脏，司贮藏和调节血液之职。气为血帅，血随气行，气行则血行，气滞则血瘀，气郁则肝伤，肝疏则气畅，气畅则血活，血液的升降运行，皆从乎于气。因此，有疏肝理气的太冲兼有活血祛瘀作用。与肝有关的血证，亦属本穴的治疗范围。

3. 经脉通路上的病证 太冲穴还治疗肝经经脉、经别循行通路上同肝有关的膝、股、阴器、小腹、少腹、上腹、膈、乳、胁肋、眼目、巅顶、喉咙、口唇、颊里等处的病变。

4. 同肝有关的他脏病证 足厥阴经脉"挟胃，属肝络胆，上贯膈……其支者，复从肝，别贯膈，上注肺"（《灵枢·经脉》）；其经别"贯心"，足少阴经脉"贯肝膈，入肺中……其支者……络于心"（《灵枢·经脉》）。因此，肝与脾、胃、肺、心、肾、胆的关系密切。肝气犯胃、肝脾不和、肝火犯肺的病证，取本穴以治其因。肝赖肾水的滋养，肾阴不足，精不化血，血不养肝，则肝阴不足、肝阳偏亢的病证，肝肾同治，亦多配取本穴。肝胆同病，临床上多从肝病论治，治肝有利于胆，故常取本穴施治。

【功能】

1. 辨证取穴 用泻法，疏肝理气、平肝息风，类似青皮、枳壳、郁金、香附、白芍、小茴香、川楝子、钩藤、菊花、僵蚕、蝉蜕、决明子、全蝎、木香、柴胡等药的功效；用泻法配透天凉，清泻肝火、息风潜阳，类似羚羊角、石决明、柴胡、栀子、龙胆草、钩藤、蜈蚣、天麻等药的功效；用泻法配艾灸，能温肝散寒理气，类似吴茱萸、橘核、荔枝核、小茴香等药的功效。用补法，能养肝血，类似白芍、当归、枸杞子、阿胶、鸡血藤、熟地、何首乌等药的功效。

2. 循经取穴 用泻法，有通畅厥阴经气之功。

【主治】

头痛、眩晕、高血压、耳鸣、耳聋、急性结膜炎、夜盲、青盲、青光眼、流泪症、暴盲、目痒、甲状腺功能亢进、痉病、目痛、破伤风、单纯性甲状腺肿、急惊风、慢惊风、舞蹈病、流行性脑脊髓膜炎、流行性乙型脑炎、中毒性脑症状、面肌痉挛、眼球震颤、手指震颤、下肢震颤、面神经麻痹、痿证、脑外伤后遗症、痫证、狂证、瘖病、中风、胁痛、郁证、胃痛、呕吐、泄泻、便秘、呃逆、传染性肝炎、肝硬化、急性胆囊炎及胆石症、胆道蛔虫症、少腹痛、奔豚气、月经不调、妊娠痫证（子痫）、经行吐衄、乳癖、急性乳腺炎、阴部瘙痒症、疝气。

亦治急性中耳炎、瘰疬、鼻衄、咳嗽、腰痛、痛经、经闭、带下、乳汁缺乏、尿血、厥证、癫证、遗精等。

【临床应用】

1. 头痛 参见行间一节【临床应用】。

2. 眩晕、高血压 "诸风掉眩，皆属于肝"。取泻本穴，平肝、息风、潜阳、清肝，后者配透天凉。

⑴ 因肝阴暗耗，肝火偏亢，风阳升动上扰清空所致者，配泻风池、百会，平肝潜阳，息风清脑；或配泻丘墟（配透天凉，使针感循经走至头部）、百会，清肝泻火，息风潜阳。

⑵ 因肾阴不足，水不涵木，肝阳偏亢，风阳上扰所致者，配泻风池，补复溜，镇肝息风，育阴潜阳，类似镇肝熄风汤之效。因肝肾阴分大亏，风阳翕张，眩晕较甚，兼见腰膝酸软，遗精

疲乏，脉弦细数，舌质光红者，针泻太冲，补复溜、三阴交，育阴潜阳，类似大定风珠之效。

(3) 因暴怒伤肝，肝阳暴盛，阳亢风动，风火相煽，上扰清窍，甚至气血逆乱，清窍闭塞所致者，配泻风池(配透天凉)；或泻太冲、风池、丘墟，均配透天凉，清泻肝火，息风潜阳；或配泻三阴交、丘墟(配透天凉)，清泻肝火，凉血潜阳。

3. 急性结膜炎、夜盲、青盲、青光眼、流泪症、暴盲、目痒 取本穴主治与肝有关的以上眼病，可根据具体情况虚补实泻，配取于以下治则处方中。

(1) 肝血不足型：配补肝俞、三阴交或膈俞，补养肝血益目。

(2) 阴虚肝旺型：配泻风池，补复溜，滋肾清肝，清热明目。

(3) 肝肾两虚型：配补肝俞、复溜、太溪，补益肝肾。

(4) 肝火上炎型：取泻太冲(配透天凉)、睛明或风池，清肝明目。

(5) 肝胆火旺型：配泻丘墟(或配透天凉，针感走至眼部)、阴陵泉，泻肝胆实火，类似龙胆泻肝汤之效；或加泻睛明，或加泻太阳(或点刺出血)，散热明目。

(6) 肝经风热上攻型：配泻合谷、太阳或睛明，祛风清热，清肝明目。

(7) 肝胆风热型：配泻丘墟、风池，清降肝胆风热。

(8) 暴怒伤肝型：暴怒伤肝，肝气上逆，气血郁闭，睛明失用的暴盲，配泻间使或内关，疏肝理气。癔病性暴盲，取泻本穴配合言语暗示，其效良佳。

4. 单纯性甲状腺肿、甲状腺功能亢进 取泻本穴疏肝理气。因郁怒伤肝，痰气郁结所致的散在性甲状腺肿，配天突、阿是穴(向肉瘿核心刺泻两、三针)，共奏疏肝解郁，消痰散结之效。因肝郁气滞，湿痰凝结所致的甲状腺功能亢进，配泻丰隆，疏肝理气，消痰散结。

5. 痉病、破伤风、急惊风、慢惊风、舞蹈病、流行性脑脊髓膜炎、流行性乙型脑炎、中毒性脑症状、面肌痉挛、眼球震颤、手指震颤、下肢震颤 以上病证，在病机上与肝风有关者，均可配泻本穴平肝息风。凡肝阳化风、痰火生风、脾虚生风、热极生风、血虚生风的病证，均可取泻本穴，配取在不同病理类型的辨证取穴处方中。

(1)肝阳化风型：配泻风池、丘墟，清肝息风潜阳；或配补复溜、太溪，滋阴潜阳，平肝息风；或配补复溜、三阴交，滋阴息风潜阳，类似大定风珠之效。

(2) 血虚生风型：配补三阴交，养血息风。

(3) 脾虚生风型：配补关元、阴陵泉，温补脾阳，佐以平肝息风；或在艾灸关元、神阙，温运脾阳的处方中，加泻太冲佐以息风，此型多见慢惊风。

(4) 痰火生风型：配泻合谷、丰隆，清热祛痰，开窍息风。

(5) 热极生风型：外感风热，入肝动风和邪热炽盛的病证，凡施用疏风清热，平肝息风，或退热息风解痉之法者，均可配泻合谷(合称四关穴)，收效良佳。

以上辨证取穴处方，可根据各个病证具体情况，选用或配加腧穴，其举例详见合谷一节。

流行性乙型脑炎属于血分型者，取泻太冲、三阴交、合谷，凉血镇痉开窍。流行性脑脊髓膜炎属于脑膜炎型，取泻太冲、合谷、人中，点刺手十二井穴出血，清热解毒，开窍息风。

6. 痿证 凡属于《素问·痿论》篇所说的“肺热叶焦”和“肝气热……筋膜干则筋急而挛，发为痿躄”之痿证，取泻太冲(清肝)、合谷(清肺热)，清肝肺之热以益筋脉，收效良好。后者亦可加泻阳陵泉舒筋利胆益肝。

凡属于热极生风和邪热伤于筋脉之余邪未净者，取泻太冲、合谷四关穴，先清余邪，然后再患野取穴或辨证取穴，效果良好。少数病例在不断清除余邪的同时，病情也随之减轻，不配加患野腧穴而获痊愈。

7. 痫证　取泻本穴，治疗因肝气失调，风阳升动，触及积痰，乘势上逆，壅闭经络，阻塞清窍，心神被蒙而发的痫证。在休止期治疗，配泻神门、丰隆，豁痰宣窍，息风定痫，类似定痫丸之效，长期治疗效果满意。

属于局限性运动型发作或属局限性感觉型发作者，上方与患野取穴交替施治。

8. 胁痛　"邪在肝，则两胁中痛"（《灵枢·五邪》）；"肝痛者，两胁下痛，引少腹"（《素问·藏气法时论》）；"肝郁胁痛者，悲哀恼怒，郁伤肝气"（《金匮翼》）。肝居胁下，其经脉布于胁肋，因此肝受病多兼见胁痛。取泻本穴可收循经取穴和辨证取穴双重效果。

(1)气滞不畅型：配泻间使或期门，理气通络。

(2)气滞血瘀型：配泻三阴交或血海，或配泻肝俞、膈俞，理气行血。

(3)肝阴不足型：配补复溜或太溪，滋阴调肝。

(4)肝血不足型：配补三阴交或膈俞，养血调肝，或加泻间使，佐以理气。

(5)瘀血停着型：循经取穴取泻本穴，通经活络，配泻患野腧穴，可收通经活络，祛瘀止痛之效。

9. 胃痛、呕吐、泄泻、便秘、呃逆　胃痛、呕吐、呃逆其病位在胃，泄泻、便秘其病位在肠。取肝经的太冲穴，主治因郁怒伤肝，木失条达，肝气横逆，气机阻滞所致的以上诸病。

(1)胃痛、呕吐、呃逆，属于肝气犯胃型者，取泻太冲疏肝理气，以治其因；配泻中脘、足三里行气散滞，和胃降逆，以治其果。或配泻公孙穴，调胃降逆以治其果，共奏疏肝理气，和胃降逆之效。因肝气郁滞，气郁化火，肝火犯胃所致的胃痛、呃逆，取泻太冲配透天凉清泄肝火以治其因，配取以上有关治胃之腧穴以治其果；或配泻内庭、内关，清肝泄热，理气和胃。

(2)泄泻属于肝木乘脾型者，正如张景岳所说："凡遇怒气便作泄泻者，必先怒时挟食，致伤脾胃，故但有所犯，即随触而发，此肝脾二脏之病也。盖以肝木克土，脾气受伤而然。"取泻太冲疏肝理气，配补阴陵泉健脾，抑肝扶脾，类似痛泻要方之效。

(3)便秘属于气滞不畅型者，取泻太冲疏肝理气以治其因；配泻大肠募穴和胃经之络穴或大肠之下合穴通肠导滞以治其果。

10. 传染性肝炎　取泻本穴，用以条达肝气，疏肝解郁。

(1)属于气滞湿阻型者，配泻阴陵泉、间使，疏肝理气，行湿益脾。

(2)属于气滞血瘀型者，配泻三阴交、间使，或配泻肝俞、膈俞，理气行血。

(3)属于肝郁脾虚型者，配泻间使，补脾俞、阴陵泉，疏肝健脾。

(4)属于肝胃不和型者，配泻中脘、间使，或配泻内关、足三里，疏肝和胃。

(5)属于肝胆郁热型者，配泻丘墟（或配透天凉）、胆俞，清泄肝胆郁热。

(6)属于湿热蕴结，入侵肝胆，胆汁外溢所致之黄疸型传染性肝炎，配泻中极（或配透天凉）、阳陵泉，或配泻阴陵泉、阳陵泉，清利肝胆湿热。

临床治疗慢性无黄疸型传染性肝炎较多。短期治疗，其症状有不同程度的改善，长期治疗效果满意。

11. 肝硬化　取泻本穴，疏肝理气。

(1)属于肝脾不和，气滞湿阻者，配泻阴陵泉、足三里、章门，疏肝理气，除湿散满。

(2)属于脾阳不振，寒湿困脾者，配泻中极，艾灸神阙、水分，温中化湿，疏肝益脾。

(3)属于湿热互结，浊水停聚，病在肝脾者，取泻中极（配透天凉）、阴陵泉、水道，清利湿热，攻下逐水，与泻章门、足三里、太冲，疏肝理气，和胃畅中之法，交替施治。

(4)属于肝郁气滞，脾虚湿阻者，配泻阴陵泉，补脾俞或太白，疏肝理气，健脾利湿。

12. 疝气　尤在泾指出："疝者痛也，不特睾丸肿痛为疝，即腹中攻击作痛，按之上下者，亦得名称疝。所以昔贤有腹中之疝与睾丸之疝之说"。本文是指睾丸之疝，即张子和《儒门事亲》所论的七疝。与西医学的睾丸炎、附睾丸炎、睾丸结核、阴囊积水、鞘膜积液及还纳疝、肠疝痛等疾患相似。《素问·骨空论》篇："任脉为病，男子内结七疝。"张子和说："诸疝皆归于肝经。"故疝气多取此二经腧穴。循经和辨证取穴，均可取施本穴(使针感循经走至前阴、少腹为佳)，配取于以下治则处方中。

(1)气疝：肝郁气滞，肝失疏泄，气胀流窜，注于睾丸之气疝。针泻太冲、气海、归来(使针感走至阴囊)，疏肝理气。属于气虚肝失疏泄者，在针补合谷、足三里(或气海)，补中益气升固的处方中，配泻太冲佐以疏肝理气。

(2)寒疝：证见阴囊冷痛，肿硬如石，喜暖畏寒，阴茎不举，或控睾而痛，形寒足冷，舌苔白，脉象沉弦等。此系阴寒内盛，入于厥阴之络之寒疝。泻灸太冲、大敦、曲骨，温肝散寒；或泻太冲，艾灸大敦、急脉，温经散寒，疏肝理气。

(3)狐疝：属于肝气郁滞，失其疏泄所致者，针泻太冲、气海、急脉(或归来，务使急脉穴针感走至腹股沟处，局部有收缩感为佳)，疏肝理气解郁；属于素体气虚，或病久气虚，复因肝气郁滞所致者，针泻太冲，补合谷、百会，疏肝理气，益气升固。若伴有阴寒内盛症状者，以上二方太冲加灸，或泻灸太冲、大敦、曲骨，温肝散寒。

(4)㿉疝：证见阴囊肿硬重坠，如升如斗，麻木不知痛痒等。此系湿浊之邪，阻滞厥阴之脉，痰湿癖结，气血不畅之㿉疝。针泻太冲、阴陵泉、中极，疏肝利湿；或泻灸太冲，用三棱针刺入阴囊上一、二针(用三棱针点刺阴囊出血)，令其出黑紫色血液或水液，可收温肝理气，软坚散结之效；或泻灸太冲、中极，泻三阴交，温肝理气，活血消肿。

(5)水疝：证见阴囊水肿，状如水晶，阴汗时出，或痛或痒，或少腹按之作水声，舌苔薄腻，脉弦，或见囊红湿痒，流出黄水，小便短少赤涩等。属于水湿内阻者，针泻太冲、中极，用三棱针刺阴囊一、二针，令其流出清水或淡黄色液体，可收逐水行气之效。属于湿郁化热者，针泻太冲、中极，均配透天凉，泻阴陵泉，用三棱针刺阴囊一、二针令其流出黄水，可收疏肝泄热，利水消肿之效；或泻太冲、阴陵泉均配透天凉，泻三阴交，疏肝活血，清利湿热。

至于血疝和筋疝，乃属外科治疗范围。

【病案举例】

例一：师某，男，24岁，住镇平县贾宋公社老君庙大队杨庙村。1970年11月3日初诊。

主诉：遗精年余。

现病史：年余来，不因做梦而精液滑出，近来加重每天滑精一次，伴有耳鸣，健忘、气短乏力、胸部闷痛、腰部酸痛、精神萎靡、头晕眼花、阴茎勃起无力而时短、手指及肘关节困痛等症状，脉象细数。

辨证：肾虚不藏，肝之相火妄动，扰动精室之滑精。

治则：补肾清肝。

取穴：针泻太冲，补复溜，隔日针治一次。

效果：一诊后滑精未发，三诊至五诊期间滑精未发；阴茎勃起较前有力。

随访：1971年2月3日其父患病针治，转告滑精治愈未发，阳痿好转。

例二：周某，女，49岁，南阳县槐树湾公社小学教师。1971年7月31日初诊。

主诉：眩晕已年余。

现病史：年余来，头晕目眩，如坐舟船，晕甚欲仆，或突然摔倒，恶心呕吐，近来天天晕倒。伴有脑涨、多梦少寐、心烦盗汗、气短心跳、口苦、溲黄发热、大便干秘、眼球胀痛、抽痛等症状，压触眼球痛重，前额左侧呈阵发性胀痛、热痛和跳痛，左侧面部肌肉抽掣，入睡后独言独语或唱歌，但自己不知道。舌绛，脉沉细弦数。曾用中西药久治无效。

检查：甲状腺肿大，手指震颤，心肺(–)，肝脾(–)，四肢活动正常，仅股二头肌及膝反射亢进。眼底检查无异常发现。细胞总数及分类无特殊变化，总胆固醇220mg，血压120/80mmHg。

辨证：依其脉证、兼证，系肝阳上扰型眩晕。肝火偏亢，风阳升动，肝胆之火循经上扰清空，热扰神明，故出现上述一系列证候。

治则：平肝息风，清泻胆火。

取穴：一诊针泻太冲，补复溜，二诊至四诊针泻太冲、丘墟，五诊、九诊至二十诊针泻太冲、丘墟、风池，六诊针泻太冲、丘墟和左太阳、地仓，七诊、八诊针泻风池、神门、内关。

效果：四诊后恶心及便秘治愈，眩晕、眼球胀痛减轻，仍口苦；五诊后口苦、心烦、气短心跳等均不明显，盗汗和溲黄发热减轻，左侧面部紧木，左侧耳鸣；八诊后眼球胀痛抽痛、面部痉挛、左耳鸣、右脚灼热如火和眩晕均明显减轻，头部胀痛、夜间做梦、入睡后唱歌均已愈。十三诊后头顶沉痛减轻；十八诊后仅左耳鸣，早饭后2~3小时头微痛、微晕。

随访：1971年12月18日接信后前来告知眩晕和一切症状均在此治愈，仅余左侧口角、面颊稍有木强，饥饿时头顶微痛。

例三：杜某，男，17岁，南阳县茶庵公社社员。1964年3月3日初诊。

主诉(代述)：精神失常已一年(因看书过多，加之精神刺激而得)。

刻下症：狂乱无知，不避亲疏，躁妄打骂，不能安卧，语无伦次，常独言独语，二便不知，便秘溲黄而赤，脉数有力。曾用大剂攻下药无效。

辨证：此系暴怒伤肝，肝火暴张，鼓动阳明痰热，上扰神明，心窍被蒙，神志逆乱之狂证。属痰火壅盛，阳气独盛之象。

治则：逐痰泻火，疏肝理气。

取穴：一诊针泻太冲、间使、合谷、足三里，点刺委中静脉出血；二诊针泻太冲、内关、丰隆、天枢和中脘。

效果：一诊后能安卧短时，脑子比较清醒；二诊治愈。

随访：1965年7月29日就诊针治风湿，告知狂证在此两次针愈，至今未复发。

例四：梅某，男，5岁，住新野县五星公社新建大队新建村。1975年5月31日初诊，由内一科转针灸协助治疗，住内一科病房87号。

主诉(代述)：四肢软瘫，嘴不能张开已11天。

现病史：两个月前患扁桃体炎，在当地治愈，又患肾炎住湖北省某公社医院治愈后，突然出现四肢发软，呼吸困难，喉间痰鸣，体温不高，当地县医院诊断为“病毒性脑炎”，转地区医院治疗。地区医院以“多发性神经炎”转我院治疗。

刻下症：四肢痿软，不能端坐，头顶发热，嘴不能张，口吐白沫，舌肌不能运动，不能进食(插管鼻饲)，语言低微，哭不出声，脉象弦数。

辨证:依其脉证和病史,系邪热损及经络,筋脉功能失调证候。

治则:清热舒筋通络。

取穴:针泻太冲、合谷。隔日针治一次。

效果:一诊后去掉鼻饲管,能进食面条,能站立、端坐,并能讲几个单字,口不吐沫,右手能用勺子;二诊后哭啼声音高;三诊治愈。

随访:1975 年 6 月 12 日告愈出院。

【腧穴功能鉴别】

1. 太冲与间使理气功能比较 详见间使一节【腧穴功能鉴别】。

2. 太冲与期门功能比较 此二穴都是治肝要穴,但各有不同特点,详见期门一节【腧穴功能鉴别】。

3. 太冲与行间功能比较 二穴都是治肝要穴,但各有不同特点,详见行间一节【腧穴功能鉴别】。

【腧穴配伍】

1. 太冲与期门配伍 详见期门一节【腧穴配伍】。

2. 太冲与光明配伍 称“原络配穴法”,亦称“主客配穴法”,是根据脏腑经络的表里关系配合的,如肝经先病,胆经后病,则取足厥阴经原穴太冲为主,足少阳经络穴光明为客的一种方法。临床多用于肝胆病和眼病,二穴配泻,具有舒肝利胆、清降肝胆之火的作用。

3. 太冲与肝俞配伍 详见肝俞一节【腧穴配伍】。

4. 太冲与合谷配伍 以上两穴配伍合称四关穴。取泻具有平肝息风、疏肝理气的太冲穴与具有清热、祛风、开窍醒志的合谷穴配伍,用于辨证取穴和对症治疗,治疗闭证、厥证、癔病、破伤风、急惊风、痫证、舞蹈病、面肌痉挛、多发性神经炎、闭塞性脑动脉炎、面神经麻痹、各型(性)脑炎等病,和风气内动中的外风动肝(外风入肝动风)、痰火生风、热极生风、肝阳化风等出现的颈项强直、角弓反张、四肢抽搐、牙关紧闭、昏厥、高热惊厥,以及肢体震颤、痉挛等症状,收效甚良。或配加有关腧穴,或配取在有关治则处方中,视其具体情况而定。对于血虚生风、脾虚生风和肝肾阴虚型之病证禁用。合谷与太冲穴配伍,是治疗神经系统疾病的常用穴,对于中枢或周围神经引起的肢体神经病变,收效甚好。

5. 太冲与间使配伍 二穴俱泻,有提高疏肝解郁,理气散滞的功效和通畅全身上下气机的作用。

6. 针泻太冲 配泻阴陵泉、丘墟,类似龙胆泻肝汤(《和剂局方》方)之效;配泻风池,补复溜,平肝息风,滋阴潜阳,类似镇肝熄风汤(《衷中参西录》方)之效;配补复溜、三阴交,类似大定风珠(吴鞠通方)之效;配补阴陵泉,类似痛泻要方(刘草窗方)之效;配泻丘墟(或配透天凉),补复溜,类似羚羊钩藤汤(俞根初方)之效;配泻丰隆、神门,类似定痫丸(《医学心悟》方)之效;配补三阴交,养血息风;配泻风池、丰隆,平肝潜阳,息风祛痰。

7. 取补太冲 配补三阴交,补养肝血;配补复溜,或配补曲泉、复溜、太溪,滋补肝肾。

因肝所致的脏腑器官病,注意标本兼顾,因果并治,因位配刺。如肝火犯肺,取泻太冲以治其因,针泻肺俞(病位)和肺经的合穴尺泽以治其果;病位在于眼的夜盲症,取补太冲、肝俞以治其因,配泻睛明(病位)以治其果。

【讨论】

1. 本穴针感 针感沿足厥阴经上行,循阴器至小腹,或继续从小腹上行走至中脘、上脘穴处，少数病例继续从上腹部歧行于期门、章门穴处，亦有从小腹直上巅顶者。如能走至针治的患野，则疗效更为明显。

2. 经旨浅识

⑴《通玄指要赋》载："且如行步难移，太冲最奇。"行走难移的病因甚多，取本穴治疗肝血不足引起的下肢痿弱，行步难移，及与肝不养筋的下肢挛急，行步难移。

⑵《伤寒论》343条说："伤寒六、七日，脉微，手足厥冷，烦躁，灸厥阴，厥不还者，死。"本条为脏厥重证，从其脉微，手足厥冷，烦躁等，已显露阳消阴长，阳不胜阴之局，病势濒于危殆。此时如用汤药扶阳抑阴，恐缓不济急，故急用艾灸法回阳，以冀阳复。"灸厥阴"可灸厥阴原穴太冲。若手足仍不温，厥不还，危殆顷刻者，可灸关元、神阙，回阳固脱。

⑶《灵枢·九针十二原》篇中说："凡此十二原者，主治五脏六腑之有疾也。"《难经·六十六难》中说："脐下肾间动气者，人之生命也，十二经之根本也，故名曰原。三焦者，原气之别使也，主通行三气，经历于五脏六腑，原者，三焦之尊号也，故所止辄为原。五脏六腑之有病者，皆取其原也。"这说明原穴在治疗上的重要。原穴是人体原气作用表现的部位，故称原。本穴是肝经原穴，是肝脏真气输注的所在，因此，它对肝之脏病、经病、气化病和对改善肝脏功能均有一定的疗效。

临床观察：六腑原穴，多治疗本经经病。五脏原穴，多治疗本脏的脏病、经病、气化病和与本脏有关的脏腑器官病，对改善本脏功能，消除在病理上与本脏有关的证候，在辨证取穴整体疗法中有一定的疗效，并对相表里经的腑病亦有一定的疗效，如肝经的原穴能治疗胆腑病，但胆经的原穴就不一定能治疗肝脏病。

⑷《灵枢·九针十二原》篇中说："五胜有疾也，应出十二原。十二原各有所出。明知其原，睹其应，而知五脏之害矣。"原穴是脏腑真气输注之所在，也是人体原气作用表现的部位，用经络测定仪测定十二原穴，可诊察十二经脉的盛衰，以推断脏腑病情的虚实。肝病太冲穴反应的数字多表现太过。

⑸《通玄指要赋》中说："文伯泻死胎于阴交，应针而陨。"杨继洲注：昔文伯见一妇人临产证危，视之，乃子死在腹中，刺足三阴交二穴，又泻足太冲二穴，其子随手而下（见宋书）。三阴交、太冲二穴，既能下死胎，那么，易于流产和身体虚弱的孕妇，一般不宜刺泻，以免巧合发生流产。

3. 历代医家经验

⑴本穴所在处有动脉，前人根据此处动脉搏动的强弱有无，以判断生死。如《素问·至真要大论》篇中说："阳明司天，燥淫所胜……病本于肝。太冲绝，死不治。"又说："阳明之复，清气大举……太冲绝，死不治。"《素问·气交变大论》篇中说："岁金太过，燥气流行，肝木受邪……太冲绝者，死不治。"《铜人腧穴针灸图经》说："凡诊太冲脉可诀（决）男子病死生。"西医学，诊察太冲穴处动脉搏动的强弱有无，以测知足趾血栓闭塞性脉管炎的有无及变化。

⑵有书中记载，治疗胆道蛔虫症，取刺太冲、关元，有驱蛔作用。

4. 本穴多用泻法之由　肝病多实证，宜"疏泄条达，不可郁滞"，所谓"木郁达之"，故取本穴多用泻法，并应注意精神治疗，避免情志抑郁。肝为风木之脏，体阴而用阳，其性刚强，易于郁结化火，易于阳亢生风，肝病多出现肝气、肝阳、肝火、肝风和寒滞肝脉及气有余之证候，因此，除寒滞肝脉配用艾灸外，一般不宜配用。肝之虚证，多出现肝阴不足和肝肾阴虚的证候，多采用肝肾并治之法，补肾则能涵木柔肝，故多取补肾经之复溜、太溪等穴配治。

【歌括】

肝经原穴是太冲，行间穴后寸半终，
疏肝理气能解郁，养肝清肝息肝风，
理气还兼行瘀血，刺入七分泻法通，
诸香青柴郁藤羚，归芍杞地蝎蜈蚣。

第四节 | 章 门

章门，是前人依其所在部位而命名的，又名长平、季肋、胁窌、肋窌、脾募；是足厥阴肝经的胁肋下腧穴；又是足厥阴、少阳经的交会穴；位于第十一浮肋前端，左侧穴下内部是脾脏下方，右侧穴下内部是肝右叶前缘，是脾之经气聚集之处，为脾之募穴；又是五脏之气聚会之处，为脏之会穴。

章门治疗肝、胆，脾、胃(肠)及侧腹、胁肋和胁下疾患。

临床多用泻法，少用补法，局部施补，易致滞塞，影响气机的通畅。

【治疗范围】

1. 肝胆脾病 肝气易于郁结、犯胃、乘脾、血瘀，因肝气不舒引起的肝气犯胃、肝乘脾土(肝脾失和)、肝胆不和以及胁肋疼痛，肝脾积块等病证，都可辨证取施本穴以治其因。

2. 局部病 足厥阴之脉，布于胁肋，足少阳之脉，循行胁里，过季肋。章门为足厥阴、少阳经的交会穴，位于季肋端。依其经脉的循行和穴位所在，用于患野和邻近取穴，它是治肝、胆、胁肋、侧腹疾患及胁肋下积块的常用穴。

【功能】

1. 辨证取穴 用泻法，有疏肝利胆之效；用补法，健脾益胃，配艾灸，温健脾土。拇指按压法：两手拇指分别按于两侧穴位上，重压三下，放松一下，如此反复多次，有疏肝理气散滞之效。

2. 局部取穴 用泻法(或配艾灸)，消散积块，舒筋活络。

【主治】

胃痛、呕吐、胁肋痛、厥证、急性胆囊炎及胆石症、传染性肝炎、膨胀、积聚、痞母、黑热病、胆道蛔虫症。

亦治泄泻、呃逆、郁证等。

【临床应用】

1. 胃痛 取本穴治疗肝气犯胃型胃痛。证见胃脘胀痛，痛连胁肋，嗳气呕恶，遇怒加重，脉象沉弦，舌苔薄白等。取肝经的腧穴为主，针泻章门、太冲或期门，疏肝理气，使肝气条达，则胃自安和而痛止；或取泻章门、太冲（或内关），配泻胃之募穴中脘和胃经的合土穴足三里，疏肝理气，和胃止痛。

若针药不备，可用两手拇指分别在章门穴上重压三下，轻松一下，如此反复多次，可获理气止痛之效。

2. 呕吐 取本穴，疏肝和胃、消食调胃、温健脾土。

(1)因饮食停滞，胃失和降所致者。证见脘腹胀满，呕吐酸腐，嗳气厌食，脉象滑实，舌苔白腻等。取泻章门（消食调胃），配泻中脘、足三里，消食化滞，调和胃气。

(2)肝气犯胃，胃失和降所致者。证见呕吐吞酸，嗳气频作，胸胁满痛，心烦易怒，脉弦等。取泻章门（疏肝和胃），配泻中脘、太冲或内关，或配泻内关、公孙，疏肝理气，和胃降逆。

(3)因脾胃虚弱，中阳不振，不能承受水谷所致者。证见食入即吐，倦怠无力，四肢不温，大便溏薄，面色㿠白，脉象濡弱，舌质淡等。灸章门（温健脾土），配补关元（或加灸或配烧山火），泻灸中脘，或灸章门、神阙，泻灸中脘，温阳益脾，和胃降逆。

3. 胁肋痛 取泻本穴，用于辨证和患野取穴，可收疏肝理气及通络散滞之效。

(1)因肝气郁结，气滞胁络所致者。配泻间使或内关，加泻期门，疏肝理气，通络止痛。

(2)因肝气郁滞，血瘀阻络所致者。配泻间使、三阴交或膈俞，疏肝理气，活血散瘀。

(3)因跌仆闪挫，瘀血阻络所致者。配泻阿是穴、三阴交或膈俞，活血祛瘀，通络散滞。

以上三者，循经取穴，均可配泻肝经的太冲和胆经的原穴丘墟或合穴阳陵泉。

4. 厥证 取泻本穴，主治厥证中的气厥（实证）。因暴怒伤肝，肝气郁滞，气机逆乱，上壅心胸，阻塞神明所致的气厥，配泻间使，疏肝理气，行气散滞。若在无针取刺，而又用药不及的情况下，可用拇指按压法，详见本节“胃痛”。

5. 急性胆囊炎及胆石症 取泻本穴，既可以疏肝理气，通络止痛，又可以疏肝利胆，可收双重效果。

(1)肝郁气滞型：配泻行间、阳陵泉，疏肝理气，清热利胆；兼见肝胆湿热者，配泻太冲、阳陵泉、阴陵泉，清利肝胆湿热。

(2)肝胆湿热型：配泻阳纲（或至阳）、阳陵泉、阴陵泉，或配泻中极、肝俞、胆俞，清胆利湿，疏肝理气。

(3)肝胆实火型：配泻阳陵泉（配透天凉）、足三里、行间，泻肝胆火，利胆通下。

胆囊炎与胆结石经常合并存在，在症状与治疗上亦有类似之处，因此，针灸取穴基本相同。除需用手术治疗外，一般针灸与药物结合治疗，收效更佳。

6. 疟母 取本穴，用以通络散结软坚。参见间使一节【临床应用】。

7. 黑热病 治疗此病的方法与疟母治法基本相同，可参考运用。

【病案举例】

例一：杨某，女，60岁，南阳县木器厂家属。1982年5月20日初诊。

主诉：腰腹抽掣已二十天。

现病史：二十天前因饥饿时搬运重物，闪挫两侧胁部（章门穴处）引起，现局部呈阵发性抽掣，跳动不已，并从腰部两边如气向前腹顶撞，稍有动作则抽掣、顶撞更甚，活动受限，带脉循行处发紧如束。食欲不振，饮食减少，时而太息。

曾用中西药治疗、针灸、烤电等均无效。腰椎拍片无异常改变。

辨证：扭伤筋脉，气滞脉络，走窜腰腹之证候。

治则：理气舒筋。

取穴：针泻章门穴。

效果：一诊拔针后即感腰腹舒服，症状明显减轻；二诊治愈。

随访：1982年7月10日患者告知针愈，至今未发。

例二：芦某，女，33岁，住新野县沙堰公社梁庄。1966年7月4日初诊。

主诉：胃痛已四年之久。

现病史：每年五至七月份胃痛复发一次，发病时胃部剧痛难忍，向右胁攻痛，辗转不宁，汗出肢冷，口吐酸水，呕吐蛔虫数条，服打虫药后便下蛔虫数条或数十条，胃痛方止。此次复发三天，症状同前，就诊时胃痛剧烈，攻痛难忍，不能安卧，忍痛平卧针刺。

诊断：胆道蛔虫症。

治则：驱蛔止痛。

治疗：一诊针泻右章门、期门和上脘，捻泻两次，留针十五分钟后疼痛缓解，拔针后自己步行返家；二诊（6日），昨天大便三条蛔虫，胃及右胁不痛，巩固疗效，再针一次，针穴手法同上。

【腧穴功能鉴别】

章门与脾俞功能比较　章门穴：泻多补少，补之易致涩滞，泻之疏肝理气、益脾，多用于治疗肝胆、脾胃、胁肋病变和肋下痞块等疾患；脾俞穴：补多泻少，泻之易于伤脾，补之健脾益气、益胃，多用于治疗脾脏虚弱性病变及背部疾患。

【腧穴配伍】

1. 取泻章门　配泻中脘、足三里，消食化滞，调和胃气；配泻太冲、公孙，疏肝理气，和胃降逆；配泻间使，疏调胁络气机；配泻太冲、阴陵泉、中脘或足三里，疏肝理气，祛湿散满；配泻阴陵泉、阳纲或至阳，疏肝利胆，清热除黄；配泻阳陵泉、中极、行间，或配泻丘墟、阴陵泉、行间，疏肝利胆，祛湿散满。

2. 取泻章门（左侧）　配泻三阴交、间使或丰隆（或足三里），配刺阿是穴（向黑热病痞块或疟母痞块上直刺两三针或沿左侧肋弓向痞块上横刺两三针），类似鳖甲煎丸之效。

3. 针补章门　配补脾俞或足三里，健脾益胃。

4. 补灸章门　配补灸脾俞，泻足三里、中脘（加灸），温中健脾，和胃降逆。

5. 灸章门　配灸关元、神阙、水分，温阳益脾，制水行湿；配灸神阙、中脘，温中益脾。

6. 患野与循经取穴配伍　作为患野腧穴的章门，多与足厥阴、少阳经膝以下的太冲、行间、丘墟、阳陵泉等穴配治。

【讨论】

1. 本穴作用　从历代的文献来看，记载本穴主治积聚、痞块、胁痛等肝的病证较多，而记载治疗泄泻、水肿、食少等脾的病证较少，对于心、肺病证则根本没有记载。例如：《百症赋》："胸胁支满何疗，章门不用细寻"；《十四经要穴主治歌》："章门主治痞块，但灸左边可拔根，若灸肾积脐下气，两边齐灸自然平"；《胜玉歌》："经年或变劳怯者，痞满脐旁章门决"；《针灸甲乙经》："奔豚腹胀肿，章门主之。石水，章门及然谷主之。腹中肠鸣盈盈然，食并不化，胁痛不得卧，烦热中不嗜食，胸胁支满，喘息而冲膈，呕心痛及伤饱，身黄疾骨羸瘦，章门主之"；《卫生宝鉴》："治小儿癖气久不消。小儿身羸瘦，奔豚腹胀，四肢懈惰，肩臂不举，灸章门"；

《类经图翼》:"一传治久泻不止,癖块胀痛。章门主一切积聚痞块";《景岳全书》:"疟病痞成难消";等等。

在全身脏、腑、气、血、筋、脉、骨、髓具有代表性的八个特殊作用的会穴中,章门是脏之会穴,为五脏之气聚会之处。滑伯仁说:章门为脾之募穴,五脏皆禀于脾,故曰脏会。有书记载:它统治五脏疾患,"脏病治此"。但从临床来看,以治疗肝、脾病为主,并非统治五脏病证。脾之募穴,应是治疗脾脏疾患的常用穴。但脾病多虚证,所在部位,多出现实证,故临床施补机会较少。非真正脾失健运之证,不可施用补法,补之易于滞涩。特别是虚中夹实证候,如肝盛脾虚之证,更不可施用补法,宜用先泻后补之法,疏肝健脾,祛邪扶正。若欲施用补法,则应在疏肝理气的同时配补本穴。

2. 针刺注意事项

⑴本穴内部左侧是脾下方,右侧是肝右叶前缘,不可向内上方深刺。若刺着肝脏或脾脏,有造成内出血的危险。特别是肝脏肿大针刺深时易于伤肝,应特别注意。刺伤肝脾引起出血时,出现肝区和脾区疼痛,有时向背部放散。如果腹膜受到刺激,可伴有腹痛、腹肌紧张、腹部压痛及反跳痛等症状。至于脾脏肿大(疟母及黑热病),直刺脾脏不但不会出现不良后果,反而有治疗作用,其机制有待探讨。

⑵本穴位于肌肉松弛之处,进针时应防止针刺过深,伤及脏器。

3. 本穴位置

⑴《针灸甲乙经》:在大横外直脐季肋端;《圣惠方》:大横外直脐季肋端是穴,必须侧卧伸下脚循上脚可得穴也;《类经图翼》:肘尽处是穴;一方在脐上一寸八分,两旁各八寸半季肋端。

⑵《巨谷》:章门脐上二寸量,横取八寸看两旁;《针灸经验方》:脐上三寸,两旁八寸。

⑶《针灸聚英》:大横外直季肋端脐上二寸,两旁九寸;《神照集》:在大横外直季肋端肘尽处是穴,挟下脘两旁九寸;《分寸歌》:章门,下脘两旁九寸,肘尖尽处侧卧取之。

⑷《医学入门》:脐上二寸,横取六寸,两旁开六寸侧卧取,肘尖尽处;《原始》:脐上二寸,横取六寸,侧胁季肋端;《神应经》:在脐上二寸,两旁各六寸,其寸用胸前两乳间横折八寸,约之六寸,侧卧屈上足伸下足取动脉是。

⑸《十四经合参》:季肋端,脐上三寸,两旁开九寸,侧卧肘尖尽处。

⑹近代针灸书云:在季肋之端,肘尖尽处,即脐上二寸,外开六寸;在侧腹部,第十一浮肋游离端之下际取之;于腋中线,当第十一肋骨端取之;两臂并体时肘尖止处是穴。以上说法均不一致,这可能与人体发育程度(如胖瘦、胸廓宽窄)不同有关。正因如此,古人除以分寸作为取穴的简便方法外,还采取一些比较明显和容易寻找的地方。如"章门在大横外直脐季肋端""肘尖尽处"等等。从临床实践看,应以第十一浮肋软骨之尖端取穴为准。

【歌括】

章门十一肋前端,脾募脾会经属肝,
疏肝理气散结滞,健脾益胃力能担,
依其属经及穴位,多泻穴下病疾砭,
肝脏肿大慎勿深,肝胆脾胃疼痛铲。

第五节 | 期　门

期门,期者时也,门者开也,通也。经脉起于云门终于期门,周而复始,有期有时之开通而得名;是足厥阴肝经的终止穴,足厥阴、太阴和阴维脉的交会穴;位于乳下第七、八肋间近胸骨端,右侧穴下内部是肝右叶前缘,左侧是横结肠及胃底部;是肝之经气聚集之处,故为肝之募穴。肝脏病证,多在此募穴处出现压痛或异常反应,检查该穴,有助于诊断肝脏疾患。

依其肝之募穴、肝脉循行、穴位所在、针感走向及肝之生理、病理,期门是主治肝、胆、胁肋、胸膈、脾胃疾患的常用穴。

【治疗范围】

1. 肝气引起的病证　肝脉络于胆,胆脉络于肝,肝与胆相表里,肝胆多同病,肝胆同病,多从肝论治,治肝亦能治胆。肝气易于乘脾犯胃,肝气易于郁结,阻滞脉络。肝主藏血,血随气行,气滞则血瘀。因此,肝气所致的病变,如肝气郁结,气滞胁络、乳络或胸膈;气滞血瘀,瘀阻胁络或乳络,以及肝胆失和、肝气犯胃、肝气乘脾等所致的病证,均属本穴的治疗范围。

2. 局部所在处的经脉病　足厥阴之脉,属肝络胆,布胁肋。本穴针感走达胁肋及上腹。局部疗法,取泻本穴,治疗肝、胆病所反映的胸胁、胁肋疾病,以及因闪挫扭伤等所致的疼痛性疾病。

期门是足厥阴、太阴和阴维脉之会。阴维为病的结胸、胁肋痛、胸脘满闷等,亦属本穴的治疗范围。

3. 伤寒有关病证　因肝为血脏,司贮藏和调节血液之职。期门是肝之募穴,有泻肝实、清肝热和清血室邪热之效。故期门还治疗伤寒病中的肝邪乘脾、肝邪乘肺、热入血室和误汗热邪入于肝经的谵语,以及伤寒过经不解等。

【功能】

1. 辨证取穴　用泻法,疏肝理气、清肝利胆、清血室热。类似柴胡、青皮、陈皮、郁金、香附、枳壳、白芍、赤芍、川楝子、川芎、丹参等药的功效。

2. 局部取穴　用泻法,有通经活络、祛瘀散滞之功。

【主治】

胁痛、胃痛、呕吐、呃逆、急性乳腺炎、乳汁缺乏、乳癖、传染性肝炎,初期肝硬化、急性胆囊炎及胆石症、胆道蛔虫症、郁证、厥证、癔病、疟母、伤寒。

【临床应用】

1. 胁痛　“邪在肝,则两胁中痛”(《灵枢·五邪》);“肝病者,两胁下痛,引少腹”(《素问·脏气法时论》)。说明肝受病多胁痛。

(1)情志失调，气机郁结，肝失条达，气阻胁络所致的肝气郁结型胁痛。针泻期门、间使或加阿是穴，疏肝理气，通络止痛。

(2)肝郁气滞，气滞血凝，瘀血停积，阻滞胁络所致的气滞血瘀型胁痛。针泻期门、三阴交、间使或内关，疏肝理气，活血散瘀。

(3)跌仆闪挫，瘀血停积，气机不畅，胁络被阻所致的瘀血停滞型胁痛。针泻期门、三阴交、阿是穴，活血祛瘀，通络止痛。

(4)痰饮流注，气机不畅，胁络被阻所致的痰浊阻络型胁痛。针泻期门、阴陵泉、丰隆，化痰祛浊，通络止痛。

肝、胆病变反映的胁痛，期门是治标(穴位所在)的腧穴，又是治本(肝之募穴)的腧穴。

2. 胃痛　取泻本穴，治疗肝气犯胃型胃痛。“治肝可以安胃”，取泻肝经的期门、章门或太冲，疏肝理气，使肝气条达，则胃自安和而痛止；或取肝之募穴和原穴疏肝理气以治其因，配泻胃之募穴直达病所以治其果，共奏疏肝理气、和胃止痛之效。若在施刺无针，服药不及之际，可用两手拇指分别按压在章门穴上，重压三下，放松一下，如此反复多次，可获理气止痛之效。亦可配加间使如此按压。

3. 呕吐、呃逆　取肝之募穴，治疗情志失和，肝气犯胃，胃失和降，气逆于上的呕吐和呃逆，以收疏肝理气，治肝和胃之效。或配泻中脘、公孙，共奏疏肝理气、和胃降逆之效。偏于寒者中脘加艾灸。

4. 急性乳腺炎　取泻本穴，治疗因肝气郁滞，复感外邪，经络阻滞，以致乳汁不通，气血失调所致者(此型相当于乳汁瘀滞或急性乳腺炎早期)。配泻间使、乳根，或配泻内关、膻中，疏肝理气，通乳散结。若属肝胃火郁者，配泻内庭(或解溪)、合谷，清热散火，消散壅结。以上三方亦可配加点刺背部对乳头处之阿是穴出血，有助于祛瘀通络散结。

5. 乳汁缺乏　取泻本穴治疗与肝有关的缺乳。

(1)因郁怒伤肝，肝气郁结，气机不畅，乳络阻滞，乳汁不行所致者。配泻间使、少泽，或配泻膻中、少泽，疏肝解郁，通络行乳。若因肝气犯胃，胃失和降，受纳不佳，影响气血化生而致乳汁缺乏者，以疏肝和胃为主，取泻期门、中脘、足三里治之。

(2)因肝气郁滞，气机不畅，血行瘀阻，乳络不畅，乳汁不得化生所致者。配泻间使、三阴交，或加刺少泽以通乳。或配泻肝俞、膈俞，行气活血，通络行乳。

6. 乳癖　取泻本穴，用以疏肝散滞。

(1)肝郁气滞型：针泻间使，点刺少泽，或配泻膻中、内关，疏肝理气，通络散结。

(2)气滞血瘀型：配泻三阴交或膈俞，点刺少泽出血，或配泻肝俞、膈俞，行气活血，通络散结。

7. 厥证　暴怒之时，气机逆乱，上壅心胸，痞塞气道，蒙闭神明，而致猝然昏倒的气厥。针泻期门、合谷、人中，或针泻期门、间使，点刺十宣，疏肝解郁，开窍醒志，可使很快苏醒。若在施刺无针，服药不及之际，术者可用按压法，详见本节胃痛，亦收行气开窍醒志之效。

【病案举例】

例一：王某，男，40岁，住南阳县王村公社岗坡村。1965年3月8日初诊。

主诉：胁肋痛已十五天。因跌伤而得。

现病史：十五天前因跌倒碰伤右侧胁肋部，咳嗽、喷嚏、深呼吸和按触痛甚，活动受限。外观皮色不变，不肿，右侧期门、乳根、不容穴压痛明显。服药治疗无效，前来针治。

辨证：跌伤胁部，经脉气血阻滞不畅之胁痛。

治则：通经活络，宣导气血。

取穴：以压痛点取穴法，针泻右期门、乳根二穴，针感走达整个右侧胁肋部。

效果：一诊后疼痛明显减轻；二诊后右胁肋不痛，压痛点不明显；三诊后能参加劳动；四诊治愈。

例二：董某，男，25岁，住南阳县王村公社董营大队董营村。1964年11月30日初诊。

主诉：胃痛腹胀已四个月。

现病史：十二岁时因负重压伤，胃部疼痛，痛攻两胁及脊背，经治已愈。今年夏天复因负重复发，仍胃部疼痛，痛攻两胁及脊背，食后腹胀，嗳气不顺，打嗝或矢气后舒服，伴有气短、头晕乏力等症状。按压中脘穴沉痛，按压膈俞、肝俞穴酸困。舌苔薄黄，脉象虚弦。

辨证：负重劳伤，气滞中脘，胃失和降之证候。

治则：理气散滞，通络止痛。

取穴：一诊针泻期门、太冲、上脘；二诊针泻期门（右）、章门、上脘、太冲。

效果：一诊后胃痛腹胀减轻，气嗝较顺，右侧章门穴处有压痛；二诊后气嗝通顺，右章门压痛不明显，胃痛愈。

随访：半年后随访治愈未发。

例三：王某，女，40岁，住南阳县安皋公社老河坡大队。1969年3月23日初诊。

主诉：两乳房胀痛有块已两年（因生气而得）。

现病史：两年前因生气而得。两乳胀痛，有块状物数个，大小不等，硬而不坚，经期和经前加重，经后减轻。平时易怒，有时痛经。脉象沉弦。

辨证：气滞血瘀型乳癖。

治则：行气活血，通络散结。

取穴：针泻期门、膻中、三阴交。每个月经期前针治两次。

效果：二诊后月经来潮时症状明显减轻；四诊后月经来潮时两乳胀痛愈，块状物缩小；六诊基本治愈，两乳块状物缩小百分之八十。

随访：1969年12月5日告知治愈。

【腧穴功能鉴别】

1. 期门与肝俞功能比较　此二穴都是治肝要穴，但各有其特点。期门穴：多限于治疗肝气郁结、肝胆失和和气滞血瘀所致的肝胆、胁肋、乳房病证。多用于患野取穴以治其标。多用泻法，施用补法易助肝郁和气结。肝俞穴：多治疗肝气郁结、气滞血瘀和肝血不足所致的肝胃、胁肋、眼目病证。多用于辨证取穴以治其本。补泻均可，施用补法无助肝郁和气结之弊。

2. 期门与太冲功能比较　此二穴都是治肝要穴，但各有不同特点。

肝之募穴，多治疗肝气郁结、肝胆失和和气滞血瘀所致的肝胆、胸胁、乳房病证。能收到患野取穴和辨证取穴双重效果。

肝之原穴，多治疗肝气郁结、肝火上炎、肝经湿热、肝阳妄动、寒滞肝脉和肝血不足所致的肝胆、胁肋，乳房、阴器、少腹、眼目、巅顶病证。能发挥辨证和循经取穴双重作用。

【腧穴配伍】

1. 期门与肝俞配伍　其具体运用详见肝俞一节【腧穴配伍】。

2. 期门与太冲配伍　称为“原募配穴法”。两穴都与肝脏有密切关系。两穴配泻，增强疏肝解郁、理气行血和疏肝利胆的作用。

3. 针泻期门　配泻三阴交，理气行血；配泻中脘或足三里，疏肝和胃；配泻内关、公孙，行气散滞，和胃降逆；配泻丘墟、阴陵泉，清利肝胆湿热；配泻阳陵泉、间使，疏肝理气利胆、疏肝理气通络；配泻膻中，宽胸利气；配泻间使、三阴交，行气活血，疏肝通络。

【讨论】

1. 针刺注意事项　因右侧期门穴下内部是肝脏右叶前缘，故进针时宜用指切押手法，使针尖沿爪甲缓慢刺入。这样一则取穴准确，二则能掌握一定针刺深度，防止针刺过深伤及肝脏。

年老体弱患者，肌肉瘦薄，皮肤松弛，用长针直刺，进针虽浅，但在留针时由于患者体位移动，呼吸幅度加大，咳嗽，或用治疗机夹子较重，针体会徐徐自行进入。所以，要用短针或斜刺，达到“候气为先，得气为度”即可。

2. 历代医家经验

⑴期门治疗伤寒过经不解，经不再传和伤寒不解谵语、伤寒不解汗不出，以及伤寒痞气、结胸等，历代医家积累了不少经验。如《席弘赋》云：“期门穴主伤寒患，六日过经犹为汗”；《玉龙歌》云：“伤寒过经犹未解，须向期门穴上针”；《肘后歌》云：“伤寒痞结胁积痛，宜用期门见深功”；《玉龙赋》云：“期门刺伤寒未解，经不再传”；《长桑君天星秘诀歌》云：“伤寒过经不出汗，期门、三里先后看”；《得效应穴阵法赋》云：“期门罢胸满血臌而可已”和“《针灸问对》云：“十二经始于手太阴之云门，以次而传，终于足厥阴之期门。期门者，肝之募也。伤寒过经不解刺之，使其不再传也；妇人经脉不调，热入血室刺之，以其肝藏血也；胸满腹胀，胁下肥气，凡是木郁诸疾莫不刺之，以其肝主病也”；等等。它们概述了本穴的治证与肝的关系。

⑵《伤寒论》111 条是肝邪乘脾的证治。取泻期门疏泄肝邪，脾不受侮，再解伤寒表邪。112 条是肝邪乘肺的证治。刺泻期门疏泄肝邪，肺不受侮，毛窍通畅，则自汗出，小便通利，故其病为欲解。148 条是热入血室的刺法。针刺期门泻肝血之实，清血室邪热，使热去血室得清，诸证自愈。150 条是热入血室的自愈证。设或未解，可刺期门以泻肝血之实热。221 条是热入血室的证治。刺肝之募穴期门，清泻血室邪热，使热从外泄，濈然汗出则愈。147 条是太阳与少阳并病的针治。取泻期门清泻肝经邪热，使肝之邪热去，则谵语自止。总之，此六条取刺期门，用以泻肝实、清肝热和清血室邪热而收效。

3. 本穴位置　本穴位置，诸书不一。如有书记载“在巨阙旁四寸五分”；“在乳直下第三肋端”；“第二肋端不容旁开一寸五分上直两乳”；“由乳头下直行至肋尽处，当第七第八肋相交之下际，离任脉旁四寸与中脘穴横平一线”；“穴在第二肋端乳直下寸半”；“在乳中线第六肋间隙（即乳下两肋间隙）处取之”；“当乳头直下方横平不容穴”；“在脐上六寸，巨阙穴旁三寸五分，于第六肋间内端处，解剖在第六七肋间内端”；“在乳旁直下肋弓处，相当于第九肋软骨缘”；“乳下二肋，当第七八肋间近胸骨端处，取穴在乳中线上，乳头下二肋第六肋间隙处取穴”；等等。《经脉穴俞新考正》说得对：“《甲乙》《外台》言此穴上直两乳。然不容为足阳明经穴，去中行任脉二寸。期门二穴，即言在不容旁一寸五分，则去任脉为三寸五分，与两乳之去中行四寸者，不相直矣。各本多以为上直两乳非是”。

人体发育程度是不一样的，有瘦有胖，胸廓有宽、有窄。因此，不能以巨阙、不容、中脘旁开分寸取穴，应从乳下第七八肋间胸骨端取穴，不致从体形、分寸上产生误差。

【歌括】

期门乳下两肋端，肝募解郁能疏肝，
活血祛瘀畅胁络，肝胆胁肋气滞宣，
刺入六分多用泻，热入血室用针砭，
效如柴芍香附枳，丹参郁金青陈川。

第十四章

任　　脉

第一节 | 概　　论

【经脉的循行路线及病候】

1. 循行路线　《素问·骨空论》篇中说："任脉者，起于中极之下，以上毛际，循腹里，上关元，至咽喉，上颐循面入目"。即指任脉起于少腹部中极穴下面的会阴穴处，从此上行阴毛之处，沿着腹里向上经过关元穴，再沿胸部和腹部正中线直上抵达咽喉，上颐循面入目下络于承泣穴。它循行处的会阴、胞宫、膀胱、肠、胃、胸、肺、气管、食道、咽喉、舌、齿、唇等病变，都是本经腧穴的治疗范围，是通过本经经脉通路经气的作用而发挥疗效的。

2. 病候　由于任脉为阴经脉气所汇聚，又主胞胎，足三阴经脉皆循行于少腹，而隶属于任脉。因此，则见"男子内结七疝，女子带下瘕聚"（《素问·骨空论》），"地道不通，故形坏而无子也"（《素问·上古天真论》），"动若少腹绕脐下引横骨，阴中切痛"和"若腹中有气如指，上抢心，不得俯仰、拘急"（《脉经·卷二》）等症状。任脉属奇经八脉之一，无"属络"脏腑，是人体阴经脉气之总汇，为诸阴之海。它与足三阴经交会于中极、关元。因此，任脉为病，多偏重在下焦少腹部位，并与肝、脾、肾的影响有关，胎、产、经、带、阳痿、遗尿、尿闭、疝气等，除取本经腧穴外，还根据病因、病机分别配取肝、脾、肾经有关腧穴施治。又多见它循行处的少腹、腹、脐、胸、咽喉、舌、齿、唇疾患，以及脐腹寒冷、积聚、噎膈、胃、肠、膀胱、生殖等病变。这是当机体受到致病因素的侵袭，所在脏腑、任脉经气和有关部位发生病变，在全身和体表出现的症状和体征。这些症状和体征，是在它所联系的部位和脏器反映出来的，对于诊断和治疗起着重要的作用。这些病候，都是本经腧穴的治疗范围，是通过本经经脉和改善本经经气而收效的。

【所属腧穴的分布及治疗范围】

1. 本经腧穴　有会阴、曲骨、中极（膀胱募穴）、关元（小肠募穴）、石门（三焦募穴）、气海、阴交、神阙、水分、下脘、建里、中脘（胃募穴，腑会穴）、上脘、巨阙（心募穴）、鸠尾（络穴）、中庭、膻中（心包募穴、气会穴）、玉堂、紫宫、华盖、璇玑、天突、廉泉、承浆等24个。分布在会阴、胸腹正中线、颈、口唇等处。其共同性是：都治疗所在处和邻近处的局部病及穴下有关脏腑、器官的病证。其特异性则是：中极、关元、气海、神阙、水分、中脘等穴，有整体作用，除分别治疗生殖、泌尿、消化及寒性、水液方面的病证外，还有化气行水和止溺约胞（中极）、大补元气和行气散结（气海）、补元阳温脾肾和回阳固脱（关元）、温运脾阳和回阳固脱（神阙）、分利水湿和行湿益脾（水分）、补中益气和益胃建中（中脘）等功效；膻中还治疗气病，有疏理胸膈气机的作用；中脘还治疗胃腑病；巨阙还治疗心疾患；关元还治疗小肠腑病；中极还治疗膀胱腑病；天突还有祛痰降气的作用。因此，本经腧穴治证很多，使用很广。

伤寒病中的少阴证虚寒型是关元、神阙的治疗范围；厥阴证寒热错杂型是中脘、上脘的治疗范围；阳明腑证是中脘的治疗范围；太阴证是神阙的治疗范围；太阳腑证是中极的治疗范围。

2. 本经交会于他经的腧穴　有交会于督脉的长强，足阳明经的承泣。

3. 他经交会于本经的腧穴　有足太阴、厥阴、少阴经交会于本经的中极、关元；足厥阴经交会于本经的曲骨；足太阴经交会于本经的下脘；阴维脉交会于本经的天突、廉泉；冲脉交会于本经的会阴、阴交；足阳明经交会于本经的承浆。另外，会阴穴挟督脉、冲脉之会；足阳明、手太阳经会于上脘；中脘为手太阳、手少阳、足阳明所生。其中，中极还治疗脾、肾为病的脾湿、遗尿、尿闭、阳痿，足厥阴为病的疝气、少腹痛；曲骨还治疗足厥阴为病的疝气；阴交还治疗冲脉为病的少腹痛、瘕疝、绝孕、月经不调、肠鸣、脐腹痛；下脘还治疗因脾所致的胃肠病；中脘、上脘还治疗足阳明为病的胃疾患。

本章常用穴：中极、关元、气海、神阙、下脘、中脘、上脘、膻中、天突、廉泉。

第二节　中　极

中极，是前人假借星名而命名的；又名玉泉、气原；为任脉的小腹部腧穴，足三阴经和任脉的交会穴；位于脐下四寸，穴下内部是膀胱和乙状结肠；乃膀胱经气聚集之处，为膀胱募穴。膀胱腑病，多在此募穴出现压痛或异常反应，检查该穴有助于鉴别膀胱腑病的虚实寒热等。

依其穴下脏器、针感走向、穴位所在、膀胱功能和膀胱同他脏的关系，以及是任脉与足三阴经的交会穴，中极主治膀胱、尿道、生殖和小腹病，以及在病理上与膀胱有关的病证。对改善膀胱功能，消除膀胱功能失常所产生的病理证候，具有一定的功效。

本穴所主治的病证，相当于西医学中的一些泌尿和生殖系疾病。

【治疗范围】

1. 膀胱腑证　“膀胱者，州都之官，津液藏焉，气化则能出矣”（《素问·灵兰秘典论》）。膀胱气化无权，溺不得出的癃闭，膀胱气化失常，水液停积的水肿，及“膀胱不约为遗溺”的遗尿病，都属膀胱募穴的主治范围。膀胱本腑湿热蕴结，和他脏积热所致的膀胱腑病，也属本穴的治疗范围。

伤寒病中的太阳腑证（蓄水证），也属本穴的治疗范围。

2. 同水湿有关的病证　本穴具有通利小便，化气行水之功。因此，对于与水湿、湿热和小便不利有关的肝、胆、脾、胃、肠的病证及湿热下注的病变，如胃痛、泄泻、痢疾、痰饮、黄疸、肝炎、胆囊炎、带下、尿浊、阴痒等，凡需要通过通利小便而排出水湿、分消湿热、祛湿化浊的病证，均可配取本穴。

3. 生殖系病　任脉和足三阴经的肝脾肾，与生殖系统的生理、病理有密切关系。足三阴经循少腹，结于阴器交任脉；任脉起于中极之下，以上毛际，循腹里，上关元；前阴为宗筋所聚，本穴针感循少腹走至前阴；生殖病证，位于小腹、前阴。因此，中极主治男女生殖系疾病，特别是下焦虚寒和水湿之邪为因的病证，更为适宜。

由于足三阴之经脉皆循行于少腹，而隶属于任脉，故晋代医书《脉经·卷二》载述任脉疾病的“动若少腹绕脐下引横骨，阴中切痛”之病证，也属本穴的治疗范围。

4. 局部病证　中极还治疗穴位所在处的局部病变，如腹痛、痛经、积聚、疝瘕等。

【功能】

1. 辨证取穴　用补法，化气行水、约束膀胱；配艾灸或烧山火，温阳化气。类似益智仁、桑螵蛸、覆盆子、仙灵脾、金樱子、补骨脂、芡实等药的功效。用泻法，通利小便；配透天凉，清泻膀胱郁热。类似茵陈、通草、滑石、猪苓、茯苓、泽泻、车前子、栀子、地肤子、海金砂、冬葵子等药物的功效。用泻法，配艾灸或烧山火，能温阳行水。用艾条灸，每次五至十分钟，能温阳行水。

2. 局部取穴　用泻法，通经活血；配艾灸或烧山火，有温经散结、活血祛瘀之功。

【主治】

遗尿、癃闭、水肿、肾盂肾炎、膀胱炎合并尿道炎、淋证、遗精、带下、阳痿、尿浊、子宫脱垂、产后腹痛、痛经、经闭、月经不调、小腹痛、积聚、舌疮、痰饮、传染性肝炎（无黄疸型）、黄疸、肝硬化、伤寒病太阳腑证（蓄水证）。

亦治阴痒、尿血、胃痛、呕吐、泄泻、奔豚气、疝气等。

【临床应用】

1. 遗尿　本病分小便失禁和睡中遗尿两大类型。“膀胱不利为癃，不约为遗尿”（《素问·宣明五气论》）；“水泉不止者，是膀胱不藏也”（《素问·脉要精微论》）；“遗尿者，此由膀胱虚寒，不能约水故也”（《诸病源候论》）。本病病位在膀胱，与膀胱不约有关，取补膀胱募穴，用以约束膀胱。

（1）肾阳不足型：肾阳不振，膀胱虚寒，不能约束水液而成的小便失禁。配补关元、太溪或肾俞，温补肾阳，固约膀胱。

（2）肾气不足型：肾气不足，膀胱束约无权而成的小便失禁或睡中遗尿。配补气海、太溪或肾俞，补肾气约膀胱。属于肾气不能固摄，气虚下陷者，配补合谷、太溪，补肾益气，约胞止溺。

（3）脾肺气虚型：尤在泾说：“脾肺气虚，不能约束水道而病为不禁者。《金匮》所谓上虚不能制下者也。”配补合谷、足三里，补中益气，约胞止溺，或加补百会升阳举陷。使升降转输之机复常，则遗尿可愈。

（4）肺肾气虚型：张景岳说：“小水虽制于肾，而肾上连肺，若肺气无力，则肾水终不能摄。故治水者，必须治气，治肾者，必须治肺。”属于肺肾气虚，膀胱失约而成的小便失禁或睡中遗尿，配补太渊、气海、太溪，补益肺肾之气，以约膀胱而止遗尿。

腰椎骨折出现的遗尿，可选取以上有关处方。十二岁以下儿童遗尿，刺手针的夜尿点或耳针的肾、膀胱等而无效者，应辨证取穴整体治疗，选取以上有关处方，方收良效。属于先天性脊椎裂合并尿失禁者，多系督脉为病，又多与肾阳不足、肾气不固、膀胱虚寒失约有关，可选取以上有关处方施治。

2. 癃闭 膀胱不利为癃，取膀胱募穴，化气行水、通利小便。

⑴因上焦肺热气壅，气逆不降，不能通调水道，下输膀胱所致者。取泻中极、尺泽，或泻中极、太渊或合谷，清肺热，利水道。

⑵因中焦湿热郁阻，下注膀胱，膀胱湿热阻滞，气化不利所致者。取泻中极（配透天凉）、阴陵泉，分利湿热。

⑶因中焦气虚，升运无力，陷于下焦，气化不足所致者。针补中极、合谷、足三里，益气行水。

⑷因下焦肾阳不振，命门火衰，“无阳则阴无以化”，致使膀胱气化无权，溺不得出者。取补中极、关元、太溪，或补中极（加灸或配烧山火）、太溪、肾俞（配艾灸），温补肾阳，化气行水。久服寒凉利尿药物，伤于肾阳，属此类型者，用此法治疗，收效亦佳。

⑸因热壅膀胱，水热互结，膀胱气化不利所致者。取泻中极、阴陵泉均配透天凉，清热通利小便，类似八正散之效。

⑹因肺肾两虚，气化不足，小便不得通利，尿不得出之癃闭。针补中极、太溪、太渊或合谷，补益肺肾，化气行水。

⑺《金匮要略·消渴小便不利淋病脉证并治》篇中说：“脉浮发热，渴欲饮水，小便不利者，猪苓汤主之”之证，宜泻中极以利小便，补复溜滋阴，共奏滋阴利水之效。

⑻《金匮要略·消渴小便不利淋病脉证并治》篇中说：“渴欲饮水，水入即吐者，名曰水逆，五苓散主之”之证，可针泻中极（加灸）、阴陵泉治之。

因久服利尿药物，或产后伤于肾气，气化不足，溺不得出的癃闭。针补中极、气海、太溪，补益肾气，化气行水。腰椎骨折、脊髓炎出现的癃闭，选取以上有关处方，亦有获得满意效果的。

3. 水肿

⑴风邪袭肺，肺气失宣，不能通调水道，下输膀胱，膀胱气化失常，以致风遏水阻，流溢肌肤而成者。针泻中极、曲池、列缺，祛风宣肺行水。

⑵脾失健运，水湿内停，膀胱气化不利，壅阻不行，浸渍肌肤而成者。取泻中极，补阴陵泉、脾俞或太白，健脾行水；或泻灸中极、阴陵泉，灸水分，通阳利水。

⑶湿郁化热，湿热交蒸，下注膀胱，膀胱气化无权，水壅肌肤而成者。针泻中极（配透天凉）、阴陵泉、水道，分利湿热。

⑷脾阳不振，运化无力，气不化水，停聚不行，泛滥横溢而成者。补灸中极、阴陵泉、脾俞，温补脾阳，化气行水；或泻中极，灸关元、神阙、水分，温运脾阳，化湿行水，类似实脾饮之效。

⑸脾肾阳虚，脾虚则不能制水，肾虚则水失所主，以致水湿蕴聚，泛滥横溢而成者。针补中极、关元、太溪、阴陵泉，温补脾肾，化气行水。

⑹肾阳不振，命门火衰，则膀胱气化失常，水液停积，泛滥横溢而成者。取补中极、关元、太溪，或补灸中极、肾俞、太溪，温补肾阳，化气行水。属于虚中夹实者，取泻中极，补关元、太溪或肾俞，温肾利水，类似济生肾气丸之效。营养不良性水肿，一般不主张配取本穴，补泻均不适宜。

4. 膀胱炎合并尿道炎 取泻本穴配透天凉，针略向下（曲骨穴方向）斜刺，务使针感达于膀胱、尿道部，可收消散郁热，利尿止痛之效。特别是急性膀胱炎，效果更为显著。少数病例不配其他腧穴，针治数次即愈。

5. 淋证 以小便频数，短涩刺痛，小腹拘急、胀痛为特征。取泻本穴（或配透天凉），针略向下（曲骨穴方向）斜刺，务使针感达于尿道部，可收利尿通淋之效。血淋配泻通里，清热利水，类似导赤散之效。石淋配泻阴陵泉，均配透天凉，清热通淋，类似八正散之效。劳淋针泻中极，配补阴陵泉、太溪或肾俞，补益脾肾，佐以通淋。气淋（与尿道炎相似）配泻气海，利气通淋。

6. 带下 取本穴，用以祛湿止带、分消湿热和温补下焦。

（1）脾虚湿盛，肝郁生热，湿热下注，郁结胞宫而成的带下。取泻中极（配透天凉）、阴陵泉、行间，清化肝经湿热。

（2）湿邪外侵，蕴而生热，湿热下注，郁结胞宫而成的白带。取泻中极（配透天凉）、阴陵泉，清化湿热。湿热之邪，郁结胞宫，蒸郁化火，火灼营血之赤带。针泻中极、阴陵泉、三阴交，后二穴配透天凉，清化湿热，凉血止带。

（3）脾虚不能制水行湿、湿注下焦，伤于任脉而成的白带。取泻中极，补阴陵泉、三阴交或太白，健脾益气，除湿止带。

（4）肾阳不足，下元亏损，带脉失约，任脉不固而成的带下。取补中极、关元、带脉、肾俞或太溪，或灸中极、关元，补肾俞、太溪，温肾培元，固约任带。

7. 舌疮 取泻本穴配透天凉，用以清利小便，治疗舌疮兼具舌尖赤痛，小便赤涩热痛，心烦不寐，口燥咽干，脉数或滑数者，配泻心经的络穴通里，清心火，利小便，类似导赤散之效。

8. 痰饮 取本穴，用以利水行湿、温阳化气和温阳行水。

（1）脾肾阳虚，运化失职，饮留胃肠的痰饮证。补灸中极、关元，泻灸天枢、中脘或下脘，温肾益脾，化饮行水；或泻中极，补关元、阴陵泉、太溪，温补脾肾，化气行水。

（2）《金匮要略·痰饮咳嗽病脉证并治》篇中所说的："其人素盛今瘦，水走肠间，沥沥有声，谓之痰饮"与脾胃阳气虚弱有关。可灸中极、神阙，泻灸天枢、中脘或下脘，温阳益脾，化饮逐水，或灸中极、神阙、水分、天枢、中脘，温阳化饮。

9. 黄疸 阳黄多因湿热蕴蒸，熏染肌肤而发黄；阴黄多因寒湿阻遏，脾阳不振所致。取泻本穴配透天凉，通利小便，清化湿热，配取在清利湿热或利湿化浊的处方中，治疗阳黄；泻灸本穴温阳利水，或补灸本穴化气行水，配取在健脾和胃，温化寒湿的处方中，治疗阴黄。

（1）阳黄：热重于湿者，配泻阴陵泉均配透天凉，泻足三里，清热泻火利湿；湿重于热者，配泻阴陵泉、足三里，利湿清热，和中化浊。

《伤寒论》129条说："太阳病，身黄，脉沉结，少腹鞕，小便不利者，为无血也。"身黄脉应沉结；身黄，少腹鞕而小便不利，是黄无出路，不属蓄血之黄，则属湿热之黄。可泻中极、阴陵泉均配透天凉，清利湿热。

（2）阴黄：脾阳不振，寒湿内阻。针中极、阴陵泉，均用先泻后补之法配艾灸，共奏健脾和胃，温化寒湿之效。

10. 肝硬化 取泻本穴，通利小便，放水排水。

（1）属于肝脾不和，气滞湿阻所致者，配泻太冲、足三里，或配泻太冲、水分（或灸），疏肝理气，除湿散满。

（2）属于脾阳不振，寒湿困脾所致者，配泻太冲，艾灸神阙、水分，温中化湿，疏肝益脾。

⑶属于湿热互结，浊水停聚，病在肝脾者，配泻阴陵泉（配透天凉）、水分，或针泻中极（配透天凉）、阴陵泉、水道，清利湿热，攻下逐水，与取泻太冲、足三里、间使，疏肝理气，和胃畅中之法，交替施治。

⑷属于肾阳亏虚，脾阳不振，水气不化所致者，针泻中极，补关元、太溪或肾俞，有济生肾气丸之效。

⑸属于肝气郁结，脾虚湿阻所致者，配泻太冲，补阴陵泉或太白，疏肝理气，健脾利湿。

腹水严重，小便不利者，用24号或23号毫针，刺入本穴二寸或二寸余，捻泻一两分钟后拔针，不闭穴孔令水液从针孔流出数小时，能流出一两千毫升，则腹水很快消退。用此法易伤正气或致气脱，在针前或针后应用药物或针补合谷、足三里补气固正。否则可致气脱而死亡。用此法放水，仅解决燃眉之急，还须根据不同病理类型进行调治。

【病案举例】

例一：黄某，女，56岁，南阳县陆营公社唐庄村，住地区医院外科208房。1977年2月13日初诊。

主诉：尿潴留已十七天。

现病史：患者以胃癌于元月26日上午在硬膜外麻醉下进行胃次全切除术。术中发现幽门处有一肿块与后壁粘连，术后诊断为“胃幽门处肿瘤”。手术两天后小便不利，继而无尿意感出现癃闭，曾用呋喃妥因及中西药利尿剂（中药八正散等）十多天无效，继续插管导尿。

刻下症：小便癃闭，点滴俱无，尿液潴留，身体瘦弱，面色苍白，脉象沉细。尿常规脓球（++）。

辨证：肾气不足，膀胱气化无权之癃闭。

治则：补肾化气行水。

取穴：针补中极、复溜、太溪。

效果：二诊后有尿意感，但仍不能自行排尿；三诊后能自行排尿，但排尿较慢，导尿管已去；五诊后排尿有力；七诊恢复正常。

例二：惠某，女，30岁，住方城县五七公社前林大队石窝村。1973年8月19日初诊。

主诉：患癃闭月余。

现病史：1973年7月16日患病，内科诊断为：脊椎结核；脊髓炎。住院治疗一个月，能解大便，下肢能活动，但肢软不能行走，仍尿潴留，每天导尿。今天转针灸协助治疗。

刻下症：排尿困难，小腹膨隆胀痛，导尿后舒服，腰及下肢发软，不会行走，不能端坐，脊背、腰部及两下肢麻木发凉，上腹部皮肤触摸疼痛，手指抖、麻木，持物无力，第七胸椎压痛明显，两侧大腿内廉及近阴部疼痛。伴有气短、头晕、心跳等症状。面黄，身瘦，脉象沉细无力。

辨证：系真气不足，升运无力，肾阳不振，命门火衰，“无阳则阴无以化”，致使膀胱气化无权出现的癃闭。腰以下麻木发凉痿软，手指抖、麻木，脉象沉细无力等，均属真气不足，肾阳虚衰之象。

诊断：癃闭（肾阳不足，正气虚弱）。

治则：温肾阳补正气。

取穴：一至七诊、十诊针补中极、关元、合谷、复溜；八、九、十一、十二诊针补中极、关元。

效果：三诊后解大便时尿液能排出少许；四诊后小腹凉和手指抖均愈，下肢凉轻，能行走数步；五诊后两天未导尿，可自行排尿但无力有余沥；九诊后腰及小腹以下麻木发凉痿软和排尿无力均减轻；十诊后仅有时排尿无力；十一诊后所有症状均基本治愈。

随访：1973 年 11 月 8 日回信告知在此针愈。

例三：王某，男，27 岁，住南阳县安皋公社徐坪大队靳营村，1970 年 1 月 27 日初诊。

主诉：排尿时尿道热痛已三个多月。

现病史：三个多月来，阴茎、阴囊和龟头热痛，有尿意感或排尿时热痛难忍，小便红赤混浊，腹股沟及阴茎根部坠痛发热，脊背沉痛，腰部酸痛影响行走。伴有饥不欲食、食后腹胀、口苦口酸、口渴、多汗、耳轮发热、耳鸣、失眠等症状。思考问题则心跳、心烦、坐卧不安。舌绛苔薄黄，脉数有力略弦。

尿常规：蛋白阴性，尿酸盐结晶（++），白细胞少许。

辨证：热邪壅遏膀胱，阻滞尿道之淋病证候。

治则：清利湿热，通利小便。

取穴：针泻中极配透天凉，其凉感走于阴囊及阴茎部。隔日针治一次。

效果：一诊后阴茎及龟头热痛消失，排尿时尿道不热痛，脊背及腰部酸痛减轻，腹股沟及阴茎根部不热仍坠，小便色清，耳鸣、失眠、口渴已愈，精神好；二诊后尿次增多，小便清长，仅早晨第一次排尿时尿道发热，右侧腰部发酸，食欲增加，入睡较快，思考问题时心跳亦不严重，亦不口苦口酸；三诊后行走久时腰酸，其他一切均愈，小便常规蛋白 (–)，镜检 (–)，恐此病复发，又针一次巩固疗效。

随访：1970 年 3 月 18 日带领孩子治病告知此病针愈未发。

例四：潘某，男，15 岁，住南阳市七一公社老庄大队包庄村。1969 年 4 月 23 日初诊。

主诉：患遗尿已三年。

现病史：三年来，白天尿液滴沥，裤子常湿，排尿不净，尿急尿频，一夜小便五至七次，白天一堂课（45 分钟）小便两次，伴有畏寒、四肢不温、身困倦怠、精神不振等症状，舌淡，脉象沉迟。

辨证：命门火衰，下元不固，膀胱虚寒，束约无权的小便不禁证。畏寒肢冷，精神不振，舌淡，脉象沉迟，均属命门火衰，真阳不足。尿急尿频，尿液滴沥，是因膀胱失其约藏所致。

治则：壮命门，补下元，约膀胱。

取穴：针补关元、中极。

效果：三诊后白天尿液不滴沥，尿次减少，一夜小便三次，白天小便五至七次；四诊后夜间小便二至三次，白天上两堂课小便一次，精神较好，遗尿治愈。

随访：1970 年 5 月 5 日回信告知针愈未发。

【腧穴功能鉴别】

1. 中极、肾俞、阴陵泉、关元功能比较　它们均有利小便的作用，但能使小便通利的机制各不相同。中极穴：增气化，开水道，以利小便；肾俞穴：补肾气，益气化，以利小便；阴陵泉：助运化，行水湿，以利小便；关元穴：补元阳、助气化，以利小便。

2. 中极与阴陵泉功能比较　此二穴都是治疗水湿要穴，但各有其特点，详见阴陵泉【腧穴功能鉴别】。

3. 中极与水分功能比较　此二穴都是治水要穴，但各有其特点。中极穴开通尿窍，束约膀胱，通利水道，偏于治疗下焦水病。水分穴宣通水气，分利水湿，温运水湿，偏于治疗中焦水病。

4. 中极与膀胱俞俞募穴功能比较　膀胱失约，膀胱气化失常和湿热蕴结膀胱的病证，泻或泻灸、补灸中极穴，温阳化气行水，束约膀胱和通利小便的作用，较泻或泻灸，补灸膀胱俞直达病所而效速效良。

【腧穴配伍】

1. 中极与阴陵泉配伍　两穴配泻，能增强调理中、下焦水湿的作用，提高利水行湿的功效；两穴配补，能增强健脾止溺、止溺缩泉的作用；两穴配泻配透天凉，类似八正散（《局方》方）之效。

2. 针泻中极（配透天凉）　配泻通里，类似导赤散（钱乙方）之效。

3. 中极与水分配伍　二穴配灸，能温阳化气行水，增强调理中下焦水湿的作用；二穴配泻，提高利水、行湿、宣通水液的功效。

4. 针泻中极　配补关元、肾俞或太溪，类似济生肾气丸（《济生方》）之效；配泻水分、水道、阴陵泉，攻下逐水；配泻阳陵泉、阴陵泉，利湿化浊，清热利胆；配灸神阙、水分、关元，类似实脾饮（《济生方》）之效。

5. 针补中极　配补关元、太溪，温补肾阳，约胞止溺，化气行水；配补关元、阴陵泉，温补脾阳，化气行水，约胞止溺；配补肾俞，补肾约胞，化气行水。

6. 补灸中极　配补加灸肾俞，补太溪，温补肾阳，约胞止溺，化气行水。

7. 泻灸中极　配泻三阴交，温经行血；配泻阴陵泉，利水渗湿，温阳化气。

8. 中极与膀胱俞配伍　称谓“俞募配穴法”。中极和膀胱经气输注于腰骶部的膀胱俞穴，都与膀胱有直接关系。二穴配补，具有束约膀胱，化气行水，增强膀胱功能的作用；二穴配泻，增强疏通膀胱气机，开通水道，利水行湿的功效。它们不仅治疗膀胱腑病，还治疗在病理上与膀胱功能失常有关的疾病。

9. 中极与有关腧穴配治

(1) 他因所致的膀胱病证，注意标本兼顾，因果并治，因位配刺。如肺脾气虚引起的遗尿，取补太渊、阴陵泉或脾俞，益气以治其因，针补中极（病位）束约膀胱以治其果；肺热气壅，气逆不降引起的癃闭，取泻肺经的子穴尺泽和肺经原穴太渊，清宣肺气以治其因，以治其本，针泻中极通利水道以治其果，以治其标。

(2) “三焦者，决渎之官，水道出焉”（《素问·灵兰秘典论》）。人体水液的运行和小便的正常排泄，有赖于膀胱与三焦的功能健全。三焦气化功能失常，责之于肺、脾、肾三脏。因此，膀胱腑病，不仅取膀胱的募穴以治其果，还要根据属肺、属脾、属肾的病因，配取医治肺、脾、肾的腧穴以治其因。对于水湿、湿热的病证，也是如此。

【讨论】

1. 本穴针刺方向与针感

(1) 胃肠及脐腹疾病，略向上斜刺，在不断地捻转运针的同时，其针感沿任脉循腹里逐渐走至脐、上腹，少数病例走至胸部，或由中脘或上脘歧行走至两胁肋部。配用烧山火手法，其温热感走向同上，配用透天凉手法，其凉感走至脐及上腹。

(2) 尿道和阴茎疾病，略向下（耻骨方向）斜刺，在不断地捻转运针的同时，其针感沿任脉循腹里走至阴道、阴茎处。配用烧山火或透天凉手法，其温热感或寒凉感走向同上。

(3) 膀胱、小腹疾病，针直刺，使用以上手法，其针感多在穴下内部周围，亦有走向阴茎、阴道处，很少向左或向右或向上方扩散。

(4)小腹疾病，略向左或向右侧斜刺，其针感均逐渐走向同侧的水道、归来、气冲穴处。

2. 经旨浅识

(1)《素问·刺禁论》篇指出："刺少腹中膀胱溺出，令人少腹满。"后来一些针灸医家以此为戒，在针刺中极穴前令先排尿，以免"中膀胱溺出，令人少腹满。"实践证明，著者使用自制的24号毫针，直刺中极和穴下是膀胱的其他腧穴一寸五分至二寸深，针前未令排尿，均未出现少腹满等不良后果，现在的针具细且光滑，更没有必要在针刺前先令排尿。

(2)《难经·六十七难》中所说的："阴病行阳，阳病行阴"是针治五脏六腑疾病，应用"从阴引阳，从阳引阴"(《素问·阴阳应象大论》)的法则取配俞募穴的，是基于阴阳、经络、脏腑、腹背的气相通应。本书的临床应用是：五脏病，多取背部的心俞、肺俞、肝俞、脾俞、肾俞穴施治，对改善该脏功能，消除该脏功能失常所产生的病理证候，在整体疗法中收效较好，多偏于治疗慢性病(阴性病证如脏证、虚证、寒证)。六腑病，多取腹部的中脘、中极、天枢、关元等募穴，对改善该腑功能和通畅该腑壅滞、浊气，收效较良，多偏于治疗急性病(阳性病证如：腑证、实证、热证)。

3. 本穴处的压痛和寒热反应 有助于鉴别膀胱腑病的虚实寒热。如拒按多属实，喜按多属虚；按之能解小便多属虚，按之不能解小便多属实，或病情严重多见于外伤病人；畏寒喜暖和得暖则舒多属寒，恶热喜凉和得凉则舒多属热。

4. 孕妇禁针、禁灸 孕妇五个月以内，下腹部腧穴禁针，是为了防止损胎流产。必要时浅刺五分深，是无弊害的。《外台秘要》指出：中极、气海、阴交孕妇不可灸。实践证明，施灸未发生不良影响。如因下元虚冷，寒凝气滞所致的小腹痛，艾灸中极、关元温暖下元，散寒行滞，均未出现过损胎现象。正如《素问·六元正纪大论》篇所说："有故无殒，亦无殒也。"

5. 泻本穴防止伤津、伤肾 《诸病源候论》说："津液之余者，入胞则为小便。"膀胱中的尿液为气化过程中的产物，尿液来源于津液，津液之余入于膀胱，气化而为小便。久利小便，易于损伤津液。津液亏损又须通利小便的病证，应在配补复溜、三阴交等养阴保津腧穴的同时，取泻本穴通利小便。

久利小便以利水气，则易伤肾气，肾气既伤则小便不利。肾气已伤，小便不利的病证，不可一意取泻本穴，否则，致使肾气愈伤，小便亦愈不利。

6. 针刺本穴治疗腹水 临床上用粗针刺本穴放水，对肝硬化腹水及其他腹水有一定的疗效。具体操作是：用23或24号毫针，刺入本穴一寸五分至二寸深，起针后不闭穴孔，使腹水缓缓流出。其腹水患者，往往有不同程度的正气损衰，应特别注意排出水液的量，一次在400~800ml之间，以多次少量为宜，严禁为逞一时之快，一次放至水尽肿消，病非但不除，旋即可出现大汗淋漓，四肢厥逆，面色苍白，气弱息微，脉虚大或沉微欲绝，气随液脱之危候。腹中之水，乃津液也，津液大泄，液脱气衰，致病人死于医者之手，当今之医，亦应慎之！慎之！

对于体质极度衰微的病人，不宜用此法，若属必需，应先针补合谷、足三里，或内服黄芪、潞参、白术、云苓、炙甘草各三十克后，正气已固，尔后再用此法以治之。

7. 中极又名玉泉之来历 《通玄指要赋》载："以见越人治尸厥于维会，随手而苏。"扁鹊当时用于急救尸厥的维会穴，据明杨继洲注解："乃玉泉穴，在脐下四寸是穴，手之三阳脉，维于玉泉，是足三阴脉会，治卒中尸厥，恍惚不省人事，血淋下瘕，小便赤涩，失精梦遗，脐腹疼痛，结如盆杯，男子阳气虚惫，疝气水肿，奔豚抢心，气急而喘。经云：太子尸厥，越人刺维会而复苏，此即玉泉穴，真起死回生奇术。妇人血气癥瘕坚积，脐下冷痛……或产后恶露不止，月事不调……”上述玉泉穴的部位和玉泉穴的治疗病证，同于中极穴。所以前人把它列为中极穴的又名。

8. 中极又名有奇　《标幽赋》载：“太子暴死为厥，越人针维会而复醒。”《针灸歌赋选解》中注：“维会，即任脉的中极穴，是手之三阳所维，与足之三阴经及任脉之会，故称为维会。”杨继洲注解《通玄指要赋》所载“以见越人治尸厥于维会，随手而苏”的维会，乃云：“维会二穴，在足外踝上三寸，内应足少阳胆经。”又云：“乃玉泉穴，在脐下四寸是穴……治卒中尸厥，恍惚不省人事……经云：太子尸厥，越人刺维会而复苏，此即玉泉穴，真起死回生奇术。”从杨继洲所注的部位和治疗的病证，玉泉相当中极穴。但两穴歌诀均言针维会穴，未言针玉泉穴。其玉泉穴治尸厥的来历不明。所注维会的部位又有异。杨继洲所注：“维会二穴，在足外踝上三寸，内应足少阳胆经”，很像绝骨穴所在处；《标幽赋》注：“维会，即任脉的中极”。未见有书记载中极又名维会穴，以及绝骨治尸厥和绝骨又名维会的记载。

【歌括】

中极脐下四寸中，约胞利水尿道通，
水气要穴膀胱募，化气行水湿邪攻，
针刺二寸补宜泻，滑枝苓泽车前冬，
桑螵金实茵陈智，桃红香胡仙灵通。

第三节　关　元

关元，因其位于人身阴阳元气交关之处，又能大补元阳而得名；又名结交、次门、下纪、大中极、丹田；是足三阴经、任脉的交会穴；位于脐下三寸，穴下内部是小肠、膀胱和子宫底部；为小肠募穴，壮阳要穴。小肠腑病、下元虚冷和男女生殖、泌尿系一些病证，多在此穴出现压痛或异常反应。

依其所属经脉、穴下脏器、小肠募穴、针感走向、穴位所在，关元主治下焦、中焦、小腹、小肠腑病以及男女生殖、泌尿系疾病。对于真阳虚衰、脏腑虚惫的病证，及其所产生的病理证候，具有一定的功效。

《类经图翼》论述本穴的重要性指出：“此穴当人身上下四旁之中，故又名大中极，乃男子藏精，女之蓄血之处”，又指出主治“诸虚百损”。

【治疗范围】

1. 泌尿、生殖系病　足三阴经循少腹，结于阴器交任脉，男女生殖、泌尿的生理、病理与任脉和足三阴经的肝、脾、肾三脏的功能活动有着密切关系。因此，足三阴经和任脉之交会穴关元主治男女生殖、泌尿系疾病，特别是真阳不足，下元虚寒者，更为适宜。

2. 真阳不足之病证

(1)严用和说："肾气若壮，丹田(命门)火经上蒸脾土，脾土温和，中焦自治。"张景岳说："命门为五脏六腑之本。然，命门为元气之根……而脾胃以中州之土，非此不能生。"由于本穴有补肾阳，壮真火的作用，因此，凡属肾阳不足，命门火衰所导致的脾阳不振、脾肾阳虚、心阳不足、下元虚冷、膀胱虚寒、气化失常、阴寒内盛、真阳欲绝的病证，都属本穴的主治范围。

伤寒病中的少阴证虚寒型亦属本穴的治疗范围。

(2)脾阳不振则水谷不能运化，全身失其濡养，则衰老加速，病邪易侵，诸病丛生。胃的腐熟，脾的运化，赖命门之火的温煦，因此，命门被认为是人身生命之本。具有补肾阳壮命门作用的关元穴，也就被历代医家用作防病保健，强壮要穴。因命门火衰，纳运失常，气血生化之源不足引起的疾病，都可选取本穴以治其本。

3. 局部病和下肢病　本穴还治疗穴位所在处的局部病，和本穴针感所走达处的腰及下肢疾患，如腰痛、下肢痛、下肢痹证、外伤性截瘫等。总之，关元是真阳不足、脏腑虚惫、肾阳虚衰、寒从中生，和补阳配阴，使沉阴散而阴从于阳，所谓"益火之源，以消阴翳"的常用穴；是治疗"温之不温，是无火也"的病证之常用穴；是真阳欲绝，"阴难急复，阳当速固"，顾阳为其急务的回阳固脱的急救穴；是穴位所在处阴寒内积、寒凝血结病证的常用穴。

【功能】

1. 辨证取穴　用补法，补肾阳、温脾阳；配艾灸或烧山火，能温补真阳。类似四逆汤以及肉桂、冬虫夏草、肉苁蓉、巴戟天、仙灵脾、仙茅、益智仁、补骨脂、鹿茸等药的功效。用泻法，调理冲任，主治冲任不调所致的妇科病症。用艾条灸十至三十分钟，有温下元、暖胞宫、逐寒邪之功。

2. 局部取穴　用泻法，通经行血、消积散滞；配艾灸或烧山火，可温通阳气、逐寒散结。类似吴茱萸、沉香、丁香、小茴香、艾叶、荔枝核、乌药、干姜、香附、延胡索、丹参、桃仁、红花、三棱、莪术等药的功效。

【主治】

遗尿、癃闭、水肿、尿浊、劳淋、阳痿、泄泻、便秘、霍乱、呃逆、反胃、痰饮、消渴、带下、不孕症、痛经、经闭、月经不调、产后腹痛、小腹痛、寒疝型腹痛、疝气、癥瘕、奔豚气、崩漏、虚劳、痿证、癫证、厥证、久疮、腰痛、下肢痛(附：痹证)、伤寒(真武汤证、四逆汤证)、多寐、脱证、慢惊风、慢脾风。

亦治遗精、痢疾、头痛、眩晕、慢性结膜炎、哮证、喘证、中风、胃痛、呕吐、风心病、冠心病、青盲、暴盲、夜盲等。

【临床应用】

1. 遗尿、癃闭、水肿　取补本穴，补肾阳壮命门，主治肾阳不足，命门火衰，膀胱虚寒不能约束水液的遗尿；"无阳则阴无以化"膀胱气化无权，溺不得出的癃闭；膀胱气化失常，水液停积，泛滥横溢的水肿。

遗尿，配补中极、太溪或肾俞，温补肾阳，固约膀胱。癃闭和水肿，配补肾俞、太溪，温补肾阳，类似右归饮之效；配补肾俞、复溜，温补肾阳，化气行水，类似金匮肾气丸之效。水肿虚中夹实者，针泻中极补关元、太溪或肾俞，温阳补肾，利水消肿，类似济生肾气丸之效。属于脾肾阳虚型水肿，配补太溪、阴陵泉，温补脾肾，化气行水。属于脾阳不振型水肿，艾灸关元、神阙、水分，泻中极，温阳健脾，利水消肿，类似实脾饮之效。

2. 阳痿　取本穴主治命门火衰，下元虚寒之阳痿。针补关元（或配艾灸或烧山火，若使针感能走至阴茎部，或穴下有转动感者，其效方良）、太溪、肾俞，补肾壮阳；或补关元、气海、太溪，补肾阳益肾气，使肾气作强；或补关元、命门、肾俞，补肾培元。

因久患遗精而得者，不可取补本穴。用之则阳痿虽愈而遗精加重或增添失眠等证。

3. 泄泻　取本穴，温补脾肾，扶阳逐寒。

⑴张景岳所说："阳气未复，阴气极盛，命门火衰，胃关不固而生泄泻"的肾泄（脾肾阳虚型），针补关元、阴陵泉、太溪，灸神阙，温补肾阳，健脾止泻；或灸关元、神阙，补太溪、肾俞，温补肾阳，以益脾阳。

⑵脾胃虚寒型泄泻，取补关元，灸神阙、中脘，以收温健脾胃之效。《伤寒论》277条说："自利不渴者，属太阴，以其脏有寒故也，当温之，宜服四逆辈"之证，宜艾灸关元、神阙，温补脾阳。

⑶寒湿内盛型泄泻，艾灸关元、神阙、水分、天枢，温化寒湿，益脾止泻。

4. 呃逆　取本穴，用以温阳益脾、回阳固脱。

⑴脾肾阳虚，脾虚则气虚上逆，肾虚则气不摄纳之虚呃，取补关元、太溪、阴陵泉，温补脾肾，纳气止呃，或加泻足三里，和胃降逆。

⑵脾胃虚弱，中阳不振，胃失和降，虚气上逆之虚呃，补灸关元，泻灸中脘、公孙，温阳益脾，和胃降逆。

⑶真阳不足，元气衰败，气不固摄，病情重笃，危在旦夕之虚呃，应急补关元、气海、合谷或足三里，温阳益气固脱；或补灸关元、气海，补合谷、足三里，扶持元气，培元固脱。

5. 反胃　取本穴用以主治下焦火衰，釜底无薪，不能温煦脾阳，以致脾阳不运，胃不受纳之反胃。即王太仆所说的"食入反出，是无火也"和张景岳所说的"反胃系真火式微，胃寒脾弱，不能消谷"。补灸关元（益火之源）、足三里，泻中脘（加灸），温补脾阳，和胃健中；或补关元，灸中脘、神阙，补阳健脾温中。

6. 带下、不孕症（附：男子精液稀薄）　取补关元（灸或配烧山火），治疗肾阳不足，下元亏损，带脉失约，任脉不固之带下，和肾阳不足，精血亏少，血海空虚，胞脉失养，胞宫失其温煦，不能摄精成孕之不孕症。前者，配补命门、肾俞，温肾止带；或配补中极、带脉、肾俞，温肾培元，固本止带。后者，配补太溪、三阴交，温宫补虚。若真阳不足，命门火衰，不能化气行水，寒湿注于胞宫而不孕者，灸关元、中极、神阙或气海，温化寒湿以益胞宫；属于子宫寒冷型者，泻灸关元、石门，散寒暖胞；或艾灸关元、气海、归来，温暖胞宫。

属于真阳不足，精血虚少，精液稀薄，精子活动率在百分之五十以下不能授胎者，针补关元、肾俞、太溪，温补肾阳，填补精血，收效甚好。

7. 经闭　取本穴行血祛瘀，温通血脉，益火生土。

⑴肝气郁结，气滞血瘀，而致冲任不通，胞脉阻闭者。针泻关元、三阴交、间使，或泻关元、气海、归来，行气逐瘀，通经行血。

⑵寒客冲任，血为寒凝，滞于血海，壅塞胞脉，而致经闭不行者。泻灸关元（或配烧山火）、归来，泻三阴交或血海，温经散寒，通经行血。

肾阳不振，火不生土，脾阳虚衰，运化失职引起的胃痛、呕吐、反胃、泄泻、腹胀等慢性疾病，致使生化气血之源不足，血海空虚，而经闭不行者。艾灸或补灸本穴，配取在温阳益脾、和胃畅中，或温补脾阳、暖胃和中，或温补脾肾、涩肠止泻的治则处方中，使病原祛除，经血充盈，则经闭自愈。

8. 产后腹痛　因寒邪入侵，气血凝滞者，艾灸关元泻三阴交，活血化瘀，温经止痛，类似生化汤之效。

9. 小腹痛

(1)小肠虚寒型：灸或泻灸关元，配灸神阙、气海，温阳益虚，散寒止痛。

(2)小肠气滞型：针泻关元、太冲、气海，行气散结。

(3)气血瘀滞型（或见宫外孕）：针泻关元、三阴交、归来、气海，理气行血，祛瘀通经。

(4)虚寒型：因每次性交后小腹空虚拘急凉痛者，补灸关元、气海，温阳益气培元。

(5)寒凝气滞型：泻灸关元、大敦、阿是穴，暖肝散寒，通经止痛。

(6)寒凝型：《素问·举痛论》篇所说："经脉流行不止，环周不休，寒气入经而稽迟，泣而不行，客于脉外则血少，客于脉中则气不通，故卒然而痛"的小腹痛，泻灸关元、阿是穴、归来，温散寒邪，通络止痛。若脐下冷痛，攻痛上冲者，加泻公孙，降冲止痛，使"脉道以通，血气乃行"而痛止。《素问·举痛论》篇所说："寒气客于小肠，小肠不得成聚，故后泄腹痛矣"之小腹痛，泻灸关元、阿是穴，散寒止痛。

10. 虚劳　取本穴主治与肾阳不足，命门火衰有关的虚劳证候。

(1)肾阳虚衰：取补关元、肾俞、太溪，温补肾阳。

(2)《金匮要略·血痹虚劳病脉证并治》篇说："虚劳腰痛，少腹拘急，小便不利者，八味肾气丸主之"之证，针灸宜补关元、肾俞、复溜，滋阴以恋阳，补纳肾中真阳之气。

(3)《金匮要略·血痹虚劳病脉证并治》篇说："脉沉小迟，名脱气，其人疾行则喘喝，手足逆寒，腹满，甚则溏泄，食不消化也。"可补关元、阴陵泉，灸神阙，两补脾肾阳气。

11. 久疮　参见合谷一节【临床应用】。

12. 腰痛

(1)寒湿腰痛，腰部冷痛重着，转侧不利，阴雨加重。针泻本穴配烧山火（使温热感直达腰部），温阳逐邪。

(2)真阳不足、阳气不布，腰部冷痛（不属风湿），伴有手足不温，尿急尿频等症状，取补本穴配烧山火（务使温感直达腰部），助阳补虚。属于真阳不足，肾精亏损，证见腰膝酸痛无力，绵绵不断，遇劳则剧，少腹拘急，手足不温，遗精阳痿，面色㿠白，舌质淡白，脉象沉细等，可加补肾俞、太溪，有温补肾阳，强腰益髓，类似右归饮之效。

13. 下肢痛（附：痹证）　针补或泻本穴，配烧山火或艾灸，针向患肢方向略斜刺，务使针感走至患野。可收温通下肢经脉和温阳补虚之效。

(1)因风寒湿邪，痹阻经络，气血不畅，不通则痛的下肢痛。取泻本穴配烧山火，温阳逐邪，以助患野腧穴而收效。

(2)阳气不足，寒湿不化，取泻患野腧穴针上灸，配补关元、阴陵泉，共奏温阳益脾，祛湿散寒之效；或泻灸关元（或泻配烧山火）、阴陵泉，温阳散寒祛湿。素体阳虚，复有两下肢寒湿，针补本穴配烧山火，温阳补虚，扶正祛邪，有助患野取穴收效，配泻灸患野腧穴，散寒通络。

(3)真阳不足，阳气不布，阴寒偏盛，以致两下肢冷痛（不属寒痹）。针补本穴配烧山火，扶阳逐寒；或补关元、肾俞、太溪，温补肾阳，扶正祛寒。

(4)肾精亏虚，筋脉失养，以致两膝酸痛无力。针补关元、太溪、三阴交，温肾补虚。

(5)《伤寒论》305条:“少阴病,身体痛,手足寒,骨节痛,脉沉者,附子汤主之”之证,可取补关元、阴陵泉,温阳逐寒,健脾祛湿。

14. 伤寒(真武、四逆汤证) 《伤寒论》中凡属真阳虚衰、阴寒内盛(或结)之证,都可取或配取本穴施治。

(1)《伤寒论》317条“少阴病,下利清谷,里寒外热,手足厥逆,脉微欲绝,身反不恶寒,其人面色赤,或腹痛,或干呕,或咽痛,或利止脉不出者,通脉四逆汤主之”之少阴病阴盛格阳之证,和369条“下利清谷,里寒外热,汗出而厥者,通脉四逆汤主之”之阴寒内盛,逼阳外越之证,均可补关元,温经逐寒回阳。

(2)《伤寒论》340条“病者手足厥冷,言我不结胸,小腹满,按之痛者,此冷在膀胱关元也”。因阴冷内结,元阳不振,病在膀胱关元,宜灸关元,加灸膀胱募穴,温阳散寒。

(3)《伤寒论》304条“少阴病,得之一二日,口中和,其背恶寒者,当灸之,附子汤主之”之证,宜灸大椎、关元,扶阳逐寒,内服附子汤,药灸并治,奏效更捷。

(4)《伤寒论》84条“太阳病发汗,汗出不解,其人仍发热,心下悸,头眩,身瞤动,振振欲擗地者,真武汤主之”和316条“少阴病,二三日不已,至四五日,腹痛,小便不利,四肢沉重疼痛,自下利者,此为有水气,其人或咳,或小便利,或下利,或呕者,真武汤主之”之证,都可取关元、阴陵泉先泻后补,温阳化水。

(5)《伤寒论》29、93、94、228、323、324、381、388条的四逆汤证,均可配补或补灸本穴。

15. 脱证 本病多因气血阴阳遭受内、外病邪的影响,发生严重的紊乱和失调,以致阴阳离决。脱证虽分气脱、血脱、阴脱、阳脱,但由于阴阳互根,阴阳气血又是脏腑生理功能、病理变化的基础。气脱必然会导致阳脱,血脱严重引起阴脱,阳脱阴必脱,阴脱阳亦脱。“阴难急复,阳当速固”,顾阳为其急务。因此,关元(补法)是治疗本病的常用穴。

(1)中风出现真阳衰微,阳气暴脱者,配补合谷、足三里或气海,益气回阳固脱。

(2)心肌梗死属于心阳虚脱型者,配补气海、神门,回阳救逆,益气复脉,类似回阳救急汤之效。

(3)中暑出现阴损及阳,气虚欲脱者,配补合谷、复溜,益阴温阳,补气固脱。

(4)流行性乙型脑炎失治、误治,导致气虚欲脱或元气衰亡者,配补气海、合谷,益气回阳固脱。

(5)呃逆出现元阳衰微者,配补气海、合谷,回阳益气固脱;或补灸关元、气海,补合谷、足三里,扶持元气,培元固脱。

(6)《伤寒论》361条“下利,手足厥冷,无脉”,是阳气衰竭的现象,可灸关元、气海,或加灸神阙,以振奋其欲脱之阳,使手足温,脉还。

(7)《伤寒论》367条“下利后,脉绝,手足厥冷,晬时脉还,手足温者生,脉不还者死”。周时以后,倘若脉不还,手足仍不温,是因正气不足,阳气已脱之故,病属危殆,须补灸关元、气海,回阳益气固脱。

(8)《伤寒论》295条“少阴病,恶寒,身倦而利,手足厥冷者,不治。”是真阳已败之证,故不治。可急补灸关元、太溪,灸神阙,温补肾阳,回阳固脱。

16. 慢惊风、慢脾风 取本穴,用以温阳益脾、回阳固脱。

(1)脾阳虚弱型慢惊风:证见形神疲惫,面色萎黄,不欲饮水,嗜睡(或昏睡)露睛,大便稀薄,粪色青绿,时有肠鸣,四肢不温,神志不清,时发抽搐,面及足跗轻度浮肿,舌淡苔白,脉象濡弱。取补关元、足三里，泻太冲，温补脾阳，息风镇惊。

⑵脾肾阳衰型慢脾风：是因慢惊风失治，出现阳气衰微，纯阴无阳的证候。急予温阳救逆，固本培元，艾灸关元、神阙，针补合谷、足三里；或取补关元、气海、足三里，温阳救逆，益气固脱。

【病案举例】

例一：刘某，女，49 岁，住新野县沙堰公社康营大队大区村。1966 年 7 月 6 日初诊。

主诉：患嗜睡已十四年。

现病史：十四年来，脑子昏沉，不分昼夜嗜睡欲眠，如说话、行走、劳动、磨面等时即欲入眠或不完全入眠，伴有身倦无力、腹胀食少、夜间流口水（不酸）等症状，舌苔白腻，脉缓。

辨证：此系真阳不足，脾阳不振，湿困脾土之多寐证。

治则：温补脾阳，佐以祛湿和中。

取穴：针补关元配烧山火，针足三里、阴陵泉先少泻后多补。其关元穴热感遍及小腹。

效果：一诊后嗜睡较前减轻，夜间不流口水；二诊后行走和说话时已不欲睡，饮食增加，腹部不胀；三诊后症状明显减轻；六诊治愈。

随访：1971 年 11 月 24 日回信告知在此针愈未发。

例二：任某，男，45 岁，南阳地区供销社车队职工。1965 年 7 月 25 日初诊。

主诉：下肢凉痛已两天。

现病史：腰部困痛年余，近两天两下肢凉困无力，以两膝关节凉痛更为明显，与气候变化无关，精神不振，倦怠乏力，脉象沉弱。

辨证：真阳不足，阳气失达。

治则：温补真阳。

取穴：初诊针补关元配烧山火，其温感走达小腹，复从小腹分左右向下走达两下肢，两下肢很热、舒服。二诊，前诊后两下肢凉困减轻，针穴手法针感同上。

随访：1965 年 8 月 11 日针治腰痛告知下肢病针愈未发。1967 年追访又告知未发。

例三：王某，女，30 岁，住南阳市油坊坑街 20 号。1965 年 9 月 14 日初诊。

主诉：小腹痛一个月。

现病史：一个月前因饮食生冷而得。小腹凉痛、隐痛，得暖则舒。时而窜痛，拒按，食欲减退，脉象沉迟。曾用中西药治疗收效不佳。

辨证：阴寒内盛之小腹痛。

治则：温阳逐冷。

取穴：针泻关元配烧山火（其整个小腹部温热感明显，自觉子宫收缩）。

效果：一诊后小腹微痛，窜痛消失，饮食增加；二诊治愈。

随访：1965 年 10 月 7 日患者针治腹泻告知小腹痛针治两次愈。

例四：牛某，男，26 岁，南阳市政队职工。1971 年 10 月 18 日初诊。

主诉：腹胀食少已年余。

现病史：一年前因劳累后暴饮暴食而得。食后腹胀，嗳气吞酸或泛吐水液，胃腹发凉，翻逆凉气上冲口鼻。饮食入胃刺扎不适，吞咽不利。下午及夜间腹胀为甚，食入鸡蛋、羊奶、肉类或饮茶则腹胀更甚，食欲不振，食量减少，口味不佳，时觉口酸、口苦、口甜，倦怠嗜卧，多梦少寐，气短（仰卧伸足则气不接续），神怯畏寒，四肢不温，劳动后气短、心跳，脉搏 40 次 / 分，小便时清时黄,大便先干后溏,时而完谷不化。近来面部及四肢指陷性水肿。面色萎黄,舌苔薄白,脉象沉迟。

四年前患过痢疾,至今大便一至三日一行,有时粪便带血或带白色黏液,里急后重。肝功能(两次检验)无异常。胃肠钡餐透视瀑状胃。大便潜血阳性,小便常规正常。

辨证:真阳不足,火不生土,脾阳不振,胃纳失职,故出现腹胀食少,嗳气吞酸,泛吐水液,胃腹发凉,完谷不化,神怯畏寒,四肢不温,倦怠嗜卧,四肢水肿等症状。脉象沉迟,面色萎黄,亦是真阳不足,脾阳不振之象。气短心跳,多梦少寐等,是因气血生化之源不足,气血亏虚,心失所养所致。

治则:温补脾阳,佐以和中。

取穴:一诊、二诊针补关元、合谷,足三里先少泻后多补;三诊上方加泻内关;四诊针关元(补)、中脘(泻)、足三里(先少泻后多补),均配烧山火,其关元穴温热感在小腹部,中脘穴温热感在整个上腹部,足三里穴温热沿本经下至足趾,上达归来穴处;五诊、六诊、九至十一诊针穴手法针感同三诊,加补合谷;七诊、八诊针穴手法针感同三诊,减中脘穴;十二至十九诊针穴手法针感同五诊,足三里改为补法。

效果:三诊后腹胀减轻,呃气吞酸和泛吐水液减少,小便次增量多,胃脘觉温;六诊后饮食入胃刺扎感减轻,饮食增加,吞咽顺利,水肿减轻,大便由红棕色变成黑绿色;十一诊后食后微觉腹胀,心跳气短和水肿治愈,面色红润,大便恢复正常,口味转佳;十九诊痊愈。

随访:1972 年 3 月 29 日告知治愈未发。

例五:田某,男,32 岁,南阳地区建筑一公司职工。1973 年 6 月 20 日初诊。

主诉:患阳痿已十八个月。

现病史:一年多来,阴茎不能勃起,间或勃起不坚,并兼早泄,伴有头晕眼花、腰部酸痛、下肢无力、尿急、排尿无力常有余沥、尿液混浊等症状。脉沉细无力。

既往史:右下肢肌肉萎缩已三年。

辨证:命门火衰,精气虚寒之阳痿病。

治则:温补下元。

取穴:针补关元。隔日针治一次。

效果:三诊后阳痿、尿急和尿浊减轻;十诊后阳痿基本治愈;十三诊痊愈。

随访:1973 年 9 月 19 日患者针治脑震荡告知阳痿治愈未发。

【腧穴功能鉴别】

1. 关元与神阙功能比较 它们都是温阳要穴,但各有其特点,详见神阙一节【腧穴功能鉴别】。

2. 关元、肾俞、中极、阴陵泉功能比较 它们均有利小便的作用,但能使小便通利的机制各不相同,详见中极一节【腧穴功能鉴别】。

3. 关元、气海、中极、阴陵泉功能比较 详见气海穴一节【腧穴功能鉴别】。

【腧穴配伍】

1. 针补关元、太溪、肾俞 温补肾阳,填充精血,类似右归饮(《景岳全书》方)之效。其具体运用详见太溪一节【腧穴配伍】。

2. 针补关元、复溜、肾俞 温补肾阳,类似金匮肾气丸(《金匮要略》方)之效。其具体运用详见复溜一节【腧穴配伍】。

3. 针补关元　配补复溜，补阳配阴，使沉阴散，而阴从于阳，所谓“益火之源，以消阴翳”；配补肾俞、复溜，泻通里，类似地黄饮子（刘河间方）之效；配补神门、气海，温阳救逆，益气复脉，类似回阳救急汤（《伤寒六书》方）之效；配补肾俞（或太溪），泻中极，类似济生肾气丸（《济生方》方）之效；配补肾俞、脾俞，温补脾肾；配补心俞，温补心阳；配补阴陵泉或太白，温补脾阳；配补合谷，类似参附汤（《妇人良方》方）之效；配补气海、合谷、足三里，益气回阳固脱。

4. 艾灸关元　配灸神阙、水分，泻中极，类似实脾饮（《济生方》方）之效；配泻三阴交，类似生化汤（傅青主方）之效。

5. 泻灸关元　配泻灸水道（或中极），泻三阴交，温化寒湿，通经行血；配泻灸归来，泻三阴交，温经散寒，行血祛瘀。

6. 针泻关元　配泻归来、三阴交或血海，行血散结。

【讨论】

1. 本穴针刺方向与针感

(1)上腹病，略向上（脐）斜刺，在不断地捻转运针的同时，其胀感或沉困感或窜痛感和配用烧山火手法的温热感，沿任脉循腹里逐渐走至下脘、中脘或巨阙穴处，或在中脘、巨阙穴处歧行至两胁肋部的期门、章门等穴，间或沿任脉循腹里直达胸咽部，少数病例脐及上腹发热，咽部发干，口内发热，延续两天后消失。

(2)穴下内部及腰部疾患，针直刺，在不断地捻转运针的同时，其针感多在穴下周围（亦有走向阴茎或阴道处），或有肠转感。配用透天凉手法，其凉感多在针穴周围；配用烧山火手法，其温热感先出现在穴下周围，后达整个小腹，最后走达腰部。

(3)膀胱、尿道、阴茎、下肢病变，略向下（耻骨）斜刺，在不断地捻转运针的同时，其针感沿任脉循腹里走至耻骨、阴茎、阴道部。配用透天凉手法，其凉感走向同上，配用烧山火手法，其温热感走向同上，或由关元穴歧行两髂、两股而至膝部，少数病例走至足部，整个下肢发热。其下肢走向的路线，有在足三阴经，有在足阳明、少阳经。欲使针感走向左侧或右侧髂、股、膝或整个下肢，其针宜略向耻骨左侧或右侧斜刺。

2. 经旨浅识

(1)《灵枢·玉版》篇指出：“其腹大胀，四末清，脱形，泄甚，是一逆也。”腹大发胀（最忌中虚），又见四肢清冷，形体消瘦而泄泻严重者，是脾土已败，阳气已脱。阳脱脾败危殆顷刻之候，针灸治疗，宜急补灸关元，艾灸天枢、神阙，回阳益脾止泻。

(2)《灵枢·玉版》篇指出：“腹鸣而满，四肢清泄，其脉大，是二逆也。”腹内肠鸣而胀满，四肢逆冷兼有腹泄，是属阴证，阴证脉不宜大而大者，是脉证相反。艾灸关元、神阙，泻灸天枢，可收温阳益虚，调中散寒之效。

(3)《伤寒论》343条指出：“伤寒六、七日，脉微，手足厥冷，烦躁，灸厥阴，厥不还者，死。”本条为脏厥重证，从其脉微、手足厥冷、烦躁等，已显露阳消阴长，阳不胜阴之征，病势濒于危殆。此时如用汤药扶阳抑阴，诚恐缓不济急，故急用灸法回阳，以散阴邪而复阳气。“灸厥阴”可灸厥阴原穴太冲。若手足仍不温，厥不还，危殆顷刻者，可灸关元、神阙，回阳固脱。取“针所不为，灸之所宜”。

3. 艾灸注意事项　参见肩髃一节【讨论】。

4. 本穴多补灸之由　关元是脏腑虚惫，诸虚百损的常用穴。虚者补之，损者益之。因此，多用艾灸、补法，或补法配艾灸或配烧山火。施灸壮数宜多（或施灸时间宜长），配用烧山火应使温热感保持较长时间，捻针宜至穴下沉紧涩滞。施用泻法的机会较少，即用泻法，捻泻也不宜过多。因为一则实证泻宜少，虚证补宜多，二则恐伤下元。

5. 取本穴注意阴阳消长　亡阴者，阳气亦越，亡阳者，阴液必损。命门损甚者，终必形成阴阳离决。注意阴阳互根，相互依存这种辩证关系，才能把壮阳的关元穴正确地使用在壮阳佐以补阴，补阴佐以温阳，以及温阳救逆和回阳固脱的治则处方中。

6. 温针代灸法　补灸本穴，急需温阳救逆、回阳固脱，若无艾绒或艾条施灸时，先父曾将针体在草垫上或高粱杆上反复穿刺，令针体发热后刺入穴内，刺入即速捻补，亦有补灸之效。

7. 本穴针灸感应　具体参见足三里一节【讨论】。

8. 本穴不适用于阳实闭郁之证　针补或艾灸（或针补加灸）本穴，配用其他有关腧穴，常用于急病阳气暴脱和久病元气衰亡的脱证。阳实闭郁之证，是因邪热蒙心（邪热陷入心包）、痰火扰心、痰迷心窍、暴怒伤肝、肝阳暴张等所致，宜用开窍启闭苏厥之法，故不适宜于本穴施治。

9. 本穴的压痛和寒热反应　检查本穴处的压痛和寒热反应，有助于鉴别小腹疾病的虚实寒热。如拒按多属实，喜按多属虚，畏寒喜暖和得暖则舒多属寒，恶热喜凉和得凉则舒多属热。此异常反应，随病情减轻而减缓，治愈而消失。

10. 本穴作用

（1）本穴有补肾阳，壮真火的功能。凡属于肾阳不足，命门火衰引起的脾阳不振、脾肾阳虚、心阳不足、下元虚冷、膀胱虚寒、阴寒内盛、真阳欲绝等病变，都可取施，有益于温阳益脾、固任约胞、化气行水、温阳逐冷、回阳固脱、振奋心阳、温暖胞宫、温经行血等。本穴之所以有这些作用，是因为它位于三焦之气所从出的部位，脐下肾间动气之处，此处乃十二经之根，元气之所系，生气之源，五脏六腑之本。正如《难经·八难》云："十二经脉者，皆系于生气之原。所谓生气之原者，谓十二经之根本也，谓肾间动气也。此五脏六腑之本，十二经脉之根，呼吸之门，三焦之原。一名守邪之神"。命门真火，是全身各个脏器组织功能活动的原动力，是人身生命的根本。肾阳一衰，人体各种功能活动就会出现一系列衰退现象，则诸病丛生。称它谓"脏腑虚惫，诸虚百损"的有效穴，问题就在于它能壮阳。

（2）"陷下则灸之"，"阳气者，若天与日，失其所则折寿而不彰。阳气固，虽有贼邪，弗能害也"（《素问·生气通天论》）。艾叶生温熟热，纯阳之性，能回垂绝之元阳，通十二经，走三阴，理气血，逐寒湿，暖胞宫，止诸血，温中开郁……灸火能透诸经而除百病。长期艾灸本穴（定期艾灸），可使元阳不败，机体不衰。所以，它有强身、防病的效益。针补加灸本穴，可增强补真火壮命门的功效。

【歌括】

关元脐下三寸宗，三阴任脉交会通，
补灸壮阳益脾肾，通阳逐冷瘀滞攻，
小肠募穴寸半刺，有益胞宫元阳充，
四逆诸香丹戟桂，桃红棱术仙脂冬。

第四节 | 气　海

气海为诸气之海，有大补元气和总调下焦气机的作用，主治脏气虚惫诸证，故前人依其生理功能和治疗作用而命名为“气海”。“肓之原出于脖胦，脖胦一”（《灵枢·九针十二原》），脖胦是气海之别名。“肓之原在脐下”（《素问·腹中论》），气海是肓之原穴，因位于脐下，所以又名“下肓”。

气海，是任脉之小腹部腧穴，穴下内部是小肠；是“男子生气之海，元气之聚，生气之源”之处；为下焦的气会穴，元气要穴，主治脏气虚惫，真气不足和下焦气机失畅所出现的病证。具有增强元气，总调下焦气机的作用。对于改善真气不足所产生的病理证候，具有一定的功效。

“百病皆生于气也”（《素问·举痛论》）。气海为气病要穴，因此应用较广。临床应根据气同脏腑、血的生理、病理关系，掌握运用。

【治疗范围】

1. 元气不足的病证　元气是先天精气所化生，发源于肾，赖后天生化之源的不断充实和滋养，借三焦之道通达全身，以推动脏腑等一切组织器官的功能活动，成为人体生命活动的原动力。元气不足则脏气虚惫，脏气虚惫则元气亦亏。心、肺、脾、肾等脏气虚惫，功能减退的病证，为气海穴的治疗范围。

2. 与气有关的血证　人体病理变化无不涉及气血，气血失调是一切疾病中最具有普遍意义的一种发病机制。气和血相互依存，相互为用，血病则气不能独化，气病则血不能畅行，血之虚实可涉及气，气之盛衰亦可影响到血；“损者多由于气，气伤则血无以存”；气为血帅，血随气行，气行则血行，气滞则血结。因此，凡气滞而血行瘀阻，气虚而不摄血的妇女经血证和穴位所在处的气滞血瘀的病证，以及下焦气机失畅所出现的病证，都属本穴的治疗范围。

【功能】

辨证取穴　用补法，培补元气；配艾灸或烧山火，能温阳益气，类似人参、黄芪、五味子、补骨脂、胡桃仁、甜大云等药的功效。用泻法，行气散滞、理气行血，类似芍药、沉香、荔枝核、元胡、香附、郁金、小茴香等药的功效。局部取穴用泻法，祛邪散滞；配艾灸，温阳散寒。

【主治】

呃逆、哮证、喘证、虚劳、失音、厥证、慢惊风、脱肛、胃下垂、子宫脱垂、疝气、水肿、遗尿、癃闭、淋证、阳痿、遗精、不孕症、经闭、痛经、月经不调、崩漏、带下、积聚、癥瘕、奔豚气、寒疝型腹痛、产后恶露不止、小腹痛、便秘、脱证。

亦治软腭麻痹、肺痨、痢疾、泄泻、头痛、眩晕、耳聋、外伤性截瘫、腰痛等。

【临床应用】

1. 呃逆 取补本穴，用以扶持元气，治疗久病体虚或年老体衰，元气衰败，气不摄固之虚呃。证见呃声低微，气不接续，乍呃乍止，胸膈间小幅度波动，精神萎靡，脉象沉细或微弱等。配补合谷、足三里，益气固脱。若兼有手足不温，面色苍白，舌淡，脉微欲绝等危在旦夕，元阳衰微之证者，补灸气海、关元，补合谷、足三里，扶持元气，培元固脱；或补气海、关元、合谷，以收温阳益气固脱之效。

2. 哮证 病久时发，正气必虚。缓解期，取补本穴补正气从本图治，有助补肺、健脾、益肾。

(1) 肺气亏虚型：配补太渊、肺俞，补益肺气。

(2) 肺脾气虚型：配补太渊、阴陵泉或太白，或配补肺俞、脾俞，补益肺脾。

(3) 肾不纳气型：配补太溪或肾俞，补肾纳气。

(4) 肺肾气虚型：配补肺俞、肾俞，或配补太渊、太溪，补益肺肾之气。

以上诸方，对改善体质，减少或制止复发，有良好作用。如属虚中夹实，上方可配取宣肺、化痰腧穴施治。

3. 喘证 喘证有实喘或虚喘之分。虚喘有肺虚和肾虚之别。肺为气之主，肾为气之根，肺虚则气无所主，肾虚则气不摄纳，总为精气内虚，肺肾之气出纳失常所致。肺虚、肾虚和肺肾俱虚的喘证，均可取补本穴。

(1) 属于肺气不足而喘者，正如《素问·玉机真脏论》篇说："秋脉不及，则令人喘，呼吸少气而咳"，可配补太渊、肺俞，益气定喘；或配补合谷、肺俞，补肺固表，益气定喘；肺虚挟寒者，肺俞穴加灸。

(2) 属于肾不纳气而喘者，配补太溪、复溜，补肾纳气，类似都气汤之效。兼有肾阳虚衰者，上方加补关元助阳纳气。

(3) 属于肺肾气虚而喘者，配补太渊、太溪，或配补肺俞、肾俞，补益肺肾，益气定喘。

(4)属于肺肾俱衰，心阳亦同时衰竭，以致喘逆加剧，烦躁不安，肢冷汗出，脉象浮大无根，乃属孤阳欲脱之危候。宜急补气海、关元、合谷，扶元救脱，镇摄肾气，以图挽救；或急补气海、关元、神门，回阳救逆，益气复脉，类似回阳救急汤之效。

4. 失音 失音有舌喑与喉喑之分。取补本穴治疗肺肾气虚型之喉喑。配补太溪、太渊，补益肺肾之气，使肺肾之气充沛，则声音复常。

5. 脱肛、胃下垂、子宫脱垂、疝气（气疝、狐疝） 因中气不足，气虚下陷，不能升提，而又元气不足，不能摄固者，在针补合谷、足三里补中益气的处方中，加补本穴补益元气，既能增强补中益气之功，又能收益气固摄之效。

(1) 治疗子宫脱垂，上方亦可与针刺子宫穴（其方法见附一）同时或相间施治；或与取刺维胞（针向下横刺三至四寸，反复行针，使前阴有向上收缩感，再捻转一两分钟出针）穴，交替施治。

(2) 治疗胃下垂，上方亦可与沈阳部队总医院治疗胃下垂的方法（其方法见附二）同时或相间施治。

(3) 治疗脱肛，上方亦可加补长强穴；治疗疝气，亦可加泻太冲，佐以疏肝理气。

[附一] 子宫穴（双）：在髂前上棘与耻骨联合连线的中点内一横指。向耻骨联合方向

呈 45° 角斜刺 1.5~2.5 寸，或直刺 1.5~2 寸，以病人有针感为准。用电针治疗机通电 20~30 分钟，频率 25~30 次 / 分钟，以病人大阴唇发胀，阴道或子宫有上抽的感觉为佳。针刺前将子宫上送，有助于提高针效。隔日针治一次，10 次为一疗程。在治疗期间注意休息，不做重体力劳动。

［附二］

针具：使用 25 号或 26 号 8 寸长的不锈钢毫针。

体位：进针时仰卧垂手伸足，枕头不宜过高。进针后患者仰卧垂手蹺腿。术者位于患者左侧。

取穴：从剑突下 0.5~1.5 寸处向右侧外开约 8 分处进针（如桶状胸应从胸骨柄下 1 寸 5 分或 2 寸向右侧旁开约 8 分处进针），沿皮下平刺至脐左下方 1 寸 5 分左右。

操作：针尖从剑突下右侧 8 分处进针刺入皮下，针体、针柄置于胸骨右侧，针尖、针体沿皮下向脐的左下方缓慢进针。在进针时令患者鼓气，使上腹部鼓起，以易进针为度，并注意针刺宜浅。若针刺偏深，患者有明显痛感。

进针达到预定部位后，术者押手（左手）拇食二指按压针尖处的肌肤，刺手（右手）拇食二指持着针柄，先拇指向后食指向前捻转几圈，再拇指向前食指向后捻转几圈（较前捻转速度要快），目的是让针尖处的肌纤维缠着针尖。肌纤维缠着针尖后，令患者平卧蹺腿，术者押手指掌全部伏按于脐下小腹部（三间穴对准脐或水分穴），稍用力向上推（手掌不能上下移动，要推着不动），同时刺手拇食二指持着针柄上提。其时间约 20 或 30 分钟。针体（近针柄处）与皮肤呈 45° 角或 15° 角。

在提针和上推胃腑的 20 或 30 分钟内，让患者作两次臀部抬高位，每次向上抬高约 15 或 30 秒钟，由别人帮助抬高臀部，不能让病人用力。这样做有助于胃腑复位，并有益于术者换手免于疲劳，押手换一次手，指掌按压之部位较前上移 0.5 厘米。在拔针前令患者作中等度的深呼吸，当病人呼气时术者刺手提着针柄上抻两三下。如此两三次后，令患者身子向右侧侧卧 15~30 秒钟，再恢复原位（有助胃腑复位），即可起针。在作侧卧和复原体位时，上推和提针仍同时配合。拔针时，刺手拇指向后食指向前倒捻几圈，解脱肌纤维对针尖的缠绕即可拔针。

在提针和上推胃腑期间或拔针后，患者自觉小腹发空，上腹发胀、发闷，是胃腑上移或复位的具体表现。

6. 遗尿、癃闭 取补本穴，补元气以益气化、约膀胱。

(1)肾气不足，膀胱束约无权的遗尿和膀胱气化无权的癃闭。配补太溪、肾俞，补益肾气，以收化气行水和固约膀胱之效。

(2)肾虚则膀胱气化失职和膀胱约束无权，挟中焦气虚，升运无力，陷于下焦而成之癃闭或遗尿。配补合谷、足三里、太溪或肾俞，补益肾气，益气升陷。

(3)尤在泾说："脾肺气虚，不能约束水道而病为不禁者，《金匮》所谓上虚不能制下者也。"肺脾气虚，下陷少腹，膀胱被下陷之气所迫，无力约束而成的遗尿。配补太渊、足三里，益气升陷。使升降转输之机复常，遗尿则愈。

(4)中焦气虚，升运无力，陷于下焦，气化不足所致之癃闭。配补合谷、足三里，益气升陷以利小便。

(5)张景岳说："小水虽制于肾，而肾上连肺，若肺气无力，则肾水终不能摄。故治水者，必须治气，治肾者，必须治肺。”肺为水之上源，肾主化气行水，肺气虚弱，能影响于肾，肾气不足，亦能影响于肺，肺肾气虚遗尿难愈。属于肺肾气虚，膀胱失约而致的小便失禁或睡中遗尿，配补太渊、太溪或肾俞，补益肺肾之气，以约膀胱而止遗尿。

7. 淋证 取泻本穴主治淋病中的“气淋“(与西医学的“尿道炎”相似)。以尿意频数，小便涩滞，尿道刺痛或灼热痛，尿色黄赤，小腹拘急或满痛，舌苔薄白，脉象沉弦为特征。配泻中极，利气通淋；或配泻中极(配透天凉)、行间，疏肝理气，清热通淋。

8. 痛经

(1)气滞血瘀型：取泻气海、太冲、三阴交，或泻气海、关元、归来，行气活血，逐瘀止痛。

(2)寒邪凝滞型：泻灸气海、归来，泻三阴交，温经散寒，通经行血。若属寒湿凝滞者，泻灸气海、水道，泻血海，温化寒湿，通经行血。

(3)气血虚弱型：取补合谷、三阴交，泻气海、归来或阿是穴，补益气血，佐以调经行血。

若因体虚阳气不运，血行阻滞，经行不畅者，艾灸气海、关元，泻三阴交，培元扶阳，温经行血。

经行之后，小腹空痛或冷痛，为血海空虚，胞脉失其温煦滋养所致。前者，艾灸气海、关元，补三阴交，补精血益胞宫；后者，上方三阴交易归来(泻灸)，培元扶阳，散寒逐冷。

9. 奔豚气 针泻或泻灸气海，温阳、理气、降逆。

(1)水寒之气上逆之奔豚气：泻灸气海、中极，泻内关、公孙，温阳行水，理气降逆。若因下焦有寒，肝气夹寒上逆发为奔豚者，泻灸气海、太冲，灸关元、神阙，温阳理气，祛寒降逆。

(2)肝肾之气上逆之奔豚气：取泻气海、太冲、照海、公孙，平冲降逆。

10. 脱证 参见关元、合谷等节【临床应用】。

【病案举例】

例一：张某，男，53岁，住南阳市红旗公社董岗大队董岗村。1976年3月4日初诊。

主诉：胸胁、肩胛痛已月余。因牛角抵伤而得。

现病史：月余前不慎被牛角抵伤右侧胁肋(乳线外侧约三至四寸处，平乳头约掌面大小)，当时右侧胁肋及肩、肩胛部跳痛、热痛，局部青紫肿胀。咳嗽、深呼吸及活动上肢时疼痛加重。曾用中西药(内服活血散气药十三剂，温热药三剂，止痛片数十片)治疗，不仅症状未减，反而出现面红目赤，心烦恶心，胃脘发热，气短不能接续(每吃一碗饭中间必须休息三次)，并出现头痛、头晕、全身疼痛、腰痛、呵欠频作、打不上来嗝、尿频、胃痛胃热、食少纳呆、右侧胁肋及肩、肩胛烘热等，食后胃部热痛而右侧胁肋、肩、肩胛烘热减轻或消失。舌苔薄白，身瘦，脉象沉细而数。

既往史：近十五年来，每隔二至三年出现一次头痛、头晕、气短、腰痛，或胃痛食少、气短，或腰痛、尿频、下肢疼痛、呵欠频作等症状，均在本科分别针补气海、关元，或关元、中极，或合谷、复溜，一至三次即可治愈。

辨证：体素虚亏，元气不足，气血亏虚。此次右胁外伤，内服散气破血之药过多，胁痛未愈，反伤正气，肾精被耗，故而出现气短、头晕、头痛、尿频、腰痛、呵欠等症状。温热药物耗伤阴液，浮火内生，故出现面红目赤，心烦失眠，又见脉象沉细而数。热药伤胃，胃失和降，故出现恶心呕吐，食后胃部热痛。气虚不能推动血液的运行，气血不畅，故而全身疼痛。

治则：补元气壮元阳，益气滋肾。

取穴：一至四诊，七诊针补气海、关元；五诊、六诊针补合谷、复溜。隔日针治一次。

效果:三诊后头晕、身痛及胁痛减轻,呵欠及尿次减少,气嗝通顺,腰痛治愈;四诊后右侧胁肋、肩和肩胛疼痛发热明显减轻,饮食增加,恶心呕吐及尿频治愈,有精神;五诊后头痛头晕、身痛气短均愈,呵欠个别时间出现,心烦、胃热愈。

随访:两个月后随访告知诸症皆愈,至今未发。

例二:李某,男,46岁,南阳电厂职工。1976年11月9日初诊。

主诉:患腰痛已五年之久。

现病史:五年来,每年冬季腰部易于扭伤而疼痛,又四肢厥冷,膝下冰冷时,腰部更易扭伤。扭伤时,咳嗽、扭转、弯腰、深呼吸时痛甚,活动受限。平时尿急尿频,畏寒肢冷,神疲倦怠,头晕眼花,健忘,气短心悸。舌体胖有齿印,舌苔薄白,脉象沉细无力。

辨证:真气不足,元阳虚衰,阳气不布之腰痛。

治则:温阳益气补虚。

取穴:针补气海、关元(配烧山火)。一诊关元穴,热感走达小腹及阴茎部,腰及下肢虽无热感,但凉感减轻并觉舒服;二诊、三诊关元穴热感同上,温热走达腰部;四诊关元穴热感由小腹走到阴茎部,继而满腹温热,上身及腰部发热,两下肢觉温,口干。

效果:一诊后腰及两下肢凉困强痛明显减轻,咳嗽、扭转、弯腰疼痛亦减轻;二诊后腰痛基本治愈,开车劳动一天腰部未痛;三诊后腰痛治愈;四诊、五诊巩固疗效。

例三:闫某,男,32岁,南阳地区人民医院职工家属。住我院外二科。1973年9月10日初诊。

主诉:两下肢截瘫已七天。

现病史:于七天前,不慎从九米高的电线杆上跌下,当时两下肢不会活动。嗣后出现尿闭(用导尿管导尿),时而大便失禁(小便时大便随之而出),阴茎不能勃起,两下肢知觉消失。腰椎拍片结果:第一腰椎压缩性骨折。

辨证:"肾主骨藏精生髓",外伤腰椎,伤及肾气,肾精不能充养脊髓之下肢截瘫证候。

治则:补肾益气壮腰。

取穴:一至五诊针补气海、中极、合谷、太溪;六至二十诊针补气海、中极,时加肾俞,与针补合谷、太溪,时加足三里,交替施治;二十一至二十五诊针补气海、中极、肾俞。

效果:五诊后能扶杖行走数步,尿闭治愈,已去导尿管,仅小便时须用力或蹲位方能排出;二十诊后行走如常,仅劳累后排尿略有困难。出院回家在当地医院给予利尿药治疗后,小便困难加重,阴茎又不能勃起,再次来本科治疗。经第二十一至二十五诊针后,阳痿治愈;小便恢复到劳累时排尿用力或用两手压按小腹即可排尿。

随访:1974年、1976年和1983年多次追访,身体健康,仍从事电工工作。

【腧穴功能鉴别】

1. 气海、关元、中极、阴陵泉功能比较　气海穴:为元气要穴,具有鼓动元气、培补元气的功效,多用于元气不足。关元穴:为阳气要穴,具有振奋元阳,温补元阳的功效,多用于真阳不足。中极穴:为水气要穴,具有调摄水道,摄利小便的功效,多用于通摄水道。阴陵泉:为湿气要穴,具有运化水湿,健脾祛湿和行湿益脾的功效,多用于脾虚湿盛或湿困脾土。

2. 气海、中脘、膻中功能比较　三穴都有调气作用,但各有其特点,详见膻中一节【腧穴功能鉴别】。

【腧穴配伍】

1. 针补气海　配补太溪、复溜,类似都气丸(《医宗已任编》方)之效;配补关元、神门,回阳救逆，益气复脉，类似回阳救急汤（《伤寒六书》方）之效；配补合谷、百会，升阳补气；配补关元、合谷、足三里，益气回阳固脱。

2. 针泻气海 配泻三阴交，行气活血；配泻太冲，疏肝行气；配泻中极，行气利水；配泻中脘、膻中，疏利上中下三焦气机。

3. 泻灸气海 配泻灸归来，泻三阴交，温经散寒，行气活血。

【讨论】

1. 经旨浅识

(1)《金匮要略·呕吐哕下利病脉证治》篇所说的："下利，手足厥冷，无脉者，灸之不温。若脉不还，反微喘者，死。少阴负趺阳者，为顺也。"下利，手足厥冷，无脉，是阳气衰竭的现象，可灸气海、关元，或加灸神阙，以振奋其欲绝之阳，使手足温，脉还。若灸后，手足不温，脉不能还，更增微喘，是阳气上脱，肾气先绝，病属危笃，急补气海、太溪补益肾气，或可救治。

(2)《金匮要略·呕吐哕下利病脉证治》篇所说的："下利后脉绝，手足厥冷，晬时脉还，手足温者生，脉不还者死。"周时以后，倘若脉不还，手足仍不温，是因正气不还，阳气已脱之故，病属危殆。须补灸气海、关元，回阳益气固脱。

(3)《伤寒论》292条谓："少阴病，吐利，手足不逆冷，反发热者，不死；脉不至者，灸少阴七壮"。是由吐利交作，正气暴虚，以致脉一时不能接续，艾灸太溪，通阳复脉。若加补气海大补元气，有助挽回正气。

2. 历代医家经验 气海是治疗一切气病的要穴，具有培补元气，补益虚损和疏利气机的功效，为历代医家所公认。

《铜人腧穴针灸图经》载："气海，治脐下冷气上冲，心下气结成块，状如覆杯……治脏气虚惫，真气不足，一切气疾久不瘥，悉皆灸之"；《类经图翼》载："凡脏虚气惫，及一切真气不足，久疾不瘥，皆宜灸之。治一切气块，灸百壮"；《医学入门》载："主一切气疾"；《胜玉歌》载："诸般气症从何治，气海针之灸亦宜"；《行针指要歌》载："或针虚，气海、丹田、委中奇"；《十四经要穴主治歌》载："气海主治脐下气"；《灵枢·四时气》篇载："腹中雷鸣，气上冲胸，喘不能久立。邪在大肠，刺肓之原、巨虚上廉、三里"等，都是前人实践经验的概括。

3. 艾灸注意事项 参见肩髃一节【讨论】。

4. 孕妇禁针、禁灸 参见中极一节【讨论】。

5. 补泻时间长短 具有培补元气和疏调气机的气海穴，用于培补元气，捻针时间要长，否则收效不大；用于疏调气机，捻泻时间不宜太长，否则反损正气。虚中夹实之证，宜用先少泻后多补之法，祛邪扶正，虚实并调。

真气不足，下元虚惫的病证，针补本穴，捻针至穴下涩滞不易拔针为佳，否则收效较差。

6. 本穴位置 《素问·腹中论》篇载："肓之原在脐下"。王冰注："脐下谓脖胦，在脐下二寸半"。而《针灸甲乙经》和《外台秘要》则认为气海穴"位于脐下一寸五分"。应以后者为准。

【歌括】

气海脐下寸半量，培补元气益元阳，
脏气虚惫宜补灸，下焦气滞泻法良，
二寸针刺勿伤正，参芪骨脂五味黄，
元胡胡桃及台片，郁金大云诸香强。

第五节　神　阙

神阙,又名脐中、气舍、气合;是任脉的脐部腧穴,穴下内部是小肠;为胎儿生命的根蒂,与人体内脏有密切的联系;为温阳、回阳救逆的要穴。

神阙是下元虚冷,中阳不振,寒从中生和穴位所在处阴寒内盛、寒凝血结等病证的常用穴。并常用于"温之不温,是无火也""益火之源,以消阴翳""阴难急复,阳当速固",真阳欲绝,顾阳为其急务的病证。它之所以有上述作用,是因位居于脐,脐位大腹中央,是"五脏六腑之本,冲脉循行之地,元气归藏之根",介于中下焦之间,脐下肾间动气之处之故。"不可刺者,宜灸之"。本穴临床多用灸法。

《针灸甲乙经》指出:"脐中禁不可刺,刺之令人恶疡,遗矢者死不可治。"《素问·气穴论》篇王冰注也认为:"禁不可刺,刺之使人脐中恶疡,遗矢出者死不可治。"后世医家均从之,禁用针刺,施用艾灸,并创用了多种灸法,以及药物填脐、敷脐、贴脐、温脐、滴脐、吸脐等法,都广泛用于临床。

【治疗范围】

本穴在脐,脐为先天之结蒂,又为后天之气舍,介于中、下焦之间。脾胃居于中焦,为后天之本,主纳运水谷精微,为生化气血之源。李东垣说:"脾胃之气既伤,元气亦不能充,而诸病之所由生也。"凡真阳虚衰,下元虚冷,胃肠虚寒,脾阳不足以及与此有关的病证,都属本穴的主治范围。

伤寒病中的少阴证(虚寒型)和太阴证,可配取本穴施治。足太阴经筋,自阴器循少腹直上,结于脐,脐以下之经筋拘急、弛缓,可取本穴施治。

【功能】

1. 辨证取穴　用艾灸或隔姜、隔盐、隔附子灸,能振奋中阳、温补下元、回阳固脱。类似乌附片、干姜、良姜、肉桂、吴茱萸、丁香、艾叶、小茴香、冬虫夏草、红枣、补骨脂等药的功效。

2. 局部取穴　用艾灸十至三十分钟,能逐冷散结、温散寒邪、温通血脉。

【主治】

脱证、厥证、腹痛、寒疝型腹痛、腹满、便秘、霍乱、泄泻、痢疾、水肿、虚劳、呃逆、反胃、呕吐、慢惊风、慢脾风、奔豚气、脱肛、伤寒(太阴证)、痰饮、多寐。

亦治积聚、带下、不孕症、痛经、月经不调等。

【临床应用】

1. 脱证　中医学的脱证与西医学的休克相似,是指急性周围循环衰竭所产生的证候,多由严重的汗、吐、泻下、大量出血、温病正不胜邪,严重外伤等原因所致。其病理变化为脏腑气血津液损伤，阴阳衰竭，而尤以亡阳为主。“阴难急复，阳当速固”，顾阳为其急务。因此，神阙是治疗本病的常用穴，用以回阳固脱。凡久病、元气衰亡或急病阳气暴脱所发生的脱证，均可取灸本穴。

⑴中风出现真气衰微，阳气暴脱者，配补关元、气海，或配补合谷、足三里，益气回阳固脱。

⑵霍乱，因吐泻过剧，耗伤津液，以致阳气衰微者，配补合谷，温阳益气固脱。

⑶流行性乙型脑炎出现阳虚欲脱者，配灸关元，回阳固脱。

⑷中暑出现阴损及阳，气虚欲脱者，配补合谷、复溜，益阴温阳，补气固脱。

⑸《伤寒论》387条吐利汗出阳亡之证，和388条既吐且利，小便复利，阴阳俱亡之证，均可配灸本穴。

⑹《伤寒论》295条：“少阴病，恶寒，身踡而利，手足逆冷者不治。”是真阳已败之证，可急补灸关元、太溪，灸神阙，温补肾阳，回阳固脱。

⑺《伤寒论》361条中“下利，手足厥冷，无脉”是阳气衰竭的现象，可灸神阙、关元、气海，以振奋欲绝之阳，使手足温，脉还。

2.腹痛 取灸本穴，用于辨证取穴和患野取穴，主治以脐、脐周疼痛为主要症状之腹痛。

⑴虚寒腹痛：脾阳不振，阴寒内停所致的虚寒型腹痛。证见腹痛绵绵，痛作不定，喜热喜按，饥劳痛甚，神疲怯寒，大便溏薄，气短乏力，舌淡苔白，脉象沉细。配灸关元和以痛为腧的阿是穴，温阳补虚，散寒止痛。

小肠虚寒引起的腹痛，证见小腹隐痛，按之痛减，肠鸣溏泻，尿频不爽，舌淡苔白，脉象细缓。配灸气海、关元，温阳补虚，散寒止痛。肾气虚寒引起的腹痛，证见脐中剧痛不可忍受，喜暖喜按。配灸关元，温通肾阳。下焦虚寒，厥阴之气失于疏调引起的腹痛，证见少腹拘急冷痛，苔白，脉沉紧。配泻关元（加灸）、大敦（加灸），温肝散寒。

⑵寒凝腹痛：久服寒凉药物，或恣食生冷，损伤肠胃，中阳被遏，脉络痹阻，气血不畅所致的脐腹冷痛，得温则舒，口和不渴，小便清利，大便溏薄，舌苔薄白，脉象沉紧。配泻下脘（加灸）、阿是穴（加灸），温阳暖腑，散寒止痛。

因寒邪入侵腹中，阳气不得通畅，脉络痹阻，气血不畅所致者，取灸本穴，复阳逐冷，温散寒积。痛在脐上者，配灸水分，或配泻下脘（加灸）；痛在脐下者配泻气海（加灸）；痛在脐旁者配泻天枢（加灸）；均可温散寒邪，通络止痛。若脐下冷痛，攻痛上冲者，配泻公孙、气海或关元加灸，温阳逐冷，降逆止痛。

《素问·举痛论》篇说：“寒气客于小肠，小肠不得成聚，故后泄腹痛矣”之腹痛，配泻灸关元，散寒止痛。

3.寒疝型腹痛、腹满 取灸本穴，用以温阳益脾、温阳驱寒。

⑴《金匮要略·腹满寒疝宿食病脉证治》篇中说的：“趺阳脉微弦，法当腹满，不满者，必便难，两胠疼痛，此虚寒从下上也，当以温药服之。”属于虚寒性腹满的脉因证。宜配取太冲泻灸，温阳益脾，暖肝降逆。

⑵《金匮要略·腹满寒疝宿食病脉证治》篇中说的：“心胸中大寒痛，呕不能饮食，腹中寒，大建中汤主之。”属于脾阳虚的寒疝之证。可配泻公孙，泻灸中脘、上脘，共奏温阳散寒，平冲止痛之效。

⑶《金匮要略·腹满寒疝宿食病脉证治》篇中的大乌头煎、附子粳米汤、当归生姜羊肉汤主之之证，可详见天枢穴。

4. 霍乱　取灸本穴，用以温振中阳，回阳固脱。

(1)面色苍白，手足厥冷，筋脉挛急，头汗出，眼眶凹陷，脉象微细等，属于呕吐过剧，耗伤津液，阳气衰微者。艾灸神阙，补灸关元，补合谷，温阳益气，以防虚脱。

(2)猝然发作，呕吐泄泻，下利清稀或如米泔水，不甚臭秽，胸膈痞闷，四肢不温，舌苔白腻，脉象濡弱等，属于寒湿偏盛，中阳被困者。艾灸神阙、天枢、中脘，振奋中阳，温化寒湿；或灸神阙、关元，泻灸中脘、天枢，温阳散寒，祛湿化浊。

(3)吐泻频频，腹部疼痛，汗出肢冷，溲清，面色苍白，舌淡苔白，脉象微细或沉迟等，属于中阳不振，脾胃虚寒者。灸神阙，泻灸中脘，补脾俞、胃俞，温中散寒，补益脾胃。

(4)大汗淋漓，四肢冰冷，声音嘶哑，拘急转筋，脉象沉细欲绝，乃属津液枯竭，阳气欲绝者。宜灸神阙，补灸关元、气海，温阳益气，回阳固脱。

(5)《伤寒论》385条说："头痛发热，身疼痛，热多欲饮水者，五苓散主之，寒多不用水者，理中丸主之。"属于理中丸之证者，针灸宜灸神阙、中脘，温阳益脾，暖胃散寒。

5. 泄泻　取灸本穴温阳、益脾。

(1)寒湿内盛型：配灸天枢、水分、关元，温化寒湿，益脾止泻；或配灸水分，泻天枢、足三里或上巨虚，温化寒湿，畅中止泻。

(2)脾胃虚寒型：配灸关元、天枢、足三里，温运脾阳，逐寒止泻；或配灸中脘，温阳益脾，暖胃散寒，以收温健脾胃之效。

(3)脾肾阳虚型：配灸命门、肾俞、脾俞，温肾益脾；或配补关元、阴陵泉、太溪或肾俞，温补肾阳，健脾止泻。

《伤寒论》277条说："自利不渴者，属太阴，以其脏有寒故也，当温之，宜服四逆辈"之证，宜配灸关元，温补脾阳。

6. 呃逆、反胃、呕吐　取灸本穴，温中散寒，温阳益脾。

(1)脾胃虚寒型呃逆、反胃、呕吐：配补灸关元，泻灸中脘，泻足三里或公孙，温阳补脾，和胃降逆；或配灸中脘，温阳益脾，暖胃散寒；或配灸中脘，补关元，以收温健脾胃之效。

(2)胃中虚冷型呕吐：《伤寒论》199条说："阳明病，不能食，攻其热必哕，所以然者，胃中虚冷故也"和229条"若胃中虚冷，不能食者，饮水则哕。"均宜配灸中脘，温阳益脾，暖胃散寒。因患者体虚，中脘用灸不用针。

(3)胃中寒冷型呃逆：配泻灸中脘、上脘，加泻足三里或公孙，温中散寒，和胃降逆。

(4)痰饮内阻型呕吐：配灸关元，泻灸中脘，泻丰隆，温化痰饮，和胃畅中。

(5)元气虚衰型呃逆：病情重笃，真阳不足，元气衰败，气不摄固，危在旦夕者。急灸神阙，补灸关元(或气海)，补合谷、足三里，扶持元气，培元固脱。

(6)脾胃阳虚型反胃：《金匮要略·呕吐哕下利病脉证治》篇，朝食暮吐，暮食朝吐之胃反。宜配灸中脘(或上脘)、足三里，温阳益脾；或配灸关元，泻上脘或中脘，温阳益脾，暖胃和中。

7. 慢惊风、慢脾风

(1)脾阳虚弱型慢惊风：艾灸神阙，补灸足三里，泻太冲，温补脾阳，息风镇惊。

(2)脾肾阳衰型慢脾风：艾灸神阙、关元，针补合谷、足三里，温阳救逆，固本培元。

8. 奔豚气　取灸本穴，温阳行水。参见公孙穴一节【临床应用】。

9. 伤寒(太阴证)　其临床表现为腹满而吐，食不下，自利，时腹自痛，舌苔白滑，脉象缓弱等脾虚湿盛的证候。可泻灸中脘，灸神阙，温阳益脾，散寒行湿。

10. 痰饮 参见天枢一节【临床应用】。

【病案举例】

例一：梁某，男，24岁，住南阳市七一公社大石营大队。1977年11月21日初诊。

主诉：腹泻已五个多月。

现病史：始因饮用凉水，患感冒七天、疟疾七天后，复因饮食所伤，出现腹痛下坠，泄后痛缓，粪便带白色黏液。内服西药无效，又服温阳健脾中药六十多剂后，症状减轻，但停药则泄泻如故。

刻下症：大便一日四至五次，粪便带白色黏液，完谷不化，少腹拘急发凉，得暖则舒，饮食生冷则泄泻加重，伴有口淡不渴、溲清尿频、身瘦形寒、畏寒肢冷等症状，面色萎黄，舌淡苔白，脉象沉迟。

辨证：太阴虚寒之下利证。

治则：温补真阳，健脾止泻。

取穴：艾条灸神阙，针补关元配烧山火（其温热感走达整个小腹），针天枢先少泻后多补，针后加灸。

效果：一至三诊期间，大便一日两次，不带黏液，溲少；五诊后，一切症状均愈，精神良好，大便一日两次；六诊、七诊、八诊，巩固疗效。

随访：针治治愈。

按：《伤寒论》277条："自利不渴者，属太阴，以其藏有寒故也，当温之，宜服四逆辈。"而本例"自利不渴"亦属太阴，又见饮食生冷泄泻加重，泻之物完谷不化，少腹拘急发凉，畏寒肢冷，面色萎黄，舌淡苔白，脉象沉迟等，当属太阴虚寒，脾损及肾，故灸神阙温运中阳，补关元配烧山火，以补真阳，取大肠募穴天枢，先去肠腑寒邪，然后扶其正气。

例二：李某，女，51岁，住南阳市史夹道25号。1970年10月26日初诊。

主诉：小腹凉痛数年。复发半年。

现病史：半年来小腹凉痛，大便时小腹坠痛，坐凉处则肛门凉痛，小腹凉痛更甚，并出现便溏，日数行。时而小腹空痛，按压痛缓。伴有小腹及肛门坠胀欲便，四肢乏力，食欲不振，腰痛，头晕等症状。遇怒、生气后小腹及肛门坠胀欲便感更为明显。舌淡苔白，脉象沉细。妇科检查无器质性病变。

辨证：阴寒内盛，阳气被遏，中阳不运，夹肝郁气阻，肠道失畅之证候。

治则：温阳益脾，疏肝散寒。

取穴：灸神阙，补灸关元，泻太冲。隔一至二日针灸一次。

效果：二诊后大便时小腹坠痛减轻，饮食增加；四诊后大便微觉坠痛，小腹及肛门坠胀欲便感治愈；五诊后基本治愈；六诊、七诊巩固疗效。

【腧穴功能鉴别】

神阙与关元功能比较 二穴都是温阳要穴，但各有其特点。神阙穴偏于温脾胃之阳，温中焦，益下焦，多用于温中；关元穴偏于温补肾阳，温下焦，益中焦，多用于温下元。

【腧穴配伍】

灸神阙 配灸中脘，温阳益脾，暖胃散寒；配补关元、太溪，温补脾肾，回阳固脱；配补足三里、天枢（加灸），类似真人养脏汤（罗谦甫方）之效；配补合谷、足三里、关元（加灸），温阳益气，回阳固脱；配泻关元（加灸）、大敦或太冲（加灸），暖肝散寒；配灸关元、水分，泻中极，类似实脾饮(《济生方》方)之效;配灸水分、中极,温化水饮;配补关元、阴陵泉或太白,温补脾阳;配补太白、天枢,温阳益脾,涩肠止泻、止痢;配泻公孙,泻灸中脘、上脘,温中散寒,和胃降逆;配补脾俞、胃俞,温补脾胃;配灸关元,泻三阴交,培元扶阳,温经行血。

【讨论】

1. 经旨浅识

(1)《针灸易学》说:"灸疮必发,去病如把抓。"《针灸资生经》指出:"凡著艾得疮发,所患即瘥,若不发,其病不愈。"可见,艾灸使局部皮肤溃烂成疮,收效良好。但本穴施灸不宜溃烂成疮。《针灸甲乙经》指出本穴禁针的目的亦是恐发生恶疡。因此,施灸应特别注意,要结合疾病的病因病机和患者对温热的敏感程度,灵活掌握。如果对热感迟钝,或属下元虚冷,或阴寒内盛,阳气被遏的脐腹冷痛等证,灸时应较长,预知已达温阳的目的而仍无热感者,不可再灸。

(2)《金匮要略·血痹虚劳病脉证并治》篇中说:"脉沉小迟,名脱气,其人疾行则喘喝,手足逆寒,腹满,甚则溏泄,食不消化也。"本条脉象沉小而迟,是脾肾阳气虚弱的反应。肾气虚,中气不足,故疾行气喘;阳气不达四肢,故手足逆冷;脾胃阳虚,阴寒内生,腐熟和运化功能减退,故腹满便溏,饮食不化。可灸神阙,补关元、阴陵泉,两补脾肾阳气。

2. 本穴作用 历代医家创用各种灸法,之所以能获得疗效,是因神阙位大腹中央的脐部,脐为先天之结蒂,又为后天之气舍,介于中、下焦之间,脐下肾间动气之处,乃十二经之根,元气之所系,生气之源,五脏六腑之本之故。

本穴灸法较多,临床多用艾条间接灸,必要时施用炒盐纳脐灸法。

3. 历代医家经验 取施本穴的方法和治则,《内经》《金匮要略》《针灸甲乙经》《肘后备急方》《千金翼方》《外台秘要》诸书都有较详的记载,后世应用更为广泛,方法也更多,对临床应用有一定的参考价值。

(1)灸脐法:有用艾条间接灸,艾条、艾炷隔盐灸、隔附子灸、隔姜灸、隔蒜灸、隔肉桂灸、隔麝香灸等,以温中回阳镇痛。如《备急千金要方》治寒冷脱肛,灸脐中随年壮;《外台秘要》引《肘后备急方》疗霍乱,苦烦闷急满方,用盐纳脐中,灸二十七壮;《扁鹊心书》治疗老人滑肠困重,阳气虚脱,小便不禁,灸三百壮;《圣济方》治霍乱转筋,用小蒜捣敷脐中,灸七壮;《肘后方》救卒死方,灸脐中百壮;《类经图翼》治妇人血冷不受胎,先用盐和川椒填脐中灸七壮,后用生姜片盖脐再灸十四壮;《铜人腧穴针灸图经》载治泻利不止……腹大绕脐痛,水肿臌胀,肠中鸣状如流水声,久冷伤惫,可灸百壮。

(2)熨脐法:用药末作饼,烘热敷脐上,或用药炒热直接熨脐上,或单用热物放脐上,借药效和热能以治病。如《良方集腋》载:若暑月道中中热卒死,以路上热土围脐,令人溺尿其中即活;《卫生宝鉴》用葱白、生姜、豆豉、白盐研作饼,烘热掩脐上,以散风寒,理积滞,兼治二便不通;《活人书》治阴毒,腹痛厥冷唇青、囊缩、六脉欲绝者,用葱白一束,烘热按脐上,以熨斗熨之,葱坏即易,良久热气透入,手足温,有汗即瘥。

(3)敷脐法:用药末或用生药捣为饼,直接敷脐上,使药效直接作用于内脏。如《类经图翼》治湿气肿胀,甘遂、二丑研末,用荞面和水为饼蒸敷脐上;《医宗必读》治小便不通,用独囊蒜一个,栀子三个,青盐少许,捣敷脐中,良久即通,若不通,敷阴囊上立愈;《良方集腋》载治噤口痢,用田螺一个,捣碎入麝香少许,罨脐中,引热下行即效。

(4)熏脐法:也叫蒸脐法或练脐法,是将药末敷在脐上,再在其上施行艾灸的方法。如《医学入门》载:练脐法,治疗劳疾,用麝香、丁香、青盐、夜明砂……共为末,用白面作条,圈于脐上，先填麝香五分之脐内，又将前药一分入面圈内，按药令紧，中插数孔，外用槐皮一片盖于药上，艾火灸之。又如太乙真人用麝香、龙骨、虎骨、蛇骨、附子、木香、丁香、乳香、没药、雄黄、朱砂等药熏脐。与上法大体相同。另有济众熏脐法，治气虚体倦，肚腹畏寒，用五灵脂、夜明砂、枯矾、麝香，灸法同前。据云：通治劳伤、失血，及阳虚、遗精、白浊、阳痿、精神倦怠、痰火、妇人赤白带、子宫冷诸症。

(5)贴脐法：是用药熬膏贴脐上。如《卫生鸿宝》治阴证厥逆腹痛，鸡蛋一个煎饼，胡椒七粒研细，先放脐内，以热蛋饼贴上，冷即再换热饼；《良方集腋》治噤口痢，用水蛙一个，连肚肠捣烂，新瓦烘热，入麝香三分，贴脐上，气通即思食；《外治寿世方》治寒泄，胡椒末和饭作饼，贴敷脐上。

(6)滴脐法：是用药物化为水液，滴于脐中。如《外治寿世方》治伤寒小便不通，蜗牛一个，用冰片少许，点入螺内即化为水，滴脐中立解；《简效方》治二便不通，白矾末填满脐中，以新汲水滴之，觉冷透腹内即通。

4. 关于本穴不禁针问题　《内经》《针灸甲乙经》等书均已明确记载本穴禁针，历代医家也均施灸而禁针。然而《现代针灸资料选集·第四集》载：陕西省第三康复医院神经科选用三阴交、神阙、关元、气海、石门、天枢等穴，针治五次治愈一例夜尿症儿童。《现代针灸资料选集·第一集》日本神道在"经外奇穴的介绍"一文中说："一针，治诸病无效时针神阙。"可见神阙穴已成为针刺治疗疾病的有效穴，并非绝对禁针。

5. 隔盐灸法　是用食盐填满脐中，上面铺薄姜片，用艾炷或艾条施灸，此种灸法亦称神阙灸。假若不用姜片中隔，将艾炷直接放在未炒过的食盐上灸，食盐受火易于爆起，而致烫伤。盐用纯白干燥者为良。有些患者肚脐是凸形的，可用不易燃烧传热之物，围绕突脐（用湿面条即可），把盐填满施灸。

6. 艾灸温热感　观察艾灸温热感的迟速，有助于判断机体的盛衰、疾病的轻重转归和虚实寒热，并有助于辨别真寒假热和真热假寒。如阳气亢盛之证，热感多迅速；阴盛阳衰，阴寒偏盛的虚寒之证，热感多迟缓；阴寒内结，脐腹冷痛，热感多迟钝；阴寒极盛，真阳欲绝，或机体大虚，病情重笃，多无热感。热感多随体质、病情的好转而逐渐灵敏。

【歌括】

神阙任脉位脐中，阴盛阳虚艾条宗，
中焦下焦脐腹证，扶阳补虚阴结通，
效如桂附姜艾枣，丁香艾叶骨脂冬。

第六节　下　脘

下脘，因位于中脘穴之下，穴下是胃脘，故而得名；又名下管，为任脉经的上腹部腧穴；是任脉与足太阴经的交会穴；位于脐上二寸，穴下约当胃腑及横结肠。

依其穴下脏器、穴位所在、针感走向、胃肠功能和胃肠同他脏的关系，本穴治疗胃肠、脐腹以及在病理上同胃、肠有关的一些病证。

【治疗范围】

1. 胃肠病证 胃主受纳和腐熟水谷，大肠司传化和排泄糟粕。脾与胃相表里，大肠与脾胃关系密切。凡寒凉所伤、饮食停积、湿热蕴积、肝气郁滞、痰湿内停等因所致的胃肠病，和脾胃肠相互影响所导致的病证，都属本穴的治疗范围。

2. 胃肠功能失常之病证 肠胃受病，传化、受纳、腐熟水谷功能失常，生化气血之源不足，引起的脏腑、器官、肢体病。取本穴以治其因治其本。

本穴还治疗穴位所在处的局部病。如腹痛、腹胀、积聚和经筋病变等。

【功能】

1. 辨证取穴 用泻法，和胃导滞、通肠散结。类似神曲、麦芽、山楂、鸡内金、郁金、香附、枳实、枳壳、木香等药的功效。用泻法配艾灸或烧山火，温通肠腑、温胃散寒。类似厚朴、砂仁、丁香、白蔻仁、草蔻仁、苍术、枳壳、巴豆、木香、干姜等药的功效。用泻法配透天凉，清胃肠之热。

2. 局部取穴 用泻法配艾灸，散寒祛邪。

【主治】

腹痛、腹胀、寒疝型腹痛、泄泻、便秘、急性肠梗阻、痢疾、霍乱、肠寄生虫、胃痛、反胃、呕吐、痞证、郁证、头痛、失眠、眩晕、积聚、经闭、月经不调。

亦治痰饮、荨麻疹、狂证等。

【临床应用】

1. 腹痛 取本穴治疗以脐上部疼痛为主的腹痛。

(1)寒邪凝滞：《素问·举痛论》篇说："寒气客于肠胃之间，膜原之下，血不得散，小络急引故痛"和"经脉流行不止，环周不休。寒气入经而稽迟，泣而不行，客于脉外则血少，客于脉中则气不通，故卒然而痛"的腹痛，是寒邪入侵腹中，阳气不得通畅，脉络痹阻，气血不畅所致。泻灸下脘，灸水分（痛在脐上者）、神阙（痛在脐周者）；或泻灸下脘、中脘（痛在脐上者）；或泻灸下脘、天枢（痛在脐旁者）。《灵枢·刺节真邪》篇："脉中之血，凝而留止，弗之火调，弗能取之。"故上方配艾灸以收温散寒积，通络止痛之效。若脐腹冷痛，攻痛上冲者，加泻公孙平冲止痛。

久服寒凉药物，或恣食生冷，损伤肠胃，中阳被遏，脉络痹滞，气血不畅所致者。泻灸下脘、天枢（或阿是穴），灸神阙，温阳暖腑，散寒止痛。

(2)虚寒腹痛：《灵枢·五邪》篇："邪在脾胃……阳气不足，阴气有余，则寒中肠鸣、腹痛。"属于脾土虚寒而健运失职者，可灸下脘、天枢、神阙，扶阳散寒；或泻灸（或配烧山火）下脘、天枢，灸神阙，温阳益脾，散寒止痛。

(3)肝气郁滞：肝气郁结，气滞脉络，气机阻滞而致的气滞型腹痛，取泻本穴（患野取穴），配泻肝经的原穴和以痛为腧的阿是穴，理气散滞，通络止痛。因肝气郁结，气滞脉络，血行不畅所致的气血瘀滞型腹痛。针泻下脘、气海、阿是穴和三阴交，共奏理气行血，通络止痛之效。

(4)饮食停滞：《素问·痹论》篇所说："饮食自倍，肠胃乃伤"的食滞型腹痛。针泻下脘、中脘、足三里，消食导滞。若痛时欲泻，泻后痛减，或腹部胀痛，大便不畅者，加泻天枢通便导滞。

2. 寒疝型腹痛 参见天枢、神阙等节【临床应用】。

3. 泄泻

(1) 寒湿内侵，脾胃升降失职，清浊不分，混杂而下，并走大肠的寒湿泄泻。取泻下脘（加灸或烧山火）、天枢（加灸或烧山火）、阴陵泉，或艾灸下脘、天枢、水分、神阙，温化寒湿。使寒湿得化，脾胃功能复常，则泄泻可愈。

(2) 湿热蕴结，伤及肠胃，传化功能失常引起的湿热泄泻。取泻下脘、天枢、阴陵泉，清利湿热。使湿热分清，肠胃调和，则泄泻自愈。热胜于湿者，阴陵泉、下脘或天枢配透天凉。

(3) 饮食停滞，食阻肠胃，传化功能失常引起的食滞泄泻。取泻下脘、天枢、足三里或上巨虚，消食导滞，使食滞得化，脾胃调和，则泄泻自愈。

(4) 脾胃虚弱，运化无权，水谷不化引起的脾虚泄泻。取泻下脘、天枢，补阴陵泉、足三里，健运脾胃，调中止泻。

(5) 中阳已衰，寒气内盛，传化失常引起的泄泻。艾灸下脘、天枢、神阙，温运中阳；或泻灸下脘、天枢，灸神阙，温中散寒。

(6) 暴怒伤肝，肝气横逆，乘脾犯胃，运化失常引起的肝气乘脾型泄泻。针泻下脘、太冲，补阴陵泉，抑肝扶脾，佐以通肠和胃。使肝气条达，脾运正常，肠胃气机通降，则泄泻可愈。

4. 便秘

(1) 属于气阻不畅者，针泻下脘、天枢、太冲或气海，理气通便。

(2) 属于食滞闭阻者，针泻下脘、天枢、足三里或上巨虚，消食导滞，攻下通便。

(3) 属于阳虚内寒者，针泻下脘（加灸或烧山火）、天枢（加灸或烧山火），灸神阙、关元，温阳开秘；或泻灸下脘、天枢、上巨虚或公孙，温通开秘。

(4) 属于胃肠燥热者，取泻下脘（或配透天凉）、天枢、合谷、内庭；或泻下脘、天枢、足三里或上巨虚，均配透天凉，清热通便。

5. 急性肠梗阻

(1) 腑气闭结型：取泻下脘、天枢、足三里，开结通腑；偏寒者，泻灸下脘、天枢，泻公孙或足三里，温阳通腑。

(2) 瘀阻气滞型：取泻下脘、天枢、三阴交、气海或阿是穴，理气祛瘀，宽肠通降。

(3) 食积阻滞型：取泻下脘、天枢、公孙，消食导滞，宽肠通便。

(4) 虫积阻滞型：取泻下脘、天枢、足上廉，导滞通便；或泻下脘、天枢、关元、太冲，消导积滞，驱蛔通肠。本病针灸治疗有一定的疗效，同病房配合治疗，效果更好。

6. 疳证 “无积不成疳”，取泻本穴消积导滞，治疗脾胃虚弱，运化失常，和“饮食自倍，肠胃乃伤”引起的疳证。前者，配补足三里或阴陵泉，点刺四缝穴，或配补脾俞、胃俞，健运脾胃，消导积滞。后者，配泻足三里，点刺四缝穴，消导积滞；或配泻足三里、阴陵泉，消积和胃，清热利湿。

7. 经闭、月经不调、头痛、眩晕 取本穴，治疗肠胃受病，传化失常，和胃腑受病，受纳不佳，致使气血生化之源不足，血海空虚引起的经闭、月经不调，血虚或气血亏虚不能上奉于脑引起的头痛、眩晕。根据不同的病因和病理类型，配取在不同的治则处方中，使肠胃功能恢复正常，气血旺盛，诸病随之而愈。如经闭兼见腹胀食少、胃脘隐痛、大便溏薄、面色苍白、手足欠温、倦怠无力等脾胃虚寒症状者，泻灸下脘、中脘，灸关元、神阙，温阳益脾，暖胃和中。使脾胃虚寒治愈复常，经闭随之而愈。

【病案举例】

例一：张某，男，71岁，住新野县范集公社江口大队六队。1982年6月10日初诊。

主诉：呃逆已八天。

现病史：八天前肋痛治愈出现呃逆，呃声频作，注射阿托品及用中药治疗无效。呃声由高变低，由频变少，自觉呼吸不畅，打嗝不顺，脘腹胀痛，板结拒按，深呼吸则痛重。饮食减少，食后脘腹胀痛更甚。

辨证：气机阻滞，胃失和降之呃逆、胃痛。

治则：和胃降逆，理气止痛。

取穴：针泻下脘、内关、公孙。

效果：一诊未拔针时呃逆即止，能深呼吸，一诊后脘腹胀痛已止，呃逆减轻；二诊后脘腹痛和呃逆治愈。

随访：1982年6月14日患者告知治愈回家。

例二：郑某，女，43岁，住南阳市环城公社蔡庄大队。1977年5月19日初诊。

主诉：腹部胀满一年。因生气而得。

现病史：一年来，胃腑胀满，食后胀甚痞塞，行走活动后减轻，饮食减少，嗳气。近十五天来嗓子发紧不适，有异物感，吞之不下，咯之不出。舌苔薄白，脉象沉弦。

辨证：气滞胃腑，痰气郁结之腹胀、梅核气。

治则：和中除满，利气化痰。

取穴：一诊针泻下脘、上脘和足三里，二至七诊上方加泻天突穴。

效果：二诊后嗓子异物感和胃腑胀满减轻；三诊后胃腑胀满痞塞治愈；四诊后梅核气减轻大半；七诊治愈。

随访：同年6月10日告知此病治愈未发。

【腧穴功能鉴别】

下脘、中脘、上脘功能比较　下脘：散而祛之，治胃兼通肠腑。中脘：和而消之，治胃兼理中气。上脘：抑而降之，治胃兼宽胸膈。

【讨论】

1. 本穴针刺方向与针感　治疗上腹疾病，略向上（上脘方向）斜刺，在不断地捻转运针的同时，其胀感或窜痛感或沉困感，和配用烧山火手法的温热感，沿任脉循腹里逐渐向上走至中脘、巨阙穴处，或在中脘或巨阙穴处歧行，走至两胁两期门、章门穴处，少数病例，沿任脉循腹里直上走至胸咽部。治疗穴下内部病变，针直刺，其针感多在穴下局部，或有肠转感或肠鸣。配用透天凉手法，其凉感多在针穴周围，配用烧山火手法，其温热感多出现在脐上至中脘穴的范围。治疗脐腹疾患，略向下（脐方向）斜刺，在不断地捻转运针的同时，其针感沿任脉循腹里走至脐、脐下。配用透天凉或烧山火手法，其凉感或温热感走向同上。欲使针感走向左侧或右侧，其针向同侧略斜刺，用于治疗侧腹疾病。

2. 经旨浅识　《灵枢·厥病》篇说："肠中有虫瘕及蛟蛕……心肠痛，侬作痛肿聚，往来上下行，痛有休止，腹热喜渴涎出者，是蛟蛕也。以手聚按而坚持之，无令得移，以大针刺之，久持之，虫不动，乃出针也。"可见古人就有针刺虫病的方法。现代对于蛔虫性肠梗阻、肠道蛔虫症，针泻下脘、天枢、关元、太冲，或大横、下脘、四缝穴等，都可驱蛔止痛。

3. 临床见闻 据报道，有针刺穴下是肠管的腧穴，用提插法导致损伤肠管或造成肠穿孔，引起局限性或广泛性腹膜炎的事故。用火针（焠针）疗法（用24号针），有造成化脓性腹膜炎的事例。

1955年，先父针治南阳县王村铺公社一位结证（肠梗阻）患者，用火针（24号粗）刺入天枢、下脘等穴，未能收效，收住我院外科手术治疗，打开腹腔看到肠管壁上有几处火针针痕，并有轻度的炎症出现。

4. 历代医家经验 《灵光赋》载："中脘、下脘治腹坚"；《百症赋》载："一腹内肠鸣，下脘、陷谷能平"；《胜玉歌》载："胃冷下脘却为良"；《针灸甲乙经》载："食饮不化，入腹还出，下脘主之"；《外台秘要》载："下脘主六腑之谷气不转"；《铜人腧穴针灸图经》载："下脘，治腹痛六腑之气寒，谷气不转，不嗜食，小便赤，腹坚硬癖块，脐上厥气动，日渐羸瘦"。概述了下脘治疗因中阳不振（中焦虚寒）、饮食停积、胃中寒冷、气血瘀滞引起的胃痛、腹痛、呕吐、腹胀、腹内积块等病，对指导临床有一定的参考价值。

5. 下脘穴处的压痛和寒热反应 以上反应有助于判断局部疾病的虚实寒热，参见梁门一节【讨论】。

6. 针刺过深的原因 参见梁门一节【讨论】。

7. 本穴多用泻法之由 胃肠病多实证和虚中夹实之证，胃肠虚证多与脾虚有关。患野取穴的病证亦多实证。胃喜通降消导，肠宜通畅祛浊。因此，本穴多用泻法，否则易滞塞中满。脾虚为因的胃肠虚证，当取补有健脾功能的腧穴以治其本。对于虚中夹实之证，可取泻本穴，通肠祛浊，和胃消导以治其标，所谓"邪祛正自安"。

8. 孕妇禁针、禁灸 针灸医书记载孕妇五个月以上者，上腹部腧穴禁针，五个月以下者，下腹部腧穴禁针。这是为了防止损胎流产。必要时可浅刺五分深，是无弊害的。

《灵枢·官能》篇说："针所不为，灸之所宜。"《针灸问对》也说："大抵不可刺者，宜灸之。"但《类经图翼》指出："中脘、建里、梁门等穴孕妇不可灸。"《外台秘要》指出："下脘孕妇不可灸。"实践证明，施灸对胎儿无影响，是无弊害的。如因寒凉伤胃或脾胃虚寒的胃腑病，可使用艾灸，温胃散寒、温阳和胃。正如《素问·六元正纪大论》篇所说："有故无殒，亦无殒也"。

9. 温针代灸法 急需泻灸下脘或天枢等腹部腧穴而无艾绒或艾条施灸时，先父将针在草垫上或高粱杆上反复穿刺，令针体发热后刺入穴内，刺入即速捻泻，有代艾灸温阳散寒之效。

10. 拔针后腹痛原因及处理 参见梁门一节【讨论】。

【歌括】

下脘脐上二寸寻，和胃通畅积滞运，
温中暖腹结聚祛，刺入寸半泻灸论，
枳朴郁金焦三仙，豆蔻砂术诸香顺。

第七节 | 中　脘

中脘，因位于胃脘部，上、下脘之间而得名；又名胃脘、太仓、中管、上纪；为任脉经的上腹部腧穴；任脉、手太阳、手少阳、足阳明经的交会穴；位于脐上四寸，穴下内部是胃腑约当幽门部；乃胃经经气聚集之处，为胃之募穴；又为六腑之会穴，中焦的气会穴。胃腑病，多在此募穴出现压痛或异常反应，检查该穴，有助于鉴别胃腑病的虚实寒热等。

依其穴下脏器、胃之募穴、腑之会穴、针感走向、穴位所在、胃腑功能和胃同他腑的关系，中脘主治胃、上腹和中焦气机失常，以及在病理上与胃有关的病证。对改善胃腑功能，消除胃功能失常所产生的病理证候，具有一定的功效。

【治疗范围】

1. 胃和同胃有关的病证　手太阴经脉"还循胃口"；足阳明经脉"下膈属胃络脾"，其经别"属胃，散之脾，上通于心"；足太阴经脉"属脾络胃，复从胃，别上膈，注心中"，其络脉"入络肠胃"；手太阳经脉"抵胃属小肠"；足厥阴经脉"挟胃属肝络胆"。由于经脉的循行和属络，胃同脾、心、肺、肝、胆、大肠、小肠的关系密切。因此，凡胃与脾、肝、胆、肠、食道相互影响，互为因果的病证，以及寒凉伤胃、饮食停积、痰湿停胃、寒湿内停、湿热蕴结和气滞血瘀等因引起的胃腑病证，都属胃募中脘的主治范围。与心有关的癫、痫、狂、不寐等，亦属本穴的治疗范围。

伤寒病中的厥阴证寒热错杂型和伤寒太阴证及阳明证，都可取施本穴。

2. 治疗腑病　中脘为腑之会穴，是六腑之气聚会之处。《难经》说："腑会太仓"。滑伯仁说："太仓一名中脘，在脐上四寸，六腑取禀于胃，故为腑会。"六腑病，特别是肠、胃、胆腑和胰腺病，配取腑之会穴中脘施治，更为适宜。

中焦气机失常或气虚引起的病证，亦可取中焦之气会穴中脘，理气、益气建中。

3. 同胃腑有关的虚证　胃腑功能失常，生化气血之源不足，以致气血亏虚出现的脏腑、器官病证，都可取本穴以治其本。

"胃者，五脏六腑之海也，水谷皆入于胃，五脏六腑皆禀气于胃"（《灵枢·五味》）。胃功能失常能导致很多疾病，影响身体健康，易于造成未老先衰。因此，前人认为"人以胃气为本，有胃气则生，无胃气则死。"临床应重视调理脾胃，中脘为调胃之常用穴。

4. 痰病和穴位所在处的局部病　"或针痰，先针中脘三里间"（《行针指要歌》）。"一切痰饮，取丰隆、中脘"（《医学纲目》）。中脘是治痰要穴之一，因痰或痰湿、痰火留聚于胃出现的病证，以及与痰有关的其他病证，均可取施本穴。中脘还治疗穴位所在处的局部病，如腹痛、积聚和经筋病变等。

【功能】

辨证取穴　用泻法，和胃导滞、祛痰消积。类似山楂、麦芽、神曲、莱菔子、枳壳、枳实、香附、郁金、鸡内金、陈皮、木香、沉香、元胡、茯苓等药的功效。用泻法配艾灸或烧山火，能暖胃逐邪、温通腑气。类似砂仁、半夏、苍术、藿香、厚朴、白蔻仁、草蔻仁、吴茱萸、丁香、陈皮、良姜、木香等药的功效。用泻法配透天凉，清胃散邪。用艾条灸，每次灸五至二十分钟，温阳益胃、暖胃散邪。

【主治】

胃痛、呃逆、呕吐，反胃、霍乱、痞证、郁证、积聚、食管癌、腹痛、痰饮、失眠、癫证、痫证、狂证、慢性咽炎、齿痛、慢性结膜炎、荨麻疹、便秘、急性肠梗阻、急性胰腺炎、胆道蛔虫症、伤寒（太阳证）、伤寒（阳明腑证）、经闭、月经不调、头痛、眩晕。

亦治传染性肝炎、初期肝硬化、哮证、乳汁缺乏、夜盲等。

【临床应用】

1. 呃逆　参见足三里一节【临床应用】。

2. 呕吐　其病位在胃，故胃募为其常用穴。

(1)饮食停积型：取泻中脘、足三里，点刺四缝穴，消食化滞，调和胃气，类似保和丸之效。若胃腑寒冷，中脘加灸。若胃中积热上冲，食入即吐，口臭而渴，苔黄脉数者，足三里配透天凉，或泻中脘、内庭、公孙，清胃降逆。伴有便秘者，针泻中脘、天枢、足三里，通便导滞，类似大承气汤之效。

(2)痰饮内阻型：针泻中脘（加灸或烧山火）、丰隆，灸关元、神阙、温化痰饮，和胃畅中；或泻灸中脘、足三里，泻公孙，温化痰饮、和胃降逆。痰郁化热者，针泻中脘（配透天凉）、丰隆、内庭，清热化痰，和胃止呕。

(3)肝逆犯胃型：取泻中脘、足三里、内关或间使，理气和胃止呕；或泻中脘、太冲、足三里，疏肝理气，和胃止呕。

(4)脾胃虚寒型：针泻中脘（加灸或烧山火）、足三里，灸神阙，温阳益脾，暖胃降逆；或泻中脘（加灸或烧山火）、公孙，补阴陵泉或脾俞，温中健脾，和胃降逆。

(5)胃中虚冷型：《伤寒论》126条说："病人脉数，数为热，当消谷引食，而反吐者，此以发汗，令阳气微，膈气虚，脉乃数也。数为客热，不能消谷，以胃中虚冷，故吐也。"可灸中脘、上脘，温胃逐冷益虚。

《伤寒论》229条说："若胃中虚冷，不能食者，饮水则哕。"宜灸中脘、神阙，温阳益脾，暖胃散寒。

《伤寒论》199条说："阳明病，不能食，攻其热必哕，所以然者，胃中虚冷故也。"宜灸中脘、神阙，温阳益脾，暖胃散寒。

(6)《伤寒论》245条："食谷欲呕，属阳明也，吴茱萸汤主之。"309条："少阴病吐利，手足逆冷，烦躁欲死者，吴茱萸汤主之。"377条："干呕、吐涎沫，头痛者，吴茱萸汤主之。"此三条之症状虽有不同，而肝胃虚寒，浊阴上逆所致则同。均可艾条灸中脘，泻公孙，温胃散寒，降逆止呕。377条可加灸大敦，暖肝散寒，有助于散肝之寒，治巅顶之痛。

3. 霍乱

(1)湿热秽浊，郁遏中焦，气机不利，运化失职，乱于肠胃的热霍乱。针泻中脘、天枢、阴陵泉，点刺曲泽或委中放血，清化湿热，逐秽化浊。

(2)寒湿秽浊，壅滞中焦，阳气受遏，气机不利，运化失常，乱于肠胃的寒霍乱。艾灸中脘、天枢、水分、神阙，振奋中阳，温化寒湿；或泻灸中脘、天枢，艾灸关元、神阙，温阳散寒，祛湿化浊；或泻灸中脘、天枢、足三里或上巨虚，温中散寒，祛湿化浊。夹表者，加泻大椎以解表邪。

(3)暑湿秽浊，阻遏中焦，气机窒塞，上下不通的干霍乱。针泻中脘、天枢、足三里（或公孙），曲泽或委中放血，通肠和胃，开闭逐邪；或泻中脘、内关、公孙，点刺曲泽或委中出血，和胃降逆，开闭逐邪。

(4)饮食不节，宿食停滞，阻滞肠胃，浊气不降，传化失常所致者。针泻中脘、天枢，点刺四缝穴，消食导滞，调和肠胃。

(5)《伤寒论》385条说：“霍乱，头痛发热，身疼痛，热多欲饮水者，五苓散主之，寒多不用水者，理中丸主之。”霍乱若见里寒证而不欲饮水者，宜灸中脘、神阙，温阳益脾，暖胃散寒。

4. 食管癌 参见天突一节【临床应用】。

5. 痰饮 中阳不运，水饮内停，饮留胃肠之痰饮证。宜泻灸中脘、天枢，灸神阙、水分，温阳化饮。

6. 失眠 取泻胃之募穴，治疗《素问·逆调论》篇所说的：“胃不和则卧不安”和《张氏医通》具体指出的：“脉滑数有力不眠者，中有宿滞痰火，此为胃不和则卧不安”之失眠。

(1)因饮食不节，肠胃受伤，宿食停滞，致胃气不和而卧不得安者，配泻足三里，点刺四缝穴，消食和胃，使食滞消除，胃腑安和，则失眠可愈。兼见大便不爽者，减四缝穴，加泻天枢通便导滞。

(2)因宿食停滞，积为痰热，壅遏中宫，致胃气不和而卧不得安者，配泻丰隆（配透天凉），或配泻丰隆、内庭，清热豁痰，和胃畅中，使痰热清化，胃腑安和，则能安卧。如夹心烦者，加泻神门、通里或大陵，清心安神。

7. 癫证 因思虑太过，肝气被郁，脾气不升，气郁痰结，蒙蔽神明所致者。证见精神抑郁，情绪低沉，表情淡漠，喃喃独语，语无伦次，时喜时悲，哭笑无常，不知秽洁，不思饮食，舌苔薄腻，脉象沉弦或弦滑。针泻中脘、间使、神门，理气解郁，化痰醒志。

8. 慢性咽炎、齿痛、慢性结膜炎 取本穴理气、暖胃。

(1)因肝气郁结，中焦气机不畅所致的咽炎。兼见胸闷胁痛，腹胀嗳气，气嗝不顺，胃腑隐痛，脘腹坚满，遇怒加重等症状者，针泻中脘，配泻足三里、间使理气和胃，使气机通畅，胃气调和，则咽炎及其证候群均愈。

(2)久服寒凉药物，寒滞中焦，脾胃乃伤，真火不升，浮火不降致使齿痛、慢性结膜炎，或咽炎久治不愈者，可泻灸中脘，暖胃散寒，温通中焦气机而收效。若已损及真阳者，配灸关元（或补）、神阙，温补真阳，暖胃散寒，使真阳温煦，浮火下降，则咽炎、齿痛、慢性结膜炎及其所伴有脾胃损伤的证候均可治愈。

9. 荨麻疹、便秘 参见天枢一节【临床应用】。

10. 伤寒（太阴证） 参见神阙一节【临床应用】。

11. 伤寒（阳明腑证） 其临床表现为潮热，谵语，便秘，腹满而痛，濈濈然汗出，舌苔黄厚，脉象沉实，甚者可见循衣摸床、微喘、直视等严重症状。可针泻中脘、天枢、足三里，通腑泻热，类似大承气汤之效。

12. 经闭、月经不调、头痛、眩晕 参见下脘一节【临床应用】。

【病案举例】

例一：何某，男，15 岁，住南阳县李八庙公社龙王庙大队。1965 年 4 月 12 日初诊。

主诉：恶心呕吐一年余。

现病史：1964 年 6 月开始每因感寒，恶心呕吐即发，复发时伴有食欲不振、泛吐酸水、胸膈满闷、全身困倦、四肢无力等症状。平素头痛，胃痛，食后呕吐，胃中嘈杂，口流清水，心中烦热，嗜睡，经常自汗、便秘、尿频、小腹凉、精神疲惫。舌淡无苔，脉沉细无力。

辨证：命门火衰，脾阳不振，运化失职，寒湿内停，胃失和降，故出现胃痛满闷，食欲不振，胃中嘈杂，食后呕吐，泛吐酸水，大便溏薄，小便频数，小腹凉等症状。脾阳不振，湿困脾土，故全身困倦，嗜睡。恶心呕吐感寒即发，是因寒湿停胃，外感寒邪，触动胃中寒湿，胃气上逆所致。

治则：温中和胃，补益命门。

取穴：针泻中脘补关元，均配烧山火，其热感均达腹内。

效果：一诊后恶心、呕吐清水和小腹凉减轻；二诊后恶心、食后呕吐、口流清涎，小腹凉均明显减轻，尿次减少，饮食增加，大便成形，精神好；三诊治愈。

随访：1965 年 7 月中旬其母针治郁证，告知此病在此针愈未发。

例二：白某，女，55 岁，住南阳县潦河公社蓝营大队蓝营村。1970 年 3 月 17 日初诊。

主诉：咽部梗塞，胃痛腹胀已年余。因生气而得。

现病史：一年多来，腹胀胃痛，食欲不振，左肋疼痛，咽部梗塞，吞之不下，咳之不去，气逆欲咳，咳久即出现呼吸浅短、两目上视、四肢发凉不能活动、牙关紧闭、不能言语、口吐白沫、气嗝不利等症状，约 5~15 分钟自行缓解，每因生气、内热、劳累易发，近两个月来一日数次。舌苔薄白，脉象沉弦。

既往史：1965年因郁怒所伤，咽部梗塞，吞咽不顺，胃痛腹胀，气嗝不利，食后和生气后胃痛腹胀、胁痛更重，发病月余，在本科针治四次愈。1967 年此病复发，又在本科针治四次愈。

辨证：原有肝气郁结，脾胃失调之郁证，每因伤及肝气易于复发。此次情志失和，原病复发，病久则肝气上逆，气逆而咳，咳久气机逆乱，络脉闭阻，故出现呼吸浅短，两目上视，四肢不温不会活动，牙关紧闭，不会言语，气嗝不利等症状。

治则：理气散滞，和胃降逆。

取穴：针泻中脘、内关、足三里。隔二至三日针治一次。

效果：二诊后气逆而咳次数减少；三诊后气逆而咳及胃痛腹胀已愈；四诊后气逆上冲未复发，自觉咽部发黏；五诊痊愈。

随访：1971 年 10 月 25 日回信告知在此治愈未发。

例三：刘某，女，59 岁，住南阳县陆营公社清凉寺大队苏庄村。1972 年 5 月 10 日初诊。

主诉：患胃痛已数年。

现病史：胃痛因生气而得，数年来胃脘满闷，窜及两胁，咽部有异物感，咯之不出，咽之不下，吞咽时梗塞不畅，食道疼痛，气嗝不顺，郁怒加重，食欲不振，口中发黏，咯吐黏痰，咽干，鼻干无涕，舌绛，舌苔薄黄少津，脉象滑数。

辨证：郁怒伤肝，肝气郁结，横逆犯胃之胃痛和痰气郁结之梅核气。

治则：理气和胃化痰。

取穴：针泻中脘、内关、足三里。隔日针治一次。

效果：二诊后胃痛咽干减轻，咳痰减少；五诊后基本治愈；六诊痊愈。

随访:1972 年 8 月 6 日回信告知治愈,并表示感谢。

【腧穴功能鉴别】

1. 中脘与胃俞功能比较　详见胃俞一节【腧穴功能鉴别】。

2. 中脘、气海、膻中功能比较　三穴都有调气作用,但各有其特点,详见膻中一节【腧穴功能鉴别】。

3. 中脘与天突祛痰功能比较　中脘穴,温化寒痰,祛胃腑之痰;天突穴,开痰利气,祛肺系之痰。

4. 中脘与足三里、胃俞功能比较　饮食停滞和寒凝气滞的胃腑疾患,针泻中脘消食导滞,或加艾灸温胃散寒行滞,直达病所,较泻或泻灸足三里、胃俞效速效良。

【腧穴配伍】

1. 中脘与胃俞配伍　详见胃俞一节【腧穴配伍】。

2. 中脘与足三里配伍　可称"合募配穴法"。中脘和胃之合穴足三里,都是胃腑疾病的常用穴。它们不仅直接治疗胃腑病,还治疗在病理上与胃腑功能失常有关的疾病。二穴配泻,增强通降胃气、消导积滞的功效;二穴配补,具有益气建中、养胃益脾和改善胃腑功能的作用。

3. 针泻中脘、天枢、足三里　类似大承气汤(《伤寒论》方)之效。其具体运用详见天枢一节【腧穴配伍】。

4. 针泻足三里、中脘,点刺四缝穴　类似保和丸(《丹溪心法》方)的功效。凡因食滞引起,适用保和丸及其加减者,均可取此三穴或加减腧穴施治。如呕吐,可加泻内关佐以止呕;呃逆,加泻公孙佐以降逆;腹痛,加泻阿是穴佐以散滞止痛;便秘,减四缝加泻天枢,消导食滞,畅中通便;厥证(食厥),减四缝加刺人中或手十二井穴或十宣,佐以开窍醒志。

5. 泻灸中脘　配泻灸丰隆,温胃化痰;配泻灸足三里,泻内关,类似厚朴温中汤(李东垣方)之效;配泻灸公孙,灸关元、神阙,温阳健脾,暖胃降逆。

6. 泻中脘　配泻天枢、公孙,开结导滞,宽肠和胃;配泻足三里、公孙,消食化滞,和胃降逆;配泻内关、公孙,理气和胃,降逆止呕、平呃;配泻神门、间使,理气解郁,化痰醒志。

7. 艾灸中脘　配泻公孙,温胃散寒,降逆止呕;配灸神阙,温阳益脾,暖胃散寒。

8. 中脘多与以下腧穴配伍　胃与脾、肠、肝、胆、食道互为因果的病证,脾胃同病,配脾俞、胃俞、阴陵泉、太白穴等;肠胃同病,配天枢、下脘、足三里、上巨虚等穴;肝胃同病,配太冲、期门、行间等穴;胆胃同病,配日月、期门、胆俞;食道病,配天突。

9. 标本兼顾、因果并治,因位配刺　中脘是治因治果的腧穴之一,他因所致的胃腑病,以及胃腑病引起的脏腑、器官病,注意标本兼顾,因果并治,因位配刺。如肝气犯胃的胃腑病,取肝经的太冲穴以治其因,取本穴(病位)以治其果;胃气失和的食道病,取本穴以治其因,配天突穴(病位)以治其果。

【讨论】

1. 本穴针刺方向与针感

(1)略向上斜刺,在不断地捻转运针的同时,其针感沿任脉循腹里逐渐向上走达胸部,少数病例走达天突穴处,个别病例继续上行,走至巅顶;配用烧山火手法,其温热感沿任脉循腹里逐渐走至胸部,少数病例走至咽部,个别病例口内发热(或烧灼感)、干渴、干黏;配用透天凉手法,其凉感循行同上,个别病例口内发凉如饮凉水。

(2)略向下斜刺,在不断地捻转运针的同时,其针感沿任脉循腹里逐渐向下走至脐部、少腹部，少数病例走至阴部、龟头部；配用透天凉和烧山火手法，其凉感和温热感走向同上。

(3)针直刺，其针感在穴周如掌大，很少向左、右、上、下方向走达。

(4)略向左或向右侧斜刺，其针感逐渐走向同侧的梁门穴处，少数病例走至章门穴处。

针刺方向应根据患病部位和用以开降胃气而定。如胃气上逆的病证，略向下斜刺，务使针感由上而下的走达为佳；食道疾患，针宜略向上斜刺。

2. 经旨浅识

(1)《图书集成医部全录》指出取本穴："针后慎勿饱食，不尔则有害。"是指脾胃虚弱，纳运失职，或食滞伤胃，脘闷纳呆，或胃痛、腹胀的病人，针刺之后，应注意食量，防止饮食过多再度损伤脾胃，影响疗效。

(2)滑伯仁说："阴阳经络，气相交贯，脏腑腹背，气相通应"（《难经》注）。指出脏腑与背俞、腹募穴并相通应。当病邪侵袭脏腑，俞、募穴则出现各种异常反应，可在相应部位施行针灸治疗。如胃腑病变，多在此穴出现压痛或异常反应，可在中脘穴针灸施治。检查中脘穴处的压痛和寒热反应，有助于判断胃腑疾病的虚实寒热，如拒按多属实，喜按多属虚；畏寒喜暖和得暖则舒多属寒，恶热喜凉和得凉则舒多属热。此异常反应，随病情减轻而减缓，治愈而消失。

(3)《伤寒论》325条："少阴病，下利，脉微涩，呕而汗出，必数更衣，反少者，当温其上，灸之。"少阴病下利，证属虚寒，脉微涩，为气虚血少，呕而汗出，是胃寒气逆，大便频数而量少，是血虚气陷之象。"当温其上，灸之"是以回阳为急，艾灸百会温其上，有回阳之效，亦可配灸中脘、神阙，回阳温中。

3. 本穴多用泻法 六腑为传化之府，泻而不藏，以通降下行为顺，滞塞上逆为病。胃腑多实证或虚中夹实之证，中焦气机易于滞塞不畅，患野取穴的病证多实证。因此，取刺腑会、胃募和中焦气会穴中脘，多用泻法。虚中夹实证候，患野取穴，仍宜用泻法，通降消导以祛其邪，"邪去正自安"，施补则易致中满滞塞。

【歌括】

中脘脐上四寸寄，胃募腑会任脉系，
和胃导滞兼祛痰，温胃健脾理中气，
针刺二寸宜用泻，挟实用补易滞腻，
效如古鉴保和丸，加灸香砂平胃宜。

第八节 上　脘

上脘，因位于中脘穴之上，穴下是胃脘而得名；又名胃脘、上管、上纪；为任脉经的上腹部腧穴；是任脉、足阳明、手太阳经的交会穴；位于脐上五寸，穴下内部约当肝下缘及胃腑幽门部。胃病多在此穴出现压痛或异常反应，检查该穴，有助于鉴别胃腑病的虚实寒热等。

依其穴位所在、穴下脏器、针感走向、胃腑功能和胃同他脏的关系，上脘主治胃和上腹病，以及在病理上与胃有关的病证。对改善胃腑功能，消除胃功能失常所产生的病理证候，具有一定的功效。

【治疗范围】

1. 胃腑病证 《灵枢·五味》篇中说："胃者，五脏六腑之海也，水谷皆入于胃，五脏六腑皆禀气于胃。"胃为水谷之海，主受纳腐熟水谷。凡因寒凉伤胃、饮食停滞、寒湿内停、湿痰停滞、湿热蕴结、气滞血瘀等所致的胃腑病，均可取施本穴。因胃腑受纳、腐熟功能失常，气血生化之源不足所导致的病证，亦可取施本穴以治其本。

2. 同胃有关的他脏病 胃居膈下，上接食道，下连小肠，其脉络脾。从经络所通的作用上来说，胃与心、肺、肝、胆、大小肠有着密切联系，而从生理、病理上又有着密切的关联。因此，临床上凡与胃有关的他脏疾患均可选配本穴。

足阳明经别"上通于心"，胃与心有直接联系。对于与心有关的病证如癫、狂、痫、不寐等，亦可选施本穴。

3. 局部病 该穴还治疗穴位所在处的局部病变（如积聚、黑热病、疟母、急慢性胰腺炎）以及循行于贲门处的手少阴经经筋病变。

【功能】

辨证取穴 用泻法，和胃降逆、理气解郁、消积软坚，类似神曲、山楂、麦芽、莱菔子、枳壳、枳实、香附、郁金、鸡内金、陈皮、沉香、元胡、柴胡等药的功效。用泻法配艾灸或烧山火，能温胃散邪，类似砂仁、白蔻仁、草蔻仁、厚朴、半夏、苍术、丁香、沉香、藿香、干姜等药的功效。用泻法配透天凉，能清胃祛邪。用艾条灸，能温阳益胃。

【主治】

胃痛、呃逆、反胃、呕吐、痞证、食管癌、腹痛、腹胀、霍乱、痢疾、郁证、积聚、癫证、狂证、痫证、经闭、伤寒（小陷胸汤证）、急性胰腺炎、疟母、黑热病、胆道蛔虫症。

亦治慢性咽炎、慢性结膜炎、泄泻、便秘、痰饮、哮证、月经不调、乳汁缺乏等。

【临床应用】

1. 胃痛

(1)肝气犯胃型：取泻上脘、足三里、内关或间使，行气和胃，畅中止痛；或泻上脘、足三里、太冲，疏肝理气，和胃止痛。

(2)脾胃虚寒型：泻灸上脘、足三里，灸神阙、关元温阳益脾，暖胃止痛；或泻灸上脘、中脘、足三里，温中散寒，和胃畅中。

(3)饮食所伤型：取泻上脘、足三里，点刺四缝穴，和胃导滞；或泻上脘、足三里、公孙，消食导滞，和胃止痛。

(4)寒邪犯胃型：取泻灸上脘、中脘，温中暖胃，散寒止痛。

2. 呃逆

(1)情志失和，肝气犯胃，气机阻滞，胃气上逆所致者。针泻上脘、公孙、太冲或间使，疏肝理气，和胃降逆。情怀不畅，气郁化火，肝火犯胃，肝胃之火上冲所致者。取泻上脘、内庭、行间，平肝和胃降逆。

(2) 宿食积滞，痰浊中阻，郁久化热，胃火上冲所致者。取泻上脘、足三里均配透天凉，泻公孙，消导积滞，清胃降逆。

(3) 暴受冷气，或过食生冷，或寒凉药物所伤，寒气蕴蓄中焦，胃阳被遏，胃失通降所致者。泻灸中脘、上脘，温中散寒，和胃降逆；或加泻公孙，以增强和胃降逆之力。《金匮要略·呕吐哕下利病脉证治》篇说："干呕哕，若手足厥冷者，橘皮汤主之"之胃寒呃逆，可泻灸上脘、足三里，温胃散寒，通阳止呃。

(4) 脾胃虚弱，胃失和降，虚气上逆所致者。取泻上脘，针补脾俞、胃俞，补益脾胃，和胃降逆。

(5)《金匮要略·呕吐哕下利病脉证治》篇说："哕而腹满，视其前后知何部不利，利之即愈"。属于大便不畅，胃肠实热所致者，取泻上脘、天枢、足三里或上巨虚，通便泄满，和胃降逆。

年老体弱或病久体衰，脾肾阳虚，元气大伤，气不摄固所致者，一般不主张取施本穴，补泻均不适宜。宜急补关元、气海、太溪、足三里，温补脾肾，固摄元气。

3. 反胃 胃不受纳则胃反。取本穴，暖胃散寒，温中和胃。

(1) 脾胃虚寒型：《金匮要略·呕吐哕下利病脉证治》篇中说："趺阳脉浮而涩，浮则为虚，涩则伤脾，脾伤则不磨，朝食暮吐，暮食朝吐，宿食不化，名曰胃反。"灸上脘、神阙、足三里，温阳益脾，暖胃降逆；或针泻上脘（配艾灸或烧山火），灸神阙、关元，温阳益脾，暖胃和中。

(2) 命门火衰型：下焦火衰，釜底无薪，脾失健运，胃不受纳。证见食后腹胀，朝食暮吐，暮食朝吐，宿谷不化，吐后舒适，神疲乏力，面色㿠白，四肢清冷，舌淡白，脉沉细。针泻上脘（加灸或烧山火），灸神阙，补关元，益火生土，温中和胃。

4. 郁证 取泻本穴，和胃、祛痰、调气。

(1) 肝失条达，横窜脉络，胃失和降。证见精神抑郁，腹胀嗳气，胸闷胁痛，食欲不振，腹部隐疼，舌苔薄腻，脉弦等。配泻足三里、太冲，疏肝理气，和胃畅中。胸胁疼痛明显者，加泻间使或内关宽胸利气；兼见月经不调，脉弦涩者，加泻三阴交通经活血；兼见两胁下痛甚，章门穴处有压痛者，加泻章门理气活络。

(2) 气郁化火，肝火上炎，气火扰动，胃失和降。证见性情急躁，易怒心烦，胸闷胁胀，大便秘结，嘈杂吞酸，咽干口苦，头痛耳鸣，舌红苔黄，脉弦数等。配泻中脘、行间，清肝和胃。

(3) 思虑不解或肝郁及脾，致使脾运不健，痰湿内生，痰气搏结而上逆。证见咽中梗阻如炙脔，咯之不出，咽之不下，气嗝不顺，舌苔薄白，脉象弦滑等。配泻丰隆、天突、内关，疏肝理气，祛痰利咽。兼见精神抑郁，胸胁胀满，嗳气频作者，配泻中脘、丰隆、间使，理气和胃，祛痰利咽。

5. 狂证 取泻本穴，理气解郁化痰。恼怒愤懑，不得宣泄，郁而化火，肝胆气逆，木火乘胃，津液被熬，结为痰火，心窍被蒙，神志逆乱而发者。配泻行间、丰隆、内庭、神门（或点刺曲泽出血），清肝泻火，镇心涤痰。若属阳明热盛，兼见大便秘结、舌苔黄糙、脉象实大者，针泻上脘、天枢、足三里，清泄肠胃实火。

6. 痫证 在休止期治疗，取泻本穴，理气和胃、导滞消痞、理气祛痰。

(1) 肝气失和，阳化风动，触及积痰，乘势上逆，痰蔽心窍所致者。配泻神门、丰隆、太冲，平肝息风，清心化痰。

(2) 每在情志失和，脘腹满闷出现后而发病者，配泻足三里、间使或内关，理气散滞，和胃畅中。

(3)每在发病前出现腹部胀满，食欲不振，心下痞闷或心下烦满者，配泻足三里、中脘，理气和胃，消痞散满。

(4)属于精神运动型发作者，配泻丰隆、神门，豁痰理气，安神醒志。

7.经闭　取本穴，主治脾胃失职，气血生化之源不足，血海空虚之血枯经闭。根据病情可选以下处方：取泻上脘、足三里、内关，理气和胃；或泻灸上脘、下脘，艾灸关元、神阙，温阳益脾，暖胃和中；或泻上脘、太冲、间使，疏肝理气，和胃畅中；或泻上脘，补足三里、太白，健脾和胃。调其脾胃，以充后天，气血旺盛，血枯经闭随之而愈。

8.伤寒(小陷胸汤证)《伤寒论》142条："小陷胸病，正在心下，按之则痛，脉浮滑者，小陷胸汤主之"之证，是由痰与热结于心下所致，针治宜泻上脘、间使，清热开结降痰。

9.急性胰腺炎　取泻本穴，用于治疗肝郁气滞型。证见胁痛或上腹痛，呈阵发性或持续性痛，口苦咽干，目眩，舌苔薄白或薄黄，脉象弦紧等，多属单纯性胰腺炎。配泻间使、太冲或阿是穴，疏肝理气，散滞止痛。

【病案举例】

例一：周某，男，52岁，南阳市力车厂职工。1969年7月3日初诊。

主诉：患胃痛已三年。近来复发。

现病史：三年来胃痛反复发作。胃脘疼痛拒按，吐酸嘈杂，脘腹胀满，饮食减少，食后胃腑顶痛，上脘穴压痛明显，舌苔薄白，脉象沉弦。曾服中药十余剂无效。

辨证：饮食所伤，脾失运化，胃失和降之胃痛病。

治则：和胃散滞。

取穴：针泻上脘、中脘、内关、足三里。

效果：一诊后胃痛明显减轻；二诊治愈。

随访：1972年4月30日该患者前来针治下肢痛，告知胃痛在此针治两次愈。

例二：田某，男，40岁，南阳农校教师。1967年12月5日初诊。

主诉：患呃逆五年，此次复发数天。

现病史：五年来每因感凉或饮食失节复发。复发时呃逆连声，呃声洪亮，胃脘痞闷，严重时呕逆酸水，两胁作痛，胃纳欠佳。脉弦。

辨证：寒邪阻胃或饮食伤胃，胃失通降，故气逆上冲，呃声有力；胃气不和，升降失调，气机不畅，故胃脘痞闷，两胁作痛，胃纳欠佳。肝属木，木生酸，两胁为肝胆经脉循行之分野，严重时肝胃气机不畅，肝失疏泄，胃失和降，故而两胁作痛，呕逆酸水。

治则：和胃降逆。

取穴：针泻上脘，针刺入三分钟后，呃逆即止。

随访：半年后患者针治腰痛，告知呃逆在此针治一次愈，至今未发。

例三：张某，男，50岁，住南阳县陆营公社双庙大队双庙村。1975年8月14日初诊。

主诉：吞咽不利，胃腑疼痛已年余。

现病史：一年前，因生气而得。吞咽不利，进食梗阻，吞下稠食易于噎塞，食物通过食道时食道刺痛，打嗝后缓解，咽干口苦，心烦，胃腑满闷疼痛，嗳气不顺，打通嗝后舒服，善太息，食量如常，脐左动悸明显，多梦少寐，耳鸣，小溲黄赤，身瘦，舌苔薄白略黄，舌中裂纹，脉象弦数。在当地用药久治无效。

辨证：肝气犯胃，胃失和降，气逆阻滞，食道失其通畅之证候。

治则：理气和胃降逆。

取穴：一至三诊针泻上脘、中脘、间使、足三里；四至十三诊针泻上脘，中脘、足三里。

效果：二诊后咽部不干，脐左动悸减轻，失眠愈；五诊后噎塞减轻，仅硬固食物吞咽不利；七诊后胃部有时隐痛，食入打嗝，呃逆治愈；九诊后进食已不噎塞；十三诊治愈。

随访：1976 年 9 月 7 日患者针治左下肢痛，告知此病针愈。

例四：胡某，男，58 岁，住南阳县茶庵公社英冯庄大队扬官营村。1969 年 12 月 28 日初诊。

主诉：胃部凉麻，复发已三个月。

现病史：三个月来，胃腑凉麻，感寒加重，甚则右胸凉麻，口流清涎，饮食减少，喜进热食，伴有身困乏力、精神不振、肠鸣等症状。身瘦体弱不能参加劳动，脉象沉迟。

辨证：依其脉证，系寒湿内停，阳气不布，胃腑腐熟受纳失职之证候。

治则：温化寒湿。

取穴：针泻上脘配烧山火。其温热感一、二诊达于胃腑；三诊走达整个上腹及右侧胸部；四诊除同上外，还循任脉上至膻中穴处，下至曲骨穴处，最后全身发热汗出；五诊、六诊针感同四诊。

效果：二诊后胃腑凉麻减轻，有精神，能劳动；三诊后胃腑凉麻明显减轻，口流清涎已止，严冬早晨能在野外劳动；四至六诊巩固疗效。

【腧穴功能鉴别】

上脘、中脘、下脘功能比较　此三穴都是治胃腧穴。其功能比较，详见下脘一节【腧穴功能鉴别】。

【腧穴配伍】

1. 针泻上脘　配泻天枢、足三里，清泻胃肠实火，荡涤肠胃秽浊；配泻太冲，疏肝和胃；配泻足三里、间使或内关，理气和胃、止呕、平呃、止痛；配泻丰隆，祛痰畅中，导痰降逆；配泻中极、阴陵泉，利湿和胃；配泻天枢、公孙，和胃降逆；配泻膻中、膈俞，宽胸利膈，降逆止呃；配泻灸天枢，泻公孙，温通肠腑，暖胃降逆。

2. 泻灸上脘　配泻灸中脘，温中散寒，暖胃止痛；配泻灸中脘，灸关元、神阙，温阳益脾，暖胃散邪。

3. 艾灸上脘　配艾灸中脘、天枢、神阙，温化痰饮，温散寒湿；配灸中脘，温中暖胃、散寒。

【讨论】

1. 本穴针刺方向与针感

(1)略向上斜刺，在不断捻转运针的同时，其针感沿任脉循腹里逐渐向上走至胸部，少数病例走至口内，个别病例可走达巅顶。配用烧山火或透天凉手法，其温热感或凉感走向同上，个别患者自觉口中热、渴发黏或觉口中似饮凉水。

(2)略向下斜刺，在不断地捻转运针的同时，其针感沿任脉循腹里逐渐下行，配用烧山火手法，温热感的走向同上，其热感似火线自上而下，配用透天凉手法，凉感走向同上，其凉感如冰水自上而下。

(3)针直刺，其针感(闷、胀、重、沉)在穴下腹内如掌大，很少向左、右、上、下放散。

(4)略向左或向右侧外上方斜刺，其针感逐渐走向同侧的胁肋部。个别病例，用捣刺法捣刺几下,其酸困感或针刺样感突然向同侧胁肋部窜几下。

针刺方向,应根据患病部位和胃气的升降而定。如食道疾患,略向上斜刺,务使针感走达食道;胃气上逆的病证,略向下(脐)斜刺,务使针感由上而下走达为佳。

2. 经旨浅识 《图书集成医部全录》指出本穴:针后慎勿饱食,不尔则有害。参见中脘一节“经旨浅识”。

3. 临床见闻

(1)取本穴,对于肝脾肿大,其边缘在本穴处或以下者,禁不可刺,以免刺伤肝脾而造成死亡。1943 年,一位四十多岁的肝炎患者,被某医以“久郁积块”针刺本穴,刺入二寸余(24 号毫针),因刺伤肝脏,内出血而死亡。

1949 年前,一些大药房的医生,用斯锑黑克治疗黑热病,每支药费和注射费折合一斗小麦(25kg),也有要二十斗小麦包治的。我家以痞块、疟母针治,从左侧肋弓向脐中方向横刺一寸五分深左右,横刺二、三针,有时用火针直刺痞块二、三针,效果甚好,未因针刺痞块而死的。后知脾脏禁针,可已成个谜。

(2)本穴禁用坐位、站立位及隔衣刺针。1930 年,一位十五六岁男孩,正在田里劳动,突发胃疼,当时一医生令其就地埂坐下,隔衣刺入,刺入即拔,几分钟后患者气短胸闷,两小时后胸胁胀满,烦躁不安,大汗淋漓,于第二天死亡。(注:医者是用 24 号三寸自制毫针,由上脘穴向上刺入二寸多深,可能是刺伤肝脏之故。)

(3)1953 年,针治一位三十岁女患者。证见胃痛,腹胀食少,脘腹坚痞,嗳气频作,情志抑郁,身体瘦弱,气短微言,脉象细弦,久服行气散滞祛瘀之品无效。针刺上脘、中脘各一寸八分深,刺入后患者即感上腹酸困沉重如物按压影响呼吸,两分钟后,由呼吸浅短转为呼吸微弱,两目上视,面色苍白,不能言语,汗出,即刻拔针,急补合谷、足三里,由两位医生同时捻补,各穴捻补十五分钟后,患者逐渐恢复正常。

(4)有报导,针刺穴下是胃的腧穴,用提插法,有出现损伤胃腑或造成胃穿孔的事故,因胃内容物外溢,又可引起局限性或广泛性腹膜炎。用火针疗法,有造成化脓性腹膜炎的事故。

(5)其他“临床见闻”参见梁门一节【讨论】。

4. 针刺注意事项 参见梁门一节【讨论】。

5. 针刺过深的原因 参见梁门一节【讨论】。

6. 孕妇禁针、禁灸问题 参见下脘一节【讨论】。

7. 本穴处的压痛和寒热反应 有助于判断胃腑的虚实寒热。参见梁门一节【讨论】。

8. 历代医家经验 本穴是治疗胃痛要穴,历代医家都有详细记载。如《玉龙歌》云:“九种心痛及脾痛,上脘穴内用神针”;《胜玉歌》云:“心痛脾痛上脘先”;《玉龙赋》云:“上脘、中脘治九种之心痛”。另外《神农经》《医学纲目》《太乙歌》《针灸甲乙经》等书,也都有此类记载。

9. 本穴多用泻法之由 “实则阳明,虚则太阴”,胃以实证多见。肝、胆、胸、膈、食道等脏器病变导致的胃病,亦多实证或虚中夹实之证。胃降则和,喜通降消导,故治疗常用通降和胃之法。若夹肠病,则通畅祛浊;夹肝病则疏泄条达;夹膈病则理气宽膈;夹食道病则降逆理气;夹胆病则清利通畅。因此,本穴多用泻法。

胃之虚证,补本穴易壅滞中满,宜取补有健脾、养胃功能的腧穴,如脾俞、胃俞、太白、阴陵泉、足三里等。

【歌括】

上脘脐上五寸宗，和胃降逆积滞攻，
温胃散邪胃痛祛，针刺二寸泻灸通，
枳朴诸香三仙夏，苍术蔻仁郁金充。

第九节　膻　中

膻中，有广义和狭义之分。广义是指胸腔，狭义是指心包。膻中穴，是前人依其所在部位(膻中)而命名的；又名上气海、胸堂、元儿、元见。上气海是因它偏于治疗上焦气病而命名；胸堂则是依其所在部位而命名的。

膻中为任脉的胸部腧穴，位于两乳之间，穴下内部是心包及心；为心包络经之经气聚集之处，乃心包络之募穴；是任脉、足太阴、足少阴、手太阴、手少阴经的交会穴；又是气(宗气)聚会之处，为气之会穴。是治疗气病的要穴。膻中主治气病，特别是上焦气机不畅所致的病证，以及心、肺、胸胁、乳、咽等脏腑器官病变。

临床应根据气同脏腑、器官、血的生理、病理关系，掌握运用配穴处方。

【治疗范围】

依其穴位所在、穴下脏器、心包募穴和气之会穴，膻中治疗心、肺、胸、膈、乳、咽病证。

胸部为心肺所居，又是宗气所聚之处。“膻中者，臣使之官，喜乐出焉”(《素问·灵兰秘典论》)。凡由情志失和，气机失畅；外邪侵袭，肺气壅滞；痰浊阻肺，肺失宣降，痰气交阻，闭塞气道；心血瘀阻，心络挛急，气滞不行，乳络不畅；气滞血瘀，胸络阻滞，以及痰浊、寒湿、阴寒、瘀血阻滞脉络，气机不畅等所引起的心、肺、胸、膈、乳部病证，都属心包募穴、气之会穴膻中的治疗范围。具有通畅上焦气机，理气散滞通络的作用。

本穴针感能走达胸、胁、两乳等处，依其针感的走向，本穴还治疗针感走达处上述部位的病变。

【功能】

1. 辨证取穴　用泻法，宽胸利膈、理气通络，类似枳壳、陈皮、沉香、苏梗、川楝子、瓜蒌、青皮、郁金等药的功效。用补法，补益宗气。

2. 局部取穴　用泻法配艾灸，温阳散寒、温通脉络，类似薤白、桂枝、沉香、厚朴等药的功效。

【主治】

咳嗽、哮证、喘证、胸痛、冠状动脉硬化性心脏病、胸痹、胁痛、乳汁缺乏、急性乳腺炎、乳癖。

亦治呃逆、梅核气、肺痨等。

【临床应用】

1. 咳嗽、哮证、喘证 肺主气司呼吸，哮、喘、咳嗽均为气机升降出入失常所致，取本穴宽胸利气、调气降逆。如因痰浊阻肺，肺失宣降之咳嗽、喘证，取泻膻中、丰隆、列缺或天突，祛痰宣肺，利气平喘、止咳；因寒痰渍肺，气道受阻之哮证，泻灸膻中、肺俞、中脘，泻天突，温肺散寒，豁痰利窍。

肺气不足，气无所主的虚喘，亦可配补本穴，有助于益气定喘。肾不纳气的肾喘，不可配本穴，泻之易致气虚，补之易助气逆。属于肺肾俱衰，心阳亦同时衰竭以致喘逆加剧，烦躁不安，肢冷汗出，脉象浮大无根，乃有孤阳欲脱危险者，不可取施本穴，宜急补关元、气海、太溪，扶元救脱，镇摄肾气；或急补气海、关元、神门，回阳救逆，益气复脉。

2. 胸痛 胸痛是患者的一个自觉症状，可出现在多种疾病中。取泻本穴，用以通络（用于患野或邻近取穴）、理气止痛（用于辨证取穴），治疗以胸痛为主的病证。心、肺疾病反映的胸痛则不属这个范围。

(1) 因情志失和，肝气郁结，气机不畅，脉络痹阻所致者，取泻膻中、间使和以痛为腧的阿是穴，疏肝理气，通络止痛。若气滞日久，而致血凝阻络者，上方加泻三阴交，活血祛瘀。

(2) 因扭闪跌伤，瘀血停积，气机不畅，脉络痹阻所致者，取泻膻中、间使、三阴交或血海，理气活血，通络止痛；或泻膻中、三阴交、阿是穴，活血祛瘀，通络止痛。阴血亏耗，肝血不足和精血亏损，肝阴不足引起的胸胁疼痛，不可配取本穴。

3. 胸痹 胸居阳位，清旷之野。胸痹由胸阳不振，阴邪凝踞，阴乘阳位，经络痹阻，气机不畅所致者，取泻或泻灸膻中，用以开胸利气、温通胸络，务使针感走达患野。

(1) 因寒邪侵袭，阴寒内盛，痹阻胸络，气机不畅所致者，泻灸膻中、中府、阿是穴，温阳散寒，通络开痹。

(2) 因痰湿内蕴，上犯胸间，气机失畅，胸络痹阻所致者，泻灸膻中、丰隆、中府或阿是穴，温化痰湿，利气通络。

(3) 因寒湿留着，阴乘阳位，胸络阻滞，气机不畅所致者，泻灸膻中、阿是穴，或加泻阴陵泉，温化寒湿，开胸利气。

(4)《金匮要略·胸痹心痛短气病脉证治》篇中瓜蒌薤白半夏汤及枳实薤白桂枝汤主之的胸痹证治，参见丰隆一节。

4. 乳汁缺乏 缺乳在三个月以内，针灸治疗有一定效果。亦有针疗一至三次而愈者。取泻本穴，向两侧乳房方向横刺，使针感走达乳部，用以宽胸利气，疏调气机，宣通乳络，配取于以下处方中。

(1) 肝气郁滞型：配泻间使、乳根（沿乳房向上横刺，使针感向乳房扩散，或用艾灸），点刺少泽出血，或配泻间使、期门，疏肝解郁，通畅乳汁。若乳房肿硬胀痛明显，发热恶寒者，配泻曲池、内庭，退热消肿，理气散结；若因肝气犯胃，胃失和降，受纳不佳，影响气血的化生，而致乳汁缺乏者，配泻足三里、中脘或内关，和胃导滞，行气通络。

(2) 气滞血瘀型：配泻间使（或内关）、三阴交或膈俞，或加乳根，行气活血，通畅乳络。若出现乳房肿硬疼痛，恶寒发热者，配泻曲池、内庭（或解溪）、三阴交，行气活血，退热消肿。

(3) 气血虚弱型：因素体虚弱，或产时失血过多，致使气血两亏，生化不足，乳汁缺少。在针补合谷、三阴交补益气血的基础上，配泻膻中佐以宣通乳络（用于虚中夹实之证），或补本穴佐以益气调络。

(4)单纯性乳汁缺乏（不因肝气郁滞，气滞血瘀和气血亏虚而出现之乳汁缺乏）：采用对症治疗，常规取穴，可取泻膻中、少泽、乳根，有一定的疗效。如果收效不佳者，可补膻中、合谷、三阴交，补益气血，益气调络。虽然没有气血亏虚症状，但内因气血是化生乳汁的基础。故采用此法，有益于促使乳汁旺盛，常能取得良好的效果。

5. 乳癖　取泻本穴向乳房方向横刺，使针感走达乳部，用以通畅乳房气机。

(1)肝郁气滞型：配泻太冲（或期门），点刺少泽出血，疏肝理气，通络散结。

(2)气滞血瘀型：配泻三阴交（或膈俞），点刺少泽出血，行气活血，通络散结。

【病案举例】

例一：杜某，女，20岁，住南阳县陆营公社王彗大队。1965年9月30日初诊。

主诉：乳汁缺乏已八天。

现病史：产后四个月，八天前因孩子患病不会吸吮乳汁，加之本人忧愁，情志抑郁，饮食减少，而出现两乳胀痛，乳汁不行。脉缓。曾用通乳药物治疗无效。

辨证：情志抑郁，气机不畅，加之吸吮骤停，乳汁回流，故出现乳房胀痛，乳汁缺乏。

治则：理气通乳。

取穴：针泻膻中、少泽，留针四十分钟。膻中穴针直刺，其酸困沉感在局部，针尖略向右偏方向斜刺，其沉困感走达整个右侧乳房，针尖略向左侧方向斜刺，其沉困感走达整个左侧乳房。

随访：1967年、1969年患者先后介绍本村两位妇女前来针治缺乳，并让转告她针治当天中午乳汁即可通行，第二天乳汁通行如常。

例二：杨某，男，80岁，南阳市郊卧龙岗公社。1965年6月7日初诊。

主诉：胸痛已两个月（因生气而得）。

现病史：两个月来，胸部疼痛，痛窜两胁，以两侧乳旁疼痛尤甚，遇怒加重，甚则影响咳嗽及深呼吸，咽部梗阻，似有异物感，口干欲饮，短气乏力，舌质绛，舌苔黄腻，脉象弦数。

辨证：肝气郁结，气滞胸络之胸痛。

治则：理气通络，佐以清咽利膈。

取穴：针泻膻中、廉泉。膻中穴针直刺，其针感沿任脉上行至璇玑，下行至巨阙穴处，针尖略向左、右方向斜刺，其针感走达左、右两乳外方处，针尖略向上方（天突穴方向）斜刺，其针感沿任脉上行至天突穴处。

效果：一诊在留针三十分钟后胸部已不痛，呼叫舒畅，一诊后胸痛减轻约百分之八十；二诊治愈。

【腧穴功能鉴别】

膻中、气海、中脘功能比较　此三穴都有调气作用，但各有其特点。膻中穴疏利上焦气机，开胸气，降气通络。气海穴疏利下焦气机，补元气，行气散滞。中脘穴疏利中焦气机，补中气，行气和中。

【腧穴配伍】

取泻膻中　配泻太冲、期门，疏肝解郁，宽胸利气；配泻内关，开胸利气，通畅心络；配泻肺俞，宣肺利气；配泻列缺或尺泽，宣肺降气；配泻期门，宽胸利气，通畅胸络；配泻尺泽、丰隆，宣肺利气，化痰降逆；配泻间使、三阴交，行气活血，通络散滞；配泻天突，开胸利气，降痰平喘；配泻中府、内关，开胸利气，宣肺平喘。

【讨论】

1. 本穴针刺方向与针感　胸咽病，向上方（咽部方向）刺入，其针感沿任脉逐渐上行走至胸骨切迹，少数病例走至咽部；胸腹及气逆之病，向下方（剑突方向）刺入，其针感沿任脉逐渐下行走至剑突，少数病例走至上腹；胸胁及乳房病，向左侧或右侧刺入，其针感走向同侧乳房、胸胁部。其针刺方向，宜根据不同病位和病证而定。

2. 经旨浅识

⑴《铜人针灸经》《西方子明堂灸经》《禁针穴歌》均说本穴禁针。《类经图翼》说："刺之不幸，令人夭"。膻中穴下是心包及心。前人针具粗糙，针刺本穴压重感明显，影响呼吸，肺气肿、肺源性心脏病、心力衰竭病人，可能因此发生不良后果，或巧合"令人夭"而禁针。

⑵《行针指要歌》载："或针气，膻中一穴分明记。"该穴是治疗气病要穴，特别是肺、胸、膈、乳部气机不利引起的呼吸迫切（短气）、呼吸微弱（气少）、咳逆气上、咳喘、哮喘、呃逆、胸膈痞满等病，更为适宜。

3. 历代医家经验　谢坚白说："凡上气不下，及气噎、气膈、气痛之类，均宜求此穴灸之"；《针灸甲乙经》："咳逆上气，唾喘短气不得息，口不能言，膻中主之"；《神农经》："上气喘咳，可灸七壮"；《铜人腧穴针灸图经》："膻中，治肺气咳嗽上喘，唾脓不得下食，胸中如塞"；《百症赋》："膈痛饮蓄难禁，膻中、巨阙便针"；《针灸经穴图考》："《千金》：上气厥逆，灸胸膛百壮，穴在两乳间。上气咳逆，胸痹背痛，灸胸膛百壮，不针"；等等。这都说明膻中是气病要穴，主治上焦气病，如心、肺、胸、膈、乳之气机不畅等。并非统治所有之气病。

4. 本穴多用泻法之由　患野或邻近取穴的病证多实证，上焦气机失常的病变亦多实证。因此，取本穴多用泻法。

【歌括】

膻中两乳正中间，气之会穴气病先，
宽胸利气理气滞，温阳祛邪胸络宣，
上焦气机诸病证，泻灸刺入三分砭，
瓜蒌青陈郁苏梗，越白枳朴沉桂甘。

第十节　天　突

天突，又名玉户、天瞿穴；是任脉经的腧穴，任脉、阴维脉之交会穴；位于结喉下，胸骨切迹上缘，穴下深部是气管；为治疗气管、喉、咽及食道疾病的常用穴。

气道不宣，肺气升降出入失常的病证，多属实，咽喉、食道疾病，多实证，因此，本穴多用泻法。取泻本穴易伤正气，其捻泻的多少，应依邪盛的程度和患者体质强弱而定；兼有正气不足之哮证、喘证，捻泻过多，易致元气大伤，或因致气脱而死，临床应特别注意。

属于肺肾气虚、肺脾气虚、肾不纳气之哮、喘、咳嗽，不宜取本穴施治，补泻均不适宜，泻之伤气，补助气逆。

【治疗范围】

1. 气管病　气管上连喉咙，下通于肺，属于肺系，是肺气出入之通路。肺气升降出入正常与否，与气管的通畅有关，气管的通畅与否，与肺脏功能的正常与否有关。天突穴多用于外邪犯肺，气道不利，气机升降失常的病证。风寒犯肺，郁于气道，肺气不能宣畅；痰气交阻，闭塞气道，肺失升降之职，引起的咳嗽、哮证、喘证等，都可取本穴以利气道、降痰浊、降逆气。如能使逆气痰浊随针感沿任脉循胸里下行而消失或减缓，则收效更为显著。

2. 食道病　郑梅涧在《重楼玉钥》中说："夫咽喉者，生于肺胃之上，咽者嚥也，主通利水谷，为胃之系，乃胃气通道也；喉者空虚，主气息出入呼吸，为肺气之通道也。"咽喉连于肺胃，喉为气机呼吸之门户，咽为饮食消化之通道。任脉循行咽喉，气管通于喉。因此与肺胃有关的咽喉疾病，属本穴治疗范围。临床常根据不同病因和病理类型，配取在不同治则处方中。

食道疾病，如食管癌、食管炎、食管痉挛等，亦可取本穴施治。

【功能】

辨证取穴　用泻法，降痰利气、镇咳平喘、清利咽喉，类似杏仁、瓜蒌、橘红、桔梗、牛蒡子、白前、前胡、苏子、贝母、枳实、旋覆花、胆南星等药的功效。用泻法配艾灸，温降痰浊、镇咳平喘，类似干姜、细辛、麻黄、款冬花、杏仁、半夏、紫菀、旋覆花等药的功效。用补法，收敛肺气，类似炙黄芪、潞参、五味子、百合、炙甘草等药的功效。

【主治】

哮证、喘证、百日咳、咳嗽、失语、咽炎、梅核气、食管炎、食管痉挛、食管麻痹、食管癌、呃逆、单纯性甲状腺肿、甲状腺功能亢进、急喉风。

【临床应用】

1. 哮证　本病病机主要在于痰气交阻，闭塞气道，肺失升降之职。取本穴用于发病期，降痰浊利气道以治其标。缓解期，以培补固本为主，不宜取施本穴。

(1) 寒痰渍肺，气道受阻：取泻天突，泻灸风门、肺俞，或取泻天突，泻灸中府、膻中温肺散寒，豁痰利窍；或取泻天突、丰隆，泻灸风门、肺俞，温肺化痰，宣肺利气，类似冷哮丸之效。兼表证者，配泻列缺，泻灸大椎，有麻黄汤加味之效。

(2) 痰热犯肺，气道不利：取泻天突、丰隆、内庭、尺泽，清降痰火，宣肺利气；或泻天突、尺泽、丰隆（配透天凉），清热化痰，宣肺利气。

张景岳在哮喘的辨证中说："扶正气者，须辨阴阳，阴虚者补其阴，阳虚者补其阳。攻邪气者，须分微甚，或散其风，或温其寒，或清其痰火。然发久者，气无不虚……攻之太过，未有不致日甚而危者。"伴有脾虚不运或中气不足症状之哮证，应在补虚泻实，虚实并治的处方中，配泻本穴，但捻泻不宜过多。哮证兼见肾不纳气，或肺肾气虚者，不可配取本穴（补泻均不适宜），更不可对症治疗，一意祛邪，更伤正气。

病程日久，年高体弱，发作频繁，持续不已者，难治。若邪实正虚，发时喘息鼻煽，胸高气促，张口抬肩，汗出肢冷，面色青紫者危，极易汗脱生变。不可取刺本穴，应急救其危。

2. 喘证　“天突膻中治痰喘”(《灵光赋》)和“气喘天突是真传”(《经验特效穴歌》)。喘有虚喘、实喘之分。具有降痰利气、降逆平喘和补益肺气的天突穴,治疗邪气壅肺,气失宣降的实喘,兼治肺气不足之虚喘。

(1)风寒袭肺,肺气壅实,不得宣降的实喘。取泻天突(或加灸),泻灸肺俞、风门,或取泻天突、列缺,泻灸中府、膻中,疏风散寒,宣肺平喘。

(2)痰浊壅肺,气机阻滞,肺气不得宣畅的实喘。正如杨仁斋所说的:“惟夫邪气伏藏,痰涎浮涌,呼不得呼,吸不得吸,于上气促急”的痰喘。取泻天突、丰隆、列缺,开痰利气,宣肺平喘;或泻天突、膻中、丰隆,宽胸利气,祛痰平喘;或取泻天突、中脘、膻中,降逆祛痰,利气平喘。若兼有脾虚湿盛者,加补阴陵泉,健脾祛湿。

(3)肺为气之主,肺气不足,气无所主之虚喘。在取补合谷、太渊或肺俞之益气定喘的处方中,配补本穴,有助补益肺气。肺虚夹实,伴有痰阻壅肺者,取泻本穴,降痰浊,利气道,捻泻不宜过多,恐伤正气。

(4)肺肾两虚、肾不纳气之虚喘,以及肺源性心脏病、肺气肿出现之喘,不宜配取本穴,泻之伤气,补助气逆。

虚喘,足冷头汗,如油如珠,喘息鼻煽,张口抬肩,胸前高起,面赤躁扰,便溏,脉象浮大无根者,为下虚上盛,阴阳离决,孤阳浮越,冲气上逆之危脱证候。必须急救,不可取刺本穴。

3. 咳嗽　取本穴,主治痰浊阻肺型和肝火犯肺型。属于风寒外束,肺失宣降,和风热犯表,肺失宣畅者,取泻本穴收效亦佳。

(1)痰浊阻肺型:因脾失健运,痰湿内生,上渍于肺,肺失宣降所致者,取泻天突、丰隆、列缺,祛痰利气,宣肺止嗽;或取泻天突、丰隆,补阴陵泉,健脾祛湿,降痰利气。伴有胸脘痞闷,纳食不佳者,取泻天突、列缺、足三里,宽胸利气,降痰止嗽。若因痰浊不化蕴而化热,痰热壅肺,肺失清肃致成的痰热壅肺型咳嗽。针泻天突、尺泽、丰隆(配透天凉),清热化痰,宣肺止咳,有清气化痰丸之效。

(2)肝火犯肺型:因肝郁化火,气火上逆,乘肺刑金,肺失清肃所致者。取泻天突、尺泽、行间,平肝泻火,清肺降逆。

4. 梅核气　肝气抑郁,痰气郁结而上逆所致者,取泻天突、廉泉、太冲、丰隆,疏肝解郁,理气祛痰;或泻天突、中脘、膻中,解郁化痰,顺气降逆。兼见精神抑郁,胸闷胁痛,腹胀嗳气,食欲不振,胃脘隐痛者,针泻天突、间使、中脘或上脘,理气和胃,降气祛痰。兼见气逆上冲,胸膈痞闷者,取泻天突(逆气能随针感沿任脉循胸里下行胃腹而散者效佳)、公孙、膻中,宽胸利气,降逆散滞。半夏厚朴汤证者,泻天突、丰隆。

5. 食管瘤

(1)初见吞咽梗阻,气逆不舒等症状,和证见吞咽困难,胸膈痞满,时觉隐痛,气逆吐痰,口干咽燥,大便艰涩等症状者,取泻天突、中脘(或上脘)、内关;或取泻天突、内关、足三里,行气和胃,宽膈和中。针治此病的特点是:针治一两次,效果明显,继续复诊,效果不如前两次显著,但长期治疗,能减缓病情的进展。

(2)证见滴水不下,甚至数天滴水不入者,取泻天突、中脘或上脘,或加足三里,过于体虚气衰者,先补合谷补气,后取以上腧穴。针治一两次,有百分之七十的病人即能进入流质或半流质食物。隔日针治一次,有持续进入流质食物十天、二十天、三十天者,个别患者能持续进食两个月。上方虽不能根治本病,但对改善食管癌梗阻症状,减轻患者精神负担,延长生命等能起到一定作用。

6. 单纯性甲状腺肿　隋代《诸病源候论》载有:“瘿者由忧恚气结所生”,又云:“有三种瘿,有血瘿可破之,有息肉瘿可割之,有气瘿可具针之。”明确指出针刺可以治气瘿。《针灸甲乙经》有:“瘿病,气舍主之”的记载。气舍是治痰气的主穴,配泻天突(或阿是穴)消瘿散结,收效显著。配泻天突能改善呼吸,促进自觉症状消失。瘿瘤较大者,仅刺泻瘿瘤上三四针,消瘿散结的效果亦显著。

取泻气舍、天突,或泻瘿瘤上的阿是穴之所以效果显著,是因有消散郁结的作用,有调整甲状腺对碘吸收利用的作用。患野取穴,不宜用针太粗,防止刺破腺上动脉,或腺瘤裂伤,造成内出血压迫气管,甚至引起急性窒息,危及生命。特别是血瘿不宜针刺,更不宜用粗针刺入。

散在性甲状腺肿,属中医的“肉瘿”。因郁怒伤肝,痰气郁结所致者。取泻天突、间使、太冲、阿是穴(向肉瘿核心刺两三针),疏肝解郁,消瘿散结。

【病案举例】

例一:温某,女,48岁,住南阳县李八庙公社龙王庙大队。1965年3月24日初诊。

主诉:咽部咽下不舒,如物梗阻已月余(因生气而得)。

刻下症:自觉前项发紧,咽中梗阻,如有炙脔,咯之不出,咽之不下,似异物常存,食物咽下如常,吐白黏痰,夜间咽干,口渴不欲饮,食量正常,多梦,面唇色红,舌苔薄白,脉象滑数略弦。

辨证:郁怒难伸,木失条达,气失疏泄,郁久化火,煎熬成痰,痰气郁结之梅核气。

治则:利气化痰。

取穴:一至三诊针泻天突、廉泉;四诊、五诊上方加泻间使、丰隆。

效果:二诊后咽部已无异物梗阻感,其他症状均明显减轻;三诊后仍多梦,口吐黏痰,其余症状均愈;五诊痊愈。

随访:1965年4月9日来本科针治其他疾病告知此病愈后未发。

例二:唐某,男,10岁,住南阳县李八庙公社龙王庙大队。1965年4月10日初诊。

主诉:患哮证六年。此次复发五天。

现病史:1959年夏季突然鼻衄在本科治疗愈后,后因汗出受风又得哮证。呼吸困难,喘促汗出,喉中痰鸣,咳嗽喘促,夜间尤甚,不能平卧入睡。四天前发热咳嗽,哮喘,食欲不振,热退后仍夜间咳嗽哮喘,食欲不振,腹部发热,舌尖红,苔白,舌根白厚,脉象弦数。

辨证:风热侵肺,肺失宣降,痰气交阻,气道闭塞,哮证复发。

治则:宣肺化痰利气。

取穴:一至三诊针泻天突和列缺、丰隆;四诊上方减天突,隔日针治一次。

效果:一诊后两个晚上哮证明显减轻,呼吸通利;三诊后夜间咳嗽及喉中痰鸣消失,精神好;四诊巩固疗效。

随访:1965年6月至9月其母在本科治病,告知其孩哮证治愈未发。

例三:景某,男,19岁,五官科(治疗手术后面瘫)住院病人。1970年11月23日初诊。

主诉:发热咳嗽,因感寒而得。

刻下症:发热头痛,鼻塞不畅,口鼻气热,咳嗽喷嚏,连声而咳,其痰白黏稠,口苦,唇干,全身困痛,面色红赤,溲黄便秘,咽干口渴,少寐,脉数有力。

辨证:依其脉证、病因,系内热外感,风热上受,肺卫受侵,失其宣降,故见发热喷嚏,咳嗽吐痰黏稠,溲黄便秘等症状;风热上干,故见头痛;咽干、口渴、面红、脉数等,均属内热之象。

治则:清热解表,镇咳化痰。

取穴:针泻天突、合谷,留针十分钟后咳嗽停止。观察三个小时咳嗽仍未出现,鼻塞、口鼻气热和头痛已愈。

随访:1970 年 11 月 24 日告知针愈。

例四:刘某,女,22 岁,南阳市新华书店职工。1964 年 2 月 10 日初诊。

主诉:患甲状腺肿大已半年,原因不明。

刻下症:甲状腺肿大,呼吸稍觉不适,吞咽不舒,项部发紧如束,侧卧位能熟睡,仰卧因影响呼吸而不能熟睡。患野随呼吸运动而上下移动,按压无痛感。

无家族史,住址非地方性甲状腺肿区域。检查两侧甲状腺普遍肿大如鸡卵大,质软,对称,未发现结节,眼球不突出。无甲状腺功能亢进症状。

诊断:单纯性甲状腺肿。

治则:软坚散结。

取穴:一诊、二诊,针泻天突、阿是穴(肿瘤上两侧各一针);三至五诊,上方加泻人迎穴。

效果:二诊后,呼吸通畅,甲状腺肿瘤缩小三分之一;三诊后,能仰卧睡眠,气管微紧似有异物感;四诊后,甲状腺已不肿大,能清楚地看到前项部浅在静脉,两侧胸锁乳突肌外观明显暴露;五诊巩固疗效。

随访:三个月后告知针愈。

【腧穴功能鉴别】

1. 天突与廉泉功能比较 详见廉泉一节【腧穴功能鉴别】。

2. 天突、丰隆、足三里功能比较 三穴都有祛痰作用,但各有其特点,详见丰隆一节【腧穴功能鉴别】。

【腧穴配伍】

1. 针泻天突 配泻丰隆,泻灸风门、肺俞,类似冷哮丸(《张氏医通》方)之效;配泻灸肺俞、风门,温肺散寒,降痰利气;配泻列缺、丰隆,开痰利气,宣肺止嗽、平喘;配泻列缺,泻灸大椎,疏散风寒,宣肺解表;配泻肺俞、尺泽,清宣肺气,止嗽平喘;配泻丰隆,类似半夏厚朴汤(张仲景方)之效;配泻丰隆(配透天凉)、尺泽,清肺降痰,止嗽平喘,类似清气化痰丸之效;配泻廉泉、丰隆、合谷,疏风清热,降痰利窍。

2. 针补天突 配补合谷、足三里,补中益气以敛肺气;配补合谷、太渊,益气定喘。

【讨论】

1. 本穴针感

(1)针直刺(平胸骨切迹上直刺)一寸至一寸五分深,其针感有走向至阳、灵台、神道穴等处,每捻转一下,以上腧穴痛一下或困一下;亦有走达巅顶的,每捻转一下,巅顶部沉困一下;亦有困麻感走向脑部,但不知在脑部的某侧某处。

(2)略向上方(结喉方向)刺入,其针感走向喉部,略偏左侧或右侧刺入,其针感走向同侧颈部。

(3)略向下方(胸骨方向)刺入,其针感沿任脉循胸里下行至上腹。咳逆、喘逆、噫气、气上冲逆、胸膈痞闷等症状,往往随针感下行而消失或减缓。

2. 临床见闻

(1) 曾有数例因针刺本穴导致死亡或元气大伤者。其中一例肺源性心脏病患者，其余都是素体中气不足和肺肾气虚患者。分别使用24号、26号、28号毫针，刺入一寸五分或更深些，捻泻后，多数哮喘症状很快缓解，继而出现气不接续，心悸心慌，汗出肢冷，面色苍白，或头晕目花，全身无力。少数有未拔针即死亡的，有延续四小时、十二小时、二十四小时而死亡的，亦有从此身体极度虚弱的，亦有经抢救由危转安，从此身体虚弱数月的。例如：

患者余某，男，50岁，南阳县安皋公社人。患哮喘二十余年，素体肺肾两虚。于1948年秋，请著者叔父针治，先取泻天突穴，用自制的24号毫针，刺入一寸六分深，因捻泻过多，患者突然气不接续，头晕眼花，心悸心慌，肢冷肢软，面色苍白，神志恍惚，立即拔针，急补合谷、足三里、复溜，捻补半小时后，患者神志清楚，呼吸平稳，进食稀粥，逐渐由危转安。从此身体极度虚弱，卧床休养数月后，逐渐复常。

患者王某，男，50岁，南阳县安皋公社人。患哮证二十余年，素体元气不足。于1938年夏，请当地某医生诊治，用24号毫针，刺入天突穴一寸五分深左右，捻泻几次后，痰浊消失，呼吸通利即拔针。患者送医生走后，自觉气短心跳，头晕眼花，全身轻飘然，面色苍白。家属追赶医生求救于途中，医生以晕针开药一剂，家属取药到家，患者已停止呼吸。

患者陈某，男，60岁，南阳市七一公社人。患哮证十余年，身体瘦弱，呼吸喘促，喉中痰鸣，咳喘频频，夜间和早晨尤甚，常自汗、心慌、精神不振，肢体倦怠，腰膝酸软，冬季和感寒遇冷发病加重。于1963年3月15日下午，一位医生令学徒针治。用28号毫针，刺入天突穴一寸五分深左右，针后二十分钟，患者自觉呼吸平稳，心中舒服，拔针后约三十分钟短气心烦，心跳肢软，呼吸急促，呼多吸少，手指和面部青紫，于3月17日上午8时许死亡。

(2) 血瘿禁针，更忌粗针直接刺入。先父告知，1937年一位医生，针治年迈60岁血瘿患者，用自制的24号毫针，直针病灶上两针，刺约寸余，拔针后因出血而致死。1942年某医生针治一血瘿患者，用自制的24号毫针直刺病灶上三针，因内出血引起窒息而死亡。

3. 历代医家经验

(1) 古今针灸医家都认为天突是治疗哮证、喘证、咳嗽的有效穴。如《玉龙歌》中有："哮喘之证最难当，夜间不睡气遑遑，天突妙穴宜寻得，膻中著艾便安康"；《灵光赋》中有："天突、膻中治喘痰"；《百症赋》中有："咳嗽连声，肺俞须迎天突穴"；《玉龙赋》中有："天突、膻中医喘嗽"；《经验特效穴歌》中有："气喘天突是真传"和《铜人腧穴针灸图经》中有："天突，治咳嗽上气，胸中气噎，喉中状如水鸡声"等。

(2) 古今针灸医家都认为天突是治疗暴喑和喉痹的腧穴。如《灵枢·忧恚无言》篇中有："人卒然无音者，寒气客于厌，则厌不能发，发不能下，至其开阖不致，故无音……会厌之脉，上络任脉，取之天突，其厌乃发也"；《席弘赋》中有："谁知天突治喉风"；《针灸甲乙经》中有："暴瘖不能言，喉痹咽中干急不得息，天突主之；喉痛瘖不能言，天突主之"；等等。

4. 注意事项

(1) 本穴之所以是治疗哮证、喘证和咳嗽的常用穴、有效穴，是因为它有降痰浊、利气道、宣肺气、降逆气等作用。本穴不宜深刺（不宜针尖向后下方深刺），深刺则气管压重明显，影响呼吸；素体中气不足，不易捻泻过多，捻泻过多易伤正气，易于气陷（特别气虚体质）；在留针或捻泻后，气道通利，是气管阻力由增高状态而明显下降的表现，不可再行捻泻；元气衰微、肺肾两虚的哮喘患者，不可取泻本穴；哮证日久，必致肺脾肾三脏俱虚，发病时取本穴，捻泻不宜过多。正如张景岳所说:“然发久者,气无不虚……攻之太过,未有不致日甚而危者。”

(2)略向下斜刺,进针一寸至一寸五分深,若病人喉痒,咳嗽连声者,将针提出一二分,即可消失。病人如有气管压迫感,或气道阻力增大,呼吸困难者,将针提出一二分即可消失。个别患者素体气虚,因气道阻塞影响呼吸者,将针提出一二分,若仍不缓解,可将针拔出。如不拔针,则可导致晕针,或因影响呼吸而出现一时性气短、心慌、头晕肢软等。

(3)沿胸骨柄后针刺不宜过深,恐刺中主动脉或无名动脉;不宜偏向左侧或右侧刺针过深,特别是肺气肿病人尤宜谨慎,以免刺伤肺尖或锁骨下动脉。沿胸骨柄后缘和气管前缘向下卧刺进针,应谨慎刺入。

(4)《铜人腧穴针灸图经》所载本穴:“针宜直下,不得低手,低手伤五脏气,令人寿短。”从现在来看,虽不会如此,但针刺本穴易伤正气,应引起我们的注意。

5. 本穴位置 《针灸甲乙经》载:“在颈结喉下二寸”;《外台秘要》载:“在颈结喉下五寸”;《素问·气穴论》篇和《素问·骨空论》篇王冰注:“在颐结喉下四寸”;《铜人腧穴针灸图经》载:“在结喉下一寸”;《医宗金鉴》载:“璇玑上一寸”;《经脉穴俞新考正》载:“是穴在缺盆中央,骨度篇所谓结喉以下至缺盆中,长四寸,又谓缺盆以下至髑骬长九寸者,皆即以天突一穴为缺盆之中央也”;《素问·气府论》篇王冰注谓:“在颈结喉下四寸是也。俗本《甲乙》作二寸,《外台》作五寸,皆误也”;《针灸图考》载:“在胸骨上端,以手按之形如半月,靠胸骨上际陷凹处”。近代医书有在胸骨切迹上缘正中上半寸凹陷处,有在胸骨上窝正中,仰头取之,有在甲状软骨下二寸,亦即结喉下二寸凹陷中,有依《素问》王冰注在颈结喉下四寸,有在颈结喉下,中央宛宛中,头稍低,胸骨切迹上缘内方,陷凹中取之等,诸书不一。临床上应以胸骨切迹上缘正中上五分或六分之凹陷处取之,一则易于寻找本穴,二则避免在结喉下距离的不统一,再者可减少璇玑上或结喉(或甲状软骨)下分寸测量的麻烦。

【歌括】

任脉天突位前项,胸骨切迹迹缘上,
清利咽喉能益气,开痰利气气逆降,
少补宜泻寸半刺,易伤正气记心上。

第十一节 | 廉 泉

廉泉,又名本池、舌本;位于颌下结喉上舌骨下;是任脉腧穴,为任脉、阴维脉之交会穴;具有清利咽喉、通调舌络、消散壅滞等功效;是治疗舌、咽喉疾病的常用穴。

由于咽喉、舌疾患多出现热实证,故本穴临床多用泻法,少用艾灸。

【治疗范围】

1. 咽喉病 咽喉连于肺胃，又是诸经行聚之处，因此外感诸邪，邪从口鼻而入，咽喉常先遭受侵犯；内伤诸疾，病从脏腑而来，咽喉亦常遭受其害。具有清利咽喉、消散郁结之功的廉泉穴，可用于治疗风热邪毒，侵犯咽喉；肺胃积热，上蒸咽喉；肺肾阴虚，虚火上炎；风寒客热，壅遏音窍，以及气郁痰结，肝郁化火，气血壅滞等因所引起的咽喉病变。根据不同病因和病理类型，配取在不同治则处方中，标本兼治。

2. 舌病 “心气通于舌”，舌为心之苗，手少阴之别、足太阴之正、足少阴之正、足太阴之脉、足少阴之脉、足太阳之筋、手少阳之筋均分布于舌，因此，引起舌病的原因较多，反映的病理类型也比较复杂。凡因风邪夹痰，阻涩舌络；风阳夹痰，走窜舌络；温邪上攻，损伤舌络；心脾积热，熏壅舌本；心火上炎，循经上扰；肺肾两虚，舌肌失灵等引起的舌疮、重舌、木舌、弄舌以及舌卷、舌强、舌喑等证，均可配取本穴。

3. 喑哑 《灵枢·忧恚无言》篇说：“喉咙者，气之所以上下者也；会厌者，声音之户也；口唇者，声音之扇也；舌者，声音之机也；悬壅者，声音之关也。”阐述了语言的发出，乃与喉咙、会厌、口唇、舌、悬雍垂等器官协调有关。位于颌下的廉泉穴，主治舌肌、喉咙、会厌功能失常的喑哑。至于脑病（如各型脑炎、化脓性脑膜炎、中毒性脑症状等）、温邪上攻、药物中毒等因引起的喑哑失语，则以哑门穴为主，可配取本穴。

本穴针感，能走达喉核、腮部和耳部，因此，对于腮腺炎、扁桃体炎也有一定的疗效，而对聋哑病可收双重效果。

【功能】

辨证取穴 用泻法，通调舌络、消散壅肿；配透天凉，能清利咽喉、消散壅结，类似桔梗、牛蒡子、黄芩、夏枯草、连翘、金银花、石菖蒲、升麻、胆南星、射干、大青叶、山豆根、青果、全蝎等药的功效。用补法，有补益舌本之功。

【主治】

舌喑、喉喑、喑哑、聋哑、咽炎、急喉风、梅核气、重舌、舌疮、木舌、声门肌痉挛、癔病、软腭麻痹。

亦治乳蛾、痄腮等。

【临床应用】

1. 舌喑 舌喑是指舌肌转运失灵，语言不利而言。取本穴，虚补实泻，以收通舌络、益舌本之效。

(1)出现在中风病中的舌强言謇，属于风邪乘虚而入，引动痰湿，闭阻舌络，舌肌活动不灵者。取泻廉泉、风府、丰隆，点刺金津、玉液、舌尖出血，祛风除痰，通畅舌络；或取泻廉泉、哑门、通里，点刺金津、玉液出血，同取泻曲池、丰隆、阴陵泉，祛风邪除湿痰的治本腧穴，交替施治。

属于风阳内动，上扰清空，夹痰走窜经络，舌肌活动失灵者。取泻廉泉、太冲、丰隆，点刺金津、玉液出血，息风祛痰，宣通舌络；或取泻廉泉、哑门、通里，与泻太冲、丰隆、百会（或风池），平肝潜阳，息风祛痰的治本腧穴，交替施治。

(2)脑病（各型脑炎等）或温邪上攻，损伤舌络，舌肌活动失灵（舌强、舌卷、舌肌挛缩）而成的舌喑。取泻廉泉、通里、哑门（或点刺金津、玉液、舌尖出血），清宣舌络，以利音窍。可与有关治本的处方交替施治，标本兼顾。病程较短者，仅取泻廉泉一穴，有不少病例仅针一、二次即愈。

⑶若属舌肌麻痹而成的舌喑，取补廉泉、通里，补益舌络，以益舌本。属于心脾不足，舌肌失养者，针补神门、三阴交、廉泉，补心脾益舌肌。属于气血双亏，舌肌失养者，针补廉泉、合谷、三阴交，补气血益舌络。属于元气大伤，肾精亏损，致使舌肌活动无力者，取补廉泉、气海、合谷、复溜或太溪，补肾益气，培元益舌。

⑷肝气郁滞，气机不利，舌络阻滞，舌肌活动不灵而成的舌喑，取泻廉泉、间使，或加太冲，理气机宣舌络。

2. 喉喑　任脉通于会厌，取任脉的廉泉穴，用于风寒客热之暴喑和热耗肺阴之久喑。

⑴暴喑：多因外感风寒，郁而化热，或风热袭肺，肺失清肃所致。证见喉干发痒，阵咳无痰，或干咳少痰，喉部觉痛，声音嘶哑，甚至失音，初起有外感症状。取泻廉泉、尺泽、外关，点刺少商出血，清热宣肺以利咽喉。伴有外感症状者，上方可收宣肺解表，清利咽喉之效。

因风寒侵袭，内遏于肺，肺气失宣，寒气客于会厌，开合不利，音不能出，以致猝然声哑者。取泻廉泉、天突、肺俞（配艾灸）、列缺，或取泻廉泉、天突，泻灸风门、肺俞，疏散风寒，宣肺利窍。风寒得散，肺气宣畅，声音自能渐复。

因感受风热，夹痰交阻，壅塞气道，肺失宣畅，会厌受病，机窍不利而致声哑。取泻廉泉、合谷（或曲池）、丰隆、天突，清热祛痰，宣肺利窍。

⑵久喑：多由暴喑反复发作转为久喑，或因热郁化火，耗伤肺阴所致。证见喉内微痛，有异物感，声音嘶哑，喉干发痒，喉内黏痰，咳吐不爽，或干咳无痰。舌质红，脉象细滑或细数等。取泻廉泉、尺泽，补复溜，点刺少商出血，清热养阴，润肺益音；若痰多加泻丰隆以化痰。

久喑，如因久服寒凉之品，致使中阳受伤，真阳不足，虚火不降，久久不愈，并出现一系列阳气衰微的证候者，不可取泻本穴，更不应施用以上处方。可泻灸中脘，补关元，或灸神阙、关元、中脘，使真火旺盛，阴翳消散，虚火下降，则诸证自消，久喑也随之而愈。

3. 喑哑　参见哑门一节【临床应用】。

4. 咽炎　取泻本穴，清利咽喉，消散郁热。

⑴急性咽炎：内蕴热邪，外感风热者，配泻曲池、尺泽（或鱼际），点刺少商出血，疏风清热，利咽。肺胃积热，热邪上蒸者，配泻内庭、尺泽，少商点刺出血，泻热利咽。胃肠积热，上攻咽喉，兼见大便秘结，口渴引饮等症状者，配泻解溪、足三里、合谷，清热泻火，清利咽喉。

⑵慢性咽炎：热邪伤阴，肺肾阴虚。证见咽部干燥，咽痛不适，有异物感，恶心食少，声音嘶哑，咽部充血其色暗红，咽后壁可见淋巴滤泡，颧赤唇红，舌红少苔，脉象细数。在取泻解溪、尺泽，补复溜，滋阴泻火的处方中，配泻廉泉，佐以清热利咽。

水亏火旺，灼肺燎咽。证见咽部干燥，微痛不适，有异物感，局部充血，口干欲饮，咽后壁可见淋巴滤泡，舌质微红，舌苔薄白，脉象弦细。在补复溜，泻尺泽，养阴清肺的处方中，配泻本穴，佐以清热利咽。

《伤寒论》311条中说：“少阴病二三日，咽痛者，可与甘草汤，不差者，与桔梗汤。”是少阴客热咽痛之证。后者可取泻廉泉清咽止痛。

5. 急喉风　证见咽喉紧涩，肿胀疼痛，汤水难下，强饮发呛，痰涎壅盛，语言不利，呼吸困难等症状。可用24号毫针刺入廉泉一寸五分至二寸深（视肿胀程度而定），在捻泻数分钟后，拔针时向内深捣（刺）一下，将肿胀之局部刺破出血，令咯出几口血，诸症大减，即能进食。这是先父屡用屡验良方。

6. 重舌、木舌 重舌是以舌下根部红肿胀突，形如小舌而得名。木舌是以舌体肿大，板硬麻木，转动不灵，甚则肿塞满口而得名。取泻直达舌下的廉泉，可收消散郁热和通络消肿之效。舌为心之苗，心经络脉直贯于舌，脾脉连舌本散舌下。此二证，属于心脾蕴热，热毒上炎，循经上行，熏壅舌本所致。配泻心经的络穴通里和脾经的三阴交，点刺舌下的金津、玉液出血，共奏清热解毒，散结消肿之效。

7. 癔病 主要适用于癔病性失语、舞舌、弄舌、语迟。对症治疗，取泻针尖直达舌下的廉泉穴（针向舌下刺入）、心经的络穴（心经的络脉系舌本，舌为心之苗）通里，在通畅舌络的基础上，配合暗示，收效满意。因肝气郁滞，气机不利，阻闭舌络所致者，取泻廉泉、间使，配合暗示，可收理气解郁，宣畅舌络之效；因痰火上扰，闭阻舌络所致者，取泻廉泉、丰隆、内庭，清降痰火，宣畅舌络。

【病案举例】

例一：杨某，女，39岁，住唐河县郊仪公社板仓大队。1972年3月15日初诊。

主诉（代述）：开始四肢关节痛，以后出现吞咽困难，进食发呛，已四月余。

现病史：四个多月来，吞咽困难，进食从鼻孔流出或喷射性呛出，言语不清，说话鼻音，动则气喘，咽干少津，肢体发软，形体消瘦，脉沉细无力。

五官科和内科检查：鼻甲凹陷，鼻咽（–），心脏（–），淋巴（–），肺呼吸音粗糙，恶病质，诊断为“软腭麻痹”转针灸治疗。抗“O”试验625单位，康氏反应（–），吞钡透视食道正常。

辨证：肺肾气虚，不能上达之软腭麻痹。

治则：益气补肾，调补舌络。

取穴：针补廉泉和合谷、复溜。隔一至二日针治一次。

效果：五诊后能吃馒头，咽干、气短减轻，说话较前清楚；九诊后精神好能步行就诊，饮食不从鼻孔流出，进食不呛，食量增加，言语清楚；十三诊痊愈。

随访：1972年8月20日来信告知治愈未发。

例二：张某，男，25岁，住桐柏县平氏公社乐明寺大队崔岗村。1972年6月6日初诊。

主诉：言语不清已二年（原因不明）。

现病史：两年前开始自觉舌根发僵，嗣后出现舌肌活动不灵，言语不清，说话迟钝，口渴，咽干，舌干，气短。舌绛苔薄白，舌尖糜烂，脉细数。

检查：悬雍垂下垂，咽后壁有红色颗粒，舌下黏膜有红肿点。在当地医院和本院五官科检查，均诊断为“舌下神经麻痹”，曾用中西药久治无效。

辨证：肺肾阴虚，舌肌失养。

治则：补益肺肾，调补舌络。

取穴：针补廉泉、合谷、复溜。隔日针治一次。

效果：四诊后舌肌活动灵活，言语清楚；八诊痊愈。

随访：1975年7月28日复发前来针治，告知上次在此针治八次愈，三年没有复发。

例三：努如·阿贝他，男，20岁，埃塞俄比亚人。1979年9月8日初诊。

主诉：失音已月余。

现病史：一个多月前初感喉部疼痛，随即不会说话，咳嗽，咽喉部发紧发痛，喝水吞咽困难。舌红，脉数。由耳鼻喉科以“神经性嘶哑”转针灸治疗。

辨证：依其脉证，系痰热交阻，上壅咽喉，肺失清宣之失音。

治则：清肺化痰，清利咽喉。

取穴：一至三诊针泻廉泉、内关（左），四诊上方加泻天突、内关，五至十九诊针泻廉泉、天突、尺泽（左侧，因右侧上肢外伤石膏绷带固定）。

效果：三诊后能说话，但未恢复正常，喉中有痰鸣声；十四诊后患者写英语告知喉咙紧缩疼痛、失音、喝水吞咽困难均治愈，喉部痰鸣减轻；十五至十九诊巩固疗效。

【腧穴功能鉴别】

1. 廉泉、哑门功能比较　详见哑门一节【腧穴功能鉴别】。

2. 廉泉与天突功能比较　廉泉穴偏于治疗咽喉、舌疾患，有清利咽喉、通调舌络之效，泻多不伤正气。天突穴偏于治疗气管、肺疾患，有通利气道、降痰宣肺之效，泻多易伤正气。

【腧穴配伍】

1. 针泻廉泉　配泻合谷、列缺，疏风清热，通调舌络、宣肺利咽；配泻内庭或解溪，清胃利咽；配泻通里，点刺金津、玉液出血，消散舌部壅热、调畅舌络；配泻丰隆、天突，祛痰益音；配泻尺泽，点刺少商出血，清利咽喉、清肺益音。

2. 标本兼顾、因果并治、因位配刺　他因所致的舌、咽、喉病，注意标本兼顾，因果并治、因位配刺。例如：肺胃积热，上蒸咽喉引起的咽喉疾患，取泻内庭（或解溪）、尺泽（或鱼际）以治其因，取廉泉（病位）以治其果；风邪乘虚而入，引动痰湿，闭阻舌络，舌肌活动不灵，出现舌强言謇，取泻曲池、丰隆、阴陵泉，祛风邪除湿痰以治其本，取泻廉泉，点刺金津、玉液，以治其标。

【讨论】

本穴针刺方向　针直刺，用于治疗喉喑及其他咽喉疾患；针向舌下、舌肌刺入，用于治疗舌喑及重舌、木舌、舌疮；针向左右两侧略斜刺，其针感沿下颌骨下边走向左右两侧的喉核、耳下、耳内及腮部，用于治疗喉蛾、耳聋、腮腺炎等。

【歌括】

颌下陷凹是廉泉，调补舌络能复言，
多泻少补寸半刺，清热散结利喉咽，
效如芩牛银果草，菖蒲星射豆梗连。

第十五章

督　　脉

第一节 | 概 论

【经脉的循行路线及病候】

1. 循行路线 《素问·骨空论》篇中说:“督脉者,起于少腹以下骨中央,女子入系廷孔,其孔,溺孔之端也。其络循阴器合篡间,绕篡后,别绕臀,至少阴与巨阳中络者,合少阴上股内后廉,贯脊属肾,与太阳起于目内眦,上额交巅上,入络脑,还出别下项,循肩髆内,侠脊抵腰中,入循膂络肾;其男子循茎下至篡,与女子等;其少腹直上者,贯脐中央,上贯心入喉,上颐环唇,上系两目之下中央。”《难经》中说:“督脉者,起于下极之俞,并于脊里,上至风府,入于脑。”《针灸甲乙经》引此,脑下有“上巅,循额,至鼻柱”即是:起于少腹胞中之脉,下抵阴器,走到会阴部,经过尾闾骨端分出,斜绕臀部,与足少阴经从股内后廉上行之脉及足太阳经经脉会合,再回过来贯脊,入属肾脏。与足太阳经脉同起于目内眦处之脉,上行于巅,交会于头顶部,入络于脑,分出别走于项部,循行肩胛内,挟脊柱下行至腰中,循膂,联络肾脏。从少腹直上之脉,通过脐中向上贯于心脏,进入喉部,再向上走至颐部,环绕于唇,上抵目下的中央部。起于少腹下会阴部之脉,循脊柱上行,走至项后的风府穴处,入于脑,上行巅顶,循行头额,下至鼻柱。其循行处的会阴、阴器、肛门、肾、脑、心、脊柱、腰骶、项、巅顶、额、鼻疾患,都是本经腧穴的治疗范围,通过本经经脉通路经气的作用而发挥疗效。

2. 病候 督脉属于奇经八脉之一,它是人体诸阳经脉之总汇,为阳经之海。由于它循行于脑、肾、心、脊柱,又与肝经交会于头巅。因此,多见头痛、眩晕、脱肛、痔疾、脊背强直、腰背疼痛、脊强而厥、角弓反张、破伤风、中风不语、伤寒和癫、狂、痫等神志病等。这是当机体受到致病因素的侵袭,有关脏器、督脉经气异常和有关部位发生病变,在全身和体表出现的症状和体征。这些症状和体征,都是在它所联系的部位和脏器反映出来的,对于诊断和治疗起着重要的作用。这些病候,都是本经腧穴的治疗范围,是通过本经经脉和改善本经经气而收效的。

【所属腧穴的分布及治疗范围】

1. 本经腧穴 有长强、腰俞、阳关、命门、悬枢、脊中、中枢、筋缩、至阳、灵台、神道、身柱、陶道、大椎、哑门、风府、脑户、强间、后顶、百会、前顶、囟会、上星、神庭、素髎、人中、兑端、龈交等28个。分布在尾闾骨端、腰骶、脊柱、项部正中、头部正中线、鼻、唇等处。其共同性是:都治疗所在处和临近处的局部病及穴下有关脏器、器官的病证。其特异性则是:人中、素髎、百会、风府、大椎、陶道、命门等穴还有整体治疗作用,不仅分别治疗头、脑、脊柱、精神和热性病方面的病证,还有培补肾阳(命门)、清热解表(大椎、陶道)、清热退热(大椎)、息风清脑(百会)、升阳举陷(百会)、通关开窍(人中、素髎)、祛头风和脑风(风府)等功效;灵台还治疗疟疾、痈疽、疔疮；通天、上星还有宣通鼻窍的作用；至阳还有退黄的作用；大椎还治疗精神病（狂证）、癫病，有镇静清脑的作用。

伤寒病中的太阳经证是大椎的治疗范围，对于阳明经证、少阳经证，它有退热的作用。

2. 本经交会于他经的腧穴　有交会于足太阳经的风门，任脉的会阴穴。

3. 他经交会于本经的腧穴　有足太阳、足阳明经交会于本经的神庭；足阳明、手阳明经交会于本经的人中；足太阳经交会于本经的百会、脑户、陶道；足太阳、少阳、阳明经交会于本经的大椎（有书载为手足三阳经交会于大椎）；阳维脉交会于本经的风府、哑门。长强为少阴所结。其中，神庭还治疗足阳明为病的前额痛；人中还治疗手足阳明为病的上齿和上唇疾患；百会还治疗足太阳为病的头痛；大椎还治疗太阳、少阳、阳明经证，有通阳、解表、退热的作用；陶道对太阳经证有清热解表作用；风府、哑门还治疗阳维为病苦寒热、头项痛、破伤风等病。

本章常用穴：长强、命门、大椎、哑门、百会、人中。

第二节　长　强

长强，又名龟尾、尾闾、尾翠骨、尾翠、穷骨、骨骶、厥骨、龙虎穴、上天梯、河车路、曹溪路、三分闾、朝天岭、气之阴郄。其龟尾、尾闾、穷骨、骨骶、厥骨和尾翠骨之又名，是依穴位所在处的部位命名的。

长强，是督脉的起始穴，督脉、足少阴经的交会穴；又是督脉之络穴，别走任脉（又有别走任脉、足少阴之说）；位于肛门部，具有消散肛门部郁热、束约肛门和通畅督脉的作用；治疗脊柱强直、角弓反张以及痫证等病，为主治肛门疾患的常用穴。

【治疗范围】

1. 督脉疾患　“督脉者，起于下极之俞，并于脊里，入于脑”（《难经·二十八难》）；“督脉为病，脊强反折”（《素问·骨空论》）；“督之为病，脊强而厥”（《难经·二十九难》）。因此，督脉为邪所侵出现的病证，都属本穴的治疗范围。

2. 络脉病证　依其络脉的循行，络脉之气阻滞所出现的项背强急、脊柱强痛等证，都可取施本穴。

3. 肛门疾病　本穴位于尾骨端与肛门之间，沿尾骨和直肠之间刺入，其针感扩散在肛门部。采取患野取穴直达病所的局部疗法，本穴是治疗痔疾、肛门裂、脱肛、便血等病的常用穴。

【功能】

1. 局部取穴　用泻法（或配透天凉），或点刺出血，能消散郁热、消壅散结。类似槐花、炙槐角、黑侧柏、黄芩、黑大黄、胖大海、马兜铃等药的功效。用补法,有束约肛肌之效。

2. 循经取穴　用泻法,能通畅督脉、舒筋活络。

【主治】

脱肛、痔疾、肛裂、便血、痉病、破伤风、痫证、坐地疯、尾闾骨痛。

亦治狂证、阴囊湿疹、腰脊痛、脊背强痛等。

【临床应用】

1. 脱肛　多由中气不足,气虚下陷,不能摄纳所致,亦有因肺虚肠滑、肺脾气虚、脾肾气虚、气血两虚和湿热下注所致。取补本穴(湿热下注用泻法),使肛门有收缩上提的感觉,对提约肛门功能效果显著。配补百会(能使肛门也有上提或收缩的感觉),其升提束约的功效更为显著。二穴常配取于以下治则处方中。

(1)因中气不足,气虚下陷所致者:配补合谷、足三里,补中益气,升约直肠,类似补中益气汤加味之效。

(2)因泻痢日久,脾肾气虚所致者:配补肾俞、脾俞,或配补太溪、太白或三阴交,补益脾肾,益气固肠。

(3)因久咳伤肺,肺虚肠滑所致者:配补合谷、天枢,或配补肺俞、大肠俞,补肺益气,升提固脱。

(4)因肺脾气虚,失其固摄所致者:配补太渊、阴陵泉或太白,或配补肺俞、脾俞,补益肺脾,益气固摄。

(5)因泻痢日久,气血俱虚所致者:配补合谷、三阴交,或配补足三里、血海,补益气血,佐以升提固约。

(6)因湿热之邪下注直肠所致者:取泻长强、阴陵泉、承山、上巨虚或大肠俞,清利湿热,消壅祛浊。湿热之邪已除,而直肠仍脱出者,针补长强、百会,升阳举陷,束约直肠。

若在久泻、久痢、便秘、久咳的病程中,出现直肠脱出者,必须注意治病必求其本,治其原发病为主,配补长强、百会或次髎以治脱肛。因手术损伤,形成直肠脱出者,针效不佳。

若无其他兼证的脱肛,对症治疗,取补长强、次髎、百会,升阳举陷,提固肛门,收效亦佳。

2. 痔疾　取泻本穴通络散瘀,消散壅滞,常与治疗痔疾的常用穴承山配伍,以收通络散瘀和清热止血之效。临床上此二穴配伍常与以下辨证取穴配治。

(1)瘀滞型:多见于一般内痔有少量出血及血栓性混合痔和血栓性外痔。配泻三阴交,活血祛瘀。

(2)血虚型:多见于内痔黏膜糜烂,便后反复大量出血,造成慢性贫血。配补三阴交、脾俞或太白,补血止血。

(3)湿热型:多见于内痔或外痔炎症期,伴有大肠湿热症状。配泻脾经的合水穴阴陵泉和大肠的下合穴上巨虚或大肠的背腧穴大肠俞,清利大肠湿热;或配泻阴陵泉、三阴交(配透天凉),清利湿热,凉血止血。

如有泄泻或便秘同时存在者,取泻长强、承山,或长强、会阳,或长强、次髎,与治疗泄泻或便秘的处方,同时或交替施治。

此病针灸治疗仅能缓解症状,痔漏科治疗方能根除。

3. 肛裂　本病多由大便秘结,排便困难,努挣太甚,肛门裂伤所致。每因肠内燥火,大便干硬,损伤肛门而复发。针泻本穴消散郁热,配泻承山(或配透天凉),共奏消散肛门郁热之效。若有便秘同时存在者,可配取于治疗便秘的处方中。如属热秘,可配泻在取泻支沟、天枢、上巨虚或公孙,清热通便的处方中。少数病例,仅泻承山穴收效亦佳。

4. 便血 针泻本穴,主治湿热下注,蕴积大肠,灼伤阴络之便血。配泻阴陵泉(配透天凉)、三阴交(配透天凉)、大肠俞或上巨虚,清利湿热,宽肠凉血;或上方大肠俞(或上巨虚)易承山穴,清利湿热,凉血祛浊。

张景岳所说的:“血在便后来者,其来远,远者或在小肠或在胃”的便血,则不是本穴的主治范围。

5. 痫证 针泻本穴,治疗发病时角弓反张症状明显,和每在发病前腰骶部或脊柱麻木、发凉、抽筋,继而发病,以及痫证小发作,有节律性低头、两目直视、躯干前屈等症状者。对症治疗常规取穴,它多同大椎、腰奇配治,长期治疗收效满意。上方亦常与整体治疗辨证取穴,同时或交替施治。

6. 坐地疯 本病针泻长强、会阴,症状即可减轻或消失。亦可配泻承山或委中点刺出血,共奏消散郁热、行血除烦之效。

7. 尾闾骨痛 本病特点是行走不痛,坐下就痛,久坐站起时痛甚,严重时则卧床不能工作。检查局部无红肿炎症,但压痛明显。尾闾骨属于督脉,接近肛门,患野取穴,取泻本穴活血祛瘀,通络止痛,配用艾灸患野(艾炷直接灸五至七壮,灸后用纱布覆盖,胶布固定防止感染),温经通阳。

若用上方无效,可辨证取穴。因损伤引起者,针泻长强、承山,通经活络,祛瘀止痛;或泻长强、间使、三阴交,行气活血,通络止痛。因骨质增生引起者,取泻本穴通络止痛以治其标,针补补肾壮骨的太溪、肾俞,或补益精血的太溪、三阴交,或补益气血的三阴交(或血海)、合谷(或足三里),以治其本。

【病案举例】

例一:马某,女,5岁,因患破伤风,于1965年3月1日收住我院内三科治疗。3月2日请针灸配合治疗。

主诉(代述):患破伤风三天。

现病史:患儿前几天右耳被金属刺破。前天早晨突然颈项强急,牙关紧闭,嘴张不开,说话不清,不能饮食,抽搐频繁,头向后背,口吐白沫,几分钟后自行缓解,伴有发热、大便干、苦笑面容等症状。口唇红,舌质红,舌苔薄黄,指纹青紫已到气关,脉象细数。

辨证:皮肤破伤,风邪病毒由伤口侵入经脉之破伤风病。

治则:祛邪通经,息风解痉。

取穴:一诊、二诊,针泻长强、大椎、合谷、太冲;三诊、四诊,上方加泻下关;五诊、六诊,针泻长强、合谷、太冲、脾俞、肝俞;七诊针泻长强、天柱、后溪;八诊上方减长强。每穴均久留针。

效果:二诊后,颈项强直和角弓反张明显减轻;三诊后,颈项已能活动,抽搐次数减少,溲黄便干,口仍张不大;五诊后,会张口吃饭,会端坐;六诊后,抽搐已愈;七诊后,会行走,精神好,大便已不干;八诊痊愈,次日出院。

例二:张某,男,45岁,住泌阳县太山庙公社。1970年元月27日初诊。

主诉:患脱肛已十年之久,因饥饿时负重而得。

现病史:十年来每在饥饿时负重或大便、便秘时,直肠易于脱出。开始较轻,可自行复位，后逐渐严重，脱出后必须用手上抵才能复位。平时气短头晕，矢气多，身疲倦怠，因气短仰卧伸足不能入睡，坐高座吊气。脉象沉细无力。

辨证：此系气虚下陷之脱肛病。

治则：补气升陷。

取穴：针补长强、百会、合谷。

效果：三诊后，气短头晕减轻，精神好；四至七诊（约十二天）期间未脱出，早晨和饥饿时大便亦未脱出；九诊痊愈。

随访：1970 年 2 月 29 日告知针愈未发。

【讨论】

1. 本穴针感　针刺本穴，肛门有酸胀感，并沿督脉向上走至腰部的命门穴处，在不断地捻转运针的同时，少数病例，其针感沿督脉走至胸椎、颈椎部；极少数病例，其针感走向百会穴处，每捻转一下，百会穴处胀困一下。针感的走向与督脉的体表循行线路基本上是一致的。

针治直肠脱垂，针刺一寸余，使肛门有上提或收缩感觉为佳。治疗痔疾、肛裂、便血，针刺一寸，用泻法或配透天凉，使局部有疏松和清凉感觉为佳（但由于本穴针感异常灵敏，对于怕针的患者，不宜使用透天凉手法）。治疗角弓反张和脊柱疾患，针刺寸余，使针感沿督脉上行为佳。

2. 历代医家经验　《十四经要穴主治歌》载："长强惟治诸般痔"；《胜玉歌》载："痔疾肠风长强欺"；《百症赋》载："刺长强与承山，善主肠风新下血，脱肛趋百会尾闾之所"；《外台秘要》载备急疗小儿脱肛方："灸尾翠三壮愈"；《类经图翼》载："五痔便血最效，随年壮灸之"；《针灸大成》载："小儿脱肛泻血，秋深不效，灸龟尾一壮"；等等。这都是前人描述本穴主治痔疾、肛门裂和脱肛的经验总结，可资我们临床借鉴。

3. 代用穴　由于本穴取刺不便，加之感应异常灵敏，角弓反张及脊柱疾患，往往取百会、大椎、人中等穴代用之。

【歌括】

督脉络穴是长强，针刺尾骨之前方，
消散壅热祛瘀血，祛邪散滞督脉畅，
束约肛门能活络，泻多补少寸余长。

第三节　命　门

命门，又名精宫、属累、竹杖；《备急千金要方》说："惟此处骨虚怯，以手拍之可立死，故曰命门。"

本穴是督脉经的腰部腧穴，位于第二腰椎之下两肾俞之间，具有补肾培元、温阳益脾和益火生土的作用。主治男女生殖、泌尿和脾胃疾病，以及督脉为病和腰部疾患等。命门是补肾阳壮命门火的常用穴，临床多用补法和艾灸或二者并用。非实证不可施用泻法，更不宜过多的捻泻。对于男女泌尿生殖系疾病，如能使针感走达小腹，则收效更显著。

【治疗范围】

1. 真阳虚衰病证

(1)本穴有补肾阳壮命门的作用。命门，乃“生命之根”“主命之门”；生气之源，精神之所舍，元气之所系；男子以藏精，女子以系胞；五脏六腑之本，十二经之根，三焦气化之源。命门附于肾，在两肾之间，真气通于肾，命门真火的功能与肾阳作用有密切关系。肾阳一衰，人体各种功能活动就会出现一系列衰退现象，诸病丛生。故肾阳虚衰的病证，如阴器、胞宫、脑、心、脐、腰背部疾患，都可取施本穴。

(2)命门真火与脾胃的关系密切。后天脾的运化，胃的腐熟，依赖先天真火的温煦。严用和说：“肾气若壮，丹田火经上蒸脾土，脾土温和，中焦自治。”张景岳说：“命门为精血之海，脾胃为水谷之海，均为五脏六腑之本。然，命门为元气之根……而脾胃以中州之土，非此不能生。”命门之火式微，火不生土，以致脾阳虚弱或脾肾阳虚的病证，都属本穴的治疗范围。

2. 督脉病　“督脉者，起于下极之俞，并于脊里，上至风府，入于脑”(《难经·二十八难》)。凡督脉为邪所侵出现的脊柱强直、角弓反张、项背强痛、脊柱疼痛等病变，均可取本穴施治。

本穴还治疗穴位所在处局部疾患，如腰痛等症。

【功能】

1. 辨证取穴　用补法(或配艾灸)，补肾培元、温阳益脾、壮腰补虚，类似乌附片、肉桂、杞果、狗脊、续断、寄生、杜仲、淫羊藿、山茱萸、鹿角、巴戟天、补骨脂、益智仁、肉苁蓉等药的功效。用泻法，通畅督脉经气；配艾灸，能温通督脉。用艾灸，温阳补虚。

2. 局部取穴　用泻法，能通畅督脉经气，祛邪散滞；配艾灸，温阳散邪。用艾灸，温阳散寒以消阴霾。

【主治】

阳痿、遗尿、癃闭、水肿、尿频、子宫脱垂、带下、不孕症、泄泻、遗精、腰痛、脊髓炎、痛经、痉病、破伤风、外伤性截瘫、坐骨神经痛、小儿麻痹后遗症。

亦治月经不调、崩漏、消渴等。

【临床应用】

1. 阳痿　取本穴主治命门火衰，下元虚寒之阳痿。证见阴茎痿而不举，或勃起时短而不坚，精神萎靡，头晕目眩，腰膝酸软，四肢少温，面色㿠白，舌淡苔白，脉象沉细或沉迟无力等。补灸命门、肾俞，补肾壮阳；或取补命门，配补肾俞、太溪，补肾培元，或配补气海、太溪，补肾阳益肾气，使肾气作强。若每次性交后少腹空虚拘急凉痛者，补灸命门、气海，温阳益气培元。

此病若因久患遗精而得或非命门火衰所致者，不可取补本穴。

2. 遗尿、癃闭、水肿　取补本穴(或加灸)主治肾阳不足、命门火衰为因的遗尿、癃闭和水肿。

(1)因肾阳不足，命门火衰，“无阳则阴无以化”，致使膀胱气化无权，溺不得出的癃闭，配补太溪、肾俞，温补肾阳，化气行水。因肾阳不足，命门火衰，膀胱虚寒，不能约束水液而成的遗尿，配补中极、太溪或肾俞，温补肾阳，固约膀胱。

(2)因肾气虚弱，下元不固，膀胱失约而成的遗尿，配补气海、中极、肾俞或太溪，补肾阳益肾气，固约膀胱。

(3)因脾肾阳虚，脾虚则不能制水，肾虚则水失所主，以致水液停聚，泛滥横溢而成的水肿，配补阴陵泉、太溪或肾俞，温补脾肾，化气行水。

(4)因肾阳不振，命门火衰，膀胱气化失常，水液停聚，泛滥横溢而成的水肿，补灸命门、肾俞、太溪，温补肾阳，化气行水。水肿属于本虚标实者，可取泻中极，补命门、太溪或肾俞，温肾利水。

属于先天性脊椎裂合并尿失禁者，多系督脉为病，与肾阳不足、肾气不固、膀胱虚寒失约有关，可补命门(或补灸)、中极、肾俞，温补肾阳，约胞止溺；或补命门、气海、肾俞，补肾气以约胞。

3. 尿频　《玉龙歌》说："肾败腰虚小便频，夜间起止苦劳神，命门若得金针助，肾俞艾灸起邅迍。"《玉龙赋》说："老者便多，命门兼肾俞而着艾。"肾阳不足，命门火衰，膀胱虚寒，不能束约水液；或肾气不足，下元不固，膀胱失约所致之尿频，针补命门，艾灸肾俞(或针补加灸)，温肾阳补肾气，固约膀胱。若恐效寡，前者配补或补灸中极温补膀胱，后者配补气海补益肾气。

4. 带下　取补本穴(或配艾灸)，主治肾阳不足，下元亏虚，带脉失约，任脉不固之带下病。配补肾俞、太溪，温肾培元，固本止带。

5. 不孕症　取补本穴(或配艾灸)，治疗肾阳不足，精血亏少，血海空虚，胞脉失养，胞宫失其温煦，不能摄精之不孕症。配补太溪、三阴交，温宫补虚。若属真阳不足，命门火衰，不能化气行水，寒湿注于胞宫而不孕者，艾灸命门、关元、神阙，温化寒湿以益胞宫；属于子宫寒冷型者，取泻命门、关元、石门(或归来)，均加艾灸，温胞暖宫。

男子真阳不足，精血虚少，以致精液稀薄，不能授胎之不育。取补命门、三阴交、太溪或肾俞，补真阳益精血，使其阳气充沛，精血旺盛，则能授精而成胎。

6. 泄泻　取补本穴(或加艾灸)，主治脾肾阳气不足之泄泻。正如张景岳所说的："阳气未复，阴气极盛，命门火衰，胃关不固而生泄泻"之证，配补肾俞、太溪，温补肾阳以益脾土；或配补肾俞、脾俞，温肾健脾；或艾灸命门、关元、肾俞、神阙，温阳益脾，壮火逐冷。

7. 腰痛　辨证取穴，取补本穴补肾益精；患野取穴，取泻本穴(或加艾灸)，通经活络。

(1)肾虚腰痛：肾精亏虚型：《素问·脉要精微论》篇说："腰者，肾之府，转摇不能，肾将惫矣。"由肾精亏损引起之腰痛，取补命门、肾俞和阿是穴，补肾壮腰，或补命门、肾俞、三阴交，补益精血，益肾壮腰。肾阳虚衰型：腰痛见小便不利，少腹拘急者，宜补命门、复溜(或太溪)、肾俞，滋阴壮阳，补纳肾中真阳之气。

(2)扭伤性腰痛：因跌仆闪挫，损伤筋脉，气血瘀滞引起的腰痛。取泻命门、阿是穴，或加刺委中出血，通经活血，散瘀止痛。亦可患野取穴(取泻命门、阿是穴)与辨证取穴(针泻间使、三阴交)交替或同时施治。

(3)腰肌劳损性腰痛：取补命门、大肠俞(或气海俞)、阿是穴，补虚益损。证属肾虚腰痛者，参肾虚腰痛取穴施治。

(4)痹证腰痛：寒湿腰痛：泻灸命门、大肠俞、膀胱俞或阿是穴，温散寒湿。

寒痹腰痛：寒邪入侵，经脉痹阻，经筋拘急，气血不畅所出现的腰部凉痛，筋脉拘急，俯仰不便，泻灸命门、阿是穴（主要腰肌部），温散寒邪，舒畅经筋。

风寒湿痹腰痛：风寒、风湿或寒湿之邪痹阻腰部经脉，使经气不畅，气血涩滞之腰痛。取泻命门和患野腧穴如大肠俞、小肠俞、气海俞等，针上艾条灸或针后拔罐，以收通经活络、祛邪散滞之效。

(5)肥大性脊椎炎（腰椎部）：它属于中医学腰痛的范畴。督脉贯脊属肾，肾主骨藏精生髓，腰椎、脊柱属肾。本病与肾关系密切，临床又多兼见肾虚症状，病理类型、治则、取穴亦与肾虚腰痛基本相同，参照肾虚腰痛施治。本病易于发生腰扭伤，发生后以扭伤性腰痛取穴施治。

8. 痛经 取本穴治疗气滞血瘀型和寒湿凝滞型痛经而见腰痛症状明显者。前者，针泻命门、阿是穴（腰部）、间使、三阴交，行气活血，通络止痛；后者，泻灸命门、阿是穴（腰腹部）、归来，温散寒湿，通络活血。

【病案举例】

例一：郭某，男，23岁，南阳地区大修厂职工。1974年2月25日初诊。

主诉：腰部困痛十余年，两下肢凉痛已四年之久。

现病史：十余年来经常腰部困痛。四年前因打球出汗后用凉水冲洗而出现两下肢外侧及前廉凉痛不易暖热，大腿及小腿后廉经筋发困，阴雨、感凉加重。每年夏秋季因热汗出湿衣而加重。伴有畏寒、尿急、尿频、排尿无力、身困乏力、气短头晕、时而腹胀食少、胃脘作酸等症状，面色苍白，脉象沉细无力。血沉偏快。曾以“风湿”治疗，用水针（703）、烤电、药物治疗稍有效果，但不能根除。内科以“腰肌劳损治疗”收效亦不佳。

既往史：患结核性附睾炎五年之久。1968年、1971年、1972年检查精液均无精子。

辨证：此属少阴阳虚身痛证。

治则：温补真阳。

取穴：取补关元、命门，隔一至三日针治一次。

效果：一诊后，腰痛减轻，下肢凉轻；三诊后，腰痛及尿频尿急已愈，两下肢不凉困，夜间睡卧下肢舒服，两下肢后廉困感明显减轻；四诊治愈。

随访：同年3月18日告知在此针愈。

按：本例虽因汗出感凉而得，但以痹证治疗不能根除，不可再以痹证治疗。腰部困痛，下肢凉痛，畏寒肢冷，阴雨感寒加重等，是因少阴阳气虚衰，阴寒内盛，阳气不布，气血不畅之故。命门火衰，健运失职，故而腹胀食少。纳运失职，化源不足，故而头晕气短，身困乏力。其尿急尿频，排尿无力，脉象沉细无力等，均属真阳不足所致。故补其有温补肾阳作用的关元、命门，使阳气充实，走达肢体，阴寒消散，气血通畅则病可除。

例二：刘某，男，51岁，南阳县木器厂职工。1982年2月10日初诊。

主诉：患阳痿已五个月。

现病史：复婚年余，近五个月性欲不正常，阴茎勃起时短而不坚，甚至不能勃起，或精液早泄，劳累时腰酸肢软沉痛，身困乏力，倦怠，口淡不渴，舌苔薄白，脉象沉迟。

辨证：真阳不足，精血亏虚之阳痿病。

治则：补真阳益精血。

取穴：一诊、二诊针补命门、次髎；三至十一诊、十四诊针补命门、三阴交；十二诊针补命门、复溜；十三诊针补关元、三阴交、复溜。

效果：四诊后阳痿好转；七诊后阳痿明显减轻；十二诊后阳痿治愈；十三至十六诊巩固疗效。

随访：1982年6月29日告知此病在此针后痊愈未发。

例三：程某，男，26岁，住新野县新店公社程营大队本村三队。1977年10月13日初诊。

主诉：口流涎水，小便无力已年余（因外伤而得）。

现病史：一年前从三四米高蹲位跌下后，即腰痛，月余后复常，继而出现排尿无力，常有余沥，尿频一日十多次，夜间呵欠频作，白天流涎如泉，其涎清稀，口淡不渴，口唇、咽干亦不欲饮水，便溏一日二至三次，因患此病影响劳动。多眠嗜卧，舌淡苔白，脉象沉迟。

辨证：命门火衰，下元虚寒，膀胱气化无权，因此排尿无力，常有余沥。气不化津，津液失润，故而口唇干燥，咽干不渴；火不生土，脾不运湿，故而大便溏薄，便次较多，清涎如泉从口中流出。舌苔淡白，脉象沉迟，属于里寒之象。

治则：温补元阳，化气行水。

取穴：针补命门、中极、关元。

效果：二诊后排尿稍有力，尿次减少，口水明显减少；五诊后夜间呵欠未发，排尿较前有力，尿次减少，有时尿能排净；九诊后夜间呵欠仍未复发，小便基本恢复正常；十诊后基本治愈；十二诊巩固疗效。

【腧穴配伍】

1. 针补命门 配补肾俞、太溪，温补肾阳；配补气海、太溪或肾俞，补肾阳益肾气；配补中极、太溪或肾俞，温补肾阳，约胞止溺，化气行水；配补肾俞（或太溪）、阴陵泉，补益脾肾，化气行水、止带；配补肾俞、脾俞，温补脾肾；配补肾俞、大肠俞（或气海俞），壮腰补肾。

2. 艾灸命门 配灸关元、神阙、肾俞，温肾益脾。

3. 补灸命门 配补灸脾俞、胃俞，温健脾胃；配补灸脾俞、肾俞，温阳健脾补肾。

【讨论】

1. 本穴针刺方向与针感 针直刺，其针感走达小腹，或麻电感向两下肢放散。略向左侧或右侧肾俞穴方向斜刺，其针感走至同侧的肾俞穴处或走至同侧下肢。向右侧按压针柄，个别病人右耳发热，向左侧按压针柄，则左耳发热。

2. 经旨浅识 《类经图翼》指出："若年二十以上者灸恐绝子"，考本穴之治证和功能，施灸为宜，"灸恐绝子"之说不妥。

3. 临床见闻 《素问·刺禁论》篇指出："刺脊间中髓为伛"和《类经图翼》指出："刺脊太深，误中髓者，伤腰脊中之精气，故令人倦曲不能伸也。"都是指若刺脊髓中间的腧穴，因刺之过深，深中至髓者，将为佝偻的病变。我们不仅不宜用粗针深刺脊椎间腧穴，还要防止误诊误治引起倦曲不能伸的事故发生。如：

（1）患者张某，男，45岁，镇平县人。1952年患肾亏性腰脊痛，求医针治，以风寒腰痛针泻脊中、命门、三焦俞，针后拔罐（用四斤油罐作火罐使用，拔两次），第二天下肢痿软无力，身向前低，并出现气短，腰脊困痛尤甚。前来求解，针补合谷、肾俞、命门，四次复常。

（2）患者李某，男，48岁。1954年患胸椎结核，脊背疼痛，求医针治，以痛处取穴（患者主诉处相当筋缩、脊中穴，不知用泻法或用补法），针治三次，一个月后，第八、九、十胸椎逐渐高突。患者前来我针灸科求解，拍片结果是第九、十胸椎结核。这属误诊误治巧合出现胸椎逐渐高突，身曲不伸。

(3)患者李某，男，45岁，住南阳市北关大街。体素身体健壮，1957年因第五、六、七胸椎部酸困痛，俯仰痛甚，求医针治。医以脊柱痛用粗针取刺灵台、神道穴(用24号毫针，不知针刺深度及其补泻法)，针治三次后，脊背酸痛未减，反而在第二、第三次每次针后痛剧两三天。月余后脊柱逐渐弯曲，第五、六、七胸椎高突，两上肢麻木，持物略有不舒，前来我科求治。拍片和化验检查，排除胸椎结核和梅毒。可能与针粗刺之过深有关。

4. 历代医家经验 《圣济总录》所说的："命室不可伤，伤即令人命绝，宜治人中、百会、承浆。"前人对针刺本穴过深，伤及脊髓，出现的昏厥或休克，取刺人中、百会、承浆以救之。

5. 误用补灸之弊 肾阴不足，阴虚火旺和血虚发热之证，误补本穴壮阳，或壮阳之证，已壮阳至阳气久复，再补灸本穴壮阳，少数患者分别出现遗精、失眠、烦躁、咽干口苦、耳鸣等。

6. 本穴作用

(1)督脉与肾关系密切。本穴位于十四椎下重要部位，正如张隐庵说："督脉循阴器之下，从后臀贯脊在十四椎之间，从命门而入内属肾，盖命门乃督脉所入之门"，又说："督脉之从下而上，从上而下，皆从命门而入，属络于两肾者也"。

本穴是督脉所入之门，其所在处与肾关系密切。督脉为手足三阳经脉之所汇，称为阳脉的督纲，具有统摄全身阳气的作用。因此，针补或加艾灸本穴，具有补肾阳壮命门火的功效。

(2)"陷下则灸之"，阳气者，若天与日，失其所则折寿而不彰。阳气固，虽有贼邪，弗能害也。艾叶生温熟热，纯阳之性，能回垂绝之阳，通十二经，走三阴、理气血、逐寒湿、暖子宫等，能透诸经而除百病。借燃烧艾绒温热之力，渗透皮肤，直达深部，以发挥温阳补虚，祛除阴邪的作用。长期艾灸本穴，能增强补真火壮命门，温补脾肾阳气的功效。对于改善真阳不足，消除在病理上与真阳不足有关的证候，在整体疗法中有一定的功效。

【歌括】

命门二三腰椎间，腰脊督病俱可砭，
温阳逐冷散阴霾，补肾益脾效果显，
针刺八分虚灸补，补益桂附狗脊山，
大云骨脂鹿杞果，羊藿寄断益戟天。

第四节 | 大 椎

大椎，因位于最大的椎骨(第七颈椎)之下而得名；因它有治疗诸虚劳损的作用，故又名百劳。

大椎位于第七颈椎和第一胸椎之间，是督脉的腧穴，又是手足三阳、督脉的交会穴。为主治外感表证、疟疾和督脉以及穴位所在处病变的常用穴。

【治疗范围】

1. 外感表证　督脉联系手足三阳经，是人体诸阳经脉的总汇，称为阳脉的督纲，具有统摄全身阳气的作用。太阳为开，主一身之表，其病恶寒发热；少阳为枢，主半表半里，其病往来寒热；阳明为合主里，其病但热不寒。全身阳经阳气都交会于督脉的大椎穴，大椎穴也就与手足三阳经有互通的关系。所以，大椎穴主治外感表证（表寒证、表热证、表虚证）和疟疾，以及高热不退和伤寒病中的太阳与少阳并病等。

"或针劳，须向膏肓及百劳"（《行针指要歌》），大椎穴又善于治疗骨蒸劳热、潮热盗汗、表虚自汗等病。

2. 督脉病　"督脉之为病，脊强而厥"（《素问·骨空论》）。"督脉为病，脊强反折"（《难经·二十九难》）。大椎治疗督脉为邪所侵出现的脊椎疼痛、项背强急，以及神志异常的癫、狂、痫等证。

3. 局部病　本穴还治疗穴位所在处的局部病变，及针感走达处的肩背和上臂疾患（偏向患野方向略斜刺）。

【功能】

1. 辨证取穴　用泻法（或配透天凉），退热解表、祛邪除蒸、通督解痉。类似柴胡、黄芩、葛根、荆芥、防风、僵蚕、钩藤、白花蛇、全蝎、胆南星、秦艽、紫苏叶、蝉蜕、桑叶、常山、草果、地骨皮、银柴胡等药的功效。用泻法，宣阳解表；配艾灸或烧山火、拔罐，可解表散寒、温阳通督。类似桂枝、细辛、麻黄、羌活、独活、秦艽、威灵仙、海风藤等药的功效。用补法，振奋阳气、益阳固表。用较粗的毫针略深刺，通电，或用强刺激多捻泻，能清脑醒志。

2. 局部取穴　用泻法（或配艾灸），祛邪活络止痛。

【主治】

感冒、自汗、破伤风、痉病、疟疾、间歇热、头痛、咳嗽、哮证、喘证、中暑、流行性脑脊髓膜炎、流行性乙型脑炎、肺炎、肺痨、急惊风、急性乳腺炎、狂证、痫证、癫证、发际疮、落枕、头项强痛、肩背痛。

亦治瘾病、舞蹈病、荨麻疹、脊背疼痛、丹毒等。

【临床应用】

1. 感冒（包括流行性感冒）　大椎，对于风寒外袭，表阳闭郁的风寒感冒，具有宣阳解表之效；对于风热之邪，蒸发肌表的风热感冒，具有退热解表的作用。《素问·生气通天论》说："清静则肉腠闭拒，虽有大风苛毒，弗之能害。"由于元气虚弱，表腠疏松，表虚卫阳不固，易于感冒者，取补大椎益阳固表，配补合谷，共奏益气固表之效。其余型感冒参见风门一节【临床应用】。

2. 自汗　腠理不密，卫阳不固，阴液不能内守则自汗出。取补大椎、有益阳固表的作用，使卫阳腠理固密，则自汗可愈。配补合谷，益气固表，共奏益气固表止汗之效。

3. 破伤风　本穴，用以宣阳祛邪、疏散风邪、通督解痉，特别是对于抑制颈项、脊背督脉和足太阳经的筋脉拘挛强急，效果尤佳。其具体配穴施治，参后溪一节【临床应用】。

4. 痉病　参见风门一节【临床应用】。

5. 疟疾　取泻大椎，宣发阳气，祛邪达表，使疟邪由太阳而解，以收截疟之效。

(1) 正疟：针泻大椎、后溪或间使，宣阳疏表，祛邪止疟；或针泻大椎、外关、丘墟，和解少阳，祛邪截疟。

(2) 热疟：针泻大椎、内庭或加泻合谷，清热疏表，祛邪止疟。若痰多者，加泻丰隆或中脘，祛痰截疟。热疟伴见烦乱躁狂，甚至神昏谵语者，针泻大椎，点刺曲泽放血，截疟清心除烦。

《金匮要略·疟病脉证并治》篇所说的："温疟者，其脉如平，身无寒但热，骨节疼烦，时呕，白虎加桂枝汤主之"之温疟。亦可针泻大椎、合谷、内庭治之。

(3) 寒疟：针泻大椎，补太溪或复溜，扶阳达邪止疟；或上方加泻间使，以助祛邪止疟之效；或灸大椎、后溪或陶道，温阳散寒，达邪止疟。

若但寒不热，倦怠嗜卧，胸痞不适，面白或自汗肢冷，或泛吐痰涎，舌质淡白，脉象弦迟，为寒湿内盛，脾阳不运之证。泻灸大椎、丰隆或中脘，扶阳散寒，化痰止疟；或泻灸大椎、丰隆，补阴陵泉或太白，可收温化痰湿、健运脾阳、祛邪止疟之效。

(4) 劳疟：针刺大椎，补合谷、足三里，益气健中，扶正止疟；或针泻大椎，补合谷、三阴交，补益气血，扶正止疟；或针泻大椎，补合谷、阴陵泉，益气健脾，扶正止疟。若兼见脾肾两虚症状者，针泻大椎，补太溪、阴陵泉或太白，补益脾肾，扶正止疟。

(5) 脑型疟疾：针泻大椎，曲泽、委中放血，清热解毒，清心镇痉；或与针泻外关、丘墟和解少阳之法，交替施治。

治疟的腧穴较多，临床应辨证取穴方收良效。本穴又适用于发疟前出现脊背凉麻、冷酸抽筋等症状者。

6. 头痛、咳嗽、肺炎、哮证、喘证、中暑、流行性脑脊髓膜炎、流行性乙型脑炎、肺痨、急惊风、急性乳腺炎　凡因外感风寒、风热所引起，或伴有高热或骨蒸潮热症状者，均可取泻本穴。可收疏邪解表、退热除蒸之效。如：

(1) 风寒型头痛，配泻列缺、阿是穴，疏风散寒，利窍止痛。风热型头痛，配泻合谷（或外关）、阿是穴，或配泻风池、阿是穴，疏散风热，利窍止痛。

(2) 风寒外束，肺失宣降的咳嗽，配泻风门、肺俞加灸，疏散风寒，宣肺止嗽；或泻灸大椎，配泻列缺、天突，疏散风寒，理气止嗽。风热犯表，肺失宣畅的咳嗽，配泻肺俞或尺泽，疏风清热，宣肺止嗽。

(3) 风温病毒，侵犯肺卫之肺炎，配泻合谷、丰隆，清热解表，宣肺化痰。痰热上壅，肺失宣降之肺炎，针泻大椎（清退热邪）、丰隆、尺泽，清热宣肺，化痰降逆；痰热壅肺，内陷心包之肺炎，在针泻丰隆、神门、尺泽，宣肺化痰，清心开窍的同时，配泻大椎，佐以退热。

(4) 风寒袭肺，气机失利的哮证，泻灸大椎，泻列缺、天突，类似麻黄汤加味之效；或泻灸大椎，配泻膻中、内关，疏散风寒，宣畅气机。每因感受风热引起痰热犯肺，气道不利之哮证，配泻尺泽、天突或丰隆，疏风清热，化痰宣肺。每因感受风寒引动寒痰渍肺，气道受阻之哮证，针泻大椎，泻灸肺俞、风门，或针泻大椎、天突，泻灸膻中，疏散风寒，温肺豁痰；或针泻大椎，配泻列缺、天突，类似麻黄汤加味之效。

(5) 中暑、乙脑、流脑、急性乳腺炎，配泻本穴以退热。肺痨，配泻本穴，以退热除蒸。

(6) 里热外感，热盛风动的急惊风，针泻大椎、合谷、太冲，清热解表，平肝息风。

7. 发际疮　本病以取泻大椎、合谷或曲池穴为主。偏于风盛者，疮疖起伏较快，痒甚于痛，舌苔薄白，脉浮，配风池或风府疏风；偏于热盛者，疮疖焮红肿胀，痛甚于痒，舌赤苔燥，脉象洪数，配泻外关清热；偏于湿盛者，疮疖肿胀较甚，舌苔白腻，脉象洪数或滑数，配泻阴陵泉祛湿。循经取穴，疮疖位于足少阳经者，配泻丘墟；位于督脉经者，配泻陶道；位于足太阳经者，配泻昆仑，或刺委中出血。

【病案举例】

例一：李某，男，45岁，南阳电机厂职工。1981年9月5日初诊。

主诉：腹痛数天。

刻下症：右侧小腹痛，其痛点在麦氏点外下方，距麦氏点二横指处隐痛，时而剧痛，矢气后好转。血象检查发现有疟原虫，但无疟疾症状。

既往史：患慢性胆囊炎十年，已造影确诊。

血常规：血红蛋白12.5克%，白细胞4000，分叶51%，淋巴44%，单核5%，疟原虫(+)。

治则：在针治慢性阑尾炎的同时，配取治疗疟疾的腧穴，以观疗效。

取穴：一诊针泻大椎、陶道和右维胞、阑尾穴，二诊(9月7日)针泻大椎、陶道。

效果：一诊后腹痛明显减轻；二诊后白细胞6200，分叶68%，淋巴30%，单核2%，疟原虫(-)，腹痛治愈。

例二：王某，男，45岁，南阳市砖瓦厂职工。1982年7月28日初诊。

主诉：患疟疾七天。

刻下症：1981年患过疟疾，此次发疟三次，发疟时高热，恶寒发冷，寒热往来，身痛头痛，恶心呕吐，轻度昏迷，约三小时后汗出烧退。疟发后约在十二个小时内恶心呕吐不能食。隔日发作一次，时间在十一点半至十五点钟。精神不振，面黄唇淡，口角烂，脉弦。

诊断：间日疟。

治则：祛邪截疟。

取穴：针泻大椎、间使。发疟前一个小时针治。

效果：昨天针后，疟疾未发，能食，精神好。

随访：1982年9月15日告知疟疾针治一次愈。

【腧穴功能鉴别】

1. 大椎、列缺、外关、风门、合谷功能比较　它们都有解表作用，但各有其特点，详见风门一节【腧穴功能鉴别】。

2. 大椎、风门、合谷、曲池、风府功能比较　它们都有祛风作用，但各有其特点，详见风门一节【腧穴功能鉴别】。

【腧穴配伍】

1. 针泻大椎　配泻风门、肺俞，祛风清热，宣肺解表；配泻合谷、尺泽，疏风清热，宣肺解表；配泻风门(加灸)、肺俞(加灸)，祛风散寒、宣肺解表，温肺散寒、止嗽平喘；配泻列缺、天突，疏风解表，宣肺平喘；配泻丰隆、尺泽，清热解表，宣肺化痰；配泻合谷、太冲，清热祛风，息风解痉；配泻百会、人中，通督醒志，舒筋解痉；配泻合谷、内庭，清热疏表，祛邪止疟；配泻后溪，宣阳解表、通督舒筋、截疟；配泻外关、丘墟，和解少阳，祛邪截疟；配补合谷、足三里或阴陵泉，益气健脾，扶正止疟；配泻肺俞，宣肺解表、退热除蒸；配补复溜，育阴退热除蒸；配泻三阴交(配透天凉)，清热凉血除蒸。

2. 针补大椎　配补合谷，益气固表；配补肺俞或太渊，补肺固表。

3. 泻灸大椎　配泻天突、列缺，疏散风寒，宣肺解表；配泻灸风门、肺俞，解表散寒，温肺止咳、平喘；配泻灸曲池、阴陵泉，温阳解表，行湿化饮。

4. 泻灸大椎　配泻列缺，发汗解表，宣肺平喘，类似麻黄汤（《伤寒论》方）之效。凡属于风寒型感冒、哮证、喘证，均可取此二穴或配加腧穴施治。如外感风寒，侵袭于肺，肺气壅实，不得宣降之喘证，和外感风寒，失于表散，寒入肺俞，痰浊壅聚之哮证，均可配加肺俞泻灸。前者，可收解表散寒、宣肺平喘之效；后者，可收解表散寒、温肺利窍之效。

【讨论】

1. 本穴针刺方向与针感　略向上方（头部）斜刺，在不断地捻转运针的同时，少数病例，其针感逐渐循督脉经风府、哑门，走至巅顶。略向下方（腰部）斜刺，少数病例，其针感突然循督脉走至腰部，个别病例在不断地捻转运针的同时，其针感逐渐循督脉经走至腰骶部。略向左或向右侧斜刺，少数病例，其针感走向同侧的肩部、背部，个别病例，在不断地捻转运针的同时，其针感逐渐走至同侧的上臂或前臂。针直刺，个别病例，其针感走向胸部、胃脘或天突穴处，但走行路线不明。针刺方向，依其病位而定。如治疗脊柱疼痛或角弓反张和脊强而厥的病例，针略向下方（腰部）斜刺，使针感沿脊柱下行走至胸椎或腰椎，或走达整个脊柱。

2. 经旨浅识

(1)《伤寒论》304条中说："少阴病，得之一二日，口中和，其背恶寒者，当灸之，附子汤主之。"少阴感寒后，证见口中和、不燥、不渴，是无里热。其背恶寒，是邪随寒化，阳虚之故。背属督脉、足太阳经，宜灸手足三阳、督脉之会的大椎，和膀胱募穴或关元，扶阳逐寒，内服附子汤，灸药并施，奏效更捷。

(2)《伤寒论》234条，其证情实属三阳合病。三阳合病，解表、攻里，均非所宜。故先用刺法，以泄阳热之邪，疏畅经络之闭郁。宜取泻大椎（宣泄太阳肌表）、外关（清宣少阳郁热）、内庭（清宣阳明邪热）治之。

(3)《金匮要略·疟病脉证并治》篇中说："师曰：疟脉自弦，弦数者多热，弦迟者多寒。弦小紧者下之差，弦迟者可温之，弦紧者可发汗针灸也。"脉弦兼紧而有浮象，是邪气偏重在表，可用发汗或针灸治疗。从其脉象，宜泻后溪、大椎，解表截疟。

3. 历代医家经验　《伤寒论》147条中说："太阳与少阳并病，头项强痛，或眩冒，时如结胸，心下痞鞕者，当刺大椎第一间、肺俞、肝俞，慎不可发汗，发汗则谵语，脉弦，五日谵语不止，当刺期门" 和176条"太阳少阳并病，心下鞕，颈项强而眩者，当刺大椎、肺俞、肝俞，慎勿下之。"前条，头项强痛，属于太阳，眩冒，属于少阳，时如结胸，心下痞鞕，是邪气内结，经气不舒之故，非发汗能解，故慎不可发汗"。后条，颈项强属太阳，眩冒属少阳，心下鞕，是邪气内结，经气不舒之故，汗吐下法，俱少阳所禁，故"慎勿下之"。此两条，是因太阳与少阳并病，不可发汗与攻下，故刺大椎、肺俞、肝俞而解。取刺大椎以解太阳在表之邪，通畅经气。

4. 针刺本穴不宜过深　针刺过深可以刺中脊髓，出现触电样感觉向肢端放射应立即退针，切勿再作提插捻转，刺激过量会发生后遗症。如刺激过强，病人会出现短暂的肢体瘫痪，如刺伤血管，则可引起出血或血肿压迫症状。《素问·刺禁论》篇所说的："刺脊间中髓为伛"是指若刺脊椎中间的腧穴，因刺之过深，深中至髓者，将为伛偻的病变。

本穴深刺有造成蛛网膜下腔出血的病例。据某精神病院1972年报导，治疗精神分裂症的有效穴大椎，因刺激过深，引起蛛网膜下腔出血十多例，经抢救治疗，多数病人恢复健康，个别病人造成瘫痪。

【歌括】

大椎三阳督脉会，第七颈椎椎下位，
通督解痉又醒脑，宣阳解表热邪退，
截疟益阳又固表，毫针刺入寸余内，
荆防羌独穿山萸，桑菊蚕蝎葛星桂。

第五节 | 哑 门

哑门又名瘖门、症门、舌横、舌厌、舌根、厌舌、横舌、舌肿。它位于项后两筋之间，形如大门，具有开喑治哑的作用，故前人命名"哑门""瘖门"等。

哑门，是督脉经的腧穴，又是督脉、阳维脉交会穴；位于后发际凹陷处，入发际五分，穴下深部是延髓；为回阳九针穴之一。治疗喑哑失语、神志病和督脉病以及头颈项部病变，是主治喑哑失语的常用穴。

【治疗范围】

1. 喑哑病证 《难经·二十八难》说："督脉者，起于下极之俞，并于脊里，上至风府，入于脑。"哑门入系舌本，穴下深部是延髓。喑哑失语，与延髓、喉、舌的功能障碍有关。因此，除喉喑和元气大亏之外，脑病、温邪上攻，或其他原因引起的喑哑失语，均可取施本穴。至于舌肌转运失灵的舌喑，则以廉泉穴为主，配取哑门穴。

2. 经脉疾患 阳维脉循行项后，和督脉会合于风府、哑门穴；督脉并脊入脑，与足厥阴经交会于巅顶。"督之为病，脊强而厥"（《难经·二十九难》）和"督脉为病，脊强反折"（《素问·骨空论》），以及项背强急等督脉为邪所侵的病证，和阳维为病的头项疼痛、后头痛、神志异常的病证，都属本穴的治疗范围。

本穴还治疗穴位所在处的局部病变，如后头痛、后项强痛等。

【功能】

1. 辨证取穴 用泻法，开宣音窍、通督解痉；配透天凉，清脑醒志。用补法，能益脑增音。

2. 局部取穴 用泻法，通经活络、祛邪散滞。

【主治】

聋哑、喑哑、舌喑、癫证、狂证、癔病、脑性瘫痪、后头痛、后项强痛。

亦治痉病、破伤风、舞蹈病、鼻衄等。

【临床应用】

1. 聋哑 本病病因较多，如小儿聋哑，多见于脑病（如各型脑炎、化脓性脑膜炎、中毒性脑症状等）、药物中毒、温邪上攻和大脑发育不全等；成人聋哑，多见于温邪上攻、药物中毒、肝胆火旺、气血双亏、元气大伤、肾精亏虚等。因此，针治本病，注意审因辨证，不可一意对症治疗，墨守成方。

(1)脑病或温邪上攻，损伤耳、音窍络所致者，取泻哑门、廉泉、翳风、听会，清宣窍络。若患病时短，仍伴有热盛症状者，哑门穴配透天凉（清宣音窍），加泻外关清热，或翳风穴拔针时不闭穴孔令其出血（以泄血散热清宣耳窍）。若伴有阴虚症状者，针泻以上腧穴与针补复溜、太渊，金水相生之法，交替施治；若伴有肺燥津伤症状者，针泻以上腧穴，与泻尺泽补复溜，清肺润燥之法，交替施治；若伴有阴虚火旺症状者，针泻以上腧穴，与取补复溜泻神门，滋阴清火之法，交替施治。

(2)高热或疟疾，或内服奎宁，热伤耳、音窍络所致者，取泻哑门、听会、外关（或中渚）、丘墟，或针泻哑门、翳风、合谷、内庭或解溪，清热宣窍。成年患者，若患病时短，而仍内热炽盛者，以上诸穴配透天凉手法，清热泻火，宣畅窍络，收效良好。

(3)暴怒伤肝，肝胆火旺，火随气升，郁闭耳、音窍络所致者，取泻哑门、翳风（或听宫）、丘墟、太冲或行间，清降肝胆郁热，宣通窍络。若患病时短，或肝胆火旺症状明显者，以上太冲、丘墟穴配透天凉手法。

(4)痰火上升，壅阻耳、音窍络所致者，取泻哑门（配透天凉）、听会（或翳风）、丰隆、内庭，或取泻哑门、丰隆、外关、丘墟，清降痰火，宣畅窍络。

(5)气血亏虚，不能上奉脑髓，耳、音窍络失养所致者，在针补合谷、三阴交补益气血的同时，配补哑门，益脑增音。

(6)肺肾气虚，不能上奉脑髓，耳、音窍络失聪所致者，取补太渊（或合谷）、复溜、太溪或肾俞，补益肺肾，配补哑门、耳门或听会，佐以增音聪耳。本虚标实者，上二穴改用泻法，佐以宣窍。患病时短者，不配患野腧穴，长期治疗效果亦满意。

属于元气大伤，肾精亏损，髓海不足，耳、音窍络失养所致者，针补气海、合谷、太溪、肾俞，大补元气，补益肾精。不配本穴，长期治疗效果满意。

属于本虚标实，上盛下虚的聋哑，不可取补本穴。误补易致音窍脉络闭滞。

针治本病，必须注意患者的智力，智力差的患者，虽患病时短，但多收效不佳。

2. 喑哑　这里所说的“喑哑”不属于舌喑和喉喑，主要是指与聋哑病因相同，哑而不聋之喑哑证。张景岳说：“喑哑之病，当知虚实。实者其病在标，因窍闭而喑也；虚者其病在本，内夺而喑也。”在标窍闭的喑哑，取泻本穴，开宣音窍。在本内虚的喑哑，亦可取补本穴（元气大伤、肾精亏损所致的喑哑，和外伤后遗症的喑哑，不宜配补本穴），益脑增音。

(1)脑病或温邪上攻，损伤音窍脉络所致者，取泻哑门（或配透天凉）、廉泉、外关，清宣音窍；或取泻哑门、廉泉均配透天凉，清宣音窍。伴有阴虚症状者，配补复溜养阴；或配补复溜、太渊金水相生；伴有水亏火旺症状者，配泻神门补复溜，滋阴清火；伴有燥热伤津症状者，配泻内庭补复溜，类似玉女煎加味之效。

喑哑时短之住院患儿，由于急性热性病引起者，在恢复期，亦有仅取泻哑门一穴往往针治两三次即可治愈。

(2)高热或疟疾，或内服奎宁药，热伤音窍脉络所致者，取泻哑门、外关、丘墟，或针泻哑门、廉泉、合谷、外关、内庭，清热宣窍。成年患者，若患病时短，而仍有内热炽盛者，以上诸穴均配透天凉，清热泻火，宣畅窍络。若伴有燥热伤津，阴液不足症状者，加补复溜育阴。

(3)肝气郁滞，气机不利，音窍脉络闭阻所致者，取泻哑门（或加廉泉）、间使（或内关），理气通络，宣通音窍。

⑷因胃痛急剧，气机阻滞，突然闭厥，厥醒喑哑者，取泻哑门（或加廉泉）、足三里、内关或中脘，理气和胃，宣通窍络。

⑸肺肾气虚，不能上奉脑髓，音窍脉络失常所致者，取补太渊（或合谷）、太溪、复溜或肾俞，补益肺肾，配补哑门，有助益脑增音。

3. 舌疮　参见廉泉一节【临床应用】。

4. 癔病　取泻本穴，治疗癔病性后头痛、后项部抽搐，和癔病性失语、语迟、弄舌、舞舌等。前者配泻天柱，后者配泻廉泉，在疏畅筋脉和宣通音窍的同时，配合言语暗示，可获满意效果。

5. 后头痛、后项强痛　采取患野取穴的局部疗法，取泻本穴可收祛邪通络之效。如后头痛，痛连后项的太阳头痛，配泻天柱、昆仑或后溪，宣通太阳经气，祛邪止痛；风热性后头痛，配泻风池、百会，疏风清热，通络止痛；风寒或风湿引起的后项强痛，配泻天柱（或大杼）、大椎（配艾灸），或配泻天柱、大杼穴（加拔罐），以收温经活络，散邪止痛之效。

【病案举例】

例一：刘某，女，14岁，住新野县沙堰公社修垠大队扬屯村。1966年8月21日初诊。

主诉（代述）：患聋哑已九年（因患疟疾而得）。

现病史：九年前因患疟疾高热后出现两耳听力完全丧失，不会说话。外观失聪，表情呆钝。余无异常。

辨证：疟疾高热，热邪上攻，壅闭清窍之聋哑病。

诊断：聋哑病。

治则：清宣窍道。

取穴：一至三诊针泻哑门、廉泉和听会、听宫；四诊针泻哑门、廉泉。

效果：一诊后能听到大的声音，会叫“妈”“姐”等；二诊后能听到一般声音，会数一、二、三、四几个数，会叫“爹”“吃饭”；三诊后听力恢复正常，说话基本恢复正常；四诊痊愈。

随访：半月后告知治愈，表示感谢。

例二：李某，男，8岁，住南召县云阳公社南河店大队。1965年9月13日初诊。

主诉（代述）：不会说话，四肢软瘫已四十多天。

现病史：一个多月前发热头痛，昏迷嗜睡，十天前经当地医院治愈。因路上淋雨感凉，第二天出现失语，舌肌活动不灵，咀嚼无力，四肢痿软，右手擞抖，心烦不安，呵欠频作，神志略有痴呆，溲黄。身瘦、面黄、脉数。

辨证：温热之邪未净，复感外邪，邪闭清窍，阻痹经络之失语和痿证。

治则：开音窍、通舌络，佐以清心醒志。

取穴：一诊、二诊针泻哑门、廉泉，补复溜；三至六诊针泻哑门、廉泉、风池；七诊、八诊针泻神门、大陵。

效果：三诊后会说几个单字；六诊后说话恢复正常，仍心烦，神志略有痴呆；七诊后神志恢复正常；八诊巩固疗效。

随访：1967年12月29日回信告知在此针愈。

例三：窦某，男，6岁，住邓县林扒公社窦营大队。1966年11月5日初诊。

主诉（代述）：不会说话已年余。

现病史：1965年夏天患流行性乙型脑炎，治愈后后遗不会说话，言语完全丧失，但听力正常，舌肌活动正常。曾用中西药及针灸治疗无效。

检查：神志清楚，听力正常，舌及两耳无异常发现。由本院五官科转针灸治疗。

辨证：热邪壅闭音窍之失语病。

治则：清宣音窍。

取穴：针泻哑门、廉泉，隔一至三日针治一次。

效果：三诊后会说几个单字；七诊后会说几个单字较前清楚；十一诊后说话恢复正常；十二、十三诊巩固疗效。

随访：1967年12月21日患儿的大姨前来针病，转告患儿失语在此针愈，说话正常。

【腧穴功能鉴别】

哑门、廉泉功能比较　二穴都系舌本，一位舌本前，一位舌本后，虽都是治疗喑哑失语的常用穴，但各有其特点。哑门穴开宣音窍，益脑增音，偏于治疗脑病之喑哑失语。廉泉穴宣通舌络，补益舌本，偏于治疗舌病之喑哑失语。

【讨论】

1. 针刺注意事项　1964年，某省《中医杂志》报导，针治一位精神分裂症狂躁型患者，针刺风府等穴，针刺第六次时，因针风府穴过深损伤延髓引起四肢瘫痪，痛觉消失，呼吸困难等症状而死亡。经解剖证明：针已刺入枕骨大孔，伤及延髓，发生内出血，导致生命中枢瘫痪而死亡。《素问·刺禁论》篇指出："刺头中脑户入脑立死"，正是实践经验的总结。哑门穴下深部是延髓，因此，不宜深刺。对于不能很好配合（或在不安静情况下）针刺的癫、狂、痫证和破伤风、舞蹈病、痉病患者，宜取刺大椎、人中、百会等穴，代替哑门穴。

哑门穴位于第一颈椎和第二颈椎棘突之间，正确的刺法是对准口部与耳垂水平进针，直刺一至一寸三分深。不可向内上方深刺，防止刺伤延脑，要严格掌握针刺角度和深度。若深刺伤及延髓时，有触电感向四肢放射，应立即退针。

2. 打开聋哑禁区　所谓"打开聋哑禁区"，就是指打开了哑门穴不敢深刺这个"禁区"。从报导材料来看，哑门穴能扎二至二寸半深，但患者的颈项直径多长呢？哑门穴处的皮肤距脊髓有多远呢？如果扎的准确，针尖就可经过第一、二颈椎之间进入延髓甚至穿过延髓。所见针刺表演，进针后拍片，其针体沿第二和第三颈椎棘突之间的旁边一侧向下（大椎与缺盆之间）刺入二寸半深。虽然深度超过了以前针灸书中所限制的深度，但所刺方向不符合前人所说的向口部方向进针。由此可见，在医学科学领域里大胆探索，精神可嘉，但必须以客观存在为前提。

3. 本穴禁灸　艾叶生温熟热，纯阳之性。艾灸是借燃烧艾绒温热之力，渗透肌肤深部，发挥治疗作用的。哑门是主治喑哑的腧穴，具有宣通音窍的功效，穴下深部是延髓。施灸本穴，特别是针上灸和艾炷直接灸，易于助热上扰，热伤延髓或损伤音窍，发生头昏脑涨甚至喑哑。因此，《针灸甲乙经》说："不可灸，灸之令人瘖"，《禁灸穴歌》也说："禁灸"，前人使用艾灸本穴也极少，而近代针灸医书也记载本穴"禁艾炷灸，灸之令人哑""不宜灸，灸之令人哑"等。

【歌括】

哑门发际风府间，对口刺入一寸三，
清脑通督宜用泻，益脑宣音病邪散，
喑哑禁灸忌深刺，勿伤延髓是关键。

第六节 | 百　会

百会，又名三阳五会、天满、泥丸宫、巅上、维会、鬼门、天山，是“手足三阳、督脉之会”（《针灸大成》）。头为诸阳之会，因本穴位于巅顶，能贯通诸阳之经，故而命名“百会”穴。有书记载：本穴为足太阳、手足少阳和足厥阴、督脉之会（因有三条阳经和肝经、督脉共五条经脉会于此穴），故又名“三阳五会”穴。

百会是主治督脉为病、神志病，以及肝火、肝阳、肝风上扰和邪热上攻、外感风邪引起的头部疾患的常用穴。也是治疗气虚下陷的常用穴。

【治疗范围】

1. 下陷病证　督脉联系手足三阳经，是人体诸阳经脉的总汇，称为诸阳脉的督纲，具有统摄全身阳气的作用。手足三阳经脉都交会于督脉的百会穴，能贯通诸阳各经。因此，百会穴有升阳益气（提举一身之气，升下陷之清阳）的特殊作用。凡中气不足，气虚下陷引起的病证和精血、精气不能上充于脑，气随血脱、血随气脱引起的病证，以及阳气暴脱之证，都属本穴的治疗范围。

2. 风邪病证　风为阳邪，其性轻扬，高巅之上，惟风可到，伤于风者，上先受之。“或针风，先向风府百会中”（《行针指要歌》）。位于巅顶手足三阳督脉之会穴百会，治疗邪热上扰、风热上攻、风寒束络所致的头部疾患。

3. 督脉、巅顶及神志病　督脉，经尾闾骨端，由脊上行，至项后的风府穴入脑，上行巅顶，沿额至鼻柱；从目内眦上行，上额交会巅上，入络于脑的正中；督脉并脊入脑，与足厥阴肝经交会于巅顶；其络脉，夹脊上项，散头上。“督脉为病，脊强反折”（《素问·骨空论》）。“督之为病，脊强而厥”（《难经·二十九难》）。肝火、肝风、肝阳上扰巅顶以及与督脉有关的病证和神志病等，都可取泻本穴。

4. 头脑病　“脑为髓之海，其输上在于其盖，下在风府”（《灵枢·海论》）。脑为髓液聚集之处，称为髓海，其气血输注出入的重要穴位，上在百会穴，下在风府穴。不论何种原因导致的气血阻滞而逆乱，出现的头脑疾患，都可取施本穴。

【功能】

1. 辨证取穴　用泻法，息风潜阳、祛风散邪、清脑、通督解痉，类似羚羊角、天麻、僵蚕、石决明、草决明、菊花、钩藤、荆芥、防风、胆南星、葛根、薄荷、荷叶、白芷、桑叶、藁本等药物的功效。用补法，升阳益气，类似升麻、柴胡、藁本、黄芪、人参等药的功效。用艾灸，回阳固脱。

2. 局部取穴　用泻法，活血通络；配艾灸，温散风寒、温通鼻窍，类似藁本、荆芥、防风、羌活、蔓荆子、薄荷、辛夷、归尾、川芎、赤芍、细辛等药的功效。用三棱针点刺出血，泄血散热，活血祛瘀。用艾灸，温阳散邪。

【主治】

头痛、眩晕、高血压、中风、厥证、脱证、痫证、癫证、脱肛、泄泻、便秘、癃闭、遗尿、疝气（气疝、狐疝）、子宫脱垂、胃下垂、舞蹈病、痉病、破伤风、鼻塞、慢性鼻炎、鼻窦炎、过敏性鼻炎。

【临床应用】

1. 头痛

(1) 外感头痛：风夹寒邪，阻遏络脉，血郁于内的风寒头痛，泻灸百会、风府、阿是穴，疏风散寒，通络止痛。风夹热邪，风热上扰，扰及清空的风热头痛，取泻百会（或点刺血络出血）、阿是穴、合谷，疏散风热，通络止痛；或取泻百会、曲池、内庭，祛风清热，降火清脑。风夹湿邪，蒙蔽清阳，则清阳不升，浊阴不降的风湿头痛，取泻百会、风府（或风池）、阴陵泉、足三里，祛风散邪，调中利湿。

(2) 内伤头痛：肝阳头痛，取泻百会（或点刺血络出血，泄血散热）、行间、风池，平肝潜阳，息风止痛；或去风池，加补复溜，平肝息风，育阴潜阳。肝火头痛，取泻百会（或点刺血络出血）、太冲、丘墟，均配透天凉，清泻肝火，散热止痛。

气虚头痛，在取补合谷、足三里补中益气的同时，配补百会，有助于清气上行于头，类似补中益气汤之效。属于虚中夹实者，百会改为泻法，取其补中寓散之意。

气血双亏型头痛，在取补合谷、三阴交，补益气血的同时，配补百会，有助气血上奉头脑。心脾不足，心虚则血液循行不周，脾虚则生化之源不旺，气血不能上奉脑髓所致的头痛。在取补神门、三阴交补益心脾的同时，配补百会。

水谷不化，聚湿生痰，痰浊上扰，经络阻滞，清阳不得舒展所致的痰浊头痛，在取泻阴陵泉、丰隆化湿祛痰的同时，配泻百会宣阳通络，祛邪止痛，三穴相配，类似二陈汤加味之效。属于风痰者，取泻百会、丰隆，补阴陵泉，健脾化痰，息风止痛，类似半夏白术天麻汤之效。

气血瘀滞，血行不畅，脉络阻滞所致的瘀血头痛，取泻百会、阿是穴，活血祛瘀，通络止痛。

另外，雷头风和头部热痛如蒸的头痛，取泻本穴，有清阳散热的功效。

(3) 太阳、少阳、厥阴头痛：后头痛，连及后项的太阳头痛，取泻百会（向患野方向平刺）、风府、后溪或昆仑；侧头痛，连及于耳的少阳头痛，取泻百会（向患野方向平刺）、风池（患侧）、丘墟。巅顶痛，连及目系的厥阴头痛，取泻百会、太冲、阿是穴。由硬膜外麻醉引起的后头痛，取泻百会、大椎、风府，收效满意。

2. 眩晕

(1) “诸风掉眩，皆属于肝”，肝脉上循巅顶，会于督脉。取泻本穴，息风潜阳清脑。

因肝阴暗耗，肝火偏亢，风阳升动，上扰清空之眩晕。配泻太冲（配透天凉）、风池，平肝潜阳，息风清脑；或配泻行间、丘墟（配透天凉，使针感循经走上头部），清肝泻火，息风潜阳。

因肾水不足，水不涵木，肝阳偏亢，风阳上扰之眩晕。配泻太冲，补复溜，平肝息风，育阴潜阳。

(2)《灵枢·海论》篇说：“脑为髓之海，其输上在于其盖，下在风府……髓海不足，则脑转耳鸣，胫酸眩冒，目无所见，懈怠安卧。”肾藏精生髓，肾精亏虚，不能生髓，髓海不足所致的眩晕。取补肾俞、太溪或复溜，补益肾精，配补百会，有助精血上承头脑。若须佐以收敛浮阳者，不可配补本穴。

(3)心脾亏虚,以致气血不能上奉于头脑而致的眩晕。取补神门、三阴交补益心脾,配补百会,有助气血上奉头脑。三穴配伍,类似归脾汤加味之效。

(4)气虚则清阳不升,清窍不充而致的眩晕。取补合谷、足三里补中益气,配补百会,能益气升阳。属于虚气上逆者,不可取施本穴,更不宜施用补法。

(5)属于痰浊中阻型者,取泻百会、阴陵泉、丰隆,祛湿化痰,佐以息风;属于风痰上扰者,取泻百会、丰隆,补阴陵泉,健脾祛湿,化痰息风,类似半夏白术天麻汤之效;属于痰郁化火,痰火上扰所致者,针泻百会、丰隆、内庭,后二穴均配透天凉,共奏清降痰火、息风清脑之效。

凡属于本虚标实或上盛下虚的眩晕,不可配补本穴;误补易致标更实或气逆于上,眩晕更甚。

3. 中风

(1)中脏腑:闭证:阳闭,针泻百会、丰隆、风池、涌泉,息风豁痰,宣窍醒志;或针泻百会、合谷、涌泉,清热启闭,开窍醒志,或配加至宝丹治疗。阴闭,针泻涌泉,点刺或捻刺中冲,艾灸百会,温阳开窍醒志,或配加苏合香丸兑入生姜汁少许内服。

脱证:因元气衰微,阴阳离决所致。针补百会、关元、气海或合谷,益气回阳固脱。

(2)中经络:因风阳内动,上扰清空,风阳夹痰走窜经络的中风病。证见眩晕头痛,目昏耳鸣,突然出现舌强言謇,口眼㖞斜,或手足重滞、半身不遂,脉象弦滑而数,舌质红等。针泻百会(息风潜阳)、太冲、丰隆,平肝潜阳,息风祛痰。肾阴不足,水不涵木,肝阳偏亢者,加补复溜,滋肾水以涵肝木。

上方可与患野取穴同时或交替施治。如半身不遂,与取泻患侧腧穴交替施治;舌强言謇,配泻廉泉;喉间痰鸣,加泻天突;口眼㖞斜,与取泻患野腧穴交替施治,共奏息风祛痰、通经活络之效。

李用粹在《证治汇补》中说:“平人手指麻木,不时晕眩,乃中风先兆,须预防之,宜慎起居,节饮食,远房帏,调情志。”年过四旬以上,证见不时眩晕,头痛耳鸣,头懵烘热,脉象弦数或弦滑而数,而又出现肢体麻木,或筋惕肉瞤,或手足重滞,或一时性舌强不利,语言不清等,特别是高血压患者,多属中风先兆。取泻百会、太冲、三阴交,或百会、行间、丘墟,或百会、太冲、丰隆,或取泻百会、风池、太冲,补复溜。视其具体情况,选取以上处方,往往能延迟或预防中风的发生。取本穴亦可点刺血络出血,泄血散热,以清头上之热。

如有中风先兆,针刺前应特别注意测量血压,以防血压过高,因针刺巧合发生脑出血。

4. 厥证　取本穴,用以升阳益气,清脑醒志。

(1)元气素虚,每因过度悲恐或劳累,一时气机逆乱,中气下陷,清阳不展,突然而发的气厥(虚证)。针补百会(配艾灸)、关元、气海或合谷,回阳益气,或加补神门强心苏厥。

(2)肝阳素旺,复因暴怒伤肝,肝气上逆,血随气升,上蔽神明,清窍闭塞,突然而发的血厥(实证)。针泻百会、三阴交、涌泉、间使,理气活血,宣窍醒志。

(3)因失血过多,以致气随血脱,血虚不能上承清窍,突然而发的血厥(虚证)。血脱必须益气,故急补合谷、三阴交补益气血,配补百会,使血随气升,上承清窍。

5. 脱肛　参见长强一节【临床应用】。

6. 泄泻、便秘、癃闭、遗尿、疝气、子宫脱垂、胃下垂　以上病证,凡因中气不足,气虚下陷,失其升提或失于固摄者,均可针补百会、合谷、足三里,补中益气,升陷举陷,类似补中益气汤之效。依其病位及具体病情不同,亦可配加有关腧穴施治。如泻泄、便秘,可选补天枢、大肠俞、上巨虚等穴，交替施治。遗尿、癃闭，亦可加补中极，束约膀胱，化气行水。疝气，加泻太冲或大敦，佐以疏肝理气。子宫脱垂，亦可加补肾俞、太溪补肾系胞，或两方交替施治；或与针刺子宫穴（其操作方法见气海一节）交替施治；或与取刺维胞（针向下横刺三至四寸，反复行针，使前阴部有向上收缩感，再捻转一二分钟出针）交替施治。胃下垂亦可与沈阳陆军总医院针治胃下垂之方法（其操作方法见气海一节）交替施治。

7. 舞蹈病　本病多因外感风邪，引动肝风所致。证见情绪不稳，喜怒异常，常作不自主动作，如手足舞动，或张手舞脚，或努嘴吐舌，或挤眉弄眼，或点头耸额、耸肩，或摇头转躯、抽鼻等，甚则站立不稳，不能独自穿衣或进食。舌质淡红，苔薄白，脉象弦滑等。取泻大椎、风池、百会，或取泻合谷、太冲、百会，平肝息风，疏散风邪。证见点头、咧嘴、吐舌、皱眉眨眼等局部症状者，对症治疗，分别取泻攒竹、天柱、风池、迎香、印堂、廉泉等穴，祛风通络散邪；或配刺头针舞蹈震颤控制区。

8. 鼻塞　本病以鼻塞声重，鼻流清涕或浊涕，呼吸不利，嗅觉减退，喷嚏时作，甚则不闻香臭，头昏为主证。督脉上行巅顶，沿额至鼻柱。取本穴（向鼻柱方向横刺，使针感走至鼻部为佳）开通鼻窍。

(1)因风寒伤肺，肺气不利，以致鼻窍不通而塞滞不畅者，泻灸百会（温通鼻窍）、上星，泻合谷、列缺，祛风散寒，宣通鼻窍。新生儿及五岁以下儿童因感寒而鼻塞不通者，可自制如烟卷大小艾条灸本穴，每天晚上艾灸十分钟，温通鼻窍。

(2)因风热侵袭，肺气不利，以致鼻窍不宣而塞滞不畅者，取泻百会（宣通鼻窍）、合谷、迎香，疏散风热，宣通鼻窍。

(3)因卫气不固，风寒乘袭，鼻窍不宣，外感风寒即发，鼻塞不通，呼吸不利，喷嚏阵作的小儿鼻塞。用艾条灸百会、囟会，每次艾灸十至十五分钟，一日一至二次，温阳散邪，宣通鼻窍，效果甚良。

9. 过敏性鼻炎　因肺气不足，卫外不固，风寒乘袭所致者。泻灸百会、上星，泻迎香，疏散风寒，温通鼻窍，与取补大椎、合谷益气固表之法交替施治，标本兼顾；或泻灸百会、风池、上星，疏散风寒，温通鼻窍，与取补太渊、肺俞补肺固表之法，交替施治。

【病案举例】

例一：段某，女，27岁，住南阳市小西关街门牌112号。1968年6月2日初诊。

主诉：眩晕已十多天。

现病史：十多天前某夜突然晕倒，恶心呕吐，此后经常头晕目眩，如坐舟船，不能睁眼，睁眼则眩晕欲呕，呕吐黄水或苦水。伴有食少，口苦，两颞、头顶和眼球痛，耳鸣，心烦，欲静，少寐等症状。听到鼓声或震动声音则头痛加剧。脉象弦数。曾用中西药治疗无效。内科门诊诊断为“梅尼埃病综合征”，转针灸治疗。

辨证：肝火偏亢，风阳升动，上扰清空之眩晕病。

治则：平肝息风潜阳，佐以局部通络止痛。

取穴：针泻百会、太阳、太冲。隔日针治一次，七次治愈。

随访：1970年元月因患流感后遗症两耳耳鸣，前来针治，告知此病在此针愈未发。

例二：盖台钦·克撒，女，43岁，埃塞俄比亚人。1978年11月19日初诊。

主诉：患头痛已十二年之久。

刻下症：自觉头顶部热痛，头两侧足少阳经线热痛、跳痛，心烦易怒，多梦少寐，耳鸣如蝉声，口干口苦，乏力，舌苔薄黄，脉象沉弦而数。

曾用药物长期治疗收效不著，由内科以“神经性头痛”转针灸治疗。

辨证：依其脉证，系肝经火旺，循经上扰之少阳、厥阴头痛。

治则：清降肝胆之火，佐以清心。

取穴：一诊、二诊针泻百会、太冲、丘墟、神门，三至六诊减神门穴。

效果：三诊后头痛明显减轻；六诊治愈（患者告知头顶热痛、两颞跳痛、耳鸣、口苦等症状均愈）。

例三：默海瑞他·番塔，男，30岁，埃塞俄比亚人。1979年元月26日初诊。

主诉：患头痛已十五年。

现病史：十五年前患眼病，同时出现头痛，眼病治愈后遗头痛，两年后头痛治愈。于七年前头痛复发，某大夫说，头痛可能由于阳光关系，建议戴眼镜，但戴眼镜后仍头痛，此后一直服药，服药后仅能止痛一至二小时。

刻下症：两侧头部、前额及眉棱骨处呈阵发性跳痛，时而热痛、眩晕、耳鸣（如昆虫在耳内），时而两耳闭塞。多梦少寐，两胸膺痛，两下肢及两臂酸痛。因有胃炎而食欲不振，时而胃痛不适，口味不佳。舌苔薄黄，舌心有较深的裂纹，脉象弦数。

辨证：依其脉证，系肝阳头痛。

治则：平肝潜阳，佐以通络止痛。

取穴：一至十一诊，针泻百会、太阳、风池、太冲；十二至十六诊，上方减太冲穴。

效果：三诊后头痛眩晕减轻；五诊后失眠明显减轻；七诊后头痛和眩晕明显减轻，头部虫行感消失，不服安眠药每晚能睡六至七个小时，有时两耳闭塞，胸胁仍痛；十一诊后失眠、头晕治愈，头痛已微；十六诊后治愈。

随访：患者告知针治十六次头痛、失眠、眩晕均愈。

例四：邢某，男，22岁，桐柏地质9队。1972年12月8日初诊。

主诉：患脱肛年余。不明原因。

现病史：一年多来，每在解大便或劳动用力时，或饥饿时行走稍久，即出现直肠脱出，便后或休息后可自行复位，有时必须用手上托方能复位。伴有头晕气短、矢气多、身疲倦怠、肛门胀坠等症状，脉象沉弱。

辨证：气虚下陷，不能固摄之脱肛病。

治则：升阳举陷，固摄直肠。

治疗经过：一至六诊针补百会、长强、白环俞，肛门有收缩升提感；六诊治愈。四个月后复发，上方又针治七次治愈。

随访：1974年4月告知疗效巩固，一直未复发。

【腧穴功能鉴别】

《行针指要歌》说：“或针风，先向风府百会中”，百会和风府都是治疗风病的常用穴。二穴比较，风府穴偏于治疗外风、脑风，而百会穴偏于治疗内风（肝风）。

【腧穴配伍】

1. 针泻百会　配泻太冲、丘墟，平肝息风，潜阳清脑；配泻风池、行间，清肝息风，通络止痛、清脑；配泻神门、丰隆、太冲，清心祛痰，息风清脑、醒志；配泻风池、太冲、丰隆，平肝潜阳，息风祛痰；配泻大椎、人中，通督解痉醒志；配泻丰隆，补阴陵泉，类似半夏白术天麻汤（《医学心悟》方）之效。

2. 针补百会 配补合谷、关元、神门，回阳固脱，益气生脉；配补合谷、足三里，补中益气，升阳举陷，类似补中益气汤（《脾胃论》方）之效，其具体运用详见合谷一节【腧穴配伍】。配补合谷、气海，益气升阳；配补长强，升固直肠。

3. 艾灸百会 配灸囟门，温通鼻窍；配灸关元、神阙，温中升阳，回阳固脱。

【讨论】

1. 本穴针刺方向与针感 向鼻柱方向横刺，在不断地捻转运针的同时，其针感逐渐循督脉走至鼻部，少数病例走达面部。向脊椎方向横刺，在不断地捻转运针的同时，其针感逐渐循督脉走至后头部、后项、胸椎部；少数病例走至腰部、肛门处，肛门有升提或收缩的感觉；极少数病例，其针感不循督脉下行，又无针感循行路线，而自觉肛门有升提或收缩感。向左或向右横刺，其针感达侧头部、耳部。向鼻柱或大椎方向横刺，在不断地捻转运针的同时，极少数病例，自觉子宫有升提或收缩感，腹部有温热或收缩感（其针感循行走向子宫和腹部的线路，患者往往说不准确）。针感走达患野的病例，效果显著。

针刺方向，应依其病位而定。如治疗角弓反张、脊强而厥的病证，向脊柱方向横刺，使针感沿脊柱下行走至颈项、胸椎、腰椎，或走达整个脊柱。

2. 本穴针刺深浅 巅顶肌肉浅薄，宜用挟持进针法，深浅要适当。过浅沿表皮横刺进针，或过深沿骨膜横刺进针，均痛剧，可用提捏进针法。若进针浅深适度而仍有痛感者，则提示刺伤血管，应停止进针或捻针，缓慢提出几分，向另一方向缓慢刺入，在拔针时注意急按穴孔，以防出血，如皮下出血，形成血肿，可自行消失。

3. 经旨浅识

（1）《素问》张志聪注：“督脉从脑户而上，至百会、囟门，乃头骨两分，内通于脑，若刺深而误中于脑者立死。”百会穴位于颅顶矢状缝之间，五岁以下的小儿和顶骨愈合不良的小儿，不应针刺本穴，如刺伤大脑即可死亡。对于脑积水的患儿，更应注意。

（2）《伤寒论》325 条中说：“少阴病，下利，脉微涩，呕而汗出，必数更衣，反少者，当温其上，灸之。”少阴病下利，证属虚寒；脉微涩，为气虚血少；呕而汗出，是胃寒气逆；大便频数而量少，是血虚气陷之象。“当温其上，灸之”，是以回阳为急务，艾灸百会温其上，有回阳之效，亦可配灸神阙、中脘，回阳温中。

4. 关于经脉之会问题 本穴经脉之会，诸书不一。如《类经图翼》云：“督脉、足太阳之会，手足少阳、足厥阴俱会也”；《针灸大成》云：“手足三阳、督脉之会”；《针灸甲乙经》云：“督脉、足太阳之会”。从经脉的循行来看，属于手足三阳、足厥阴、督脉之会。应该从手足三阳、足厥阴、督脉之会，分析认识，探讨本穴的功能及治证。

5. 上逆之证勿补灸

（1）虚中夹实，本虚标实，虚气上逆的头脑疾患，不可取补本穴，否则易于造成下虚上实。风热上扰、痰火上攻、肝火上炎和肝阳上扰，以及血随气升，怒则气上之头痛、眩晕等病，不可取补本穴，更不宜配艾灸，否则有助于病邪上行。肾不纳气的喘、咳，亦不可取补本穴。

（2）头为诸阳之会，足厥阴肝经之脉上行巅顶，肝火、肝阳、肝风易于上扰清空，故头脑病变多出现阳实证或标实证或上盛下虚之证。非风寒或寒邪所致的头脑疾患，不可轻用艾灸，否则有助于邪热上攻，易致头昏脑涨。《铜人腧穴针灸图经》指出：“凡灸头顶不得过七七壮，缘头顶皮薄，灸不宜多”。也是考虑艾灸过多，恐伤脑髓，或易致头昏脑涨之故。

对于肝郁化火，上扰清空之头痛和肝阳上扰之眩晕，本穴禁灸。临床所见：实以虚治，且又灸之，因火而动，邪火上扰致使头痛、眩晕加重，并见失眠脑涨不安等。对此可用三棱针点刺百会，加泻行间、涌泉降火解郁。

《类经图翼》指出："百会穴百病皆治，宜刺此二分，得气即泻。若灸至百壮，停三、五日后，达四畔用三棱针出血，以井花水淋之，令气宣通。否则恐火气上壅，令人目暗。"这是防止艾灸过多，火气上壅，伤于两目，发生失明的方法。

6. 本穴位置 《针灸甲乙经》云："在前顶后一寸五分，顶中央旋毛中，陷可容指"；《针灸大成》云："在顶中央旋毛中可容豆，直两耳尖"；《备急千金要方》云："治疗小儿脱肛方，灸顶上廻毛中三壮"；《外台秘要》云："肘后疗卒大便脱肛方，灸顶上遏发中百壮"。百会穴在颅顶，左右两骨矢状缝之间，无容指、容豆之凹陷处，人之头发旋毛生处不定，有偏有正，不能以旋毛为准定穴，应以在头顶正中线与两耳尖连线的交点处为准。

【歌括】

百会头顶正中央，厥阴督脉及三阳，
息风潜阳能清脑，升提举陷效果良，
通督疏风病邪去，上盛下虚补灸伤，
棱针毫针视病取，虚补实泻应得当。

第七节 | 人　中

人中，又名水沟、鬼宫、鬼客厅、鬼市穴。前人依其所在部位的形态命名曰"水沟"。其人中的命名，陈修园说："人之鼻下口上水沟穴，一名人中，取身居乎天地中之义也。天气通于鼻，地气通于口，天食人以五气，鼻受之，地食人以五味，口受之，穴居其中，故名之人中。"

人中是督脉经的鼻下腧穴，又是手足阳明、督脉之会。它是主治神志病、督脉为病和面部疾患的常用穴。

【治疗范围】

1. 督脉病和神志病 "督脉者，起于下极之俞，并于脊里，上至风府，入于脑"（《难经·二十八难》），"督之为病，脊强而厥"（《难经·二十九难》），"督脉为病，脊强反折"（《素问·骨空论》）。脊柱疼痛、脊柱强直、项背强急、角弓反张、脊强而厥，以及扭伤性腰痛等督脉为邪所侵的病变，可取本穴施治。督脉并脊入脑与足厥阴肝经交会于巅顶。本穴针感异常灵敏，能走向头脑，因此，癫、痫、狂、闭、厥、惊风、癔病等清窍被蒙，神志突变，意识昏迷的病证，都属本穴的主治范围。

2. 局部病 依其经脉循行（任督和手足阳明经在面部的循行）、针感走向、穴位所在，贯通督脉、手足阳明经的水沟穴，主治口唇、面部疾患。

【功能】

1. 辨证取穴　用泻法（或强刺激），或拔针不闭穴孔，令出血少许，能开窍启闭、清脑醒志。类似通关散、紫雪丹、至宝丹等药的功效；用爪甲切之，能开窍醒志。

2. 循经取穴　用泻法，能宣通督脉经气。

3. 局部取穴　用泻法，能通调面络。

【主治】

破伤风、痉病、痫证、厥证、鼻病、口臭、面神经麻痹、口轮匝肌痉挛、昏迷、舞蹈病、癔病、水肿、急性腰扭伤。

亦治齿痛，口噤不开，呃逆等。

【临床应用】

1. 破伤风　破伤风病毒多侵犯太阳、阳明和督脉三经。取泻人中，主治督脉为病的项背强急、角弓反张和阳明经为病的牙关紧闭、苦笑面容、口角抽搐等。

(1) 证见初起牙关微紧，张口不便，吞咽较难，颈项强急，四肢抽搐，苦笑面容，舌苔白腻，脉象弦细的轻型。在针泻合谷、太冲、阳陵泉，祛风镇痉，舒解拘急的处方中，配泻本穴佐以通督脉调面络，缓解筋急。

(2) 证见病程较久，牙关紧闭，吞咽困难，抽搐频繁，角弓反张，不能转动，呼吸气促，痰涎壅盛，舌苔白腻，脉象弦紧的重型。在针泻合谷、太冲、丰隆，祛风镇痉，除痰缓急的处方中，配泻本穴，佐以通督脉调面络，缓解筋急（宜多泻久留针）。

本病患者遭受任何轻微的外界刺激（如声音、光线、甚至医生的检查），都可能诱发强烈地阵发性全身肌肉痉挛，因此，针刺针感特别强的人中穴，应特别注意。在针刺前让患者，特别是轻型患者精神有所准备，不致使筋脉突然拘急或痉挛更甚。

2. 痉病　取泻本穴，治疗邪壅经络和热甚发痉出现项背强急，角弓反张，牙关紧闭，口噤切齿等症状者，以收宣畅督脉，通络解痉之效。痉病出现神志不清者，本穴还可收开窍醒脑之效。

如热盛生风之痉病，在针泻太冲、神门、曲池，清心平肝，退热息风的处方中，配泻本穴，可收开窍醒脑和通督脉调面络的双重功效。

体素气血亏虚，或因亡血，或因产后血亏，不能营养筋脉，或汗下太过，导致阳气阴血两损而成的痉病，亦即尤在泾所说的："亦有亡血竭气，损伤阴阳，而病变成痉者"不可取施本穴。

3. 痫证

(1) 癫痫小发作，出现节律性瞬眼、点头、两目直视、躯干前屈等症状者，对症治疗，针泻人中、大椎、攒竹、风池或天柱，或与辨证处方交替施治。

(2) 精神运动性发作者，对症治疗，针泻人中、百会、大椎，醒脑清神，或上方与辨证处方交替施治。

(3) 痫证大发作时，针泻人中（或强刺激）、合谷，点刺手十二井穴，通关开窍醒志。

(4) 每次发病前，自腰骶突然出现抽筋样或异常感觉沿督脉向上至脑部者，针泻人中、长强、大椎、筋缩，通督醒脑，长期治疗有一定的疗效。或与辨证处方交替施治。

(5) "督之为病，脊强而厥。"痫证发病时，有脊强而厥的症状者，在发作时取泻本穴（或强刺激），通督脉，醒神志，可收双重之效。

(6)肝气失调，风阳升动，触及积痰，乘势上逆，壅闭经络，阻塞清窍，心神被蒙而发的痫证。针泻人中、丰隆、太冲、神门（或大陵），豁痰宣窍，息风定痫。

4. 昏迷　凡中暑、肺炎、中风闭证、痢疾、狂证、癫证、脑型疟疾、急惊风、流行性乙型脑炎、流行性脑脊髓膜炎、肠伤寒、疔疮等病证中，出现神志失常都可配取本穴，开窍启闭，清脑醒志。如：

(1)肺炎，属于痰热壅肺，内陷心包者，配泻尺泽、丰隆、神门（或大陵），宣肺化痰，清心开窍。

(2)中暑，属于暑犯心包，热郁气机者，配泻神门，曲泽放血，清心开窍，苏醒神志。

(3)中风闭证，属于阳闭者，配泻太冲、丰隆，清肝息风，降痰宣窍；或配泻合谷、涌泉，点刺手十二井出血，清热启闭，开窍醒志；属于阴闭者，配刺十宣，灸百会，温阳启闭，开窍醒志。

(4)疫毒内陷的疫毒痢，神昏痉厥明显出现者，在清利湿热、凉血解毒的处方中，加泻人中、太冲，开窍醒志解痉。

(5)狂证，属于肝火夹痰，上扰心神者，在取泻行间、大陵、丰隆、内庭，泻肝清火，镇心涤痰的处方中，配泻本穴，佐以开窍醒脑；属于气滞血瘀，心神不宁者，在取泻间使、通里，曲泽放血，或在取泻大陵、行间，点刺曲泽、委中放血，解郁散瘀，宁心安神的处方中，配泻本穴，佐以醒脑开窍。

(6)癫证，属于气郁痰结型者，配泻间使、丰隆、神门，或配泻中脘、内关、通里，理气解郁，化痰醒志；属于心脾两虚型者，在取补神门、三阴交，补益心脾的处方中，配泻本穴，佐以开窍醒志。

(7)脑型疟疾，配泻大椎，点刺曲泽、委中放血，清热解毒，清心镇惊，截疟醒志。

(8)急惊风，属于邪传心包，肝风内动者，配泻太冲、神门，清营开窍，镇肝息风。

(9)流行性乙型脑炎，属于营分证者，配泻神门、内庭、三阴交，清营凉血开窍；属于血分证者，配泻神门、太冲、三阴交，或配泻大陵、太冲，曲泽放血，凉血镇惊，开窍醒志。

(10)流行性脑脊髓膜炎，属于气营两燔证者，在取泻合谷、内庭、大陵或曲泽放血的清热凉血解毒的处方中，配泻本穴，佐以开窍醒志；属于热盛风动型者，配泻太冲、合谷，点刺曲泽出血，清热解毒，开窍息风。

(11)肠伤寒，属于湿热酿痰，蒙蔽心窍者，配泻合谷、阴陵泉、丰隆，清热化湿，豁痰开窍。

(12)疔疮，属于热毒入于营血者，配泻合谷（或曲池）、神门，曲泽放血，清热解毒，清营开窍。

(13)狂证，正发狂时针治，助手协助，先用粗针刺人中、合谷，均用强刺激，狂力可很快消失，甚至体软不支，乘机再针其他腧穴。多数患者，复诊针刺较为顺利。

5. 舞蹈病　多因外感风邪，引动肝风所致。对症治疗，见于点头、咧嘴吐舌，皱眉眨眼者，取泻本穴分别配泻攒竹、天柱、风池、迎香、廉泉等穴，或配刺头针舞蹈震颤控制区，或与取泻曲池、行间，或合谷、太冲，或大椎、风池、百会，平肝息风，疏散风邪之法，同时或交替施治。

6. 水肿　"诸有水者，腰以下肿，当利小便；腰以上肿，当发汗乃愈"（《金匮要略·水气病脉证并治》）。水肿病中的风水，多由风寒外袭，肺失宣降，不能下输膀胱，以致风遏水阻，风水相搏，流溢肌表，发为水肿，治以祛风行水。《铜人腧穴针灸图经》说："风水面肿，针此一穴

(水沟),出水尽即顿愈。"取泻本穴,祛邪通络以消面部水肿,配泻曲池、列缺,祛风散邪,宣肺行水;或配泻合谷、中极,祛风行水。

【病案举例】

例一:刘某,男,21岁,住南阳市西关南家后4号。1965年8月27日初诊。

主诉:患癫痫已一年。

现病史:1964年开始每在劳动时或劳动后耳鸣如蝉鸣声,持续三个月后,因两耳鸣甚,突然昏倒,不省人事,四肢抽搐,两目上视,口吐白沫,牙关紧闭,约三至五分钟后自行缓解,耳鸣亦随之消失。此后每因两耳鸣甚而复发。半年内发病三次,发作后头晕、汗出、食少,身困乏力持续一天。

辨证:肝风夹痰壅闭经络,蒙闭神明之痫证。

治则:清热涤痰,宣窍醒志。

取穴:针泻人中、百会、中脘和内关、翳风、合谷。以人中、百会、中脘穴为主,每次选取他穴一或两个。隔一到数日针治一次,十次治愈。

随访:1969年12月7日患者告知1965年8月份在此治愈痫证未发。

例二:尹某,男,63岁,南阳地区医药公司家属。1967年10月31日初诊。

主诉:腰痛已十多天(因担水扭伤所得)。

刻下症:腰部疼痛,咳嗽、喷嚏、扭转弯腰痛甚,活动受限,以第二至第四腰椎及其两旁痛甚,拒按。平时易于扭伤腰部。

辨证:扭伤腰部,筋脉损伤,气血瘀滞,络脉痹阻之扭伤性腰痛。

治则:通经活络。

取穴:针泻人中、腰奇。

效果:一诊留针时活动腰部疼痛减轻;二诊后仅弯腰及咳嗽时微痛;三诊治愈。

随访:半月后告知针愈未发。

例三:李某,男,两岁半,住南阳市西马道街9号。1965年7月15日初诊。

主诉(代诉):高烧抽搐今天复发。

现病史:1964年春始发高烧抽搐,经治疗烧退抽止。尔后每因高烧抽搐即发,至今复发五次。今晨发烧,上午连续抽搐数次。发病时四肢抽搐,牙关紧闭,两目上视,不省人事,口流白沫,口唇青紫,每次约二至三分钟抽止神清。抽搐后嗜睡不语。舌质正常,无苔,山根青紫,口唇略红。体温38.4℃,脉浮数略弦。

辨证:热盛动风之急惊风。

治则:退热镇惊,平肝息风。

取穴:针泻人中、合谷、太冲,点刺手十二井穴出血。

效果:一诊后热退抽止神清,体温36.8℃,二诊巩固疗效。

【腧穴配伍】

1. 针泻人中　配泻地仓、下关、合谷,或配泻曲池、颊车、迎香,疏散风邪,通调面络;配泻曲池、太冲、神门或大陵,清心开窍,退热息风;配泻长强、大椎、筋缩,通督解痉醒脑;配泻神门、丰隆、太冲,豁痰宣窍,息风定痫;配泻合谷,点刺手十二井穴出血,清热启闭,开窍醒志;配泻涌泉,灸百会,温阳启闭,开窍醒志;配泻合谷、涌泉,开窍醒志;配泻大椎,点刺曲泽、委中放血,清热解毒,截疟醒志;配泻太冲、合谷、曲泽放血,清热解毒,开窍息风;配泻合谷(或曲池)、神门,曲泽放血,清热解毒,清营开窍。

2. 人中与手足阳明经有关腧穴配伍　由于口唇、面部为手足阳明经的循行之处,循经取穴,人中多与手阳明经的合谷、曲池和足阳明经的内庭、解溪、足三里等有关腧穴配治。

【讨论】

1. 本穴针感

⑴在不断捻转运针的同时,其针感沿督脉走至鼻、脑、上颚、巅顶,鼻部发酸、发痒,如欲取嚏,脑部发胀、发懵或发凉;亦有针刺后,上述针感急速出现后突然消失而神志很快清醒;少数患者,走至后项、胸椎或至腰椎。略向左或向右斜刺,在不断地捻转运针的同时,其针感走向左侧成右侧的迎香、颧髎穴处。能使针感走达患野,则收效显著。

⑵本穴针感最为灵敏,能表现出特别强的反应,适用于一切郁闭的阳实证。猝然昏仆,神志突变,失神无知的患者,取刺本穴,在针刺、捻泻或留针期间,如有抽鼻皱眉、哭啼、叫号、喷嚏,或有手欲擦鼻、拔针的动作,是即将苏醒的征兆,否则,则是病情重笃,或考虑中毒、严重脑部病变。

2. 临床见闻　针刺本穴,应特别注意防止因患儿哭啼乱动,或痫证发作时,将针甩掉口里。如:1952年,南阳市一位针灸医生韩某,针治一位将近一岁的急惊风患儿,用一寸长的盘龙针刺入本穴几分深,因患儿哭啼乱动不安,将针甩掉在地。当时因未找到此针,加之患儿烦躁哭闹不安,家长误认为针掉进了口内而吞入腹中,就大闹大骂,并将患儿送交韩医生管理,医生因之自杀。两年后,从木工房内的锯末堆里找到了针。

1938年,某针灸医生针治一位一岁多的急惊风患儿,用自制的26号一寸长的毫针刺入本穴几分深,因患儿哭叫乱动不安,将针甩掉口内。患儿因口刺痛,闭口不张,后将针取出,口里几处针眼出血,家长很不满意。1943年,某针灸医生针治一位痫证发作患者,用自制25号一寸长的毫针刺入本穴。医生给别人谈话时,患者头摆几下,打个呵欠,针掉口里。因患者尚未苏醒,牙关紧闭,医生急将牙关撇开把针取出,口内两处针眼出血。

3. 历代医家经验

⑴《百症赋》载:“原夫面肿虚浮,须仗水沟、前顶”;《类经图翼》载:“若风水面肿,针此一穴,出水尽即顿愈。水气肿病,但宜针此一穴,徐徐出之,以泄水气”;《景岳全书》载:“水沟主一切水肿”;《针灸甲乙经》载:“水肿人中尽满,唇反者死,水沟主之”;《经验特效穴歌》载:“面肿须向人中求”和《十四经要穴主治歌》载:“刺治风水头面肿”;等等。这都是前人取用水沟穴治疗水肿病的实践经验。

⑵本穴主治腰脊病,为历代医家所公认。如《玉龙歌》载:“脊背强痛泻人中,挫闪腰酸亦可攻”;《玉龙赋》载:“人中、曲池,可治其痿伛……人中、委中,除腰脊痛闪之难制”;《通玄指要赋》载:“人中除脊脊之强痛”等。

4. 爪甲切之代替针刺　针刺本穴急救苏醒,如无针刺之,可用爪甲切之,若配中冲穴,亦可用爪甲切之,以收开窍启闭苏厥之效。前人亦有用此法,如晋葛洪在《肘后备急方》载有“救卒死方,令爪其病人人中取醒;救死尸厥方,爪刺人中良久”等。

【歌括】

人中鼻下水沟中,开窍醒志督脉通,
宣畅经气调面络,五分泻刺遵此踪。

第十六章

经外奇穴

第一节 | 概　　论

所谓经外奇穴，是指十四经经穴之外的经验有效穴。它是在十四经腧穴确定后，临床上不断发现的一些新穴位，由于某些奇穴，其位置明确，疗效显著，可归属于十四经的，被后人陆续补入十四经脉中。而有些经外奇穴，对某些疾病有特殊的治疗作用，但其位置特殊，或一名数穴（一个穴名有几个刺激点），不能直属某一经者，概称为“经外奇穴”。到目前为止，已发现有几百个经外奇穴。

从经络漫布全身，通彻内外的理论来讲，经外奇穴和十四经腧穴一样，同样是经气输注交会于皮肉筋骨之间的部位，为脏腑经络之气输注之所在，与脏腑组织器官有着内应外合的联系。也就是说经外奇穴不能孤立地脱离经络系统而存在，否则对其所发挥的主治性能就无从解释。

本章常用穴：手十二井、膝眼、太阳、印堂。

第二节 | 手十二井穴

手十二井穴，是指所出为井的少商、商阳、中冲、关冲、少冲、少泽等穴的总称。它是手三阴、三阳经的经气，分别开始所出指端的腧穴。阳经井穴五行属金，是手三阳经的起始穴；阴经井穴五行属木，是手三阴经的终止穴。

十二井是阴阳经交通脉气之处，是诸手经井穴功能的综合，主治神志病，热邪闭郁之高热和手指所在处的病变。为神志异常阳实闭郁之证的急救苏醒穴。

【治疗范围】

1. 神志突然失常之病证　手十二井穴，位于最敏感之处，对刺激能表现出特别强的反应。“五脏者，所以藏精神血气魂魄者也”（《灵枢·本藏》），神志病与五脏有关，“病在脏者，取之井”（《灵枢·顺气一日分为四时》）；“诸血者，皆属于心”。施用放血疗法，能“泄其血而散其郁热”“泄血开闭”，因此，使用点刺出血或捻泻、捻刺之法，对于热陷心包、痰火扰心、痰迷心窍、暴怒伤肝、肝阳暴张等因所出现的神志失常，如急性热病、脑病、闭证、厥证、狂证、痫证、急惊风等，以及气机阻滞的急剧腹痛、胃痛，都可取治。故《乾坤生意》说：“凡初中风，跌倒暴卒昏沉，痰涎壅滞，不省人事，牙关紧闭，药水不下，急以三棱针刺手十指十二井穴，当去恶血。又治一切暴死恶候，不省人事，及绞肠痧，乃起死回生妙诀”。

2. 外感、高热证候　取手十二井穴点刺出血，治疗风寒外束或热闭肌肤所出现的汗闭高热和感冒、高热惊厥的病证，具有发汗解表、退热解痉等功效。

3. 局部病证　施用患野取穴的局部疗法，它还治疗气滞脉络、热邪伤络、瘀血阻络、寒伤营血等因所致的手指麻木、疼痛、拘急等证。

【功能】

1. 辨证取穴　用三棱针点刺出血各豆许，有开窍醒志、宣散热邪、清心安神、宣阳解表之效；用泻法或大幅度的捻泻，有开窍启闭、宣通经气之功。

2. 局部取穴　用泻法，通络散邪；配艾灸，温经通络。

【主治】

感冒、流行性乙型脑炎、流行性脑脊髓膜炎、痉病、痫证、癔病、昏迷、厥证、中暑、急惊风、指端麻木、指端疼痛、手指拘急。

亦治狂证、急性胃肠炎、急性扁桃体炎、痄腮等。

【临床应用】

1. 感冒　施用点刺之法，用以退热、解表。

(1) 风寒袭表，肺卫失宣：配泻列缺或合谷，疏风解表，宣肺散寒。

(2) 风热犯表，肺卫失和：配泻尺泽、曲池或合谷，疏风清热，宣肺解表。

(3) 暑温伤表，肺卫失畅：配泻内庭、尺泽，或配泻合谷，曲泽放血，清暑解表。

2. 流行性乙型脑炎　点刺手十二井穴出血，既用以退热解表，又用以清热解毒，开窍醒志。

(1) 卫分型：配泻合谷、尺泽，疏卫透表。

(2) 气分型：配泻合谷、内庭，清热解毒。若抽搐频繁，加泻太冲。

(3) 营分型：配泻神门、内庭、三阴交，或配泻大陵、内庭，曲泽放血，清营凉血，佐以开窍。

(4) 血分型：配泻太冲、大陵（或神门），凉血镇痉开窍。

3. 流行性脑脊髓膜炎　点刺手十二井穴出血，退热、解毒、开窍醒志。

(1) 病在卫气（卫气同病型）配泻合谷、内庭、尺泽，清热疏表解毒。

(2) 病在气营（气营两燔型）配泻合谷、内庭、大陵或神门，清气凉营解毒。

(3) 热盛风动型（热入心包，肝风内动）亦属于脑膜脑炎型。配泻合谷、太冲、大陵（或神门），清热解毒，清营息风。

4. 昏迷　在疾病过程中，凡出现神志突变，意识不清，或伴有神志失常症状者，均可取刺手十二井穴，开窍启闭。

(1) 痰热壅肺，内陷心包的肺炎，配泻尺泽、丰隆、神门或大陵，宣肺化痰，清心开窍。

(2) 暑犯心包，热郁气机的中暑，配泻神门，曲泽放血，清心开窍，苏醒神志。暑热亢盛，引动肝风的中暑，配泻太冲、合谷，曲泽放血，清热祛暑，息风镇痉。

(3) 中风闭证，属于阳闭者，配泻涌泉、合谷，清热启闭，开窍醒志；或配泻太冲、丰隆，清肝息风，降痰宣窍。属于阴闭者，配泻涌泉，灸百会，温阳启闭，开窍醒志。

(4)疫毒内陷的疫毒痢，神昏痉厥明显出现者，在清利湿热，凉血解毒的处方中，加泻太冲和手十二井穴出血，清热开窍，解痉息风。

(5)肝火夹痰，上扰心神的狂证，配泻行间、神门、丰隆，泻肝清火，镇心涤痰，开窍清脑。

(6)脑型疟疾，配泻大椎，点刺曲泽、委中出血，清热解毒，清心镇痉，截疟醒志，或上方与针泻外关、丘墟和解少阳之法，交替施治。

(7)里热外感，热盛风动的急惊风，配泻合谷、太冲，清热解毒，平肝息风。邪传心包，肝风内动的急惊风，配泻太冲、神门，清营开窍，镇肝息风。

(8)湿热酿痰，蒙蔽心窍的肠伤寒，配泻合谷、阴陵泉、丰隆或足三里，清热化湿，豁痰开窍。

(9)疔疮，属于毒热入于营血者，配泻神门、三阴交，清热解毒，清营开窍。

5. 厥证　《灵枢·动输》篇云："夫四末阴阳之会者，此气之大络也。"手十二井穴，是阴阳经脉交通脉气之处，具有宣通阴阳经气和开窍苏厥之效。而厥证是阴阳之气厥逆错乱所致。气机逆乱，清窍闭塞，神志突变，意识暂时不清的气厥(实证)、血厥(实证)、痰厥、食厥、暑厥，均可针刺手十二井穴。常配取在以下的治则处方中。

(1)因暑热交蒸，清窍闭塞所致的暑厥。配刺合谷(泻)、曲泽(放血)，清暑宣窍；或配泻合谷、内庭，清热祛暑宣窍。

(2)因暴怒伤肝，以致气机逆乱，上壅心胸，痞塞气道，蒙闭心窍的气厥(实证)。配泻内关(或间使)，理气宣窍。严重者，加泻合谷穴。

(3)素多湿痰，复因恼怒气逆，痰随气升，上闭清窍所致的痰厥。配泻内关(或间使)、丰隆，行气降痰，宣窍苏厥。

(4)肝阳素旺，复因暴怒伤肝，肝气上逆，血随气升，上蔽神明，清窍闭塞，突然而发的血厥(实证)。配泻太冲、三阴交，或配泻内关，曲泽出血，以收理气活血、宣窍苏厥之效。

凡急须施用补气回阳、回阳固脱、气血双补、益气救阴之法，如元气素虚，气虚下陷之气厥，和失血过多，气随血脱之血厥等，均不宜配取本穴。

6. 急惊风　本病为心火、肝风邪气有余的实证。"诸风掉眩，皆属于肝"，其抽搐振掉多与肝有关。心主惊，惊惕、悸动不安又多与心有关。肝气太过可以生火，即"气有余便是火"而心火太甚，也可引动肝风。因此，此病的病机主要是心、肝功能失调所致。点刺手十二井穴出血，用以退热镇痉安神，配取于以下处方中。

(1)里热外感，热盛动风。证见高热无汗，面赤气粗，烦躁口渴，惊惕抽搐，抽止神志正常，舌红苔黄，脉象滑数或浮数等。配泻太冲、合谷或曲池，清热解表，平肝息风。

(2)邪传心包，肝风内动。证见高热不退，神昏谵语，口噤不开，痰鸣气粗，四肢抽搐，角弓反张，或发斑疹，舌绛苔黄，脉象滑数或弦滑而数等。配泻太冲、神门或大陵，清营开窍，镇肝息风。

(3)乳食停滞，心肝蓄热。证见突然抽搐，反复发作，身不发热，惊惕不安，夜眠不实，饮食减少，腹部胀满，舌苔白腻，脉滑或弦滑等。配泻行间、足三里，或加刺四缝穴，消导食滞，镇肝安神。

此病若出现壮热，神昏，两目直视或两目上吊，呕吐乳食，口唇撮动，牙关紧闭，颈项强直，四肢抽搐或颤动，角弓反张等症状。在捻转运针或留针期间，患儿不哭，无手欲拔针之势，或无喷嚏、无叫号，而仍抽搐不止、神志不清者，则示病情重笃，应考虑脑部病变，速转科治疗。

7. 指端麻木、指端疼痛　本证其原因很多，如风伤卫气、寒伤营血、气虚不运、气血两亏、气滞脉络、营血亏虚、瘀血阻络、湿痰停着、湿热内郁、郁热伤络等都可引起指端麻木和疼痛。用于患野取穴直达病所的局部疗法，施用泻法、点刺出血或用泻法加灸，分别可收宣通气血、泄血散热、行血祛瘀、温经散邪等功效。亦可配取在辨证取穴的治则处方中。

(1)因暴怒伤肝，肝气郁滞，气滞脉络，血行不畅所致的指端麻木或疼痛。取手十二井穴用泻法，或点刺出血，配泻合谷、内关或间使，或配泻间使、八邪，行气散滞，通络行血。

(2)因寒邪侵袭，痹阻脉络，气血失畅所致的指端麻木或疼痛。取泻手十二井穴，配泻合谷、八邪(针后艾灸)，共奏温经散寒、祛邪通络之效。

(3)因瘀血停着，阻滞脉络，血行不畅所致的指端麻木或疼痛。点刺手十二井穴出血，配泻大陵、八邪或阿是穴，行血祛瘀。

(4)因热邪内郁，伤于脉络，气血不畅，出现指端热痛或麻痛(或属于末梢神经炎者)。点刺手十二井穴出血，配泻八邪穴，泄血散热，通络止痛；或配泻合谷、外关或内关，泄血散热，清热通络。

(5)因湿热蕴结，痹阻脉络，气血不畅，出现指端关节肿痛或红肿热痛，或属于热痹者，点刺手十二井穴出血，配泻外关、合谷，清热通络。若伴有全身湿热症状，或全身多处关节热痹者，配泻阴陵泉、合谷或曲池，清热化湿，通络止痛。

属于气虚不运、营血亏虚和气血双亏之指端麻木或疼痛者，一般不主张取刺本穴。

【病案举例】

例一：张某，男，1岁，住南阳县西张营公社西张营村。1965年6月28日初诊。

主诉(代述)：发热咳嗽已两天。

刻下症：发热，咳嗽，食少，烦躁不安，时时哭啼，小溲黄赤，舌苔白厚而腻，指纹浮粗色紫，体温38.5℃。

辨证：风热夹湿之感冒。

治则：疏风解表，清热利湿。

取穴：点刺手十二井穴出血，针泻合谷、阴陵泉。

效果：一诊后热退咳止，体温37℃，饮食增加，舌苔正常，指纹略粗紫；二诊治愈。

随访：1965年7月6日告知治愈。

例二：赵某，男，2岁，住南阳市北关东拐街。1963年12月2日初诊。

主诉(代述)：发热抽搐已两天。

现病史：前天感冒发烧，当晚连续抽搐两次，今天仍发烧抽搐。抽搐时，角弓反张，两目上视，口噤不开，四肢痉挛，不省人事，抽搐后神志清楚，饮食正常，两天来未解大便。体温38.2℃，脉象浮数。

既往史：今年元月份高热、便秘，抽搐一次，在本科针刺后热退抽止苏醒。

辨证：里热外感，热盛动风之急惊风。

治则：疏风清热，息风镇惊。

治疗：初诊点刺手十二井穴出血(血色紫黑)，泻合谷、太冲、解溪；二诊(3日)，初诊针后烧退抽止，今天中午已解大便，针泻合谷、太冲，巩固疗效。

例三：李某，男，八个月，住南阳市共和街40号。1965年3月10日初诊。

主诉(代述):高热一天,今天早上四点钟开始抽搐。

刻下症:抽搐时不省人事,四肢痉挛,角弓反张,两目上视,牙关紧闭,喉中痰鸣,约数分钟自行缓解,抽止后嗜睡、神清,面色潮红,山根色青,指纹浮紫,体温38.9℃,脉数。

辨证:里热外感,热盛动风之急惊风。

治则:疏风清热,息风镇惊。

治疗:初诊,点刺手十二井穴出血(血色黑紫),针泻人中、合谷、太冲,留针20分钟后抽止,欲安卧入睡;二诊(11日),初诊针后热退抽止,针泻合谷、太冲巩固疗效。

例四:闫某,女,50岁,住南阳县石桥街。1969年11月17日初诊。

主诉:手指麻木热痛已两个月,原因不明。

刻下症:左侧手指指端麻木热痛,微红微肿,触之微热,得凉则舒,不能持物,碰触物体则痛甚,时而夜间熟睡痛醒。曾用中西药治疗无效。血沉和抗"O"试验均正常。

辨证:热郁经络,气血痹阻之证候。

治则:清热宣畅经脉。

取穴:针泻左合谷,点刺左手井穴出血。

效果:二诊后,手指麻木热痛减轻;四诊后,左手指指端麻木热痛基本治愈;六诊痊愈。

随访:1970年8月5日告知在此针愈,至今未发。

【腧穴功能鉴别】

手十二井穴之所以有开窍启闭、清心安神、解表发汗、宣散郁热、宣通经气、调节阴阳等功效,是因它是各井穴功能的综合。

少商穴清宣肺气,清利咽喉,疏卫解表;商阳穴清宣阳明郁热,清利咽喉,解表退热;中冲穴清心安神,清心包郁热,其开窍醒志之功较强于其他井穴;关冲穴清上焦火,清宣少阳郁热;少冲穴清心安神,清心火散郁热,通心气;少泽穴清心除烦,清宣太阳郁热。

【讨论】

1. 本穴针感

(1)属于阳实证的猝然昏仆,神志突变,失神无知的患者,在点刺、捻刺,或在留针期间,出现抽鼻、皱眉、哭啼,或叫号、缩手,或欲拔针等动作,是神志清醒或将苏醒的表现。否则,则示病情垂危,应考虑中毒、脑部疾病。

(2)手十二井穴是阴阳经交通经气之处,又是最敏感之处,对于刺激能表现出特别强的反应。日本赤羽幸兵卫借此理论,始用线香点火烘烤十二经井穴,以测定其对热感的灵敏度和左右灵敏度的差别,从而分析判断各经的虚实和左右不平衡现象。结合临床证候,明确诊断,进行治疗。治疗一个阶段,再进行十二井穴热感测定,来验证治疗效果。

2. 经旨浅识

(1)对于《灵枢·顺气一日分为四时》篇所说的:"病在脏者,取之井"和《难经·六十八难》所说的:"井主心下满"仅作参考。有些井穴并没有以上所述的作用。再者十二经各有不同的病证,各经井穴的主治各有其特点,因此,不可拘泥。

(2)手十二井穴放血,对于体质虚弱者慎用。如《灵枢·血络》篇说:"脉气盛而血虚者,刺之则脱气,脱气则仆。"脉气虽盛而血虚的病人,刺血络放血,因血虚放血会使元气走泄而虚脱,元气虚脱,就会昏仆倒地。

3. 手十二井穴出血　其血色的深淡、血质的稀稠和出血的迟速等,对帮助诊断有重要意义。如血易流出，其色鲜红，其质正常，则示邪浅病轻；血不易出，其色黯红，其质黏稠，则示邪盛病重；血色淡红，其质稀薄，出血不旺，则示体质虚弱或正虚病笃；血色黑紫，其质黏稠，血出旺盛，则示血中热毒或热毒壅盛之证；急性吐泻，严重脱水患者，其血色黑紫，血质黏稠；真阳不足，或气血俱虚，或大失血后，其血色淡，血质稀薄。

4. 点刺出血方法　术者押手拇食二指指肚紧捏欲刺患者指腹两旁，使之皮肤绷紧，刺手（右手）拇食二指持着三棱针针柄，针尖部分依附（紧靠）中指内侧指肚，外侧指肚置于穴位旁边，针尖对准欲刺的腧穴，迅速地刺入穴上约半分许，随即迅速退出（如点刺状），在押手拇食指指肚的加压和刺手中指指肚的压挤下，血随针出。采用此法，可减少刺痛，又易于出血。

5. 放血疗法的应用　“神有余则泻其小络之血”（《素问·调经论》）；“血有余则泻其盛经，出其血”（《素问·调经论》）；“宛陈则除之，邪盛则虚之”（《灵枢·九针十二原》）；“宛陈则除之者，去血脉也，邪盛则虚之者，言诸经有盛者，皆泻其邪也”（《灵枢·小针解》）。放血疗法，适用于闭、厥、郁热、瘀血、血热壅闭、暑热、热入营血、热入心包等病变。

6. 本穴作用　手三阳经的井穴属金，与属金的肺有密切关系；手三阴经的井穴属木，与属木的肝有密切关系；手少阴为君火，手厥阴为相火，又与手太阳、少阳相表里；手太阴又与手阳明相表里；手之三阴从胸走手。因此，各井穴分别有清宣肺气、清心安神、开窍醒志、清心除烦、宣散郁热、退热解表、清利咽喉、清上焦火等功效。手十二井穴，具有调节阴阳、开窍启闭、解表发汗、清心除烦、通络行血、宣畅经气等作用，是诸井穴功能的综合，它与阴阳经气交通的关系是分不开的。

7. 本穴不适用于脱证　取本穴点刺出血，或配用其他有关腧穴，常用于邪热蒙心（邪热陷入心包）、痰火扰心、痰迷心窍、暴怒伤肝、肝阳暴张，和其他原因或病证所出现的神志突变、意识昏迷等属阳实闭郁之证，而不适用于急病阳气暴脱和久病元气衰亡之脱证。中医学的脱证与西医学的休克相似，是指急性周围循环衰竭所产生的症候群。多由严重的汗、吐、泻下，大量出血，温病正不胜邪，严重外伤等因所致，其病理变化为脏腑气血津液损伤，阴阳衰竭的表现，而尤以亡阳为主，适用于回阳救逆固脱之法，故不宜用本穴施治。

【歌括】

十二井穴急救捷，开窍苏厥散热邪，
清心安神能除烦，退热通络行瘀血，
点刺出血或捻泻，开窍效如至宝雪。

第三节　膝　眼

膝眼属于经外奇穴，来源于《千金方》，如《千金翼方》说：“膝眼在膝头前下两旁陷者宛宛中是",又名膝目。膝眼、膝目是前人以其位于膝盖骨下两旁凹陷处,似眼如目而得名。内侧凹陷处名内膝眼,外侧凹陷处名外膝眼,是治疗膝关节病变的常用穴。

关节部位是气血聚会之处,阴阳气血内外出入之要道,邪气易于侵袭。外邪侵袭,阴阳失调,经络失畅,气血壅滞,则关节闭合,要道阻塞;阳郁则热,阴侵则寒,血瘀则痹,故关节部位易于发生痹阻。机体虚弱,气血亏虚或精血不足,则关节失养;劳动过度,损伤关节,则易发生虚损性病变。取本穴虚补实泻,热配"透天凉",寒配艾灸或"烧山火"。

膝关节疾患,多出现实证和虚中夹实之证,故取本穴多用泻法和先泻后补之法。非真正虚证,不可施用补法,补之易致要道阻塞,影响祛邪和经络气血的通畅。

【治疗范围】

《素问·五脏生成》篇说:"人有大谷十二分……此皆卫气之所留止,邪气之所客也,针石缘而去之。"十二大谷之一的膝关节,为邪气所客发生的病变,针刺本穴直达病所,祛邪愈病,是不可少的腧穴。

依其穴位的所在,凡膝关节病变都是本穴的治疗范围。

【功能】

局部取穴 用泻法,祛邪散滞,行血祛瘀;配透天凉,能消散郁热;配艾灸或烧山火,有温散寒湿之效。用补法,有健膝补虚之功。

【主治】

痹证、痿证、脚气、鹤膝风、膝关节软组织损伤。

【临床应用】

1. 痹证

(1)风寒湿痹:针泻本穴配艾灸或烧山火,驱逐膝关节部的风寒湿邪,疏通经络气血的闭滞,使邪气无所留止,而达祛邪止痛,"住痛移疼"的目的。它多同患野的鹤顶、委中、曲泉、阳陵泉或以痛为腧的阿是穴相配。同以下的辨证取穴同时或交替施治。

风痹(行痹):涉及多个关节疼痛,痛无定处,游走不定,活动不利,或见寒热表证,舌苔薄白或白腻,脉象多浮。如兼有局部红肿发热、寒热、苔黄、脉数者,称为"历节风",偏于热盛型。前者,配泻有关关节所在处腧穴和曲池,祛风通络散邪。若患病日久,气血亏虚者,针泻患野腧穴,配补合谷、三阴交,补益气血,祛邪通络,虚实并治;若因过服祛风发汗、散寒除湿之品而气血亏虚者,补合谷、三阴交补气益血,待气血已复,再配泻患野腧穴。后者,配泻有关关节所在处腧穴和曲池、内庭(或解溪),祛风清热,通络散邪。

寒痹(痛痹):泻本穴配针上灸,或配烧山火,散寒活络。若多处关节痹痛,并出现阴寒内盛,阳气不足的全身症状者,配泻患野腧穴针上灸,加补关元,温阳祛寒,或不取患野腧穴,针补关元、肾俞、太溪,温补肾阳,扶正祛寒。如属两膝以下冷痛、重着沉痛者,取泻本穴针上灸(或配烧山火),配补关元(配烧山火),使温热感走于两下肢及足部,温阳逐冷。《素问·举痛论》篇中说:"寒气客于脉外,则脉寒,脉寒则缩踡,缩踡则脉绌急,绌急则外引小络,故卒然而痛",此关节寒痹,泻灸本穴,以祛邪散寒止痛。

湿痹(着痹):针泻本穴(若病变涉及多处关节者,配泻有关关节所在处腧穴)针上灸(或配烧山火),温散寒湿;或配泻阴陵泉、足三里祛湿散邪;若兼有阳气不足,寒湿不化者,配补关元、阴陵泉温阳益脾,祛湿散寒;若患病日久,脾虚湿盛者,配补足三里、阴陵泉或太白,健脾化湿,祛湿通络,标本兼治。

(2)热痹：因风寒湿痹郁久化热而成者。针泻膝眼(若涉及多个关节，可加有关关节所在腧穴)、曲池(或合谷)、内庭(或解溪)，清热通络，散邪止痛。若兼见血热者，上方去内庭、解溪，加泻三阴交(或配透天凉)清热凉血，行血活络；若兼有湿邪者，取泻曲池(或合谷)、阴陵泉、三阴交，不配患野腧穴，收效亦佳。因风寒湿邪郁而化热，或热蕴于内，复感湿邪，壅阻络脉的膝部热痹证，患野取穴，取泻膝眼配透天凉，消散湿热，宣通气血；或与取泻血海、阳陵泉、阴陵泉的邻近腧穴相配。

尤在泾在《金匮翼》中所说的："脏腑经络，先有蓄热，而复感风寒湿气客之，热为寒郁，气不得通，久之寒亦化热，则𤸷痹熻然而闷也。"而兼有壮热烦渴，小便黄赤，大便干秘，舌红少津，脉象弦数等，或兼有渴不欲饮，小便热赤，便溏，脘闷纳呆，下肢肿痛，舌苔黄腻，脉象滑数或濡数。针泻膝眼(若涉及多个关节，则加有关关节所在处腧穴)、曲池(或合谷)、阴陵泉，清利湿热，通利关节；或取泻患野腧穴，配泻曲池(或合谷)、阴陵泉、足三里，清利湿热，通络畅中；或取泻患野腧穴，配泻曲池(或合谷)、足三里、三阴交，清热畅中，行血活络，通利关节。

(3)痰瘀痹阻：病程较长，反复发作，关节疼痛，遇冷加重，活动不便，或有畸形，强直肿大，舌质紫，舌苔薄白或白腻，脉象弦涩。取泻本穴针上灸，配泻丰隆、三阴交，祛痰行瘀，祛邪通络。

风寒湿痹或热痹，若病久气血虚衰，营卫枯涩；或肝肾两亏，筋骨枯槁；或热痹又见热甚伤津，津液亏耗；或脾虚生湿，湿蕴化热者，在补益气血(补合谷、三阴交)，补益肝肾(补肝俞、曲泉、太溪)，养阴生津(补复溜、三阴交)，清热养阴(补复溜泻内庭)，健脾祛湿(补阴陵泉、脾俞，或补脾俞泻阴陵泉)和清利湿热(泻曲池、阴陵泉)的辨证取穴治本的基础上，与患野取穴(膝眼，虚补实泻，或先泻后补，热痹不可施用补法)同时或交替施治，较对症治疗患野取穴收效更好。

2. 痿证　凡出现膝关节痿软无力者，均可取补本穴，壮筋补虚，强健关节。因湿热浸淫所致或伴有虚中夹实者，取本穴，前者用泻法，后者用先泻后补法。患野取穴，本穴多同阴陵泉、阳陵泉、血海、梁丘、足三里等有关腧穴选配。患野取穴与以下辨证取穴同时或交替施治，标本兼顾，虚实并治。如属于湿热浸淫型者，配泻阴陵泉(祛湿)、曲池(清热)，清化湿热，清利关节。属于湿痰阻络型者，配泻阴陵泉、丰隆(祛痰)，利湿祛痰，祛邪通络；或泻丰隆补阴陵泉(健脾祛湿)，健脾利湿，祛痰通络。属于脾虚湿盛型者，配泻阴陵泉补足三里，健脾化湿，通利关节。属肺燥津伤型者，补太渊、复溜，补肺育阴，通络健膝。属于肺热熏灼型者，配泻尺泽、内庭，补复溜(养阴)，清热润肺，健膝补虚。属肺肾两虚型者，配补合谷、太溪，益气补肾，健膝补虚。属于肝肾不足型者，配补曲泉(补肝养肝)、复溜或太溪，补益肝肾，健膝补虚。属于气血亏虚型者，配补合谷、三阴交，补益气血，健膝补虚。

《素问·脉要精微论》篇中所说的："膝者筋之府，屈伸不能，行则偻附，筋将惫矣"之痿证，可补膝眼、阳陵泉、曲泉，壮筋健膝。

膝关节屈而不伸者，多因膝窝部经筋拘急，功能失调所致。可泻患野的委中(或委阳)、承山、阴谷等穴，舒筋活络，调节经筋。

3. 鹤膝风　属于痹证(梅毒和结核性例外)范畴。患病初期，其病因、症状和治疗，与膝关节风寒湿痹和热痹基本相同。因失治、误治，或病久不愈，痰浊瘀血阻滞，络道不通，气血运行受阻；或气血虚衰，营卫枯涩，肌肉失养；或肝肾两亏，精血不足，筋骨枯槁；或脾虚生湿，湿郁化热，热甚伤津，津液亏耗，而成痼疾。在治疗方面，患野取穴，本穴多与阴陵泉、阳陵泉、血海、梁丘等穴选配，施用泻法或先泻后补之法，以治其标。

属于湿痰阻络型者，取泻阴陵泉、丰隆利湿祛痰，配泻本穴通络祛邪。属于瘀血阻滞型者，针泻三阴交、血海行血祛瘀，配泻本穴通络止痛。属于气血亏虚型者，取补合谷（或足三里）、三阴交补益气血，本虚标实者，配泻本穴祛邪通络。属于热甚伤津型者，针泻内庭，补复溜，清热养阴，本虚标实者，配泻本穴或配透天凉，清利关节。属于脾虚湿盛型者，针取足三里、阴陵泉，先少泻后多补，健脾燥湿以治其本，取泻膝眼、阿是穴以治其标。膝关节内积液，关节肿大，施用针刺膝眼或膝部放出水液的方法不是根治之法。若用之，可配取有关治本腧穴调理。

【病案举例】

例一：孟某，男，31岁，南阳县红泥湾工程队职工。1981年10月23日初诊。

主诉：膝关节凉沉痛已十多天。

刻下症：原因不明，于十多天前自觉膝关节沉痛，近几天伸屈活动、行走即痛，休息后痛减，晚上睡觉后沉痛更甚，得暖则舒，遇凉加重，但与气候变化无关。外观患膝不红不肿。

诊断：膝关节痹证。

治则：通络开痹止痛。

取穴：针泻右膝眼。

效果：一诊后夜晚痛轻，伸屈膝关节疼痛亦明显减轻；二诊后骑车子轻微痛，基本治愈；三诊治愈。

例二：司某，女，63岁，住南阳县谢庄公社刘庄大队田庄村。1951年12月4日初诊。

主诉：膝关节痛已五个月。

刻下症：因劳累后感受寒凉而得，右侧膝关节酸困凉痛，阴雨、感寒加重，足趾碰触石弹或行走、站立稍久时疼痛亦加重，局部不肿，触之发凉。曾用单方治疗收效不佳。

辨证：依其病因、疼痛特点，系劳累之后，寒邪乘虚侵入，留注关节，痹阻经络，以致气血运行不畅之膝关节寒痹证。

治则：散寒开痹，通络止痛。

取穴：针泻加艾灸右膝眼。

效果：针灸三次痊愈。

例三：里肯·埃斯台番诺斯，男，36岁，埃塞俄比亚人。1979年8月13日初诊。

主诉：膝关节痛已两年。因感受寒凉而得。

刻下症：两膝关节疼痛，感寒、阴雨加重，踢足球和行走伸屈关节时痛甚，局部无红肿。曾在当地医院和黑狮子医院治疗，收效不佳。

辨证：寒邪所侵之膝关节痹证。

治则：祛邪通络止痛。

取穴：针泻膝眼，配用电针机通电各二十分钟。

效果：六诊后膝关节痛基本治愈，八至十诊巩固疗效。

例四：张某，男，52岁，宛运公司四队职工。1976年7月20日初诊。

主诉：两膝关节困酸无力已月余。因劳累过度汗出受风而得。

刻下症：股部前廉肌肉麻木不仁，两下肢酸困，行走无力，以膝关节为重点，遇劳更甚，伴有气短、多汗、倦怠、食少、口苦、大便次数多等症状。舌苔薄黄，脉细而软。在本科针补血海、梁丘、足三里，针治两次其他症状均愈，两膝仍酸困无力。

辨证：虚亏性膝关节酸软无力之证候。

治则：健膝补虚。

取穴：针补膝眼。

效果：一诊后膝软困无力减轻；六诊后膝关节酸困治愈；七诊痊愈。

随访：十九天后随访，告知在此针愈。

【讨论】

1. 经旨浅识

(1)《素问·刺要论》篇中指出："病有浮沉，刺有浅深，各至其理，无过其道……浅深不得，反为大贼"和《灵枢·官针》篇所说的："疾浅针深，内伤良肉，皮肤为痈，病深针浅，病气不泻……病小针大，气泻太甚，疾必为害；病大针小，气不泄泻，亦复为败。"就是说针刺的深浅和用针的大小，要根据患病部位浅深和腧穴所在处的肌肉肥瘦而有所不同，才能收到满意的效果。否则，就会出现内伤良肉，病气不泻，不但不能治病，反为大害的后果。肩关节腔内疾患和膝关节疾患，用毫针刺入关节腔内，才能收到效果。有些文献记载，膝眼、肩髃和环跳等穴，进针几分至一寸深，是会因"病深针浅，病气不泻"影响疗效的。明代汪机在他的《针灸问对》上说："视病之浮沉，而为刺之深浅，岂以定穴分寸拘哉。"这种说法是有道理的。

(2)《素问·刺禁论》篇中指出："刺关节中液出，不能屈伸。"就是说用毫针刺入关节腔内，若使关节囊发生损伤，体液流出，则关节失其滑润，因而发生局部功能障碍，屈伸不便。膝眼位于膝关节，我们用毫针刺入关节腔内（著者家传用24号毫针百余年，取刺本穴皆以24号毫针刺入关节腔内），有时提针后出现皮下血肿或深部血肿，仅暂时性膝关节活动不便，但未发生"刺关节中液出，不得屈伸"之例。可能是刺破膝关节囊，被膝关节疼痛所掩盖，而没有发觉之故。

膝关节肿胀，关节内大量积液（特别是鹤膝风），用24号或25号毫针刺入，捻泻后拔针不闭穴孔，令其流出黄白色液体或白清色黏液，可很快消肿，也未出现不能屈伸的现象。

(3)现在所用毫针，细于古代和1949年以前大多数针灸医家所用的毫针。粗与细也就是大与小的毫针与《灵枢·官针》篇所说的："病小针大，气泻太甚，疾必为害；病大针小，气不泄泻，亦复为败"。针的粗细有无影响，如何解释，是不少人争论的问题，暂不赘述。著者认为，就本穴所在部位和治疗范围来讲，使用较粗的毫针为好。

2. 针刺注意事项

(1)注意体位取刺本穴，进针较深，选择体位是很重要的。因体位不正，患者移位，易于弯针，患者晕针或痫证发病，突然昏倒，易致折针，临床应特别注意。前人指出的"已刺不可摇，恐伤针"的告诫，也正是为了防止弯针和折针。

1927年，跟著者高祖学习针灸的一位亲属，针治一膝关节痹证患者时，令患者坐在大圈椅上，用自制的24号毫针刺入内膝眼穴一寸八分深。因患者晕针昏倒，跪伏在地，将针折断（断端寸余）。当时膝关节疼痛不能活动，用磁石吸针未吸出。月余后，局部酸痛、胀痛，时而刺痛，能屈曲短距行走几步，伸膝剧痛。半年后，局部胀痛、酸痛仍存在，行走微痛不适；一年后，行走基本正常，偶因伸屈过猛，剧痛一下即刻消失，余无异常。

1947年，著者针治一膝关节炎患者，令坐在高凳子上针灸，用26号不锈钢针刺入左侧内外膝眼穴各约二寸深。因患者年龄较大，体质较差，加之坐在高凳上气不接续，故而在留针时晕针从高凳子上摔倒，跪伏在地，两针均呈直角形的弯屈。此例首先处理晕针，待患者精神复常后，令其复原体位，再将针顺势缓慢拔出。

(2)化脓性和梅毒性膝关节炎，应首先确诊，防止针后加重病情。例如：1953年，某市医院一医生，针治一例梅毒性膝关节炎患者，针内外膝眼(梅毒严重时针治)，针治三次后因巧合加重，患者要求以事故处理，最后经过会诊检查，确诊为梅毒性关节炎，才否认了针刺事故。

3. 历代医家经验　《胜玉歌》："两膝无端肿如斗，膝眼、三里艾当施"；《玉龙歌》："髋骨能医两腿痛，膝头红肿不能行，必针膝眼、膝关穴，功效须臾病不生"；《玉龙赋》："腿脚重痛，针髋骨、膝关、膝眼"；《外台秘要》："灸脚气，膝目二穴在膝盖下两边宛宛中是也。"；《类经图翼》："主治膝冷痛不已"；苏恭云："脚气，若心腹气定而两髀外连膝闷者，宜灸膝眼七炷。若后更发，复灸三壮"；等等，均是本穴治疗范围的概括。

4. 艾灸注意事项

(1)参阅肩髃一节【讨论】。

(2)《铜人腧穴针灸图经》指出本穴"针入五分，留三吸，泻三吸，禁灸。"《类经图翼》指出本穴"刺五分，禁灸，主治膝冷痛不已。昔有人膝痛灸此，遂致不起，以禁灸也。"膝关节风湿或膝部冷痛，施用艾灸或针上灸，收效很好。其"昔有人膝痛灸此，遂致不起，以禁灸也"可能是属于禁灸的膝痛症，因用艾灸而加重，故以此告诫禁灸。临床所见，膝关节热痹证，局部红肿热痛或肿胀热痛，触之发热，痛不可近，是因湿热注于关节，痹阻经络，营卫不和，气血运行不畅所致，或病久热甚伤津，津液亏耗之故。施用艾灸因助热邪或助湿化热或助热伤津，致使热痹加重，膝关节更加活动困难，亦会遂致不起。这就告诫艾灸要选择适应证。

5. 捻转补泻方向　内外膝眼穴的捻转补泻方向是：左侧的内、外膝眼，都属于左侧腧穴的捻转方向。右侧的内、外膝眼，都属于右侧腧穴的捻转方向。不可将内外膝眼分成两侧捻转，亦即不能把一侧的内膝眼和外膝眼，作相对不一致方向的捻转。

6. 重视辨证分型治疗　参见环跳一节【讨论】。

【歌括】

膝眼屈膝膝内取，补虚健膝膝病驱，
祛邪散滞利关节，寸余刺入勿举足。

第四节　太　阳

太阳，因位于太阳之部位而命名，又名当容；来源于《备急千金要方》，如说本穴"……在眼小眦近后当耳前……以两手按之有上下横脉则是，与耳门相对是也"。太阳属于经外奇穴，有书根据经脉的循行和穴位的所在，把它列为手太阳经腧穴。

太阳是患野取穴，治疗穴位所在处和邻近处如眼、颞部病变的常用穴。

本穴所治的病证，多是阳实证，故临床上多用泻法或配透天凉，或点刺出血，不宜艾灸。

【治疗范围】

“诸刺络脉者，必刺其结上甚血者”（《灵枢·经脉》）。点刺血络出血，应用于“视其血络，刺出其血，无令恶血得入于经”（《素问·调经论》）和“宛陈则除之”及“泄其血而散其郁热”。取本穴，点刺血络出血，或用毫针针刺（使针感走达颞区或上半个面部），主治穴位所在处和邻近处的眼区、颞部、面颊部病变。

【功能】

局部取穴　用三棱针点刺血络（络刺法）出血数豆许，能泄血散热、清热明目、祛瘀通络；用泻法，舒筋活络；配透天凉、拔罐或拔针不闭穴孔令出血数豆许，有消散郁热、清热明目之效；用补法，能壮筋补虚。

【主治】

头痛、齿痛、面神经麻痹、三叉神经痛、急性结膜炎、赤脉传睛、眼睑炎、胞睑肿胀、青光眼、电光性眼炎。

亦治面肌痉挛、眼睑下垂、斜视等。

【临床应用】

1. 头痛　凡属于风热、风寒、风湿、瘀血、痰火、肝阳以及感冒、眼病（如青光眼等）、高血压等病因和病证所导致的颞部疼痛或伴有颞部疼痛症状者，均可取泻本穴（向后横刺），或配透天凉或拔罐，或用三棱针点刺出血，视病情而定。分别可收泄血散热、通络行血、祛邪散滞等功效，配取在不同治则处方中。

(1) 少阳头痛：配泻风池（针患侧使针感循经走向颞部）、外关、丘墟，清宣少阳，通络止痛。

(2) 风热头痛：配泻合谷、列缺、阿是穴，疏风清热，通络止痛。

(3) 痰火头痛：配泻丰隆、内庭、阿是穴，清降痰火，通络止痛。

(4) 肝阳头痛：配泻太冲、百会或风池，清肝潜阳，通络止痛。

高血压兼见颞部疼痛者，依其不同类型取穴以治其本，配泻本穴以治其标。

属于气虚、血虚、肾虚、气血双亏等头痛（颞部痛），均不可配取本穴，补泻均不适宜。若夹标实者，可配泻本穴通络止痛以治其标。

2. 齿痛　取泻本穴（使针感走达上半个面部），主治上齿痛，痛向颞颥部者，具有消散热邪，通络止痛之效。常规治疗多与患野的下关、耳门等穴配治。若患野取穴收效不佳，或有胃火，风火、湿热、虚火上炎者，可与辨证取穴配治。

3. 面神经麻痹　取本穴主治局部筋脉失常，虚补实泻，向后横刺或向下关穴方向横刺，务使针感走达局部或上半个面部，具有强壮筋脉、舒筋活络、祛邪散滞之效。常规治疗，多与颊车、下关、地仓配伍。其具体治疗可参下关穴一节“面神经麻痹”。

4. 三叉神经痛　取泻本穴，主治三叉神经的第一支（眼支），为眶上神经痛（痛点在上眼睑、额部以至颅顶）。针向后耳尖方向横刺，或配透天凉，或用三棱针点刺出血，可收泄血散热、通络止痛之效。局部疗法，多与阳白、头维、攒竹等穴配伍，以收通经活络，散邪止痛之效。临床上，局部取穴又多与整体治疗辨证取穴同时或交替施治。如：

(1) 属于阳明热盛者，配泻合谷、内庭，或配泻曲池、解溪，清泄阳明郁热。

(2)属于热盛风动者,配泻曲池、太冲或风池,清热息风。

(3)属于肝胃之火上攻者,配泻行间、内庭或解溪,清泄肝胃之火。

(4)属于风热外袭者,配泻曲池、外关,祛风清热解表。

(5)属于痰火上扰者,配泻丰隆、内庭,清泻痰火。

(6)属于胆经火旺,循经上扰者,配泻丘墟、风池,清胆降火,通络止痛。

(7)属于阴虚肝旺者,配泻行间,补曲泉或复溜,育阴清肝。

患病日久,针灸收效不佳者,可作乙醇卵圆窝封闭,效果良好。

5. 急性结膜炎 属于中医学的“天行赤眼”和“暴风客热”。取泻本穴,或点刺本穴出血,泄血散热,宣散热毒。既能治疗此类眼病,又可治疗此类眼病所致的颞部疼痛。

(1)天行赤眼:由于感受时气邪毒所致。取刺太阳出血,配泻睛明、合谷,清热祛风,泄热解毒。

(2)暴风客热:多因风热相搏,交攻于目,猝然而起所致。偏于风盛型者,取泻太阳、睛明、风池或曲池,疏风清热,散热明目。

因久服寒凉之品,伤于中阳,致使真火不生,浮火不降,转为慢性,久久不愈,并出现胃脘凉痛,纳食减少,泛吐清水等症状者,泻灸中脘,灸神阙,温运中阳,诸证则愈。

6. 赤脉传睛 起于大眦者,又称大眦赤脉传睛,起于小眦者,又称小眦赤脉传睛。点刺本穴出血,主治小眦赤脉传睛,可收宣散热邪之效。

(1)三焦壅热,心火上亢所致者。配泻三焦经的外关,清降三焦之火,配泻心经的原穴神门以清心火,配泻具有凉血的三阴交,共奏清心凉血,消散郁热之效。

(2)心阴暗耗,虚火上扰所致者。配泻神门清心安神,取补复溜壮水之主以制阳光,则心火自降;或补三阴交、复溜,取泻神门,滋阴降火,养血宁心以治其本,取刺太阳出血,宣散郁热以治其标。

7. 胞睑肿胀 因肺脾壅热,风热上攻,血分热盛,上冲胞睑所致者。取泻本穴或点刺出血,宣散郁热,配泻阳白、攒竹或点刺胞睑血络出血,泄血散热,消散壅肿;或配泻合谷、风池,祛风清热。

8. 电光性眼炎 取泻或点刺本穴出血,配泻风池(配透天凉,务使针感走达眼部),或配泻曲池(或合谷)、睛明,疏风清热明目。

【病案举例】

例一:崔某,男,35岁,淅川县建筑公司车队职工。1972年7月13日初诊。

主诉:患三叉神经痛已三个月。

刻下症:右侧头部、颧骨和鼻翼部呈阵发性跳痛、刺痛、热痛、裂痛,每次剧痛数分钟至二十分钟自行痛止,一日阵痛十多次甚至数十次,伴有口苦、心烦、面赤等症状,脉象弦数。开始以牙痛治疗,拔一个牙后仍痛。曾用奴夫卡因局部封闭无效。

诊断:三叉神经痛。

治则:宣散郁热,通络止痛。

取穴:针泻右侧太阳、头维、风池、下关。隔日针治一次,八次治愈。

随访:1973年9月28日针治腰痛,告知此病在此针愈。

例二:何某,女,2岁,南阳市内衣厂职工家属。1972年7月25日初诊。

主诉(代述):患口眼㖞斜已五天。

刻下症:左侧鼻唇沟变浅,左侧口眼面颊向右侧㖞斜,左眼不能闭合,流泪,咀嚼障碍,食物易从口角流出，哭啼时喎斜更为明显，言语不清。

辨证：风邪侵袭型之面瘫。

治则：祛风散邪，舒筋活络。

取穴：针泻左太阳、颊车、地仓。隔日针治一次。四次治愈。

随访：治愈未发。

例三：费兰西斯艾·德为塔，女，25岁，埃塞俄比亚人。1979年7月10日初诊。

主诉：患头痛已两年。原因不明。

现病史：两年来两颞部呈阵发性跳痛、刺痛，每因精神刺激时头痛加重，伴有手指及两下肢震颤、时而失眠、头晕等症状。

诊断：神经性头痛。

治则：通络止痛。

取穴：针泻太阳穴。一日或隔日针治一次。

效果：四诊后头痛减轻；六诊后头痛基本治愈；七诊痊愈。

随访：1979年7月23日至8月24日在针治四肢震颤期间，头痛未复发。

例四：埃尔玛·穆罕默德，女，20岁，埃塞俄比亚人。1978年12月19日初诊。

现病史：一年来头痛眩晕，头昏失眠，精神失常等反复发作多次。因关进监狱，精神多次受到刺激而得病。已住院治疗三次。

刻下症：整个头部热痛、跳痛、刺痛，头晕眼花，多梦少寐，入睡易惊，食欲不振，饮食减少，食后胃部不舒，口苦，心烦易怒，口渴多饮，两下肢时而抽动时而拘急颤抖，身痛背痛，四肢无力，不能行走，行走则共济失调，站立欲倒，精神抑郁，舌苔薄黄少津，脉象沉细而弦。

辨证：此系久郁化火，肝阳上亢，风阳升动，上扰清空之头痛、眩晕病。

治则：平肝潜阳息风，佐以清心安神，通络止痛。

取穴：一诊、二诊针泻太阳、风池、神门、百会；三至六诊上方加泻太冲；七至九诊针泻太阳、风池、神门、太冲；十至十二诊上方减风池穴。

效果：三诊后除两下肢时而抽动时而拘急颤抖无效外，头痛、眩晕、心烦易怒、失眠、食后胃部不舒等均明显减轻，精神抑郁有明显的改善；七诊后此病基本治愈；九诊后患者告知头痛基本治愈，仅前额左侧微痛，余无异常；十至十二诊巩固疗效。

【腧穴配伍】

太阳是治疗穴位所在处和邻近处病变的常用穴，临床上多与患野处的阳白、睛明、头维、球后、下关等穴配治，常配取于整体疗法辨证取穴的处方中，标本兼顾，因果并治。手足少阳之脉，循行于颞颥及目外眦处，足阳明之脉，循行于额角、颞部，故循经取穴又多与手足少阳、足阳明经肘膝以下有关腧穴配伍，患野与循经取穴配治。

【讨论】

1. 经旨浅识

(1)《圣济总录》指出：“眼小眦后一寸太阳穴不可伤，伤即令人目枯，不可治也。”用24号或26号毫针刺之，或用三棱针点刺血络出血，未发生令人目枯之弊。它因如外伤或因精血亏虚、气虚精衰的眼病，点刺太阳出血，致使虚亏愈甚而目枯者有之。

(2)《灵枢·经脉》篇：“凡诊络脉，脉色青则寒且痛，赤则有热……其暴黑者，留久痹也；其有赤有黑有青者，寒热气也；其青短者，少气也”和“寒多则凝泣，凝泣则青黑；热多则淖泽，淖泽则黄赤”，通过血络色诊本穴，有助于判断本穴局部或邻近所在处的病变性质属寒、属热及是虚、是实。

(3)《灵枢·血络》篇说：“血脉者，盛坚横以赤，上下无常处，小者如针，大者如筋，则而泻之”。指出若有明显瘀血现象，才能施用放血。临床实践证明，不仅血热、热毒、瘀血的眼病、头痛，本穴所在处瘀血现象明显者，可以施用放血，没有这种瘀血现象（瘀血不明显）的病证，亦可施用放血疗法，但施用机会较少。

2. 本穴针刺方向　针刺方向可根据病位而定，如局部疾患，宜向后方横刺；齿痛，宜向后方或下方横刺；三叉神经痛，宜向鱼腰方向横刺；眼疾患，亦可向前或向上前方横刺；侧头痛，可向耳尖方向横刺一寸五分至二寸，能穿刺足阳明、手足少阳经脉。

3. 针刺注意事项　用三棱针点刺静脉血管出血，不可刺之过深，过深往往血液可随针孔涌出，出血过多。若急闭之，易于形成皮下血肿，局部疼痛拒按，影响咀嚼运动，数日方可消失，临床应特别注意。

4. 艾灸问题　本穴所治的病证，多是阳实证，加之它位近眼球，局部血管丰富，故不宜艾灸，更不宜针上灸和艾炷直接灸以及隔姜、隔附子灸和瘢痕灸，以免损伤血络，热伤眼目，加重病情。

5. 点刺放血法　《针灸大成》载：“用三棱针出血。其出血之法，用帛一条紧缠项颈，紫脉（静脉）即见，刺出血。又法以手紧纽其领，令紫脉见，卻于紫脉上刺出血。”著者点刺出血之法，是令患者咬紧牙关，使颈部肌肉紧张隆起，显露静脉。刺手手持三棱针，对正穴位络脉（静脉）上，迅速地点刺约半分许，随即退出，以出血为度。

6. 历代医家经验　《针灸大成》中载：“太阳二穴在眉后陷中，太阳紫脉上是穴。治眼红肿及头痛，用三棱针出血”；《玉龙赋》载：“睛明太阳鱼尾，目症凭兹。左右太阳，医目疼善除血翳”；《玉龙歌》载：“两眼红肿痛难熬，怕日羞明心自焦，只刺睛明鱼尾穴，太阳出血自然消”；等等，这都是前人的实践经验，对于指导临床有一定参考价值。

7. 透刺法　太阳透头维、太阳透率谷的透刺法，是由太阳穴透向率谷穴，可透向头维穴，扩大刺激面，增强刺激量，对于前额、额角、侧头部疼痛，以及眼病收效较好。

【歌括】

太阳位于颞太阳，多泻不灸横寸长，
舒筋活络散邪滞，颞区眼病收效良，
泄血散热瘀血去，壮筋补虚正气扬。

第五节　印　堂

印堂，在额部，当两眉头之中间，又名曲眉。《玉龙经》：“印堂，在两眉间宛宛中。”《素问·刺疟》篇所载:“刺头上及两额两眉间出血”,“两眉间”即指本穴。印堂穴所在的部位,古称阙。《灵枢·五色》篇:“阙者,眉间也。”因其位天庭两眉之间与鼻准明堂相印,故名印堂。

印堂作为一个经外奇穴,用于患野和邻近取穴,是治疗前额、鼻、眼病变的常用穴。印堂穴所治病证之广泛,因其位于督脉循行线上,所主治的病症多与督脉有关,故尔也是治疗督脉病证的常用穴,另外印堂穴还可治疗一些胃肠疾病。

【治疗范围】

1. 内、外风邪病证 印堂穴为督脉经所过,足厥阴肝经与督脉相会。督脉为诸阳经脉之总汇,阳脉之督纲,肝为风木之脏,体阴而用阳。印堂虽未列入督脉经,实已担任督脉腧穴功能之职,凡外感风邪为患所致的感冒、发烧、鼻塞流涕、头痛、疟疾以及内风为因所致的头痛、眩晕、惊风、抽搐、子痫等都属于本穴的主治范围。

2. 头脑、神志病 印堂位头部前额,为督脉所过,督脉入属于脑,脑为元神之府,故印堂穴常用于治疗头、脑、神志病证,如失眠、健忘、痴呆、癫、痫等。

3. 眼、鼻疾患 依其腧穴所在的部位,用于患野取穴,印堂还是治疗前额、眼、眉、鼻疾患的常用穴。

【主治】

感冒、头痛、眩晕、失眠、健忘、中暑、疟疾、目赤肿痛、目昏、鼻塞、鼻渊、鼻衄、眉棱骨病、面瘫、急慢惊风、产后出血、子癫、小儿脑瘫、痴呆、呕吐。

【功能】

1. 辨证取穴 用泻法,疏风清热,类似桑叶、菊花、薄荷、白芷、防风等药的功效。用泻法,息风潜阳、醒脑开窍、清脑宁神、通督解痉,类似羚羊角、僵蚕、天麻、石决明、菖蒲、远志、钩藤、枣仁等药的功效;点刺出血,祛暑邪,和胃止呕。

2. 局部取穴 用泻法,舒经络、散风邪、开鼻窍、明眼目。

【临床应用】

1. 头痛 印堂穴所治头痛,主要用于外感头痛、阳明头痛、痰浊头痛、厥阴头痛,以及因眼病鼻疾患所致的头痛。

(1)外感头痛:“伤于风者,上先受之”。风邪袭于经络,上犯巅顶,清阳受阻,络道不畅而致的头痛,针泻曲池、大椎、百会、印堂,疏风解表,通络止痛。风寒者大椎加艾灸;风热者印堂点刺出血。

若为外感暑邪而引发,或兼暑湿之邪扰及阳明胃腑。证见头痛恶心,眉间发紧,脘闷心烦欲呕,或见发热口渴。针泻印堂或点刺放血,配泻内关,曲泽穴点刺放血,疗效甚好。

(2)阳明头痛:其痛在前额,或连及眉棱骨者,针泻印堂、合谷、内庭,宣通阳明经气以止痛。若阳明头痛伴有胃火炽盛者,加泻足三里以清降胃火。

(3)痰浊头痛:头痛昏蒙,头重如裹,或伴有脘闷呕恶,针泻丰隆、阴陵泉、印堂,化痰降浊,通络止痛。

(4)厥阴头痛:印堂穴原本不治厥阴头痛。厥阴头痛为痛在巅顶,或连于目系。临床所遇之厥阴头痛多数有痛连前额眉间者,故印堂穴配伍运用治疗厥阴头痛收效更佳。厥阴头痛针泻太冲、百会、印堂。

若厥阴头痛是由肝胆火旺所致者,针泻印堂、百会,配泻太冲、丘墟降肝胆之火。若是由肝阳上亢所致者,针泻印堂,配泻行间、百会,补复溜,平肝息风,育阴潜阳。至于因眼或鼻疾患引发的头痛，印堂只能作为配穴，当以治疗眼鼻病为主。

2. 眩晕　印堂是治疗眩晕的要穴。眩晕的证型较多，无论何种原因所致的眩晕，均可选用印堂穴，或用于治标，或用于治本。针泻印堂，清脑止眩，肝阳上亢者，有息风潜阳之效；痰湿中阻者，有和胃降浊之功。

(1)肝阳上亢型：针泻行间、丘墟、风池、印堂，平肝潜阳，息风定眩。若由肾阴不足，水不涵木，肝阳偏亢，风阳上扰所致之眩晕，针泻太冲、风池、印堂，补复溜，育阴潜阳，镇肝息风。

(2)肾精不足型：针补复溜、肾俞滋阴补肾，配泻印堂清脑止眩，或配泻涌泉以潜浮阳。对于虚性眩晕印堂穴仍不能用补法。

(3)痰浊中阻型：针泻丰隆、阴陵泉、印堂，运脾化湿，和胃降浊以止眩。若为脾虚生湿，湿聚成痰，痰浊上蒙清阳之窍之眩晕，宜针补阴陵泉，泻丰隆、印堂，健脾祛湿，化痰降浊以止眩。

3. 失眠　失眠的证型较多，病情较复杂，其病本在心，实与脑有关。印堂可以作为治疗失眠常用穴配伍在各种不同的病理证型中，用以清脑安眠。

4. 面、鼻、目病症　印堂穴治疗面瘫、三叉神经痛(第一支)、眉棱骨痛，针尖宜向眉间平刺0.5~0.8寸，配泻太阳穴、阳白穴。若面瘫(额纹消失，不能皱眉)，日久不愈不效，印堂穴当用补法，以健筋补虚。

眼昏、目赤肿痛，于印堂穴上0.2寸进针，针尖向眶内眦方向刺入0.4~0.6寸为宜，患者感到目眶有酸胀感收效较好。

印堂穴治疗鼻疾患，宜向山根部刺入0.5寸左右。

5. 小儿惊风　印堂作为急救要穴用于小儿急慢惊风收效甚好。属于高热所致的热极生风，针泻大椎、印堂，点刺十二井穴出血，退热息风止惊。属肝风内动者，针泻合谷、太冲、印堂，平肝息风镇惊。

【病案举例】

例一：陈某，女，29岁，浙江温州人，现住白河南家具大世界。2007年4月13日初诊。

主诉：患头痛已5年余，因产后受风而得。

现病史：5年前顺产生下一女，月内到室外收尿布时感受风寒，于第二天出现头痛。初头痛畏风，头感沉重头皮发紧，常用围巾裹头。经治疗，头皮发紧消失，头痛畏风减轻，仍头痛。现头痛部位以两太阳穴及前额两眉间为主，常连及左侧内眦鼻根部，疼痛性质以胀痛为主，时而刺痛。伴有巅顶胀痛发沉，常感头脑发懵不清醒。舌质稍暗，脉象沉紧。

辨证：产后血虚，易受风寒，风邪袭络，络脉闭阻，不通则痛。久痛入络，瘀血阻滞，故尔痛有定处。

治则：祛瘀通经，疏风活络。

取穴：一至四诊针泻曲池、三阴交、印堂；五至十一诊针泻印堂、百会、太阳。其中印堂穴针尖向左侧眼眶方向斜刺，针感由前额到左眼眶周围。隔日诊治一次。

效果：四诊后头脑发懵有所减轻，其他症状不减；五诊时改变治法，去除整体治疗祛风活血化瘀之曲池、三阴交穴，改用局部治疗祛瘀通络疏风之法，针泻印堂、百会、太阳；六诊后疗效大显；十一诊而痊愈。

随访：五个月后来诊治疗颈椎时告知头痛针愈未发。

例二：田某，女，19 岁，河南省濮阳人，近期到南阳参加会计学习班。1987 年 5 月 14 日初诊。

主诉：患右侧额眉不能活动已 19 年(原因不明)。

现病史：患者从其母亲那里得知，是大概 1 岁时发现右眉不能活动，不知道什么原因，一直没有治疗过。

刻下症：右侧不能做皱眉活动，蹙额时右侧额部仅有一点点动，其他无异常。

辨证：本例特殊，无其他症候群可辨，只能按照常规风邪入中面部经络，致气血痹阻，经筋失用。

治则：祛风通络，疏调经筋。

取穴：针泻丝竹空、印堂。两穴均向眉中刺入，其中丝竹空刺入 0.5 寸，印堂刺入 0.8 寸，隔日针治 1 次。

效果：针治 5 次无任何效果。

再辨证分析：初次以患者年轻按实证来治，治之无效，考虑到患者年轻但病程日久，久病多虚，当以虚治，改变治疗方案。

治则：健筋补虚。

取穴：仍取印堂、丝竹空，均向眉中刺入，深度一样。二穴均使用捻转补泻法的补法操作，丝竹空捻补 2 分钟，印堂捻补 3 分钟。

效果：针治 3 次后眉毛稍能活动；十一诊时皱眉、蹙额基本恢复正常，但没左侧活动灵活，因要返回濮阳，没再继续治疗。

本案例，一是说明印堂穴作为局部取穴用补法健筋补虚，二是说明辨证论治针灸补泻法的重要性。

例三：钱某，男，43 岁，住宛城区幸福小区，2005 年 8 月 10 日初诊。

主诉：头懵眩晕恶心 10 多天。

现病史：10 天前的一个下午，天气炎热，在户外劳作时久，出汗较多，当时感到头懵心慌，于是停止劳作到室内冲了个温水澡，稍感好一些，继则仍感头懵头眩，时而恶心。服用藿香正气水后仅感稍好一些。

刻下症：整个头脑感到发懵发沉，晕晕乎乎的。伴有恶心，其恶心常因前额印堂穴处发紧时而出现。神疲肢倦身重，脉洪大。

辨证：暑热盛于阳明，兼有湿困中焦之症候。

治则：清热祛暑，和胃化湿。

取穴：点刺曲泽放血，针泻印堂、内庭。

效果：一诊后，当即感到头脑清晰，前额部感到轻松了许多。三诊痊愈。

例四：许某，女，41 岁，新野县施庵乡人，1985 年 11 月 7 日初诊。

主诉：患呕吐已年余。

现病史：一年来，经常出现呕吐。每次呕吐均在饭后，先有两眉间印堂处发紧发揪，继而呕吐。每次呕吐都要把全部食物吐完为快。每隔一两天或三五天或十天半月一次，没有规律，也没有其他原因。平时身体健康，无不适。多次钡餐检查，食管和胃无异常，中西药治疗无效，特来求治于针灸。

辨证：胃失和降。

治则：和胃降逆。

取穴：针泻印堂，隔1~2日诊治1次。

效果：共针治7次，在针治7次的20余天里未出现呕吐。

随访：1987年，1996年先后两次告知呕吐病治愈未复发过。

按语：本例并未按常规的治法选取和胃降逆的腧穴，而是以患者发生呕吐的引发点来取穴，收效显著。后经数十例验证，印堂穴不但能清暑热，而且确有和胃降逆之功。

【腧穴配伍】

针泻印堂 配泻风池，清脑安眠；配泻百会，清脑益智；配泻曲池、大椎，疏风解表；配泻大椎、后溪，通督解痉；配泻百会、涌泉，息风潜阳；配曲泽穴放血，清暑开窍；配泻迎香，通鼻开窍；配泻内庭，清阳明经之邪热。

【针刺方法】

印堂穴多用提捏法进针。穴在两眉间，可由下向上顺督脉经平刺0.5~0.8寸，亦可向下平刺，但取穴宜在该穴上0.2~0.3寸处进针，向下平刺0.5~0.8寸。若用于治疗眉病，可向眉间平刺0.5~0.8寸；若用于治疗眼病，可向内眦方向刺入0.4~0.6寸。

【归属归类】

腧穴分为十四经穴、经外奇穴、阿是穴三类。印堂穴归属于经外奇穴。随着对印堂穴认识的不断深入，印堂穴的功效主治越来越凸显在经穴的范畴了。本人认为，印堂穴当由经外奇穴转归于督脉经，其理由有二：

1. 从经脉循行当属督脉经 督脉经起于小腹内，下出于会阴，向后、向上行于脊柱内，上达风府，进入脑内，上行巅顶，沿前额下行鼻柱，止于唇内龈交穴。印堂穴所处的位置正在督脉经的循行线上。

2. 从功效主治方面当属督脉经

(1)《素问·骨空论》："督脉之为病，脊强而厥"，《难经·二十九难》："督脉为病，脊强反折"。印堂常用于治疗督脉为邪所侵而出现的角弓反张，四肢抽搐，颈项强急，急慢惊风以及癫、痫等病证。具有通督解痉、息风开窍之功，亦常用于急救。

(2)督脉为诸阳经脉之总汇，阳脉之督纲，凡外感诸风之病证多与督脉有关。印堂穴具有疏风清热、息风潜阳之功效，多用于内外风邪为患的病证。

(3)督脉入属于脑，脑为元神之府，印堂穴常用于治疗头脑、神志病证，具有醒脑开窍、清脑宁神之功。

总之，印堂穴归属于督脉，对于认识该穴、运用该穴均有裨益之处，故尔为其正名。

病症索引

F

G

H

J

K

L

M

N

O

P

Q

R

S

T

W

X

Y

Z